Nutrologia em
Medicina Interna
Suas Interfaces

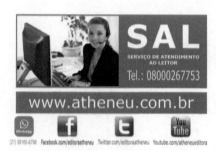

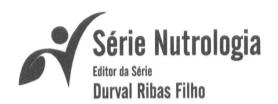

Série Nutrologia
Editor da Série
Durval Ribas Filho

Nutrologia em Medicina Interna
Suas Interfaces

Editores do Volume
Paula Schmidt Azevedo
Marcos Ferreira Minicucci

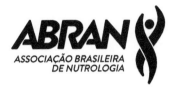

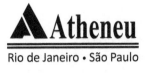

EDITORA ATHENEU

São Paulo	—	Rua Maria Paula, 123 – 18° andar
		Tel.: (11) 2858-8750
		E-mail: atheneu@atheneu.com.br
Rio de Janeiro	—	Rua Bambina, 74
		Tel.: (21) 3094-1295
		E-mail: atheneu@atheneu.com.br

CAPA: Equipe Atheneu

IMAGEM DA CAPA: Freepik.com. Close-up nutritionist writing prescription. Disponível em: https://www.freepik.com/free-photo/close-up-nutritionist-writing-prescription_5591984.htm Acessado em: 30 Aug 2022.

PRODUÇÃO EDITORIAL: MWS Design

CIP-BRASIL. CATALOGAÇÃO NA PUBLICAÇÃO
SINDICATO NACIONAL DOS EDITORES DE LIVROS, RJ

N97

Nutrologia em medicina interna : suas interfaces / editores do volume Paula Schmidt Azevedo, Marcos Ferreira Minicucci ; editor da série Durval Ribas Filho. - 1. ed. - Rio de Janeiro : Atheneu, 2022.
: il. ; 28 cm.   (Nutrologia)

Inclui bibliografia e índice
ISBN 978-65-5586-591-2

1. Nutrição - Aspectos da saúde. I. Azevedo, Paula Schmidt. II. Minicucci, Marcos Ferreira. III. Ribas Filho, Durval. IV. Série.

22-79245
CDD: 615.854
CDU: 615.874

Meri Gleice Rodrigues de Souza - Bibliotecária - CRB-7/6439

02/08/2022   05/08/2022

RIBAS-FILHO D.; AZEVEDO P.S.; MINICUCCI M.F.
Série Nutrologia – Nutrologia em Medicina Interna – Suas Interfaces

---

© Direitos reservados à EDITORA ATHENEU – Rio de Janeiro, São Paulo, 2022.

Editor da Série

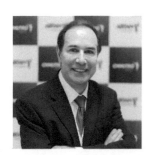

Durval Ribas Filho

Doutor em Medicina pela Faculdade de Medicina de São José do Rio Preto – FAMERP. Coordenador Científico do Curso Nacional de Pós-Graduação em Nutrologia da Associação Brasileira de Nutrologia – ABRAN/CFM/AMB. Professor de Pós-Graduação em Nutrologia da ABRAN/FCE/MEC. Diretor do Departamento de Síndrome Metabólica da ABRAN. Professor Titular de Nutrologia da Faculdade de Medicina da Fundação Padre Albino – UNIFIPA/FAMECA.

Editores do Volume

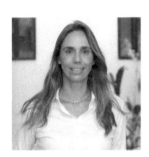

Paula Schmidt Azevedo

Graduada em Medicina pela Faculdade de Medicina de Botucatu da Universidade Estadual Paulista "Júlio de Mesquita Filho" – FMB-Unesp (2000). Doutora em Fisiopatologia em Clínica Médica pela FMB-Unesp (2008). Especialista em Clínica Médica, Terapia Intensiva e Nutrologia. Livre-Docente em Medicina Interna (2019). Professora Visitante e Bolsista Capes-PrInt-Unesp no Nottingham Biomedical Research Centre (BRC): Musculoskeletal Disease (MSK) Theme MRC/Arthritis Research UK Centre for Musculoskeletal Ageing Research (CMAR), University of Nottingham, Reino Unido (2019). Professora Associada da Disciplina de Nutrologia e Docente Permanente do Programa de Pós-Graduação em Fisiopatologia em Clínica Médica do Departamento de Clínica Médica – FMB-Unesp. Membro do Serviço de Terapia Nutricional Interprofissional (STNI) do Hospital das Clínicas da Faculdade de Medicina de Botucatu – HCFMB-Unesp.

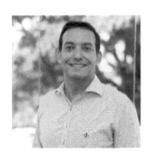

Marcos Ferreira Minicucci

Graduado em Medicina pela Faculdade de Medicina de Botucatu da Universidade Estadual Paulista "Júlio de Mesquita Filho" – FMB-Unesp (2000). Doutor em Fisiopatologia em Clínica Médica pela FMB-Unesp (2008). Livre-Docente em Clínica Médica (2016). Chefe do Departamento de Clínica Médica da FMB-Unesp (Gestão 2017-2022). Professor Associado da Disciplina de Clínica Médica e Emergências Clínicas e Docente Permanente do Programa de Pós-Graduação em Fisiopatologia em Clínica Médica do Departamento de Clínica Médica – FMB-Unesp. Editor-Chefe da Revista *Nutrire* da Sociedade Brasileira de Alimentação e Nutrição – SBAN.

Colaboradores

Adriana Lucia Mendes
Professora Adjunta do Departamento de Clínica Médica e Programa de Pós-Graduação em Fisiopatologia em Clínica Médica da Faculdade de Medicina de Botucatu da Universidade Estadual Paulista "Júlio de Mesquita Filho" – FMB-Unesp. Pós-Doutorado no Jean Mayer USDA – Human Nutrition Research Center on Aging da Tufts University, Boston, MA, EUA.

Adriana Polachini do Valle
Professora Associada da Disciplina de Patologia Clínica do Departamento de Clínica Médica da Faculdade de Medicina de Botucatu da Universidade Estadual Paulista "Júlio de Mesquita Filho" – FMB-Unesp. Livre-Docente em Patologia Clínica pela FMB-Unesp. Especialista em Patologia Clínica pela Sociedade Brasileira de Patologia Clínica – SBPC.

Alessandra Souza Frade
Médica Graduada pelo Centro Universitário de Belo Horizonte – UniBH. Especialização em Nutrologia pelo Hospital Felício Roxo (MG).

Alessandro Ferrari Jacinto
Especialista em Geriatria pela Sociedade Brasileira de Geriatria e Gerontologia – SBGG/AMB. Doutorado pelo Programa de Pós-Graduação em Neurologia da Faculdade de Medicina da Universidade de São Paulo – FMUSP. Pós-Doutorado pelo Programa de Pós-Graduação em Psiquiatria e Psicologia Médica.

Aline Zeller Pereira de Souza
Psicóloga Graduada pela Universidade Estadual Paulista "Júlio de Mesquita Filho" – Unesp. Especialista em Ciências da Saúde na Área de Psicologia Hospitalar em Gastroenterologia pela Faculdade de Medicina de Botucatu – FMB-Unesp. Especialista em Arteterapia pelo Instituto Bauruense de Psicodrama – IBAP. Possui Aprimoramento em Transtornos Alimentares pelo Programa de Transtornos Alimentares AMBULIM do Instituto de Psiquiatria do Hospital das Clínicas da Faculdade de Medicina da Universidade de São Paulo – IPq-HCFMUSP. Mestranda em Psicologia pela Faculdade de Ciências e Letras de Assis da Universidade Estadual Paulista – FCL-Unesp.

Amanda Gomes Pereira
Nutricionista. Especialização em Nutrição Clínica pela Unisagrado. Mestrado em Ciências Fisiológicas pela Universidade Estadual Paulista "Júlio de Mesquita Filho" – SBFis-Unesp. Residência Multiprofissional em Saúde do Adulto e do Idoso pela Faculdade de Medicina de Botucatu – FMB-Unesp. Doutora pelo Programa de Fisiopatologia em Clínica Médica da FMB-Unesp.

Ana Lucia Coradazzi
Médica Oncologista Clínica. Título de Especialista pela Sociedade Brasileira de Cancerologia – SBC. Área de Atuação em Medicina Paliativa. Oncologista Clínica no Hospital das Clínicas da Faculdade de Medicina de Botucatu da Universidade Estadual Paulista "Júlio de Mesquita Filho" – HCFMB-Unesp.

Ana Lúcia dos Anjos Ferreira

Professora Adjunta do Departamento de Clínica Médica e Programa de Pós-Graduação em Fisiopatologia em Clínica Médica da Faculdade de Medicina de Botucatu da Universidade Estadual Paulista "Júlio de Mesquita Filho" – FMB-Unesp. Pós-Doutorado no Jean Mayer USDA – Human Nutrition Research Center on Aging da Tufts University, Boston, MA, EUA.

Ana Paula Dantas Ribeiro

Graduada em Nutrição pela Universidade Estadual Paulista "Júlio de Mesquita Filho" – Unesp. Mestre em Fisiopatologia em Clínica Médica pela Faculdade de Medicina de Botucatu – FMB-Unesp. Doutoranda do Programa Fisiopatologia em Clínica Médica da FMB-Unesp.

Ana Paula Mena Lousada

Professora Substituta da Disciplina de Cardiologia do Departamento de Clínica Médica da Faculdade de Medicina de Botucatu da Universidade Estadual Paulista "Júlio de Mesquita Filho" – FMB-Unesp.

Ana Valéria Ramirez

Formada pela Faculdade de Medicina de Catanduva – FAMECA. Residência de Cardiologia Clínica pelo Instituto Domingo Braile – SBP-SJRP. Pós-Graduada em Endocrinologia – IPEMED-SP. Pós-Graduada em Nutrologia pela Associação Brasileira de Nutrologia – ABRAN. Título de Especialista pela ABRAN/CFM/AMB. Mestranda em Medicina Interna pela Faculdade de Medicina de São José do Rio Preto – FAMERP.

Anderson Dietrich

Graduação em Medicina pela Fundação Universidade Regional de Blumenau – FURB. Título de Especialista em Nutrologia pela Associação Brasileira de Nutrologia – ABRAN/CFM/AMB. Cirurgião Cardiovascular pelo Instituto do Coração do Hospital das Clínicas da Faculdade de Medicina da Universidade de São Paulo – InCor-HCFMUSP. Cirurgião Geral no Hospital Santa Isabel, Blumenau-SC. Membro da The Obesity Society – TOS. Membro da Associação Brasileira para o Estudo da Obesidade e da Síndrome Metabólica – ABESO. Membro da Sociedade Portuguesa para o Estudo da Obesidade – SPEO.

André Luís Balbi

Graduado em Medicina pela Faculdade de Medicina de Botucatu da Universidade Estadual Paulista "Júlio de Mesquita Filho" – FMB-Unesp. Mestrado e Doutorado pela FMB-Unesp. Livre-Docente em Nefrologia. Professor Titular da Disciplina de Nefrologia da FMB-Unesp.

André Luís Bertani

Doutor em Fisiopatologia em Clínica Médica pela Faculdade de Medicina de Botucatu da Universidade Estadual Paulista "Júlio de Mesquita Filho" – FMB-Unesp. Mestre em Fisiopatologia em Clínica Médica pela FMB-Unesp. Especialista em Acupuntura pelo Centro de Estudos de Terapias Naturais de Bauru – CETN. Graduação em Fisioterapia pela Faculdade Marechal Rondon – Universidade Nove de Julho – FMR-Uninove.

Andrea Pereira

Médica Formada pela Escola Paulista de Medicina da Universidade Federal de São Paulo – EPM-Unifesp. Doutorado pela Endocrinologia em Obesidade e Cirurgia Bariátrica da EPM-Unifesp. Médica Nutróloga do Departamento de Oncologia e Hematologia do Hospital Israelita Albert Einstein – HIAE. Pós-Doutorado pelo Instituto Israelita de Ensino e Pesquisa Albert Einstein – IIEP e Pesquisa e Pós-Doutoranda pela Faculdade de Medicina da Universidade de São Paulo – FMUSP.

Ane Cristina Fayão de Almeida

Graduada em Nutrição pelo Centro Universitário do Triângulo – UNITRI. Mestre em Atenção à Saúde pela Universidade Federal do Triângulo Mineiro – UFTM. Doutora em Atenção à Saúde da Criança e do Adolescente pela Faculdade de Medicina de Ribeirão Preto da Universidade de São Paulo – FMRP-USP.

Angelo Thompson Colombo Lo

Mestre pelo Programa de Fisiopatologia em Clínica Médica da Faculdade de Medicina de Botucatu da Universidade Estadual Paulista "Júlio de Mesquita Filho" – FMB-Unesp. Formado em Nutrição pelo Instituto de Biociências de Botucatu – IBB-Unesp.

Artur Junio Togneri Ferron
Doutor em Ciências da Saúde pela Faculdade de Medicina de Botucatu da Universidade Estadual Paulista "Júlio de Mesquita Filho" – FMB-Unesp. Coordenador e Professor do Curso de Graduação em Educação Física das Faculdades Integradas de Bauru – FIB, Bauru, SP, Brasil.

Barbara Catalano Damasceno
Nutricionista pela Universidade Estadual Paulista "Júlio de Mesquita Filho" – Unesp. Mestre em Fisiopatologia em Clínica Médica pela Faculdade de Medicina de Botucatu – FMB-Unesp. Doutoranda pela Universidade de Tsukuba – Japão.

Barbara Perez Vogt
Nutricionista. Especialização em Nutrição Aplicada às Doenças Renais pela Escola Paulista de Medicina da Universidade Federal de São Paulo – EPM-Unifesp. Mestre e Doutora em Fisioterapia em Clínica Médica pela Faculdade de Medicina de Botucatu da Universidade Estadual Paulista "Júlio de Mesquita Filho" – FMB-Unesp. Professora Adjunta do curso de Nutrição e Programa de Pós-Graduação em Ciências da Saúde da Faculdade de Medicina da Universidade Federal de Uberlândia – FAMED-UFU.

Bertha Furlan Polegato
Professora Associada da Disciplina de Clínica Médica Geral do Departamento de Clínica Médica da Faculdade de Medicina de Botucatu da Universidade Estadual Paulista "Júlio de Mesquita Filho" – FMB-Unesp.

Brenda de Sá Senna Prates
Médica pelo Centro Universitário de Belo Horizonte – UniBH. Especialização em Nutrologia pelo Hospital Felício Rocho – Belo Horizonte/MG. Título de Especialista em Nutrologia pela Associação Brasileira de Nutrologia – ABRAN/CFM/AMB.

Carlos Alberto Nogueira-de-Almeida
Médico Formado pela Faculdade de Medicina de Ribeirão Preto da Universidade de São Paulo – FMRP-USP. Mestre e Doutor pela USP. Pós-Doutorando do Departamento de Clínica Médica da FMRP-USP. Professor do Departamento de Medicina da Universidade Federal de São Carlos – UFSCar. Diretor do Departamento de Nutrologia Pediátrica da Associação Brasileira de Nutrologia – ABRAN. *Fellow* da The Obesity Society, EUA.

Carlos Alberto Werutsky
Médico Nutrólogo do Centro de Medicina Especializada do Hospital 9 de Julho. Médico Nutrólogo pela Associação Brasileira de Nutrologia – ABRAN/CFM/AMB. Médico do Esporte pela Sociedade Brasileira de Medicina Esportiva – SBME. Doutor em Clínica Médica pela Faculdade de Medicina de Ribeirão Preto da Universidade de São Paulo – FMRP-USP. Coordenador do Curso de Pós-Graduação *lato sensu* em Nutrologia Esportiva da ABRAN/BWS.

Carol Cristina Vagula de Almeida Silva
Biomédica pelo Centro Universitário Católico Salesiano Auxilium – UniSALESIANO. Mestre e Doutoranda pelo Programa de Pós-Graduação em Fisiopatologia em Clínica Médica Faculdade de Medicina de Botucatu da Universidade Estadual Paulista "Júlio de Mesquita Filho" – FMB-Unesp. Docente dos Cursos de Biomedicina, Farmácia e Medicina Veterinária da Faculdade Galileu – Botucatu, SP, Brasil.

Carolina Lopes da Silva
Médica Nutróloga pelo Programa de Residência Médica do Hospital das Clínicas da Faculdade de Medicina de Ribeirão Preto da Universidade de São Paulo – HCFMRP-USP. Residência em Clínica Médica pelo Hospital Universitário de Taubaté. Médica Nutróloga Coordenadora da Equipe Multiprofissional de Terapia Nutricional do Hospital Regional de Taubaté – Rede São Camilo.

Cassiana Regina Góes
Nutricionista Graduada pelo Instituto de Biociências de Botucatu da Universidade Estadual Paulista "Júlio de Mesquita Filho" – IBB-Unesp. Aprimorada em Dietoterapia em Doença Renal Crônica pela Faculdade de Medicina de Botucatu – FMB-Unesp. Mestre e Doutora em Fisiopatologia em Clínica Médica pela FMB-Unesp.

Cesar Martins da Costa

Médico Formado pela Faculdade de Medicina de Botucatu da Universidade Estadual Paulista "Júlio de Mesquita Filho" – FMB-Unesp. Especialista em Clínica Médica pela FMB-Unesp. Mestre em Medicina em Clínica Médica pela FMB-Unesp. Especialista em Oncologia Clínica pelo Hospital Sírio-Libanês – HSL.

Daniela Ponce

Médica Graduada pela Faculdade de Medicina de Botucatu da Universidade Estadual Paulista "Júlio de Mesquita Filho" – FMB-Unesp. Mestrado e Doutorado pela FMB-Unesp. Livre-Docente em Nefrologia.

Daniela Salate Biagioni Vulcano

Mestre em Bases Gerais da Cirurgia (Área de Concentração Nutrição) pela Faculdade de Medicina de Botucatu da Universidade Estadual Paulista "Júlio de Mesquita Filho" – FMB-Unesp. Doutoranda pelo Programa de Fisiopatologia em Clínica Médica. Nutricionista do Serviço de Terapia Nutricional do Hospital das Clínicas – HCFMB-Unesp.

Dayana Bitencourt

Médica Graduada pela Universidade Federal do Pará – UFPA. Residência em Clínica Médica pela UFPA. Residência em Nefrologia Hospital das Clínicas da Faculdade de Medicina de Botucatu da Universidade Estadual Paulista "Júlio de Mesquita Filho" – HCFMB-Unesp. Doutora em Fisiopatologia em Clínica Médica pela FMB-Unesp. Docente do Curso de Medicina da Associação Educacional Nove de Julho – Campus Bauru.

Diego Aparecido Rios Queiróz

Médico Assistente no Serviço de Clínica Médica Geral do Hospital das Clínicas da Faculdade de Medicina de Botucatu da Universidade Estadual Paulista "Júlio de Mesquita Filho" – HCFMB-Unesp. Residência em Clínica Médica Geral pela FMB-Unesp. Doutorando pelo Programa de Pós-Graduação em Fisiopatologia em Clínica Médica.

Edson Luiz Fávero Junior

Médico pela Faculdade de Medicina de Botucatu da Universidade Estadual Paulista "Júlio de Mesquita Filho" – FMB-Unesp. Residência em Clínica Médica Geral pela FMB-Unesp. Coordenador do Núcleo da FMB-Unesp. Coordenador do Pronto-Socorro Referenciado (PSR) do Hospital das Clínicas (HC) da FMB-Unesp. Coordenador do Time de Resposta Rápida (TRR) do HCFMB. Médico da Disciplina de Clínica Médica Geral da FMB-Unesp.

Eduardo Paulo Coelho Rocha Júnior

Especialista em Clínica Médica e em Terapia Intensiva pelo Hospital Luxemburgo (Fundação Mário Pena – Belo Horizonte/MG). Título de Especialista em Nutrologia pela Associação Brasileira de Nutrologia – ABRAN/CFM/AMB. Preceptor da Especialização em Nutrologia do Hospital Felício Rocho – Belo Horizonte/MG. Intensivista no Hospital Nossa Senhora de Lourdes – Nova Lima/MG. Coordenador da Equipe de Nutrologia e da Comissão de Suporte Nutricional do Hospital Evangélico – Belo Horizonte/MG.

Edwa Bucuvic

Doutorado em Fisiopatologia em Clínica Médica da Faculdade de Medicina de Botucatu da Universidade Estadual Paulista "Júlio de Mesquita Filho" – FMB-Unesp. Mestrado em Fisiopatologia em Clínica Médica pela FMB-Unesp. Especialização em Curso de Especialização em Gestão em Saúde pela Universidade Aberta do Brasil – UAB-FMB-Unesp. Especialista em Enfermagem em Nefrologia pela Associação Brasileira de Enfermagem em Nefrologia – SOBEN. Especialização em Saúde Pública com Ênfase no Programa Saúde da Família (PSF) pela Universidade Sagrado Coração de Jesus – USC. Graduação em Enfermagem pela FMB-Unesp.

Elias José Milagres Reis

Especialização em Nutrologia no Hospital Felício Rocho – Belo Horizonte/MG. Título de Especialista em Nutrologia pela Associação Brasileira de Nutrologia – ABRAN/CFM/AMB.

Eline de Almeida Soriano

Médica Nutróloga. Doutora em Fisiopatologia em Clínica Médica pela Faculdade de Medicina de Botucatu da Universidade Estadual Paulista "Júlio de Mesquita Filho" – FMB-Unesp. Professora Titular do Centro de Ensino Superior de Maceió – CESMAC. Diretora da Associação Brasileira de Nutrologia – ABRAN.

Eugenio Cersosimo

M.D., Ph.D. Professor de Medicina e Diretor de Pesquisas Clínicas do Instituto de Diabetes do Texas, Centro de Ciências da Saúde. University of Texas. San Antonio, Texas, EUA.

Fabiana Lourenço Costa

Nutricionista da Unidade de Diálise do Hospital das Clínicas da Faculdade de Medicina de Botucatu da Universidade Estadual Paulista "Júlio de Mesquita Filho" – HCFMB-Unesp. Graduação em Nutrição pela Faculdade de Medicina de Ribeirão Preto da Universidade de São Paulo – FMRP-USP. Especialização em Saúde do Adulto e Idoso pela Residência Multiprofissional em Saúde do Adulto e do Idoso da FMB-Unesp. Mestrado em Fisiopatologia em Clínica Médica pela FMB-Unesp.

Fábio da Veiga Ued

Graduado em Nutrição pela Universidade Federal do Triângulo Mineiro – UFTM. Mestre em Atenção à Saúde pela UFTM. Doutor em Saúde da Criança e do Adolescente pela Universidade de São Paulo – USP. Especialista em Nutrição em Pediatria pela Universidade Estadual de Campinas – Unicamp. Professor do Departamento de Ciências da Saúde da Faculdade de Medicina de Ribeirão Preto – FMRP-USP. Coordenador do Programa de Especialização em Nutrição Clínica Pediátrica do Hospital das Clínicas – HC-Criança-FMRP-USP.

Felipe Rischini

Médico pela Universidade Federal de São Carlos – UFSCar. Residência em Clínica Médica Geral pela Faculdade de Medicina de Botucatu da Universidade Estadual Paulista "Júlio de Mesquita Filho" – FMB-Unesp. Médico Assistente do Time de Resposta Rápida (TRR) do Hospital das Clínicas (HC) da FMB-Unesp. Médico da Disciplina de Clínica Médica Geral da FMB-Unesp.

Fernanda Bolfi

Médica Assistente do Serviço de Endocrinologia e Metabologia do Hospital das Clínicas da Faculdade de Medicina de Botucatu da Universidade Estadual Paulista "Júlio de Mesquita Filho" – HCFMB-Unesp. Mestre em Fisiopatologia em Clínica Médica na Área de Endocrinologia pela FMB-Unesp.

Fernando Bahdur Chueire

Médico Especialista em Nutrologia do Hospital das Clínicas da Faculdade de Medicina de Ribeirão Preto da Universidade de São Paulo – HCFMRP-USP. Título de Especialista em Nutrologia pela Associação Brasileira de Nutrologia – ABRAN/CFM/AMB. Médico Assistente da Divisão de Nutrologia do HCFMRP-USP.

Fernando Gomes Romeiro

Especialista em Gastroenterologia pela Federação Brasileira de Gastroenterologia – FBG. Membro Titular da Sociedade Brasileira de Hepatologia – SBH. Professor da Disciplina de Gastroenterologia e Preceptor da Residência Médica em Gastroenterologia pelo Departamento. Professor do Curso de Pós-Graduação do Programa de Fisiopatologia em Clínica na Faculdade de Medicina de Botucatu da Universidade Estadual Paulista "Júlio de Mesquita Filho" – FMB-Unesp. Professor do Mestrado Profissionalizante em Pesquisa Clínica na FMB-Unesp. Membro do Grupo de Pesquisa Clínica e Patobiologia do Fígado Junto do Diretório dos Grupos de Pesquisa do Brasil do Conselho Nacional de Desenvolvimento Científico e Tecnológico – CPFig-CNPq.

Fernando Moreto

Biomédico. Doutor em Patologia, Especialista em Metabolismo Nutricional e do Desempenho Atlético, Professor do Programa de Pós-Graduação em Patologia da Faculdade de Medicina de Botucatu da Universidade Estadual Paulista "Júlio de Mesquita Filho" – FMB-Unesp. Docente das Faculdades Integradas de Bauru – FIB, Bauru, SP, Brasil.

Filipe Welson Leal Pereira

Médico com Graduação pela Universidade Federal do Piauí – UFPI. Residência Médica em Clínica Médica e em Endocrinologia e Metabologia pela Faculdade de Medicina de Botucatu da Universidade Estadual Paulista "Júlio de Mesquita Filho" – FMB-Unesp. Título de Especialista em Endocrinologia e Metabologia pela Sociedade Brasileira de Endocrinologia e Metabologia – SBEM. Área de Atuação em Densitometria Óssea pelo Colégio Brasileiro de Radiologia e Diagnóstico por Imagem – CBR. Título de Especialista em Nutrologia pela Associação Brasileira de Nutrologia – ABRAN/CFM/AMB. Título de Especialista em Terapia Intensiva pela AMIB/CFM/AMB. Doutorado em Fisiopatologia em Clínica Médica pela FMB-Unesp.

Flávio Cruz Ferro

Graduado em Medicina pela Faculdade de Medicina de Ribeirão Preto da Universidade de São Paulo – FMRP-USP. Residência em Clínica Médica pelo Hospital das Clínicas da Faculdade de Medicina de Botucatu da Universidade Estadual Paulista "Júlio de Mesquita Filho" – HCFMB-Unesp. Médico Associado ao Núcleo de Terapia Nutricional Interprofissional do HCFMB-Unesp. Especialista em Clínica Médica, Residente de Geriatria da FMRP-USP (2021-2023).

Flávio Rebustini

Graduado em Educação Física pela Universidade do Grande ABC – UniABC. Mestrado, Doutorado e Pós-Doutorado em Educação Física pela Universidade Estadual Paulista "Júlio de Mesquita Filho" – Unesp. Pós-Doutorado em Psicometria pela Université du Québec à Trois-Rivières, Québec, Canadá. Docente do Programa de Pós-Graduação em Gerontologia da Escola de Artes, Ciências e Humanidades da Universidade de São Paulo – EACH-USP.

Francielen Furieri Rigo

Graduação em Medicina pela Universidade Federal do Espírito Santo – UFES. Residência em Clínica Médica e em Gastroenterologia pela Hospital das Clínicas da Faculdade de Medicina de Botucatu da Universidade Estadual Paulista "Júlio de Mesquita Filho" – HCFMB-Unesp. Pós-Graduação em Nutrologia pela Associação Brasileira de Nutrologia – ABRAN. Médica Contratada da Disciplina de Gastroenterologia e Nutrição do Departamento de Clínica Médica FMB-Unesp. Atua nas Áreas de Doenças Inflamatórias Intestinais, Doenças Funcionais e Dismotilidade e Endoscopia Digestiva.

Francisco Luciano Pontes Junior

Graduado em Educação Física pela Escola Superior de Educação Física da Universidade de Pernambuco – ESEF-UPE. Doutor em Ciências/Reabilitação pela Escola Paulista de Medicina da Universidade Federal de São Paulo – EPM-Unifesp. Mestrado em Educação Física/Biodinâmica do Movimento Humano pela Escola de Educação Física e Esporte da Universidade de São Paulo – EEFE-USP. Especialista em Reabilitação Cardiovascular pelo Instituto do Coração do Hospital das Clínicas da Faculdade de Medicina da Universidade de São Paulo – InCor-HCFMUSP. Docente do Curso de Bacharelado e do Programa de Pós-Graduação em Gerontologia da Escola de Artes, Ciências e Humanidades da Universidade de São Paulo – EACH-USP.

Gabriel Berg de Almeida

Médico pela Faculdade de Medicina de Botucatu da Universidade Estadual Paulista "Júlio de Mesquita Filho" – FMB-Unesp. Infectologista pela Faculdade de Medicina de Botucatu – Hospital das Clínicas-Unesp. Especialista em Infecção Hospitalar pela Faculdade de Medicina de Botucatu – Hospital das Clínicas-Unesp. Mestre em Medicina pela Faculdade de FMB-Unesp. Doutorado pelo Programa de Pós-Graduação em Doenças Tropicais da FMB-Unesp.

Gláucia Maria Ferreira da Silva Mazeto

Professora Livre-Docente de Endocrinologia e Metabologia da Faculdade de Medicina de Botucatu da Universidade Estadual Paulista "Júlio de Mesquita Filho" – FMB-Unesp. Responsável pelo Serviço de Distúrbios de Cálcio do Hospital das Clínicas de Botucatu – HCFMB-Unesp.

Guilherme Teixeira de Araújo

Médico Nutrólogo pelo Programa de Residência Médica do Hospital das Clínicas da Faculdade de Medicina de Ribeirão Preto – HCFMRP-USP. Título de Especialista em Nutrologia pela Associação Brasileira de Nutrologia – ABRAN/CFM/AMB. Mestre em Clínica Médica pela FMRP-USP. Diretor Acadêmico do Núcleo de Terapia Nutricional Enteral e Parenteral – NUTEP – Brasília/DF. Coordenador Clínico da Equipe Multidisciplinar de Terapia Nutricional (EMTN) do Hospital Ortopédico e Medicina Especializada – HOME.

Hewdy Lobo Ribeiro

Nutrólogo pela Associação Brasileira de Nutrologia – ABRAN. Terapeuta Cognitivo Comportamental pelo AMBULIM do Instituto de Psiquiatria do Hospital das Clínicas da Faculdade de Medicina da Universidade de São Paulo – IPq HCFMUSP. Médico Psiquiatra pela Associação Brasileira de Psiquiatria – APB. Mestre em Administração. Docente do Curso Anual de Atualização em Nutrologia da ABRAN. Membro da Comissão de Estudos e Pesquisa da Saúde Mental da Mulher da ABP. Diretor e Fundador da Vida Mental Serviços Médicos. Coordenador dos Cursos de Pós-Graduação da Parceria Vida Mental e Universidade Paulista – UNIP.

Isolda Prado de Negreiros Nogueira Maduro

Médica Nutróloga pelo Hospital das Clínicas da Faculdade de Medicina de Ribeirão Preto da Universidade de São Paulo – HCFMRP-USP. Título de Especialista em Nutrologia pela Associação Brasileira de Nutrologia – ABRAN/CFM/AMB. Mestre e Doutora em Ciências Médicas pela FMRP-USP. Professora Associada de Nutrologia pela Universidade do Estado do Amazonas – UEA. Coordenadora Clínica da Equipe Multidisciplinar de Terapia Nutricional (EMTN) da Fundação Hospital Adriano Jorge – FHAJ. Editora-Chefe da *Revista de Ciências da Saúde da Amazônia*. Diretora Executiva da Editora da UEA.

Ivan Savioli Ferraz

Médico Pediatra. Mestre e Doutor em Pediatria. Docente do Departamento de Puericultura e Pediatria da Faculdade de Medicina de Ribeirão Preto da Universidade de São Paulo – FMRP-USP.

Jacqueline Costa Teixeira Caramori

Graduação em Medicina. Nefrologista. Professora Titular e Vice-Diretora (2019-2023) da Faculdade de Medicina de Botucatu da Universidade Estadual Paulista "Júlio de Mesquita Filho" – FMB-Unesp. Especialista Educacional na Foundation for Advancement of International Medical Education and Research – FAIMER-Brasil. Atuação no Ensino de Medicina, Nutrição e Educação em Saúde.

João de Castilho Cação

Professor Doutor, Membro da Câmara Técnica de Geriatria do Conselho Regional de Medicina do Estado de São Paulo – CREMESP. Especialista em Geriatria pela Sociedade Brasileira de Geriatria e Gerontologia – SBGG – e Associação Médica Brasileira – AMB.

José Alves Lara Neto

Vice-Presidente da Associação Brasileira de Nutrologia – ABRAN. Coordenador do Curso Nacional de Nutrologia. Especialista em Nutrologia e Clínica Médica. Pós-Graduação em Nutrologia – Transtornos Alimentares. *Associated Editor of International Journal of Nutrology*. Nutrólogo do Sistema Único de Saúde – SUS. Chefe do Setor de Nutrologia da SERMED.

Juli Thomaz de Souza

Doutoranda em Fisiopatologia em Clínica Médica pela Faculdade de Medicina de Botucatu da Universidade Estadual Paulista "Júlio de Mesquita Filho" – FMB-Unesp. Mestre em Fisiopatologia em Clínica Médica pela FMB-Unesp. Especialização em Saúde do Adulto e do Idoso – Residência Multiprofissional pela FMB-Unesp. Aprimoramento em Nutrição Clínica Hospitalar pela FMB-Unesp. Graduação em Nutrição pela Unesp.

Juliana Tepedino Martins Alves

Pós-Graduação *lato sensu* em Nutrologia pela Beneficência Portuguesa de São Paulo – BP. Médica Especialista em Nutrologia pela Associação Brasileira de Nutrologia – ABRAN/CFM/AMB. Especialista em Terapia Nutricional pela Sociedade Brasileira de Nutrição Parenteral e Enteral – SBNPE/BRASPEN. Diretora Técnica da Equipe de Nutrologia do Núcleo de Terapia

Nutricional Enteral e Parenteral – NUTEP – Brasília/DF. Coordenadora da Equipe Multidisciplinar de Terapia Nutricional (EMTN) do Hospital Sírio-Libanês – Unidade Brasília.

Juliana Thaisa Vieira Lourenção

Graduação em Nutrição e Metabolismo pela Universidade de São Paulo – USP. Mestre em Ciências pelo Programa de Pesquisa Clínica da Faculdade de Medicina de Botucatu da Universidade Estadual Paulista "Júlio de Mesquita Filho" – FMB-Unesp. Nutricionista da Gerência Técnica de Nutrição e Dietética do Hospital das Clínicas – HCFMB. Responsável pelos Ambulatórios de Nutrição em Oncologia, Cuidados Paliativos e Radioterapia e pela Enfermaria de Cuidados Integrados. Preceptora do Ciclo de Nutrição em Oncologia/Cuidados Paliativos do Programa de Residência Multiprofissional em Saúde do Adulto e do Idoso da FMB-Unesp.

Julio Pinheiro Baima

Graduação em Medicina pela Universidade Federal do Amazonas – UFAM. Residência Médica em Clínica Médica pela Secretaria do Estado de Saúde de São Paulo – SES/SP. Residência Médica em Gastroenterologia e Nutrição Faculdade de Medicina de Botucatu da Universidade Estadual Paulista "Júlio de Mesquita Filho" – FMB-Unesp. Doutor em Fisiopatologia em Clínica Médica pela FMB-Unesp. Especialista em Clínica Médica e Gastroenterologia Registrado pelo Conselho Federal de Medicina – CFM. Membro Titular da Sociedade de Gastroenterologia e Nutrição de São Paulo Filiada à Federação Brasileira de Gastroenterologia – SGNSP-FBG. Membro Titular do Grupo de Estudos de Doenças Inflamatórias Intestinais do Brasil-GEDIIB. Médico Gastroenterologista do Hospital das Clínicas da FMB. Docente e Coordenador do Curso de Medicina da Universidade Nove de Julho – Uninove – Campus Bauru.

Karina de Jesus Antonio

Nutricionista Formada pela Universidade Estadual Paulista "Júlio de Mesquita Filho" – Unesp. Mestrado pela Faculdade de Medicina de Botucatu da Universidade Estadual Paulista "Júlio de Mesquita Filho" da FMB-Unesp.

Karina Nogueira Dias Secco

Médica Cardiologista Assistente da Disciplina de Cardiologia do Departamento de Clínica Médica da Faculdade de Medicina de Botucatu da Universidade Estadual Paulista "Júlio de Mesquita Filho" – FMB-Unesp.

Katashi Okoshi

Professor Titular da Disciplina de Cardiologia do Departamento de Clínica Médica da Faculdade de Medicina de Botucatu da Universidade Estadual Paulista "Júlio de Mesquita Filho" – FMB-Unesp.

Lais Helena Navarro e Lima

MD. Ph.D. Professora do Programa de Pós-Graduação em Anestesiologia da Faculdade de Medicina de Botucatu da Universidade Estadual Paulista "Júlio de Mesquita Filho" – FMB-Unesp. *Research Fellow* – Resuscitation Research Lab – University of Texas Medical Branch – Galveston, Texas, EUA. *Clinical Fellow* – Department of Anesthesia and Perioperative Medicine – Queen's University, Kingston, Ontário, Canadá. *Assistant Professor* – University of Manitoba, Winnipeg, Manitoba, Canadá.

Leandro Lustri Almeida

Médico Assistente da Disciplina de Hematologia na Faculdade de Medicina de Botucatu da Universidade Estadual Paulista "Júlio de Mesquita Filho" – FMB-Unesp.

Leandro Marques de Mendonça Teles

Médico Graduado pela Universidade Federal do Triângulo Mineiro – UFTM. Título de Especialista em Nutrologia pela Associação Brasileira de Nutrologia – ABRAN/CFM/AMB. Especialista em Nutrição Parenteral e Enteral pela Sociedade Brasileira de Nutrição Parenteral e Enteral – SBNPE/BRASPEN. Diretor de Marketing do Núcleo de Terapia Nutricional Enteral e Parenteral (NUTEP) Brasilia-DF. Coordenador da Equipe Multidisciplinar de Terapia Nutricional (EMTN) do Hospital DASA Águas Claras.

Lenice do Rosário de Souza

Médica Infectologista e Professora Associada (Livre-Docente) do Departamento de Infectologia,

Dermatologia, Diagnóstico por Imagem e Radioterapia da Faculdade de Medicina de Botucatu da Universidade Estadual Paulista "Júlio de Mesquita Filho" – FMB-Unesp.

Leonardo Antônio Mamede Zornoff

Professor Titular do Departamento de Clínica Médica da Faculdade de Medicina de Botucatu da Universidade Estadual Paulista "Júlio de Mesquita Filho" – FMB-Unesp.

Leonardo Rufino Garcia

Médico Formado pela Faculdade de Medicina de Botucatu da Universidade Estadual Paulista "Júlio de Mesquita Filho" – FMB-Unesp. Residência Médica em Cirurgia Geral e Cardiovascular no Hospital das Clínicas de Botucatu – HCFMB-Unesp. Médico do Serviço de Cirurgia Cardiovascular e Transplante Cardíaco do HCFMB-Unesp. Doutorando do Programa Fisiopatologia em Clínica Médica da FMB-Unesp.

Letícia Patrocínio de Oliveira

Nutricionista Formada pela Universidade Estadual Paulista "Júlio de Mesquita Filho" – Unesp. Título de Especialista em Ciências da Saúde pela Faculdade de Medicina de Botucatu – FMB-Unesp. Aprimoramento Profissional em Nutrição em Gastroenterologia pela FMB-Unesp. Atua nas Áreas de Doenças Inflamatórias Intestinais, Hepatologia e Nutrição em Doenças Funcionais e Dismotilidade.

Lígia Niéro

Mestre e Doutor em Hematologia pela Faculdade de Medicina de Botucatu da Universidade Estadual Paulista "Júlio de Mesquita Filho" – FMB-Unesp. Chefe da Disciplina de Hematologia da FMB-Unesp – Departamento de Clínica Médica – Unesp. Citomorfologista do Grupo Brasileiro de Síndromes Mielodisplásicas em Pediatria – GB-SMD-Ped. Membro dos Comitês de Mielodisplasia e Hematologia Laboratorial da Associação Brasileira de Hematologia e Hemoterapia – ABHH).

Ligia Yukie Sassaki

Professora Doutora da Disciplina de Gastroenterologia do Departamento de Clínica Médica Faculdade de Medicina de Botucatu da Universidade Estadual Paulista "Júlio de Mesquita Filho" – FMB-Unesp. Membro do Grupo Multidisciplinar de Doença Inflamatória Intestinal da FMB-Unesp. Coordenadora Clínica do Ambulatório de Doenças Inflamatórias Intestinais do Hospital das Clínicas de Botucatu – HCFMB-Unesp. Membro Titular do Grupo de Estudos da Doença Inflamatória Intestinal do Brasil – GEDIIB.

Lívia Alves Amaral Santos

Professora do Centro Universitário das Faculdades Integradas de Ourinhos – UniFio. Doutora em Fisiopatologia em Clínica Médica Faculdade de Medicina de Botucatu da Universidade Estadual Paulista "Júlio de Mesquita Filho" – FMB-Unesp. Mestre em Fisiopatologia em Clínica Médica pela FMB-Unesp. Aprimoramento em Nutrição em Gastroenterologia pela FMB-Unesp. Graduação em Nutrição pela Universidade de Marília – UNIMAR.

Lívia Bertazzo Sacilotto

Nutricionista Graduada pela Universidade Federal do Triângulo Mineiro – UFTM. Mestre e Doutora em Doenças Tropicais, Área de Nutrição pela Faculdade de Medicina de Botucatu da Universidade Estadual Paulista "Júlio de Mesquita Filho" – FMB-Unesp. Aperfeiçoamento em "Avaliação Nutricional Intra-Hospitalar" pela Faculdade de Medicina de Ribeirão Preto da Universidade de São Paulo – FMRP-USP. Aprimoramento Profissional em "Nutrição em Doenças Tropicais" pela FMB-Unesp. Especialização em "Controle Metabólico Esportivo, Nutricional, e Fisiopatológico" pela FMB-Unesp. Aperfeiçoamento em "Nutrição Esportiva" pela FMRP-USP.

Loraine Gollino

Nutricionista pela Universidade Federal do Triângulo Mineiro – UFTM. Aprimoramento em Nutrição em Doenças Tropicais pela Faculdade de Medicina de Botucatu da Universidade Estadual Paulista "Júlio de Mesquita Filho" – FMB-Unesp. Pós-Graduada em Nutrição Esportiva Funcional. Mestre em Fisiopatologia em Clínica Médica, na Área Endocrinologia pela FMB-Unesp. Doutora em Ginecologia, Obstetrícia e Mastologia, Área Nutrição pela FMB-Unesp. Professora do Curso de Graduação em Nutrição da Universidade Paulista – UNIP – Campus Bauru. Especialista em Fitoterapia.

Lucas Oliveira Cantadori

Médico Assistente da Disciplina de Hematologia na Faculdade de Medicina de Botucatu da Universidade Estadual Paulista "Júlio de Mesquita Filho" – FMB-Unesp. Supervisor da Residência Médica em Hematologia e Hemoterapia na FMB-Unesp.

Ludmila Pinto Santiago de Mendonça

Médica Especialista em Nutrologia pela Associação Brasileira de Nutrologia – ABRAN/CFM/AMB. Médica Especialista em Medicina Intensiva pela Associação de Medicina Intensiva Brasileira – AMIB. Diretora Clínica da Equipe de Nutrologia do Núcleo de Terapia Nutricional Enteral e Parenteral – NUTEP – Brasília/DF.

Luís Cuadrado Martim

Graduação em Medicina pela Faculdade de Medicina de Botucatu da Universidade Estadual Paulista "Júlio de Mesquita Filho" – FMB-Unesp. Residência Médica em Nefrologia pela FMB-Unesp. Mestrado pela FMB-Unesp. Doutorado pela FMB-Unesp. Livre-Docência pela FMB-Unesp.

Luísa Salvagni da Rosa

Médica pela Universidade do Sul de Santa Catarina – UNISUL. Residência em Clínica Médica no Hospital Nossa Senhora da Conceição – HNSC – Tubarão/SC. Residência em Nutrologia no Hospital das Clínicas da Faculdade de Medicina de Ribeirão Preto da Universidade de São Paulo – HCFMRP-USP

Luiz Antonio Del Ciampo

Mestre, Doutor e Livre-Docente em Pediatria pela Universidade de São Paulo – USP. Nutrólogo pela Associação Brasileira de Nutrologia – ABRAN. Professor Associado do Departamento de Puericultura e Pediatria da Faculdade de Medicina de Ribeirão Preto da Universidade de São Paulo – FMRP-USP.

Maria Beatriz Dorigan Marcellino

Nutricionista Graduada pela Faculdade de Medicina de Botucatu da Universidade Estadual Paulista "Júlio de Mesquita Filho" – FMB-Unesp. Aprimoramento Profissional em Nutrição em Doenças Crônicas pelo Departamento de Clínica Médica da FMB-Unesp. Especialização em Ciências da Saúde, Área de Concentração em Nutrição em Doenças Crônicas pela FMB-Unesp.

Maria del Rosario

Médica Especialista em Nutrição pela Faculdade de Medicina da Universidade de Buenos Aires – UBA. Título de Especialista em Nutrologia pela Associação Brasileira de Nutrologia – ABRAN/CFM/AMB. Professora do Curso Nacional de Pós-Graduação em Nutrologia da ABRAN. Representante Oficial da ABRAN no Estado de Santa Catarina (ABRAN-SC). Membro da Sociedad Argentina de Nutrición – SAN. Membro da Associação Catarinense de Medicina – ACM.

Maria Fernanda Primo Fernandes

Graduanda em Nutrição pela Universidade Estadual Paulista "Júlio de Mesquita Filho" – Unesp. Bolsista de Iniciação Científica do Conselho Nacional de Desenvolvimento Científico e Tecnológico – PIBIC-CNPq (2019-2020).

Mariana Bordinhon de Moraes

Nutricionista Graduada pelo Instituto de Biociências de Botucatu da Universidade Estadual Paulista "Júlio de Mesquita Filho" – IBB-Unesp. Residência em Saúde do Adulto e do Idoso pela Faculdade de Medicina de Botucatu – FMB-Unesp. Mestrado em Saúde Coletiva pela FMB-Unesp. Doutoranda em Fisiopatologia em Clínica Médica pela FMB-Unesp.

Mariana Clementoni Costa Borges Ribeiro

Nutricionista pela Universidade Federal de Alfenas – Unifal. Aprimoranda em Nutrição em Gastroenterologia pela Faculdade de Medicina de Botucatu da Universidade Estadual Paulista "Júlio de Mesquita Filho" – FMB-Unesp. Mestre e Doutora pelo Programa de Pós-Graduação em Fisiopatologia em Clínica Médica pela FMB-Unesp.

Mariana de Souza Dorna

Doutora e Pós-Doutora em Fisiopatologia em Clínica Médica pela Faculdade de Medicina de Botucatu da Universidade Estadual Paulista "Júlio de Mesquita Filho" – FMB-Unesp. Mestre em Fisiopatologia em Clínica Médica pela FMB-Unesp. Especialização em Nutrição em Gastroenterologia pela FMB-Unesp. Graduação em Nutrição pela Pontifícia Universidade Católica do Paraná – PUCPR – Campus Maringá. Docente do Curso de Nutrição da Faculdade de Botucatu – Unibr.

Mariana Gegenheimer Bremenkamp

Médica Geriatra e Mestre em Pesquisa Clínica pela Faculdade de Medicina de Botucatu da Universidade Estadual Paulista "Júlio de Mesquita Filho" – FMB-Unesp.

Marina Cabral Dessimoni

Graduada em Medicina pela Faculdade de Medicina de Botucatu, Universidade Estadual Paulista "Julio de Mesquita Filho" – FMB-Unesp. Bolsista de Iniciação Científica do Conselho Nacional de Desenvolvimento Científico e Tecnológico – PIBIC-CNPq.

Marina Gaiato Monte

Nutricionista Graduada pela Universidade do Sagrado Coração – USC, Bauru/SP. Pós-Graduada em Comportamento Alimentar pela Faculdade IPGS, Porto Alegre/RS. Mestra e Doutoranda em Fisiopatologia em Clínica Médica pela Faculdade de Medicina de Botucatu da Universidade Estadual Paulista "Júlio de Mesquita Filho" – FMB-Unesp.

Marina Politi Okoshi

Professora Associada do Departamento de Clínica Médica da Faculdade de Medicina de Botucatu da Universidade Estadual Paulista "Júlio de Mesquita Filho" – FMB-Unesp.

Maryanne Zilli Canedo da Silva

Nutricionista da Unidade de Diálise do Hospital das Clínicas da Faculdade de Medicina de Botucatu da Universidade Estadual Paulista "Júlio de Mesquita Filho" – HCFMB-Unesp. Especialização em Nutrição Clínica e Alimentos Funcionais pela Universidade Estadual de Londrina – UEL. Especialização em Saúde do Adulto e do Idoso pela Residência Multiprofissional em Atenção Hospitalar do Hospital de Clínicas da Universidade Federal do Paraná – HC-UFPR. Mestre em Fisiopatologia em Clínica Médica no Programa de Pós-Graduação da FMB-Unesp.

Matheus Augusto Callegari

Graduação em Nutrição pela Universidade Estadual Paulista "Júlio de Mesquita Filho" – Unesp. Residência Multiprofissional em Saúde da Família – Nutrição pela Faculdade de Medicina de Botucatu – FMB-Unesp. Mestre em Fisiopatologia em Clínica Médica pela FMB-Unesp. Bolsista de Iniciação Científica do Conselho Nacional de Desenvolvimento Científico e Tecnológico – PIBIC-CNPq.

Matheus Fernando Leal Pereira

Graduado em Medicina pela Universidade Federal do Piauí – UFPI. Residente de Clínica Médica da Faculdade de Medicina de Botucatu da Universidade Estadual Paulista "Júlio de Mesquita Filho" – FMB-Unesp.

Miguel Ossuna

Graduado em Medicina pela Faculdade de Medicina de Botucatu, Universidade Estadual Paulista "Julio de Mesquita Filho" – FMB-Unesp. Residente de Clínica Médica da FMB-Unesp (2022-2024). Bolsista de Iniciação Científica do Conselho Nacional de Desenvolvimento Científico e Tecnológico – PIBIC-CNPq.

Milena dos Santos Mantovani

Nutricionista do Hospital das Clínicas da Faculdade de Medicina de Botucatu da Universidade Estadual Paulista "Júlio de Mesquita Filho" – HCFMB-Unesp. Nutricionista do Serviço de Ambulatórios Especializados em Infectologia "Domingos Alves Meira". Aprimoramento de Nutrição em Doenças Tropicais na FMB-Unesp. Mestre e Doutora em Doenças Tropicais pela FMB-Unesp.

Monise da Silva Pechutti

Graduação em Medicina e Residência Médica em Clínica Médica e em Endocrinologia e Metabologia pela Faculdade de Medicina de Botucatu da Universidade Estadual Paulista "Júlio de Mesquita Filho" – FMB-Unesp. Mestrado em Fisiopatologia em Clínica Médica na Área de Endocrinologia pela FMB-Unesp. Médica Assistente do Serviço de Endocrinologia e Metabologia do Hospital das Clínicas da Faculdade de Medicina de Botucatu da Universidade Estadual Paulista "Júlio de Mesquita Filho" – HCFMB-Unesp.

Nádia Rahmeh de Paula

Médica. Especialização em Clínica Médica pela Faculdade de Medicina de Botucatu da Universidade Estadual Paulista "Júlio de Mesquita Filho" – FMB-Unesp. Especialização em Medicina de Urgência e Emergência pela FMB-Unesp. Mestre em Medicina pela FMB-Unesp. Doutoranda em Fisiopatologia em Clínica Médica pela FMB-Unesp. Docente do Curso de Medicina da Universidade Anhembi Morumbi – São José dos Campos.

Nara Aline Costa

Nutricionista. Especialista em Nutrição Clínica Hospitalar pelo Hospital das Clínicas da Faculdade de Medicina de Botucatu da Universidade Estadual Paulista "Júlio de Mesquita Filho" – HCFMB-Unesp. Mestre e Doutora em Fisiopatologia em Clínica Médica pela FMB-Unesp. Professora Adjunta na Faculdade de Nutrição da Universidade Federal de Goiás – FANUT-UFG.

Nayrana Soares do Carmo Reis

Nutricionista. Especialista em Atenção à Saúde Renal pela Residência Integrada Multiprofissional em Saúde da Universidade Federal do Maranhão – UFMA. Especialista em Terapia Nutricional pelo Grupo de Apoio a Nutrição Enteral e Parenteral – GANEP. Mestre em Ciências da Saúde pela UFMA. Doutora em Fisiopatologia em Clínica Médica pela Faculdade de Medicina de Botucatu da Universidade Estadual Paulista "Júlio de Mesquita Filho" – FMB-Unesp.

Nelson Iucif Junior

Mestre e Doutor pela Universidade de São Paulo – USP. Professor da Faculdade de Medicina de Ribeirão Preto da Universidade de São Paulo – FMRP-USP. Responsável pelo Departamento de Geriatria da Associação Brasileira de Nutrologia – ABRAN.

Olga Maria Silverio Amancio

Professora Sênior do Departamento de Pediatria da Escola Paulista de Medicina da Universidade Federal de São Paulo – EPM-Unifesp. Assessora da Agência Nacional de Vigilância Sanitária, Área de Alimentos (*Codex Alimentarius*) – ANVISA. Presidente da Sociedade Brasileira de Alimentação e Nutrição – SBAN (2013-2021). Secretaria Geral da SBAN.

Otávio Schmidt de Azevedo

Residência Médica em Cirurgia Geral. Residência Médica em Cirurgia do Aparelho Digestivo. Título de Especialista em Cirurgia do Aparelho Digestivo pelo Colégio Brasileiro de Cirurgia Digestiva – CBCD.

Pamela Nayara Modesto

Nutricionista, Mestre e Doutora em Fisiopatologia em Clínica Médica pela Faculdade de Medicina de Botucatu da Universidade Estadual Paulista "Júlio de Mesquita Filho" – FMB-Unesp. Especialista em Nutrição Clínica pela Universidade do Oeste Paulista – UNOESTE – Campus Presidente Prudente/SP. Especialista em Nutrição Esportiva pela FAESI – Campus Presidente Prudente/SP.

Pasqual Barretti

Graduado em Medicina pela Faculdade de Medicina de Botucatu da Universidade Estadual Paulista "Júlio de Mesquita Filho" – FMB-Unesp. Mestrado e Doutorado pela FMB-Unesp. Livre-Docente em Nefrologia e Professor Titular da FMB-Unesp. Reitor da Universidade Estadual Paulista "Julio de Mesquita Filho" – Unesp (Gestão 2021-2025).

Patrick Alexander Wachholz

Professor. Doutor. Programa de Pós-Graduação em Pesquisa Clínica da Faculdade de Medicina de Botucatu da Universidade Estadual Paulista "Júlio de Mesquita Filho" – FMB-Unesp.

Paula Bernardo de Carvalho

Graduação em Medicina pela Faculdade de Medicina de Botucatu da Universidade Estadual Paulista "Júlio de Mesquita Filho" – FMB-Unesp. Especialista em Clínica Médica pela FMB-Unesp. Especialista em Cardiologia pela FMB-Unesp. Mestre em Medicina pela FMB-Unesp.

Paula Torres Presti

Nutricionista da Unidade de Diálise do Hospital das Clínicas da Faculdade de Medicina de Botucatu da Universidade Estadual Paulista "Júlio de Mesquita Filho" – HCFMB-Unesp. Graduação em Nutrição pela Unesp. Especialização em Residência Multiprofissional em Saúde do Adulto e do Idoso da FMB-Unesp. Mestre pelo Programa de Saúde Coletiva da FMB-Unesp.

Paulo José Fortes Villas Boas

Professor Associado da Disciplina de Geriatria do Departamento de Clínica Médica da Faculdade de Medicina de Botucatu da Universidade Estadual Paulista "Júlio de Mesquita Filho" – FMB-Unesp. Livre-Docente em Geriatria pela FMB-Unesp. Especialista em Geriatria pela Sociedade Brasileira de Geriatria e Gerontologia – SBGG – e Associação Médica Brasileira – AMB.

Pedro Paulo Dal Bello

Médico Nutrólogo e Oncologista Clínico pelo Hospital das Clínicas da Faculdade de Medicina de Ribeirão Preto da Universidade de São Paulo – HCFMRP-USP. Preceptor dos Programas de Residência Médica em Nutrologia do Hospital das Clínicas da Faculdade de Medicina da Universidade de São Paulo – HCFMUSP e do Hospital IGESP/SP.

Rafael Dezen Gaiolla

Médico Hematologista do Hospital das Clínicas da Faculdade de Medicina de Botucatu da Universidade Estadual Paulista "Júlio de Mesquita Filho" – HCFMB-Unesp. Mestre e Doutor em Patologia pela FMB-Unesp. Coordenador do Serviço de Oncologia do HCFMB-Unesp.

Rafael Leal

Médico Graduado pelo Instituto Tocantinense Presidente Antônio Carlos – ITPAC. Especialista em Clínica Médica pelo Hospital Rocho – BH/MG. Especialista em Nutrologia pelo Servidor Estadual de Minas Gerais – IPSEMG. Pós-Graduação em Nutrologia pela Associação Brasileira de Nutrologia – ABRAN. Médico Nutrólogo na Equipe do Núcleo de Terapia Nutricional Enteral e Parenteral – NUTEP – Brasília/DF.

Raquel Simões Ballarin

Médica Residente em Endocrinologia no Hospital da Pontifícia Universidade Católica de Campinas – PUC-Campinas. Especialista em Clínica Médica pela Faculdade de Medicina de Botucatu da Universidade Estadual Paulista "Júlio de Mesquita Filho" – HCFMB-Unesp. Médica do Serviço de Terapia Nutricional Interprofissional (STNI) do HCFMB-Unesp.

Renata Giacomini Occhiuto Ferreira Leite

Título de Especialista em Endocrinologia e Metabologia pela Sociedade Brasileira de Endocrinologia e Metabologia – SBEM. Título de Especialista em Nutrologia pela Associação Brasileira de Nutrologia – ABRAN/CFM/AMB.

Ricardo de Souza Cavalcante

Médico Infectologista do Hospital das Clínicas da Faculdade de Medicina de Botucatu da Universidade Estadual Paulista "Júlio de Mesquita Filho" – HCFMB-Unesp. Membro da Comissão de Controle de Infecções Relacionadas à Assistência à Saúde do HCFMB-Unesp. Professor do Programa de Pós-Graduação em Doenças Tropicais da FMB-Unesp.

Riciany Alvarenga Marquezi

Mestre em Fisiopatologia em Clínica Médica pela Faculdade de Medicina de Botucatu da Universidade Estadual Paulista "Júlio de Mesquita Filho" – FMB-Unesp. Especialista em Urgência e Emergência em Enfermagem no Ensino pelo Hospital Israelita Albert Einstein – HIAE. Especialista em Estomaterapia pela Faculdade de Medicina de São José do Rio Preto – FAMERP.

Roberta Oliveira Bueno de Souza

Graduação em Fisioterapia pela Universidade Federal de São Carlos – UFSCar. MBA em Gestão Empresarial pela Faculdade Getulio Vargas – FGV. Mestrado em Ciências pela Universidade de São Paulo – USP. Sócia-Fundadora da Ekiness – Saúde e Movimento – Centro de Saúde da Cidade de São José dos Campos.

Roberto Minoru Tani Inoue

Doutor em Fisiopatologia em Clínica Médica – Área de Cardiologia. Especialista em Clínica Médica pela Sociedade Brasileira de Clínica Médica – SBCM. Especialista em Medicina de Emergência pela SBCM. Residência em Clínica Médica Geral e Residência em Cardiologia. Exerce Atividades de Ensino de Graduação e a Residentes de Clínica Médica na Assistência junto à Disciplina de Clínica Médica Geral e Emergência Clínica no Hospital das Clínicas da Faculdade de Medicina de Botucatu da Universidade Estadual Paulista "Júlio de Mesquita Filho" – HCFMB-Unesp.

Robson Prudente

Doutor e Mestre em Fisiopatologia em Clínica Médica pela Faculdade de Medicina de Botucatu da Universidade Estadual Paulista "Júlio de Mesquita Filho" – FMB-Unesp. Pós-Graduado em Fisiologia do Exercício Aplicada à Clínica pela Universidade Federal de São Paulo – Unifesp – Santos/SP. Graduação em Fisioterapia pela Faculdade Marechal Rondon – Universidade Nove de Julho – FMR-Uninove

Rodrigo Bazan

Professor Associado junto à Disciplina de Neurologia Clínica da Faculdade de Medicina de Botucatu da Universidade Estadual Paulista "Júlio de Mesquita Filho" – FMB-Unesp. Doutorado em Neurologia pela Faculdade de Medicina de Ribeirão Preto da Universidade de São Paulo – FMRP-USP. Especialização em Residência Médica em Neurofisiologia Clínica pela FMB-Unesp. Residência Médica em Neurologia pela FMB-Unesp. Residência Médica em Saúde Pública pela FMB-Unesp. Graduação em Medicina FMB-Unesp.

Rodrigo Costa Gonçalves

Título de Especialista em Nefrologia pela Sociedade Brasileira de Nefrologia – SBN. Título de Especialista em Terapia Intensiva pela Associação de Medicina Intensiva Brasileira – AMIB. Título de Especialista em Nutrologia pela Associação Brasileira de Nutrologia – ABRAN/CFM/AMB. Título de Especialista em Nutrição Parenteral e Enteral pela Sociedade Brasileira de Nutrição Parenteral e Enteral – SBNPE/BRASPEN. Coordenador Clínico da Equipe Multidisciplinar de Terapia Nutricional (EMTN) do Hospital de Urgências da Região Noroeste de Goiânia – HUGOL – e do Hospital Israelita Albert Einstein – HIAE – Unidade Goiânia.

Rogério Oliveira

Graduado em Medicina pela Faculdade de Medicina de Ribeirão Preto da Universidade de São Paulo – FMRP-USP. Clínica Médica Geral, Mestrado e Doutorado em Nefrologia pela Faculdade de Medicina de Botucatu da Universidade Estadual Paulista "Júlio de Mesquita Filho" – FMB-Unesp.

Rogério Saad-Hossne

Médico Formado pela Faculdade de Medicina de Botucatu da Universidade Estadual Paulista "Júlio de Mesquita Filho" – FMB-Unesp. Mestrado e Doutorado em Bases Gerais da Cirurgia e Cirurgia Experimental pelo Programa de Pós-Graduação em Bases Gerais da Cirurgia e Cirurgia Experimental da FMB-Unesp. Livre-Docência pela FMB-Unesp. Professor Titular do Departamento de Cirurgia e Ortopedia da FMB-Unesp. Orientador no Programa de Pós-Graduação em Bases Gerais da Cirurgia da FMB-Unesp. Presidente do Grupo de Doença Inflamatória Intestinal do Brasil – GEDIIB. Membro Titular da Sociedade Brasileira de Coloproctologia – SBCP, do Colégio Brasileiro de Cirurgia Digestiva – CBCD e do Colégio Brasileiro de Cirurgiões – CBC. Tem Experiência na Área de Cirurgia Gastroenterologia, Atuando Principalmente nos Temas: Doença Inflamatória Intestinal, Câncer Colorretal e Patologias Orificiais.

Ruth Caldeira de Melo

Graduação em Fisioterapia pela Universidade Federal de São Carlos – UFSCar. Especialização *lato sensu* em Exercício Físico, Saúde e Nutrição pela Universidade Estadual Paulista "Júlio de Mesquita Filho" – Unesp. Mestrado e Doutorado em Fisioterapia pela UFSCar. Pós-Doutorado em Gerontologia pela Universidade Estadual de Campinas – Unicamp. Docente do Curso de Bacharelado e do Programa de Pós-Graduação em Gerontologia da Escola de Artes, Ciências e Humanidades da Universidade de São Paulo – EACH-USP.

Sandra Elisa Adami Batista Gonçalves

Nutróloga do Setor de Oncologia e Hematologia do Hospital Israelita Albert Einstein – HIAE. Coordenadora Clínica da Equipe Multiprofissional de Terapia Nutricional (EMTN) do Hospital Sancta Maggiore (Rede Prevent Senior). Título de Especialista em Nutrologia pela Associação Brasileira de Nutrologia – ABRAN/CFM/AMB. Título de Especialista em Terapia Intensiva pela Associação de Medicina Intensiva Brasileira – AMIB. Título de Especialista em Nutrição Enteral e Parenteral pela Sociedade Brasileira de Nutrição Parenteral e Enteral – SBNPE/BRASPEN. Doutoranda em Obesidade na Universidade Federal de São Paulo – Unifesp.

Sandra Lucia Fernandes

Graduação em Medicina pela Escola de Medicina da Santa Casa de Misericórdia de Vitória – EMESCAM. Residência em Clínica Médica pela Faculdade de Medicina da Santa Casa de Belo Horizonte/MG. Residência em Nutrologia pela Faculdade de Medicina de Ribeirão Preto da Universidade de São Paulo – FMRP-USP. Coordenadora Clínica da Nutrologia e da Equipe Multiprofissional de Terapia Nutricional (EMTN) do Hospital Meridional. Médica Nutróloga Analista da Secretaria de Saúde do Estado do Espírito Santo – SESA – Gerência de Assistência Farmacêutica. Diretora Técnica da Medquali Assistência Médica e Consultoria.

Sean Hideo Shirata Lanças

Médico Graduado pela Universidade Federal de Viçosa – UFV. Residência em Clínica Médica e em Reumatologia pela Faculdade de Medicina de Botucatu da Universidade Estadual Paulista "Júlio de Mesquita Filho" – FMB-Unesp. Título de Especialista em Reumatologia pela Sociedade Brasileira de Reumatologia – SBR. Médico Assistente dos Serviços de Reumatologia e Emergência/Time de Resposta Rápida (TRR) do Hospital das Clínicas da Faculdade de Medicina de Botucatu – HCFMB-Unesp. Mestrando em Fisiopatologia em Clínica Médica pela FMB-Unesp.

Sergio Alberto Rupp de Paiva

Médico pela Pontifícia Universidade Católica de São Paulo – PUC-SP. Mestre e Doutor em Fisiopatologia em Clínica Médica pela Universidade Estadual Paulista "Júlio de Mesquita Filho" – Unesp. Pós-Doutor no Jean Mayer USDA – Human Nutrition Research Center on Aging da Tufts University, Boston, MA, EUA. Professor Titular de Clínica Médica da Faculdade de Medicina de Botucatu – FMB-Unesp.

Simone Chaves de Miranda Silvestre

Coordenadora da Comissão de Suporte Nutricional do Hospital Felício Rocho – Belo Horizonte/MG. Médica Especialista em Nutrologia pela Associação Brasileira de Nutrologia – ABRAN/CFM/AMB. Especialista em Nutrologia pela Faculdade de Medicina de Ribeirão Preto da Universidade de São Paulo – FMRP-USP. Mestre em Ciências Médicas pela FMRP-USP. Pós-Graduação em Pesquisa Clínica pela Harvard Medical School, EUA.

Suzana Erico Tanni

Livre-Docente em Pneumologia – Disciplina de Pneumologia da Faculdade de Medicina de Botucatu da Universidade Estadual Paulista "Júlio de Mesquita Filho" – FMB-Unesp. Doutorado em Fisiopatologia em Clínica Médica pela FMB-Unesp.

Tabata Marinda da Silva

Nutricionista da Unidade de Diálise Hospital das Clínicas da Faculdade de Medicina de Botucatu da Universidade Estadual Paulista "Júlio de Mesquita Filho" – HCFMB-Unesp. Mestre em Fisiopatologia em Clínica Médica pela FMB--Unesp. Especialização em Saúde do Adulto e do Idoso pela Residência Multiprofissional da FMB-Unesp.

Thaís Garcia
Doutora em Fisiopatologia em Clínica Médica pela Faculdade de Medicina de Botucatu da Universidade Estadual Paulista "Júlio de Mesquita Filho" – FMB-Unesp. Mestre em Fisiopatologia em Clínica Médica pela FMB-Unesp. Pós-Graduada em Fisioterapia Hospitalar pela Faculdade de Medicina de São José do Rio Preto – FAMERP. Graduação em Fisioterapia pela Universidade Sagrado Coração de Jesus – USC.

Thamires Auxiliadora Oyan
Médica Graduada pelo Centro Universitário São Camilo – CUSC. Residência em Clínica Médica do Hospital Estadual da Vila Alpina.

Thays Antunes da Silva
Médica de Família e Comunidade pela Faculdade de Medicina da Universidade de São Paulo – FMUSP. Área de Atuação em Medicina Paliativa pela FMUSP. Médica Responsável pelo Serviço de Cuidados Paliativos do Hospital das Clínicas da Faculdade de Medicina de Botucatu da Universidade Estadual Paulista "Júlio de Mesquita Filho" – HCFMB-Unesp.

Thays Gomes
Graduação em Medicina pela Universidade Federal de Juiz de Fora – UFJF. Residência em Clínica Médica pela Fundação Hospitalar do Estado de Minas Gerais – FHEMIG – Hospital João XXIII. Residência em Nutrologia. Médica Nutróloga do Hospital Márcio Cunha (Ipatinga-MG).

Thiago Miranda Rettore
Pós-Graduado em Nutrologia pela Associação Brasileira de Nutrologia – ABRAN. Especialista em Nutrologia pelo Hospital Felício Rocho – Belo Horizonte/MG. Médico Titulado em Nutrologia pela ABRAN. Membro da Equipe Multidisciplinar de Terapia Nutricional – EMTN – do Hospital Evangélico de Belo Horizonte/MG. Especialista em Gestão em Saúde, Acreditação e Autoria pela Faculdade de Economia da Universidade Federal de Juiz de Fora – UFJF.

Vanessa Aparecida Martins
Especialista em Obstetrícia e Ginecologia – Instituto Passo 1. Especialista em Urgência e Emergência e UTI Geral – Instituto Passo 1. Enfermeira do Serviço de Terapia Nutricional do Hospital das Clínicas da Faculdade de Medicina de Botucatu da Universidade Estadual Paulista "Júlio de Mesquita Filho" – HCFMB-Unesp. Enfermeira do Setor de Pediatria da Unimed Botucatu.

Vanessa Burgugi Banin
Graduação em Medicina e Residência em Nefrologia Faculdade de Medicina de Botucatu da Universidade Estadual Paulista "Júlio de Mesquita Filho" – FMB-Unesp. Especialista em Nefrologia pela Sociedade Brasileira de Nefrologia – SBN. Doutorado em Fisiopatologia em Clínica Médica pela FMB-Unesp.

Vania dos Santos Nunes Nogueira
Médica Endocrinologista. Professora Assistente Doutor da Faculdade de Medicina de Botucatu, Universidade Estadual Paulista "Júlio de Mesquita Filho" – FMB-Unesp. Especialista em Avaliação de Tecnologias em Saúde. Chefe do Departamento de Clínica Médica da FMB-Unesp (Gestão 2022-2024).

Vania Ferreira de Sá Mayoral
Médica Geriatra do Serviço de Terapia Nutricional Interprofissional (STNI) do Hospital das Clínicas da Faculdade de Medicina de Botucatu – HCFMB-Unesp. Especialista em Geriatria pela Sociedade Brasileira de Geriatria e Gerontologia – SBGG – Associação Médica Brasileira – AMB.

Welder Zamoner
Graduação em Medicina pela Universidade Federal de São Carlos – UFSCar. Residência Médica em Clínica Médica e Nefrologia pela Faculdade de Medicina de Botucatu da Universidade Estadual Paulista "Júlio de Mesquita Filho" – FMB-Unesp. Mestrado concluído e Doutorando em "Fisiopatologia em Clínica Médica" pela FMB-Unesp. Médico Assistente da Disciplina de Nefrologia do Hospital das Clínicas – HCFMB-Unesp.

Agradecimentos

Agradecemos ao Dr. Durval Ribas Filho, pela oportunidade de editar esta obra e por seu trabalho incansável pelo reconhecimento e desenvolvimento da Nutrologia no Brasil.

Agradecemos aos Professores e Pesquisadores das áreas de Nutrologia e Nutrição Clínica, pelo trabalho de formação, de capacitação de recursos humanos e pelos conhecimentos científicos gerados ao nosso país.

Agradecemos a todos os autores e coautores deste livro, pela parceria, pelo comprometimento e pelo excelente trabalho realizado.

Dedicatória

Este livro é dedicado:

Ao Professor Titular Sergio Alberto Rupp de Paiva, Disciplina de Clínica Médica e de Nutrologia da Faculdade de Medicina de Botucatu da Universidade Estadual Paulista "Júlio de Mesquita Filho" – FMB-Unesp. *Você nos ensinou e nos guiou pelos caminhos ora paralelos, ora interpostos da Nutrologia e Clínica Médica. Portanto, este livro que aborda interfaces entre as duas áreas é reflexo de todo ensinamento, inspiração e motivação que você nos proporcionou.*

Às nossas famílias,

Ângela, Mario, Rafael, Guilherme e Sofia & Eugenia, Oswaldo, Fernanda e Lucas. *O amor e o carinho que nos unem são fundamentais para sempre aceitarmos novos desafios. Agradecemos o apoio e a compreensão pelas horas extras dedicadas ao trabalho. Que os frutos dele possam também servir de motivação e orgulho para vocês.*

Apresentação da Série

A publicação da *Série Nutrologia* tem por objetivo oferecer ao leitor material atual e de elevada qualidade, para auxiliar na formação de alunos de graduação e na capacitação de profissionais de áreas médicas e relacionadas à Nutrição Clínica. O primeiro volume traz conteúdo amplo e destina-se a variados temas comuns na prática clínica, em que se observam interfaces entre a Nutrologia e a Medicina Interna. Após entrar em contato com essa visão ampla do tema, o leitor estará preparado para os próximos volumes, em que temas específicos serão discutidos em mais detalhes.

Durval Ribas Filho
Editor da Série

Apresentação do Volume

Os nutrientes, como água, carboidratos, proteínas, lipídios, eletrólitos, vitaminas e outros micronutrientes, são fundamentais para manutenção da estrutura, do metabolismo e da e função do corpo humano. Por isso, qualquer desequilíbrio entre eles pode gerar algum tipo de doença. Existem doenças primariamente relacionadas à carência de nutrientes e outras ligadas ao excesso deles, como, por exemplo, desnutrição e a obesidade. Adicionalmente, doenças de diversas etiologias comumente alteram a homeostase dos nutrientes, como se observa nas doenças renais, hepáticas, entre outras.

Sendo assim, a Nutrologia ganha destaque por ser a especialidade que cuida dos aspectos médicos relacionados à interação nutrientes e corpo humano. As doenças relacionadas aos nutrientes, seja de modo direto ou indireto, pertencem a um cenário de grande complexidade, o que requer o envolvimento de profissionais com diferentes conhecimentos e habilidades, para se proporcionar melhor atendimento, centrado nas demandas do paciente.

Dessa maneira, esta obra se destaca por sua característica global e sua capacidade de transitar pela interprofissionalidade, removendo as barreiras, muitas vezes observadas, com a compartimentalização do conhecimento. Embora, cada profissional tenha o seu papel e relevância estabelecidos na cadeia de atendimento, observa-se a necessidade de se otimizar a interação entre eles. Nesse sentido, este livro passeia pelos principais temas em Medicina Interna e suas interfaces com a Nutrologia, abordando aspectos epidemiológicos, fisiopatológicos, diagnósticos e terapêuticos.

Portanto, o objetivo maior desta obra é expandir a capacitação de profissionais de saúde, para que possam, com esses conhecimentos, aprimorar a assistência ao paciente no seu dia a dia.

Paula Schmidt Azevedo
Marcos Ferreira Minicucci
Editores do Volume

Sumário

Seção 1 – Nutrologia

1. De onde viemos, onde estamos e para onde vamos?, 3
   • *Durval Ribas Filho*

Seção 2 – Medicina Baseada em Evidências

2. Por que usar "medicina baseada em evidências"?, 9
   • *Vania dos Santos Nunes Nogueira*

3. Como interpretar as recomendações utilizando "medicina baseada em evidências"?, 11
   • *Vania dos Santos Nunes Nogueira*

Seção 3 – Adulto Saudável – Posicionamento ABRAN

4. Quais os hábitos alimentares e de vida recomendados para se reduzir os riscos de doenças?, 17
   • *Durval Ribas Filho*

5. Hábitos alimentares – extremos ou meio-termo?, 23
   • *Durval Ribas Filho*

Seção 4 – Nutrologia Esportiva

6. O que recomendar para o atleta amador de academia?, 29
   • *Carlos Alberto Werutsky*

7. Quais as recomendações em relação a carboidratos, proteínas e hidratação do atleta corredor?, 30
   • *Carlos Alberto Werutsky* • *Paula Schmidt Azevedo*

8. Qual papel de suplementos na performance e imunomodulação de atletas?, 32
   • *Carlos Alberto Werutsky* • *Paula Schmidt Azevedo*

Seção 5 – Vitaminas e Antioxidantes

9. Suplementar ou ingerir pela alimentação?, 37
   - *Ana Lúcia dos Anjos Ferreira* • *Artur Junio Togneri Ferron*
   - *Carol Cristina Vagula de Almeida Silva* • *Fernando Moreto*

10. Suplementos vitamínicos e antioxidantes previnem câncer?, 39
    - *Ana Lúcia dos Anjos Ferreira* • *Artur Junio Togneri Ferron*
    - *Carol Cristina Vagula de Almeida Silva* • *Fernando Moreto*

11. Suplementos vitamínicos e antioxidantes previnem doença cardiovascular?, 42
    - *Ana Lúcia dos Anjos Ferreira* • *Artur Junio Togneri Ferron*
    - *Carol Cristina Vagula de Almeida Silva* • *Fernando Moreto*

12. Existem efeitos colaterais?, 44
    - *Ana Lúcia dos Anjos Ferreira* • *Artur Junio Togneri Ferron*
    - *Carol Cristina Vagula de Almeida Silva* • *Fernando Moreto*

Seção 6 – Glúten e Lactose

13. Glúten – quando é necessário restringir?, 49
    - *Olga Maria Silverio Amancio*

14. Como investigar a doença celíaca, 50
    - *Olga Maria Silverio Amancio*

15. Quais os benefícios e efeitos adversos da restrição do glúten em indivíduos não celíacos?, 51
    - *Olga Maria Silverio Amancio*

16. Lactose – quando é necessário restringir?, 52
    - *Olga Maria Silverio Amancio*

17. Como avaliar a deficiência de lactase?, 53
    - *Olga Maria Silverio Amancio*

18. Quais os benefícios e efeitos adversos da restrição da lactose para indivíduos não deficientes?, 55
    - *Olga Maria Silverio Amancio*

Seção 7 – Água

19. Quanto ingerir?, 59
    - *Matheus Fernando Leal Pereira* • *Mariana Bordinhon de Moraes*
    - *Filipe Welson Leal Pereira* • *Paula Schmidt Azevedo*

20. Eletrólitos na água mineral do Brasil – são relevantes?, 61
    - *Matheus Fernando Leal Pereira* • *Mariana Bordinhon de Moraes*
    - *Filipe Welson Leal Pereira* • *Paula Schmidt Azevedo*

21. O pH da água exerce algum efeito sobre a saúde?, 64
    - *Paula Schmidt Azevedo* • *Filipe Welson Leal Pereira* • *Marcos Ferreira Minicucci*

22. Água ou outras bebidas, 67
    - *Marcos Ferreira Minicucci • Paula Schmidt Azevedo*
    - *Filipe Welson Leal Pereira • Sergio Alberto Rupp de Paiva*

23. Como ocorre o balanço hídrico?, 69
    - *Paula Schmidt Azevedo • Filipe Welson Leal Pereira*
    - *Felipe Rischini • Edson Luiz Fávero Junior*

24. Desidratação – como ocorre e quais suas consequências?, 71
    - *Paula Schmidt Azevedo • Filipe Welson Leal Pereira*
    - *Felipe Rischini • Edson Luiz Fávero Junior*

Seção 8 – Composição Corporal

25. Quais os métodos disponíveis na prática clínica?, 75
    - *Filipe Welson Leal Pereira • Paula Schmidt Azevedo*
    - *Marcos Ferreira Minicucci • Sergio Alberto Rupp de Paiva*

26. Quais os parâmetros avaliados por cada método?, 79
    - *Filipe Welson Leal Pereira • Mariana Bordinhon de Moraes*
    - *Daniela Salate Biagioni Vulcano • Sergio Alberto Rupp de Paiva*

27. Como interpretar as medidas avaliadas?, 81
    - *Filipe Welson Leal Pereira • Paula Schmidt Azevedo*
    - *Marcos Ferreira Minicucci • Sergio Alberto Rupp de Paiva*

28. Quais vantagens e desvantagens de cada método?, 84
    - *Filipe Welson Leal Pereira • Paula Schmidt Azevedo*
    - *Marcos Ferreira Minicucci • Sergio Alberto Rupp de Paiva*

29. Bioimpedância – uni ou multifrequência?, 87
    - *Mariana Bordinhon de Moraes • Filipe Welson Leal Pereira*
    - *Daniela Salate Biagioni Vulcano • Sergio Alberto Rupp de Paiva*

30. Ultrassom – como utilizar na prática clínica?, 89
    - *Filipe Welson Leal Pereira • Paula Schmidt Azevedo*
    - *Marcos Ferreira Minicucci • Sergio Alberto Rupp de Paiva*

31. DXA – o que é preciso saber para interpretar o exame?, 91
    - *Filipe Welson Leal Pereira • Paula Schmidt Azevedo*
    - *Marcos Ferreira Minicucci • Sergio Alberto Rupp de Paiva*

Seção 9 – Avaliação do Gasto Energético

32. Como é composto o gasto energético?, 95
    - *Guilherme Teixeira de Araújo • Rodrigo Costa Gonçalves*

33. Quais as vantagens e desvantagens de se realizar calorimetria indireta?, 99
    - *Guilherme Teixeira de Araújo • Pedro Paulo Dal Bello*

34. Quais as outras opções para avaliação do gasto energético (diferentes da calorimetria indireta)?, 102
    - *Juli Thomaz de Souza • Maria Fernanda Primo Fernandes • Paula Schmidt Azevedo*

Seção 10 – EMTN

35. O que é EMTN e como é regulamentada?, 109
    - *Daniela Salate Biagioni Vulcano • Vanessa Aparecida Martins*
    - *Aline Zeller Pereira de Souza • Paula Schmidt Azevedo*

36. Quais profissionais participam da EMTN e qual o papel de cada um deles?, 111
    - *Vanessa Aparecida Martins • Daniela Salate Biagioni Vulcano*
    - *Aline Zeller Pereira de Souza • Paula Schmidt Azevedo*

Seção 11 – Suplementos Nutricionais

37. Quais as opções?, 117
    - *Carolina Lopes da Silva • Daniela Salate Biagioni Vulcano*
    - *Juliana Thaisa Vieira Lourenção • Vanessa Aparecida Martins*

38. Módulos de lipídeos, proteínas e carboidratos – quais as opções?, 121
    - *Carolina Lopes da Silva*

39. Quando podem ser úteis?, 123
    - *Andrea Pereira • Carolina Lopes da Silva*

40. Suplementos nutricionais – existem efeitos adversos?, 125
    - *Sandra Elisa Adami Batista Gonçalves • Carolina Lopes da Silva*

Seção 12 – Nutrição Enteral

41. Quando indicar?, 131
    - *Sandra Lucia Fernandes • Paula Schmidt Azevedo*

42. Dietas poliméricas ou outras fórmulas?, 133
    - *Sandra Lucia Fernandes*

43. Quais as vantagens e desvantagens das vias de alimentação enteral?, 135
    - *Paula Schmidt Azevedo • Sandra Lucia Fernandes*

Seção 13 – Nutrição Parenteral

44. Quando iniciar e quanto ofertar?, 141
    - *Leandro Marques de Mendonça Teles • Rafael Leal • Guilherme Teixeira de Araújo*

45. NPT – como calcular e prescrever?, 145
    - *Juliana Tepedino Martins Alves • Ludmila Pinto Santiago de Mendonça*
    - *Guilherme Teixeira de Araújo*

46. Carboidratos, proteínas e lipídios – quais as opções e o que dizem as evidências?, 150
    - *Leandro Marques de Mendonça Teles • Luísa Salvagni da Rosa*
    - *Thays Gomes • Guilherme Teixeira de Araújo*

47. NPT – quais micronutrientes não podem faltar, 154
    - *Juliana Tepedino Martins Alves • Ludmila Pinto Santiago de Mendonça*
    - *Guilherme Teixeira de Araújo*

48. Como administrar eletrólitos na parenteral?, 157
   • *Amanda Gomes Pereira* • *Daniela Salate Biagioni Vulcano*
   • *Paula Schmidt Azevedo* • *Marcos Ferreira Minicucci*

Seção 14 – Complicações da Terapia Nutricional

49. Da prevenção ao tratamento, o que fazer na síndrome de realimentação, 163
   • *Amanda Gomes Pereira* • *Nara Aline Costa* • *Marcos Ferreira Minicucci*

50. Da prevenção ao tratamento, o que fazer no *overfeeding, 166*
   • *Amanda Gomes Pereira* • *Mariana de Souza Dorna* • *Marcos Ferreira Minicucci*

51. Infecção de cateter intravenoso em nutrição parenteral, 169
   • *Gabriel Berg de Almeida* • *Ricardo de Souza Cavalcante*

52. Da prevenção ao tratamento, o que fazer na diarreia associada a dieta enteral?, 173
   • *Amanda Gomes Pereira* • *Maria Beatriz Dorigan Marcellino* • *Marcos Ferreira Minicucci*

53. Como manejar a hiperglicemia do paciente hospitalizado e em terapia nutricional?, 177
   • *Paula Schmidt Azevedo* • *Marina Politi Okoshi*
   • *Bertha Furlan Polegato* • *Filipe Welson Leal Pereira*

Seção 15 – Desnutrição

54. Quais as dificuldades em se definir desnutrição?, 183
   • *Filipe Welson Leal Pereira* • *Paula Schmidt Azevedo* • *Sergio Alberto Rupp de Paiva*

55. Quais os diferentes tipos de má nutrição?, 186
   • *Filipe Welson Leal Pereira* • *Paula Schmidt Azevedo* • *Sergio Alberto Rupp de Paiva*

56. Ferramentas para avaliação de risco nutricional, como escolher?, 189
   • *Tabata Marinda da Silva* • *Filipe Welson Leal Pereira*
   • *Paula Schmidt Azevedo* • *Sergio Alberto Rupp de Paiva*

57. Como diagnosticar desnutrição, 196
   • *Matheus Augusto Callegari* • *Barbara Catalano Damasceno*
   • *Filipe Welson Leal Pereira* • *Sergio Alberto Rupp de Paiva*

58. Por que alguns pacientes perdem peso apesar da terapia nutricional?, 199
   • *Mariana de Souza Dorna* • *Filipe Welson Leal Pereira*
   • *Paula Schmidt Azevedo* • *Sergio Alberto Rupp de Paiva*

Seção 16 – Idosos

59. Como interpretar o IMC em idosos, 205
   • *Nelson Iucif Junior*

60. Por que os idosos perdem peso e massa magra?, 206
   • *Nelson Iucif Junior*

61. Como diagnosticar e manejar a sarcopenia?, 208
   • *Paula Schmidt Azevedo* • *Angelo Thompson Colombo Lo* • *Alessandro Ferrari Jacinto*

62. Reposição hormonal para sarcopenia – o que dizem as evidências?, 212
    • *Nelson Iucif Junior*

63. Qual a importância da fragilidade do idoso?, 214
    • *Paulo José Fortes Villas Boas* • *Vania Ferreira de Sá Mayoral* • *Mariana Gegenheimer Bremenkamp* • *Patrick Alexander Wachholz*

64. Como caracterizar a fragilidade do idoso?, 217
    • *Paulo José Fortes Villas Boas* • *João de Castilho Cação*
    • *Thamires Auxiliadora Oyan* • *Adriana Polachini do Valle*

65. Proteínas ou aminoácidos específicos?, 220
    • *Nelson Iucif Junior*

66. Como orientar exercícios físicos?, 222
    • *Roberta Oliveira Bueno de Souza* • *Flávio Rebustini*
    • *Francisco Luciano Pontes Junior* • *Ruth Caldeira de Melo*

Seção 17 – Transtornos Alimentares

67. Quais as novas definições dos transtornos alimentares segundo o DSM-5?, 229
    • *Maria del Rosario* • *José Alves Lara Neto* • *Hewdy Lobo Ribeiro*

68. Quais as diferenças e semelhanças entre anorexia nervosa, bulimia nervosa e transtorno da compulsão alimentar?, 233
    • *Maria del Rosario* • *José Alves Lara Neto* • *Hewdy Lobo Ribeiro*

69. Como identificar os fatores predisponentes, os fatores precipitantes e os fatores mantenedores?, 235
    • *Maria del Rosario* • *José Alves Lara Neto* • *Hewdy Lobo Ribeiro*

70. Vigorexia, drunkorexia e ortorexia, como identificar?, 239
    • *Maria del Rosario* • *José Alves Lara Neto* • *Hewdy Lobo Ribeiro*

71. Como deve ser feita a avaliação dos pacientes com transtorno alimentar?, 243
    • *Maria del Rosario* • *José Alves Lara Neto* • *Hewdy Lobo Ribeiro*

72. Como fazer o manejo nutrológico?, 246
    • *Maria del Rosario* • *José Alves Lara Neto* • *Hewdy Lobo Ribeiro*

73. Como fazer o manejo psicoterápico e farmacológico?, 251
    • *Maria del Rosario* • *José Alves Lara Neto* • *Hewdy Lobo Ribeiro*

Seção 18 – Câncer

74. Caquexia no câncer – quais as implicações clínicas, diagnósticas e terapêuticas?, 257
    • *Eline de Almeida Soriano* • *Ana Valéria Ramirez*

75. Macro e micronutrientes no câncer – o que e quanto ofertar?, 260
    • *Eline de Almeida Soriano* • *Ana Valéria Ramirez*

76. Há necessidade de ofertar ou restringir algum nutriente específico?, 263
    • *Nara Aline Costa* • *Marcos Ferreira Minicucci* • *Paula Schmidt Azevedo*

77. Hormônios e estimuladores de apetite – o que dizem as evidências?, 265
    • *Nara Aline Costa* • *Marcos Ferreira Minicucci* • *Paula Schmidt Azevedo*

78. Quando indicar Nutrição por tubos – nasoenteral, gastrostomia ou jejunostomia?, 267
    • *Nara Aline Costa* • *Marcos Ferreira Minicucci* • *Paula Schmidt Azevedo*

79. Nutrição no final da vida – como lidar com autonomia do paciente, dilemas éticos e alimentação de conforto?, 269
    • *Ana Lucia Coradazzi* • *Thays Antunes da Silva*

80. Como manejar o paciente antes do transplante de medula óssea?, 272
    • *Cesar Martins da Costa* • *Daniela Salate Biagioni Vulcano*
    • *Rafael Dezen Gaiolla* • *Paula Schmidt Azevedo*

81. Como manejar o paciente após o transplante de medula óssea, 275
    • *Cesar Martins da Costa* • *Nara Aline Costa*
    • *Filipe Welson Leal Pereira* • *Paula Schmidt Azevedo*

Seção 19 – Paciente Cirúrgico

82. O que é resposta metabólica ao trauma, 281
    • *Filipe Welson Leal Pereira* • *Otávio Schmidt de Azevedo*
    • *Rafael Dezen Gaiolla* • *Paula Schmidt Azevedo*

83. Qual o papel da nutrição no protocolo *Enhanced Recovery After Surgery* (ERAS), 284
    • *Paula Bernardo de Carvalho* • *Filipe Welson Leal Pereira*
    • *Daniela Salate Biagioni Vulcano* • *Paula Schmidt Azevedo*

84. Como fazer avaliação perioperatória voltada para risco nutricional?, 286
    • *Paula Schmidt Azevedo* • *Miguel Ossuna*
    • *Marina Cabral Dessimoni* • *Pamela Nayara Modesto*

85. Qual o papel da reabilitação nutricional e imunonutrientes?, 289
    • *Paula Schmidt Azevedo* • *Riciany Alvarenga Marquezi*
    • *Paula Bernardo de Carvalho* • *Nádia Rahmeh de Paula*

86. Abreviação do jejum – como fazer e o que dizem as evidências?, 292
    • *Paula Schmidt Azevedo* • *Filipe Welson Leal Pereira*
    • *Daniela Salate Biagioni Vulcano* • *Sergio Alberto Rupp de Paiva*

87. Quais as estratégias para se implementar a nutrição pós-operatória?, 294
    • *Paula Schmidt Azevedo* • *Otávio Schmidt de Azevedo*
    • *Daniela Salate Biagioni Vulcano* • *Filipe Welson Leal Pereira*

88. Como manejar a volemia no período perioperatório?, 297
    • *Nádia Rahmeh de Paula* • *Lais Helena Navarro e Lima*
    • *Leonardo Antônio Mamede Zornoff* • *Paula Schmidt Azevedo*

Seção 20 – Síndrome do Intestino Curto

89. Como definir e quais as principais causas?, 303
    • *Flávio Cruz Ferro* • *Filipe Welson Leal Pereira*
    • *Paula Schmidt Azevedo* • *Sergio Alberto Rupp de Paiva*

90. Como iniciar a alimentação e hidratação após a cirurgia?, 306
   • *Flávio Cruz Ferro* • *Filipe Welson Leal Pereira*
   • *Paula Schmidt Azevedo* • *Sergio Alberto Rupp de Paiva*

91. Qual o papel da nutrição parenteral?, 308
   • *Flávio Cruz Ferro* • *Filipe Welson Leal Pereira*
   • *Paula Schmidt Azevedo* • *Sergio Alberto Rupp de Paiva*

92. Como manejar os distúrbios de micronutrientes?, 310
   • *Flávio Cruz Ferro* • *Filipe Welson Leal Pereira*
   • *Paula Schmidt Azevedo* • *Sergio Alberto Rupp de Paiva*

93. Como manejar a diarreia?, 313
   • *Flávio Cruz Ferro* • *Filipe Welson Leal Pereira*
   • *Paula Schmidt Azevedo* • *Sergio Alberto Rupp de Paiva*

94. Tratamento medicamentoso e cirúrgico – o que dizem as evidências?, 317
   • *Flávio Cruz Ferro* • *Filipe Welson Leal Pereira*
   • *Paula Schmidt Azevedo* • *Sergio Alberto Rupp de Paiva*

Seção 21 – Paciente Crítico

95. Como avaliar o risco nutricional?, 323
   • *Nara Aline Costa* • *Amanda Gomes Pereira* • *Marcos Ferreira Minicucci*

96. Como definir as necessidades de macro e micronutrientes?, 326
   • *Nara Aline Costa* • *Ana Paula Dantas Ribeiro* • *Marcos Ferreira Minicucci*

97. Há espaço para aminoácidos e micronutrientes específicos?, 329
   • *Nara Aline Costa* • *Amanda Gomes Pereira* • *Marcos Ferreira Minicucci*

98. O que é e como manejar a PICS?, 333
   • *Amanda Gomes Pereira* • *Marina Gaiato Monte*
   • *Paula Schmidt Azevedo* • *Marcos Ferreira Minicucci*

Seção 22 – Obesidade

99. Por que vivemos essa epidemia?, 341
   • *Durval Ribas Filho*

100. Como ocorre a regulação neuro-humoral da fome à saciedade?, 344
   • *Eugenio Cersosimo*

101. Dietas balanceadas, hiperproteicas, restritas em algum nutriente, jejum intermitente – há superioridade de alguma delas?, 347
   • *Eugenio Cersosimo*

102. Quais são os medicamentos disponíveis hoje no Brasil para o tratamento da obesidade?, 353
   • *Anderson Dietrich* • *Paula Schmidt Azevedo*

103. Quais as orientações quanto às mudanças do estilo de vida?, 359
   • *Eugenio Cersosimo*

104. Quais as estratégias para evitar o reganho de peso?, 363
   • *Eugenio Cersosimo*

Seção 23 – Cirurgia Bariátrica

105. Tratamento cirúrgico – quando e qual indicar?, 369
   • *Simone Chaves de Miranda Silvestre* • *Brenda de Sá Senna Prates*
   • *Eduardo Paulo Coelho Rocha Júnior* • *Thiago Miranda Rettore*

106. Quais os tipos de procedimentos disponíveis?, 374
   • *Simone Chaves de Miranda Silvestre* • *Alessandra Souza Frade*
   • *Elias José Milagres Reis* • *Thiago Miranda Rettore*

107. O que é preciso saber e fazer antes da cirurgia bariátrica?, 378
   • *Simone Chaves de Miranda Silvestre* • *Alessandra Souza Frade*
   • *Brenda de Sá Senna Prates* • *Elias José Milagres Reis*

108. Após a cirurgia bariátrica – como orientar a dieta, micronutrientes e mudança de estilo de vida?, 381
   • *Fernando Bahdur Chueire* • *Mariana Bordinhon de Moraes*

109. Como manejar as principais complicações da cirurgia bariátrica?, 384
   • *Fernando Bahdur Chueire* • *Paula Schmidt Azevedo* • *Raquel Simões Ballarin*

Seção 24 – Diabetes Tipo 2

110. Como diagnosticar e manejar o pré-diabetes?, 391
   • *Diego Aparecido Rios Queiróz* • *Raquel Simões Ballarin*
   • *Roberto Minoru Tani Inoue* • *Bertha Furlan Polegato*

111. Como diagnosticar diabetes *mellitus* e qual teste diagnóstico devo utilizar?, 393
   • *Diego Aparecido Rios Queiróz* • *Raquel Simões Ballarin* • *Bertha Furlan Polegato*

112. Quais alimentos são recomendados e quais devem ser evitados no diabetes *mellitus*?, 396
   • *Raquel Simões Ballarin* • *Diego Aparecido Rios Queiróz*
   • *Nara Aline Costa* • *Bertha Furlan Polegato*

113. Medicamentos antigos e novos para diabetes – como agem e como utilizá-los?, 399
   • *Diego Aparecido Rios Queiróz* • *Raquel Simões Ballarin* • *Bertha Furlan Polegato*

114. Diabetes *mellitus* tipo 2 e obesidade – qual a sequência de tratamento?, 402
   • *Diego Aparecido Rios Queiróz* • *Raquel Simões Ballarin* • *Bertha Furlan Polegato*

115. Quando se deve trocar medicamentos por insulina no tratamento do diabetes *mellitus* tipo 2 e como fazer?, 406
   • *Diego Aparecido Rios Queiróz* • *Raquel Simões Ballarin* • *Bertha Furlan Polegato*

Seção 25 – Dislipidemia

116. Como diagnosticar a dislipidemia?, 411
   • *Adriana Lucia Mendes* • *Renata Giacomini Occhiuto Ferreira Leite*

117. Como identificar os riscos? E como definir as metas?, 414
    • *Adriana Lucia Mendes* • *Renata Giacomini Occhiuto Ferreira Leite*

118. Qual o papel da terapia nutricional no controle da hipercolesterolemia e da hipertrigliceridemia?, 415
    • *Adriana Lucia Mendes* • *Renata Giacomini Occhiuto Ferreira Leite*

119. Quais as medicações disponíveis para o manejo da dislipidemia e como agem?, 417
    • *Adriana Lucia Mendes* • *Renata Giacomini Occhiuto Ferreira Leite*

120. Novos medicamentos – para quem?, 419
    • *Adriana Lucia Mendes* • *Renata Giacomini Occhiuto Ferreira Leite*

Seção 26 – Doenças Cardiovasculares

121. Qual o papel da estatina na prevenção primária e secundária da doença cardiovascular?, 423
    • *Diego Aparecido Rios Queiróz* • *Nádia Rahmeh de Paula*
    • *Leonardo Rufino Garcia* • *Leonardo Antônio Mamede Zornoff*

122. Álcool com moderação – protetor ou prejudicial?, 427
    • *Nádia Rahmeh de Paula* • *Leonardo Rufino Garcia*
    • *Diego Aparecido Rios Queiróz* • *Leonardo Antônio Mamede Zornoff*

123. Quais hábitos alimentares se mostram protetores?, 430
    • *Leonardo Rufino Garcia* • *Diego Aparecido Rios Queiróz*
    • *Nádia Rahmeh de Paula* • *Leonardo Antônio Mamede Zornoff*

124. Há espaço para ômega-3?, 433
    • *Ana Paula Mena Lousada* • *Karina Nogueira Dias Secco* • *Katashi Okoshi*

125. Como orientar o consumo de sódio e potássio em pacientes com insuficiência cardíaca?, 437
    • *Marina Politi Okoshi* • *Amanda Gomes Pereira* • *Bertha Furlan Polegato*

126. Como escolher a via de alimentação e melhorar a recuperação após o acidente vascular cerebral?, 441
    • *Juli Thomaz de Souza* • *Rodrigo Bazan*

Seção 27 – Osteoporose e Vitamina D

127. Osteoporose – quando e como deve ser investigada?, 447
    • *Monise da Silva Pechutti* • *Fernanda Bolfi* • *Gláucia Maria Ferreira da Silva Mazeto*

128. Como interpretar a densitometria óssea?, 452
    • *Monise da Silva Pechutti* • *Fernanda Bolfi* • *Gláucia Maria Ferreira da Silva Mazeto*

129. Como avaliar o perfil do cálcio?, 456
    • *Monise da Silva Pechutti* • *Fernanda Bolfi* • *Gláucia Maria Ferreira da Silva Mazeto*

130. Leite ou suplemento de cálcio?, 461
    • *Fernanda Bolfi* • *Monise da Silva Pechutti* • *Gláucia Maria Ferreira da Silva Mazeto*

131. Vitamina D – quais as populações de risco e limites para o diagnóstico?, 464
   • *Sean Hideo Shirata Lanças* • *Filipe Welson Leal Pereira*
   • *Fernanda Bolfi* • *Gláucia Maria Ferreira da Silva Mazeto*

132. Deficiência de vitamina D – quando e como tratar?, 467
   • *Filipe Welson Leal Pereira* • *Sean Hideo Shirata Lanças*
   • *Marcos Ferreira Minicucci* • *Sergio Alberto Rupp de Paiva*

133. Esquemas terapêuticos e vitamina D diária ou semanal?, 470
   • *Fernanda Bolfi* • *Monise da Silva Pechutti* • *Filipe Welson Leal Pereira*
   • *Gláucia Maria Ferreira da Silva Mazeto*

134. Bisfosfonatos e biológicos, quando e como prescrever?, 472
   • *Gláucia Maria Ferreira da Silva Mazeto* • *Fernanda Bolfi* • *Monise da Silva Pechutti*

Seção 28 – Microbiota Intestinal

135. Como é formada a microbiota intestinal?, 479
   • *Isolda Prado de Negreiros Nogueira Maduro*

136. Qual a influência da microbiota intestinal na saúde e na doença?, 481
   • *Isolda Prado de Negreiros Nogueira Maduro*

137. É possível modular a microbiota intestinal?, 484
   • *Isolda Prado de Negreiros Nogueira Maduro*

138. Qual a relação entre microbiota e obesidade?, 486
   • *Isolda Prado de Negreiros Nogueira Maduro*

139. Pré e probióticos – o que dizem as evidências?, 489
   • *Isolda Prado de Negreiros Nogueira Maduro*

Seção 29 – Esteatose Hepática

140. Quando e como investigar?, 495
   • *Lívia Alves Amaral Santos* • *Fernando Gomes Romeiro*

141. Como interpretar os achados bioquímicos como elevação de ferritina e lípides e enzimas hepáticas?, 497
   • *Lívia Alves Amaral Santos* • *Fernando Gomes Romeiro*

142. Qual o manejo nutricional?, 499
   • *Lívia Alves Amaral Santos* • *Fernando Gomes Romeiro*

143. Qual o manejo medicamentoso?, 502
   • *Lívia Alves Amaral Santos* • *Fernando Gomes Romeiro*

Seção 30 – Cirrose Hepática e Suas Complicações

144. O que é cirrose hepática e quais as principais complicações?, 507
   • *Fernando Gomes Romeiro*

145. Qual o fenótipo mais comum – desnutridos ou sobrepeso?, 509
 • *Lívia Alves Amaral Santos* • *Fernando Gomes Romeiro*

146. Há necessidade de se restringir ou suplementar algum nutriente específico?, 512
 • *Lívia Alves Amaral Santos* • *Fernando Gomes Romeiro*

147. Qual o papel do BCAA nas doenças hepáticas?, 515
 • *Lívia Alves Amaral Santos* • *Fernando Gomes Romeiro*

Seção 31 – Doença de Crohn

148. O que é doença de Crohn e quais as principais complicações?, 519
 • *Julio Pinheiro Baima* • *Rogério Saad-Hossne* • *Ligia Yukie Sassaki*

149. Qual o fenótipo mais comum – desnutridos ou sobrepeso?, 522
 • *Letícia Patrocínio de Oliveira* • *Rogério Saad-Hossne* • *Ligia Yukie Sassaki*

150. Há necessidade de se restringir ou suplementar algum nutriente específico?, 525
 • *Ligia Yukie Sassaki* • *Julio Pinheiro Baima* • *Rogério Saad-Hossne*

151. Dietas imunomoduladoras – o que dizem as evidências?, 529
 • *Francielen Furieri Rigo* • *Ligia Yukie Sassaki*

Seção 32 – Doença Pulmonar Obstrutiva Crônica

152. O que é DPOC e quais as principais complicações?, 533
 • *André Luís Bertani* • *Robson Prudente* • *Mariana de Souza Dorna* • *Suzana Erico Tanni*

153. Qual o fenótipo mais comum – desnutridos ou sobrepeso?, 537
 • *André Luís Bertani* • *Robson Prudente* • *Mariana de Souza Dorna* • *Suzana Erico Tanni*

154. Há necessidade de se restringir ou suplementar algum nutriente específico?, 540
 • *Mariana de Souza Dorna* • *Suzana Erico Tanni*

155. Hormônios – o que dizem as evidências?, 543
 • *Mariana de Souza Dorna* • *Suzana Erico Tanni*

156. Qual o papel da reabilitação física?, 545
 • *Thaís Garcia* • *Suzana Erico Tanni*

Seção 33 – Doença Renal

157. Como caracterizar a injúria renal aguda e a doença renal crônica?, 551
 • *Welder Zamoner* • *Vanessa Burgugi Banin* • *Edwa Bucuvic* • *Daniela Ponce*

158. Como caracterizar a doença renal crônica dialítica e não dialítica?, 556
 • *Dayana Bitencourt* • *Jacqueline Costa Teixeira Caramori*
 • *Daniela Ponce* • *Luís Cuadrado Martim*

159. Qual o fenótipo mais comum – desnutridos ou sobrepeso?, 560
 • *Barbara Perez Vogt* • *Mariana Clementoni Costa Borges Ribeiro*
 • *Daniela Ponce* • *Jacqueline Costa Teixeira Caramori*

160. Como orientar a oferta ou a restrição de macro e micronutrientes na injúria renal aguda?, 563
   • Cassiana Regina Góes • Nara Aline Costa • André Luís Balbi • Daniela Ponce

161. Como orientar a oferta ou a restrição de macro e micronutrientes na doença renal crônica?, 567
   • Maryanne Zilli Canedo da Silva • Karina de Jesus Antonio
   • Paula Torres Presti • Jacqueline Costa Teixeira Caramori

162. Como a avaliação da água por bioimpedância elétrica pode auxiliar na prescrição da diálise?, 572
   • Nayrana Soares do Carmo Reis • Fabiana Lourenço Costa
   • Pasqual Barretti • Rogério Oliveira

Seção 34 – Nutrologia e Pediatria

163. Infância e adolescência – como orientar o lanche da escola?, 581
   • Carlos Alberto Nogueira-de-Almeida • Ivan Savioli Ferraz
   • Ane Cristina Fayão de Almeida • Fábio da Veiga Ued

164. Obesidade infantil e na adolescência – qual o cenário atual?, 584
   • Carlos Alberto Nogueira-de-Almeida • Ivan Savioli Ferraz
   • Luiz Antonio Del Ciampo • Fábio da Veiga Ued

165. Como avaliar a composição corporal na infância e adolescência?, 586
   • Carlos Alberto Nogueira-de-Almeida • Luiz Antonio Del Ciampo
   • Ane Cristina Fayão de Almeida • Fábio da Veiga Ued

166. Como tratar obesidade na infância e adolescência?, 589
   • Carlos Alberto Nogueira-de-Almeida • Ivan Savioli Ferraz
   • Luiz Antonio Del Ciampo • Ane Cristina Fayão de Almeida

Seção 35 – Anemias

167. Anemia ferropriva e multicarencial – quais as diferenças clínicas e laboratoriais?, 595
   • Rafael Dezen Gaiolla • Lucas Oliveira Cantadori • Leandro Lustri Almeida • Lígia Niéro

168. Como tratar as anemias ferropriva e multicarencial?, 599
   • Rafael Dezen Gaiolla • Lucas Oliveira Cantadori • Leandro Lustri Almeida • Lígia Niéro

Seção 36 – Dietas Vegetarianas

169. Quais os principais tipos de dietas?, 605
   • Loraine Gollino • Paula Schmidt Azevedo

170. Como ofertar e melhorar a biodisponibilidade de proteínas?, 607
   • Loraine Gollino • Paula Schmidt Azevedo

171. Como ofertar e melhorar a biodisponibilidade de ferro, cálcio, zinco, vitamina B12 e ômega-3?, 609
   • Loraine Gollino • Paula Schmidt Azevedo

172. Vegetarianos atletas – como otimizar a oferta de macro e micronutrientes?, 612
   • *Loraine Gollino* • *Paula Schmidt Azevedo*

Seção 37 – Aids

173. Quais são os hábitos alimentares saudáveis para pessoas vivendo com HIV/aids?, 617
   • *Milena dos Santos Mantovani* • *Lívia Bertazzo Sacilotto* • *Lenice do Rosário de Souza*

174. Quais as principais carências nutricionais que podem acontecer nas pessoas vivendo com HIV/aids?, 619
   • *Lívia Bertazzo Sacilotto* • *Milena dos Santos Mantovani* • *Lenice do Rosário de Souza*

175. Como manejar efeitos adversos dos medicamentos que podem interferir com o estado nutricional?, 623
   • *Lívia Bertazzo Sacilotto* • *Milena dos Santos Mantovani* • *Lenice do Rosário de Souza*

176. Como diagnosticar e manejar a lipodistrofia?, 626
   • *Milena dos Santos Mantovani* • *Lívia Bertazzo Sacilotto* • *Lenice do Rosário de Souza*

   Índice remissivo, 631

Seção 1
Nutrologia

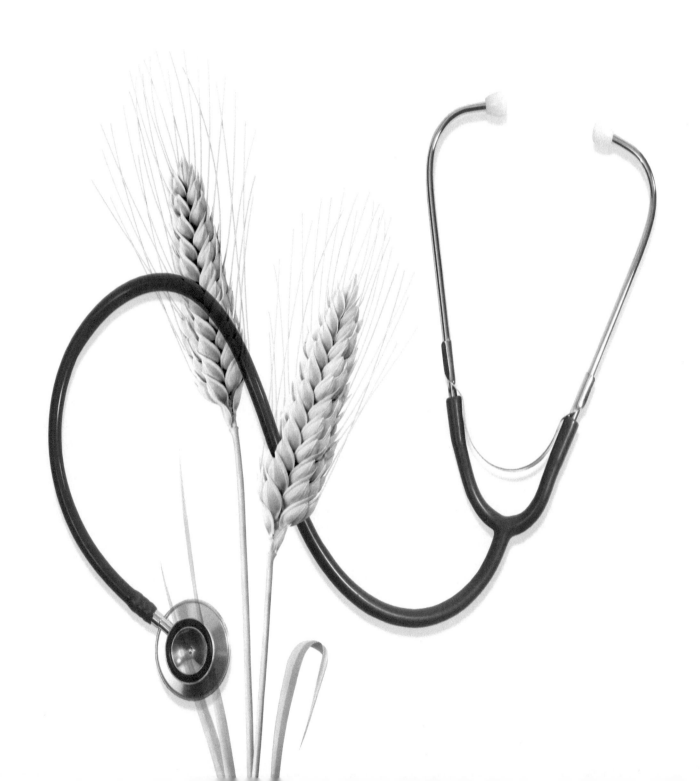

Síntese da Inteligência Didática

Nutrologia é a especialidade fisiopatologicamente ligada a todas as doenças que envolvem algum nutriente, direta ou indiretamente

1971	1973	1975	1978
Início dos ambulatórios e enfermaria de Nutrologia da Faculdade de Medicina de Ribeirão Preto	Criação da ABRAN	Publicação Científica que propôs o termo Nutrologia	Reconhecimento como especialidade pela AMB e pela CNRM

Desafios futuros:

- Formação qualificada do profissional
- Atuação integrada com outros profissionais e outras especialidades
- Combater doenças crônicas degenerativas
- Melhorar a saúde da população brasileira como um todo

Capítulo 1

De onde viemos, onde estamos e para onde vamos?

• Durval Ribas Filho

A importância da Nutrologia

"Você é o que você come" é um velho ditado. A alimentação diz muito sobre nós, mostra a cultura na qual estamos inseridos, os nossos hábitos, memórias, prazeres e diz muito sobre como ficaremos no futuro. A crença popular de que o que comemos pode fazer bem ou mal para a saúde é antiga e os estudos científicos sobre a ligação do que consumimos, com a boa qualidade de vida são cada vez mais frequentes.

Para o primatólogo e antropólogo britânico, Richard Wrangham, "o consumo de alimentos é parte significativa do processo evolutivo dos homens, especialmente quando, por necessidade, passaram a usar o fogo no seu preparo". O pesquisador salienta a importância do ato de cozinhar como uma novidade social que revolucionou a sociedade, ao passo em que a reorganizou, não apenas ao redor da mesa, mas também compartilhando refeições em horários conjuntos, ao redor do fogo, criando laços sociais de adesão, rituais e cerimoniais.

Assim como cozinhar mudou um paradigma social, a Nutrologia, como especialidade médica, contribuiu com o avanço da Medicina, no que se refere ao diagnóstico e tratamento de doenças nutricionais. A Nutrologia não cuida somente da obesidade, mas ela está fisiopatologicamente ligada a todas as doenças, direta e indiretamente relacionada a todos os nutrientes e a hereditariedade. A dislipidemia, o problema do colesterol, o diabetes, a osteoporose, a pelagra, a desnutrição, pluricarencial hidropigênica (Kwashiorkor), o escorbuto são direta ou indiretamente doenças nutricionais. O médico nutrólogo trabalha com todas as substâncias nutritivas para a saúde, principalmente, a prevenção. Esse profissional faz o diagnóstico preciso e analisa a propensão do indivíduo para o desenvolvimento de uma determinada moléstia e, em vez de esperar que ele apresente os sintomas, começa a tratar para prevenir.[1]

A história da Nutrologia no Brasil: de onde viemos?

A consolidação da Nutrologia como especialidade médica no Brasil é resultado de um esforço conjunto que começou na década de 1960 e início da década de 1970, na Faculdade de Medicina de Ribeirão Preto (FMRP-USP)[2], a única Faculdade de Medicina do Brasil que oferecia em seu currículo o curso de Nutrição em Clínica Médica para os estudantes de Medicina. Esse pioneirismo havia se iniciado em 1955, com o regresso do Professor Dr. José Eduardo Dutra de Oliveira, após estágios em Unidades de Nutrição nos Estados Unidos. Outras tentativas de se ensinar Nutrição a estudantes de Medicina já haviam sido feitas, mas sem o sucesso desejado, uma vez que o ensino era sempre fragmentado, impedindo inclusive a sua identificação como unidade de ensino e como uma especialidade médica.[3]

Em 1971, com apoio do então único nutrólogo do Hospital de Clínicas da FMRP-USP, aconteceram as primeiras tentativas de consolidar essa unidade de ensino quando conseguimos que dois leitos na ala masculina e outros dois na ala feminina das enfermarias de clínica geral fossem alocados para a disciplina de nutrição, três dias por semana. A partir de então, o ambulatório passou a receber um grupo de pacientes que nenhuma especialidade clínica se interessava em tratar: os obesos. Nascia o ambulatório de Nutrologia da FMRP-USP. Esses avanços culminaram na implantação do primeiro laboratório de rotina para lipídeos séricos, no Hospital das Clínicas da FMRP-USP, com apoio do Professor Dr.

Carlos Martinelli e auxílio do sistema de controle de qualidade do Center for Disease Control, em Atlanta, e a contratação de uma bióloga, Professora Dra. Ciomar Bersani.

Na década de 1970, começaram a se tornar mais comuns os distúrbios de comportamento alimentar, especialmente a anorexia nervosa e a bulimia nervosa. Eram também, cada vez mais frequentes, casos de hipercolesterolemia, especialmente nas anoréxicas nervosas.

A necessidade de ampliarmos o grupo de "doenças nutricionais" tornou-se óbvia e ao mesmo tempo percebemos que a dietoterapia, embora importante, era limitada na abordagem dos pacientes. Nessa década, o método de suporte nutricional parenteral começava adquirir importância, especialmente entre os cirurgiões e participamos com os Professores Jesus Ceribelli (cirurgião de grande expressão em Londrina) e Nelson Okano, da USP-RP (que foram fortemente estimulados pelo Professor Catedrático Rui Ferreira Santos) da colocação dos primeiros frascos de nutrição parenteral total, que eram misturados em seus componentes em uma pequenina sala.

O termo Nutrologia surgiu na literatura médica em 1975, em artigo do mesmo Professor Dutra de Oliveira, *Nutrition as a Medical Subespeciality*, dois anos após a criação, no Rio de Janeiro, da Associação Brasileira de Nutrologia (ABRAN), pelos Professores Dr. José Evangelista e Dra. Clara Sambaquy Evangelista.

Em 1978, a partir do empenho da ABRAN, a Nutrologia foi reconhecida como especialidade médica pelo Conselho Federal de Medicina (CFM), pela Associação Médica Brasileira (AMB) e pelo Conselho Nacional de Residência Médica (CNRM). Nutrição Parenteral e Enteral, Nutrição Parenteral e Enteral Pediátrica e Nutrologia Pediátrica são reconhecidas como áreas de atuação médica no campo da Nutrologia.[4]

Nesses 64 anos, desde o pioneirismo do Dr. Dutra de Oliveira e da FMRP-USP, e 46 anos desde a fundação da ABRAN, a Nutrologia se consolidou como uma das mais importantes especialidades médicas preventivas e fez escola, literalmente: já são milhares de médicos nutrólogos no Brasil, trabalhando de maneira integrada e interdisciplinar, e em parceria com outros profissionais e outras especialidades médicas, como geriatria, pediatria, psiquiatria, genética médica, endocrinologia e tantas outras.

Os desafios da especialidade: onde estamos e para onde vamos?

O ensino de Nutrologia na clínica médica é uma das nossas propostas para se combater doenças crônicas degenerativas e melhorar a saúde da população brasileira como um todo. O grande desafio de uma especialidade médica, relativamente nova, consiste em ter poucas escolas médicas com ensino, residência e pós-graduação, mestrado e doutorado na área. Aumentar a produção e divulgação do conhecimento científico de excelência e disponibilizar informação consistente sobre o tema é essencial para a prática médica em qualquer especialidade. Há avanços na capacitação desses profissionais, eles podem se tornar especialistas, desde que forem aprovados na prova de título de especialista em Nutrologia, promovido pela Associação Brasileira de Nutrologia (ABRAN). Outra conquista foi a criação da Câmara Técnica de Nutrologia do Conselho Regional de Medicina de São Paulo que, entre outras finalidades, baliza consultas sobre nutrologia, nutroterapias, medicamentos etc. Outras câmaras técnicas de Nutrologia, também foram criadas, como no Rio Grande do Sul, Minas Gerais, Paraná, Espírito Santo etc. Mas, ainda assim, nota-se que boa parte dos médicos recém-graduados têm uma ideia superficial e pouco treinamento em Nutrologia. Nossos esforços são focados em contribuir com a formação profissional de qualidade e reverter esse panorama, para que o médico dentro do seu contexto de formação científica possa direto ou indiretamente, por meio da anamnese, promover um tratamento integral ao seus pacientes, portanto, a Nutrologia busca não somente fazer o diagnóstico, mas também a prevenção, profilaxia e o tratamento das doenças nutroneurometabólicas.

A ABRAN realizou em 2003, o 1º Curso Nacional de Atualização em Nutrologia, realizado na Universidade de São Paulo (USP), em Ribeirão Preto. Nos últimos anos, o Curso Nacional de Nutrologia (CNNutro) ocorre em São Paulo e endossa o propósito no qual se apoia a ABRAN: o de contribuir para o fortalecimento da Nutrologia como ciência médica, divulgando o conhecimento científico e contribuindo para a saúde da população brasileira.

Comentários dos autores/*hot points*

- A Nutrologia é uma especialidade médica que busca, não somente fazer o diagnóstico, mas

- também a prevenção, profilaxia e o tratamento das doenças nutroneurometabólicas.
- A Nutrologia nasceu na Faculdade de Medicina de Ribeirão Preto, principalmente pelos esforços do Professor Dutra de oliveira.
- O ensino da Nutrologia nas escolas médicas, residências médicas e cursos de especializações de qualidade são fundamentais para formação de profissionais capacitados para essa atuação.
- O ensino de Nutrologia na clínica médica é uma das nossas propostas para se combater doenças crônicas degenerativas e melhorar a saúde da população brasileira como um todo.

Referências bibliográficas

1. Dutra de Oliveira JE. Teaching nutrition in medical schools: some problems and proposed solutions. J Nutr Educ.1964;6:49.
2. Dutra de Oliveira JE. Teaching nutrition in medical schools: past, present and future. World Rev Nutr Diet.1976;25:142-65.
3. Ribas-Filho D, Suen VMM.Tratado de Nutrologia. 2ª edição, Ed. Manole, 2018.
4. Souza N, Vannucchi H, Dutra de Oliveira JE. The teaching of Nutrition in Brazilian Medical Schools. World Rev Nutr Diet.1981;38:215-7.

Seção 2

Medicina Baseada em Evidências

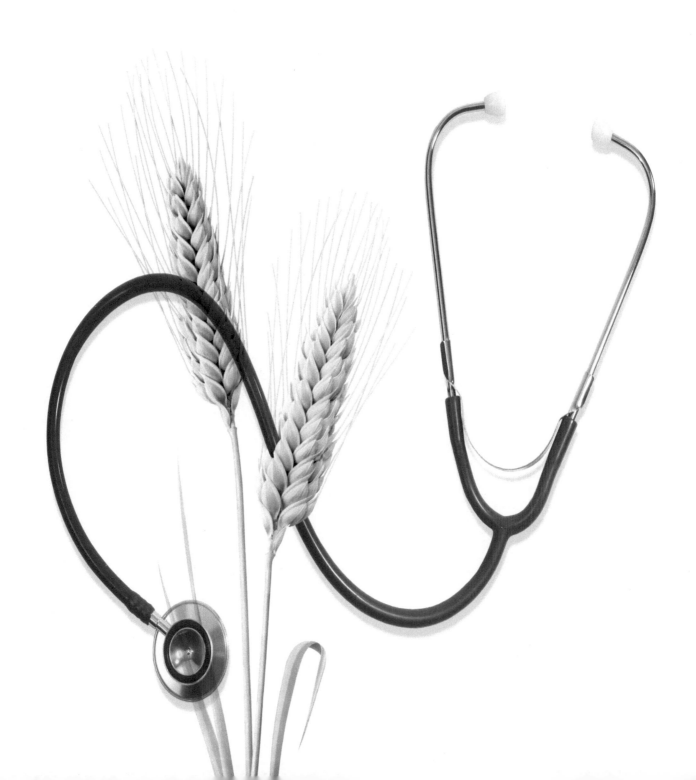

Síntese da Inteligência Didática

Medicina baseada em evidências

Pergunta	Busca	Avaliação da qualidade da evidência	Aplicação
P – Paciente (grupo de pacientes com determinada condição, que recebem determinado tratamento) **I** – Intervenção (o tratamento proposto) **C** – Comparação (grupo de pessoas que não recebem o tratamento) **O** – *Outcome* (desfecho – o que eu observo com os estudos, p. ex.: mortalidade, qualidade de vida etc.)	Base de dados: PubMed, Embase e CENTRAL Cochrane etc. Qualidade metodológica: melhores são: revisão sistemática com metanálise e estudos randomizados	Nem toda revisão sistemática é acompanhada de rigor metodológico adequado Avaliar o grau de confiança nos resultados obtidos para chegar à qualidade de evidência e força de recomendação GRADE: ferramenta proposta para essa avaliação	Síntese do melhor conhecimento científico Intersecção da experiência clínica do profissional de saúde e os valores e preferências do paciente, Tomada da decisão clínica

Qualidade da evidência: GRADE (*grading of recommendations assessment, development and evaluation*)

Alta	Forte confiança de que o verdadeiro efeito esteja próximo daquele estimado
Moderada	Há moderada confiança na estimativa do efeito e o verdadeiro efeito está próximo ao efeito estimado
Baixa	A confiança na estimativa do efeito é limitada e o verdadeiro efeito pode ser substancialmente diferente do efeito estimado
Muito baixa	Há pouca confiança na estimativa do efeito e o verdadeiro efeito provavelmente é substancialmente diferente do efeito estimado[9]

Capítulo 2

Por que usar "medicina baseada em evidências"?

• Vania dos Santos Nunes Nogueira

A importância da medicina baseada em evidências

No Brasil, a saúde de, uma maneira geral, tem apresentado avanços importantes que culminaram com a redução de muitos agravos, como a diminuição da mortalidade infantil, aumento da sobrevida, erradicação de algumas doenças contagiosas e incorporação de tecnologias resolutivas que impactaram positivamente o prognóstico de muitas doenças, como o tratamento dos indivíduos portadores do vírus HIV.[1]

Isso tem sido possível graças a inúmeras pesquisas e descobertas na área da saúde que culminaram com a detecção precoce de muitas doenças e o desenvolvimento e uso de medicamentos que retardam o avanço das mesmas e reduzem sua carga de morbidade.[1]

Entretanto, esse avanço das pesquisas científicas na área da saúde, seja no diagnóstico ou tratamento cada vez mais precoce dos indivíduos acometidos, tem também proporcionado uma produção exponencial de novas tecnologias em saúde, sobretudo de novos fármacos. Por isso, a pergunta que se faz é se toda nova tecnologia em saúde (medicamentos, testes diagnósticos, vacinas, dispositivos, entre outros) traz benefícios para a saúde e para a comunidade.

Um exemplo de que nem sempre essa relação existe foi o medicamento rosiglitazona (Avandia®) da indústria farmacêutica GlaxoSmithKline. O Avandia® teve sua indicação para o tratamento de indivíduos com diabetes *mellitus* tipo 2. Embora, o seu registro junto às agências reguladoras se deu por conta da melhora do controle glicêmico dos pacientes com diabetes, e até diminuição da frequência de diabetes em indivíduos com pré-diabetes, anos depois de sua aprovação, o mesmo teve seu registro suspenso, pois estudos futuros evidenciaram uma associação do seu uso com eventos cardiovasculares (insuficiência cardíaca, infarto agudo do miocárdio e morte).[2]

Outro exemplo foi o medicamento rimonabanto (Acomplia®) do laboratório Sanofi-Aventis. Usado para o tratamento da obesidade, o fármaco pareceu promissor para redução do peso corporal, sobretudo da circunferência da cintura, melhora do risco cardiovascular, no entanto, pouco tempo depois da sua aprovação, o mesmo teve o seu registro suspenso pelas principais agências de vigilância sanitária devido a associação com eventos psiquiátricos adversos, como ansiedade, depressão e até suicídio.[3]

A medicina baseada em evidências e o custo em saúde

É importante ressaltar, também, que uma nova tecnologia em saúde, seja ela um medicamento, um dispositivo ou um exame diagnóstico, junto a uma melhora na eficácia do desfecho a que se propôs analisar, quase sempre traz um custo adicional em relação à tecnologia vigente. Isso faz com que as necessidades e demandas em relação às novas tecnologias em saúde cresçam exponencialmente.

Por outro lado, a alocação de verbas no setor saúde em termos relativos não teve incrementos significativos nos últimos anos.[1] O que significa dizer que o emprego de recursos em um novo tratamento ou diagnóstico, tem como consequência, a restrição de recursos em outra área da saúde.

Nesse cenário, os sistemas de saúde do Brasil e do mundo, têm sido forçados a reexaminar os benefícios e custos de suas ações, para assegurar que haja uma implementação efetiva e segura das intervenções, bem como uma alocação eficiente de recursos.[1]

Por isso, para uma tomada de decisão clínica, apesar dos inúmeros fatores técnicos, políticos, sociais, culturais e éticos envolvidos, é unânime e crescente a necessidade do emprego de evidências clínico-epidemiológicas para auxiliar nesse processo.[1-4]

Objetivos da medicina baseada em evidências

Nesse contexto, está inserida a medicina baseada em evidências, cujo objetivo é melhorar a qualidade em cada tomada de decisão clínica e melhorar o grau de satisfação do paciente.

Por definição, a medicina ou saúde baseada em evidências é a coleta sistemática de informações sobre as propriedades de uma nova tecnologia em saúde; o que envolve segurança, eficácia, efetividade e validade para diferentes cenários, o que significa dizer que, antes da tomada de decisão em relação a um novo medicamento, cuidado ou diagnóstico, deve-se perguntar:[1]

- Ele é seguro?
- Ele é eficaz e efetivo nos desfechos mais importantes do ponto de vista do paciente?
- Existem alternativas e como se comparam?
- Qual o benefício real?

Exceções – quando não é possível basear-se em evidências

Obviamente, muitas vezes não encontraremos estudos ideais para algumas tomadas de decisão clínica; estudos randomizados para avaliar a eficácia de uma determinada intervenção ou um estudo de coorte para avaliar questões de prognóstico.

Em situações como essa, são sugeridas algumas exceções, nos quais se decidiria por um novo tratamento, mesmo sem a melhor evidência do seu real benefício. Por exemplo, situações de gravidade extrema, em que é tão alta a probabilidade de morte, que muitas vezes a intervenção pode ser adotada, mesmo sem haver um estudo randomizado de boa qualidade que determinasse sua eficácia e segurança, como ocorre em algumas doenças cardiovasculares, câncer e algumas doenças contagiosas.

Outra situação de exceção seria de plausibilidade extrema, no qual a situação é tão plausível, que seria antiético exigir que a conduta fosse condicionada a uma evidência de alta qualidade. Um exemplo bastante conhecido é o uso do paraquedas antes de saltar de um avião para prevenção de morte. Ninguém irá realizar um estudo randomizado para evidenciar que o paraquedas é efetivo para prevenir mortes quando se salta de uma aeronave em vôo.[5] Daí o paradigma do paraquedas, no qual podemos citar outros exemplos, como o uso do diurético no edema agudo de pulmão.

No entanto, situações de plausibilidade e gravidade extremas são exceções. Na prática o que se vê, diariamente, são novos tratamentos sendo adotados sem uma real comprovação de sua efetividade e segurança, mas que por pressões outras, que não o bem-estar dos pacientes, eles são incorporados. Por isso, a importância da medicina baseada em evidências.

Comentários do autor/*hot points*

- A medicina baseada em evidências não é uma receita de bolo.
- A medicina baseada em evidências não tem como objetivo tirar a autonomia do profissional de saúde.
- A medicina baseada em evidências não é um instrumento para reduzir custos.
- A medicina baseada em evidências, tem como objetivo, integrar as melhores evidências de pesquisa, com a experiência/expertise clínica acumulada do profissional de saúde, levando sempre em consideração, as preferências e os valores do paciente, a fim de proporcioná-lo um tratamento de alta qualidade.

Referências bibliográficas

1. Ministério da Saúde. Avaliação Econômica em Saúde: Desafios para gestão no Sistema Único de Saúde. Série A. Normas e Manuais Técnicos 2008.
2. Nissen SE, Wolski K. Rosiglitazone Revisited: An Updated Meta-analysis of Risk for Myocardial Infarction and Cardiovascular Mortality. Arch Intern Med 2010 Jul;170(14):1191-1201.
3. Thomas KH, Martin RM, Potokar J, Pirmohamed M, Gunnell D. Reporting of drug induced depression and fatal and non-fatal suicidal behaviour in the UK from 1998 to 2011. BMC Pharmacol Toxicol 2014 Sep;15(54):1-11.
4. Toma TS et al. Avaliação de Tecnologias de Saúde e Políticas Informadas por Evidências. São Paulo: Instituto de Saúde, 2017.
5. Smith GC, Pell JP. Parachute use to prevent death and major trauma related to gravitational challenge: systematic review of randomised controlled trials. BMJ 2003;327(7429):1459-61.

Capítulo 3

Como interpretar as recomendações utilizando "medicina baseada em evidências"?

• Vania dos Santos Nunes Nogueira

As etapas do processo de medicina baseada em evidências

Seja para um tratamento nutricional, medicamentoso, cirúrgico, preventivo ou de outros cuidados na área saúde, quando se procura uma recomendação é porque antes teve um cenário que permitiu que essa dúvida fosse gerada. Cenário que pode ter sido proveniente do contato direto com o paciente, ou de um problema levantado no cuidado geral de indivíduos com uma determinada doença.

Sendo assim, é essencial que antes de interpretar qualquer recomendação, tenha-se definido para qual grupo de pacientes está se procurando uma recomendação, que tipo de intervenção se quer avaliar, qual seria o grupo comparação e quais são os desfechos esperados.

Com o intuito de facilitar as tomadas de decisões clínicas, para cada cenário já especificado, a prática da medicina baseada em evidências tem utilizado as cinco etapas propostas por Strauss e Sackett, que são *ask, access, appraise, apply* e *audit* (perguntar, acessar, avaliar, aplicar e auditar).[1]

A pergunta

Ask significa converter a informação necessária em uma pergunta a ser respondida; *access* é encontrar a melhor evidência disponível para responder à questão elaborada; *appraise* equivale a avaliar criticamente, a qualidade da evidência proveniente da literatura científica, levando em consideração os desfechos mais importantes do ponto de vista do paciente; *apply* é aplicar os resultados da avaliação na prática clínica; *audit* seria uma autoavaliação quanto ao seu desempenho nos princípios da medicina baseada em evidências.[1] Neste capítulo, focaremos nos quatros primeiros domínios.

Com relação ao *ask*, Richardson *et al.* delinearam uma estrutura de pergunta, que mais tarde ficou conhecida como estrutura PICO, no qual cada letra representa um componente da questão; P – paciente; I – intervenção; C – comparação; e O – *outcome* (desfecho).[2] Essa estrutura de pergunta pode ser empregada para diferentes cenários de saúde, podendo ser diagnóstico, prognóstico e tratamento.[2]

Na escolha dos desfechos, ressalta-se que eles devem ser aqueles mais importantes do ponto de vista do paciente; que são os desfechos críticos, como mortalidade e sobrevida, e os desfechos importantes, como qualidade de vida. Os desfechos laboratoriais, como hemoglobina glicada, perfil lipídico, são considerados desfechos intermediários e deveriam ser usados apenas na ausência dos primeiros.

Por exemplo, para pacientes com pré-diabetes, a medicação X é efetiva em prevenir diabetes, eventos cardiovasculares e morte? A questão estruturada no formato PICO seria:

P	Pacientes com pré-diabetes
I	Medicação X
C	Placebo
O	Diabetes, eventos cardiovasculares e morte

Busca da literatura

No que se refere ao *access,* para encontrar a melhor evidência científica que responda à questão acima, deve-se fazer uma pesquisa abrangente na literatura, a fim de que estudos importantes não sejam perdidos. Por isso, os autores das recomendações devem mencionar as bases eletrônicas da literatura utilizadas, e o ideal é que essa pesquisa tenha sido feita pelo menos nas três bases de dados PubMed, Embase e CENTRAL Cochrane.

Como forma de hierarquia dos estudos de melhor evidência, há muitos anos tem-se usado a pirâmide, no qual no topo com melhor evidência, estariam as revisões sistemáticas com metanálises, seguidas dos estudos randomizados. Entretanto, quando a pirâmide foi criada partia-se do pressuposto que todos os desenhos de estudo nela contidos apresentavam uma qualidade metodológica adequada. Porém, não é isso que tem acontecido, muitas vezes deparamo-nos com revisões e estudos randomizados de qualidade metodológica ruim, no qual a validade interna está muito prejudicada. Por esse motivo, Murad et al. têm sugerido uma outra maneira de olhar a pirâmide, no qual explicaria como as revisões sistemáticas e metanálises são ferramentas úteis para síntese, aplicação e avaliação das evidências.[3]

Murad et al. sugerem duas modificações na pirâmide, a primeira é mudar as linhas retas que separam os tipos dos desenhos do estudo para linhas onduladas (subindo e descendo, refletindo que de acordo com o GRADE (descrito a seguir), estudos randomizados podem ter a sua qualidade de evidência rebaixada, e estudos observacionais podem tê-la aumentada). Segunda modificação é que a revisão sistemática seja recortada do topo da pirâmide, e em substituição assume a função de uma lente, por meio do qual, outros tipos de estudos, além dos randomizados são avaliados.[3]

Com isso, podemos concluir, que em se tratando de perguntas referentes a intervenção, revisão sistemáticas de estudos randomizados grandes e bem conduzidos, constituem a mais confiável fonte de evidência. Do contrário, outros desenhos de estudos devem também ser avaliados.

A qualidade metodológica e da evidência

A qualidade metodológica de um determinado estudo está relacionada ao risco de viés, ou seja, ao risco de que existe um erro sistemático que desviou o resultado do estudo do seu valor verdadeiro. Com relação aos estudos randomizados, o risco de viés tem sido avaliado, na maioria das vezes, de acordo com os critérios descritos no Manual Cochrane para Revisões Sistemáticas de Intervenções[4], que considera sete domínios: processo de randomização, sigilo de alocação, cegamento de participantes e investigadores, cegamento dos avaliadores dos desfechos, perda de seguimento dos pacientes e análise por intenção de tratar, relato seletivo de desfecho e outros vieses (p. ex., interrupção precoce por benefício). Cada um dos itens é avaliado como tendo baixo risco de viés, alto risco de viés ou risco de viés indeterminado. No que se refere aos estudos não randomizados, tem-se utilizado a Escala Newcastle-Ottawa para estudos de coorte e caso-controle[5], ROBINS-I para estudos de intervenção controlados sem randomização[6] e a ferramenta QUADAS-2 para estudos de acurácia.[7]

Entretanto, a qualidade da evidência reflete o grau de confiança que se tem na estimativa de efeito de uma dada intervenção sob um determinado desfecho. O risco de viés faz parte da qualidade da evidência, porém, outros fatores também devem ser considerados. Com isso, tem-se desenvolvido vários sistemas para a avaliação da qualidade da evidência (*appraise*). Ao avaliar uma nova modalidade de tratamento, prevenção ou diagnóstico, esses sistemas têm como objetivo, informar, respectivamente, a confiança nas evidências apresentadas e a ênfase quanto a recomendação, contra ou a favor da mesma.

Atualmente, o sistema mais utilizado no mundo e em especial pelos autores de diretrizes e *guideline* é o sistema GRADE (*grading of recommendations assessment, development and evaluation*).[8] O GRADE avalia a qualidade da totalidade da evidência, de determinada tecnologia em saúde, sobre um desfecho, em especial, os desfechos mais importantes do ponto vista do paciente. Com relação aos estudos randomizados, eles têm a melhor qualidade da evidência (alta), porém, a qualidade diminui, se os mesmos têm grandes limitações que podem interferir nas estimativas do efeito do tratamento. Essas limitações incluem, além do risco de viés, a presença de inconsistência, evidência indireta, imprecisão e viés de publicação. A primeira está relacionada à variabilidade entre os resultados dos estudos encontrados; a segunda analisa se os estudos incluídos compararam a intervenção de interesse, na população de interesse, cujos resultados são também sobre desfechos de interesse, o terceiro julga a precisão da estimativa de efeito pela amplitude do intervalo de confiança e o último refere-se à redução da qualidade de evidência, quando se suspeita que alguns estudos finalizados não foram publicados. Os estudos observacionais, contudo, iniciam sua avaliação como sendo de baixa qualidade, podendo ser elevada, considerando os três fatores: grande magnitude de efeito; gradiente dose-resposta; presença de fatores de confusão residuais, que aumentam a confiança na estimativa do efeito da intervenção que está sendo estudada.

De acordo com o GRADE, a qualidade da evidência pode ser alta, moderada, baixa e muito baixa. Alta significa que há forte confiança de que o verdadeiro efeito esteja próximo daquele estimado (inferior, superior, ou não diferente da comparação), e é improvável que trabalhos futuros modifiquem a confiança na estimativa do efeito; moderada: há moderada confiança na estimativa do efeito e o verdadeiro efeito está próximo ao efeito estimado, mas existe a possibilidade de ser substancialmente diferente; baixa: a confiança na estimativa do efeito é limitada e o verdadeiro efeito pode ser substancialmente diferente do efeito estimado; muito baixa: há pouca confiança na estimativa do efeito e o verdadeiro efeito, provavelmente, é substancialmente diferente do efeito estimado.[9]

Assim, para cada desfecho estudado, sob uma determinada intervenção, as recomendações devem apontar a qualidade gerada da evidência e força da recomendação. Podendo essa última ser fortemente ou fracamente contra ou a favor da intervenção. Para o profissional de saúde, uma recomendação forte a favor significa que a maioria dos pacientes deve receber a intervenção recomendada; em uma recomendação fraca a favor, deve-se reconhecer que diferentes escolhas serão apropriadas para cada paciente, a fim de definir uma decisão consistente com os seus valores e preferências.

Como aplicar os resultados encontrados

Uma vez tendo encontrada evidências válidas, significativas e generalizáveis ao grupo de pacientes que motivou a busca da recomendação, deve-se decidir como aplicar esses resultados aos cuidados dos mesmos (*apply*). Essa é, discutivelmente, a etapa da medicina baseada em evidências que requer mais habilidade. É nesse momento, que o profissional da saúde sintetiza o melhor conhecimento científico, com sua experiência clínica e os valores e preferências do paciente, para juntos chegarem a uma decisão clínica.[10]

Comentários do autor/*hot points*

- Antes de avaliar uma recomendação, reflita o que o motivou a procurá-la. E nessa reflexão formule uma pergunta seguindo a estrutura PICO.
- Analise se a recomendação estudada tem validade externa ao PICO elaborado.
- Avalie se os desfechos usados para cada recomendação são os mais importantes do ponto de vista do paciente.
- Certifique que os autores da recomendação fizeram uma busca abrangente na literatura, a fim de que todos os estudos de interesse fossem analisados.
- Confira se os estudos usados como referências em cada recomendação tiveram o seu risco de viés avaliado.
- Cheque se para cada recomendação, os autores apresentaram a qualidade da evidência e a força da recomendação. O GRADE tem sido o sistema mais utilizado mundialmente.

Referências bibliográficas

1. Straus SE, Sackett DL. Using research findings in clinical practice. BMJ (Clinical research ed). 1998;317(7154):339-42.
2. Richardson WS, Wilson MC, Nishikawa J, Hayward RS. The well-built clinical question: a key to evidence-based decisions. ACP J Club. 1995;123(3):A12-3.
3. Murad MH, Asi N, Alsawas M, Alahdab F. New evidence pyramid. Evid Based Med. 2016;21(4):125-7.
4. Cochrane Handbook for Systematic Reviews of Interventions Version 5.1.0 [updated March 2011] [Internet]. 2011.
5. Wells GA SB, O'Connell D, Peterson J, Welch V, Losos M, Tugwell P. . The Newcastle-Ottawa Scale (NOS) for assessing the quality of nonrandomised studies in meta-analyses. Department of Epidemiology and Commuunity Medicine, University of Ottawa, Canada. http://www.ohri.ca/programs/clinical_epidemiology/oxford.asp [Accessed 02/02/2018]
6. Sterne JA, Hernan MA, Reeves BC, Savovic J, Berkman ND, Viswanathan M, et al. ROBINS-I: a tool for assessing risk of bias in non-randomised studies of interventions. BMJ (Clinical research ed). 2016;355:i4919.
7. Whiting PF, Rutjes AW, Westwood ME, Mallett S, Deeks JJ, Reitsma JB, et al. QUADAS-2: a revised tool for the quality assessment of diagnostic accuracy studies. Ann Intern Med. 2011;155(8):529-36.
8. Guyatt GH, Oxman AD, Vist GE, Kunz R, Falck-Ytter Y, Alonso-Coello P, et al. GRADE: an emerging consensus on rating quality of evidence and strength of recommendations. BMJ (Clinical research ed). 2008;336(7650):924-6.
9. Ministério da Saúde. Secretaria de Ciência TeIEDdCeT. Diretrizes Metodológicas-Sistema GRADE – manual de graduação da qualidade da evidência e força de recomendação para tomada de decisão em saúde. 2014.
10. Guyatt GH, Haynes RB, Jaeschke RZ, Cook DJ, Green L, Naylor CD, et al. Users' Guides to the Medical Literature: XXV. Evidence-based medicine: principles for applying the Users' Guides to patient care. Evidence-Based Medicine Working Group. JAMA. 2000;284(10):1290-6.

Seção 3

Adulto Saudável – Posicionamento ABRAN

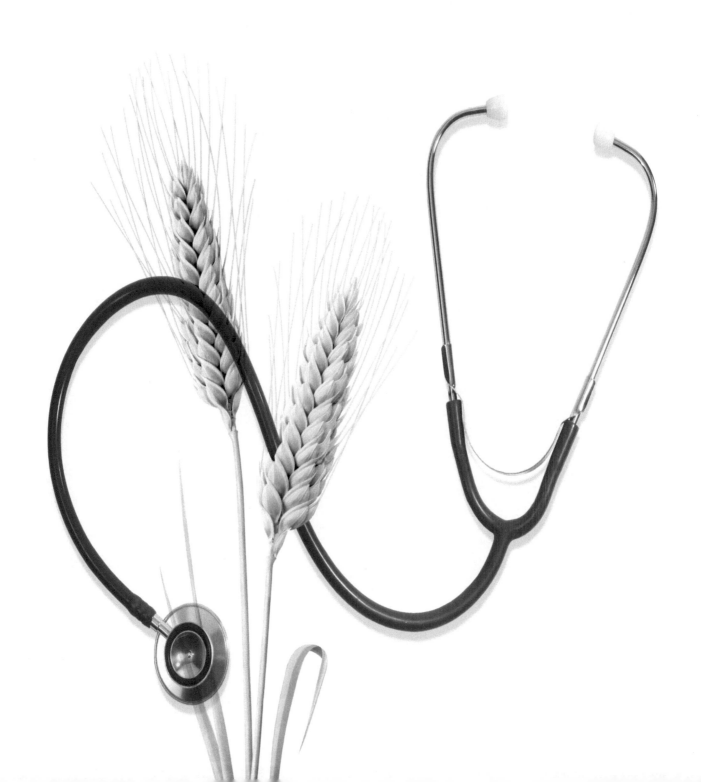

Síntese da Inteligência Didática

Alimentação é questão de aprendizado, acesso e hábitos

Industrialização, urbanização, aspectos culturais, desenvolvimento econômico e tecnológico	Dupla má nutrição	O que fazer? Crianças	O que fazer? Adultos
Mudanças de hábitos alimentares, maior disponibilidade de alimentos carnes, arroz polido, ovos e laticínios	Desnutrição – continua existindo, mas em declínio	Amamentação	Limite a ingestão de sal, açúcar e gordura saturada, inclua verduras, legumes, cereais integrais, proteínas e laticínios magros
Alimentos mais palatáveis, calóricos	Obesidade, dislipidemia, hipertensão, síndrome metabólica, diabetes *mellitus* etc. São DCNT relacionadas aos hábitos de vida e que se associam a alta morbidade e mortalidade	Alimentação como questão de aprendizado	Associar atividade física
Favorecem o aparecimento de doenças crônicas não transmissíveis (DCNT) e relacionadas aos hábitos de vida		Usar estratégias adequadas para vencer recusa alimentar e seletividade	Evitar hábitos restritivos ou exagerados, pois podem levar à outros transtornos alimentares
		Objetivo = construir hábito saudável alimentar	

Dieta saudável não serve apenas para proteger contra a má nutrição, mas também, contra doenças crônicas não transmissíveis, como diabetes, doenças cardiovasculares, acidentes vasculares cerebrais e câncer

Capítulo 4

Quais os hábitos alimentares e de vida recomendados para se reduzir os riscos de doenças?

• Durval Ribas Filho

Mudanças nos hábitos alimentares e estilo de vida

Desde a urbanização da década de 1950, as mudanças socioeconômicas provocadas pela industrialização também afetaram, além da disponibilidade, a qualidade dos alimentos produzidos. A fome faz sentido em questão de falta de alimentos, mas também ao identificar a alta taxa de anêmicos e obesos entre os brasileiros, configurando-se como um grande problema de saúde pública. Nosso atual hábito alimentar é uma escolha menos satisfatória ao paladar e ao aporte nutritivo em relação à pré-industrialização da alimentação.

Estudos indicam que o processo de industrialização, urbanização e o desenvolvimento econômico e tecnológico têm provocado mudanças na alimentação e estilo de vida, o que aumenta dramaticamente a prevalência de obesidade no mundo. Observamos a mudança nutricional da população, em que a desnutrição entra em declínio e dá lugar para a obesidade. A Organização Mundial da Saúde (OMS) identificou que os países estão passando pelo que chamam de dupla carga de má nutrição: tanto a desnutrição, como o sobrepeso e o Brasil é um deles. O aumento de peso não significa que o indivíduo está bem nutrido, ao contrário, muitas vezes os exames nutrológicos apresentam deficiências nutricionais graves nessa população.

A formação de nossos hábitos alimentares perpassa, além da disponibilidade dos alimentos, pelas disputas culturais na formação do gosto em diferentes culturas, o *status*, o prestígio, a pressão publicitária, o aspecto religioso, enfim, os inúmeros aspectos que orientam as escolhas alimentares.

Depois da Segunda Guerra Mundial, o arroz polido, a carne, os ovos e os produtos lácteos tornaram-se os principais itens alimentares. Esses novos hábitos alimentares são grande parte responsável pela alta prevalência de síndrome metabólica e outras doenças crônicas relacionadas ao estilo de vida.[1]

Devido às mudanças nos padrões alimentares e de vida, as doenças relacionadas à alimentação, incluindo a obesidade, diabetes *mellitus*, doença cardiovascular, hipertensão, derrame cerebral e câncer são causas cada vez mais significativas de incapacidade e de morte prematura no mundo todo.

Para as crianças

Hábitos alimentares e de vida são questões de aprendizado e acesso. A relação construída desde a infância com a alimentação está associada à maneira como o adulto encara o hábito. Tradicional em pesquisas de Nutrologia, as dificuldades alimentares na infância geram distúrbios e transtornos na saúde e desenvolvimento desse indivíduo.

O relatório da OMS indica que, globalmente, 30% (ou 186 milhões) de crianças menores de 5 anos, apresentam desnutrição e 18% (ou 115 milhões) têm baixo peso para estatura, principalmente como consequência da má alimentação e infecções repetidas, enquanto 43 milhões estão acima do peso.[2]

Para a Associação Brasileira de Nutrologia (ABRAN), dificuldades alimentares ocorrem quando a criança apresenta menor aceitação alimentar, o que pode desencadear consequências físicas, emocionais, familiares, no crescimento e desenvolvimento.

Essas dificuldades podem levar a rigidez nas preferências, aversões, pânicos e fobias em relação à escolha dos alimentos ou maneiras de preparação, alterando a rotina familiar e social. Estima-se que 10% dos casos de recusa alimentar são derivadas de causas orgânicas, como infecções, distúrbios intestinais, alergias, entre outros. Muitos dos problemas podem derivar da atitude familiar, com famílias com comportamentos disruptivos, excesso de controle, dificuldades de estabelecer limites ou muito permissivas ou até negligentes. A falta de referenciais que proporcionem um ambiente de educação alimentar e nutricional pode corroborar para a manutenção de hábitos inadequados na infância. Culpa, falta de preparo, educação, medos e famílias nucleares e sem experiência, ou com padrões corporais de risco, podem ser elementos de perigo.[3]

Essa relação entre alimentação, criação, hábito e comportamento também foi identificada em um estudo recente da Universidade Federal de São Paulo (Unifesp), que demonstrou em uma amostra representativa de mães, com problemas alimentares de diversas naturezas, que aproximadamente metade das crianças apresentam dificuldades na alimentação.[4] A alimentação adequada na infância é essencial para a saúde ao longo da vida e prevenção da ocorrência de doenças. Salienta-se: 51% das mães do mundo relatam a preocupação com o fato de os filhos não comerem de maneira adequada.

As crianças precisam de um aporte equilibrado de nutrientes para o desenvolvimento cognitivo e psicomotor. O excesso de peso leva a doenças antes não imaginadas na infância e aumenta o risco de problemas precoces, cardiovasculares e metabólicos em adolescentes e adultos jovens. Os primeiros mil dias, que vai da concepção, até o segundo ano de vida, têm importância vital na programação da saúde e doença do indivíduo.[5]

Amamentação

Os hábitos alimentares saudáveis começam no início da vida. A amamentação promove o crescimento saudável e melhora o desenvolvimento cognitivo. Pode, também, ter benefícios em longo prazo para a saúde, como a redução do risco de excesso de peso ou obesidade e o desenvolvimento de doenças crônicas não transmissíveis em fases posteriores da vida.

A OMS recomenda que as mães do mundo inteiro amamentem seus bebês ao peito, de maneira exclusiva, nos primeiros 6 meses. Depois, devem oferecer uma alimentação complementar adequada e continuar a amamentação até os 2 anos de idade.

Adultos que foram amamentados quando bebês, geralmente, têm menores chances de desenvolverem diabetes, hipertensão e doenças cardiovasculares, bem como menores taxas de sobrepeso, obesidade e diabetes tipo 2.[5]

A falta de apetite

É a causa mais comum de busca de auxílio médico, dos 6 meses aos 7 anos de idade da criança.

A expectativa dos pais em relação à necessidade de formar bons hábitos alimentares em seus filhos transforma a alimentação em um confronto entre pais e filhos. O problema da seletividade costuma coincidir com o período de introdução dos alimentos complementares.

Para o clínico, só é algo preocupante, ao envolver um grande número de alimentos e, consequentemente, um grande número de nutrientes que estão faltando na alimentação e podem gerar alguma patologia. Já para os pais, toda e qualquer recusa implica em pouca aceitação de alimentos é passível de preocupação, principalmente em se tratando de verduras, legumes e frutas.

Estratégias para construir um hábito saudável de alimentação

- Estabeleça uma rotina alimentar (horários e fracionamentos).
- Estabeleça a criança na mesa com outros familiares.
- Evite distrações, como televisão, celulares, *smartphones* e *tablets*.
- Não use subterfúgios, como o "olha o aviãozinho".
- Não forçar, não punir, não ameaçar ou obrigar a criança a comer.
- Não oferecer recompensas ou agrados.

Em casos de maior duração, em que é identificado algum retardo no crescimento, ou quando os pais não estão conseguindo cooperar com o tratamento da criança, por diversos fatores psicológicos e comportamentais, são adotadas estratégias para que a crianças não desenvolvam fatores de risco adicionais, levando a baixa percepção das necessidades básicas e depressão ou apatia.

Estratégias frente à seletividade e recusa alimentar

- Colocar alimentos em quantidades pequenas.
- Encorajar a criança a comer.

- Usar utensílios adequados ao tamanho da criança.
- Permitir que a criança aprenda sobre a preparação e características do alimento.
- Diminuir o volume e frequência da ingestão de leite por crianças que têm alto consumo.
- Limitar o consumo de líquidos para entre as refeições, não durante.
- Respeitar os períodos de pouco apetite e as preferências alimentares.

Casos graves exigem tratamento ou assistência psicológica especializada, tanto para os pais, quanto para as crianças. Mas, no geral, algumas medidas podem ser aplicadas já para promover um hábito alimentar mais saudável e prevenir ocorrências de doenças, tanto na fase infantil, como na fase adulta.

- Servir as refeições em local agradável.
- Sentar a criança confortavelmente à mesa em companhia de outras pessoas.
- Disciplinar e fracionar o consumo de alimentos, estabelecendo rotina e horários.
- Oferecer refeições atrativas e saborosas.
- Colocar um fundo sonoro suave no ambiente.
- Promover um contraste de cor entre utensílios e o forro da mesa, pois melhora o ânimo da criança.

Para os adultos

Diferentes estudos realizados pelo mundo têm comprovado a relação direta entre a qualidade de vida relacionada à saúde e o excesso de peso.[6] Ao viver um estilo de vida saudável, você pode manter a sua pressão sanguínea, o colesterol e os níveis de açúcar normais. E, consequentemente, diminuir o risco de desenvolver doenças cardíacas. A Organização Pan-Americana de Saúde (OPAS) indica que uma dieta saudável não serve apenas para proteger contra a má nutrição, mas também contra doenças crônicas não transmissíveis, como diabetes, doenças cardiovasculares, acidentes vasculares cerebrais e câncer. As dietas inadequadas e a falta de atividade física estão entre os principais fatores de risco para a saúde em todo o mundo.

Essa é a razão pela qual a ingestão calórica deve ser compatível com o gasto energético e que, as gorduras totais não devem exceder a marca de 30% da ingestão total de calorias.

Além da questão das gorduras, é necessário atentar para o consumo de açúcares livres, indicado para ser menos de 10% da ingestão calórica, sendo que menos de 5% é o ideal, quando se buscam benefícios adicionais à saúde.

Esse estilo de vida saudável inclui:

- Manter uma dieta saudável e equilibrada.
- Manter um peso saudável.
- Fazer atividades físicas.
- Não fumar ou usar outras formas de tabaco.
- Limitar o consumo de álcool.

O Ministério da Saúde indica, até, que muitos componentes da alimentação brasileira estão associados ao desenvolvimento de câncer, problemas cardíacos, obesidade e outros distúrbios crônicos, como o diabetes.

São alimentos ricos em gorduras, como carnes vermelhas, frituras, molhos com maionese, leite integral e derivados, bacon, presuntos, salsichas, linguiças, mortadelas, entre outros, que deveriam ser ingeridos com moderação, mas ocupam o cardápio.

Além disso, o tipo de preparo influencia no risco ao desenvolvimento de doenças. Estudos anteriores têm identificado que fritar, grelhar ou preparar carnes na brasa a temperaturas muito elevadas têm relação com o risco de desenvolvimento de câncer de estômago. Por isso, é indicado que sejam aplicados métodos de cozimento que usam baixas temperaturas como vapor, fervura, ensopados, guisados, cozidos ou assados.

Existe, ainda, um forte consumo de alimentos industrializados, ou congelados, que apresentam um alto índice de sódio, gordura, carboidratos e valor calórico. A popularização de conhecimento relacionado a bem-estar e saúde tem aumentado a preocupação com a alimentação mais saudável e provoca a busca por produtos com redução desses elementos, com uso de ingredientes integrais, entre outros, para compor os alimentos congelados, por exemplo.

Uma pesquisa desenvolvida pela Universidade Federal de Ciências da Saúde de Porto Alegre (UFCSPA) identificou que os alimentos, comumente encontrados no supermercado, na aba de congelados, geralmente não apresentaram evidências para se enquadrarem na linha de produtos que possuem os atributos da tendência de saúde e bem-estar. As grandes marcas continuam apostando mais na produção e comercialização de grandes volumes, do que no quesito saúde e bem-estar. Entre as marcas mais reconhecidas, foi possível identificar discretamente alguns aspectos dessa "nova onda", como a presença de versões leves, contendo mais gramas de fibras na porção e fontes de fibras, menos gordura trans na porção e sem adição intencional de aditivos, mesmo que exista poucas opções desse tipo de produto.[7]

Obesidade

A obesidade é um fator de risco para o desenvolvimento de diversas doenças e é um distúrbio em si, mesmo que evitável. Como já vimos neste capítulo, são diversas questões que se relacionam com o hábito alimentar que construímos e, dada a nossa nova realidade, dentro do contexto da modernidade, a população tende a desenvolvê-la.

Desde 1980, a população obesa mais do que duplicou em todo o mundo. Dados da OPAS indicam que, em 2014, mais de 1,9 bilhão de adultos, com mais de 18 anos, estavam acima do peso. Desses, cerca de 600 milhões eram obesos. Ou seja, 39% dos adultos tinham excesso de peso e 13% eram obesos. Além disso, a maior parte da população mundial vive em países em que o sobrepeso e a obesidade matam mais do que o baixo peso.

De acordo com os dados do Instituto Brasileiro de Geografia e Estatística (IBGE), 51,4% dos meninos e 43,8% das meninas, entre 5 e 9 anos de idade, apresentam excesso de peso.[8]

Uma das complicações mais frequentes da obesidade é a dislipidemia, um distúrbio metabólico caracterizado pela concentração anormal de lipídios e/ou lipoproteínas no sangue, determinada por fatores genéticos e ambientais.[9]

Doenças cardíacas

Um dos principais distúrbios associados aos hábitos alimentares são as doenças cardíacas. De acordo com a Organização Mundial da Saúde, cerca de 16,6 milhões de pessoas morrem, anualmente, de doenças cardiovasculares. Trata-se da ocorrência de infarto, insuficiência cardíaca, hipertensão e derrame cerebral. As falhas no músculo respondem por uma em cada três mortes no mundo. 80% das doenças de coração são preveníveis, principalmente por meio de uma dieta saudável, que também pode melhorar toda a saúde. Entretanto, alguns grupos têm menos acesso à alimentação saudável, como as pessoas que vivem em situação de vulnerabilidade alimentar.

Todas as pessoas podem fazer três mudanças simples para reduzir o risco de desenvolver doenças cardíacas:

- Comer menos gorduras saturadas, menos sal e comer mais frutas e vegetais.

Essas simples mudanças trazem outros benefícios, tais quais: sentir-se mais saudável, ter mais disposição e ter mais facilidade na manutenção do peso corporal.

Gorduras saturadas

Gorduras saturadas podem ser encontradas em várias comidas, como em carnes gordurosas, na pele de galinha, e laticínios integrais. O consumo de gorduras saturadas leva ao aumento dos níveis de colesterol, especialmente o LDL, também conhecido como colesterol ruim. Altos níveis totais de colesterol e do colesterol LDL estão fortemente associados com doenças cardíacas.

Gorduras saudáveis insaturadas incluem as monoinsaturadas e poli-insaturadas, como ômega-3 e ômega-6. Essas gorduras ajudam a reduzir o LDL e aumentar o HDL, ou colesterol bom. Isso ajuda a diminuir o risco de desenvolver doenças cardíacas. Pode ser encontrada em abacate, oleaginosas, salmão, atum, margarinas vegetais e óleo de girassol.

Para te ajudar a começar a redução de gorduras saturadas no seu dia a dia, seguem cinco mudanças simples, que você pode aplicar ainda hoje.

- Mude os produtos laticínios integrais para os sem gordura ou com gordura reduzida, podendo ser desnatados ou light, para todos da família, a partir dos dois anos de idade. É possível reduzir o consumo de até 4 kg de gorduras saturadas, em um ano, fazendo essa mudança em apenas um copo de leite, duas fatias de queijo e um pote de iogurte por dia.
- Mude a manteiga pela margarina vegetal. Ao fazer isso com seu pão do café da manhã, ou em sanduíches, diariamente, você pode reduzir até 2,85 kg de gorduras saturadas em um ano.
- Tire toda a gordura visível da carne e toda a pele da galinha. Além disso, evite o consumo de carne processada como salsichas, linguiças e salames. Coma, pelo menos, três porções de peixe oleoso por semana, como o salmão, atum e sardinhas. Uma porção é 150 g, ou aproximadamente o tamanho da mão.

- Escolha petiscos mais saudáveis. Bolos, itens de pastelaria e biscoitos são as principais fontes de gorduras saturadas em nossa dieta. Pão de passas, cereais de fibra alta, barras de oleaginosas, bolachas integrais e frutas secas são opções de lanche mais saudáveis.
- Limite o consumo de comidas como pizza, petiscos, peixe frito, hambúrgueres e pratos de massa com creme a apenas uma vez por semana.

Sal

Uma outra mudança importante em sua dieta é comer menos sal. O sal é encontrado na maioria de nossos alimentos, mas a maior parte do sal que consumimos, cerca de 75%, são provenientes de alimentos processados, como pães, cereais matinais, vegetais e outros alimentos em lata, ou em conserva, e molhos. Um alto consumo de sal pode causar aumento da pressão arterial e aumento do risco de doenças cardíacas e derrame.

O Ministério da Saúde recomenda o consumo diário de menos de 5 gramas de sal, correspondente a 2 g de sódio no produto, o equivalente a uma colher de chá de sal por dia, para reduzir o risco de doenças cardíacas. O consumo elevado de sódio e a absorção insuficiente de potássio (menos que 3,5 gramas por dia) contribuem para a hipertensão.

De acordo com uma pesquisa desenvolvida pelo Instituto de Defesa do Consumidor (IDEC), dois pedaços de pizza congelada, p. ex., já contêm a quantidade de sódio suficiente para um dia todo.

Para reduzir o consumo de sal, evite adicionar sal ao alimento, ao comprar itens no mercado, escolha aqueles sem adição de sal, ou com baixa quantidade. Sal é descrito como sódio na tabela nutricional presente nos rótulos.

- Busque alimentos com menos de 120 mg por porção, isso significa que o alimento tem um baixo teor de sal.
- Se esse número é maior que 480 mg por porção, então é um alimento rico em sódio.
- Troque o sal por ervas e temperos para dar o sabor extra ao alimento.
- Sempre observe a tabela nutricional.

É indicado, também, atenção redobrada quanto ao consumo de produtos diet ou adoçados artificialmente. Por conta da redução de açúcar é acrescentado sódio para aumentar o sabor do produto. Por exemplo, um refrigerante que tem 10 mg de sódio por copo pode ter o triplo (30 mg) em sua versão diet, ainda segundo os dados do IDEC. Se o rótulo não for observado, a pessoa que pretende diminuir seu consumo de açúcares para a redução de peso pode ter uma surpresa ao notar o "inchaço" do organismo, já que o maior consumo de sódio tende à retenção de líquidos.

Frutas e vegetais

Frutas e vegetais compõem uma dieta saudável por diversas razões. São fontes excelentes de antioxidantes, o que ajuda na prevenção de doenças cardíacas, são uma ótima fonte de fibra solúvel, o que pode reduzir o colesterol, e o mais importante, têm baixo valor calórico, o que pode ajudar no manejo do peso.

Portanto, você deve buscar consumir uma variedade de, pelo menos, cinco porções de vegetais e duas porções de frutas por dia.

Uma porção de vegetal corresponde a 75 g, ou metade de uma xícara de vegetais cozidos, uma batata de tamanho médio, ou uma xícara de salada.

Já uma porção de frutas corresponde a 150 g, que corresponde a uma fruta de tamanho médio, ou duas pequenas frutas, ou um copo médio de frutas cortadas.

Frutas ou vegetais frescos, em lada, congelados ou secos contam para sua quantidade diária.

As frutas são alimentos que possuem fontes de antioxidantes naturais, que protegem o organismo. Além disso, tendem a ser mais efetivas que os suplementos contra danos oxidativos. São elementos indispensáveis quando o assunto é a busca de uma vida mais saudável.[10]

Fibras

São os componentes resistentes à digestão pelas enzimas, classificadas de acordo com sua solubilidade em água. São aliadas para a redução dos níveis de colesterol e podem ser encontradas na aveia, leguminosas, cereais, frutas e vegetais. Adicione-os à sua rotina de alimentação.

Atividade física

Outro aspecto, para a modificação do estilo de vida para um saudável, é a prática de atividade física e prevenção à ocorrência de doença arterial coronariana, além de visar a melhoria das funções cardiovascular, osteomuscular e metabólica.[11]

Nós, médicos nutrólogos, entendemos que escolhas alimentares equilibradas, sem restrições a grupos de alimentos é o ideal. Estudos científicos em Nutrologia apontam que as mais tradicionais e clássicas doenças da nutrição eram as deficiências de nutrientes, como escorbuto, beribéri, pelagra etc. Hoje, como médicos nutrólogos, estudamos e tratamos de problemas da saúde e de comorbidades ligadas a falta de micro e macronutrientes, como dislipidemias, disproteinemias, obesidade, diabetes, nutrocardiopatias, síndrome metabólica, hipertensão e certos tipos de canceropatias. Foi demonstrado que todas têm relação direta ou indireta com nutrientes, saúde, estilo e qualidade de vida.[12,13]

Comentários dos autores/*hot points*

- O processo de industrialização, urbanização, aspectos culturais, desenvolvimento econômico e tecnológico contribuem para mudança no padrão alimentar e consequentemente do padrão de doenças relacionadas a ele.
- Hábitos alimentares e de vida são questões de aprendizado, acesso e hábitos.
- Dieta saudável não serve apenas para proteger contra a má nutrição, mas também, contra doenças crônicas não transmissíveis, como diabetes, doenças cardiovasculares, acidentes vasculares cerebrais e câncer.
- Limite a ingestão de sal, açúcar e gordura saturada, inclua verduras, legumes, cereais integrais, proteínas e laticínios magros.

Referências bibliográficas

1. Takei M, Kodama S, Hirakawa A et al. Medical Rice: Brown Rice for Health and Low Protein Rice for Preventing CKD. EC Nutrition 2019; 14 (2) [on line] Disponível em: https://www.researchgate.net/profile/Shaw_Watanabe2/publication/331089461_EC_NUTRITION_Mini_Review_Medical_Rice_Brown_Rice_for_Health_and_Low_Protein_Rice_for_Preventing_CKD/links/5c654bc692851c48a9d2c40f/EC-NUTRITION-Mini-Review-Medical-Rice-Brown-Rice-for-Health-and-Low-Protein-Rice-for-Preventing-CKD.pdf
2. Kim FM, Weaver L, Branca F et. al. Feeding and nutrition of infants and young children. WHO Library Cataloguing in Publication Data. WHO regional publications 2003; 87.
3. Nogueira-de-Almeida CA, Mello ED, Filho DR et al. Consenso da Associação Brasileira de Nutrologia sobre o uso de suplementos alimentares para crianças com dificuldades alimentares. International Journal of Nutrology 2018; 11(S 01): S4-S15.
4. Fisberg M, Tosatti AM, Abreu CL. A criança que não come-abordagem pediátrico-comportamental. Blucher Med Proceed 2014; 1: 176-189.
5. Ministério da Saúde. Saúde da Criança: aleitamento materno e alimentação complementar. Cadernos de Atenção Básica. 2ª ed. 23. Secretaria de Atenção à Saúde, Departamento de Atenção Básica, Ministério da Saúde; 2015.
6. D'Avila HF, Poll FA, Mello ED. o Panorâma da Qualidade de Vida Associada Ao Estado Nutricional. Thieme Revinter Publicações Ltda Rio de Janeiro, Brazil. International Journal of Nutrology 2018; 11(S 01): S24-S327.
7. Kruel, JP et. al. Ultra-processed frozen and ready to heat foods versus health and wellness trend in Porto Alegre, Rio Grande do Sul state/Alimentos ultraprocessados congelados e ready to heat versus tendencia de saude e bemestar em Porto Alegre, Rio Grande do Sul. Demetra: Food, Nutrition & Health, vol. 13, no. 1, 2018, p. 37+. Informe Acadêmico [on line] Disponível em: https://go.galegroup.com/ps/anonymous?id=GALE%7CA570045912&sid=googleScholar&v=2.1&it=r&linkaccess=abs&issn=2238913X&p=IFME&sw=w
8. IBGE. Pesquisa de orçamentos familiares 2008- 2009 - Antropometria e estado nutricional de crianças, adolescentes e adultos no Brasil. IBGE. Instituto Brasileiro de Pesquisa Geográfica e Estatística. Ministério do Planejamento, Orçamento e Gestão; 2010.
9. Mello ED, Nogueira-de-Almeida CA, Mello PP, Mello PD. Dislipidemia. In: Nogueira-de-Almeida C, Mello E, editors. Nutrologia Pediátrica- Prática Baseada em Evidências. 1. 1 ed. São Paulo: Manole; 2016.
10. Nóbrega JP, Dantas EN, Bidô RC. et al. Atuação de frutas como antioxidantes naturais. International Journal of Nutrology. Associação Brasileira de Nutrologia. 2017;10(3).
11. Xavier HT, Izar MC, Faria Neto JR, Assad MH, Rocha VZ, Sposito AC, et al. V Diretriz Brasileira de Dislipidemias e Prevenção da Aterosclerose. Arq Bras Cardiol. 2013;101(4):22.
12. Ribas-Filho D, Suen VMM – Tratado de Nutrologia. Manole, 2018.
13. Ribas-Filho D, Nogueira CAN – Livro-texto de obesidade: Uma visão clínica e abrangente da ABRAN. Manole,1ª ed. 2021.

Capítulo 5

Hábitos alimentares – extremos ou meio-termo?

• Durval Ribas Filho

A evolução dos hábitos alimentares

Durante a maior parte da história da humanidade, a disponibilização insuficiente de alimentos era o grande desafio nutricional. Atualmente, acesso e conhecimento são as questões-chave para promover hábitos alimentares saudáveis. O hábito alimentar é a resposta do indivíduo frente ao alimento, caracterizado pela repetição. A alimentação é essencial. Trata-se de um modo de expressão da cultura e estilo de vida. Atualmente, as dietas apresentam a tendência de tomarem um contorno cada vez mais restritivo, como aquelas com redução de carboidratos e aumento do consumo de proteínas, que alteram os hábitos alimentares dos indivíduos para dietas restritivas.

Os hábitos alimentares da sociedade têm se modificado, houve a transição fomentada pela globalização e a consequente mudança do perfil epidemiológico em relação à prevalência de doenças crônicas não transmissíveis. Estudos de Nutrologia têm apresentado resultados importantes para o tratamento do diabetes, obesidade, entre outros, com uma dieta de baixa ingestão de carboidratos.[1] Os estudos sugerem que portadores de diabetes *mellitus*, obesidade, entre outros, que fazem uso desse tipo de dieta, possuem probabilidade de diminuir a progressão da doença, ou melhorar seu quadro clínico, mas ainda são poucos os trabalhos de longo prazo disponíveis na literatura.

Essas dietas restritivas, geralmente indicadas para tratamento de algum distúrbio na saúde, são ressignificadas sem orientação ou acompanhamento profissional, geralmente promovidas pela pressão estética, e, devido ao subdiagnóstico de alguns indivíduos, tendem a fomentar alguma fobia em relação à alimentação, tornando-a um hábito extremo e que provoca sofrimento no indivíduo. Pesquisas têm demonstrado que a percepção da imagem corporal parece ter maior influência na prática dos comportamentos extremos do que o estado nutricional.[2] Além disso, é percebido o cerceamento do convívio social, com o objetivo de garantir um suposto hábito alimentar saudável.

Por outro lado, dentro dos estudos que se referem ao desenvolvimento alimentar das crianças, uma pesquisa identificou que o consumo de alimentos ultraprocessados é comum, notando-se a prevalência do consumo de gorduras, açúcares e alimentos industrializados de alta densidade energética. Também observou que metade dos lactentes participantes da pesquisa não receberam leite materno exclusivo até os 6 meses e um menor percentual teve aleitamento materno continuado, seguindo as recomendações da Organização Mundial da Saúde, até os dois anos ou mais.[3]

Mesmo a popularização do conhecimento quanto a hábitos alimentares, campanhas de conscientização, recomendações por especialistas não são suficientes para garantir essa mudança de comportamento. Estudantes, p. ex., possuem conhecimento sobre os requisitos nutricionais para a saúde, entretanto, as escolhas de alimentação não são necessariamente saudáveis.[4] A conveniência e o sabor da comida são prioridades.

Os distúrbios alimentares

São várias situações que descrevem a necessidade com a preocupação alimentar em indivíduos, com vulnerabilidades diferentes. Comer é um hábito de socialização. Ao se limitar em dietas restritivas, sendo o extremo, a pessoa tende a evitar lugares onde há fartura alimentar. Ignora-se a relação afetiva que existe na alimentação, como o fortalecimento de laços, e se desenvolve uma visão distorcida quanto ao ato de comer através de uma restrição alimentar inadequada, atrelada a dietas sem acompanhamento médico ou nutricional.

Na área da Psicologia, esse fenômeno também pode ser enquadrado na ocorrência de distúrbios alimentares, como anorexia, bulimia, ortorexia, vigorexia, entre outros, que inferem prejuízo no convívio social e na saúde física do indivíduo, tendo em vista a restrição exagerada de nutrientes importantes ao bom funcionamento do organismo. Os transtornos que se destacam pela busca extrema por hábitos alimentares saudáveis são a vigorexia e a ortorexia, buscam a pureza do corpo, o consumo apenas do necessário para o organismo, rotina de exercícios, provocando restrições desnecessárias e extenuantes a um dia a dia saudável.

A vigorexia e a ortorexia

A nossa sociedade considera o cuidado com o corpo uma necessidade, tendo como regra, o ser visto, e valoriza a estética em nome da saúde e juventude.[5] Existem conflitos, entre o que é a imagem real e a imagem idealizada, que é imposta pela mídia. Esses são fatores diretamente ligados aos transtornos alimentares. A ortorexia caracteriza-se pelo cuidado com o corpo através da metódica ingestão de alimentos saudáveis e puros. Já na vigorexia, o cuidado com o corpo surge como uma busca excessiva pela definição dos músculos e diminuição drástica do percentual de gordura.

Na teoria, esses estilos de vida correspondem às orientações de saúde e busca de hábitos preconizados pela comunidade científica e especialistas no campo. A busca por um estilo de vida saudável perpassa a preferência por uma alimentação saudável, e a prática rotineira de exercícios físicos.

Entretanto, observa-se que a rigidez nesses comportamentos gera consequências prejudiciais para o indivíduo. A ortorexia, p. ex., pode provocar a carência de nutrientes e, portanto, a desnutrição. A vigorexia pode provocar disfunção erétil nos homens, ciclos menstruais irregulares nas mulheres, aumento do colesterol e provocar problemas musculares.[6]

Além disso, artigos científicos, que analisam o comportamento de indivíduos com esses distúrbios alimentares, relatam que o convívio social entre os afetados pelos transtornos e seu círculo social pode diminuir drasticamente. Na ortorexia, p. ex., indivíduos passam a querer impor aos membros de seu convívio seus modos de alimentação e isso causa, na maioria das vezes, conflitos e o consequente afastamento da pessoa com seu meio. Outro fator de afastamento é o próprio planejamento das refeições, que podem levar horas e isso o mantém fora do contato com a sociedade, além de evitar momentos de confraternização e encontro por conta da disponibilidade alimentar nos locais, como o almoço de domingo com a família, aniversários e outros eventos que ocorram em determinados restaurantes.

A vigorexia demanda um investimento, com as longas horas de preparação e a musculação em si, com o objetivo de crescimento físico. Outra motivação para o afastamento são os comentários negativos que partem da família ou amigos, quanto a seus exaustivos treinos e grande porte físico devido ao aumento muscular.[7]

Mudar atitudes, e integrar um hábito alimentar saudável, perpassa diversos fenômenos do cotidiano do indivíduo e, também, envolve estudo e pesquisa intensa. A necessidade de intervenções e mudanças nos hábitos alimentares está relacionada, não apenas ao aspecto prático de comer, ou como comer, mas também, na questão cultural e até educacional. Portanto, salientamos a importância dos estudos em relação às crianças, já que formarão hábitos alimentares que determinarão seu comportamento ao longo da vida.[8] Caso haja algum comportamento alimentar que comprometa a saúde pessoal, deve ser precocemente diagnosticado e tratado pelos profissionais especialistas e apropriados.

Comentários dos autores/*hot points*

- Hábitos alimentares adequados são de extrema importância para a saúde física, mental e social do indivíduo.
- A ABRAN preconiza que dietas restritivas não são recomendadas para pessoas que estão em busca, apenas, da perda de peso.

Referências bibliográficas

1. Araujo YS, Medeiros MRG, Oliveira PDF et. al. Low Carb Em Indivíduos Portadores De Doenças Crônicas Não Transmissíveis. In: 21 Congresso Brasileiro de Nutrologia/21 Simpósio de Obesidade e Síndrome Metabólica/14 Fórum de Direito Humano à Alimentação Adequada, 2017, São Paulo - SP. Anais do XXI Congresso Brasileiro de Nutrologia, 2017. v. 1. p. 63-63.

2. Silva SU, Barufaldi LA, Andrade SS et al. Estado nutricional, imagem corporal e associação com comportamentos extremos para controle de peso em adolescentes brasileiros, Pesquisa Nacional de Saúde do Escolar de 2015. Rev. Bras. Epidemiol. 2018. 21 (suppl 1). https://doi.org/10.1590/1980-549720180011.supl.1.

3. Oliveira NC, Sousa GK, Boldrin EB. Hábitos Alimentares E Marcadores de Consumo em Crianças Menores de Dois Anos. International Journal of Nutrology 2018; 11(S 01): S24-S327 DOI: 10.1055/s-0038-1674724[a] Vaz DS, Bennemann, RM. Comportamento alimentar e hábito alimentar: uma revisão. Revista Uningá Review. 2014. 20 (1) 108-112.

4. Abraham S, Noriega Brooke R, Shin JY. College students eating habits and knowledge of nutritional requirements. J Nutr Hum Health. 2018;2(1):13-17[b].

5. Martins MCT, Alvarenga MDS, Vargas SVA, Sato KSCDJ, Scagliusi FB. Ortorexia nervosa: reflexões sobre um novo conceito. Revista Nutrição. 2011; 24(2):345-57.

6. Falcão RS. Interfaces entre dismorfia muscular e psicologia esportiva. Revista Brasileira de Psicologia do Esporte, São Paulo. 2008; 2(1):1-21.

7. Feitosa OAF. Vigorexia: uma leitura psicanalítica. 2008. Disponível em: http://www.repositorio.ufc.br/ri/handle/riufc/2482.

8. Ribas-Filho D, Suen VMM – Tratado de Nutrologia. Manole, 2018.

Seção 4

Nutrologia Esportiva

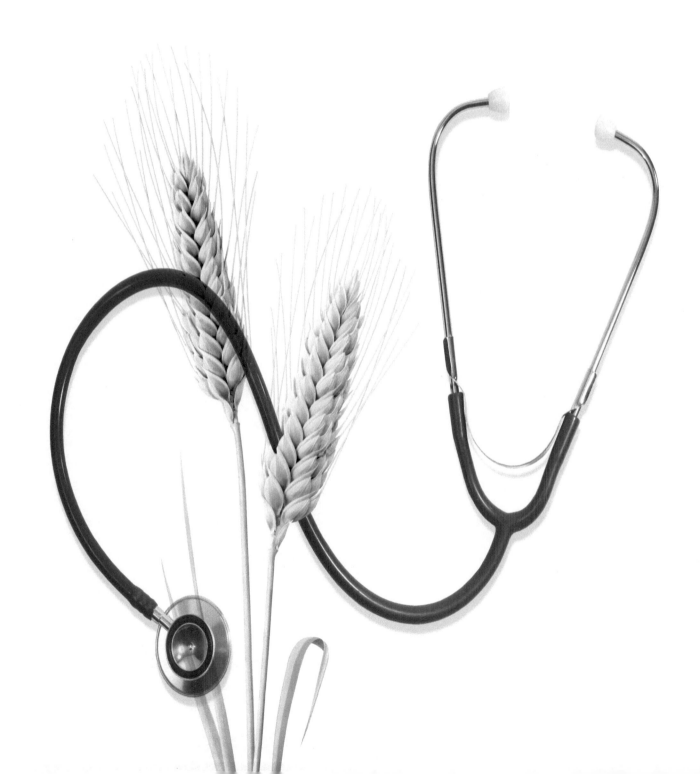

Síntese da Inteligência Didática

Nutrologia esportiva

Recomendações para o atleta amador de academia

- A conservação da massa magra (massa muscular) é uma prioridade para o atleta amador de academia que deseja perder peso
- É preciso estar atento para que a perda de massa muscular não sobreponha a perda de massa de gordura
- A orientação nutrológica deve considerar o objetivo de cada atleta
- Para hipertrofia muscular, o treino de força deve ser individualizado e com diferentes respostas (genética)

Carboidratos, proteínas e hidratação do atleta corredor

- O consumo de carboidratos na alimentação de corredores é da ordem de 10-12 g/kg/dia. Com proteínas da alimentação em torno de 1,6-1,8 g/kg/dia
- As características bioquímicas dos carboidratos podem auxiliar na escolha mais adequada
- Proteínas de alto valor biológico são indicadas, podendo ou não advir de suplementos
- A pesagem antes e após a atividade pode auxiliar na prescrição da hidratação
- Atletas de resistência devem estar atento aos riscos de hiponatremia

Suplementos na performance e imunomodulação de atletas

- Os suplementos são utilizados por praticamente 50% dos atletas em todo mundo
- Alguns suplementos como creatina e cafeína exibem efeitos positivos em relação à performance, com muito pouco efeito adverso
- A recomendação de suplementos com fins imunomoduladores ainda necessita de mais estudos e melhores evidências
- As deficiências de micronutrientes devem ser corrigidas e os suplementos podem auxiliar nesse aspecto

Capítulo 6

O que recomendar para o atleta amador de academia?

• Carlos Alberto Werutsky

Objetivo: perda de peso

Se o atleta amador de academia deseja perder peso, a conservação da massa magra (massa muscular) é uma prioridade. Portanto, dietas de muito baixo valor calórico podem provocar perda de massa magra pela perda rápida de peso (-2%/24-48 horas ou -5%/72-96 horas).[1] A dieta para a perda de peso, nesses casos, pode ser calculada com base na taxa metabólica de repouso, obtida por equações (Harris-Benedict) ou pela avaliação da composição corporal por bioimpedância multifrequencial segmentar que, aliás, pode monitorar a perda proporcional de gordura corporal e massa magra com objetivo de uma perda de peso de < 1 kg/semana.[1-3]

Objetivo: hipertrofia muscular

Por outro lado, se o atleta deseja hipertrofia muscular, o treino de força é individual e com diferentes respostas (genética). Esse treino de força para iniciantes até os avançados foi publicado pelo Colégio Americano de Medicina do Esporte[1], com adequada periodização de carga e volume de treino. O aumento da taxa metabólica de repouso, pelo aumento da massa muscular, também é recomendado para quem quer emagrecer. Em geral, na fase de hipertrofia, as dietas são normo ou hipercalóricas para gerar crescimento muscular. A fase seguinte é a de definição muscular, com dietas hipocalóricas.[1-3]

Se o atleta realiza atividades de maior intensidade, como o *crossfit*, há maior demanda de mobilização de reservas energéticas musculares, como o glicogênio e a fosfocreatina. Portanto, é necessário um plano alimentar, com no mínimo, 50% de alimentos carboidratos e carnes/pescados, como fontes de creatina. As recomendações de hidratação são as mesmas que para outras modalidades esportivas.

Necessidades de carboidratos e proteína

De modo geral, pode-se estimar as necessidades de carboidratos usando a recomendação para atividade leve: 3 a 5 g/kg/dia, moderada 5-7 g/kg/dia; alta: 6 a 10 g/kg/dia, muito alta 8 a 12 g/kg/dia. Com relação à proteína, em geral, recomenda-se entre 1,2 e 2,0 g/kg, que também deve ser individualizada, de acordo com a intensidade da atividade.[3]

Comentários dos autores/*hot points*

- É preciso estar atento para que a perda de massa muscular não sobreponha a perda de massa de gordura.
- A orientação nutrológica deve considerar o objetivo de cada atleta.

Referências bibliográficas

1. American College of Sports Medicine position stand. Progression Models in Resistance Training for Healthy Adults. Med Sci Sports Exerc. 2009;41(3):687-708.
2. Maughan RJ, et al. IOC consensus statement: dietary supplements and the high-performance athlete. Br J Sports Med. 2018;0:1-17.
3. Position of the Academy of Nutrition and Dietetics, Dietitians of Canada, and the American College of Sports Medicine: Nutrition and Athletic Performance2016 by the Academy of Nutrition and Dietetics, American College of Sports Medicine, and Dietitians of Canada. 2016 by the Academy of Nutrition and Dietetics, American College of Sports Medicine, and Dietitians of Canada.http://dx.doi.org/10.1016/j.jand.2015.12.006.

Capítulo 7

Quais as recomendações em relação a carboidratos, proteínas e hidratação do atleta corredor?

• Carlos Alberto Werutsky • Paula Schmidt Azevedo

Recomendação para o atleta corredor

Carboidratos

O consumo de carboidratos na alimentação de corredores é da ordem de 10-12 g/kg/dia. Durante os treinos e competições é recomendado de 30-60 gramas de carboidratos, a cada 60-90 minutos.[1,2]

Existem diferentes tipos de carboidratos, que diferem em alguns aspectos que influenciam na biodisponibilidade desse nutriente. Podemos citar, como exemplos: 1) grau de polimerização (monossacarídeos, dissacarídeos e polissacarídeos) e 2) tipo de ligação, p. ex., α ou β entre diferentes posições de carbono.[3,4]

Assim, podemos observar que a maltodextrina tem o grau de polimerização polissacarídeo, formada pela repetição de várias moléculas de glicose. As ligações α-1,4 acontecem entre o carbono 1 de uma molécula com o carbono 4 da seguinte. Já na palatinose, que é um dissacarídeo, as ligações acontecem entre o carbono 1 de uma molécula com o carbono 6 da outra molécula, formando ligação α-1,6.[3,4]

Vários fatores influenciam na digestibilidade do carboidrato, como enzimas necessárias para digestão, o grau de polimerização, resposta hormonal, e a ligação entre os carbonos. As moléculas que possuem ligações α-1,6 são mais estáveis e por isso, tem sua clivagem mais lenta, levando a um menor índice glicêmico. Assim, a depender da intensidade e duração do exercício, é possível considerar as vantagens e desvantagens de cada carboidrato.[3,4] A Tabela 7.1 mostra o grau de polimerização, o tipo de ligação e o índice glicêmico de alguns exemplos de carboidratos.

Proteínas

Sobre as proteínas, para os corredores, a alimentação deve fornecer em torno de 1,6-1,8 g/kg/dia.

Proteínas de alta qualidade provenientes da dieta são eficazes para a manutenção, reparo e síntese de proteínas do músculo esquelético. Existem relatos de aumento de síntese muscular esquelética, após o consumo de leite integral, carne magra, e suplementos alimentares, alguns dos que fornecem as proteínas isoladas: soro de leite, caseína, soja e ovo.[2] Estudos experimentais sugerem a superioridade de proteínas derivadas de laticínios, talvez por seu alto valor biológico, em conter altas concentrações de leucina, digestão e cinética de absorção de cadeia ramificada aminoácidos. Entretanto, esse dado necessita estudos para ser confirmado.[2]

A síntese proteica muscular é otimizada em resposta ao exercício e consumo de proteína de alto

Tabela 7.1: Exemplos de carboidratos e suas características bioquímicas

	Grau de polimerização	*Ligação*	*Índice glicêmico*
Dextrose (glicose)	Monossacarídeo	-	100
Isomaltulose (palatinose)	Dissacarídeo (glicose + frutose)	α-1,6	32
Maltodextrina	Oligossacarídeo (3-9 carbonos)	α-1,4 e α-1,6	100
Amilopectina e amilose (amido)	Polissacarídeo (> 10 carbonos)	α-1,4 e α-1,6	63

Fonte: Adaptada das referências 3 e 4.

valor biológico, fornecendo 10 g de aminoácidos essenciais na recuperação precoce (0 a 2 horas após o exercício). Isso se traduz em uma recomendação de ingestão de proteínas de 0,25 a 0,3 g/kg de peso corporal ou 15 a 25 g de proteína para indivíduos, em torno de 60-70 kg, nessa fase precoce.[2]

Quando a alimentação habitual é suficiente para ofertar essas quantidades de proteínas, não há necessidade de uso de suplementos. Porém, esses podem ser alternativa prática para atender as necessidades, principalmente dos atletas com maior demanda.[2]

Hidratação

Com relação à hidratação é muito individual e depende do nível de treinabilidade e do estresse térmico. Em geral, o esportista/atleta deve consumir líquidos antes dos treinos e competição, a ponto de eliminar o excesso de urina antes dos exercícios. A diferença entre o peso antes e depois de cada treino ou competição não deve ultrapassar a perda de peso corporal em 2%. Essa diferença conhecida previamente em condições semelhantes, ajuda a estimar quanto de hidratação cada indivíduo necessitará, para determinada atividade.[2,5]

Em provas longas como maratona e ultramaratona, a bebida com maior concentração de sódio é a mais indicada, durante e após exercícios, para evitar, p. ex., hiponatremia.[5-7] Embora exista grande variabilidade das concentrações de sódio no suor (460 mg/L a 2.070 mg/L), é recomendado a ingestão de 300-600 mg/h de sódio, em exercícios que excedam 2 horas, ou taxas de sudorese > 1 L/h.

A hiponatremia associada ao exercício físico (HAE), deve estar no foco dos atletas e das equipes, que fazem as orientações sobre a hidratação para atividade física, que envolvam resistência, principalmente, quando se passa de 2 horas de treinamento, como maratona, ultramaratona, triátlon, ciclismo etc. Muitas vezes, a HAE é assintomática, mas outras vezes pode levar à fadiga, sonolência, náuseas, vômitos, convulsões, coma e morte. O que acontece é a associação de consumo excessivo de líquidos, somado à diminuição de excreção de água, pela secreção inapropriada do hormônio antidiurético (ADH) ou vasopressina. Adicionalmente, ocorre a perda de sal pela sudorese e diurese. Interessantemente, não há uma associação definitiva entre a ingestão de sódio, durante essas atividades de resistência e a prevenção da hiponatremia. Portanto, mesmo em atletas que estejam fazendo a reposição hídrica com isotônicos, que apresentam concentrações de sódio inferiores às plasmáticas, deve-se considerar o risco de hiponatremia.[5-7]

O consenso internacional de HAE, de 2015, recomenda a ingestão de líquidos com base no peso corporal antes e após os treinos e na sensação de sede. Assim, se houver ganho de peso, após a atividade física, é porque houve excesso de ingestão de líquidos, aumentando o risco para hiponatremia. A sede, embora possa sofrer interferências individuais e da sensação de boca seca, ainda é um mecanismo útil para guiar a hidratação evitando, hiper ou hipohidratação.[5-7]

Comentários dos autores/*hot points*

- O consumo de carboidratos na alimentação de corredores é da ordem de 10-12 g/kg/dia. Com proteínas da alimentação em torno de 1,6-1,8 g/kg/dia.
- As características bioquímicas dos carboidratos podem auxiliar na escolha mais adequada.
- Proteínas de alto valor biológico são indicadas, podendo ou não advir de suplementos.
- A pesagem antes e após a atividade pode auxiliar na prescrição da hidratação.
- Atletas de *endurance* devem estar atento aos riscos de hiponatremia.

Referências bibliográficas

1. Maughan RJ, et al. IOC consensus statement: dietary supplements and the high-performance athlete. Br J Sports Med. 2018;0:1-17.
2. Position of the Academy of Nutrition and Dietetics, Dietitians of Canada, and the American College of Sports Medicine: Nutrition and Athletic Performance2016 by the Academy of Nutrition and Dietetics, American College of Sports Medicine, and Dietitians of Canada. 2016 by the Academy of Nutrition and Dietetics, American College of Sports Medicine, and Dietitians of Canada.http://dx.doi.org/10.1016/j.jand.2015.12.006.
3. Cozzolino & Cominetti. Bases Bioquímicas e fisiológicas da Nutrição. Edição 1. 2013.
4. Ross C, et al. Modern Nutrition in Health and Disease. 11th Edition. 2014.
5. Azevedo P, Pereira FWL, Paiva SAR. Água, Hidratação e Saúde. 1Documento técnico da Sociedade Brasileira de Alimentação e Nutrição - SBAN. Disponível em :http://sban.cloudpainel.com.br/source/Agua-HidrataAAo-e-SaAde_Nestle_.pdf.

Capítulo 8

Qual papel de suplementos na performance e imunomodulação de atletas?

• Carlos Alberto Werutsky • Paula Schmidt Azevedo

Os suplementos

Os suplementos alimentares são utilizados por atletas no mundo todo e em todos os níveis de atividade física. Cerca de metade da população adulta dos Estados Unidos usa alguma forma de suplemento alimentar. Embora haja diferenças regionais, culturais e econômicas, é provável que essa prevalência reflita dados mundiais. Os atletas descrevem diferentes razões para suas escolhas pelos suplementos, como: ter boa saúde, ingestão das necessidades diárias de macro e micronutrientes, ingestão de nutrientes específicos, manejo de deficiências de micronutrientes, melhorar performance, hipertrofia muscular, entre outros.[1]

Alguns suplementos estudados mostram-se com adequada evidência científica, p. ex., o uso da cafeína e creatina[2,3] (Tabela 8.1).

Corrigir deficiências e melhora da performance

Com relação à reposição de deficiências, os benefícios dos suplementos estão bem estabelecidos. Entretanto, em relação à melhora de performance, os estudos são muito heterogêneos e os níveis de evidência variáveis. A suplementação de cafeína e creatina são indicadas para atividades de força e explosão musculares. A suplementação de beta-alanina pode ajudar em exercícios com grande produção de ácido lático.[1]

Outros suplementos, como BCAA podem ser usados pós-treinos para recuperação proteica muscular. Mas, não substitui a suplementação de aminoácidos essenciais ou proteína intacta como a do soro do leite (whey protein).

Tabela 8.1: Exemplos de suplementos específicos, com boa evidência científica, em melhorar a performance dos atletas

Suplemento	Exemplo de protocolo estudado	Efeitos adversos e comentários
Cafeína anidra	Opção 1: 3 a 6 mg/kg, 60 minutos antes da atividade. Opção 2: < 3 mg/kg (≈ 200 mg) antes e durante a atividade, junto com o carboidrato.	Ansiedade, tremores, insônia, mas que são mais comuns com doses maiores. Porém, as doses maiores que 9 mg/kg não apresentam benefícios adicionais. Considerar o uso junto com carboidratos para otimizar a ação. Os efeitos diuréticos são discretos e não parecem atrapalhar a performance.
Creatina	Dose de ataque 20 g/dia (dividido em 4 doses) por 5 a 7 dias. Manutenção 3 a 5 g/dia.	Nenhum efeito adverso grave foi observado com uso por 4 anos, quando se respeitou os protocolos. Ganho de peso pode ocorrer, provavelmente, por retenção hídrica, o que pode atrapalhar atletas das modalidades que necessitem controle estrito de peso.
Beta-alanina	65 mg/dia divididos em 3 a 4 doses de 1,6 a 1,8 g/kg por 10 a 12 semanas.	Rash cutâneos e parestesia. Mais difícil de se observar benefícios em atletas com melhor preparo físico.
Bicarbonato	0,2 a 0,4 g/kg 60 a 150 minutos antes do exercício.	Efeitos gastrintestinais que podem ser limitantes. Para reduzi-lo, consumir com carboidratos, dividir em duas tomadas ou usar o citrato de sódio como alternativa.

Fonte: Adaptada da referência 1.

Melhora da inflamação

Considerando os aspectos inflamatórios, os estudos não são suficientes para se fazer recomendações. Se houver déficit claro de algum micronutriente, esse deve ser corrigido. Por exemplo, há moderado nível de evidência para se recomendar vitamina D (1.000 UI/dia) para manter suficiência, principalmente em meses de menor incidência solar. Já foram observados o uso de vitamina C para prevenir e de probióticos para limitar dias de sintomas de infecções respiratórias superiores. Poucos efeitos colaterais foram observados com essas medicações e, portanto, o nível de recomendação, para essas circunstâncias relacionadas à infecção respiratória, é moderada.[1]

Por outro lado, a suplementação de glutamina e de ômega-3 não se mostrou benéfica e, portanto, a recomendação é considerada limitada. Por fim, a vitamina E não deve ser utilizada, pois já foram observados aumento de infecção respiratória e efeitos pró-oxidantes.[1]

Comentários dos autores/*hot points*

- O uso de suplementos é praticado por cerca de 50% dos atletas em todo mundo.
- Alguns suplementos com creatina e cafeína exibem efeitos positivos em relação à performance, com muito pouco efeito adverso.
- A recomendação de suplementos, com fins imunomoduladores, ainda necessita de mais estudos e melhores evidências.
- As deficiências de micronutrientes devem ser corrigidas e os suplementos podem auxiliar nesse aspecto.

Referências bibliográficas

1. Maughan RJ, et al. IOC consensus statement: dietary supplements and the high-performance athlete. Br J Sports Med. 2018;0:1-17.
2. Gomez-Bruton A, Marin-Puyalto J, Muñiz-Pardos B, Matute-Llorente A, Del Coso J, Gomez-Cabello A, Vicente-Rodriguez G, Casajus JA, Lozano-Berges G. Does Acute Caffeine Supplementation Improve Physical Performance in Female Team-Sport Athletes? Evidence from a Systematic Review and Meta-Analysis. Nutrients. 2021; 13(10):3663.
3. Kreider RB, Kalman DS, Antonio J, Ziegenfuss TN, Wildman R, Collins R, Candow DG, Kleiner SM, Almada AL, Lopez HL. International Society of Sports Nutrition position stand: safety and efficacy of creatine supplementation in exercise, sport, and medicine. J Int Soc Sports Nutr. 2017 Jun 13;14:18.

Seção 5

Vitaminas e Antioxidantes

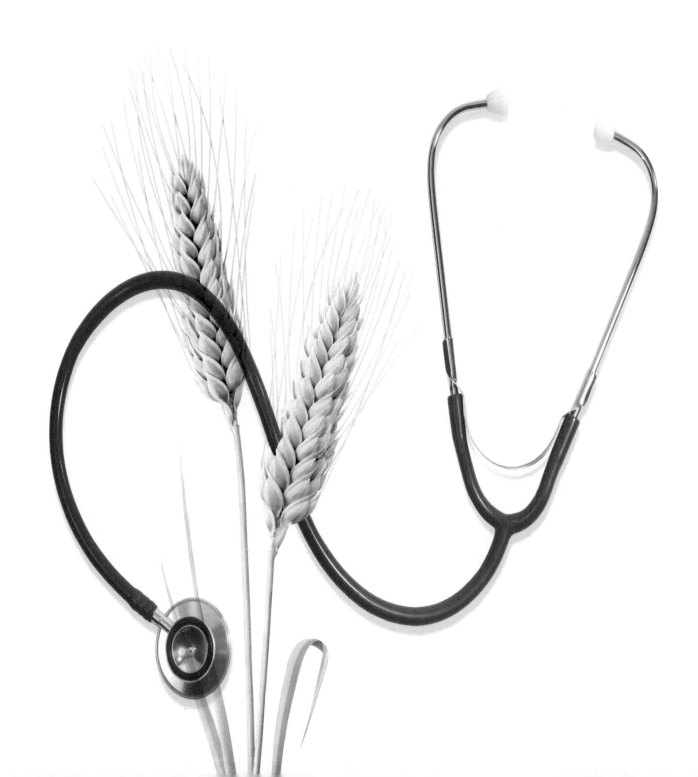

Síntese da Inteligência Didática

Estresse oxidativo: deve haver equilíbrio entre radicais livres e antioxidantes

Espécies reativas de oxigênio e nitrogênio	Antioxidantes naturais	Antioxidantes sintéticos
Dano celular: lesão DNA, proteína, lipídios	Proteção contra danos celulares	Podem atuar como pró-oxidantes
Participam de vias metabólicas que levam a alterações celulares, intersticiais, moleculares etc.	α-tocoferol, retinol, β-caroteno, vitamina C, vitaminas D e E	Estudos observacionais apontam para os riscos de uso de antioxidantes sintéticos na gênese de cânceres e DCV
Com isso, associam-se a doenças como câncer e doenças cardiovasculares	Dietas ricas em antioxidantes naturais – frutas, legumes, grãos integrais – promissores na prevenção de cânceres e doenças cardiovasculares (DCV)	Atentar para interação de antioxidantes de tabagismo no risco de câncer
Por outro lado, podem proteger organismo de células indesejadas e destruí-las, p. ex.: células cancerígenas.	Evitar excessos – por exemplo de frutas (> 200 g/dia) que se associa-se com diabetes *melittus*	Atentar para risco de DCV em vigência de uso de β-caroteno e vitamina A
Existe interação nutriente-genes que precisam ser esclarecidas		

Estimular consumo de antioxidantes naturais
As quantidades existentes nos hábitos alimentares saudáveis são seguros e benéficos

Capítulo 9

Suplementar ou ingerir pela alimentação?

• Ana Lúcia dos Anjos Ferreira • Artur Junio Togneri Ferron
• Carol Cristina Vagula de Almeida Silva • Fernando Moreto

O estresse oxidativo

O estresse oxidativo corresponde a um dos pilares patogênicos determinantes na maioria das doenças. Existem evidências que sugerem que a frequente ingestão de frutas e vegetais está associada a menor risco de desenvolvimento de doenças crônicas. É possível que o conjunto de antioxidantes (como polifenóis, vitamina C, vitamina E e carotenoides, presentes nas frutas e vegetais) possa prevenir ou reduzir a lesão provocada pela excessiva quantidade de espécies reativas do metabolismo de oxigênio e de nitrogênio (radicais livres) produzida pelo organismo.

Antioxidantes: ingestão dietética ou suplementação?

Entretanto, estudos usando intervenção com altas doses de suplementos antioxidantes sintéticos têm fracassado em mostrar efeito consistente protetor contra doenças crônicas. Uma possível explicação para essa aparente contradição é que o sistema antioxidante *in vivo* (o qual é finamente balanceado) requer uma quantidade adequada de antioxidantes lipofílicos e de antioxidantes hidrofílicos para que possa atuar apropriadamente. Embora seja ainda desconhecida, a concentração ótima de antioxidantes poderia ser alcançada via ingestão dietética (balanceada) de frutas e vegetais, mas não por meio de alta dose de um único ou uma limitada mistura de suplementos antioxidantes, o que poderia causar um desequilíbrio na "maquinaria" antioxidante, resultando em efeito pró-oxidante em alguns casos. Além disso, outros fitoquímicos abundantes em frutas e vegetais podem não apenas exercer uma única função biológica, como interagir sinergicamente com os antioxidantes já consagrados como promotores do efeito antioxidante.[1]

Vale enfatizar que, a eficácia do sistema antioxidante depende não apenas de um único antioxidante, mas do sinergismo e/ou da interação de vários antioxidantes. Esse fato limita a interpretação de resultados de exames que aferem individualmente componentes do sistema antioxidante. De fato, um valor de um antioxidante X, abaixo do valor de referência, pode não necessariamente refletir uma deficiência daquele antioxidante X, mas pode resultar de sua depleção em função de sua cooperação com outro antioxidante Y, por exemplo. Uma inadvertida (mas muito comum) administração do suplemento antioxidante X poderá desequilibrar o desempenho do sistema de defesa antioxidante. Recentemente, vários pesquisadores têm concentrado esforços no desenvolvimento de biomarcadores para determinar a capacidade antioxidante total em sistemas biológicos, como o biomarcador denominado TAP (*total antioxidant performance*), que afere o resultado final da interação e o sinergismo entre todos os componentes antioxidantes.[1]

Cautela na prescrição de antioxidantes

Portanto, são necessárias mais pesquisas que tenham como objetivo elucidar a conduta a ser tomada para melhorar o sistema de defesa antioxidante contra a lesão oxidativa. Além disso, mais estudos na área de polimorfismo e consequentemente as interações gene-nutriente poderão fornecer uma pista para os resultados inconscientes dos vários estudos de intervenção com antioxidantes em diversas doenças. Finalmente, deve ser destacada a cautela aos profissionais na prescrição de antioxidantes, especialmente os de origem sintética. Estudos que utilizam revisão sistemática/metanálise correspondem a um dos melhores instrumentos para acurácia do diagnóstico e tratamento e, portanto, devem nortear as condutas do nutrólogo.[1,2]

Comentários dos autores/*hot points*

- Os suplementos antioxidantes sintéticos não possuem efeitos preventivos e podem ser prejudiciais, com consequências indesejadas à nossa saúde, especialmente em populações bem nutridas.
- A fonte ideal de antioxidantes parece vir de nossa dieta e não de suplementos antioxidantes em pílulas ou comprimidos.

Referências bibliográficas

1. Ferreira ALA, Ferron AJT, Kitawara KAH, Silva CCVA, Moreto F, Correa CR, Soriano EA. Nutrologia e Estresse Oxidativo. In: Ribas-Filho D, Suen VMM. Tratado de Nutrologia, São Paulo: Manole; 2a. ed 2018. P. 525-546.
2. Bjelakovic G, Nikolova D, Gluud C. Antioxidant supplements and mortality. Curr. Opinion Clin Nutr. 2014; 17(1):40-4.

Capítulo 10

Suplementos vitamínicos e antioxidantes previnem câncer?

• Ana Lúcia dos Anjos Ferreira • Artur Junio Togneri Ferron
• Carol Cristina Vagula de Almeida Silva • Fernando Moreto

A carcinogênese e os antioxidantes

A carcinogênese é um processo complexo e multifatorial para a maioria dos tumores. Apenas 5% a 10%, de todos os casos de câncer, podem ser atribuídos a defeitos genéticos, enquanto, 90% a 95% são associados ao ambiente e estilo de vida (dieta, 30% a 35%; tabaco, 25% a 30%; infecção, 15% a 20%; obesidade, 10% a 20%; álcool, 4% a 6%; outros, 10% a 15%). Estudos observacionais têm indicado correlação positiva entre alto consumo de frutas e vegetais e redução do risco de câncer. Pesquisas robustas (revisões sistemáticas/metanálise) mostrando uma associação inversa, entre concentração plasmática de antioxidantes e risco de câncer, sustentam a afirmação do efeito benéfico de uma dieta bem balanceada em antioxidantes.[1]

Uso de antioxidantes na prevenção do câncer

O papel dos antioxidantes sintéticos

Estudo prévio (revisão sistemática/metanálise) avaliou o efeito de suplementação com antioxidantes sintéticos na prevenção de câncer (esôfago, estômago, intestino delgado, colorretal, pâncreas, fígado, vias biliares) em 20 estudos randomizados (211.818 participantes). β-caroteno, vitamina A, vitamina C, vitamina E e selênio foram os antioxidantes estudados. Os resultados mostraram que não há evidências para afirmar que suplementação com antioxidantes (individual ou em conjunto) previne o aparecimento de câncer. Ao contrário, foi verificado que a suplementação aumentou, significativamente, a mortalidade em estudos, nos quais a suplementação com β-caroteno foi associada, tanto à vitamina A, quanto à vitamina E. Recente estudo mostrou aumento da mortalidade por câncer quando utilizado como prevenção o β-caroteno (< 30 ou ≥ 30 mg/dia) ou vitamina A (≥ 25.000 UI/dia) e com a associação de vitamina A, vitamina E e outros antioxidantes (qualquer dose). Estudo prospectivo observacional avaliou 295.344 homens (livres de qualquer tipo de câncer no início do estudo) e identificou que o consumo de multivitamínicos dobrou o risco de desenvolvimento de câncer de próstata.[1]

O papel dos antioxidantes dietéticos

Por outro lado, antioxidantes dietéticos têm mostrado resultados mais promissores. Estudo prospectivo coorte (47.367 homens, livres de qualquer tipo de câncer no início do estudo; seguimento por 12 anos) mostrou que o aumento da frequência do uso de molho de tomate foi inversamente associado ao aparecimento de câncer de próstata (localizado, avançado ou metastático) em homens com idade inferior a 65 anos. Também foi identificado, que o resultado foi independente do tipo de óleo utilizado na preparação do molho. Os autores enfatizaram que o benefício pode estar associado ao licopeno (1.240 mg/g de tomate) e a outros importantes antioxidantes presentes no tomate, como β-caroteno (280 mg/g de tomate) e polifenóis (130 mg/g de tomate). O uso de tomate cru ou cozido (e derivados) também foi associado a proteção contra o risco de câncer de próstata em estudo de revisão sistemática/metanálise.[1] A ação protetora da dieta antioxidante contra o risco de desenvolvimento de câncer também tem sido observada por outros autores (revisão sistemática/metanálise) (qualquer sítio: grão integral (225 g/dia), β-caroteno, α-caroteno, β-criptoxantina, licopeno e α-tocoferol);[2] colorretal: antocianinas.[3]

Interação de antioxidantes com tabagismo

A associação entre câncer de pulmão e suplementação com antioxidantes sintéticos é de especial preocupação. Um grande número de estudos epidemiológicos observacionais demonstrou que indivíduos, que ingerem mais frutas e vegetais ricos em carotenoides e/ou que possuem níveis séricos mais altos de β-caroteno apresentam menor risco de câncer, particularmente, câncer de pulmão. Essa relação inversa tem sido particularmente forte, em pacientes com câncer de pulmão com histórico de tabagismo intenso. No entanto, existem evidências contraditórias de estudos recentes de intervenção humana usando suplementos sintéticos de β-caroteno. O aumento (18%) de risco para câncer de pulmão foi associado diretamente com ingestão de β-caroteno (20-30 mg/dia) e/ou vitamina E (50 mg/dia) em 29.133 participantes homens (50-69 anos) fumantes (sem problemas médicos) seguidos por 6 anos no estudo ATBC 1994. Utilizando população de 18.314 pessoas (fumantes ou sob exposição ao asbesto), outro estudo (CARET) foi interrompido em decorrência do aumento (28%) na incidência de câncer de pulmão naqueles que receberam associação de β-caroteno (30 mg/dia) e retinol (25.000 UI/dia). Por outro lado, o antioxidante via dieta mostrou proteção contra o risco de câncer de pulmão em estudo (sistemática/metanálise). A proteção foi observada com a alta ingestão de frutas (> 400 g/dia), vegetais (> 400 g/dia) ou da associação de frutas (> 400 g/dia) e vegetais (> 400 g/dia). No subgrupo "tabagistas atuais", foi verificada a proteção com alta ingestão de frutas (> 400 g/dia) apenas. Abordando a vitamina E dietética e risco de câncer de pulmão, recente estudo mostrou proteção em indivíduos fumantes e ausência de evidências nos que apresentavam ou não história de uso de tabaco.[1]

A associação entre uso de antioxidantes sintéticos e câncer de bexiga também foi avaliada por revisão sistemática/metanálise. Enquanto os suplementos não dietéticos (β-caroteno, vitaminas C, E, A e selênio) aumentaram o risco, os antioxidantes dietéticos protegeram contra o aparecimento do câncer de bexiga. Os antioxidantes dietéticos destacados no estudo foram vitamina A (fígado, gema ovo, óleo peixe, amarelos), vitamina E (cereal integral, óleo vegetal, gema, fígado), frutas em geral, frutas cítricas, vegetais crucíferos (couve-flor, espinafre, brócolis) e chá preto. Abordando, ainda, prevenção e suplementação sintética, outro estudo recente mostrou efeito prejudicial (câncer de bexiga) com a suplementação com β-caroteno (20-30 e 75 mg/dia) e ausência de efeito com vitamina A (25.000 a 40.000 UI/dia), vitamina C (50 a 400 mg/d) e vitamina E (50 a 400 mg/dia).[1] Aumento do risco de câncer de próstata foi também associado com suplementação de vitamina E (400 UI/dia) em estudo de coorte (7 a 12 anos)[4] e em estudo prospectivo randomizado.[5]

Utilizando aferição de capacidade antioxidante da dieta, recente revisão sistemática/metanálise identificou inversa associação entre risco de mortalidade por câncer e capacidade antioxidante da dieta em 102.945 participantes (30-80 anos) seguidos por 4,3-16,5 anos, sugerindo que a aderência a uma dieta rica em antioxidantes foi relacionada com a diminuição do risco de morte pela doença.[6] Porém, suplementos artificiais em altas concentrações exercem efeito oposto e potencialmente maléficos.[7]

Comentários dos autores/*hot points*

- As espécies reativas de oxigênio e nitrogênio (radicais livres) em concentrações moderadas são mediadores essenciais das reações pelas quais o organismo se isenta das células indesejadas.
- Se a administração de suplementos antioxidantes sintéticos diminui os radicais livres, pode interferir nos mecanismos defensivos essenciais para livrar o organismo das células danificadas, incluindo aquelas que são pré-cancerosas e cancerígenas.
- Nossas dietas normalmente contêm níveis seguros de vitaminas, mas suplementos antioxidantes de alto nível podem potencialmente afetar um importante equilíbrio fisiológico.[7]

Referências bibliográficas

1. Ferreira ALA, Ferron AJT, Kitawara KAH, Silva CCVA, Moreto F, Correa CR, Soriano EA. Nutrologia e Estresse Oxidativo. In: Ribas-Filho D, Suen VMM. Tratado de Nutrologia, São Paulo: Manole; 2a. ed 2018. P. 525-546.
2. Aune D, Keum N, Giovannucci E, Fadnes LT, Boffetta P, Greenwood DC, et al. (2018). Dietary intake and blood concentrations of antioxidants and the risk of cardiovascular disease, total cancer, and all-cause mortality: a systematic review and dose-response meta-analysis of prospective studies. Am J Clin Nutr. 2014;108(5):1069-91.
3. Wang X, Yang DY, Yang LQ, Zhao WZ, Cai LY, Shi HP. Anthocyanin Consumption and Risk of Colorectal Cancer: A Meta-Analysis of Observational Studies. J Am Coll Nutr. 2019;38(5):470-7.

4. Klein EA, Thompson IM Jr, Tangen CM, Crowley JJ, Lucia MS, Goodman, et al. Vitamin E and the risk of prostate cancer: the Selenium and Vitamin E Cancer Prevention Trial (SELECT). JAMA. 2011;306(14):1549-56.

5. Nicastro HL, Dunn BK. Selenium and prostate cancer prevention: Insights from the Selenium and Vitamin E cancer prevention trial (SELECT). Nutrients. 2013;5(4):1122-48.

6. Parohan M, Anjom-Shoae J, Nasiri M, Khodadost M, Khatibi SR, Sadeghi O. Dietary total antioxidant capacity and mortality from all causes, cardiovascular disease and cancer: a systematic review and dose-response meta-analysis of prospective cohort studies. Eur J Nutr. 2019; 58:2175; https://doi.org/10.1007/s00394-019-01922-9.

7. Bjelakovic G, Gluud C. Surviving Antioxidant Supplements. JNCI. 2007; 99(10):742-3.

Capítulo 11

Suplementos vitamínicos e antioxidantes previnem doença cardiovascular?

• Ana Lúcia dos Anjos Ferreira • Artur Junio Togneri Ferron
• Carol Cristina Vagula de Almeida Silva • Fernando Moreto

Doença cardiovascular e antioxidantes

Doença cardiovascular (DCV) é tipicamente caracterizada por estresse oxidativo, disfunção endotelial e inflamação crônica subclínica. Alto consumo de frutas, vegetais, ervas e condimentos está associado a baixo risco para DCV. Vários antioxidantes originados da dieta, incluindo α-tocoferol, retinol, β-caroteno, vitaminas D e E, têm sido inversamente associados a marcadores de estresse oxidativo ou inflamatório em estudos experimentais e estudos epidemiológicos. Contudo, o efeito de antioxidantes sintéticos sobre o risco para DCV mostra resultados conflitantes em estudos clínicos de intervenção.

O efeito dos antioxidantes sintéticos

De fato, uso diário de multivitamínicos sintéticos não reduziu risco de DCV (infarto miocárdio não fatal, acidente vascular cerebral não fatal, mortalidade por DCV) em estudo robusto (n = 14.641 homens; 45-73 anos) de coorte (11 anos).[1] Resultados similares foram verificados (revisão sistemática/metanálise) com uso isolado ou associado de antioxidantes sintéticos.[2] Aumento de risco para DCV foi identificado com o uso isolado de antioxidantes sintéticos (Vitamina A, β-caroteno) em estudo (revisão sistemática/metanálise) com 287.304 participantes (36-69 anos) que ingeriram o antioxidante por mais de 12 meses. Os resultados são conflitantes em relação à vitamina E. Estudos de revisão sistemática/metanálise reportaram prevenção de infarto do miocárdio [39 876 participantes; vitamina E (400-800 UI/dia) por 0,5-9,4 anos], redução do risco de mortalidade por DCV com baixas doses de vitamina E e aumento do risco de mortalidade de todas as causas, incluindo DCV (135.967 participantes) com altas doses de vitamina E (> 400 UI/dia por mais de 1 ano).[3]

O efeito dos antioxidantes dietéticos

Por outro lado, o efeito benéfico da dieta antioxidante na DCV tem sido apontado por vários estudos, p. ex., com β-caroteno e vitaminas C e E (prevenção de doença coronariana),[3] com flavonoides (mortalidade por DCV)[4] e com dieta do mediterrâneo (prevenção de um novo infarto do miocárdio)[5], (redução da incidência de DCV e do infarto do miocárdio; diminuição de mortalidade por DCV, incidência/mortalidade de doença coronariana, incidência de infarto do miocárdio e de acidente vascular cerebral nos indivíduos com alta aderência à dieta).[6] Recente revisão sistemática/metanálise identificou associação inversa entre risco de mortalidade por DCV e capacidade antioxidante da dieta em 102.945 participantes (30-80 anos) seguidos por 4,3-16,5 anos, sugerindo que a aderência a uma dieta rica em antioxidantes foi relacionada com a diminuição do risco de morte pela doença.[7]

Comentários dos autores/*hot points*

- O efeito de antioxidantes sintéticos na DCV é controverso, contudo, destaca-se o aumento de risco com o uso de β-caroteno e vitamina A.
- Por outro lado, há evidências de que o uso (e a frequência) da dieta antioxidante pode ter um papel protetor na DCV.

Referências bibliográficas

1. Sesso HD, Christen WG, Bubes V, Smith JP, MacFadyen J, Miriam Schvartz M, et al. Multivitamins in the prevention of cardiovascular disease in men: the Physicians' Health Study II randomized controlled trial. JAMA. 2012; 308(17):1751-60.
2. Ye Y, Li J, Yuan Z. Effect of antioxidant vitamin supplementation on cardiovascular outcomes: a meta-analysis of randomi-

zed controlled trials. PLoS ONE. 2013; 8(2): e56803; https://doi.org/10.1371/journal.pone.0056803

3. Ferreira ALA, Ferron AJT, Kitawara KAH, Silva CCVA, Moreto F, Correa CR, Soriano EA. Nutrologia e Estresse Oxidativo. In: Ribas-Filho D, Suen VMM. Tratado de Nutrologia, São Paulo: Manole; 2a. ed 2018. P. 525-546.

4. Grosso G, Micek A, Godos J, Pajak A, Sciacca S, Galvano F. et al. Dietary flavonoid and lignan intake and mortality in prospective cohort studies: Systematic review and dose-response meta-analysis. Am J Epidemiol. 2017;185(12):1304-16.

5. Mead A, Atkinson G, Albin D, Alphey D, Baic S, Boyd O, et al. Dietetic guidelines on food and nutrition in the secondary prevention of cardiovascular disease-evidence from systematic reviews of randomized controlled trials (second update, January 2006). J Hum Nutr Diet. 2006;19(6):401-19.

6. Becerra-Tomás N, Blanco Mejía S, Viguiliouk E, Khan T, Kendall CW, Kahleova, H. et al. Mediterranean diet, cardiovascular disease and mortality in diabetes: A systematic review and meta-analysis of prospective cohort studies and randomized clinical trials. Crit Rev Food Nutr. 2019; 1-21. https://doi.org/10.1080/10408398.2019.1565281.

7. Parohan M, Anjom-Shoae J, Nasiri M, Khodadost M, Khatibi SR, Sadeghi O. Dietary total antioxidant capacity and mortality from all causes, cardiovascular disease and cancer: a systematic review and dose-response meta-analysis of prospective cohort studies. Eur J Nutr. 2019; 58:2175; https://doi.org/10.1007/s00394-019-01922-9.

Capítulo 12

Existem efeitos colaterais?

• Ana Lúcia dos Anjos Ferreira • Artur Junio Togneri Ferron
• Carol Cristina Vagula de Almeida Silva • Fernando Moreto

O uso de antioxidantes sintéticos e efeitos colaterais

O selênio sintético (mineral, elemento traço) tem sido associado a prejuízo em algumas doenças. Recente revisão sistemática/metanálise mostrou associação direta entre o risco de diabetes *mellitus* tipo 2 (DM-2) e aumento da ingestão de selênio sintético e da concentração sérica do mineral.[1] O aumento do risco de DM-2 foi associado à suplementação de selênio (200 μg/dia) em estudo randomizado que seguiu participantes (n = 1.312; 63 anos) por 7,7 anos.[2] Recente estudo (caso-controle; 1.165 participantes; 65,8 ± 10,0 anos) mostrou associação direta entre risco para síndrome metabólica e concentração sérica de selênio. O resultado se manteve mesmo após ajustes por idade, gênero, tabagismo, ingestão de álcool, atividade física e índice de massa corporal (IMC).[3] Além disso, recente estudo (revisão sistemática/metanálise) com grande número de participantes mostrou que a suplementação com selênio aumentou risco de desenvolvimento de câncer de próstata, alopecia e dermatite.[1]

Robusta revisão sistemática/metanálise (n = 300.661 participantes, sendo 164.439 saudáveis e 68.111 doentes) revelou que o aumento da incidência de mortalidade (por qualquer causa) foi associado a suplementação com antioxidantes sintéticos (β-caroteno, vitamina E e vitamina A). O resultado ocorreu com qualquer dose de β-caroteno (1,2-50 mg/dia) ou de vitamina E (10-5.000 UI/dia). O estudo também verificou que a evidência de tal prejuízo, era maior, quanto maior a dose de vitamina A (1.333-20.000 U/dia). As doenças relatadas foram: gastrintestinal, cardiovascular, neurológica, ocular, dermatológica, reumática, renal, endocrinológica, e inespecífica.[4] O risco de ingestão de antioxidante sintético já havia sido observado anteriormente em relação a: câncer de pulmão (*vs.* β-caroteno e ou vitamina E), de bexiga (*vs.* β-caroteno, vitaminas C, E, A e selênio), de próstata (*vs.* vitamina E), como relatado neste capítulo.

Ingestão de frutas e risco de DM-2

A quantidade de ingestão de frutas também pode interferir nos resultados. Avaliando apenas estudos onde os participantes (homens e mulheres; n = 27.940) receberam o diagnóstico de DM-2 durante o seguimento (coorte, 6 a 25 anos), recente metanálise mostrou que a ingestão de frutas acima de 200 g/dia foi associada a aumento do risco de DM-2. Por outro lado, a ingestão abaixo de 200 g/dia foi associada a redução do risco da doença.[5]

Comentários dos autores/*hot points*

- Existem preferencialmente riscos de efeitos adversos com o uso de antioxidantes sintéticos.
- Os antioxidantes originados da dieta têm sido associados a benefícios, com a ressalva de que alta quantidade de frutas (acima de 200 g/dia) pode aumentar o risco para DM-2.

Referências bibliográficas

1. Vinceti M, Filippini T, Del Giovane C, Dennert G, Zwahlen M, Brinkman M, et al. Selenium for preventing cancer. Cochrane Database Syst Rev. 2018, (1). DOI: 10.1002/14651858 CD005195.pub4.
2. Stranges S, Marshall JR, Natarajan R, Donahue RP, Trevisan M, Combs GF, et al. Effects of long-term selenium supplementa-

tion on the incidence of type 2 diabetes: a randomized trial. Ann Intern Med. 2007; 147:217-23.

3. Lu CW, Chang HH, Yang KC, Chiang CH, Yao CA, Huang KC. Gender Differences with Dose-Response Relationship between Serum Selenium Levels and Metabolic Syndrome-A Case-Control Study. Nutrients. 2019; 11(2), 477; doi:10.3390/nu11020477.

4. Bjelakovic G, Nikolova D, Gluud C. Antioxidant supplements to prevent mortality. JAMA. 2013;310(11):1178-9.

5. Li S, Miao S, Huang Y, Liu Z, Tian H, Yin X, et al. Fruit intake decreases risk of incident type 2 diabetes: an updated meta--analysis. Endocrine. 2015; 48(2): 454-60.

Seção 6

Glúten e Lactose

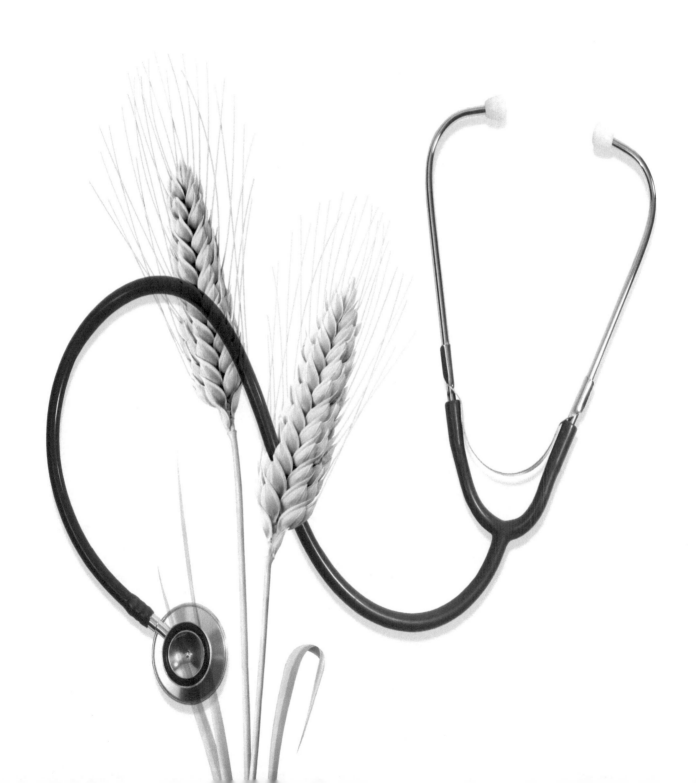

Síntese da Inteligência Didática

Glúten e lactose: restringir apenas se houver doença comprovada

Glúten	Lactose
Restringir se houver doença celíaca	Restringir se houver deficiência de lactase
Diagnóstico por vários métodos: p. ex.: sorologia (anticorpo transglutaminase e anticorpo antiendomísio) e biópsia de intestino delgado	Diagnóstico por vários métodos: p. ex.: teste de tolerância à lactose e biópsia de intestino com dosagem de lactase
Fazer diagnóstico diferencial com sensibilidade aos FODMAPs	Fazer diagnóstico diferencial com rafinose e estaquiose; sucralose, fibras, suplementos de fibras, manitol, sorbitol e síndrome do cólon irritável
Restrição em indivíduos saudáveis podem contribuir com alterações da microbiota e ganho de peso	Restrição em indivíduos saudáveis podem contribuir com deficiência de cálcio e prejuízo da saúde óssea
As dietas pobres em glúten são também pobres em fibras como oligofrutose e inulina, que são essenciais para a manutenção da microbiota saudável	Produtos não lácteos apresentam baixa biodisponibilidade de cálcio
	Portanto, na intolerância a lactose, deve-se reduzir a ingestão de derivados lácteos, e não restringi-los totalmente
	Queijos e iogurtes são opções de alta biodisponibilidade de cálcio e menor teor de lactose, que o leite

Capítulo 13

Glúten – quando é necessário restringir?

• Olga Maria Silverio Amancio

Retira-se o glúten da alimentação quando o indivíduo apresenta os sintomas de má absorção: diarreia, dor abdominal, flatulência, anorexia, náusea e vômito após o consumo de preparações com trigo, centeio, cevada e malte. Ao longo do tempo, em crianças observa-se baixo ganho de peso e estatura. Situação conhecida como doença celíaca.[1]

Independentemente da condição clínica dessa doença, a terapia básica para pacientes celíacos consiste na exclusão de preparações contendo trigo, centeio, cevada e malte.

Além disso, a aveia também deve ser excluída porque normalmente é contaminada com trigo. Dois trabalhos recentes relataram em pacientes celíacos, o desenvolvimento de resposta imunológica às aveninas da aveia, e isso, em função da variação na toxicidade de alguns cultivares.[2,3] Esse resultado, no entanto, carece de confirmação.

No entanto, desde 2004, as vendas de produtos sem glúten vêm crescendo em torno de 30% ao ano, apesar de não ter havido nenhum aumento correspondente na incidência da alergia ao glúten. Esse aumento exponencial parece ser devido à adesão de indivíduos saudáveis à dieta sem glúten.[4]

Comentários dos autores/*hot points*

- A restrição dietética de glúten só deve ser adotada na vigência de doença celíaca.

Referências bibliográficas

1. Gaesser GA, Angadi SS. Gluten-Free Diet: Imprudent Dietary Advice for the General Population? J Acad Nutr Diet. 2012; 112:1330-1.
2. Silano M, Dessi M, De Vincenzi M, Cornell H. In vitro tests indicate that certain varieties of oats may be harmful to patients with coeliac disease. J Gastroenterol Hepatol. 2007; 22:528-31.
3. Comino I, Real A, de Lorenzo L, Cornell H, López-Casado MA, Barro F, et al. Diversity in oat potential immunogenicity: basis for the selection of oat varieties with no toxicity in coeliac disease. Gut. 2011; 60:915-22.
4. NPD group. Percentage of U.S. adults trying to cut down or avoid gluten in their diets reaches new high in 2013, reports NPD. https://www.npd.com/wps/portal/npd/us/news/press-releases/percentage-of-us-adults-trying-to-cut-down-or-avoid-gluten-in-their-diets-reaches-new-high-in-2013-reports-npd/ (accessed November 2021).

Como investigar a doença celíaca

• Olga Maria Silverio Amancio

Investigação por sorologia

Os anticorpos mais importantes são anticorpo transglutaminase e anticorpo antiendomísio.[1]

Investigação por teste genético

Celíacos e cerca de 30% da população em geral apresentam os alelos HLA-DQ2 e DQ8. Portanto, esse teste tem alta sensibilidade e baixa especificidade ou seja, um teste negativo afasta a possibilidade de doença celíaca e um teste positivo não permite fechar o diagnóstico.[2]

Investigação por biópsia do intestino delgado

Obtendo-se pelo menos quatro fragmentos do duodeno distal a fim de verificar o que caracteriza a doença celíaca: infiltração linfocitária intraepitelial, proliferação e hipertrofia das criptas e atrofia parcial ou total das vilosidades, resultando em hipoplasia da constituição do intestino delgado.[3,4]

Diferença entre doença celíaca e sensibilidade aos FODMAPs

O diagnóstico de doença celíaca deve ser realizado para que essa doença não seja confundida com a sensibilidade aos FODMAPs, que são carboidratos fermentáveis, de cadeia curta e pouco absorvíveis: oligossacarídeos, dissacarídeos, monossacarídeos e polióis, que levam a uma sintomatologia semelhante a da doença celíaca.[5] Embora, os FODMAPs sejam encontrados em grãos que contêm glúten, como trigo, cevada e centeio, também são encontrados em produtos alimentícios sem glúten, incluindo brócolis, alho, cebola, maçã e abacate.

A sensibilidade aos FODMAPs foi primeiramente descrita como sendo uma sensibilidade não celíaca ao glúten.[6,7] Entretanto, um dos grupos de pesquisa que havia descrito a sensibilidade não celíaca ao glúten, a partir da utilização de metodologia mais rigorosa, mostrou que não há efeito do glúten em indivíduos com autorrelatada sensibilidade não celíaca ao glúten depois de redução dietética dos FODMAPs.[5]

Comentários dos autores/*hot points*

- Para o diagnóstico de doença celíaca utiliza-se, preferencialmente, a sorologia e a biópsia do intestino delgado.
- Deve-se tomar cuidado para não confundir doença celíaca com sensibilidade aos FODMAPs.

Referências bibliográficas

1. Sdepanian VL, Galvão LC. Doença celíaca. In: Lopez FA, Campos Jr D. Tratado de pediatria. 2ed. Barueri: Manole 2009;819-27.
2. Kaukinen K, Partanen J, Maki M, Collin P. HLA-Dq typing in the diagnosis of celiac disease. Am J Gastroenterol. 2002;97(3):695-9.
3. Fasano A, Catassi C. Current approaches to diagnosis and treatment of celiac disease: an evolving spectrum. Gastroenterology. 2001;120:636-51.
4. Hill ID, Dirks MH, Liptak GS, Colletti RB, Fasano A, Guandalini S et al. Guideline for the diagnosis and treatment of celiac disease in children: recommendations of the North American Society for Pediatric Gastroenterology, Hepatology and Nutrition. J Pediatr Gastroenterol Nutr. 2005;40:1-19.
5. Biesiekierski JR, Peters SL, Newnham ED, Rosella O, Muir JG, Gibson PR. No effects of gluten in patients with self-reported non-celiac gluten sensitivity after dietary reduction of fermentable, poorly absorbed, short-chain carbohydrates. Gastroenterology. 2013;145:320-8.
6. Biesiekierski JR, Newnham ED, Irving PM, Barrett JS, Haines M, Doecke JD, et al. Gluten causes gastrointestinal symptoms in subjects without celiac disease: a double-blind randomized placebo-controlled trial. Am J Gastroenterol. 2011;106:508-14.
7. Sapone A, Bai JC, Ciacci C, Dolinsek J, Hadjivassiliou M, Kaukinen K, et al. Spectrum of gluten-related disorders: Consensus on new nomenclature and classification. BMC Med. 2012;10:13.

Capítulo 15

Quais os benefícios e efeitos adversos da restrição do glúten em indivíduos não celíacos?

• Olga Maria Silverio Amancio

Não há evidência científica suficiente para assumir que indivíduos saudáveis se beneficiariam do consumo de uma dieta sem glúten.

Tais indivíduos, justificam a utilização desses produtos, por acharem que são mais saudáveis, que ajudam na perda de peso e que melhoram o desconforto gastrintestinal.

Porém, dados epidemiológicos mostram que os celíacos com excesso de peso não apresentam perda de peso sob uma dieta sem glúten;[1] e, em crianças celíacas, em idade escolar e com dieta sem glúten, são relatados aumentos no índice de massa corporal (IMC) e na prevalência de obesidade.[2] É importante notar que as dietas sem glúten são frequentemente pobres em cereais integrais e fibras, ingestão que é inversamente proporcional ao IMC.[3] Isso pode explicar parcialmente o aumento de peso em celíacos.

Com relação à alegada melhora do desconforto gastrintestinal, sabe-se que a dieta influencia a composição e a função imunológica da microbiota intestinal, bem como a saúde do hospedeiro, em pacientes com doenças relacionadas a alimentos.

Especificamente, a dieta sem glúten em indivíduos saudáveis tem efeito deletério na microbiota.[4] Isso porque essa dieta leva também a diminuição na ingestão de oligofrutose e inulina, que são fibras solúveis, essenciais para a manutenção de uma microbiota saudável.

Em consequência, ocorre desequilíbrio entre as bactérias, com diminuição das residentes: bifidobactéria, lactobacilos e bifidobactéria longo e aumento das patológicas: enterobactérias e *Escherichia coli*. Além de diminuir a habilidade de bactérias fecais em estimular a produção de citocinas, por células mononucleares de sangue periférico: TNF-α e interleucinas 10 e 8.[4]

Comentários dos autores/*hot points*

- Dieta sem glúten, em indivíduos saudáveis, além de não levar à perda de peso, tem efeito adverso sobre o equilíbrio da microbiota intestinal.

Referências bibliográficas

1. Dickey W, Kearney N. Overweight in celiac disease: Prevalence, clinical characteristics, and effect of a gluten-free diet. Am J Gastroenterol. 2006; 101:2356-9.
2. Valletta E, Fornaro M, Cipolli M, Conte S, Bissolo F, Danchielli C. Celiac disease and obesity: Need for nutritional follow-up after diagnosis. Eur J Clin Nutr. 2010; 64:1371-2.
3. Marcason W. Is there evidence to support the claim that a gluten-free diet should be used for weight loss? J Am Diet Assoc. 2011; 111:1786.
4. De Palma G, Nadal I, Collado MC, Sanz Y. Effects of a gluten--free diet on gut microbiota and imune function in healthy adult human subjects. Br J Nutr. 2009;102(8):1154-60.

Capítulo 16

Lactose – quando é necessário restringir?

• Olga Maria Silverio Amancio

O consumo de lactose deve ser restrito quando o indivíduo apresenta diminuição da atividade da enzima lactase, resultando na intolerância à lactose, que é o conjunto de sintomas em decorrência da má absorção de lactose pelo enterócito.

A etnia parece estar envolvida na deficiência de lactase[1], de tal sorte que a sua prevalência é de 80% em negros, asiáticos, mongóis, esquimós e israelitas[2]; de 70% em sicilianos; 6% em australianos, 9% em neozelandeses[3] e de 20% a 25% em brasileiros.[4]

A dose de lactose tolerada pelos indivíduos é diferente. Alguns não necessitam excluir totalmente o leite e produtos lácteos. Segundo alguns autores, o teor de 12 g é tolerado sem sintomas.[5-7]

Na Tabela 16.1, observa-se em queijos e iogurtes, valores baixos de lactose. Isso ocorre porque no processo de fabricação desses produtos, a lactose é fermentada por *Streptococcus thermofilus e Lactobacillus bulgaricus*.[8] Além disso, essas culturas apresentam a enzima β-galactosidase, que continua ativa no produto, facilitando a quebra da lactose no trato digestório.

Comentários dos autores/*hot points*

- Os indivíduos devem ser diagnosticados com intolerância à lactose e de acordo com a sintomatologia, o consumo de leite e produtos lácteos deve ser reduzido e não excluído, principalmente para adolescentes e adultos jovens.

Tabela 16.1: Teor de lactose (g) do leite e de produtos lácteos

Alimentos	Porção (g ou mL)	Teor de lactose (g)
Leite	200	8,0-10,0
Leite condensado	100	7,2
Leite desnatado	200	9,6
Requeijão*	100	4,4
Queijo de cabra*	100	0,9
Parmesão*	100	0,1
Cheddar muçarela *brie**	100	0,1
Iogurte natural*	100	4,7
Iogurte fruta*	100	4,0
Iogurte líquido*	100	4,0

Streptococcus thermofilus e Lactobacillus bulgaricus β-galactosidase.[8]
Fonte: Adaptada de Hertzeler *et al.*, 1996; McBean, Miller, 1998 e Borges *et al.*, 2010.

Referências bibliográficas

1. Mattar R, de Campos Mazo DF, Carrilho FJ. Lactose intolerance: diagnosis, genetic, and clinical factors. Clin Exp Gastroenterol 2012;5:113-21.
2. Rusynyk RA, Still CD. Lactose intolerance. J Osteopath Assoc 2001;101:S10-S12.
3. Vesa TH, Mateau P, Korpela R. Lactose intolerance. J Am Coll Nutr 2000;19(Suppl 2):165-75.
4. Sevá-Pereira A. Milhões de brasileiros não toleram um copo de leite. Rev GED 1996;15(6):196-200.
5. Suarez FL, Saviano DA, Levitt MD. Review article: the treatment of lactose intolerance. Aliment Pharmacol Ther 1995;9(6):589-97.
6. Hertzeler SR, Huynh BL, Saviano DA. How much lactose is low lactose? J Am Diet Assoc 1996;96:243-6.
7. Mc Bean LD, Miller GD. Allaying and fallacies about lactose intolerance. J Am Diet Assoc 1998;98:671-6.
8. Borges T, Ferreira I, Pinho O et al. Quanta lactose há no meu iogurte? Portuguese J Pediatr 2010;41(2):75-8.

Capítulo 17

Como avaliar a deficiência de lactase?

• Olga Maria Silverio Amancio

O diagnóstico de deficiência de lactase pode ser realizado por vários meios.

Biópsia da mucosa intestinal: dosagem de lactase

A biópsia é realizada por endoscopia e apesar das boas sensibilidade (95%) e especificidade (100%) é invasivo e de alto custo.[1]

Teste de tolerância à lactose

Após a dosagem da glicemia de jejum, é realizada a sobrecarga de lactose com 2 g/kg até 50 g, por via oral. O sangue é coletado para dosagem de glicemia aos 15, 30, 60 e 90 minutos após a sobrecarga. O aumento da glicemia, em relação à glicemia de jejum, inferior a 20 g/dL indica má absorção ou intolerância. Apresenta 78% de sensibilidade e 93% de especificidade.[2]

Avaliação do pH fecal

A acidez fecal indica que a lactose não foi absorvida e chegou ao cólon, foi fermentada formando ácidos graxos de cadeia curta – AGCC que confere acidez às fezes.

Dosagem de hidrogênio (H_2) no ar expirado

Em jejum, é dosado o H_2 em amostra do ar expirado, seguido do consumo de 25 g de lactose, por via oral e por coleta de amostras do ar expirado. Aumento na dosagem de H_2, em relação à dosagem de jejum, indica resultado positivo. É um exame demorado, laborioso, provoca sintomas e deve ser realizado por médico.[2]

Genotipagem

A lactase está codificada no gene LCT, localizado na região cromossômica 2q.21 apresentando alta expressão em recém-nascidos.

Após o período de lactação, a expressão LCT diminui e alguns adultos perdem a capacidade de metabolizar a lactase. Porém, alguns adultos retêm essa capacidade, conhecida como lactase persistente[3], uma condição dominante que aparece no norte da Europa, a partir de mutações no gene MCM6, adjacente ao gene LCT, agindo como promotor da expressão gênica da enzima lactase.

Em europeus, o polimorfismo associado a lactase persistente é MCM6 – 13910C>T (rs4988235), onde a presença do alelo T determina a persistência da enzima.

Em afro-americanos e asiáticos o polimorfismo é muito baixo e não pode ser relacionado com a lactase persistente, o que aponta para diferenças étnicas envolvidas na determinação de fenótipos específicos[4], em que pese esse teste apresentar 100% de sensibilidade e 96% de especificidade, não necessitar de preparo, de jejum e não desencadear sintomas.

Diagnósticos diferenciais

É muito importante que o diagnóstico da deficiência de lactase seja feito de maneira adequada, uma vez que outras causas podem levar aos mesmos sintomas[4]:

- Rafinose e estaquiose: carboidratos para os quais o ser humano não tem a enzima α-galactosidase que os quebra, resultando em mecanismo de ação no intestino idêntico ao que ocorre na intolerância à lactose. Estão

presentes no feijão, brócolis, batata, couve-flor e cebola.
- Sucralose, fibras e suplementos de fibras (carboidratos); manitol e sorbitol (álcoois derivados de carboidratos) todos amplamente distribuídos nos alimentos.
- Síndrome do cólon irritável.

Comentários dos autores/*hot points*

- Deve-se excluir outras causas que apresentem a mesma sintomatologia, antes de retirar a lactose da alimentação.

Referências bibliográficas

1. Escoboza PML, Fernandes MIM, Peres LC, Einerhand ACW, Galvão LC. Adult-type hipolactasia: clinical, morphological and functional characteristics in Brazilian patients at University Hospital. J Pediatr Gastroenterol Nutr 2004;39:361-5.
2. Suchy FJ, Brannon PM, Carpenter TO, Fernandez JR, Gilsanz V, Gould JB et al. NIH Consensus Development Conference: Lactose intolerance and health. NIH Consensus and State-of-the-Science Statements 2010;27(2):1-27.
3. Enattah NS, Sahi T, Jarvela I. Identification of a variant associated with adult-type hypolactasia. Nat Genet 2002;30:233-7.
4. Mattar R, de Campos Mazo DF, Carrilho FJ. Lactose intolerance: diagnosis, genetic, and clinical factors. Clin Exp Gastroenterol 2012;5:113-21.

Capítulo 18

Quais os benefícios e efeitos adversos da restrição da lactose para indivíduos não deficientes?

• Olga Maria Silverio Amancio

Não há evidência científica de que indivíduos saudáveis sejam beneficiados pela retirada da lactose da dieta. Essa prática refere-se a modismo alimentar, muito provavelmente desencadeado pela autopercepção de intolerância à lactose, que na maioria das vezes, não é confirmada por diagnóstico; ou ainda, por confusão entre alergia à proteína do leite de vaca e intolerância à lactose.

A restrição da lactose e a deficiência de cálcio

O efeito adverso reside na retirada de leite e produtos lácteos da alimentação que leva a diminuição considerável do consumo de cálcio, que é o mineral mais abundante no organismo, com clara função estrutural, já que 99% se encontra nos ossos.[1] É inegável a importância do seu consumo para a aquisição e manutenção da massa óssea e para a redução do risco e tratamento da osteoporose.[2]

O leite é o alimento-fonte de cálcio que apresenta a melhor biodisponibilidade. Do cálcio dietético, aproximadamente 70% provêm do leite e produtos lácteos.[3] É possível obter fontes de cálcio na dieta sem o consumo de leite, mas a recomendação de ingestão diária desse mineral é elevada[4] (Tabela 18.1) e difícil de ser alcançada sem o consumo de lácteos.

A lactose, proteínas e fosfolípidos do leite contribuem para a absorção intestinal do cálcio, mantendo-o na forma solúvel, até que ele alcance o intestino grosso e seja absorvido por vias não saturáveis e independentes de vitamina D.[5] Nos alimentos vegetais, a presença de fitatos, oxalatos e taninos, diminui a biodisponibilidade de cálcio pela metade, podendo chegar até 1/10.[4] Poucos vegetais, principalmente os verde-escuros, são boas fontes do mineral, com cerca de 16% de biodisponibilidade.

A comparação entre o leite/iogurte e outras fontes absorvíveis de cálcio (Tabela 18.2) mostra a necessidade de consumo de 255 g de brócolis, 212 g de couve e ainda 1.122 g de espinafre, para que o organismo receba a mesma quantidade de cálcio que receberia pelo consumo de um copo de leite ou um de iogurte[6], ressaltando que uma porção desses vegetais varia de 70 a 85 g. O que leva a concluir que os laticínios são as melhores fontes do mineral[7] e que os alimentos não lácteos, não são substitutos nutricionalmente equivalentes ao leite e produtos lácteos.

Tabela 18.1: Recomendação de ingestão diária de cálcio

Faixa etária	RDA (mg/dia)
Masculino e feminino	
0-6 meses	200
7-12 meses	260
1-3 anos	700
4-8 anos	1.000
9-13 anos	1.300
14-18 anos	1.300
19-50 anos	1.000
51-70 anos	1.000 (M) – 1.200 (F)
> 70 anos	1.200
Gestante e lactante	
≤ 18 anos	1.300
19-50 anos	1.000

M: masculino; F: feminino.
Fonte: Adaptada de IOM, 1997.[4]

Tabela 18.2: Comparação entre o leite e outras fontes absorvíveis de cálcio

Alimento	Porção (g)	Cálcio (mg)	Absorção (%)	Ca absorvível* estimado (mg)	Equivalência 1 copo de leite
Leite	200	244	32,1	78,3	1
Iogurte	200	244	32,1	78,3	1
Brócolis	71	35	61,3	21,5	3,6 (255 g)
Couve	85	61	49,3	30,9	2,5 (212 g)
Espinafre	85	115	5,1	5,9	13,2 (1.122 g)

Folhas: porção ½ xícara.
*Calculado: teor de Ca × absorção.
Fonte: Adaptada de Weaver, Heaney, 1991.[6]

Comentários dos autores/hot points

- A recomendação de ingestão diária de cálcio é elevada para permitir aquisição e manutenção da massa óssea.
- O cálcio, a partir de leite e produtos lácteos, apresenta alta biodisponibilidade.
- Os alimentos não lácteos, não são substitutos do leite e produtos lácteos, quanto ao fornecimento de cálcio.

Referências bibliográficas

1. Buzinaro EF, Almeida RNA, Mazeto GMFS. Biodisponibilidade do cálcio dietético. Arq Bras Endocrinol Metab 2006;50(5):852-61.
2. Patrick L. Comparative absorption of calcium sources and calcium citrate malate for the prevention of osteoporosis. Altern Med Rev 1999;4(2):74-85.
3. Huth PJ, Dirienzo DB, Miller GD. Major scientific advances with dairy foods in nutrition and health. J. Dairy Sci 2006;89:1207-21.
4. IOM- Institute of Medicine (US). Dietary references intake of calcium, phosphorus, magnesium, vitamin D and fluoride. Washington DC: National Academy Press; 1997.
5. FAO- Food and Agricultural Organization. Milk and dairy products in human nutrition. Rome: FAO, 2013.
6. Weaver CM, Heaney RP. Isotopic exchange of ingested calcium between labeled sources. Evidence that ingested calcium does not form a common absorptive pool. Calcif Tissue Int 1991; 49(4):244-7.
7. Guéguen L, Pointillart A. The bioavailability of dietary calcium. J Am Coll Nutr 2000;19(Suppl):119-36.

Seção 7

Água

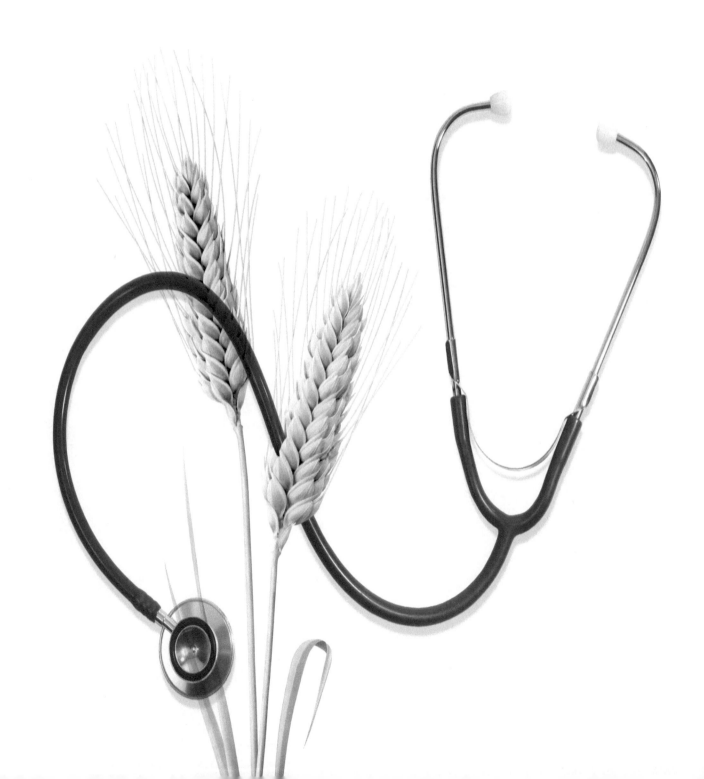

Síntese da Inteligência Didática

Água e hidratação

Balanço hídrico

Água: maior componente do corpo humano

Balanço hídrico (BH): ingestão + produção − perdas (pele, pulmões, trato gastrointestinal e urina)

O BH sofre influência da atividade física, condições metabólicas e climáticas

Hidratação

Sede principal mecanismo de proteção contra desidratação. 1%-3% de perda de líquidos, já desencadeiam a sensação de sede

A água presente nos alimentos também devem ser consideradas, assim como a água das bebidas como sucos e leite

Ingerir ≈ 2,0 L líquidos para mulheres e ≈ 2,5 L para homens. Idosas 1,6 L e Idosos 2,0 L

Bebidas não água podem ter vantagens de manter hidratação por mais tempo, porém, vem acompanhada de energia e outros nutrientes. Portanto, avaliar a situação

Características da água

As águas minerais disponíveis no Brasil, não são ricas em eletrólitos e portanto, para indivíduos saudáveis não há preferência por nenhuma delas

O pH da água, configurando em águas alcalinas ou ácidas também não influenciam no estado de saúde

Para indivíduos que tenham alguma doença de base, como insuficiência cardíaca, doença renal etc. que precisem de restrição de algum eletrólito, deve-se observar os componentes da água mineral

A água que chega pela torneira e filtrada, assim como as águas minerais engarrafadas são todas aprovadas para o consumo e possuem característica físico-químicas seguras

Desidratação

Os idosos e crianças têm maior risco para desidratação e portanto, deve-se oferecer água a eles ativamente. Ou seja, não esperar que eles tenham sede

Idosos em *delirium* devem sempre ser avaliados quanto a desidratação

A desidratação leve e crônica está associada a constipação, litíase renal, alterações de atenção e memória etc.

A desidratação aguda deve ser avaliada quanto a sua gravidade, pois pode levar a choque hipovolêmico

Capítulo 19

Quanto ingerir?

- Matheus Fernando Leal Pereira • Mariana Bordinhon de Moraes
- Filipe Welson Leal Pereira • Paula Schmidt Azevedo

Qual a necessidade diária de água?

A quantidade de água necessária para o bom funcionamento do organismo é variável, considerando que essa pode ser afetada pelo clima, roupas, atividades físicas ou outros fatores. Isso dificulta a criação de recomendações específicas para o total de água que deve ser ingerida diariamente.[1,2]

Necessidade diária de água em adultos

Com relação aos adultos, sabe-se que mulheres têm menores necessidades de ingestão hídrica que homens, devido a menor massa corporal e menor proporção de água corporal. Estima-se que a necessidade do total de água para homens sedentários é de aproximadamente 2,5 L por dia, podendo aumentar até 6 L em caso de atividades físicas ou temperaturas quentes. Apesar das poucas informações disponíveis, é provável que as necessidades para mulheres sejam menores, em torno de 0,5 L, em relação aos homens.[1] Devido à ausência de evidência, o Institute of Medicine (IOM) não pode estabelecer seus níveis de recomendação (EAR e RDA) para a ingestão de água. Porém, o IOM propôs o valor da ingestão adequada (IA) para a água total, com o objetivo de prevenir os efeitos deletérios da desidratação. O valor de IA para ingestão de água total, de homens e mulheres, de 19 a 30 anos, é de 3,7 L e 2,7 L, respectivamente, segundo o IOM.[3] O volume total ingerido é obtido pela ingestão de água (81%), mais aquela contida nos alimentos (19%).[3] A European Food Safety Authorithy (EFSA) recomenda 2,5 L para homens e 2 L para mulheres.[1] O limite superior (UL) não foi determinado, por causa da capacidade de o indivíduo sadio excretar o excesso de água e manter a homeostase interna. Entretanto, a toxicidade de água foi descrita em indivíduos que ingeriram grandes quantidades de líquido, em um período muito curto de tempo, excedendo em muito, a taxa máxima de excreção renal (0,7 a 1 L/hora).[3,4]

As mulheres necessitam de maior aporte de fluidos em situações específicas, como gestação e lactação. O IOM recomenda que haja aumento no consumo em torno de 0,3 L, por dia, para gestantes e 1,1 L, por dia, para mulheres em amamentação, enquanto a EFSA recomenda aumento de 0,7 L, por dia, para lactantes.[1]

Necessidade diária de água em idosos e crianças

As necessidades de água nos idosos não são diferentes daquelas para os adultos jovens. Entretanto, existe uma série de condições, tanto fisiológicas, quanto mórbidas, que alteram o balanço hídrico nessa população específica, colocando-os sob maior risco em relação a estados de desidratação.[5]

Crianças apresentam diferenças fisiológicas importantes, em comparação aos adultos, como sua maior área de superfície em relação à massa corpórea, a menor habilidade para produzir suor e maior metabolismo da água, além de que, recém-nascidos apresentam 75% do peso corpóreo composto por água, sendo essa a maior proporção de água corpórea em toda a vida do indivíduo.[1,3]

Na Tabela 19.1, estão discriminados os valores de IA, de acordo com a faixa etária, emitidos pelas organizações citadas acima.[2]

O Ministério da Saúde, em seu guia de alimentação para a população brasileira (2014), explica que o balanço diário de água é controlado por sofisticados sensores localizados em nosso cérebro e em diferentes partes do nosso corpo. Esses sensores nos

Tabela 19.1: Comparação das recomendações de ingestão adequada (IA) de água entre organizações de saúde europeia e americana[2]

Estágios de vida	Idade	EFSA 2010 (mL/dia)	IOM 2004 (mL/dia)
Lactente	0-6 meses	680 através de leite	700
	6-12 meses	800-1.000	800
	1-2 anos	1.100-1.200	1.300
Crianças	2-3 anos	1.300	
	4-8 anos	1.600	1.700
	9-13 anos, homens	2.100	2.400
	9-13 anos, mulheres	1.900	2.100
	14-18 anos, homens	2.500	3.300
	14-18 anos, mulheres	2.000	2.300
Adultos e idosos	Homens	2.500	3.700
	Mulheres	2.000	2.700
Gestantes	> 18 anos	2.300	3.700
Lactentes	> 18 anos	2.600-2.700	2.700

EFSA: European Food Safety Authority; IOM: Institute of Medicine.

fazem sentir sede e nos impulsionam a ingerir líquidos sempre que a ingestão de água não é suficiente para repor a água que utilizamos ou eliminamos. Atentar para os primeiros sinais de sede e satisfazer de pronto a necessidade de água sinalizada por nosso organismo é muito importante. Esclarece ainda que a água ingerida deve vir predominantemente do consumo de água como tal e da água contida nos alimentos e preparações culinárias.[6]

Orientações do guia de alimentação para a população brasileira

O guia de alimentação para a população brasileira, do Ministério da Saúde, de 2005, registra as seguintes orientações: 1) incentivar o consumo de água, independentemente de outros líquidos; 2) as pessoas devem ingerir no mínimo 2 litros de água por dia (6 a 8 copos), preferencialmente entre as refeições; essa quantidade pode variar de acordo com a atividade física e a temperatura do ambiente; 3) promover a oferta ativa e regular de água às crianças e aos idosos ao longo do dia.[7]

Comentários dos autores/*hot points*

- Não há valor único a ser considerado para recomendação de ingestão diária no Brasil e no mundo, pois as necessidades variam de modo importante, de um dia a outro.
- Apesar disso, existem recomendações quanto a valores de ingestão adequada de água, que variam de acordo com sexo e faixa etária. Parâmetros fisiológicos, como a sede, devem servir de guia para o consumo em adultos saudáveis.
- Situações de atenção especial são encontradas em crianças, idosos, gestantes e lactantes.

Referências bibliográficas

1. Benelam B, Wyness L (2010) Hydration and health: a review. Nutr Bull. 35: 3 25.
2. Armstrong LE, Johnson EC (2018) Water Intake, Water Balance, and the Elusive Daily Water Requeriment. Nutrients. 10, 1928.
3. IOM (2004) Dietary Reference Intakes for water, potassium, sodium, chloride, and sulfate. Dietary Reference Intakes. Washington: National Academic Press. pp. 73-185.
4. Otten JJ, Hellwig JP, Meyers LD (2006) Water. In: Otten JJ, Hellwig JP, Meyers LD, editors. Dietary reference intakes: the essential guide to nutrient requirements. Washington DC: National Academic Press. pp. 156-176.
5. Aranceta-Bartrina J, Gil A, Marcos A, Perez-Rodrigo C, Serra-Majem L, et al. (2016) Conclusions of the II International and IV Spanish Hydration Congress. Toledo, Spain, 2nd-4th December, 2015. Nutr Hosp 33: 308.
6. Brasil (2014) Ministério da Saúde - Secretaria de Atenção à Saúde - Coordenação-Geral da Política de Alimentação e Nutrição. Guia alimentar para a população brasileira. 2a Ed. Série A Normas e Manuais Técnicos. Brasília- DF: MINISTÉRIO DA SAÚDE - Secretaria de Atenção à Saúde - Coordenação-Geral da Política de Alimentação e Nutrição.
7. Brasil (2005) Guia alimentar para a população brasileira. Série A Normas e Manuais Técnicos. Brasília- DF: MINISTÉRIO DA SAÚDE- Secretaria de Atenção à Saúde- Coordenação-Geral da Política de Alimentação e Nutrição.

Capítulo 20

Eletrólitos na água mineral do Brasil – são relevantes?

• Matheus Fernando Leal Pereira • Mariana Bordinhon de Moraes
• Filipe Welson Leal Pereira • Paula Schmidt Azevedo

Água mineral no Brasil: fontes e composição

As águas minerais brasileiras são obtidas diretamente de fontes naturais e/ou artificiais captadas de origem subterrânea e devem conter uma quantidade definida, constante e limítrofe de sais minerais e oligoelementos.[1,2] A composição química da água mineral é o resultado final de uma série de fatores relacionados com o clima, distância dos oceanos, tipo de rocha que ela atravessa, profundidade de circulação no aquífero e também a eventual atuação de contaminação de origem antrópica.[3]

O consumo de água envasada cresceu progressivamente em todo o mundo. No período entre 1940 e 2015, o consumo de água envasada *per capita* anual subiu de 6 L para 140 L na França. O motivo pelo qual os consumidores passaram a preferir a água envasada foram, principalmente, devido a percepções organolépticas, particularmente o sabor, e como alternativa saudável a outras bebidas.[4,5] Os dados da Agência Nacional de Mineração (ANM), revelam que, em 2019, o Brasil detinha mais de mil áreas de lavras de águas minerais e potáveis de mesa, das quais, 45% na região Sudeste e 17% na região Sul.[5] Internacionalmente, o Brasil ocupa o quinto lugar, no consumo de água engarrafada e o Estado de São Paulo (SP), responde por quase um terço da produção nacional.[4]

Independentemente da fonte (superficial ou subterrânea), a água pode servir de veículo para vários agentes biológicos e químicos, sendo necessário observar os fatores que podem interferir negativamente na sua qualidade.[2] Desse modo, a preservação das características da água mineral, desde sua coleta na fonte, até chegar ao consumidor final, é responsabilidade da indústria, que se utiliza da rotulagem, por meio das características físico-químicas contidas no rótulo, como ferramenta de informação ao consumidor.[1]

Os eletrólitos

Os eletrólitos são minerais que auxiliam na regulação e no controle do equilíbrio dos fluidos do corpo humano e são encontrados na água mineral. Esses minerais regulam o equilíbrio ácido-básico, a irritabilidade nervosa e muscular e a pressão osmótica; facilitam a transferência de compostos pelas membranas celulares e compõem tecidos orgânicos.[6] Possuem funções sinérgicas entre si, visto que o excesso ou deficiência de um interfere no metabolismo do outro.[6] Dessa modo, os minerais contidos nas águas engarrafadas podem contribuir para a ingestão dos eletrólitos necessários para o nosso corpo.

O estudo de Teramoto et al.[5], avaliou, geoquimicamente, as águas envasadas dos aquíferos cristalinos das regiões Sudeste e Sul do Brasil, e investigou os possíveis mecanismos relacionados à interação com a rocha que controlam a composição química dessas águas. Foram reunidas 31 análises químicas de águas, que apresentam graus distintos de interação com a rocha, e que foram mensuradas pela concentração do íon bicarbonato (HCO_3^-). Águas pouco mineralizadas eram provenientes de recarga recente, do tipo misto. Águas mais mineralizadas eram do tipo bicarbonatadas, variando do sódico ao cálcico, ambas com elevada proporção de magnésio. O sódio e parte do cálcio na água eram provenientes da hidrólise de plagioclásios, enquanto o potássio era proveniente da dissolução de feldspato potássico.[5]

Os minerais

Bertolo et al.[3] e Bulia et al.[4] analisaram, hidrogeoquimicamente, 303 marcas de águas minerais envasadas no Brasil e 68 amostras de água engarrafadas em conjunto com 10 réplicas de 54 diferentes localidades, respectivamente. Bertolo et al.[3] encontrou baixa mineralização (resíduo seco [RS] < 100 mg/L) e baixo pH (≈ 6,0), identificando que essas águas fazem parte de sistemas de fluxos de natureza predominantemente rasa (< 70m) e de curto tempo de trânsito no aquífero. Especificamente, eles destacaram que as águas das regiões Central e Norte do país, são de baixíssima mineralização (RS < 30 mg/L). Além disso, os dados hidroquímicos desse estudo, indicam que cerca de um terço das águas minerais brasileiras, situam-se em contexto aquífero de elevada vulnerabilidade natural à contaminação, e que um quarto dessas águas, embora quimicamente potáveis, apresentam algum sinal de alteração na composição química, ocasionada por atividade antrópica, como indicada pela ocorrência do íon nitrato (de 3 a 49 mg/L).[3] Bulia et al.[4] mostraram que a água mineral engarrafada do Estado de São Paulo, apresenta concentrações de minerais muito baixas (condutividade elétrica [CE] = 11-511 µS/cm, mediana 121 µS/cm), entretanto, esses valores de CE são baixos quando comparados aos dados sobre água mineral da Europa. Tais características contrastantes são atribuíveis à diferença litológica regional devido à presença de minerais mais solúveis, como carbonatos, sulfatos e haloides que influenciam algumas das águas subterrâneas europeias. Com relação ao pH das amostras de água engarrafada houve variação considerável (5,3-9,9), mas a maioria das amostras (54%) era neutra (6,5-7,5). Os valores de sílica (9,9-76 mg/L) foram relativamente altos em comparação aos da água mineral europeia (mediana de 13,9 mg/L). A classificação hidrogeoquímica da água engarrafada foi, principalmente, do tipo Na-Ca-HCO$_3$, semelhante à água mineral europeia, que é principalmente do tipo Na-Ca-HCO$_3$.[4]

Características da água mineral no Brasil

Os valores limites máximos de eletrólitos para 100 mL de água envasada no Brasil, são de 25 mg, 6,5 mg, 50 mg e 60 mg para cálcio, magnésio, potássio e sódio, respectivamente.[1] A água adicionada de sais deverá conter no mínimo 30 mg/L dos seguintes sais: bicarbonato de cálcio, bicarbonato de magnésio, bicarbonato de potássio, bicarbonato de sódio, carbonato de cálcio, carbonato de magnésio, carbonato de potássio, carbonato de sódio, cloreto de cálcio, cloreto de magnésio, cloreto de potássio, cloreto de sódio, sulfato de cálcio, sulfato de magnésio, sulfato de potássio, sulfato de sódio, citrato de cálcio, citrato de magnésio, citrato de potássio e citrato de sódio.[1]

Assim como no estudo de Rebelo et al.[7], foram coletadas as informações de composição química provável, em mg/L, e características físico-químicas (pH e resíduo pós-evaporação a 180 ºC) que constam em rótulos das águas minerais engarrafadas de fontes naturais mais consumidas e disponíveis no mercado brasileiro (Tabela 20.1).

Nas informações coletadas, verifica-se que, de uma maneira geral, as águas têm baixo teor em cálcio, o qual variou de < 0,5 a 31mg/l, conforme é visto na Tabela 20.1. O baixo teor em bicarbonato, também foi observado, variando de 10,1 a 168 mg/L. O conteúdo de magnésio variou de 0,9 a 16,5 mg/L.

O pH das principais marcas de água envasadas no Brasil encontra-se entre 5,2 a 8,1, com a maioria deles em pH neutro (Tabela 20.1). Com relação ao sódio, adultos saudáveis devem consumir até 1,5 g de sódio e 2,3 g de cloreto, por dia, para substituir a quantidade perdida diariamente pelo suor e outros meios.[8] Indivíduos idosos, afro-americanos e com doenças crônicas, incluindo hipertensão, diabetes e doença renal, são especialmente sensíveis aos efeitos do sal na pressão arterial e devem consumir em quantidade diminuída.[8] Na análise das águas brasileiras, a quantidade de sódio encontra-se entre 1,1 a 38,7 mg/L e de cloreto de 0,2 a 50,7 mg/L (Tabela 20.1). Dentro da mesma marca de água mineral, pode haver variação de sódio e outros eletrólitos, pois dependem da fonte onde a água foi extraída. Dessa maneira, é possível que você encontre valores diferentes do apontado na Tabela 20.1, que serve de exemplo de algumas águas. O potássio variou de 0,8 a 9,5 mg/L (Tabela 20.1). A recomendação de potássio em adultos saudáveis é de 4,7g por dia e ele é essencial para a síntese de glicogênio e proteínas.[6]

Com base nesse levantamento, os dados mostram que nossas fontes de águas minerais diferem bastante das descritas em outros mercados, como o europeu, que dispõem de águas muito mais ricas em cálcio e em bicarbonato.[7] Essas águas possuem eletrólitos em sua composição, dependendo da marca e do tipo de aquífero, em maior ou menor quantidade, dessa maneira, pode ocorrer variações na ingestão de eletrólitos.[9] Essas variações são totalmente equilibradas por meio de mecanismo regulatório interno em indivíduos saudáveis.[6] Sendo assim, o impacto

Tabela 20.1: Composição química das águas minerais engarrafadas de fontes naturais mais consumidas e disponíveis no mercado brasileiro

Marcas/ componentes (mg/L*)	Crystal (Fonte São Bento)	Minalba (Fonte Água Santa)	Minalba Premium (Fonte Água Santa)	Indaiá (Fonte Esmeralda)	Santa Joana (Fonte Mumbeca II)	Bonafont – Danone	Lindoya – Verão (Fonte São José)	Nestlé – Pureza Vital
pH a 25 °C	5,3	8,1	8,1	7,1	5,2	5,6	6,7	7,3
Bicarbonato	11,9	105,8	105,8	150,4	10,1	23,9	94,5	169
Sódio	7,1	1,1	1,1	38,7	6,6	2,12	11,5	4,2
Cloreto	8,8	0,2	0,2	50,7	10,6	0,5	9,2	10,8
Nitrato	2,2	0,7	0,7	1,06	2,5	3,9	10,4	5,15
Cálcio	1,8	17,3	17,3	17,7	< 0,5	4,7	17,3	31
Magnésio	1,6	9,8	9,8	15,9	0,9	1,3	7,2	16,5
Potássio	0,8	1,4	1,4	9,5	6,8	1,7	2,9	4
Brometo	0,04	NI	NI	NI	0,03	0,01	NI	0,03
Fluoreto	0,03	0,04	0,04	0,2	0,03	0,1	0,06	0,11
Bário	0,03	0,03	0,03	0,2	0,1	0,099	0,01	0,06
Estrôncio	0,01	0,02	0,02	0,2	0,02	0,133	NI	0,02
Sulfato	NI	NI	0,1	9,6	1,7	0,2	2,4	1,1
Lítio	NI	NI	NI	0,01	NI	NI	NI	NI

*Valores em mg/L, exceto pH, dado em valor absoluto.
NI: não informado.
Fonte: Autoria própria.

da ingestão de eletrólitos por meio do consumo das águas minerais brasileiras sobre a saúde dos indivíduos saudáveis não é tão preocupante, porém essa análise é individual e depende de cada indivíduo, observando-se caso a caso.

Comentários dos autores/*hot points*

- A composição das águas minerais brasileiras varia de acordo com o tipo de aquífero e da marca que a envasa.
- A quantidade de minerais presente nas águas brasileiras difere entre si, de modo significativo, porém, em seus valores absolutos, não parecem apresentar impactos na população saudável, devendo isso ser reavaliado em casos de situações mórbidas que necessitem de controle hidreletrolítico.

Referências bibliográficas

1. Resolução RDC no 274, de 22 de setembro de 2005. In ANVISA- Agência Nacional de Vigilância Sanitária; 2005.
2. Cunha HFA, Lima DCI, Brito PN de F, et al. Physicochemical and microbiological quality of mineral water and the legislation standards. Ambiente E Agua - Interdiscip J Appl Sci. 2012;7(3):155-65.
3. Bertolo R, Hirata R, Fernandes A. Hidrogeoquímica das águas minerais envasadas do Brasil. Rev Bras Geociências. 2016;37(3):515-29.
4. Bulia IL, Enzweiler J. The hydrogeochemistry of bottled mineral water in São Paulo state, Brazil. J Geochem Explor. 2018;188:43-54.
5. Teramoto EH, Navarro J, Chang HK. Avaliação geoquímica das águas envasadas de aquíferos cristalinos no sul e sudeste do brasil. Rev Inst Geológico. 2019;40(2):53-67.
6. Waitzberg L D, Hafez C B V. Nutrição oral, enteral e parenteral na prática clínica. 4th ed. Atheneu; 2009.
7. Rebelo MAP, Araujo NC. Águas minerais de algumas fontes naturais brasileiras. Rev. Assoc. Med. Bras. [Internet]. 1999; 45(3): 255-260.
8. Padovani RM, Amaya-Farfán J, Colugnati FAB, Domene SMÁ. Dietary reference intakes: aplicabilidade das tabelas em estudos nutricionais. Rev Nutr. 2006;19(6):741-60.
9. Allowances NRC (US) S on the TE of the RD. Water and Electrolytes [Internet]. National Academies Press (US); 1989 [cited 2020 Jan 30]. Available from: https://www.ncbi.nlm.nih.gov/books/NBK234935/

Capítulo 21

O pH da água exerce algum efeito sobre a saúde?

• Paula Schmidt Azevedo • Filipe Welson Leal Pereira • Marcos Ferreira Minicucci

Segundo a classificação europeia, as águas podem ser divididas em ácidas pH < 6,8; neutras pH 6,8-7,2 e básicas pH > 7,2.[1] A Organização Mundial da Saúde (OMS) diz que não é possível estabelecer uma recomendação sobre o melhor pH de água para consumo, pois não se evidencia danos com a ingestão das águas disponíveis para o consumo, até o momento, sejam elas, ácidas, básicas ou neutras.[2]

Dietas ácidas e alcalinas

O conceito de que a dieta atual ocidental, rica em proteínas, produz excesso de ácido, que poderia provocar várias doenças das sociedades modernas, como osteoporose, câncer e doenças cardiovasculares, e que dietas alcalinas, ricas em frutas, legumes e cereais, poderiam prevenir e curar essas doenças vem sendo amplamente difundido, porém sem comprovação científica. De fato, as dietas alcalinas como a dieta do mediterrâneo são também ricas em potássio e cálcio, pobre em sódio e em gorduras saturadas.[3] Dessa maneira, seus benefícios devem-se a sua composição em geral e não ao seu pH.

A hipótese, a favor da dieta alcalina, sugere que para alcançar uma carga mais alcalina, é preciso consumir mais frutas e vegetais com apenas uma ingestão moderada de proteínas. Em ensaio clínico randomizado, o pH sistêmico, no entanto, elevou-se muito pouco utilizando-se dieta alcalina. As alterações encontradas no pH sistêmico foram apenas 0,014 unidades, enquanto o pH da urina aumentou 1,02 unidades.[4] Esse estudo revela que as dietas alcalinas podem alterar o pH da urina, pois as bases ingeridas estão sendo excretadas, mas não alterar o pH do sangue.[4]

Além disso, uma revisão do conjunto de evidências saúde óssea descobriu que a hipótese não é suportada e não há evidências de que alterar a carga ácida da dieta melhora a saúde óssea.[5,6]

Hipóteses para falta de benefício da água alcalina

Uma das razões fisiológicas, para a falta de comprovação científica robusta, sobre os efeitos da água alcalina está na fisiologia do equilíbrio ácido-básico. Começando pelo trato gastrintestinal, o pH do estômago é ácido em torno de 2,5 a 4,0. Quando o alimento chega ao estômago, as células parietais secretam ácido clorídrico para a luz, enquanto reabsorvem o bicarbonato (Figura 21.1). Então, a elevação transitória do pH sanguíneo após a ingestão alimentar é normalmente observada, pela reabsorção de bicarbonato. O pH do estômago, entretanto, mantém-se ácido, de modo que pode secretar mais ácido para manter esse pH baixo. A água não apresenta propriedades de tamponamento importantes. Assim, a mistura de 1 L de água, mesmo com pH básico, com o ácido clorídrico, do suco gástrico, não é capaz de elevar o pH do estômago para mais de 4,0.[7] Adicionalmente, o pH ácido é importante para a

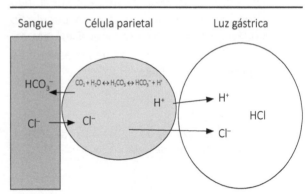

Figura 21.1: Secreção ácida e absorção de bicarbonato pelo estômago (Fonte: Figura elaborada pelos autores).

digestão dos alimentos e para a absorção de alguns micronutrientes como o ferro e cálcio.[8]

Após a absorção dos componentes da água, faz-se importante discutir sobre o equilíbrio ácido-básico sanguíneo. O pH sanguíneo normal varia de 7,35 a 7,45 e reflete a expressão logarítmica da concentração de hidrogênio.[7] O principal ácido produzido pelo organismo é o gás carbônico, que é volátil e eliminado pelos pulmões. Outros ácidos fixos como ácido fosfórico, sulfúrico, ácido lático, corpos cetônicos são tamponados, principalmente pelo bicarbonato e eliminados pelo rim. Qualquer alteração nas concentrações de ácidos do organismo, para mais ou para menos, ativa a resposta compensatória do organismo. Por exemplo, se houver excesso de bicarbonato, aumentando o pH sanguíneo, em algumas horas o indivíduo consegue reter ácido carbônico pelos pulmões e em 24 a 36 horas passa a eliminar o excesso de bicarbonato pelos rins. Da mesma maneira, se houver aumento de substâncias ácidas, rapidamente o indivíduo hiperventila, eliminando o gás carbônico e em 24-36 h existe retenção renal de bicarbonato para manutenção do pH dentro do limite normal.[7]

Portanto, os estudos que avaliam a administração de água alcalina mostram pH sanguíneo normal, aumento do pH urinário e aumento da excreção de bicarbonato pela urina. De fato, esses achados são totalmente esperados de acordo com os mecanismos regulatórios expostos acima. Em outras palavras, sempre que o organismo saudável estiver exposto ao excesso de bases, vai aumentar a excreção dessas para manter o pH.[8]

Evidências não mostram benefícios da água alcalina

Em 2011, Fenton *et al.* realizaram metanálise com os estudos encontrados na literatura. Assim, puderam observar 592 pacientes quanto à ingestão de dieta ácida e desfechos clínicos, como a reabsorção óssea, nesse caso, osteoporose. O estudo não mostrou associação causal entre dieta ácida e osteoporose.[5]

Em 2016, o mesmo grupo investigou os efeitos da sobrecarga ácida, da água alcalina com aparecimento de câncer. Encontraram apenas um estudo de coorte de qualidade, que não permite associação causal ou protetora do consumo de água alcalina e câncer.[5]

Portanto, são necessários novos estudos e de qualidade para que se possa fazer alguma alegação sobre o papel da água mineral alcalina sobre o metabolismo ósseo.

Em revisão sistemática publicada por Gianfredi *et al.*[9], observou-se que águas pesadas, comumente encontradas na Europa, associaram-se a menor risco cardiovascular. Embora essas águas possuam pH mais básico, os efeitos benéficos foram relacionados com a concentração de cálcio e magnésio e não com seu nível de acidez. Os autores, no entanto, ressaltam que os vieses encontrados nos estudos diminuem sua qualidade e impedem de se poder fazer recomendações sobre esses nutrientes.[9]

É importante lembrar, ainda, sobre os efeitos adversos da administração de bicarbonato, (que muitas vezes é a base utilizada para alcalinizar a água), p. ex., hipernatremia, hipervolemia, hipoxemia, hipocalcemia, acidose liquórica paradoxal, alcalose de rebote etc.

Outro ponto já abordado é que substâncias básicas prejudicam a digestão, impedem a absorção de nutrientes e favorecem a proliferação bacteriana, que em um segundo momento podem associar-se com peritonite, pneumonia etc.[10] Adicionalmente, o trato gastrintestinal tolera muito mais o pH ácido, já que o pH do estômago é 2,5, do que básico. Aqui, vale lembrar, as lesões esofágicas gravíssimas induzidas pela soda cáustica (em torno de 14), pois o esôfago não tolera pH muito básico.[3]

Por fim, ao fazer uma busca nas redes de internet pelo assunto, observamos pessoas da área da saúde ou não, fornecendo receitas de água alcalina. Nessas receitas vemos a sugestão de 10 g de bicarbonato de sódio em 20 L de água (0,5 g/L). Considerando o consumo de 2 L dessa água por dia, teríamos o consumo de 1 grama de bicarbonato (16,3 mEq) por dia. Na prática clínica, quando o indivíduo apresenta doença que necessita de alcalinização da urina são necessários em torno de 70-140 mEq para se alterar o pH urinário. Além disso, quando usado como antiácido a dose de bicarbonato de sódio é de 2,5 a 4,0 g por dia. Ou seja, ingerir 0,5 g (16,3 mEq) por dia, provavelmente não exercerá qualquer efeito.

Comentários dos autores/*hot points*

- A água não apresenta propriedades de tamponamento importantes.
- O equilíbrio ácido-básico de um organismo saudável vai manter o pH entre 7,35-7,45, independentemente do pH da água ingerida.
- Não há evidências científicas para se recomendar a favor ou contra o consumo de água alcalina.

Referências bibliográficas

1. Diduch M, Polkowska Z, Namiesnik J. Chemical Quality of Bottled Waters: A Review. J Food Science 2011;76:178-96.
2. Guideline for drinking-water quality. 2011. 4th edition, page. World Health Organization. Available in www.who.org
3. Fenton TR, Huang T. Systematic review of the association between dietary acid load, alkaline water, and cancer. BMJ Open 2016;6: e010438.
4. Buclin T, Cosma M, Appenzeller M, et al. Diet acids and alkalis influence calcium retention in bone. Osteoporos Int 2001;12:493-9.
5. Fenton TR, Tough SC, Lyon AW, et al. Causal assessment of dietary acid load and bone disease: a systematic review &meta-analysis applying Hill's epidemiologic criteria for causality. Nutr J 2011;10:41.
6. Bonjour J.P.Nutritional disturbance in acid-base balance and osteoporosis: a hypothesis that disregards the essential homeostatic role of the kidney. BJN 2013110, 1168-1177.
7. Adeva-Andany MM, Carneiro-Freire N, Donapetry-García C, Rañal-Muíño E, López-Pereiro Y. The importance of the ionic product for water to understand the physiology of the acid-base balance in humans. Biomed Res Int. 2014;2014:695281.
8. Pereira FWL, Paiva SAR, Azevedo-Gaiolla, PS. Série de publicações ILSI Brazil: funções plenamente reconhecidas dos nutrientes v.5) Água. 2a edição. São Paulo, IlSI-Br.
9. Gianfredi V, et al. Cardiovascular diseases and hard drinking waters: implications from a systematic review with meta-analysis of case-control studies. J Water Health 2017;15:31-40.
10. Schubert ML. Gastric secretion. Curr Opin Gastroenterol. 2008;24(6):659-64.

Água ou outras bebidas

- Marcos Ferreira Minicucci • Paula Schmidt Azevedo
- Filipe Welson Leal Pereira • Sergio Alberto Rupp de Paiva

Panorama do consumo de água e outras bebidas

O consumo e a preferência por água ou outras bebidas é bastante variável.[1] Aspectos econômicos, culturais e climáticos, são exemplos de fatores que influenciam nessas escolhas. Guelinkx *et al.* observaram o consumo de água e outras bebidas em crianças, adolescentes e adultos de 13 países.[2,3] Observou-se que, de modo geral, a maior parte dos líquidos consumidos por crianças e adolescentes, são compostos de água, seguido de leite, refrigerantes e sucos. Os adolescentes consomem mais refrigerante e bebidas quentes e menos leite que as crianças. A ingestão média de água foi de 738 ± 567 mL.[1,2] Entretanto, existem variações entre os países. Na China e Indonésia há maior consumo de água, contribuindo para a ingestão diária total de líquidos (ILD). Argentina e Polônia contam com grande consumo de bebidas quentes e refrigerantes. No Brasil, a contribuição da água é semelhante ao consumo de leites e derivados e de sucos, em crianças de 4 a 9,9 anos. Já em adolescentes, no Brasil, água e suco contribuem de maneira semelhante para a ILD.[2]

Com relação aos adultos, p. ex., Espanha, França, Turquia, Irã, Indonésia e China apresentam grande consumo de água, contribuindo com 47% a 78% da ingestão de líquidos. Por outro lado, Alemanha, Reino Unido, Polônia e Japão preferem bebidas quentes, que perfazem 28% a 50% da ingestão de líquidos, a água contribui apenas com 18% a 32%. No Brasil, Argentina e México, a contribuição de sucos e refrigerantes (28% a 41%) é semelhante à da água (17% a 39%).[3]

Riscos e benefícios da ingestão de outras bebidas que não a água

Uma das preocupações com o consumo de líquidos diferentes da água é que se ingere quantidade energética adicional. Dessa maneira, a recomendação da Organização Mundial de Saúde (OMS), é para que a ingestão de energia, proveniente das bebidas, não ultrapasse 10%. No Brasil, esse fato é relevante, pois observou-se que nosso país apresentou a segunda maior porcentagem de pessoas que consomem mais energia proveniente de bebidas, do que o recomendado.[2,3]

Se por um lado existe a preocupação com a ingestão de açúcares e calorias provenientes das bebidas, por outro, as bebidas diferentes da água podem ser úteis em algumas situações, em que se necessite maior tempo de hidratação e reposição de outros nutrientes.

O índice de hidratação das bebidas (*beverage hydration index* – BHI) que significa a capacidade que o organismo tem de reter líquido após 2 horas de sua ingestão é uma ferramenta proposta para avaliar o poder de hidratação da bebida. Dessa maneira, em ensaio clínico randomizado, com adultos jovens que receberam diferentes bebidas, observou-se que a solução de reidratação oral, suco de laranja, leite desnatado ou integral, apresentaram maior índice de hidratação do que a água. Adicionalmente, o suco de laranja favoreceu balanço positivo de potássio. O consumo dessas bebidas pode ser vantajoso em população que apresentam maior risco de desidratação como os idosos ou aqueles não terão acesso à água por algumas horas.[4]

O café e os chás que possuem cafeína também devem ser computados como consumo de líquidos. O chá tem o mesmo índice de hidratação da água e o café discretamente menor. Apesar de a cafeína inibir a secreção da vasopressina, favorecendo a diurese e desidratação, esse achado costuma ocorrer com ingestão superior a 300 mg/dia. Em geral, consumimos 96 a 112 mg/dia.[4]

Comentários dos autores/*hot points*

- O consumo de água e outras bebidas sofre influência, como culturais e climáticas.
- O consumo, principalmente de sucos, no Brasil é alto, o que leva a maior consumo de energia e açúcares.
- Leites e suco de laranja têm maior índice de hidratação do que a água, podendo ser estratégia útil para hidratar pessoas em risco de desidratação. Entretanto, também são as bebidas mais calóricas.

Referências bibliográficas

1. Azevedo P, Pereira FWL, Paiva SAR. Água, Hidratação e Saúde. Documento técnico da Sociedade Brasileira de Alimentação e Nutrição- SBAN. Disponível em: http://sban.cloudpainel.com.br/source/Agua-HidrataAAo-e-SaAde_Nestle_.pdf
2. Guelinckx I, Iglesia I, Bottin JH, De Miguel-Etayo P, González-Gil EM, Salas-Salvadó J, Kavouras SA, Gandy J, Martinez H, Bardosono S, Abdollahi M, Nasseri E, Jarosz A, Ma G, Carmuega E, Thiébaut I, Moreno LA. Intake of water and beverages of children and adolescents in 13 countries. Eur J Nutr. 2015 Jun;54 Suppl 2:69-79.
3. Guelinckx I, Ferreira-Pêgo C, Moreno LA, Kavouras SA, Gandy J, Martinez H, Bardosono S, Abdollahi M, Nasseri E, Jarosz A, Ma G, Carmuega E, Babio N, Salas-Salvadó J. Intake of water and different beverages in adults across 13 countries. Eur J Nutr. 2015 Jun;54 Suppl 2:45-55.
4. Maughan RJ, Watson P, Cordery PA, Walsh NP, Oliver SJ, Dolci A, Rodriguez-Sanchez N, Galloway SD A randomized trial to assess the potential of different beverages to affecthydration status: development of a beverage hydration index. Am J Clin Nutr. 2016 Mar;103(3):717-23.

Capítulo 23

Como ocorre o balanço hídrico?

• Paula Schmidt Azevedo • Filipe Welson Leal Pereira
• Felipe Rischini • Edson Luiz Fávero Junior

A água constitui a maior parte na nossa massa corporal, variando de 45% a 75%, a depender da idade e sexo, sendo considerada, em média, 60% para homens e 51% para mulheres.[1-5] As diferenças na composição corporal, como maior massa livre de gordura, implicam na maior porcentagem corporal de água, o que ocorre, p. ex., nos homens jovens.[6] A Tabela 23.1 mostra a porcentagem de água em diferentes fases da vida.

Tabela 23.1: Porcentagem de água corporal de acordo com a faixa etária

Mulher > 51 anos	45%
Homem > 51 anos	50%
Mulher 19 a 50 anos	50%
Homem 19 a 50 anos	60%
Crianças e jovem	≈ 60%
0-60 meses	≈ 75%

Fonte: Adaptada da referência 7.

A água está distribuída nos espaços intracelular e extracelular. No espaço intracelular está cerca de 65%, do total de água corporal, restando ao espaço extracelular, os demais 35%, divididos nos espaços intersticiais (entre as células) e nos líquidos corporais, como o sangue.[7,8]

A água participa em diversas funções do nosso organismo, como: 1) formação de fluidos corporais (saliva, líquido sinovial, liquor, lágrimas, sangue, urina etc.); 2) solvente para eletrólitos, nutrientes, hormônios etc.; 3) transportador de nutrientes; 4) amortecedor das articulações; 5) lubrificante; 6) termorregulador.[1,9]

O sódio é o principal soluto que determina a osmolaridade [osmolaridade efetiva = 2 × Na^+ + (glicose/18)].[2]

Pequenas variações na quantidade de água ou sódio corporal, para mais ou menos, alteram a osmolaridade. Se houver aumento da osmolaridade, o indivíduo saudável sentirá sede, beberá água e o balanço estará preservado. A sede, em geral, aparece quando o déficit de água corporal atinge 1% a 3%.[1,2,4] Por outro lado, se houver excesso de água e diminuição da osmolaridade, a diurese será estimulada para que novo equilíbrio seja atingido.[1]

O balanço hídrico

O balanço hídrico pode ser definido como a diferença entre a água que entra no organismo, por meio da ingestão de água, bebidas e alimentos, mais a água produzida pelo metabolismo (pequena quantidade entre 250 e 350 mL), menos o total de água perdido.[7,8] A Tabela 23.2 mostra o balanço hídrico corporal. É importante lembrar que esses valores são estimados para adultos saudáveis, em condições climáticas amenas e com pouca atividade física. Atletas e em temperatura elevada podem perder em torno de 2 litros de água por hora.[4]

Tabela 23.2: Balanço hídrico

Fonte	Produção (mL/dia)	Perda (mL/dia)
Respiratória		-250 a -350
Urinária		-1.000 a -2.000
Fecal		-100 a -200
Insensíveis (suor)		-450 a -900
Produção metabólica	+250 a 350	
Total (aproximado)	+250 a 350	-1.800 a -3.450
Balanço		-1.500 a -3.100

Fonte: Adaptada das referências 4, 7 e 8.

Ingestão de água

A obtenção da água acontece por meio do consumo de todos os alimentos sólidos e bebidas ingeridos. A água presente nos alimentos é extremamente variável, sendo em torno de 80% da composição de sopas, frutas e vegetais, 40% a 70% das refeições quentes, 30% dos produtos derivados de cereais (como pães e biscoitos) e 10% de salgadinho e de produtos relacionados à confeitaria. Pode ser obtida, também, por todas as bebidas ingeridas, fazendo parte de cerca de 90% ou mais da composição dessas, como sucos, chás, refrigerantes, iogurtes, leite e café, além do próprio consumo de água. As bebidas alcoólicas contêm água, porém, devido ao seu efeito diurético, elas podem levar a perdas importantes.[1,4,8]

Perda de água

No período de 24 horas, o intestino delgado recebe aproximadamente 8 L (2 L provenientes da dieta e 6 L proveniente de secreções das glândulas salivares, estômago, pâncreas, fígado e duodeno), e 6,5 L são absorvidos no intestino delgado e o restante no intestino grosso.[4,6]

As perdas de água ocorrem pelo trato respiratório e gastrintestinal, pele e rins. Importante destacar que a atividade física é o maior fator responsável por perdas de água, que acontecem via evaporação nos pulmões e pele. Estima-se que essas perdas envolvem cerca de 200 a 350 mL, por dia, em indivíduos sedentários, podendo se elevar para 500 a 600 mL, por dia, para pessoas ativas.

Na pele as perdas insensíveis são em torno de 450 mL, por dia, para um adulto médio, enquanto as perdas pelo suor são extremamente variáveis e dependentes de fatores metabólicos e climáticos.

Nas fezes, as perdas, em geral, mantêm-se constante, em torno de 100 a 200 mL, por dia, exceto na presença de diarreia, por exemplo.[4,8]

Os rins filtram em torno de 150 L de fluidos em 24 horas, eliminando porém apenas 1% disso.[5] A urina é o principal meio pelo qual ocorre perda de água no nosso corpo e a quantidade produzida é bastante variável e dependente de diversos fatores, como p. ex., a quantidade de água ingerida no dia ou perdida por outros meios, como o suor. Em geral, a produção diária de urina permanece em torno de 1.000 a 2.000 mL.[1]

Comentários dos autores/*hot points*

- A água é o componente mais abundante do corpo humano.
- Em indivíduos saudáveis pequenas perdas de água de 1% a 3% do volume corporal, aciona o mecanismo da sede, o indivíduo ingere água e restabelece o equilíbrio.
- O balanço hídrico depende da quantidade de água ingerida, mais pequena quantidade produzida, menos as perdas pela pele, pulmões, trato gastrintestinal e urina.
- A atividade física é o principal fator que influencia a perda de água, assim como condições metabólicas e climáticas.

Referências bibliográficas

1. Benelam B, Wyness L. Hydration and health: a review. British Nutrition Foundation Nutrition Bulletin 2010; 35: 3-25.
2. Water as an essential nutrient: the physiological basis of hydration. Jéquier E, Constant F. Eur J Clin Nutr. 2010 Feb;64(2):115-23.
3. Popkin BM, D'Anci KE, Rosenberg IH. Water, hydration, and health. Nutr Rev. 2010;68(8):439-58.
4. Pereira FWL, Paiva SAR, Azevedo-Gaiolla, PS. Série de publicações ILSI Brazil: funções plenamente reconhecidas dos nutrientes v.5) Água. 2a edição. São Paula, IlSI-Br.
5. Aranceta-Bartrina J, Gil Á, Marcos A, Pérez-Rodrigo C, Serra-Majem L, Varela-Moreiras G. Conclusions of the II International and IV Spanish Hydration Congress. Toled, Spain, 2nd-4th December, 2015. Nutr Hosp. 2016 Jul 13;33 Suppl 3:308.
6. Pereira FWL, Paiva SAR, Azevedo-Gaiolla, PS. Série de publicações ILSI Brazil: funções plenamente reconhecidas dos nutrientes v.5) Água. 2017; 2a edição. São Paula, IlSI-Br.
7. Guidelines for Drinking-water Quality Institute of Medicine (IOM) 2004. http://www.iom.edu/Reports/2004/Dietary-Reference-Intakes-Water-Potassium-Sodium-Chloride-and-Sulfate.aspx.
8. Jennifer J. Otten, Jennifer Pitzi Hellwig, Linda D. Meyers, editors. IOM. Dietary Reference Intakes for Water. In: Dietary Reference Intakes: essential guide nutrients requeriments. Washington: National Academic Press, 2006, p. 156-176.
9. Gil A. Hydration and Health. Nutr Hosp. 2015;32(Supl. 2):1-58 ISSN 0212-1611.

Capítulo 24

Desidratação – como ocorre e quais suas consequências?

- Paula Schmidt Azevedo • Filipe Welson Leal Pereira
- Felipe Rischini • Edson Luiz Fávero Junior

Mecanismos envolvidos na desidratação

A desidratação é uma condição complexa, que se caracteriza pela perda de água ou não ingestão adequada, que de alguma maneira, o organismo não consegue restabelecer o equilíbrio. Diarreia, vômitos, sudorese excessiva, exercício físico intenso ou febre, hemorragia, uso de diuréticos são causas comuns de perda de água. A sede é um mecanismo de defesa contra a desidratação, pois faz com que o consumo de água restabeleça o equilíbrio. Entretanto, em populações de risco como idosos, crianças e gestantes, a ingestão inadequada de água pode causar desidratação.[1-4]

Os idosos apresentam comprometimento dos sistemas que regulam o equilíbrio da água corporal, pois tem menos sede e maior chance de perder água e eletrólitos. Como exemplo, pode-se citar a redução da proporção de água na composição corporal pela perda de massa muscular, a redução da sensação de sede, a presença de condições médicas que dificultem o acesso à água (como demência, fragilidade e imobilidade), uso de medicações como diuréticos e diminuição da função renal.[1,2] A desidratação em idosos está associada a riscos como *delirium* e deve ser avaliada individualmente. Recomenda-se a oferta de 2 L de líquidos para homens e 1,6 L para mulheres, que podem ser compostos por diferentes bebidas, de acordo com a preferência individual.[5]

As crianças, por apresentarem menor massa corporal, pequenas perdas já são significativas em termos de hidratação. Crianças pequenas podem não conseguir expressar a sensação de sede. Já as crianças pré-escolares e adolescentes, muitas vezes, não estão atentos à sensação de sede e no período escolar praticam atividades físicas que podem colaborar com as perdas.[2]

As gestantes que apresentem náuseas e vômitos podem não conseguir ingerir as quantidades adequadas de líquidos. Já as mães que estão amamentando, estão constantemente perdendo mais líquidos pelo leite materno.[2]

Outro mecanismo de defesa é a ativação do sistema renina angiotensina aldosterona (SRAA) e a liberação de vasopressina, que favorecem a retenção de sal e água, respectivamente.[6]

Classificações da desidratação

A desidratação pode ser classificada em leve, quando há perda de até 5% do peso corporal, moderada até 8% a 10% e grave acima de 10%. Os sintomas e sinais da desidratação vão se agravando conforme o déficit de água se intensifica. A Tabela 24.1 ilustra a classificação e quadro clínico da desidratação.[7]

Tabela 24.1: Classificação quanto a gravidade, sintomas e sinais de desidratação

Leve até 5%	Moderada 5% a 10%	Grave 10% a 15%
↓ Atenção	↓ Concentração	↓ PA
↓ Disposição,	Dor de cabeça	↑ FC
↓ Regulação da temperatura	Irritabilidade	Choque hipovolêmico
↓ Apetite	Sonolência	Confusão mental
SEDE	Hipotensão postural	Coma
Pele e mucosas secas	Turgor frouxo	Morte
	Olhos encovados	↓ PA
	↓ Diurese	

Fonte: Autoria própria.

A desidratação pode ser aguda ou crônica.[8] Com relação à desidratação aguda, faz-se necessário considerar também os distúrbios do sódio. Em situações em que a perda de água é mais intensa que a de sódio, ocorre desidratação com hiperosmolaridade e sódio elevado. Entretanto, é possível que exista perda de água e de sódio e assim, teremos quadro de desidratação com hiponatremia e hipo-osmolaridade. Por exemplo, em quadros de diarreia, recomenda-se a hidratação com soro de reidratação oral, que contém água e sódio. A hidratação, apenas com água livre de soluto, pode causar hiponatremia e sintomas, principalmente neurológicos. As desidratações moderadas e graves, geralmente, são agudas e precisam de intervenção mais intensa e, às vezes, infusão de fluidos endovenosos.[3,4]

As desidratações crônicas, em geral, são leves, mas estão associadas a algumas complicações, como constipação, litíase renal, alterações neurológicas, cognitivas e cardiovasculares.[3,4] Com relação à constipação, ensaio clínico mostrou que indivíduos desidratados, que aumentaram a ingestão de água melhoraram os sintomas. Entretanto, não houve melhora da constipação em indivíduos que já estavam hidratados. De qualquer modo, para constipação, recomenda-se a ingestão de 2,0 a 2,5 L de água, 25 a 30 g de fibras e atividade física.[9,10]

Os sintomas neurológicos aparecem em 1% dos casos de desidratação crônica, e podem afetar o humor a memória e atenção.[11]

Durante a desidratação crônica, os SRAA e a secreção de vasopressina estarão ativados. Assim, diminui-se a formação de urina e ocorre concentração de solutos, como cálcio, fósforo, citrato na urina. Portanto, a desidratação favorece a formação de litíase renal, pela formação de cálculos desses solutos.[6] Da mesma maneira, a redução do fluxo urinário favorece o aumento do número de bactérias e aderência delas aos túbulos, e com isso ocorre maior chance de infecção. A ativação hormonal, que acompanha a desidratação crônica, favorece o aumento da pressão arterial e concentração do sangue, aumentando o risco de doenças cardiovasculares e tromboses.[3]

Comentários dos autores/*hot points*

- O nosso organismo possui mecanismos para combater a desidratação, como a sede a ativação hormonal que retém água e sal. Entretanto, idosos apresentam desregulação desses mecanismos.
- Idosos, crianças e gestantes são populações de risco para desidratação.
- As desidratações agudas são mais sintomáticas, podendo levar a quadros graves. Faz-se necessário considerar também as alterações de sódio e da osmolaridade.
- As desidratações crônicas são mais leves, mas podem contribuir para o aparecimento, manutenção de doenças crônicas.

Referências bibliográficas

1. Benelam B, Wyness L. Hydration and health: a review. British Nutrition Foundation Nutrition Bulletin 2010; 35: 3-25.
2. Aranceta-Bartrina J, Gil Á, Marcos A, Pérez-Rodrigo C, Serra-Majem L, Varela-Moreiras G Conclusions of the II International and IV Spanish Hydration Congress. Toledo, Spain, 2nd-4th-December, 2015. Nutr Hosp. 2016 Jul 13;33 Suppl 3:308. doi: 10.20960/nh.308.
3. Pereira FWL, Paiva SAR, Azevedo-Gaiolla, PS. Série de publicações ILSI Brazil: funções plenamente reconhecidas dos nutrientes v.5) Água. 2017; 2a edição. São Paula, IlSI-Br.
4. Azevedo P, Pereira FWL, Paiva SAR. Água, Hidratação e Saúde. 1Documento técnico da Sociedade Brasileira de Alimentação e Nutrição - SBAN. Disponível em :http://sban.cloudpainel.com.br/source/Agua-HidrataAAo-e-SaAde_Nestle_.pdf.
5. Volkert D, Beck AM, Cederholm T, Cruz-Jentoft A, Goisser S, Hooper L, Kiesswetter E, Maggio M, Raynaud-Simon A, Sieber CC, Sobotka L, van Asselt D, Wirth R, Bischoff SC. ESPEN guideline on clinical nutrition and hydration in geriatrics. Clin Nutr. 2019 Feb;38(1):10-47.
6. Lotan Y1, Daudon M, Bruyère F, Talaska G, Strippoli G, Johnson RJ, Tack I.Impact of fluid intake in the prevention of urinary system diseases: a brief review. Curr Opin Nephrol Hypertens. 2013 May;22 Suppl 1:S1-10
7. Gil A. Hydration and Health. Nutr Hosp. 2015;32(Supl. 2):1-58 ISSN 0212-1611.
8. El-Sharkawy AM, Sahota O, Lobo DN Acute and chronic effects of hydration status on health. Nutr Rev. 2015 Sep;73 Suppl 2:97-109.
9. Mearin F1, Ciriza C2, Mínguez M3, Rey E4, Mascort JJ5, Peña E6, Cañones P7, Júdez J8.Clinical Practice Guideline: Irritable bowel syndrome with constipation and functional constipation in the adult. Rev Esp Enferm Dig. 2016 Jun;108(6):332-63.
10. Benton D1, Jenkins KT2, Watkins HT2, Young HA2. Minor degree of hypohydration adversely influences cognition: a mediator analysis. Am J Clin Nutr. 2016 Sep;104(3):603-12.
11. Choi HY, Park HC, Ha SK. High water intake and progression of chronic kidney diseases. Eletrolyte Blood Press. 2015;13:46-51.

Seção 8

Composição Corporal

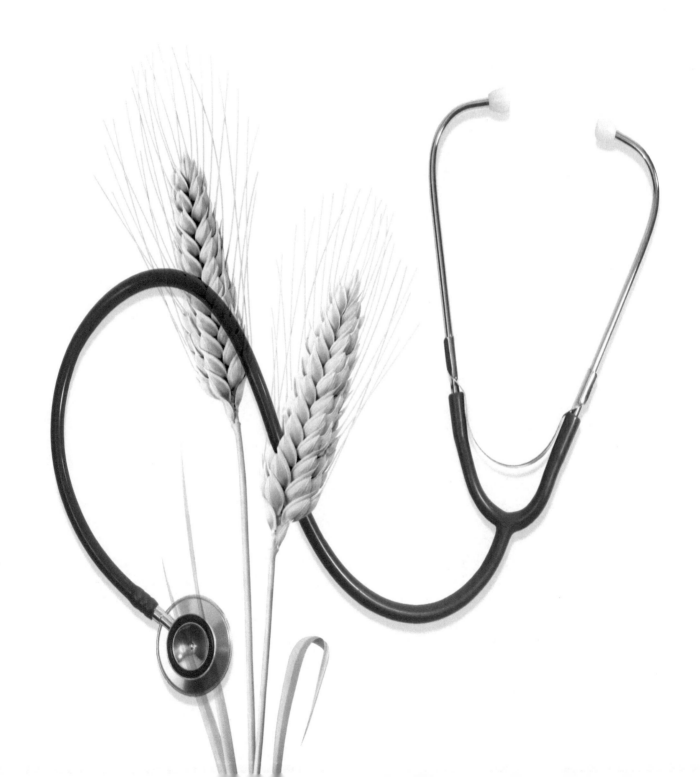

Síntese da Inteligência Didática

Composição corporal

Métodos disponíveis	Medidas avaliadas	Vantagens e desvantagens
Antropometria – peso, IMC, circunferências, dobras cutâneas Bioimpedância (BIA) Avaliação da densidade corporal – pesagem hidrostática e pletismografia por deslocamento de ar Imagem – ultrassonografia (US), Densitometria por dupla emissão de raios X (DXA), tomografia computadorizada (TC), ressonância nuclear magnética (RNM) A escolha por um método depende de variáveis como disponibilidade, custo e características do paciente avaliado: • Facilidade de execução e simplicidade técnica: antropometria e BIA • Avaliação mais acurada e utilização em pesquisa clínica: DXA, TC, RNM	Com os dados de composição corporal, é possível construir índices e fórmulas que auxiliam na determinação do diagnóstico e prognóstico dos distúrbios nutricionais Avaliação de massa gorda total: • IMC, % de gordura corporal (GC%), índice de massa gorda (IMG) Avaliação de massa gorda por segmentos: • Tecido adiposo visceral (TAV) • Razão de massa gorda (RMG) Avaliação de massa livre de gordura total: • Índice de massa livre de gordura (IMLG) Avaliação de massa magra: • Massa magra apendicular (MMA) e índice de massa magra apendicular (IMMA) • Área seccional muscular	Antropometria: • Custo baixo e altamente acessível • Alta variabilidade intra e interindividual; baixa sensibilidade para distribuição de gordura corporal BIA: • Portabilidade, fácil uso, alta velocidade em obtenção dos dados e segurança do paciente; boa precisão e acurácia • Método indireto; possibilidades de erro, principalmente em pacientes gravemente doentes DXA: • Divisão em três compartimentos: massa magra (MM), massa óssea (MO) e massa gorda (MG); boa acurácia e precisão; baixa radiação • Variação entre os dispositivos de medida; elevado custo; influência de medidas em estados de anasarca ou desidratação US: • Baixo custo, não invasivo, portabilidade; medida qualitativa e quantitativa muscular • Ausência de pontos de corte e protocolos bem estabelecidos TC: • Boa acurácia na aferição muscular e tecido adiposo subcutâneo e visceral • Alto custo e não portátil; avaliador treinado; alta radiação

Capítulo 25

Quais os métodos disponíveis na prática clínica?

• Filipe Welson Leal Pereira • Paula Schmidt Azevedo
• Marcos Ferreira Minicucci • Sergio Alberto Rupp de Paiva

Composição corporal: histórico e importância

A composição corporal reflete o estado nutricional do indivíduo.[1] A sua análise aplica conceitos provenientes das ciências básicas e clínicas para a compreensão da função dos órgãos e tecidos.[2] O interesse pelos elementos que compõem o corpo remonta ao início da ciência médica, quando Hipócrates (460 – 370 a.C.) elaborou a teoria dos quatro humores, que descrevia o organismo como a união entre fleuma, bile negra, bile amarela e sangue. De acordo com seus princípios, a desproporção entre essas partes geraria o processo de doença.[3,4]

Porém, o interesse recente pela composição corporal deriva de fenômenos mais atuais. A epidemia de obesidade no mundo iniciada no século XX aumentou a demanda por informações sobre o tecido adiposo, incluindo sua quantificação e distribuição. De maneira semelhante, cresce a relevância dos conhecimentos sobre o músculo esquelético. A relação entre os dois tecidos compõe um binômio entre gasto e acúmulo de energia, resultando no balanço energético do organismo e implicando em consequências no processo de saúde e doença.[5]

Métodos para aferição da composição corporal

Desse modo, os métodos para aferição da composição corporal (MCC) são usados em diferentes cenários, com objetivos também diversos. No âmbito das ciências esportivas, a composição corporal é medida por ser determinante do rendimento do atleta. Em âmbito ambulatorial e hospitalar, seu uso está relacionado com fatores diagnósticos, prognósticos e terapêuticos. Suas indicações são: triagem e diagnóstico de condições associadas à desnutrição ou obesidade, indicação e seguimento da terapia nutricional, escolha de doses de medicamentos (como quimioterápicos) e uso em índices que relacionam estado nutricional com fatores prognósticos, como qualidade de vida, funcionalidade e mortalidade.[1,6]

Para cumprir com esses propósitos, variados métodos foram criados ao longo da história. Como parte da ciência moderna, essa evolução data de meados do século XIX até o presente momento. Os primeiros estudos em cadáveres procuravam quantificar os componentes corporais, seja por meio das medidas dos órgãos (Schwann em 1843) ou por meio da aferição de componentes como a água (Bischoff em 1863). Outros buscavam mensurar os parâmetros corporais *in vivo*, como o uso da excreção urinária da creatinina em 24 horas por Shaffer e Coleman, em 1909 como referência para massa muscular esquelética.[4]

Frente a essa variedade de MCC desenvolvidos, encontram-se diferentes propostas de classificação. Em um primeiro momento, esses métodos são divididos em diretos, aqueles usados *in vitro*, como a dissecção de cadáveres, e indiretos, usados *in vivo* e que possuem aplicação clínica, como a bioimpedanciometria (BIA), a densitometria de corpo inteiro (também chamada de absorciometria por dupla emissão de raios X ou DXA) ou ainda, a tomografia computadorizada (TC).[3]

Uma segunda proposta os classifica de acordo com sua portabilidade e aplicabilidade em cenários diferentes. Os métodos laboratoriais, considerados mais acurados e válidos, geralmente são usados em ambientes de pesquisa, como a DXA e pletismografia por deslocamento de ar (PDA), e os métodos de campo são portáteis e podem ser usados na prática diária assistencial, como dobras cutâneas, ultrassonografia (US) e BIA.[6] De acordo com os mesmos critérios, outros autores dividem os MCC em: técnicas de pouco uso atual (pesagem hidrostática, contagem de potássio marcado em corpo inteiro, condutividade elétrica corporal total, análise por ativação de nêutron in vivo), técnicas em uso restrito (infravermelho, US e EchoMRI™), técnicas em uso principalmente para pesquisa (imagem por ressonância magnética – RNM, TC e 3D photonic scanning), técnicas em uso na pesquisa e na assistência (antropometria, BIA, DXA, PDA, métodos de diluição) e técnicas em desenvolvimento (2D smartphone scanning).[7]

Os MCC ainda podem ser agrupados de acordo como a informação é obtida em métodos diretos, indiretos e padronizados. Métodos diretos aferem um processo específico de composição, como os métodos de diluição de isótopos ou análise de ativação com nêutrons. Os métodos padronizados são aqueles que aferem uma propriedade específica do corpo (como densidade) ou a distribuição do tecido muscular esquelético ou adiposo, como são os casos da DXA, TC, US e RNM. Por fim, os indiretos fornecem medidas aproximadas às que são fornecidas pelos demais métodos.[6,8]

Ao utilizar os instrumentos citados, alguns conceitos são necessários para a correta interpretação dos dados fornecidos. Primeiramente, os métodos de uso in vivo (indiretos) quantificam propriedades físicas ou químicas mensuráveis da matéria e, por meio de fórmulas ou equações, transformam esses dados em medidas dos componentes corporais não mensuráveis diretamente.[3] Em geral, essas últimas informações são utilizadas para os objetivos finais da análise (diagnóstico, prognóstico e terapêutico), mas é necessário saber que há chance de erro dessas medidas, a depender das características do sujeito avaliado, assim como há também, a possibilidade do uso dos dados primários para interpretação clínica.

Outro conceito fundamental gira em torno da ideia de níveis de composição. Para quantificar os segmentos corporais, pode-se definir diferentes graus da hierarquia da organização do corpo a depender do objetivo da aferição. Dessa maneira, classicamente, os cinco níveis descritos são: atômico, molecular, celular, tecidual e corpo inteiro. Para cada um desses, pode-se organizar os compartimentos considerando os elementos medidos de modos diverso.[4]

Assim, modelos bicompartimentais costumam a decompor o organismo em duas partes, do ponto de vista molecular: massa gorda e massa livre de gordura, sendo essa última a união entre massa proteica e mineral, glicogênio e água. Porém, modelos tricompartimentais podem separar o corpo, no mesmo nível molecular, em massa mineral óssea, massa gorda e massa magra (água, componente proteico e mineral celular e glicogênio). Ainda é possível promover a união entre os elementos que são fornecidos por MCC diferentes e criar modelos multicompartimentais (quatro ou mais compartimentos).[4]

Métodos de composição corporal

Antropometria

Dos métodos descritos, a antropometria é o mais básico e simples para avaliação da composição corporal. A avaliação de obesidade geralmente é feita por meio de medidas de peso e índice de massa corporal (IMC), obtidos por equipamentos de uso básico, como balança e estadiômetro. Algumas medidas como circunferência abdominal e a razão entre essa e a circunferência do quadril pretendem avaliar de modo acessível a distribuição do tecido adiposo visceral, enquanto as dobras cutâneas quantificam a espessura da gordura subcutânea em locais do corpo determinados por protocolos específicos, por meio do adipômetro, que apresentam limite máximo entre 45 e 55 mm.[8]

Em termos de massa muscular, a antropometria utiliza em geral duas medidas: a circunferência da panturrilha e a circunferência muscular do braço. A circunferência da panturrilha é aferida por meio de uma fita métrica não elástica no membro não dominante no local de maior circunferência, desde o joelho ao tornozelo, com o indivíduo na posição sentada e o pé em repouso no chão. A circunferência muscular do braço (CMB) considera uma fórmula padronizada onde são levadas em consideração a circunferência do braço (CB) não dominante, no ponto médio entre o olécrano e o acrômio em posição sentada, e a dobra cutânea tricipital (DCT) (CMB = CB − 3,14 × DCT).[9]

A antropometria apresenta importante aplicação em situações de atenção primária, para triagem e seguimento de alterações de obesidade e desnutrição, principalmente em crianças e adultos jovens, assim como o uso em estudos populacionais.[9] Porém, caso o profissional de saúde deseje avaliação que apresente maior número de informações ou tenha a necessidade de recolher dados sobre propriedades físicas específicas terá de lançar mão de métodos de maior sofisticação técnica. Apresenta-se a seguir, dentre esses, os principais métodos aplicados na assistência clínica.

Análise por bioimpedância (BIA)

A BIA é método que dispõe das propriedades elétricas do organismo, por meio da passagem de corrente elétrica de baixa amplitude alternante, obtendo com isso, as variáveis de resistência e reatância.[8] O corpo é analisado como a união entre cinco compartimentos cilíndricos: o tronco e os quatro membros. O modelo elétrico adotado é a de resistor (água extracelular) ligado em paralelo com um conjunto de resistor e capacitor que estão dispostos em série (água intracelular). A impedância do corpo é resultado da relação entre as duas variáveis obtidas e é proporcional à estatura e inversamente proporcional à área transversal de cada compartimento.[5] Os dados adquiridos são então usados em fórmulas e equações para estimar os elementos da composição corporal.[8]

Métodos densitométricos

Existem duas técnicas que aferem a composição corporal com base na densidade corporal: a pesagem hidrostática (PH) e a pletismografia por deslocamento de ar (PDA). A PH é um método clássico, que aplica o princípio de Arquimedes, sendo considerado padrão-ouro para determinar o volume corporal. Nesse caso, o corpo permanece submerso em água em máxima expiração e se obtém a densidade corporal. Partindo do princípio que a densidade da massa gorda e da massa livre de gordura são constantes (0,9007 g mL^{-1} e 1.100 g mL^{-1}, respectivamente), pode-se calcular a porcentagem de gordura corporal com base nas fórmulas de Siri (1956) ou de Brozek (1963).[10]

A PDA é um método derivado da PH, no qual usa-se câmara ligada a um diafragma flexível, que oscila com as alterações pressóricas do ar na presença do indivíduo. É usado como substituto da PH, evitando o incômodo e possível contraindicação da submersão completa em água.[10]

Densitometria de corpo inteiro (absorciometria por dupla emissão de raios X ou DXA)

A DXA é o método com base na emissão de dois feixes de raios X de energias diferentes (40 e 70 keV). Cada átomo apresenta um diferente coeficiente de atenuação para cada um dos feixes de energia e a razão entre esses coeficientes (R) é característica de cada compartimento: massa gorda, massa mineral óssea e tecidos moles magros. Para cada *pixel*, é calculado um valor de R, que é então agrupado pelo software.[9,10]

Essa técnica foi originalmente desenvolvida para medida da massa mineral óssea, sendo aplicada até hoje para o diagnóstico e seguimento de osteoporose ou outros distúrbios ósseos. Para medida de composição corporal, é capaz de dividir o corpo em três compartimentos e é utilizada como medida de padrão-ouro em alguns estudos e na prática clínica.[9]

Métodos de imagem: ultrassonografia (US), tomografia computadorizada (TC) e ressonância nuclear magnética (RNM)

A TC e a RNM são consideradas, atualmente, os métodos mais acurados para avaliação da composição corporal *in vivo*. A US, por sua vez, apesar de não apresentar o mesmo grau de acurácia, tem sido uma técnica promissora para uso em pesquisa e assistência.[9,10]

A TC é um sistema que utiliza um tubo com diversos feixes de raios X e um detector que permanece perpendicular ao paciente. Esses feixes são atenuados ao atravessarem o corpo e essa atenuação é utilizada em fórmulas matemáticas pelo *software* para reconstrução das imagens. Cada *pixel* apresenta um determinado valor de atenuação em relação à água, cuja unidade é expressa em unidade de Hounsfield (HU). O tecido adiposo, p. ex., apresenta atenuação entre -190 e -30 HU, enquanto o músculo esquelético apresenta entre 30 e 100 HU.[10]

A RNM é baseada em um campo magnético que libera pulsos de radiofrequência, que são absorvidas pelos núcleos de hidrogênio do organismo. Quando essa energia é liberada, ela é captada pelo detector, gerando depois as imagens. Essas, diferentes da TC, não são classificadas pela atenuação ou densidade das imagens (HU), podendo ser utilizado o delineamento manual ou a identificação da intensidade do sinal para segmentar seus compartimentos.[10]

A US usa feixe de ondas de ultrassom liberadas por transdutor, que se propagam pelo corpo e são refletidas na forma de eco. Esse é convertido em sinal elétrico e depois na forma de imagem bidimensional. O grau de reflexão das ondas de ultrassom varia de acordo com a impedância acústica de cada tecido.

Com isso, é possível determinar características quantitativas e qualitativas de diversos compartimentos corporais.[9]

Comentários dos autores/*hot points*

- A escolha por um MCC depende de variáveis como disponibilidade, custo e características do paciente avaliado.
- Alguns métodos se destacam pela sua simplicidade técnica, baixo custo e facilidade de execução, como a antropometria e a BIA.
- Outros ganham importância no contexto da necessidade de uma avaliação mais acurada, podendo ser utilizado em pesquisa, como DXA, TC e RNM.
- Existem ainda diversos métodos. Alguns parecem ser promissores, porém, necessitam de validação no contexto clínico, como a US.

Referências bibliográficas

1. Thibault R, Genton L, Pichard C. Body composition: why, when and for who? Clin Nutr. 2012;31(4):435-47.
2. Muller MJ, Braun W, Pourhassan M, Geisler C, Bosy-Westphal A. Application of standards and models in body composition analysis. Proc Nutr Soc. 2016;75(2):181-7.
3. Aguado-Henche S, Gomez-Pellico L. Body composition: Evaluation methods. Eur J Anat. 2005;9:117-24.
4. Wang Z, Wang ZM, Heymsfield SB. History of the study of human body composition: A brief review. Am J Hum Biol. 1999;11(2):157-65.
5. Borga M, West J, Bell JD, Harvey NC, Romu T, Heymsfield SB, et al. Advanced body composition assessment: from body mass index to body composition profiling. J Investig Med. 2018;66(5):1-9.
6. Aragon AA, Schoenfeld BJ, Wildman R, Kleiner S, VanDusseldorp T, Taylor L, et al. International society of sports nutrition position stand: diets and body composition. J Int Soc Sports Nutr. 2017;14:16.
7. Ward LC. Human body composition: yesterday, today, and tomorrow. Eur J Clin Nutr. 2018;72(9):1201-7.
8. Duren DL, Sherwood RJ, Czerwinski SA, Lee M, Choh AC, Siervogel RM, et al. Body composition methods: comparisons and interpretation. J Diabetes Sci Technol. 2008;2(6):1139-46.
9. Tosato M, Marzetti E, Cesari M, Savera G, Miller RR, Bernabei R, et al. Measurement of muscle mass in sarcopenia: from imaging to biochemical markers. Aging Clin Exp Res. 2017;29(1):19-27.
10. Fosbøl MØ, Zerahn B. Contemporary methods of body composition measurement. Clin Physiol Funct Imaging. 2015;35(2):81-97.

Capítulo 26

Quais os parâmetros avaliados por cada método?

- Filipe Welson Leal Pereira • Mariana Bordinhon de Moraes
- Daniela Salate Biagioni Vulcano • Sergio Alberto Rupp de Paiva

Composição corporal: avaliação de dois ou três compartimentos

Atualmente, a divisão bicompartimental é o modo mais frequente de medida da composição corporal. Esse formato possibilita a separação do corpo em duas partes: a massa gorda (MG) e a massa livre de gordura (MLG). Esse último consiste na união entre proteína, água, carboidratos e conteúdo mineral. A estimativa desses compartimentos in vivo demanda pressupostos, em termos de propriedades físicas e químicas dos corpos, não ocorrendo processo de aferição direta pelos métodos que avaliam a composição. A antropometria e a bioimpedância (BIA) são exemplos de técnicas que realizam a divisão em dois compartimentos. Esses métodos extraem dados primários dos pacientes, como dobras cutâneas ou características elétricas, para estimar os compartimentos.[1]

Além das informações sobre a MLG e a MG, a BIA pode fornecer dados primários obtidos por meio da propriedade elétrica dos corpos. Aspectos como ângulo de fase, impedância, resistência e reatância podem ser usados para inferir fatos sobre o estado nutricional do indivíduo. Além disso, a nível celular, a BIA pode fornecer noções sobre a quantificação da água corporal total e sua divisão em compartimentos intracelular e extracelular.[2] Os mesmos dados primários podem ser utilizados em equações específicas para cálculo da massa muscular esquelética.[3]

Alguns métodos são capazes de ampliar a quantidade de compartimentos avaliados. A densitometria de corpo inteiro (DXA), p. ex., pode dividir o corpo por meio da dissociação entre conteúdo mineral ósseo (CMO) e a MLG, criando assim a massa magra (MM). Dessa maneira, são gerados três compartimentos: CMO, MM e MG.[2]

No nível tecidual, é possível realizar a aferição de comprimento, área e volume dos tecidos muscular e adiposo, além de poder avaliar suas propriedades arquiteturais, por meio de métodos de imagem. Essa avaliação pode ocorrer em corpo total ou segmentos específicos, por meio da tomografia computadorizada e ressonância magnética, ou apenas de modo segmentar no caso da ultrassonografia. Essas medidas podem ser utilizadas em fórmulas para estimar a massa muscular, como o caso da área muscular no corte correspondente a vértebra L3 na tomografia. Além disso, essas técnicas podem ainda diferenciar o tecido adiposo subcutâneo e visceral e detectar presença de infiltração gordurosa no músculo ou em órgãos como fígado e coração.[2]

A estimativa da massa muscular também pode ser obtida pelos métodos dilucionais. Tem crescido o interesse pela diluição da D3-creatina, no qual as medidas de excreção da creatina e da creatina enriquecida por D3 urinária são usadas para estimar a massa muscular total. Em estudos clínicos recentes, essa aferição mostrou uma forte associação com a massa muscular estimada por ressonância magnética. Da mesma maneira, menor massa muscular calculada pela diluição da D3-creatina foi associada a maiores riscos de queda, limitação física e pior força muscular.[4]

Composição corporal: avaliação multicompartimental

Apesar dessas características, pode haver erros que, com base em estimativas ou suposições, geram informações sem acurácia. Objetivando melhorar esse contexto, modelos multicompartimentais, obtidos pela combinação de diferentes métodos têm se destacado.[1] Modelos de quatro compartimentos, p. ex., combinam informações provenientes da BIA e da DXA ou da DXA, pletismografia por deslocamento de ar (PDA) e métodos diluicionais para melhorar a medida da massa magra, separando-a da água corporal total e da massa óssea.[5] Essa estratégia pode melhorar a acurácia em relação ao uso de métodos isolados e, por isso, vem sendo estudada com maior frequência nos últimos anos.[1]

Comentários dos autores/*hot points*

- Os principais parâmetros de avaliação da composição corporal, pelos métodos disponíveis, são a massa gorda e a massa livre de gordura. Isso pode ser obtido pela antropometria e pela BIA em um nível molecular de análise.
- Outros métodos, como a DXA e a TC, conseguem fornecer uma análise com maior número de compartimentos, em outros níveis de avaliação.
- Todos os métodos de composição corporal realizam uma avaliação a partir de propriedades físicas e químicas do organismo e usam essa aferição para fazer uma estimativa dos compartimentos corporais. Deve-se estar atento com a possibilidade de erro dessas estimativas.

Referências bibliográficas

1. Fosbøl MØ, Zerahn B. Contemporary methods of body composition measurement. Clin Physiol Funct Imaging. 2015;35(2):81-97.
2. Teigen LM, Kuchnia AJ, Mourtzakis M, Earthman CP. The Use of technology for estimating body composition strengths and weaknesses of common modalities in a clinical setting. Nutr Clin Pract. 2017;32(1):20-9.
3. Janssen I et al. Estimation of skeletal muscle mass by bioeletrical impedance analysis. J Appl Physiol. 2000 Aug;89(2):465-471.
4. Evans WJ et al. D3-Creatina dilution and the importance of accuracy in the assessment of skeletal muscle mass. Journal of Cachexia, sacropenia and muscle, 2019; 10:14-21.
5. Ng BK, Liu YE, Wang W, Kelly TL, Wilson KE, Schoeller DA, et al. Validation of rapid 4-component body composition assessment with the use of dual-energy X-ray absorptiometry and bioelectrical impedance analysis. Am J Clin Nutr. 2018;108(4):708-15.

Capítulo 27

Como interpretar as medidas avaliadas?

• Filipe Welson Leal Pereira • Paula Schmidt Azevedo
• Marcos Ferreira Minicucci • Sergio Alberto Rupp de Paiva

Avaliação da adiposidade

A avaliação do tecido adiposo, por técnicas de composição corporal, é útil no diagnóstico e seguimento de obesidade e padrões anormais de distribuição do tecido adiposo. Esta avaliação pode ser realizada por meio de medidas da gordura corporal total, assim como, pela aferição da adiposidade em segmentos específicos, podendo-se traçar relações entre essas medidas.

Avaliação da massa gorda corporal total

A porcentagem de gordura corporal (GC%) representa um valor relativo de medida de massa gorda (MG). Pode ser calculado por meio da divisão entre a massa gorda pela massa total, multiplicando o resultado por 100.[1] Conceitualmente, é um melhor parâmetro para avaliação da obesidade do que o índice de massa corporal (IMC), uma vez que afere diretamente a quantidade de massa gorda. Alguns investigadores definem obesidade como uma GC% acima de 25% em homens e acima de 35% em mulheres. Esses valores, porém, foram definidos devido a correspondência com o IMC maior que 30 kg/m² na população caucasiana.[2] Pesquisadores coreanos propuseram, por sua vez, pontos de corte para essa população com base em desfechos cardiovasculares, identificando os valores de 21% para homens e 37% para mulheres.[3]

As relações entre IMC e GC% vêm sendo estudadas nos últimos anos. Apesar de alguns estudos apontarem relação linear entre eles, outras pesquisas mostram relação curvilinear, principalmente em situações de obesidade graus 2 e 3.[1,4]

Outro índice que pode ser utilizado é o índice de massa gorda (IMG), que parte de conceito equivalente ao IMC, ao fazer a correção da massa gorda pela estatura ao quadrado.[1]

A literatura estebaleceu valores de normalidade para o IMG na população norte-americana, com base na DXA, de acordo com as categorias propostas para o IMC e descritos na Tabela 27.1.[5]

Tabela 27.1: Classificação do índice de massa de gordura de acordo com o índice de massa corporal

	Homem	Mulher
Déficit de gordura		
Leve	2,31 a 3 kg/m²	4,1 a 5 kg/m²
Moderado	2,1 a 2,3 kg/m²	2,5 a 4 kg/m²
Grave	≤ 2,0 kg/m²	≤ 2,5 kg/m²
Normal	3 a 6 kg/m²	5,1 a 9 kg/m²
Excesso de gordura		
Excesso de adiposidade	6,1 a 9 kg/m²	9,1 a 13 kg/m²
Obesidade grau I	9,1 a 12 kg/m²	13,1 a 17 kg/m²
Obesidade grau II	12,1 a 15 kg/m²	17,1 a 21 kg/m²
Obesidade grau III	15,1 kg/m²	21,1 kg/m²

Fonte: Adaptada da referência 5.

Avaliação de massa gorda por segmentos corporais

A avaliação do tecido adiposo visceral (TAV) torna-se importante no contexto de definição de obesidade abdominal, com maior risco para distúrbios metabólicos e fatores de risco cardiovasculares. O melhor método para avaliação do TAV é a tomografia computadorizada. A maioria dos estudos considera o ponto de corte para excesso de gordura visceral uma área igual ou maior a 130 cm² usando a tomografia computadorizada.[6] Devido ao método padrão-ouro ser de difícil aplicação, estudos para validação de DXA e da BIA têm sido conduzidos.

A avaliação da massa gorda em alguns segmentos tem sido proposta para algumas situações específicas. Por exemplo, as síndromes de lipodistrofia são caracterizadas pela redistribuição da gordura corporal de áreas periféricas para centrais (abdome, fígado e músculo esquelético), gerando um espectro de manifestações consequentes da resistência insulínica. A recente epidemia de HIV e o uso de terapia antirretroviral tem aumentado a prevalência de lipodistrofia nessa população. Para avaliação objetiva dessa condição, em 2005, foi proposta a razão de massa gorda (RMG), que consiste na divisão entre a porcentagem de massa gorda do tronco pela porcentagem de massa gorda em membros inferiores. O ponto de corte proposto, a princípio, foi de 1,5, tendo sido estudada apenas população masculina infectada por HIV.[7]

Avaliação muscular

Da mesma maneira que a avaliação da adiposidade, a avaliação da massa muscular pode ser realizada por meio de medidas totais ou de segmentos corporais. Esse compartimento pode ser avaliado isoladamente ou algumas vezes pode-se tomar a massa magra ou a massa livre de gordura como seu reflexo. Em geral, esse compartimento é avaliado indiretamente por meio das medidas de massa livre de gordura ou de massa magra.

Avaliação da massa livre de gordura total

O índice de massa livre de gordura (IMLG) parte do mesmo princípio do IMG, pelo qual a massa total é dividida em dois compartimentos (massa gorda e massa livre de gordura) e é realizada a correção de cada uma dessas partes pela estatura ao quadrado.[1]

O Consenso Europeu de Sarcopenia (EWGSOP), em 2010, estabeleceu pontos de corte para o IMLG, a partir de dados coletados de BIA, em que havia sarcopenia moderada com valores entre 8,51 e 10,75 kg/m^2 para homens e entre 5,76 e 6,75 kg/m^2 para mulheres. Valores menores do que esses são classificados como sarcopenia grave. Esses valores têm como base população norte-americana, acima de 60 anos.[8] Em 2019, esse mesmo consenso revisado (EWGSOP 2), retirou a avaliação da massa livre de gordura como critério diagnóstico para definição de sarcopenia, considerando apenas os índices envolvidos com a massa magra apendicular.[9]

Enquanto isso, a proposta de critérios diagnósticos para desnutrição do GLIM (*Global Leadership Initiative in Malnutrition*), considera como pontos de corte, os valores abaixo de 17 kg/m^2 em homens e 15 kg/m^2 em mulheres.[10]

Avaliação da massa magra apendicular

Classicamente, o índice de massa magra apendicular (IMMA) tem sido usado para a definição de baixa massa muscular, componente dos critérios diagnósticos para desnutrição e, em alguns casos, sarcopenia. O IMMA considera a soma da massa magra dos quatro membros (massa magra apendicular – MMA), conforme determinada pela DXA ou pela BIA, dividida pela estatura ao quadrado. Existem debates se a MMA deveria ser ajustada pelo IMC ou pelo peso, ao invés da altura. Apesar disso, o EWGSOP 2 definiu como pontos de corte valores menores que 7,0 kg/m^2 para homens e 6,0 kg/m^2 para mulheres. Nesse mesmo consenso, há ainda a sugestão de uso da massa magra apendicular isolada, com pontos de corte definidos em 20 kg para homens e 15 kg para mulheres.[9]

O GLIM utiliza os mesmos valores de pontos de corte do IMMA que o EWGSOP 2 dentro dos critérios diagnósticos de desnutrição. Apesar disso, considera valores diferentes para a MMA (menos que 21,4 kg para homens e menos que 14,1 kg para as mulheres) e aponta a possibilidade do uso da MMA corrigida pelo IMC (menos que 0,725 para homens e menos que 0,591 para mulheres). Para asiáticos, há disponível diferentes pontos de corte.[10]

Outros segmentos

A tomografia computadorizada (TC) tem propiciado a avaliação de maneira segmentar da massa muscular a nível tecidual. O principal local de avaliação ocorre a nível da terceira vértebra lombar (L3), de onde podem ser extraídas informações da área seccional muscular total ou área seccional do músculo psoas e paravertebral. Pontos de corte estão sendo definidos para populações específicas, principalmente na oncologia, em que os pacientes são submetidos a TC com frequência. Em pacientes críticos, valores de área seccional muscular total em L3 menores que 170 cm^2 em homens e menores que 110 cm^2 em mulheres definem baixa massa muscular e estão relacionados a fatores prognósticos.[11]

Comentários dos autores/*hot points*

- Com os dados de composição corporal fornecidos pelos principais métodos, é possível construir índices e fórmulas, que auxiliam na determinação do diagnóstico e prognóstico dos distúrbios nutricionais. Aqueles utilizados de modo mais comum são GC%, IMG, IMLG, TAV e IMMA.
- Outras informações, como ângulo de fase, ecogenicidade ou densidade muscular, podem ser obtidas por diferentes técnicas de composição e estão, atualmente, em estudo para definição dos seus possíveis usos clínicos e de valores específicos de ponto de corte para cada população.

Referências bibliográficas

1. Dullo AG, Jacquet J, Solinas G, Montani J-P, Schutz Y. Body composition phenotypes in pathways to obesity and the metabolic syndrome. International Journal of obesity, 2010;30.
2. Ho-Pham LT, Lai TQ, Nguyen MTT, Nguyen N. Relantioship between Body Mass Index and Percent Body Fat in Vietnamese: implications for the diagnosis of obesity. PLosOne, 2015.
3. Kim CH, Park HS, Park M, Kim H, Kim C. Optimal cutoffs of percentage body fat for predicting obesity related cardiovascular disease risk factors in Korean adults. Am J Clin Nutr 2011; 94(1):34-9.
4. Meeuwsen S, Horgan GW, Elia M. The relationship between BMI and percent body fat, measured by bioelectrical impedance, in a large adult sample is curvilinear and influenced by age and sex. Clin Nutr 2010; 29: 560-566.
5. Kelly TL, Wilson KE, Heymsfield SB. Dual Energy X-ray Absorptiometry body composition reference values form NHANES. PLosOne, 2009.
6. Roriz AKC, Mello AL, Guimarães JF, Santos FC, Medeiros JMB, Sampaio LR. Avaliação por imagem da área de gordura visceral e suas correlações com alterações metabólicas. Arq Bras Cardio, 2010.
7. Freitas P, et al. Fat mass ratio: na objective tool to define lipodystrophy in HIV infected patients under antirretroviral therapy. Journal of Clinical Densitometry: Assessment of Skeletal Health, 2010.
8. Cruz-Jentoft AJ et al. Sarcopenia: European consensus on definition and diagnosis: report of the European Working Group on Sarcopenia in Older People. Age and Ageing, 2010;39: 412-23.
9. Cruz-Jentoft AJ et al. Sarcopenia: revised European consensus on definition and diagnosis. Age and Ageing, 2019;48: 16-31.
10. Cederholm T et al. GLIM criteria for the diagnosis of malnutrition – A consensus report from the global clinical nutrition Community. Clinical Nutrition. 2019.
11. Looijard WGPM, Molinger J, Weijs PJM. Measuring and monitoring lean body mass in critical illness. Curr Opin Crit Care, 2018, 24: 241-247.

Capítulo 28

Quais vantagens e desvantagens de cada método?

• Filipe Welson Leal Pereira • Paula Schmidt Azevedo
• Marcos Ferreira Minicucci • Sergio Alberto Rupp de Paiva

Conforme discutido nos capítulos anteriores, a crescente necessidade, na medicina moderna, pelo estudo da composição corporal cria demanda por desenvolvimento de técnicas com grande acurácia e poucas limitações. Apesar disso, todos os métodos disponíveis apresentam um conjunto de vantagens e desvantagens, que devem ser levados em conta, seja com relação à indicação, aspectos técnicos, interpretação dos seus resultados, precisão ou acurácia. Cada paciente deverá ser individualizado no momento de escolha do método aplicado, de acordo com sua finalidade, história clínica e antecedentes mórbidos.[1]

A primeira limitação de alguns métodos é o uso exclusivo em cenários de pesquisa. Apesar de apresentarem boa acurácia, esses MCC, possuem grandes dificuldades técnicas, custos elevados, demandam maior tempo de execução e/ou apresentam resultados de difícil interpretação, o que impossibilita sua utilização na clínica diária.[2,3]

A pesagem hidrostática, p. ex., apesar de ser o método padrão-ouro para avaliação da densidade corporal, tem a necessidade do paciente ser submerso totalmente em água, limitando seu uso rotineiro pela técnica que emprega. Enquanto isso, a contagem do potássio corporal total, que afere potássio radioativo no organismo, necessita de detectores pouco disponíveis. Nesse mesmo grupo, estão incluídas as técnicas de diluição por isótopos e análise por ativação de nêutrons.[2-4]

Alguns procedimentos utilizados atualmente encontram-se no limite entre a aplicação na pesquisa ou assistência. A densitometria de corpo inteiro, a tomografia computadorizada e a ressonância magnética são com frequência empregados como padrão-ouro em pesquisas que avaliam acurácia e precisão de outros MCC, porém, também, estão disponíveis em alguns centros para determinar a composição corporal em situações específicas.[4]

Em outro extremo, situam-se as medidas antropométricas. A análise da composição corporal pode ser feita por parâmetros e equações simples, como peso, estatura, índice de massa corporal, circunferências (cintura, quadril, braços e panturrilhas) e dobras cutâneas. De custo baixo e amplamente acessível, a antropometria apresenta alta variabilidade intra e interindividual, além de dificuldades práticas de medidas em pacientes muito obesos, na presença de edema e variações em técnicas. Outros parâmetros, como o IMC, não apresentam sensibilidade adequada para distribuição de gordura corporal.[5,6]

Para os demais MCC, de uso comum na prática clínica, há uma ampla variedade de benefícios e limitações, discutidos a seguir.

Métodos de composição corporal

Bioimpedância (BIA)

A BIA é um dos métodos de composição mais utilizados no mundo. Apresenta série de vantagens em relação a outras medidas, como a sua portabilidade, fácil uso, alta velocidade em obtenção dos dados e segurança do paciente. Com isso, possui boa indicação para uso, tanto na assistência clínica, como em grandes estudos.[1,5]

A precisão da BIA, tanto dos modelos unifrequenciais, quanto multifrequenciais, costuma ser boa, com variação de 1% a 2% entre medidas repetidas, e a acurácia fica em torno de 3% a 5%, em comparação a outros métodos. Contudo, uma série de fatores é capaz de influenciá-las, incluindo características ambientais, do paciente, dos instrumentos de aferição e do protocolo empregado. Diferenças menores que

5 kg, p. ex., em uma avaliação longitudinal, devem ser vistos com cautela.[1] Com base nesses fatos, é importante criar protocolos de medidas para cada serviço, instituindo o uso do mesmo equipamento e algoritmo de análise para seguimento longitudinal.[7]

Uma das importantes limitações da BIA é o fato de ser um método indireto, ou seja, há necessidade de equações específicas para raça, idade e sexo dos pacientes, além de fixar a hidratação como 73% da massa livre de gordura total. Esses modelos preditivos podem conter erros e circunscrever seu uso a situações em que não haja edema. Dessa maneira, a análise de parâmetros diretos (ângulo de fase, análise vetorial da bioimpedância) pode agregar valor às medidas de massa gorda, massa livre de gordura e água corporal total.[1]

Densitometria de corpo inteiro (DXA)

A DXA avalia o corpo a nível molecular e uma de suas principais vantagens é conseguir fazer a divisão desse em três compartimentos: massa magra (MM), massa óssea (MO) e massa gorda (MG). No compartimento de MM, apesar de retirada a MO, permanecem os tecidos moles e a água corporal. Logo, esse método sofre influência de medidas em estados de anasarca ou desidratação. Além disso, essa avaliação consegue ser realizada em corpo inteiro, conforme o nome da técnica, ou de regiões específicas (como membros e tronco).[1,7]

Em geral, um escaneamento de corpo total é rápido (com duração de 10 a 20 minutos) e expõe o indivíduo a pequenas quantidades de radiação (< 5 mrem), o que limita seu uso em gestantes. Associado a isso, é uma técnica que apresenta boa acurácia e precisão, com boa correlação com ressonância e tomografia, porém, mais disponível do que essas. Por isso, vem tornando-se referência em consensos e diretrizes para uso dos seus parâmetros no diagnóstico de sarcopenia.[1,7]

Além da análise dos três compartimentos mencionados, alguns *softwares* conseguem fazer análise do tecido adiposo visceral abdominal, mas de modo inferior a outros métodos de imagem mais avançados. A infiltração de gordura em tecido muscular, por sua vez, não consegue ser avaliada pela DXA.[1]

Uma das principais limitações da DXA, constitui a variação entre os dispositivos de medida. Existe variabilidade entre os instrumentos de calibração, *hardware* e *software* a depender de cada fabricante, não permitindo comparações entre eles.[5] Para cada um desses, existe ainda a definição de limites máximos de peso, altura e largura para uso.[7]

Vale destacar que os aparelhos apresentam elevado custo inicial e para seu manuseio são necessários operadores treinados. Associado ao fato de não ser portátil, são características que dificultam seu uso em ambientes de terapia intensiva ou enfermarias.[1]

Ultrassonografia (US)

O método de US satisfaz uma série de critérios necessários para aplicação ampla na composição corporal, com características gerais semelhantes a BIA. É método de baixo custo, não invasivo e que não expõe o indivíduo à radiação. Além disso, sua portabilidade permite avaliação de pacientes em cenários diversos, tanto hospitalares quanto ambulatoriais, assim como permite o acompanhamento longitudinal dos mesmos.[7]

A US permite avaliação a nível tecidual, possibilitando não apenas a medida quantitativa, como também, qualitativa do músculo. Essa avaliação é feita por meio da ecogenicidade de cada tecido, analisada por histogramas de escala de cinza. A avaliação sucessiva da espessura de músculos, ou áreas seccionais desses podem ser úteis no acompanhamento dos indivíduos avaliados. Além disso, as propriedades mecânicas teciduais ainda podem ser avaliadas pela elastografia, apesar de não estar, disponível para prática clínica.[7]

Apesar de todas as vantagens citadas, a US ainda é técnica em crescimento. Faltam protocolos que possam definir com exatidão o local a ser avaliado, grau de compressão e pontos de corte para diagnóstico e prognóstico. A presença de grande quantidade de edema pode ser limitante em algumas situações.[1,7] Além disso, a US é capaz de fornecer apenas uma avaliação regionalizada da composição corporal.

Tomografia computadorizada (TC)

A TC é capaz de aferir, com grande acurácia, o músculo esquelético e o tecido adiposo subcutâneo e visceral. Além disso, propicia análise adequada da infiltração gordurosa em tecidos moles, como o músculo, ou em órgãos sólidos, como fígado.[5] O grau de especificidade na análise da composição tecidual é comparável apenas a ressonância magnética, e devido a isso, esses métodos são considerados os mais acurados para avaliar composição a nível tissular *in vivo*, possibilitando inclusive a medida volumétrica de órgãos.[5,6] Somado a isso, é técnica de alta precisão, com protocolos e pontos de corte bem validados e também capaz de determinar a qualidade muscular.[1]

Em contrapartida, a TC une as desvantagens de vários métodos. Assim como a DXA, é um método de alto custo e não portátil. Em comum com outros métodos de imagem, como a US, necessita de operador treinado com habilidades técnicas para interpretação da imagem.[1]

A quantidade de radiação a que o paciente é exposto é alta, sendo essa uma característica limitante para o seguimento longitudinal.[6] Alguns protocolos para composição corporal têm sugerido a realização de TC em cortes bidimensionais de locais específicos, com o objetivo de limitar a esse grau de exposição.[5] Outras técnicas, como a tomografia computadorizada quantitativa periférica (TCQp), também são desenvolvidas com a finalidade de reduzir essa exposição, assim como permitir uma melhor portabilidade do método.[8]

Uma indicação correta, para uso desse método na prática clínica, ocorreria nos casos em que o paciente apresenta outra indicação para realização do exame de imagem (diagnóstica em pacientes críticos ou para estadiamento em casos de neoplasia) e, de modo concomitante, o mesmo resultado seria usado para obtenção das medidas de composição corporal e avaliação nutricional.

Comentários dos autores/*hot points*

- A preferência do método utilizado para avaliar a composição corporal é obtida pela ponderação entre seus benefícios e custos, individualizando sua indicação de acordo com objetivos e características do paciente.
- Alguns métodos, como a DXA e a TC apresentam, a nível molecular e tecidual respectivamente, grandes valores de acurácia e precisão. Apesar disso, são poucos disponíveis na prática clínica, além de caros.
- A BIA, por sua vez, é método portátil, de fácil uso e baixo custo, porém traz consigo a uma série de incertezas quanto às suas principais medidas. Uma das incertezas é na presença de edema, quando a massa magra é superestimada, atrapalhando a avaliação da massa muscular.
- O ultrassom é método barato, portátil, permite a avaliação principalmente da espessura de músculos. A desvantagem é ser examinador dependente, que pode ter alguma dificuldade de técnica, principalmente, na presença de edema e aumento da adiposidade.

Referências bibliográficas

1. Ceniccola GD, Castro MG, Piovacari SMF, Horie LM, Correa FG, Barrere APN, et al. Current technologies in body composition assessment: advantages and disadvantages. Nutrition. 2019;62:25-31.
2. Heymsfield SB, Wang Z, Baumgartner RN, Ross R. Human body composition: advances in models and methods. Annu Rev Nutr. 1997;17:527-58.
3. Duren DL, Sherwood RJ, Czerwinski SA, Lee M, Choh AC, Siervogel RM, et al. Body composition methods: comparisons and interpretation. J Diabetes Sci Technol. 2008;2(6):1139-46.
4. Ward LC. Human body composition: yesterday, today, and tomorrow. Eur J Clin Nutr. 2018;72(9):1201-7.
5. Kuriyan R. Body composition techniques. Indian J Med Res. 2018;148(5):648-58.
6. Fosbøl MØ, Zerahn B. Contemporary methods of body composition measurement. Clin Physiol Funct Imaging. 2015;35(2):81-97.
7. Teigen LM, Kuchnia AJ, Mourtzakis M, Earthman CP. The Use of technology for estimating body composition strengths and weaknesses of common modalities in a clinical setting. Nutr Clin Pract. 2017;32(1):20-9.
8. Sergi G, Trevisan C, Veronese N, Lucato P, Manzato E. Imaging of sarcopenia. Eur J Radiol. 2016;85(8):1519-24.

Capítulo 29

Bioimpedância – uni ou multifrequência?

• Mariana Bordinhon de Moraes • Filipe Welson Leal Pereira
• Daniela Salate Biagioni Vulcano • Sergio Alberto Rupp de Paiva

A bioimpedância (BIA) é um método para aferição de composição corporal, que utiliza corrente elétrica alternada de baixa amplitude, para caracterizar os componentes do organismo. Ela pode ser classificada de acordo com o número de frequências de corrente utilizadas em unifrequencial (uma frequência) ou multifrequencial (duas ou mais frequências).[1]

A corrente elétrica é bem conduzida por tecidos ricos em água e eletrólitos, como sangue e músculos. Outros tecidos são maus condutores, como ossos, gordura ou locais com ar. A diminuição de tensão da corrente, à medida que ela passa pelo corpo, é detectada pelos eletrodos e os dados de impedância são registrados pelo instrumento.[2]

A técnica é feita com o paciente em posição supina, seguindo um protocolo padronizado. Eletrodos podem ser conectados ao corpo em vários arranjos diferentes. No caso de dispositivos unifrequenciais, o arranjo mais comum é o tetrapolar padrão, que envolve o posicionamento de dois eletrodos em uma das mãos (um na protuberância óssea do punho, ou seja, o processo estiloide da ulna e a outra logo atrás dos metacárpicos) e dois eletrodos no pé ipsilateral (um no tornozelo colocado na linha média entre o maléolo medial e lateral, ou seja, no processo estiloide do rádio e o outro logo atrás dos metatarsos). Enquanto isso, aparelhos que usam técnicas de multifrequência usam oito eletrodos em arranjo tetrapolar em ambas as mãos e pés.[2]

Análise de BIA unifrequencial

A análise por impedância elétrica de frequência única usa dispositivo de frequência de 50 kHz, em um arranjo de quatro eletrodos. É a abordagem mais utilizada para estimar a composição corporal, fundamentando-se no princípio de que os tecidos corporais oferecem diferentes oposições à passagem da corrente elétrica. Essa oposição, chamada impedância (Z), apresenta dois vetores, denominados resistência (R) e reatância (Xc).[2]

Esse procedimento baseia-se na suposição de que o corpo é condutor uniforme, com geometria e composição constantes. Nessa situação, a R está diretamente relacionada ao produto da resistividade específica e do comprimento do condutor e indiretamente relacionada à área da seção transversal condutora.[2]

Essa suposição não é fisiologicamente correta, pois o corpo é melhor descrito por cinco cilindros distintos (dois braços, duas pernas e um tronco). Além disso, devido ao uso de uma única frequência, a BIA unifrequencial é, teoricamente, incapaz de diferenciar entre água intracelular (ICW) e extracelular (ECW), pois ela assume que a relação entre esses dois volumes é constante e que a corrente elétrica é conduzida uniformemente pelo corpo.[3]

Isso torna a BIA unifrequencial imprecisa para diferenciar os compartimentos, seja a nível molecular ou celular. Portanto, esse dispositivo apresenta limitações em análises de pacientes críticos ou em casos com edema e com obesidade, visto que as fórmulas de predição utilizam proporções fixas encontradas e testadas em indivíduos saudáveis.[1]

Uma das melhores utilidades de dados de BIA unifrequencial é a análise do ângulo de fase (AF), que pode ser descrito como um "atraso" no fluxo da corrente elétrica, causado pela capacitância, gerando queda na tensão da corrente ou mudança de fase. O AF tem sido descrito como indicador de prognóstico e estado nutricional e pode ser comparável com valores de referência específicos da população.[1]

A análise vetorial de impedância bioelétrica (BIVA) é outro parâmetro que pode ser gerado a partir de dados de BIA unifrequencial. Esse método envolve a plotagem de R e Xc ajustados pela estatura para criar vetor, que pode ser comparado com valores de referência específicos de gênero e raça em amostras de populações saudáveis.[2] Algumas aplicações da BIVA são a avaliação do estado de hidratação, em pacientes com sobrecarga de fluidos e a avaliação dos resultados de procedimentos terapêuticos.[4]

O uso de dados de BIA dessa maneira é, teoricamente, vantajoso em situações em que as suposições de BIA não são válidas para estimar a composição corporal.[2]

Análise de BIA multifrequencial

Para a análise de impedância bioelétrica de múltipla frequência, usa-se conformação octapolar, com 2 eletrodos em cada um dos membros, além disso a medição é feita por meio de duas ou mais frequências, começando com frequências menores (5 kHz) para, em seguida, passar ao uso de múltiplas frequências mais altas (50 kHz, 100 kHz, 200 kHz, 500 kHz e acima).[1]

Uma das vantagens desse dispositivo é permitir melhor determinação dos fluidos dentro dos compartimentos do corpo, pois variações de frequência permitem a identificação precisa dos componentes da água corporal total. Da mesma maneira, com a BIA multifrequencial é possível uma análise multissegmentar, já que esse instrumento segmenta o corpo em cinco cilindros distintos (duas extremidades superiores, duas extremidades inferiores e o tronco) e, portanto, fornece estimativas mais precisas.[2] A BIVA também pode ser gerada por meio de BIA multifrequencial.

Apesar das vantagens em relação a BIA unifrequencial, a quantificação completa da água corporal total, para todas as condições clínicas é questionável, particularmente, naquelas condições que há sobrecarga de fluidos, como insuficiência cardíaca e obesidade.[1] Além disso, os custos são superiores, diminuindo sua disponibilidade.

À frente da BIA multifrequencial, existe a BIA de espectroscopia (BIS) que mede a impedância em um mínimo de 50 frequências, variando de 5 kHz até 1.200 kHz, proporcionando vantagens sobre as demais técnicas. O BIS não depende de equações de predição e é capaz de medir a impedância em toda a faixa de frequências, usando técnicas de ajuste de curvas.[3]

Em vez de serem aplicados a equações lineares, os dados espectrais medidos pelo BIS passam por modelagens complexas, baseadas no clássico modelo de Cole. Os termos do modelo Cole podem ser aplicados a algoritmos complexos para quantificar a água intracelular e extracelular. Da mesma maneira, estimativas de massa magra e tecido adiposo, também podem ser realizadas, resultando em uma medida individualizada e segura dos compartimentos de água extra e intracelular e água corporal total, particularmente, em populações de indivíduos com homeostase de fluidos alterada.[1,5]

Comentários dos autores/*hot points*

- BIA é um instrumento com grandes vantagens. Possui baixo custo, não é invasiva, não possui necessidade de exposição à radiação e é acessível para realização à beira do leito. Possui pequena curva de aprendizado, é precisa e reprodutível e não é operador dependente.
- O uso da BIA, a fim de monitorar a hidratação, em pacientes dialíticos e críticos vem crescendo.
- É método que depende de equações variáveis e algoritmo, com possibilidades de erros, principalmente, em pacientes gravemente doentes.
- A técnica unifrequencial apresenta série de limitações, sendo as técnicas multifrequenciais superiores. Apesar disso, fatores como custo, aplicabilidade e perfil do paciente devem ser levados em consideração na escolha do método a ser empregado.

Referências bibliográficas

1. Mundi MS, Patel JJ, Martindale R. Body Composition Technology: Implications for the ICU. Nutr Clin Pract Off Publ Am Soc Parenter Enter Nutr. fevereiro de 2019;34(1):48-58.
2. Mulasi U, Kuchnia AJ, Cole AJ, Earthman CP. Bioimpedance at the bedside: current applications, limitations, and opportunities. Nutr Clin Pract Off Publ Am Soc Parenter Enter Nutr. abril de 2015;30(2):180-93.
3. Teigen LM, Kuchnia AJ, Mourtzakis M, Earthman CP. The Use of Technology for Estimating Body Composition. Nutrition in Clinical Practice. 2017; 32: 20-29.
4. Lukaski HC, Vega Diaz N, Talluri A, Nescolarde L. Classification of Hydration in Clinical Conditions: Indirect and Direct Approaches Using Bioimpedance. Nutrients. 10 de abril de 2019;11(4).
5. Earthman C, Traughber D, Dobratz J, Howell W. Bioimpedance spectroscopy for clinical assessment of fluid distribution and body cell mass. Nutr Clin Pract Off Publ Am Soc Parenter Enter Nutr. agosto de 2007;22(4):389-405.

Capítulo 30

Ultrassom – como utilizar na prática clínica?

- Filipe Welson Leal Pereira • Paula Schmidt Azevedo
- Marcos Ferreira Minicucci • Sergio Alberto Rupp de Paiva

A ultrassonografia como método de avaliação da composição corporal

O uso da ultrassonografia (US), como método de composição corporal não é recente. Sua prática remonta à década de 1960, por meio da avaliação do tecido adiposo subcutâneo. Em 1990, Armellini et al. foram os primeiros a desenvolver protocolos para aferição da adiposidade abdominal.[1] Sua finalidade para investigação do músculo esquelético também é antiga, sendo desenvolvida nas últimas duas décadas, e já aplicada, anteriormente, para estudo de doenças musculares pediátricas.[2]

O aparelho de ultrassom é um instrumento flexível, devido suas vantagens em termos de baixo custo, segurança, facilidade no manejo e portabilidade.[3] Isso torna seu uso viável, tanto ambulatorial, como hospitalar.

Os transdutores responsáveis pela emissão das ondas podem variar de acordo com o modo e a frequência, com impacto final sobre a imagem visualizada. Em modo-A (ou modo amplitude), um feixe estreito evidencia a descontinuidade entre os tecidos, que gera pico em um gráfico. No modo-B (ou modo brilho), a combinação de sinais de diferentes direções do modo-A produz imagem bidimensional.[4] O modo-A pode fazer avaliação de parâmetros como espessura ou ecogenicidade, porém, apenas o modo-B é capaz de destacar as características arquiteturais ou indicadores mais complexos, como área e volume.

Apesar da série de benefícios, a US também apresenta algumas limitações. A ausência de protocolos padronizados, provavelmente, é a principal delas. Falta definição exata dos especialistas sobre quais pontos de referência utilizar, assim como, quais possíveis estruturas anatômicas trariam melhores informações. Mesmo dentro de um mesmo órgão ou tecido, não existem definições sobre onde melhor local de captura. Em local como o reto femoral, p. ex., a medição pode ser feita no ponto médio da coxa, nos 2/3 distais do fêmur ou no 3/5 distais do fêmur.[3]

De modo semelhante, as técnicas para aquisição e análise da imagem são variáveis. Há dúvidas sobre a maneira de análise ideal (espessura muscular ou área, por exemplo), assim como existe possibilidade de erros de avaliação de acordo com cada fenótipo (infiltração gordura pode aumentar a espessura muscular). Em casos de edema, deve-se discutir sobre avaliação com máxima ou mínima compressão.[3]

Avaliação da adiposidade

A avaliação do tecido adiposo, por meio da US, pode ocorrer em dois níveis diferentes de composição corporal: tecidual e celular.[1]

A nível tecidual, essa técnica pode ser utilizada para quantificar os tecidos adiposos visceral e subcutâneo. A adiposidade visceral pode ser avaliada por meio da espessura da gordura mesentérica, pré-peritoneal, intra-abdominal, epicárdica e perirrenal. As três últimas medidas, apesar de variarem em termos de protocolos sobre posicionamento e pontos de aferição, apresentaram boa acurácia em estudos que as compararam com a tomografia computadorizada e a ressonância nuclear magnética. Além disso, esses estudos conseguiram demonstrar boa reprodutibilidade desses indicadores.[1]

O tecido adiposo subcutâneo, também pode ser aferido, por meio da sua espessura, medindo a distância entre a interface pele/tecido adiposo e tecido adiposo/músculo. Esses valores podem ser obtidos, tanto de região de tronco, como em membros.[1]

A nível celular, a principal avaliação é realizada por meio da visualização de esteatose hepática, que pode ser diagnosticada pelo aumento difuso da ecogenicidade do fígado, com boa acurácia na ausência de outros acometimentos, como fibrose, por exemplo. A presença de esteatose está associada com síndrome metabólica e resistência insulínica, além da associação com marcadores laboratoriais e subclínicos de doença cardiovascular.[1]

Avaliação do músculo esquelético

A US pode ser usada para examinar dois aspectos básicos do músculo: a quantidade e qualidade. Em termos de quantificação, pode-se avaliar por meio da espessura, área e do volume muscular. Em termos de qualidade, o exame pode ocorrer, tanto das suas propriedades biomecânicas e fisiológicas (ângulo de penação, o comprimento do fascículo e a elastografia), quanto metabólicas (mionecrose e mioesteatose).[2]

Tem crescido o número de evidências sobre o uso da US para aferição de parâmetros do músculo, apesar da ausência de pontos de corte bem estabelecidos. É descrita a possibilidade que a US possa prever a massa magra apendicular por meio da espessura muscular, em modelo de cinco pontos em membros superiores e inferiores, com boa correlação com a densitometria de corpo inteiro. A medida da espessura do músculo da perna apresenta associação com força do extensor do joelho em idosos.[3]

A intensidade da reflexão da onda sonora pelos tecidos, ou ecointensidade, pode contribuir com indicadores da qualidade muscular. A presença de imagens brilhantes ou hiperecoicas podem significar presença de fibrose ou infiltração adiposa no músculo. Essa análise pode auxiliar na diferenciação entre músculo saudável ou doente, estando associado a fraqueza muscular em idosos.[3]

Ainda não está definida a melhor técnica para avaliação da ecointensidade do músculo. Porém, alguns estudos atuais descrevem que a região de interesse (ROI) pode ser determinada por meio da área de um quadrado previamente padronizado. Essa técnica possui maior reprodutibilidade intra e interobservador do que o traçado em torno de toda área do músculo.[5,6]

Da mesma maneira, a ecointensidade pode ser útil para quantificação dos estoques de glicogênio intramusculares, por meio de *softwares* especializados, com os quais são avaliadas as regiões hipoecoicas da imagem. Estudos em ciclistas mostraram boa correlação entre essas medidas e aquelas obtidas por biópsia muscular.[3]

Entre os indicadores da arquitetura muscular, a medida do ângulo de penação recebe destaque. Essa medida representa o ângulo entre o fascículo do músculo e o eixo do tendão. Alterações nesses valores podem representar fibrose, mionecrose e edema nos planos da fáscia. Medidas desse ângulo em vasto lateral de pacientes críticos, apresenta correlação com a função física em pacientes na UTI.[3]

Comentários dos autores/*hot points*

- Apesar da ausência de pontos de corte bem estabelecidos, a US desponta hoje, como método promissor na avaliação da composição corporal. Essa técnica proporciona, não apenas medidas tradicionais em termos de tamanho, mas, também, é capaz de fornecer informações a respeito da qualidade muscular e da infiltração em órgãos sólidos, marcadores que podem ser úteis do ponto de vista prognóstico.

Referências bibliográficas

1. Bazzocchi A, Filonzi G, Ponti F, Albisinni U, Guglielmi G, Battista G. Ultrasound: Which role in body composition? Eur J Radiol. 2016;85(8):1469-80.
2. Mourtzakis M, Parry S, Connolly B, Puthucheary Z. Skeletal muscle ultrasound in critical care: A tool in need of translation. Ann Am Thorac Soc. 2017;14(10):1495-503.
3. Looijaard W, Molinger J, Weijs PJM. Measuring and monitoring lean body mass in critical illness. Curr Opin Crit Care. 2018;24(4):241-7.
4. Wagner DR. Ultrasound as a tool to assess body fat. J Obes. 2013;2013:280713.
5. Sarwal A, Parry SM, Berry MJ et al. Inerobserver reliability of quantitative muscle sonographic analysis in the critically ill populations. J Ultrasound Med. 2015;34:1191-1200.
6. Parry SM, El-Ansary D, Cartwright MS et al. Ultrasonography in the intensive care setting can be used to detect changes in the quality and quantity of muscle and is related to muscle strength and function. J Crit Care. 2015.

Capítulo 31

DXA – o que é preciso saber para interpretar o exame?

- Filipe Welson Leal Pereira • Paula Schmidt Azevedo
- Marcos Ferreira Minicucci • Sergio Alberto Rupp de Paiva

A densitometria de corpo inteiro (absorciometria por dupla emissão de raios X ou DXA) é uma das modalidades de exame de imagem mais úteis para avaliação da composição corporal. É um método de referência para avaliação da massa óssea e oportuno na avaliação da massa magra e gorda, devido às suas propriedades. Com a DXA, poucas suposições são necessárias para os cálculos de composição, o corpo pode ser analisado por inteiro ou de acordo com a região de interesse e os aparelhos são precisos e estáveis por longos períodos. Além disso, é um exame seguro, com exposição do paciente e do operador a níveis de radiação, semelhantes àqueles recebidos em um dia ao nível do mar (< 10 microSieverts). Essa quantidade é inferior a exposta ao ser realizada uma mamografia ou uma radiografia de tórax.[1] Este capítulo visa descrever alguns detalhes técnicos, para possibilitar a análise sobre a validade de um exame, assim como, sua correta interpretação por parte do médico assistente.

Equipamento

O equipamento de densitometria é composto por uma mesa de exame, que se assemelha a maca, onde o paciente permanece em posição ortostática. Acima dessa, encontra-se a fonte de radiação e, abaixo, o sistema de detecção. Esse é acoplado a sistema de comando, externo à mesa do exame, onde está alocado o *software* para análise da imagem.[2]

A fonte emissora de fótons é um tubo de raios X, que emite fótons que são colimados em um feixe. Esse pode apresentar dois formatos clássicos: *pencil beam* e *fan beam*. Para o primeiro, o colimador no formato de orifício é colocado na saída da fonte, produzindo feixe no formato de lápis. Enquanto isso, no segundo caso, o colimador tem a forma de fenda, gerando feixe no formato de leque. Nesse último caso, o exame ocorre em período de tempo menor em relação ao uso de *pencil beam*.[2]

A imagem final é visualizada em *software*, capaz de realizar sua análise. Cada um desses apresenta recursos próprios, com capacidades variável de produção de dados, a depender do fornecedor e fabricante do equipamento.[2]

Indicações

A Sociedade Internacional de Densitometria Clínica (ISCD), em seu último posicionamento, de 2015, apresenta três indicações formais para uso da DXA, no contexto da composição corporal. Para avaliação de adiposidade, o exame deve ser realizado em pacientes obesos, que são submetidos a cirurgia bariátrica e naqueles portadores de HIV, em uso de medicações, que apresentem risco de lipoatrofia. A avaliação muscular é indicada na presença de fraqueza muscular ou prejuízo da capacidade funcional, na qual a avaliação de desnutrição é importante.[1,2]

Aquisição da imagem

A imagem na DXA é formada através da passagem de dupla emissão de raios X de energias diferentes (40 KeV e 70 KeV) pelo corpo. Cada tecido apresenta coeficiente de atenuação diferente, que permite a separação entre tecidos moles e massa óssea pelo *software*.[2]

Devido a essa exposição a radiação, por menor que seja, a gestação é contraindicação absoluta ao procedimento. Outras limitações envolvem a capacidade do paciente permanecer em decúbito, por um curto período de tempo, peso acima da capacidade do equipamento e presença de artefatos.[2]

O paciente, preferencialmente, deve ficar em jejum e sem exercício prévio para o exame e permanecer com roupas leves, sem metais ou plásticos densos. No momento do exame, o paciente deve esvaziar a bexiga e remover, tanto quanto possível, as fontes de artefato.[2]

O posicionamento é feito com o indivíduo no centro da mesa, alinhado com o eixo longo dessa, com o corpo inteiro dentro dos limites de varredura e braços separados do tronco dentro dos limites. A posição das mãos e pés são mantidas conforme orientação do fabricante.[2]

Artefatos

Artefatos na imagem podem ser classificados como externos ou internos.

Os artefatos externos são aqueles que estão na superfície corpórea do paciente ou na mesa do exame. Objetos como roupas, moedas, joias, carteiras ou bolsas devem ser retirados do paciente e a mesa deve ser avaliada quanto a presença de outros materiais desnecessários ao exame.[3]

Artefatos internos podem ser alterações degenerativas ou lesões malignas no paciente, assim como materiais com implante cirúrgico, como marca-passo, cateteres venosos, sondas enterais, próteses, clipes cirúrgicos e implante de silicone. Comprimidos de carbonato de cálcio e contrastes radiológicos iodados, também podem se apresentar como artefatos.[3-5]

Análise da imagem

Uma vez que a imagem está disponível no *software*, o operador irá proceder à análise da imagem. Em uma primeira etapa, a imagem é analisada quanto a presença de artefatos ou possíveis erros de captação e posicionamento do paciente. Depois, o operador deve definir as regiões de interesse (ROIs). A escolha das ROIs é realizada com a alocação de linhas em limites anatômicos preestabelecidos.[2]

É importante salientar que, atualmente, existem duas principais empresas responsáveis pela comercialização dos equipamentos: GE-Lunar e Hologic. Pode haver pequena variação entre as técnicas de análise, a depender de qual aparelho está sendo utilizado. Para o profissional de saúde, essa definição é importante, uma vez que o paciente deve repetir o exame para seus seguimentos, preferencialmente, no mesmo equipamento.[2]

Qualidade do exame

Um programa de qualidade é essencial para que se possa manter as características de precisão e acurácia da DXA.

A manutenção da precisão, depende da calibração diária, por meio de *phantoms* padronizados. A depender do fabricante, além da calibração diária, o equipamento deve ser monitorizado periodicamente com *phantoms* diferentes a cada 3 a 6 meses.[2]

Outros fatores, como a variação do operador, podem modificar a precisão do exame. Dessa maneira, para cada serviço, instrumento e operador deve haver o cálculo da mínima variação significativa (MVS). Esse valor representa a menor variação possível entre dois exames, que pode ser considerada como consequência de uma variação real e não apenas do acaso.[2]

Comentários dos autores/*hot points*

- A DXA é método preciso e acurado para avaliar composição corporal.
- Apresenta, como principal contraindicação, a gestação, apesar da pequena quantidade de radiação presente no exame.
- Deve-se atentar para o posicionamento do paciente, presença de artefatos, definição dos limites anatômicos corretos das regiões de interesse e presença do MVS do serviço constando no laudo, a título de seguimento do paciente.

Referências bibliográficas

1. Shepherd JA, Ng BK, Sommer MJ, Heymsfield SB. Body composition by DXA. Bone. 2017;104:101-5.
2. Bazzocchi A, Ponti F, Albisinni U, Battista G, Guglielmi G. DXA: Technical aspects and application. Eur J Radiol. 2016;85(8):1481-92.
3. Morgan SL, Prater GL. Quality in dual-energy X-ray absorptiometry scans. Bone. 2017;104:13-28.
4. Madsen OR et al. Influence of orthopaedic metal and high-density detection on body composition as assessed by dual-energy X-ray absorptiometry. Clin Physiol. 1999.
5. Madsen OR et al. Effects of silicone breast prostheses on the assessment of body composition by dual-energy X-ray absorptiometry. Clin Physiol. 2000.

Seção 9

Avaliação do Gasto Energético

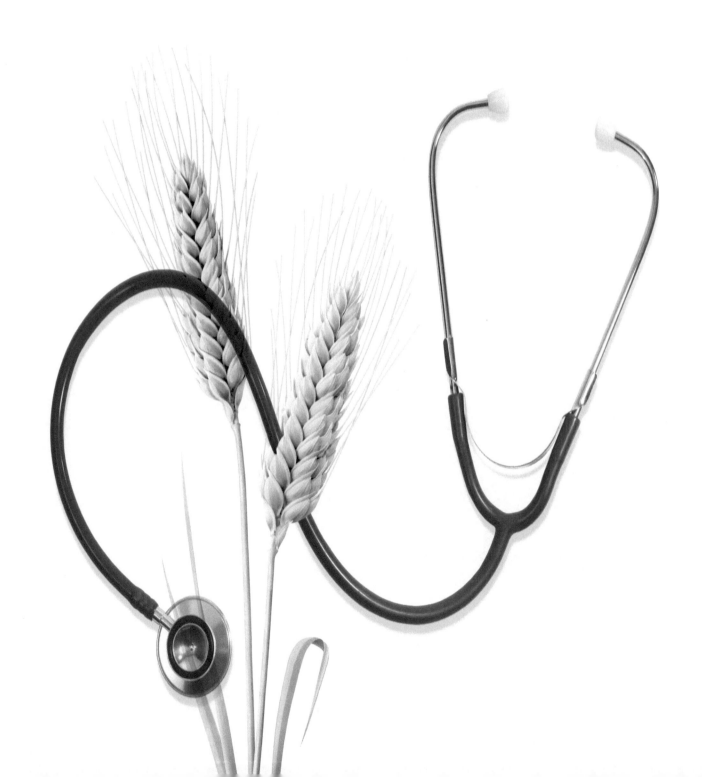

Síntese da Inteligência Didática

Metabolismo energético

Como é composto o gasto energético?

É definido como a quantidade total de energia que o corpo necessita diariamente para manter suas funções fisiológicas

O gasto energético varia de acordo com sexo, idade, composição corporal, atividade física e estado inflamatório

Sua medida é dinâmica, devendo ser medida ou recalculada sempre que houve mudança no quando clínico ou composição corporal

Quais as vantagens e desvantagens de se realizar calorimetria indireta?

É uma ótima ferramenta para ser usada em diversas situações clínicas, desde que a técnica seja realizada adequadamente e que sua interpretação seja criteriosa

O profissional de saúde deve solicitar novo exame quando as condições clínicas do paciente se alterarem, pois isso pode impactar diretamente nas necessidades energéticas

As desvantagens da CI ainda recaem sobre seu custo alto, pouca disponibilidade e limitações técnicas

Quais as outras opções para avaliação do gasto energético?

A calorimetria indireta é o padrão de referência, porém, sua aplicação na rotina clínica é difícil e de alto custo

As equações foram desenvolvidas para auxiliar na estimativa das necessidades energéticas diárias. No entanto, as equações apresentam limitações, pois podem subestimar ou superestimar as reais necessidades dos indivíduos

As equações possuem fácil aplicabilidade e podem ajudar a nortear a conduta de cada indivíduo nas mais diversas situações

Capítulo 32

Como é composto o gasto energético?

• Guilherme Teixeira de Araújo • Rodrigo Costa Gonçalves

O que é gasto energético?

Gasto energético é definido como a quantidade total de energia, que o corpo necessita, diariamente, para manter suas funções fisiológicas (respiração, circulação sanguínea, metabolismo celular, por exemplo), digerir os alimentos e realizar atividade física. O gasto energético é medido em quilocalorias (kcal), que por sua vez, é definida como a quantidade total de energia necessária para aquecer 1 kg de água em 1 ºC.

O gasto energético diário total, pode variar de pessoa para pessoa, dependendo da superfície corporal, sexo, composição corporal, genética e nível de atividade. Um corpo maior, especialmente com uma massa livre de gordura maior, requer mais manutenção e induz, assim, uma maior taxa metabólica basal. Homens geralmente possuem maior gasto energético que mulheres. Idosos diminuem seu dispêndio de energia, quando comparados com jovens.[1]

Como é dividido o gasto energético?

O gasto energético total (GET) diário, compreende o gasto energético basal, o efeito térmico dos alimentos, o gasto da atividade física e, eventualmente, o fator injúria (Tabela 32.1). Podemos assim definir que:[2,3]

- Gasto energético basal (GEB): o dispêndio basal representa a energia despendida por um indivíduo mantido em repouso, em um ambiente termicamente neutro, pela manhã, ao acordar após 12 horas de jejum, e depende da massa corporal magra e, em menor extensão, da idade, do sexo e de fatores familiares. O dispêndio basal representa 60% a 75%, do custo energético diário e inclui a energia gasta com a bomba de sódio-potássio e outros sistemas, que mantêm o gradiente eletroquímico das membranas celulares, a energia empregada na síntese dos componentes do organismo, a energia necessária para o funcionamento dos sistemas cardiovascular e respiratório e a energia despendida pelos mecanismos termorregulatórios para manter a temperatura corporal.

- Gasto energético em repouso (GER): a condição basal não é encontrada nas situações clínicas habituais. É denominado GER, o gasto energético despendido em repouso pelo indivíduo, em um ambiente que não é termicamente neutro e enquanto recebendo medicamentos ou tratamento suportivo, incluindo o suporte nutricional. O dispêndio de repouso costuma ser 10% maior do que o dispêndio basal.

- Efeito térmico dos alimentos: refere-se ao gasto provocado pela digestão, absorção, transporte, transformação, assimilação e/ou armazenamento dos nutrientes, que varia de acordo com o substrato consumido. Em jovens eutróficos, com peso constante, a ingestão de hidratos de carbono aumenta o gasto energético em 5% a 10%, a ingestão de lipídios aumenta de 3% a 5% e a de proteínas aumenta, aproximadamente, 20%. Assim, considera-se que, em uma dieta mista habitual, o efeito térmico do alimento, em teoria, é de aproximadamente 5% a 7%, do seu conteúdo energético.

Tabela 32.1: Componentes do gasto energético total (GET)

Efeito térmico dos exercícios e/ou fator injúria 15%-30%
Efeito térmico dos alimentos 5%-7%
Gasto energético de repouso 60%-75%

Fonte: Elaborada pelos autores.

- Efeito térmico da atividade física: é o dispêndio de energia referente à realização do trabalho mecânico externo; esse representa 15% a 30% do dispêndio energético diário, e varia com o nível de atividade física, levando-se em conta a intensidade e a duração do esforço físico realizado. A Tabela 32.2 cita fatores de correção de acordo com diversas atividades físicas.[4]

Tabela 32.2: Fatores de correção do GER de acordo com o nível de atividade física

Nível de atividade física	Fator de correção
Predominantemente sentado ou deitado	1,2
Trabalho sentado sem opção de movimentação e pouca ou nenhuma atividade de lazer extenuante	1,4-1,5
Trabalho sentado com pouca exigência para se deslocar, além de pouca ou nenhuma atividade de lazer extenuante	1,6-1,7
Trabalho em pé (p. ex.: dona de casa, assistente de loja)	1,8-1,9
Trabalho árduo ou lazer altamente ativo	2,0-2,4

Fonte: Elaborada pelos autores baseadas no Institute of Medicine 2005.[5]

- Efeito injúria: as enfermidades cirúrgicas e clínicas, de modo geral, aumentam o gasto energético, como parte da resposta metabólica ao estresse, que é desencadeado nos pacientes. A elevação depende da gravidade da doença, da extensão da agressão sofrida, da presença de febre, do desenvolvimento de complicações, como sepse e disfunção de múltiplos órgãos e das medidas terapêuticas adotadas. Após cirurgias eletivas, o dispêndio de repouso aumenta de 5% a 20%, por exemplo. Fraturas múltiplas, injúrias abdominais extensas, traumatismos do sistema nervoso central e infecções graves elevam o GER, em 50% a 60%, acima do previsto, enquanto, nos grandes queimados, esse gasto pode chegar ao dobro do previsto (Figura 32.1).

A resposta inflamatória a injúria em pacientes críticos é dividida em três fases (Tabela 32.3):

- Fase "ebb": ocorre imediatamente após a injúria e, geralmente, tem duração de 24 a 48 horas e é caracterizada por hipometabolismo;
- Fase "flow": segue a fase "ebb", tem duração mais prolongada, caracterizada por hipermetabolismo, de acordo com extensão da injúria; e oxidação de fontes energéticas;

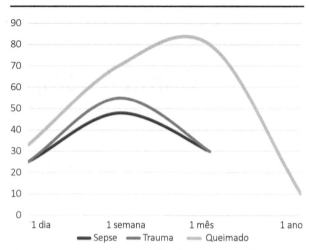

Figura 32.1: Resposta hipermetabólica à sepse, queimados e trauma (fator injúria) (Fonte: Adaptada da referência 6).

Tabela 32.3: Características metabólicas após a injúria[7]

Fase ebb	Fase flow
Débito cardíaco reduzido	Débito cardíaco aumentado
Redução do consumo de oxigênio	Aumento do consumo de oxigênio
Tendência a hiperglicemia	Tendência a normoglicemia
Aumento de ácidos graxos livres	Lipólise
Aumento proteínas de fase aguda	Proteólise
Lactato aumentado	Tendência a queda do lactato

- Fase anabólica: após a resolução da fase catabólica a fase anabólica pode durar por meses. É caracterizada pela recuperação do peso corporal, restauração da massa muscular esquelética e do tecido gorduroso. Clinicamente é marcada pela melhora do apetite do paciente, que se associa, por sua vez, da elevação sérica de GH, insulina, IGF e androgênios.

Como podemos medir o gasto energético?

O gasto energético pode ser medido de maneira direta, indireta ou estimado, dos seguintes modos:[8]

- Calorimetria direta: é a medição direta da produção de calor pelo corpo. Esse conceito baseia-se no fenômeno de que todos os substratos energéticos, após a oxidação, produzem calor. O paciente precisa ser confinado em uma câmara isolada para medir sua produção de calor, além de ser capaz de manter um estado de repouso completo durante a medição, a fim de evitar a produção extra de calor por atividade física. Apesar de ser considerado como padrão-ouro, é inviável na prática clínica, pelos custos, necessidade de pessoal especializado para seu manuseio e dificuldades técnicas na realização do exame no dia a dia de um hospital ou clínica.

- Calorimetria indireta: é um método não invasivo que determina indiretamente as necessidades nutricionais e a taxa de utilização dos substratos energéticos, a partir do consumo de oxigênio e da produção de gás carbônico obtidos por análise do ar inspirado e expirado pelos pulmões, sendo considerado como padrão-ouro para medição do GER na prática clínica.

- Método de Fick: é um método indireto, que avalia o conteúdo de oxigênio venoso arterial e misto, por meio de um cateter na artéria pulmonar, para medir o débito cardíaco, por método de termodiluição. Após avaliar o conteúdo de O_2 no sangue arterial e venoso misto da artéria pulmonar, o VO_2 pode ser calculado usando a equação de Fick. O gasto energético é calculado assumindo um quociente respiratório fixo. Vários problemas limitam seu uso na prática clínica, visto que, apenas alguns pacientes possuem cateteres arteriais pulmonares e a inserção do cateter, apenas para medições de gasto energético, seria invasiva demais. Além de que o VO_2 calculado por esse método reflete apenas o momento da medição, enquanto o erro do método de termodiluição é de cerca de 15% devido à variação do débito cardíaco durante o ciclo respiratório. Deve se considerar, ainda, que a concentração venosa mista de oxigênio pode ser superestimada, devido ao desvio do sangue arterial dos vasos brônquicos, levando à subestimação do VO_2 e, depois, do gasto energético.

- Água duplamente marcada: é ofertado ao paciente, por via oral, água contendo átomos de hidrogênio e oxigênio, marcados com isótopos não radioativos, após uma avaliação inicial dos líquidos corporais (urina, saliva e sangue). A avaliação dos líquidos corporais é repetida após 7 a 12 dias para calcular as variações das concentrações dos isótopos ao longo do tempo. A produção de CO_2 pode ser calculada observando as taxas de eliminação dos isótopos dos líquidos corporais, calculando-se depois, o gasto energético, assumindo-se um determinado quociente respiratório. Os cálculos baseiam-se em várias hipóteses, como o *turnover* de CO_2 e H_2O no estado estacionário, e o tamanho constante do *pool* de água corporal, durante o período de medição. Essas suposições podem não ser aplicáveis para pacientes gravemente enfermos, já que, mudanças de volume de fluido, juntamente com grandes mudanças na produção de CO_2 são frequentemente observadas. Levando em consideração a dificuldade de realização do exame, o elevado custo das medições de água duplamente marcada e da espectrometria de massa, além da demora para a obtenção de resultados, torna-se um método impeditivo na prática clínica.

- Equações preditivas: são práticas não havendo necessidade de equipamentos especializados e profissionais treinados. Existem mais de 200 equações preditivas, que podem não refletir a composição corporal, estado nutricional e etnia populacional. Por exemplo, a equação de Harris-Benedict, que é a mais utilizada, estima o GER com uma precisão de ± 10%, em 80% a 90% dos indivíduos normais. Quando empregada em pacientes gravemente enfermos, porém, essa equação prediz corretamente o dispêndio em menos de 50% dos indivíduos.

Comentários dos autores/*hot points*

- O gasto energético varia de acordo com sexo, idade, composição corporal, atividade física e estado inflamatório.
- Sua medida é dinâmica, devendo ser medida ou recalculada sempre que houver mudança no quando clínico ou composição corporal.

Referências bibliográficas

1. Westerterp KR. Control of energy expenditure in humans. Eur J Clin Nutr. 2017;71(3):340-344.
2. Dias ACF, Silva Filho AA, Cômodo ARO, et al. Gasto Energético Avaliado pela Calorimetria Indireta. Projeto Diretrizes AMB.
3. Diener JRC. Calorimetria indireta. Rev Ass Med Brasil 1997; 43(3): 245-53.
4. Donahoo WT, Levine JA, Melanson EL. Variability in energy expenditure and its components. Curr Opin Clin Nutr Metab Care. 2004;7(6):599-605.

5. IOM:Dietary Reference Intakes for Energy, Carbohydrate, Fiber, Fat, Fatty Acids, Cholesterol, Protein, and Amino Acids (2005).

6. Clark A, Imran J, Madni T, Wolf SE. Nutrition and metabolismo in burn patients. Burns & Trauma. 2017; 5(11):1-12.

7. Sharma K, Mogensen KM, Robinson MK. Pathophysiology of critical illness and role of nutrition. Nutrition in Clinical Practice. 2019;34(1):12-22.

8. Oshima T, Berger MM, De Waele E, et al. Indirect calorimetry in nutritional therapy. A position paper by the ICALIC study group. Clin Nutr. 2017;36(3): 651-662.

Capítulo 33

Quais as vantagens e desvantagens de se realizar calorimetria indireta?

• Guilherme Teixeira de Araújo • Pedro Paulo Dal Bello

O que é calorimetria indireta?

A calorimetria indireta (CI) é um método não invasivo, que determina as necessidades nutricionais e a taxa de utilização dos substratos energéticos, a partir do consumo de oxigênio e da produção de gás carbônico, obtidos por análise do ar inspirado e do ar expirado pelos pulmões.[1,2]

Quais as indicações de se realizar a calorimetria indireta na prática clínica?

A CI pode ser usada nos pacientes com déficits ou riscos nutricionais, fatores de estresse físico ou situações, em que o uso de equações preditivas esteja prejudicado[2,3], como descrito na Tabela 33.1.

Tabela 33.1: Indicações de realização de calorimetria indireta

• Trauma neurológico	• Pacientes nos quais o peso e altura não podem ser medidos com acurácia
• Paralisias	
• Doença pulmonar obstrutiva crônica	
• Pancreatite aguda	• Pacientes que não responderam ao tratamento previamente estimado
• Câncer com tumor residual	
• Politrauma	• Paciente que requerem uso prolongado de cuidado intensivo
• Amputações	
• Pacientes com hiper ou hipometabolismo graves	• Sepse
• Pacientes em ventilação mecânica	• Obesidade
	• Doença de Crohn

Fonte: Elaborada pelos autores.

Vantagens de se realizar a calorimetria indireta

Os aportes energético e proteico são elementos fundamentais para a instituição de terapia em pacientes gravemente enfermos, mas as ferramentas disponíveis para a determinação precisa dessas necessidades são limitadas. A calorimetria indireta tem sido proposta como o padrão-ouro para medir o gasto energético, oferecendo uma abordagem cientificamente fundamentada para personalizar as necessidades energéticas de um paciente, maximizando os benefícios da terapia nutricional.[1,4]

Existem relatos de que menos de 50%, dos pacientes internados, recebem suas necessidades calóricas adequadas. Entre diversos motivos, encontra-se a falta de equações preditivas confiáveis que, por sua vez, podem causar uma estimativa superior ou inferior a 40% do gasto energético real do paciente, levando a hipo ou hiperalimentação, ambas potencialmente deletérias. A hipoalimentação associa-se a maior risco de subnutrição e a todas as consequências advindas disso com destaque para prejuízo no processo cicatricial de tecidos, maior risco de infecções, maior admissão em centros de terapia intensiva, maior tempo de internação, maior mortalidade e, consequentemente, custos hospitalares mais altos.[5] Por sua vez, a hiperalimentação pode causar aumento do risco de alterações glicêmicas, dislipidemias, distúrbios eletrolíticos, infecções e disfunções hepáticas.[1,6]

Em estudo de revisão sistemática e metanálise que incluiu, 991 adultos, hospitalizados em unidade de terapia intensiva (UTI), a oferta energética guiada pela calorimetria indireta reduziu a mortalidade a curto prazo. O estudo encoraja o uso da calorimetria indireta, mas reforça que ainda são necessários mais estudos a respeito desse assunto.[7]

Desvantagens de se realizar a calorimetria indireta

As principais desvantagens da CI estão relacionadas ao seu custo (tanto do aparelho, quanto de sua manutenção), pouca disponibilidade em centros clínicos e falta de pessoal treinado para realização e interpretação do exame.

Existem opções mais baratas no mercado, entretanto, deve-se levar em consideração que esses aparelhos utilizam apenas um filtro de volume do oxigênio (VO_2) para medição do gasto energético. Tais calorímetros são apropriados apenas para pacientes em ventilação espontânea e em ambiente ambulatorial, uma vez que assumem um quociente respiratório (QR) constante para todos os pacientes (p. ex., 0,8).[2]

Há situações, em que o resultado do exame pode ser prejudicado, devendo ser evitado em tais circunstâncias ou utilizado com cautela em sua interpretação (Tabela 33.2).

Tabela 33.2: Situações clínicas que exigem interpretação cuidadosa do gasto energético medido por calorimetria indireta

- Agitação física ou sedação instável e/ou analgesia
- Vazamentos de ar no sistema > 10% do volume minuto (drenos de tórax, vazamento no ventilador mecânico)
- Temperatura do corpo instável (> ± 1 ºC de mudança ao longo da última hora)
- pH instável (> 0,1 de mudança ao longo da última hora)
- FiO_2 > 60%
- PEEP > 10 cmH_2O
- Terapias de suporte a órgãos: substituição renal ou terapia de suporte hepático (alterações do pH, quando conduzidas de maneira intermitente), ECMO (fornecimento direto de O_2 ao sangue e remoção de CO_2)

FiO_2: fração inspirada de oxigênio; PEEP: pressão positiva expiratória final; ECMO: *extracorporeal membrane oxygenation* (oxigenação por membrana extracorpórea).
Fonte: Elaborada pelos autores.

Cuidados necessários para se obter bom resultado

Assim como qualquer exame complementar, deve-se ter algumas precauções para se garantir a fidedignidade do exame. A Tabela 33.3 traz os principais cuidados para se realizar o exame.[2,3]

Como interpretar o resultado da calorimetria indireta?

A calorimetria fornecerá dois resultados importantes: o gasto energético, que será definido pela equação de Weir (Tabela 33.4) e o QR.[7]

Tabela 33.3: Cuidados para garantir um resultado fidedigno da calorimetria indireta

- O paciente deve permanecer em repouso em decúbito por pelo menos 30 minutos antes do exame
- Pacientes recebendo alimentação intermitente (p. ex., nutrição enteral *in bolus* ou cíclica) devem realizar o exame 1 hora após a última alimentação, caso deseja-se avaliar o efeito térmico dos alimentos ou após 4 horas da última refeição caso esse dado não seja de interesse do estudo
- Em pacientes recebendo nutrição contínua, a composição da nutrição deve estar estável por pelo menos 12 horas antes do exame
- As medidas devem ser feitas em ambiente silencioso, com pouca iluminação e temperatura estável em cerca de 20 °C
- Todas as fontes de oxigênio suplementar (p. ex., cânulas ou máscaras de oxigênio) devem ser retiradas, caso seja possível
- O exame deve aguardar ao menos 90 minutos caso seja necessário ajustes nos parâmetros ventilatórios
- O estudo deve ser atrasado 3 a 4 horas após hemodiálise
- O estudo deve ser atrasado em 1 hora após procedimentos médicos ou de enfermagem
- Idealmente, o exame deve ser realizado 2 a 3 dias após a internação, após estabilização clínica e hemodinâmica, podendo ser repetido a cada 2 dias em pacientes críticos, ou em alterações do estado clínico do paciente

Fonte: Elaborada pelos autores.

O gasto energético refletirá o gasto energético de repouso (GER) ou o GER adicionado do efeito térmico dos alimentos, a depender se o paciente encontra-se em jejum ou não. Caso o exame tenha sido realizado com o paciente em jejum ou com nutrição intermitente, deve ser adicionado 5% ao valor do GER para consideração do efeito térmico dos alimentos.[2,3]

Tabela 33.4: Equação de Weir

GER (kcal/dia) = (3,941 × VO_2 + 1,106 × VCO_2) × 1,440

VO_2: volume inspirado de oxigênio (L/min); VCO_2: volume expirado de gás carbônico (L/min).
Fonte: Elaborada pelos autores.

Tradicionalmente, o QR é usado para se determinar o substrato energético utilizado (Tabela 33.5). Valores abaixo de 0,65 e acima de 1,25 sugerem erro na técnica de medição, devendo ser desconsiderado os resultados de exames.[2,3]

Tabela 33.5: Substratos utilizados

Substrato utilizado	QR
Etanol	0,67
Oxidação lipídica	0,71
Oxidação proteica	0,82
Oxidação mista de substratos	0,85
Oxidação de carboidratos	1,0
Lipogênese	1,0-1,2

Fonte: Elaborada pelos autores.

Comentários dos autores/*hot points*

- A calorimetria indireta é uma ótima ferramenta para ser usada em diversas situações clínicas. Fornecerá o gasto energético basal e o QR, permitindo um fornecimento adequado de calorias, minimizando os riscos de hipo ou hiperalimentação, desde que a técnica seja realizada adequadamente e que sua interpretação seja criteriosa.
- Ressaltamos que o profissional de saúde deve solicitar novo exame, quando as condições clínicas do paciente se alterarem, pois isso pode impactar diretamente nas necessidades energéticas.
- As desvantagens da CI ainda recaem sobre seu custo alto, pouca disponibilidade e limitações, como já exposto. Porém, seu uso, quando possível, deve sempre ser estimulado.
- Mais estudos clínicos envolvendo CI e o desenvolvimento de equipamentos, com menos limitações técnicas, menores preços e com maior aplicabilidade, são necessários.[2]

Referências bibliográficas

1. Singer P, Singer J. Clinical Guide for the Use of Metabolic Cart s: Indirect Calorimetry- No Longer the Orphan of Energy Esti mation. Nutr Clin Pract. 2016;31(1):308.
2. Oshima T, Berger MM, De Waele E, et al. Indirect calorimetry in nutritional therapy. A position paper by the ICALIC study group. Clin Nutr. 2017;36(3):651-662.
3. Dias ACF, Silva Filho AA, Cômodo ARO, Tomaz BA, Ribas DF, Spolidoro J, Lopes AC, Marchini JS. Gasto Energético Avaliado pela Calorimetria Indireta. Projeto Diretrizes AMB.
4. Haugen HA, Lingtak-Neander Chan, Li F. Indirect Calorimetry: A Practical Guide for Clinicians. Nutr Clin Pract 2007;22:377.
5. Correia MITD, et al. Hospital malnutrition in Latin America: A systematic review, Clinical Nutrition. 36 (2017), 958-967.
6. Wooley JA. Indirect calorimetry: applications in practice. Respir Care Clin N Am. 2006;12(4):619-33.
7. Duan JY, Zheng WH, Zhou H, Xu Y, Huang HB. Energy delivery guided by indirect calorimetry in critically ill patients: a systematic review and meta-analysis. Crit Care. 2021;25(1):88.
8. Weir JBD. New methods for calculating metabolic rate with special reference to protein metabolism. J Physiol. 1949;109:1-9.

Capítulo 34

Quais as outras opções para avaliação do gasto energético (diferentes da calorimetria indireta)?

• Juli Thomaz de Souza • Maria Fernanda Primo Fernandes
• Paula Schmidt Azevedo

Como foi explorado anteriormente, o conhecimento do gasto energético é importante para o planejamento do consumo calórico total, no intuito de manter a homeostase do organismo humano. Existem algumas ferramentas utilizadas para estimativa desse gasto energético, seja de maneira direta (calorimetria direta), maneira indireta (calorimetria indireta e água duplamente marcada) ou de maneira duplamente indireta, utilizando-se equações preditivas. Neste capítulo, vamos explorar os métodos de avaliação de gasto energético por calorimetria direta, água duplamente marcada e equações preditivas mais utilizadas.

Calorimetria direta

Utilização de uma câmara altamente sofisticada, na qual o indivíduo pode se mover, se alimentar, se exercitar e dormir durante um período suficiente, geralmente, ≥ 24 horas, para averiguar o gasto energético, proveniente da produção de calor, gerado pelo organismo da pessoa que está sendo observada. É um método bastante preciso (taxa de erro de 1% a 2%), no entanto, devido ao seu alto custo e difícil aplicabilidade, não é utilizado na prática clínica, tendo assim, sua maior utilização em pesquisas. Esse método não reflete o fator de atividade física, o que é considerado uma desvantagem em relação aos demais. Quando comparados os exames de calorimetria direta e indireta, esse último mostra-se um método mais simples, de aplicação mais acessível na prática clínica e que apresenta resultados comparáveis aos da calorimetria direta.[4,10,14]

Água duplamente marcada

Esse é uma técnica de avaliação indireta do gasto energético, com base na utilização de isótopos estáveis, não radioativos de hidrogênio (^2H) e de oxigênio (^{18}O). Para sua realização, o indivíduo ingere uma quantidade de água, com uma concentração conhecida desses isótopos. Os isótopos levam, em média, 5 horas para serem distribuídos por meio de toda água corporal. A taxa de perda do ^2H e ^{18}O é calculada utilizando-se a medida do declínio na concentração desses isótopos na urina. A diferença entre a taxa de perda dos dois isótopos é utilizada para estimar a produção de carbono, mostrando assim, o gasto energético do indivíduo. Apesar de ser um método que possui um custo elevado, por conta do valor do ^{18}O, tem como vantagem o fato de que mede o gasto energético enquanto reflete a atividade física usual do paciente e apresenta possibilidade de medida por longo período. Em comparação com o método de calorimetria direta, a técnica da água duplamente marcada apresenta uma variação de 3% a 5%.[2,3,10]

Equações preditivas do gasto energético

Os métodos direto e indireto para avaliação do gasto energético são bastante importantes e de grande acurácia, no entanto, na prática clínica de rotina, a aplicação dessas técnicas é dificultada pelo seu alto custo e necessidade de equipamentos e pessoas treinadas para sua realização. Por esses motivos, os profissionais podem lançar mão de algumas técnicas de avaliação duplamente indiretas para estimar o gasto energético, p. ex., as fórmulas preditivas. As fórmulas são uma alternativa barata e acessível, porém, podem superestimar ou subestimar o gasto energético real, principalmente nos extremos do índice de massa corporal (IMC). A seguir estão algumas equações mais utilizadas na prática clínica.

Harris e Benedict

Os pesquisadores J. Arthur Harris e Francis G. Benedict publicaram, em 1919, as primeiras equações de predição da taxa metabólica basal, utilizando dados obtidos por calorimetria indireta. A partir de estudos com pacientes saudáveis, foram analisadas as relações entre as variáveis físicas e fisiológicas dos dados obtidos e o resultado foi expresso em duas fórmulas que estimam o gasto energético basal. As equações foram desenvolvidas para cada sexo e levam em consideração a massa corporal, a estatura e a idade do indivíduo, diferenciado para sexo e idade. Na presença de doenças ou estresse fisiológico acrescentam-se os fatores injúria/estresse e térmico, o qual é multiplicado pelo gasto energético total. A limitação da fórmula de Harris-Benedict é que ela pode superestimar ou subestimar as necessidades reais do indivíduo.[7]

Tabela 34.1: Equações de Harris-Benedict para cálculo da taxa metabólica basal

Homens
TMB (kcal/dia): 66,5 + (13,7 × peso em kg*) + (5 × estatura em cm) − (6,78 × idade em anos)
Mulheres
TMB (kcal/dia): 655 + (9,56 × peso em kg*) + (1,85 × estatura em cm) − (4,68 × idade em anos)

*Peso atual quando IMC for ≤ 40 kg/m² e peso ideal ou desejável quando IMC > 40 kg/m²
Fonte: Long, 1979.

Tabela 34.2: Valores do fator atividade e fator injúria para cálculo do gasto energético total

Fator atividade		Fator injúria	
		Pequena cirurgia	1,2
Confinado no leito	1,2	Trauma ósseo	1,35
Fora do leito	1,3	Sepse	1,6
		Queimadura grave	2,1

Fonte: Long, 1979.

Para o cálculo do gasto energético total (GET) deve-se levar em consideração o fator atividade (FA) e injúria (FI).[9]

$$GET (kcal/dia) = TMB \times FA \times FI$$

Em situações patológicas, deve-se levar em consideração o fator térmico, além do fator injúria e atividade física, de acordo com cada situação[9] (Tabela 34.3).

Tabela 34.3: Valores dos fatores atividade, lesão/injúria e térmico para cálculo do gasto energético diário (GED) em situações patológicas

Fator atividade (FA)		Fator lesão/injúria (FL)		Fator térmico (FT)	
Acamado	1,2	Paciente não complicado	1,0	38 °C	1,1
Acamado + móvel	1,25	Pós-operatório câncer	1,1	39 °C	1,2
Ambulante	1,3	Fratura	1,2	40 °C	1,3
		Sepse	1,3	41 °C	1,4
		Peritonite	1,4		
		Politrauma reabilitação	1,5		
		Politrauma + sepse	1,6		
		Queimadura 30%-50%	1,7		
		Queimadura 50%-70%	1,8		
		Queimadura 70%-90%	2,0		

Fonte: Adaptada de Avesani, 2003. Utilizando-se a equação de Harris-Benedict para cálculo do gasto energético basal.

$$GED (kcal/dia) = TMB \times FA \times FL \times FT$$

Organização Mundial da Saúde (FAO/OMS)

As equações propostas pela FAO/OMS, para cálculo da taxa metabólica basal, levam em consideração o sexo, a faixa etária e o peso corporal. Seu uso é recomendado pela Sociedade Brasileira de Alimentação e Nutrição (SBAN) e sua criação foi obtida a partir de um banco de dados, com indivíduos saudáveis, de ambos os sexos e de diversas etnias e faixas etárias. Essas equações podem superestimar

Tabela 34.4: Equações para cálculo da TMB de acordo com FAO/OMS

Faixa etária (anos)	Sexo masculino – TMB	Sexo feminino – TMB
10-18	(17,5 × peso) + 651	(12,2 × peso) + 746
18-30	(15,3 × peso) + 679	(14,7 × peso) + 496
30-60	(11,6 × peso) + 879	(8,7 × peso) + 829
> 60	(13,5 × peso) + 487	(10,5 × peso) + 596
Durante a gestação		
Atividade física normal	+ 285 kcal/dia	
Atividade física reduzida	+ 200 kcal/dia	

TMB: taxa metabólica basal. Peso ideal ou desejável (kg).

em 5% a 10%, a TMB real, no entanto, podem ser utilizadas em rotina hospitalar e ambulatorial por serem de fácil, rápida e barata aplicação.[2]

Para o cálculo do gasto energético total deve-se levar em conta o nível de atividade física descrito na Tabela 34.5.

Tabela 34.5: Fator atividade para cálculo do gasto energético total considerando o nível de atividade física

Nível de atividade física	Fator atividade
Repouso	
Sono	1,0
Muito leve	
Dirigir, trabalhar em laboratório, digitar, cozinhar	1,5
Leve	
Caminhar em superfície plana entre 4 e 5 km/h, trabalhos como: carpintaria, babá, passar roupa e atividades como, jogar golfe, tênis de mesa, velejar	2,5
Moderada	
Caminhar entre 5 e 6 km/h, trabalho com enxada, carregamento de peso, ciclismo, esqui, tênis, dança e limpeza doméstica	5,0
Pesada	
Cortar árvore, carregamento de peso em aclive, basquete, alpinismo, futebol	7,0

GET (kcal/dia) = TMB × fator atividade

Dietary Reference Intakes (DRIs)

As equações das DRIs, para cálculo da estimativa do gasto energético, foram construídas a partir de um banco de dados, contendo valores do gasto energético de 24 horas, composto por homens, mulheres e crianças, saudáveis; e, levaram em consideração o peso, altura, atividade física e idade. Para realizar a estimativa da necessidade energética é utilizado o termo *estimated energy requiriment* (EER). As equações foram desenvolvidas para indivíduos com IMC adequado, pré-obesos e obesos.[5] O fato de a equação considerar o nível de atividade física do indivíduo, faz com que a estimativa do gasto, seja mais fidedigna e realista, embora a classificação do coeficiente de atividade física (CAF) não seja tão simples.[6] Devido ao baixo custo é passível de utilização em rotina hospitalar e estudos clínicos.

Tabela 34.7: Coeficiente atividade física (CAF) para cálculo da estimativa da necessidade energética (EER) de adultos de ambos os sexos de acordo com as DRIs

Nível da atividade física	CAF
Masculino	
Sedentário	1,00
Pouco ativo	1,11
Ativo	1,25
Muito ativo	1,48
Feminino	
Sedentário	1,00
Pouco ativo	1,12
Ativo	1,27
Muito ativo	1,45
Nível	Atividade física relacionada
Sedentário	Trabalhos domésticos de esforço leve a moderado, caminhadas para atividades relacionadas com o cotidiano, ficar sentado por várias horas.
Pouco ativo	Caminhadas (6,4 km/h), além das mesmas atividades relacionadas ao nível sedentário.
Ativo	Ginástica aeróbica, corrida, natação, jogar tênis, além das mesmas atividades relacionadas ao nível sedentário.
Muito ativo	Ciclismo de intensidade moderada, corrida, pular corda, jogar tênis, além das mesmas atividades relacionadas ao nível sedentário.

Tabela 34.6: Equações para cálculo da estimativa da necessidade energética (EER) de adultos de acordo com as DRIs

Sexo e faixa etária	Equação para cálculo do EER
Masculino	
Acima de 19 anos	662 − 9,53 × idade (anos) + CAF × (15,91 × peso (kg) + 539,6 × estatura (m))
Feminino	
Acima de 19 anos	354 − 6,91 × idade (anos) + CAF × (9,36 × peso (kg) + 726 × estatura (m))

CAF: coeficiente atividade física; m: metros.

Mifflin-St Jeor

Equação desenvolvida a partir de avaliação de homens e mulheres saudáveis, com idade entre 19 e 78 anos e IMC adequado para cálculo da estimativa do gasto energético de repouso (REE). Para calcular o gasto energético diário, deve-se multiplicar o valor do REE, pelo fator de estresse e fator de atividade para cada indivíduo.[11]

Tabela 34.8: Equações de Mifflin-St Jeor para estimativa do gasto energético de repouso (REE) para homens e mulheres

Homens
REE (kcal/dia): (10,0 × peso) + (6,25 × altura) + (5,0 × idade) + 5
Mulheres
RMR (kcal/dia): (10,0 × peso) + (6,25 × altura) + (5,0 × idade) − 161

Peso em kg; altura em cm; idade em anos.

Penn-State

Equação utilizada para calcular a taxa metabólica de repouso (RMR), de pacientes críticos clínicos e cirúrgicos. É recomendada pelas diretrizes da American Dietetic Association (ADA), para utilização em pacientes não obesos. Para obesos, recomenda-se a equação Penn-State modificada. Tem maior acurácia, quando comparada à calorimetria indireta, baixo custo e fácil aplicação na rotina hospitalar. Equações que exibem maior precisão e previsão da RMR, consideram parâmetros dinâmicos, como temperatura corporal, ventilação minuto e grau de obesidade.[12] Para compor a equação de Penn-State, usa-se a equação de Mifflin-St Jeor, para o cálculo do gasto energético de repouso de indivíduos saudáveis e dados clínicos do paciente, como VE, que é a ventilação minuto em litros/minuto (leitura do ventilador no momento da avaliação) e Tmax, que é a temperatura corporal máxima (graus centígrados), nas 24 horas anteriores, descrita no protocolo do paciente. As equações de Penn-State e Penn-State modificada, para homens e mulheres, em situação patológica, encontram-se na Tabela 34.9.

Tabela 34.9: Equações de Penn-State e Penn-State modificada para estimativa da taxa metabólica de repouso (RMR) para homens e mulheres

Pacientes não obesos
RMR (kcal/dia): (Mifflin × 0,96) + (Tmáx. × 167) + (VE × 31) − 6.212
Pacientes obesos
RMR (kcal/dia): = (Mifflin × 0,71) + (Tmáx. × 85) + (VE × 64) − 3.085

Mifflin: gasto energético de repouso estimado pela equação Mifflin-St Jeor; Tmax: temperatura corporal máxima nas últimas 24 horas; VE: minuto de ventilação do respirador, no momento da medida.

Ireton-Jones

A equação de Ireton-Jones foi desenvolvida em 1992, e revisada em 2002, para estimar o gasto energético de pacientes hospitalizados, tanto em ventilação mecânica, quanto em ventilação espontânea. Essa equação leva em consideração a idade, IMC, sexo e presença ou ausência de queimadura ou traumatismo.[8] Assim como a Harris-Benedict, as equações de Ireton-Jones podem subestimar ou superestimar as reais necessidades energéticas do indivíduo. As equações estão descritas na Tabela 34.10.

Tabela 34.10: Equações de Ireton-Jones para estimativa do gasto energético total de pacientes com ou sem ventilação mecânica

Pacientes em ventilação espontânea
GET (kcal/dia): 629 − (11 × I) + (25 × peso atual) − (609 × O)
Pacientes em ventilação mecânica
GET (kcal/dia): = 1.784 − (11 × I) + (5 × peso atual) + (244 × S) + (239 × T) + (804 × Q)

I: idade (anos); peso em kg; O: obesidade (ausente = 0; presente = 1); S: sexo (masculino = 1; feminino = 0); T: traumatismo (ausente = 0; presente = 1); Q: queimadura (ausente = 0; presente = 1).

Fórmula de Toronto para pacientes queimados

Na literatura existem algumas fórmulas para cálculo das necessidades energéticas de pacientes críticos queimados, no entanto, a ESPEN, recentemente, recomenda, primeiramente, o uso da calorimetria indireta para estimar o gasto de energia basal esperada para pacientes adultos nessa situação, caso não seja possível, a fórmula de Toronto é a mais adequada.[1,13]

GET = − 4.343 + (10,5 × % ASCQ) + (0,23 × IC) + (0,84 × GEB por Harris-Benedict) + (114 × T) − (4,5 × dias pós-queimadura)

GET: gasto energético total; ASCQ: área de superfície corporal queimada; IC: ingestão de calorias nas últimas 24 horas; Harris-Benedict: gasto energético basal calculado pela equação de Harris e Benedict; T: temperatura corporal em graus Celsius; Dia do evento: dia zero.

Considerações finais

O método de avaliação do gasto energético por calorimetria indireta é o padrão de referência, porém, sua aplicação na rotina clínica é difícil e de alto custo. As equações foram desenvolvidas para auxiliar os profissionais de saúde na estimativa das necessidades energéticas diárias, no entanto, apresentam limitações, pois podem subestimar ou superestimar as reais necessidades dos indivíduos e embora as equações não sejam o padrão de referência, elas possuem fácil aplicabilidade e podem ajudar a nortear a conduta de cada indivíduo nas mais diversas situações.

Referências bibliográficas

1. Allard JP, Pichard C, Hoshino E, Stechison S, Fareholm L, Peters WJ et al. Validation of a new formula for calculation the energy requirements of burn patients. JPEN J Parenter Enteral Nutr 1990; 14(2): 115-8.
2. Avesani CM, Santos NSJ, Cuppari L. Necessidades e recomendações de energia. In: Cuppari L. Guia de nutrição: nutrição clínica no adulto. 1. ed. Barueri: Manole; 2003. p. 35-45.
3. Carvalho FG, Monteiro BA, Andrade DEG, Bronzi ES, Oliveira MRM. Métodos de avaliação de necessidades nutricionais e consumo de energia em humanos. SimbioLogias 2002 dez; 5(7).
4. Diener JRC. Calorimetria indireta. Ass Med Brasil 1997; p. 245-253.
5. Fisberg RM, Staler B, Marchioni DML, Martini LA. Inquéritos Alimentares: métodos e bases científicas. Barueri: Manole, 2005. p. 334.
6. Gerrior S, Juan W, Basiotis P. An easy approach to calculating estimated energy requirements. Preventing Chronic Disease 2006 Oct; 3(4).
7. Harris JA, Benedict FG. A biometric study of basal metabolism in man; 1919.
8. Ireton-Jones C, Jones JD. Improved equations for predicting energy expenditure in patients: The Ireton-Jones Equations. Nutr Clin Pract 2002 Feb: 17 (1); 29-31.
9. Long CL, Schaffelb N, Geiger JW, Schillerm WR, Blakemorme WS. Metabolic Response to Injury and Illness: Estimation of Energy and Protein Needs. Journal of Parenter and Enteral Nutrition 1979; 3:452-456.
10. McArdle WD, Katch FI, Katch VI. Fisiologia do exercício. 7. ed. Rio de Janeiro: Guanabara Koogan; 2011. p. 183-190.
11. Mifflin MD, St-Jeor ST, Hill LA, Scott BJ, Daugherty SA, Koh YO. A new predictive equation for resting energy expenditure in healthy individuals. Am J Clin Nutr 1990 Feb; 51(2): 241-7.
12. Ratzlaff R, Nowak D, Gordillo D, Cresci GA, Faulhaber K, Mascha EJ et al. Mechanically ventilated, cardiothoracic surgical patients have significantly different energy requirements comparing indirect calorimetry and the Penn State equations. JPEN L Parenter Enteral Nutr 2016 Sep; 40 (7): 959-65.
13. Rousseau AF, Losser MR, Ichai C, Berger MM. ESPEN Endorsed Recommendations: Nutritional Therapy in Major Burns. Clin Nutr 2013 Aug; 32(4): 497-502.
14. Sartorelli DS, Florindo AA, Cardoso MA. Necessidade de energia e avaliação do gasto energético. 4 p. 56-77. In: Cardoso MA, Vannuchi H. Nutrição Humana. 1. ed. Rio de Janeiro: Guanabara Koogan; 2006.

Seção 10

EMTN

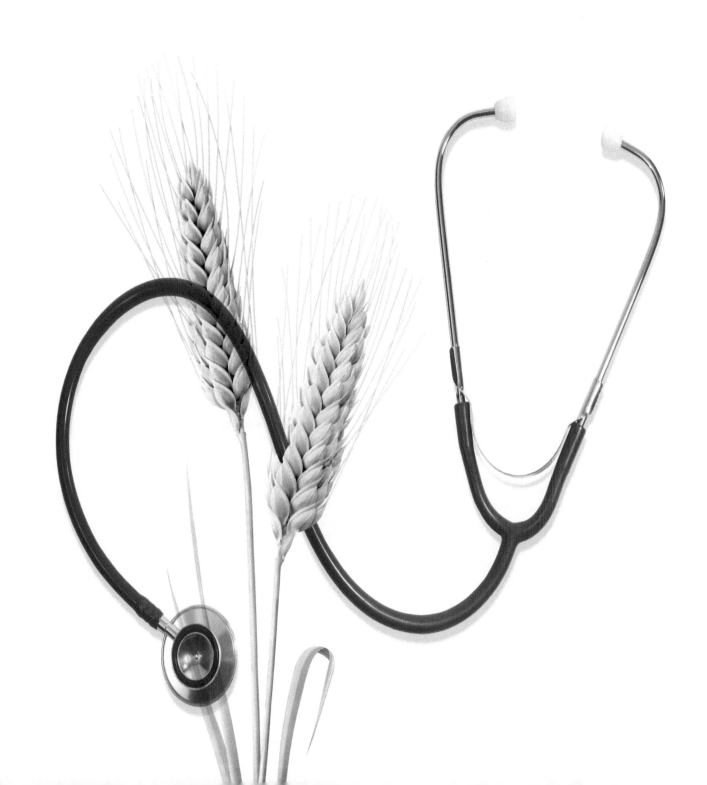

Síntese da Inteligência Didática

Equipe multiprofissional de terapia nutricional (EMTN)

O que é EMTN?

Grupo de profissionais que atuam em conjunto para atender as demandas nutricionais dos pacientes, principalmente aqueles com risco nutricional

Constituída obrigatoriamente por pelo menos um profissional de cada categoria, com treinamento específico para essa atividade: médico, nutricionista, enfermeiro e farmacêutico, que pode ainda conter profissionais de outras categorias

A implementação e funcionamento das EMTNs são regulamentadas pela ANVISA e Ministério da Saúde, sendo a terapia nutricional considerada um atendimento de alta complexidade

Principais atribuições dos profissionais da EMTN

Médico:

- Indicar e prescrever a terapia nutricional parenteral e enteral (TNP)
- Assegurar o acesso ao trato gastrointestinal, escolhendo o método mais adequado
- Estabelecer e proceder com acesso intravenoso central, assegurando sua correta localização

Nutricionista:

- Realizar a avaliação do estado nutricional do paciente e elaborar a prescrição dietética com base nas diretrizes estabelecidas na prescrição médica
- Acompanhar a evolução do paciente em terapia nutricional e adequar a prescrição dietética
- Supervisionar e promover autoinspeção nas rotinas operacionais da preparação da NE

Enfermeiro:

- Preparar o paciente, o material e o local para o acesso enteral, central ou periférico. Prescrever os cuidados de enfermagem na TNEP, em nível hospitalar, ambulatorial e domiciliar
- Proceder ou assegurar a colocação da sonda oro/nasogástrica ou transpilórica e do acesso venoso central ou periférico
- Elaborar e padronizar os procedimentos de enfermagem relacionadas à TNEP

Farmacêutico:

- Selecionar, adquirir, armazenar e distribuir, criteriosamente, os produtos necessários ao preparo da NP
- Avaliar a formulação da prescrição médica quanto a sua adequação, concentração e compatibilidade físico-química dos seus componentes e dosagem de administração
- Atender aos requisitos técnicos de manipulação da nutrição parenteral

Capítulo 35

O que é EMTN e como é regulamentada?

- Daniela Salate Biagioni Vulcano • Vanessa Aparecida Martins
- Aline Zeller Pereira de Souza • Paula Schmidt Azevedo

O que é EMTN

Equipe multiprofissional de terapia nutricional (EMTN) é um grupo de profissionais que atua em conjunto, para atender as demandas nutricionais dos pacientes, principalmente, daqueles com risco nutricional.[1] A EMTN é constituída, obrigatoriamente, por pelo menos um profissional de cada categoria, com treinamento específico para essa atividade: médico, nutricionista, enfermeiro e farmacêutico, e pode, ainda, conter profissionais de outras categorias. Trata-se, no caso, de determinação do âmbito da segurança da assistência à saúde e, por isso mesmo, pertinente a qualquer espaço de atendimento (domiciliar, hospitalar, ambulatorial) ou regime de financiamento (público, privado, filantrópico).[2-4]

Considerando a alta prevalência da desnutrição e a complexidade dos fatores envolvidos no manejo e monitorização dos pacientes hospitalizados e na complexidade da terapia nutricional, a formação de uma equipe multiprofissional permite integrar, harmonizar e complementar os conhecimentos e habilidades dos integrantes para identificar, intervir e acompanhar o tratamento dos distúrbios nutricionais e dos pacientes com necessidade de terapia nutricional.[1]

Atribuições da EMTN

- Estabelecer diretrizes técnico-administrativas.
- Criar mecanismos para o desenvolvimento das etapas de triagem e vigilância nutricional, em regime hospitalar, ambulatorial ou domiciliar; sistematizar encaminhamento dos pacientes que necessitam dos cuidados da EMTN.
- Atender às solicitações de avaliação do estado nutricional do paciente, indicando, acompanhando e modificando a terapia nutricional, quando necessário, e em comum acordo, com o médico responsável pelo paciente, até que sejam atingidos os critérios de reabilitação nutricional preestabelecidos.
- Assegurar condições adequadas de indicação, prescrição, preparação, conservação, transporte e administração, controle clínico e laboratorial e avaliação final, da terapia nutricional enteral (TNE), visando obter os benefícios máximos do procedimento e evitar riscos.
- Capacitar os profissionais envolvidos, direta ou indiretamente, com a aplicação do procedimento, por meio de programas de educação continuada, devidamente registrados.
- Estabelecer auditorias periódicas, a serem realizadas por um dos membros da equipe multiprofissional, para verificar o cumprimento e o registro dos controles e avaliação da TNE.
- Documentar todos os resultados do controle e da avaliação da TNE, visando a garantia de sua qualidade.
- Analisar o custo e o benefício no processo de decisão, que envolve a indicação, a manutenção ou a suspensão da terapia nutricional enteral (TNE).
- Desenvolver, rever e atualizar, regularmente, as diretrizes e procedimentos relativos aos pacientes e aos aspectos operacionais da TNE.

Legislação

A formação da equipe multiprofissional de terapia nutricional (EMTN) é regulamentada pela Agência de Vigilância Sanitária (ANVISA) pela Portaria nº 272, de 08/04/1998 (Regulamento Técnico para Terapia de Nutrição Parenteral) e a Resolução da Diretoria Colegiada (RDC), nº 503 de 27/05/2021. E com a publicação das Portarias 131, 135 e 343/2005, da ANVISA e do Ministério da Saúde, passou-se a considerar a terapia nutricional como um atendimento de alta complexidade para fins de financiamento pelo SUS e estabeleceram novas regras para o atendimento em hospitais da rede.[2-6]

Nos serviços em que haja complexidade da terapia nutricional parenteral (TNP), segundo a portaria n° 272, de 08/04/1998 (Regulamento Técnico para Terapia de Nutrição Parenteral), se exige o comprometimento e a capacitação de uma equipe multiprofissional para garantia da sua eficácia e segurança para os pacientes, sendo necessária a constituição da equipe multiprofissional de terapia nutricional.[2]

Comentários dos autores/*hot points*

- A EMTN permite integrar, harmonizar e complementar os conhecimentos e habilidades dos integrantes, em benefício do atendimento aos pacientes com risco ou distúrbios nutricionais, que necessitam terapia nutricional.
- A implementação e funcionamento das EMTNs são regulamentadas pela ANVISA e Ministério da Saúde.

Referências bibliográficas

1. Piovacari, SMF, Toledo DO, Figueiredo EJA. Equipe Multiprofissional de Terapia Nutricional – EMTN na prática.1ªed. Rio de Janeiro: Atheneu, 2017.
2. Brasil. Ministério da Saúde. Secretaria de Vigilância Sanitária. Portaria n° 272, de 08/04/1998. Aprova o Regulamento Técnico para fixar os requisitos mínimos exigidos para a Terapia de Nutrição Parenteral. Diário Oficial da República Federativa do Brasil, Poder Executivo, Brasília, 23 abr. 1998.
3. Brasil. Ministério da Saúde. Agência Nacional de Vigilância Sanitária. RDC nº 503 de 27/05/2021. Dispõe sobre os requisitos mínimos exigidos para a Terapia de Nutrição Enteral. Diário Oficial da União; Poder Executivo, 27 de maio de 2021.
4. Brasil. Ministério da Saúde. Secretaria de Atenção a Saúde. Portaria SAS nº 120 de 14 de abril de 2009. Aprova as normas e procedimentos que especifica, e dá outras providências para Centro de Referência em Terapia Nutricional.
5. Brasil. Ministério da Saúde. Secretaria de Atenção a Saúde. Portaria SAS nº 135 de 08/03/2005. Altera a Tabela de Serviço/Classificações dos Sistemas de Informações (SCNES, SIA e SIH/SUS). Diário Oficial da União; Poder Executivo, 11 de março de 2005.
6. Brasil. Ministério da Saúde. Ministério da Saúde. Portaria nº 343 de 07/03/2005. Institui, no âmbito do SUS, mecanismos para implantação da assistência de Alta Complexidade em Terapia Nutricional.

Capítulo 36

Quais profissionais participam da EMTN e qual o papel de cada um deles?

• Vanessa Aparecida Martins • Daniela Salate Biagioni Vulcano
• Aline Zeller Pereira de Souza • Paula Schmidt Azevedo

Composição e atribuições dos profissionais da EMTN

Segundo a portaria nº 272, de 08/04/1998, e a e a Resolução da Diretoria Colegiada (RDC), nº 503, de 27/05/2021, constitui-se, obrigatoriamente, a equipe multiprofissional de terapia nutricional (EMTN), em instituições hospitalares que fazem uso de terapia nutricional enteral e parenteral, tendo como objetivo, promover acompanhamento dos pacientes em risco nutricional ou desnutridos.

O trabalho conjunto de especialistas com formações distintas, médico, enfermeiro, farmacêutico e nutricionista, habilitados e com treinamento específico para a prática da terapia nutricional, visa identificar, intervir e acompanhar o tratamento dos distúrbios nutricionais.[1-4]

Compete aos médicos[2-6]

- Indicar, prescrever e acompanhar os pacientes submetidos a terapia nutricional enteral e parenteral (TNEP). A indicação deve ser precedida da avaliação nutricional do paciente.
- Assegurar o acesso ao trato gastrintestinal para a terapia nutricional enteral (TNE) e estabelecer a melhor via, incluindo estomias de nutrição por via cirúrgica, laparoscópica e endoscópica e estabelecer o acesso intravenoso central, para a administração da terapia nutricional parenteral (TNP).
- A prescrição da TNP deve contemplar o tipo e a quantidade dos nutrientes requeridos pelo paciente, de acordo com seu estado mórbido, estado nutricional e requerimentos nutricionais.
- Orientar os pacientes e os familiares ou o responsável legal, quanto aos riscos e benefícios do procedimento e participar do desenvolvimento técnico e científico relacionado ao procedimento.
- Garantir os registros da evolução e dos procedimentos médicos.
- São candidatos à TNP os pacientes que não satisfazem suas necessidades nutricionais pela via digestiva, considerando-se, também, seu estado clínico e qualidade de vida.
- A TNP deve atender a objetivos de curto e longo prazos.
- A curto prazo, a interrupção ou redução da progressão das doenças, a cicatrização das feridas, a passagem para nutrição por via digestiva e a melhora do estado de desnutrição.
- A longo prazo, a manutenção do estado nutricional normal e a reabilitação do paciente, em termos de recuperação física e social.

Compete ao nutricionista[2-6]

- Realizar a avaliação do estado nutricional do paciente, utilizando indicadores nutricionais subjetivos e objetivos, com base em protocolo preestabelecido, de modo a identificar o risco ou a deficiência nutricional.
- Elaborar a prescrição dietética com base nas diretrizes estabelecidas na prescrição médica.
- Formular a nutrição enteral (NE), estabelecendo a sua composição qualitativa e quantitativa, seu fracionamento, segundo horários e formas de apresentação.
- Acompanhar a evolução nutricional do paciente em terapia nutricional enteral (TNE), independentemente da via de administração, até alta nutricional estabelecida pela EMTN.

- Adequar a prescrição dietética, em consenso com o médico, com base na evolução nutricional e tolerância digestiva apresentadas pelo paciente.
- Garantir o registro claro e preciso de todas as informações relacionadas à evolução nutricional do paciente.
- Orientar o paciente, a família ou o responsável legal, quanto à preparação e à utilização da NE prescrita para o período após a alta hospitalar.
- Utilizar técnicas preestabelecidas de preparação da NE, que assegurem a manutenção das características organolépticas e a garantia microbiológica e bromatológica, dentro de padrões recomendados nas boas práticas de preparo de nutrição enteral (BPPNE).
- Selecionar, adquirir, armazenar e distribuir, criteriosamente, os insumos necessários ao preparo da NE, bem como a NE industrializada.
- Qualificar fornecedores e assegurar que a entrega dos insumos e NE industrializada seja acompanhada do certificado de análise emitido pelo fabricante.
- Assegurar que os rótulos da NE apresentem, de maneira clara e precisa, todas informações necessárias para sua instalação.
- Assegurar a correta amostragem da NE, preparada para análise microbiológica.
- Atender aos requisitos técnicos na manipulação da NE.
- Participar de estudos para o desenvolvimento de novas formulações de NE.
- Organizar e operacionalizar as áreas e atividades de preparação.
- Participar, promover e registrar as atividades de treinamento operacional e de educação continuada, garantindo a atualização de seus colaboradores, bem como, para todos os profissionais envolvidos na preparação da NE.
- Fazer o registro, que pode ser informatizado, onde conste, no mínimo: a) data e hora da manipulação da NE b) nome completo e registro do paciente c) número sequencial da manipulação d) número de doses manipuladas por prescrição e) identificação (nome e registro) do médico e do manipulador f) prazo de validade da NE.
- Desenvolver e atualizar regularmente as diretrizes e procedimentos relativos aos aspectos operacionais da preparação da NE.
- Supervisionar e promover autoinspeção nas rotinas operacionais da preparação da NE.

Compete ao enfermeiro[2-6]

- Orientar o paciente, a família ou o responsável legal quanto à utilização e controle da TNEP.
- Preparar o paciente, o material e o local para o acesso enteral, central ou periférico. Prescrever os cuidados de enfermagem na TNEP, em nível hospitalar, ambulatorial e domiciliar.
- Proceder ou assegurar a colocação da sonda oro/nasogástrica ou transpilórica e do acesso venoso central ou periférico.
- Proceder ou assegurar a punção venosa periférica, incluindo a inserção periférica central (PICC).
- Assegurar a manutenção da via de administração.
- Receber a NEP e assegurar a sua conservação até a completa administração.
- Proceder à inspeção visual da NEP antes de sua administração.
- Avaliar e assegurar a administração da NEP, observando as informações contidas no rótulo, confrontando-as com a prescrição médica.
- Avaliar e assegurar a administração da NEP, observando os princípios de assepsia.
- Detectar, registrar e comunicar à EMTN e ou o médico responsável pelo paciente, as intercorrências de qualquer ordem técnica e ou administrativa.
- Garantir o registro claro e preciso de informações relacionadas à administração e à evolução do paciente quanto ao: peso, sinais vitais, tolerância digestiva e outros que se fizerem necessários.
- Garantir a troca do curativo e ou fixação da sonda enteral, com base em procedimentos preestabelecidos.
- Observar integralidade do acesso venoso central ou periférico em uso de NP.
- Participar e promover atividades de treinamento operacional e de educação continuada, garantindo a atualização de seus colaboradores.
- Elaborar e padronizar os procedimentos de enfermagem relacionadas à TNEP. O enfermeiro deve participar do processo de seleção, padronização, licitação e aquisição de equipamentos

e materiais utilizados na administração e controle da TNEP.
- Zelar pelo perfeito funcionamento das bombas de infusão.
- Assegurar que qualquer outra droga e ou nutriente prescritos, não sejam administrados na mesma via de administração da NP, conforme procedimentos preestabelecidos.

Compete ao farmacêutico[2-6]

- Selecionar, adquirir, armazenar e distribuir, criteriosamente, os produtos necessários ao preparo da NP.
- Qualificar fornecedores e assegurar que a entrega dos produtos seja acompanhada de certificado de análise emitido pelo fabricante.
- Avaliar a formulação da prescrição médica quanto a sua adequação, concentração e compatibilidade físico-química dos seus componentes e dosagem de administração.
- Utilizar técnicas preestabelecidas de preparação da NP que assegurem: compatibilidade físico-química, esterilidade, apirogenicidade e ausência de partículas.
- Determinar o prazo de validade para cada nutrição parenteral padronizada, com base em critérios rígidos de controle de qualidade.
- Assegurar que os rótulos da NP apresentem, de maneira clara e precisa, todos os dizeres exigidos na portaria.
- Assegurar a correta amostragem da NP, preparada para análise microbiológica e para o arquivo de referência.
- Atender aos requisitos técnicos de manipulação da NP.
- Participar de estudos para o desenvolvimento de novas formulações para NP.
- Participar de estudos de farmacovigilância, com base em análise de reações adversas e interações droga-nutrientes e nutriente-nutriente, a partir do perfil farmacoterapêutico registrado.
- Avaliar a formulação das prescrições médicas e dietéticas, quanto à compatibilidade físico-química droga-nutriente e nutriente-nutriente.
- Organizar e operacionalizar as áreas e atividades da farmácia.
- Participar, promover e registrar as atividades de treinamento operacional e de educação continuada, garantindo a atualização dos seus colaboradores, bem como para todos os profissionais envolvidos na preparação da NP.
- Fazer o registro, que pode ser informatizado, onde conste no mínimo: a) data e hora de preparação da NP. b) nome completo do paciente e número de registro quando houver. c) número sequencial da prescrição médica d) número de doses preparadas por prescrição e) identificação (nome e registro) do médico e do manipulador.
- Desenvolver e atualizar regularmente as diretrizes e procedimentos relativos aos aspectos operacionais da preparação da NP.
- Supervisionar e promover a autoinspeção nas rotinas operacionais da preparação da NP.

Referências bibliográficas

1. Piovacari, S.M. F. Equipe Multiprofissional de Terapia Nutricional – EMTN na prática.1ªed. Rio de Janeiro: Atheneu, 2017.
2. Portaria n°272, de 08/04/1998 (Regulamento Técnico para Terapia de Nutrição Parenteral).
3. Brasil. Ministério da Saúde. Agência Nacional de Vigilância Sanitária. RDC nº 503 de 27/05/2021. Dispõe sobre os requisitos mínimos exigidos para a Terapia de Nutrição Enteral. Diário Oficial da União; Poder Executivo, 27 de maio de 2021.
4. Brasil. Ministério da Saúde. Secretaria de Atenção a Saúde. Portaria SAS n°120 de 14 de abril de 2009. Aprova as normas e procedimentos que especifica, e dá outras providências para Centro de Referência em Terapia Nutricional.
5. Brasil. Ministério da Saúde. Secretaria de Atenção a Saúde. Portaria SAS nº 135 de 08/03/2005. Altera a Tabela de Serviço/Classificações dos Sistemas de Informações (SCNES, SIA e SIH/SUS). Diário Oficial da União; Poder Executivo, 11 de março de 2005.
6. Brasil. Ministério da Saúde. Ministério da Saúde. Portaria nº 343 de 07/03/2005. Institui, no âmbito do SUS, mecanismos para implantação da assistência de Alta Complexidade em Terapia Nutricional.

Seção 11

Suplementos Nutricionais

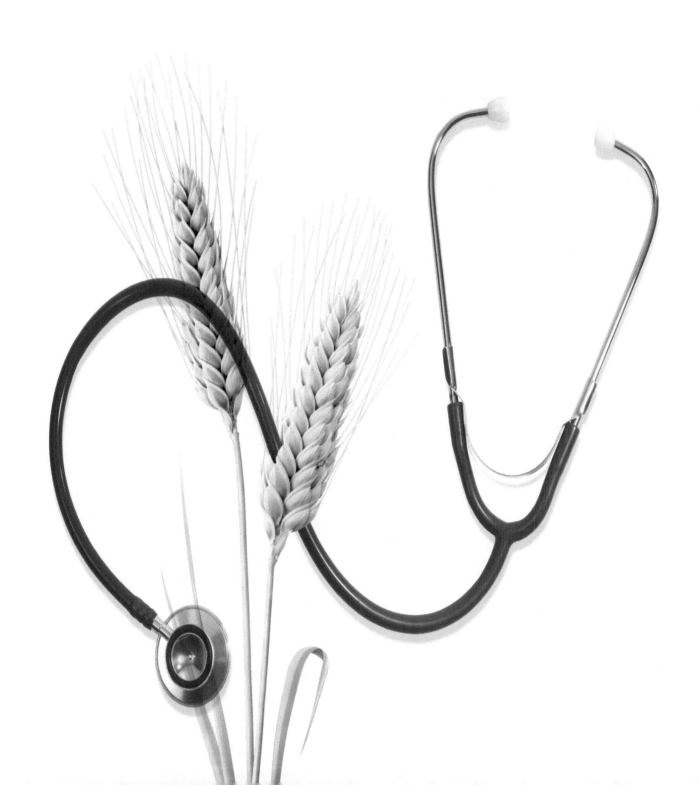

Síntese da Inteligência Didática

Suplementos nutricionais orais

O que são?

Os SNO são produtos para ingestão oral utilizados para suprir a demanda de macro e micronutrientes

Apresentação:

- Liquido ou pó
- Densidade calórica: 1,0 kcal/mL a 2,5 kcal/mL
- Normo ou hiperprotéicos (> 20% de proteína)
- Com nutrientes específicos (aminoácidos, nucleotídeos, ômega-3, HMB)

Módulos

Carboidratos:

- Compostos por glicose ou polímeros de glicose
- Quanto maior a hidrólise da glicose, melhor a digestibilidade. Porém, há aumento da osmolaridade
- 1 g = 4 kcal
- Baratos e versáteis no uso

Lipídeos:

- Fonte energética (1 g = 9 kcal)

Proteínas:

- Compostos por proteína intacta, parcialmente hidrolisada ou aminoácidos
- Custo mais elevado

Indicação

- Risco nutricional
- Perda de peso grave e moderada
- Ingestão insuficiente abaixo de 75% das necessidades energéticas
- Situações específicas: oncologia, idosos, pré e pós operatório

Reavaliação a cada 48-72 horas, para avaliação da descontinuação ou progressão do SNO

O uso indiscriminado de suplementos nutricionais podem causar efeitos adversos e seu uso deve obrigatoriamente ser avaliado e indicado por um profissional capacitado

Capítulo 37

Quais as opções?

• Carolina Lopes da Silva • Daniela Salate Biagioni Vulcano
• Juliana Thaisa Vieira Lourenção • Vanessa Aparecida Martins

Suplementos nutricionais orais: importância

A desnutrição relacionada à doença é comum e tem efeitos fisiológicos e clínicos negativos, prejudicando a qualidade de vida, retardando a recuperação da doença e aumentando a mortalidade e morbidade. Pacientes desnutridos têm mais internações hospitalares e internações mais prolongadas do que indivíduos bem nutridos. Desnutrição relacionada à doença aumenta o uso de recursos de saúde.[1] Em países, como o Reino Unido e a República da Irlanda, é estimado que o custo da desnutrição excede 10% do total da despesa pública em saúde e assistência social.[2]

Pacientes desnutridos ou em risco nutricional são beneficiados com suporte nutricional por via oral (por modificação da dieta, aconselhamento dietético, suplementos nutricionais orais). O suplemento nutricional oral (SNO) tem-se mostrado clinicamente efetivo no manejo da desnutrição relacionada à doença.[1] Os suplementos nutricionais visam suprir a ingestão oral insuficiente em pacientes com trato gastrintestinal funcionante. Dessa maneira, a triagem nutricional e identificação de riscos deve ser realizada o mais breve possível. Principalmente, se houver risco nutricional e o paciente não ingerir 75% de suas necessidades, está indicado o uso de suplementos. A reavaliação deve ser constante, em geral a cada 48-72 horas, tanto para retirada do suplemento, quanto para a avaliação da necessidade de progressão para alimentação via sonda enteral.

Opções de suplementação

No Brasil, os suplementos são regulamentados pela Agência Nacional de Vigilância Sanitária (ANVISA), de acordo com as Resoluções nº 243, de julho de 2018 e nº 239, de julho de 2018, além da Instrução Normativa nº 28, de julho de 2018.[3-5] Os suplementos fornecem macronutrientes e micronutrientes deficientes na dieta, geralmente são hipercalóricos, hiperproteicos, podendo apresentar nutrientes específicos para determinadas doenças e situações clínicas. Podem se apresentar na forma de pó ou líquido pronto para uso. A densidade calórica varia de 1,0 kcal/mL a 2,0-2,4 kcal/mL nos suplementos líquidos prontos para uso. Com relação ao teor proteico são considerados hiperproteicos, as fórmulas com 20% ou mais de proteína.[6] A Tabela 37.1 ilustra os principais suplementos orais disponíveis no mercado.

O suplemento nutricional oral padrão, projetado para o manejo de uma ampla gama de pacientes com desnutrição relacionada à doença, contém diversos macronutrientes e micronutrientes em proporções equilibradas. Esses podem produzir efeitos diferentes dos suplementos nutricionais orais específicos para doenças para os quais os níveis de macro e/ou micronutrientes foram adaptados para uso em condições clínicas específicas.[2]

No ambiente hospitalar, o suplemento oral é tipicamente usado por períodos de tempo relativamente curtos, geralmente em pacientes com condições agudas (incluindo as complicações agudas de procedimentos eletivos e de emergência), enquanto na comunidade, geralmente são usados por períodos mais longos, muitas vezes em pacientes com condições crônicas.[2]

Qual a evidência para o uso de suplementos orais

Estudo recente avaliou o custo-efetividade da terapia nutricional, incluindo suplementos orais para pacientes adultos em risco ou desnutridos internados em hospitais do Sistema Único de Saúde (SUS) e a intervenção resultou em redução geral dos custos hospitalares.[7]

Segundo estudo da Sociedade Americana de Geriatria (AGS), a intervenção com uso de suplemento nutricional oral mostra ganhos significativos na ingestão diária ou peso, em moradores de casas de cuidados prolongados, nutricionalmente em risco. O grupo de intervenção com suplemento nutricional oral recebeu em média 265 calorias a mais por dia e o grupo de intervenção com lanche, uma média de 303 calorias a mais por dia do que o grupo controle.[8]

Ensaio clínico randomizado e pragmático, envolvendo uma das populações mais idosas submetidas a análise de custo, sugere que o uso de suplementos nutricionais orais em casas de repouso é custo-efetivo em relação ao aconselhamento dietético.[9]

Pacientes com desnutrição ou com pior estado nutricional apresentam aumento das complicações médicas e infecciosas, assim como, custos significativamente maiores.[10] Um estudo randomizado e controlado recente (NOURISH Study), relatou que o início precoce e o uso sustentado de SNO denso em nutrientes diminuiu, significativamente, a mortalidade em uma população de idosos adultos desnutridos, hospitalizados por insuficiência cardíaca congestiva (ICC), infarto do miocárdio (IAM), pneumonia ou doença pulmonar obstrutiva (DPOC) (4,8 vs. 9,7%; p = 0,018).[10,11]

Adicionalmente, fazem parte dos protocolos de terapia nutricional no câncer.[12] -Ninho NB. I Consenso Brasileiro de Nutrição em Oncologia. 1ª edição. Rio de Janiero: Edite. 2021.

O suplemento oral demonstrou ser clinicamente eficaz no manejo da desnutrição relacionada à doença, mas a fim de maximizar a eficácia clínica e de custo, é importante alcançar boa adesão (ou seja, que os pacientes consumam uma alta percentagem do que é prescrito para satisfazer as suas necessidades nutricionais e reduzir o desperdício ao mínimo).[1]

Segundo estudo de revisão sistemática, a média geral de adesão ao suplemento nutricional oral foi de 78% (média de ingestão de 433 kcal/dia). Essa revisão sistemática sugere que a adesão ao suplemento oral é boa, especialmente com suplementos de alta densidade energética, resultando em melhorias no consumo total de energia.[1]

Tabela 37.1: Suplementos adultos

Em pó	Quantidade (g)	Energia (kcal)	Proteína (g)
Suplementos nutricionais com sacarose			
Sem sabor			
SupraSenior® (CM = 8,3 g)	10	37,2	1,6
Com sabor			
Ensure® (CM = 8,7)	10	43,7	1,6
Fortifit Pro®	10	37	5,19
Mega Mix®	10	47	3,6
Nutren Active® (sabor chocolate)	10	34,9	2,35
Sustagem®*	10	38	2,45
Sustenlac®*	10	35,5	0,5
Suplementos nutricionais sem sacarose			
Sem sabor			
BioSen Nutrir®	10	41	2
EnergyZip Senior®	10	22,2	1,4
Nutren Senior®	10	42,2	3,6
Nutridrink Protein Senior®	10	35,6	2,4
Nutrix29 Senior® (CM = 20 g)	10	34,7	2,3
Com sabor			
BioSen Nutrir®	10	41	2
Diasip® (CM = 19,3)	10	36,6	2,07
Glucerna® (CHO de absorção lenta) CM = 8,6	10	42,5	2,1
Sustain Active®	10	33,5	2

Continua...

Tabela 37.1: Suplementos adultos – continuação

Em pó	Quantidade (g)	Energia (kcal)	Proteína (g)
Suplementos nutricionais sem sacarose			
Com sabor			
Megamix Protein®	10	43,2	2,4
Nutren Senior® sabores	10	40,6	3,45
Nutridrink Protein Senior®	10	35,6	2,4
Sustain Active®	10	33,5	2
Sustain Energy®	10	37,5	0,6
Sustevit Pro®	10	37,2	2,2
Suplementos nutricionais sem sacarose e sem lactose			
Sem sabor			
Nutren Senior® (sem lactose)	10	43	3,6
Nutridrink Protein® (CM = 20 g)	10	41	3
Com sabor			
Nutridrink Protein® (CM = 20 g)	10	41	3
Suplemento com L-leucina			
Immax® (CM = 8,6) (sem sabor, sem sacarose, com lactose)	10	39,3	2,5
Nutren Fortify® (sem sabor, sem lactose e restrição de sacarose)	10	44,3	3
Nutridrink Protein Advaced® sem sacarose com lactose	10	37,2	1,3
Suplemento a base de peptídeos (hidrolizado)			
Peptamen® (com sacarose) (CM = 7,8)	10	46,5	1,9
Peptimax® (CM = 8,5)	10	40,5	1,8
Reabilit Peptiflex®	10	43,1	2,1
Suplemento com proteina isolada			
Fresubin Protein Powder® (CM = 6 g)	10	36	8,6
Isofort®	10	36	8,6
Nutren Just Protein® Whey Protein isolado	10	34,6	8,6
ProteinPT Whey®	10	37,5	9
Suplemento em pó com HMB			
Ensure Plus Advance® (com sacarose e com lactose)	10	43,4	1,6
Suplementos líquidos	**Quantidade (mL)**	**Energia (kcal)**	**Proteína (g)**
Suplementos liquidos com sacarose sem lactose			
Energyzip®	200	300	11,4
Ensure Protein®	200	275	17,4
Fresubin Energy Drink®	200	300	11,2
Fresubin Energy Fibre Drink®	200	300	11,2
Fresubin Protein Energy®	200	300	20
Fresubin® 2 kcal Drink	200	400	20
Fresubin® 2 kcal Fibre Drink	200	400	20
Fresubin® 3.2 kcal	125	400	20
Nutridrink® Compact	125	300	12
Nutridrink® Compact Protein	125	300	17,5
Nutridrink® Protein	200	300	18,4

Continua...

Tabela 37.1: Suplementos adultos – continuação

Suplementos líquidos	Quantidade (mL)	Energia (kcal)	Proteína (g)
Suplementos líquidos com sacarose sem lactose			
Nutren® 1.5	200	308	11,2
Nutren® 2.0	200	400	17,2
Nutren Senior®	200	196	16
Suplementos líquidos com sacarose com lactose			
Ensure Plus® Líquido	200	300	12,6
Suplementos líquidos sem sacarose sem lactose			
DiamaxIG® (sem lactose)	200	200	8,8
Glucerna 1.5® (sem lactose)	200	300	15
Glucerna SR® (sem lactose)	200	186	9,2
NovaSource GC® (sem lactose)	200	224	9,8
Nutri diabetic® (sem lactose)	200	200	7,8
Nutri Enteral 1.5 (sem lactose)	200	300	12,4
Suplementos líquidos sem sacarose com lactose			
Diasip® (com lactose)	200	200	9,8
Suplemento com arginina, omega 3 e nucleotídeos			
Impact® (sem lactose e sem sacarose)	200	214	13
Suplemento líquido com arginina			
Cubitan® (com lactose e com sacarose)	200	256	20
NovaSource Proline® (sem lactose e sem sacarose)	200	274	20
Suplemento com omega 3			
FortiCare® (sem lactose e com sacarose)	125	200	11,25
Supportan drink® (sem lactose e com sacarose)	200	300	20
Suplemento líquido com HMB			
Ensure Plus Advance® (com sacarose e com lactose)	200	300	18,2
Suplemento consistência pastosa	Quantidade (g)	Energia (kcal)	Proteína (g)
Fresubin Creme® (com sacarose e com lactose)	125	250	12,5

CM: colher medida.
*Complemento alimentar.
HMB: hidroximetilbultirato.

Referências bibliográficas

1. Hubbarda GP, Eliab MD, Holdowayc AF, Stratton RJ. A systematic review of compliance to oral nutritional supplements. Clinical Nutrition 2012; 31: 293e312.
2. Elia M, Normand C, Norman K, Laviano A. Meta-analyses A systematic review of the cost and cost effectiveness of using standard oral nutritional supplements in the hospital setting. Clinical Nutrition: 2016;35: 370 e 380.
3. Agência Nacional de Vigilância Sanitária - ANVISA. Resolução da Diretoria Colegiada - RDC No 243, de 26 de Julho de 2018.
4. Agência Nacional de Vigilância Sanitária - ANVISA. Resolução da Diretoria Colegiada - RDC No 239, de 26 de Julho de 2018.
5. Agência Nacional de Vigilância Sanitária - ANVISA. Instrução Normativa - No 28, de 26 de Julho de 2018.
6. Agência Nacional de Vigilância Sanitária – ANVISA. Resolução da Diretoria Colegiada. RDC No 21, de 13 de maio de 2015.
7. Correia MITD, Castro M, Toledo DO, et al. Nutrition Therapy Cost-Effectiveness Model Indicating How Nutrition May Contribute to the Efciency and Financial Sustainability of the Health Systems. JPEN. 2020; 45:1542-1550.
8. Simmons SF, Keeler E, An R, Liu X, Shotwell MS, Kuertz B, Silver HJ, Schnelle JF. Cost-Effectiveness of Nutrition Intervention in Long-Term Care. J Am Geriatr Soc. 2015;63:2308-2316.
9. Elia M, Parsons EL, Cawood AL, Smith TR, Stratton RJ. Cost-effectiveness of oral nutritional supplements in older malnourished care home residents. Clinical Nutrition.2018; 37: 651-658.
10. Zhong Y, Cohen JT, Goates S, Luo M, Nelson J, Neumann PJ. The Cost-Effectiveness of Oral Nutrition Supplementation for Malnourished Older Hospital Patients. Appl Health Econ Health Policy 2017; 15: 75-83.
11. Deutz N, Matheson EM, Matarese LE, Luo M, Baggs GE, Nelson JL, et al. Readmission and mortality in malnourished, older, hospitalized adults treated with a specialized oral nutritional supplement: a randomized clinical trial. Clin Nutr. 2016;35:18-26.

Capítulo 38

Módulos de lipídeos, proteínas e carboidratos – quais as opções?

• Carolina Lopes da Silva

Os módulos se caracterizam por apresentar um macronutriente específico, p. ex., módulo de carboidrato, proteína ou lipídeo. Existem ainda, módulos de nutrientes específicos, como glutamina e fibras. Também é possível utilizar módulos espessantes, que alteram a consistência dos alimentos. A Tabela 38.1 mostra alguns exemplos disponíveis no mercado nacional.

Módulos de carboidratos

Os módulos de carboidratos são compostos por glicose ou polímeros de glicose e o grau de hidrólise interfere na digestibilidade e osmolaridade. Quanto maior a hidrólise, melhor a digestibilidade, porém, maior a osmolaridade. Podem ser utilizados para aumentar a ingestão de calorias (1 g = 4 kcal). Os módulos de carboidratos, geralmente, são baratos e versáteis no uso, pois podem ser utilizados com alimentos sólidos ou líquidos na forma de vitaminas e sucos.

Módulos de lipídios

Os lipídeos são boas fontes energéticas (1 g = 9 kcal), podem ser acrescentados nos alimentos sólidos, com ou sem outros módulos. Os triglicerídeos de cadeia média (TCM) são oriundos do óleo de coco e apresentam mais fácil absorção, porém, costumam ser mais caros que as outras fontes de lipídeos. Por não conter ácido linoleico, um ácido graxo essencial, não deve ser utilizado como única fonte de lipídeos.

Módulos de proteínas

Os módulos de proteínas são usados para complementar a necessidade proteica, de indivíduos que não atingem a necessidade com os alimentos da dieta. Podem ser compostos de proteína intacta, proteína parcialmente hidrolisada ou aminoácidos. Quanto maior a hidrólise, melhor a digestibilidade, porém, maior a osmolaridade. Costumam ser mais caros que

Tabela 38.1: Exemplos de módulos comercializados no Brasil

Descrição do produto	Nestlé®	Danone®	Fresenius®	Outras marcas
Módulos				
Fibras	Fiber Mais®	Stimulance MF LT 225g®		Floraliv® Sanavita®
Fibras		Stimulance Sachê®		4 Fiber® Chá Mais®
Carboidratos		Nutrin Dextrin®		Carbofor® Vitafor®
Proteínas	Resource Protein®	Nutri Protein®		
Proteína hidrolisada	Nutren Just Protein®	Nutri Protein HWP®	Fresubin Protein Powder®	
Glutamina	Resource Glutamine®	Nutri Glutamine®		Glutamax® Vitafor®
Lipídeos		Calogen®	Fresubin 5 kcal Shot®	
TCM com AGE				TCM com AGE Vitafor®
TCM com AGE				TCM Vitafor®
Espessante	Resource Thicken Up Clear®	Nutilis®	Thick & Easy®	

TCM: triglicerídeos de cadeia média; AGE: ácidos graxos essenciais.
Fonte: Autoria própria.

os módulos de carboidratos e lipídeos. Atualmente, existem várias marcas de iogurtes ou outras bebidas compostas por proteína isolada do soro do leite, disponíveis em supermercados.

O consumo de proteína é inadequado, em uma proporção considerável, da população, especialmente os idosos.[1-3] A ingestão inadequada de proteína é ainda mais comum, em indivíduos com desnutrição relacionada à doença, porque o apetite é, frequentemente, pobre devido aos efeitos de uma ampla gama de doenças, incluindo doenças infecciosas, malignas, e condições traumáticas. Revisão sistemática e metanálise fornecem evidências de que, os suplementos com alta porcentagem de proteína produzem benefícios clínicos, com implicações econômicas.[1]

Módulos de fibras

Os módulos de fibras são compostos por fibras solúveis e/ou insolúveis. A recomendação de fibras na dieta varia de acordo com idade, sexo e o consumo energético, sendo recomendado, em torno de 14 g de fibra, para cada 1.000 kcal ingeridas. O consumo exagerado (maior que 35 g/dia) pode ocasionar sintomas como distensão abdominal.[4]

De maneira simplificada, as fibras são classificadas como fibras solúveis, viscosas ou facilmente fermentáveis no cólon, como a pectina, ou como fibras insolúveis como o farelo de trigo, que tem ação no aumento de volume do bolo fecal, mas com limitada fermentação no cólon.[5]

Referências bibliográficas

1. A.L. Cawood, M. Elia, R.J. Stratton. Systematic review and meta-analysis of the effects of high protein oral nutritional supplements. Ageing Research Reviews 11 (2012) 278-296.
2. Deutz NEP, Bauer JM, Barazzoni R, Biolo G, Boirie Y, Westphal AB et al. Protein Intake and Exercise for Optimal Muscle Function With Aging: Recommendations From the ESPEN Expert Group. 2014;33:929-36.
3. Sarcopenia: revised European consensus on definition and diagnosis. Cruz-Jentoft AJ, Bahat G, Bauer J, Boirie Y, Bruyère O, Cederholm T, Cooper C, Landi F, Rolland Y, Sayer AA. 2019;48:16-31.
4. Institute of Medicine. Dietary Reference Intakes: Energy, Carbohydrate, Fiber, Fat, Fatty Acids, Cholesterol, Protein, and Amino Acids. Washington, D.C., National Academies Press; 2005.
5. Anderson JW, Baird P, Davis RH Jr, Ferreri S, Knudtson M, Koraym A, et al. Health benefits of dietary fiber. Nutr Rev. 2009;67(4):188-205.

Capítulo 39

Quando podem ser úteis?

• Andrea Pereira • Carolina Lopes da Silva

Os suplementos nutricionais orais (SNO) são ferramentas úteis na terapia nutricional, e podem ser indicados em várias situações clínicas. Neste capítulo discutiremos o uso dos SNO em:

Perdas graves e moderadas de peso

Os SNO são indicados em pacientes com perdas de peso graves e moderadas (Tabela 39.1), quando a ingestão calórico-proteica é insuficiente ou quando é identificado risco nutricional.[1-4] Isso pode ocorrer no câncer, no diabetes *mellitus*, doenças crônicas pulmonares, renais e hepáticas, e úlcera de pressão.[4] Além dessas doenças, pacientes submetidos a cirurgias, com desnutrição ou com perdas significativas de peso, apresentam redução de complicações pós-operatórias com o uso de SNO, antes e após a cirurgia.[5] No capítulo anterior encontramos a tabela com sugestões de suplementos que podem ser utilizados.

Tabela 39.1: Gravidade da perda de peso de acordo com a porcentagem e tempo de evolução

Período	Moderada	Grave
Até 6 meses	5% a 10%	> 10%
> 6 meses	10% a 20%	> 20%

Fonte: Adaptada da referência 2.

Oncologia

Uma das principais indicações de uso de SNO são os pacientes oncológicos. Estudos mostram que os pacientes com câncer, que usam o SNO regularmente, apresentam maior ganho de peso e sobrevida, menos tempo de permanência hospitalar, melhora imunológica e da qualidade de vida.[1,7] A terapia com SNO deve ser indicada em pacientes com perdas graves a moderada de peso[2], uso de quimioterapia com alta toxicidade, ocasionando náuseas, vômitos e mucosite.[1]

Uma outra aplicação de SNO em pacientes oncológicos é o preparo imunológico, onde SNO com arginina, ômega-3 e nucleotídeos são usados no período pré-operatório de câncer do trato gastrintestinal, com destaque para colorretal. Esse uso reduz complicações pós-cirúrgicas como infecções e fístulas, menor tempo de permanência hospitalar e redução de custos, porém não de mortalidade.[8-11]

Um suplemento controverso em oncologia é a glutamina, uma vez que parte do fornecimento de energia tumoral provem da glutaminólise.[12,13] Embora o seu uso esteja relacionado a melhora da mucosite e redução de infecções nesse grupo de pacientes, há relatos de aumento da recidiva neoplásica precoce, estímulo de hepatomas, mediação na oncogênese, via c-myc, entre outros.[12,14-16] Em estudos de revisão, apenas 38% dos pacientes, apresentaram benefício e devido relatos de recidiva precoce, associada ao seu uso, não se recomenda o seu uso em períodos prolongados, nem como suplemento padrão, em pacientes com câncer.[1,17]

O beta-hidróxi-metilbutirato (HMG) (~3,0g/dia) desponta como potencial suplemento benéfico para massa e função muscular em pacientes com câncer, necessitando de novos estudos confirmatórios.[18]

Idosos

Em idosos com risco nutricional e que preenchem os critérios de fragilidade, o uso de SNO reduz complicações e mortalidade. Além disso, em casos de demência inicial a moderada, com a finalidade de melhorar aporte nutricional e em pacientes com úlceras de pressão, melhorando a cicatrização, principalmente, os suplementos hiperproteicos.[19,20]

O uso de SNO em idosos, após fratura de quadril, esteve associado a redução de complicações pós-operatórias, sendo uma indicação, porém, sem redução de mortalidade.[20]

Comentários dos autores/*hot points*

- Com a finalidade de auxiliar na maior adesão ao suplemento oral, existem vários sabores e consistências, além de características nutricionais específicas para cada um deles.
- Devemos adequar o melhor suplemento para cada paciente e isso é um processo individualizado.
- O uso do suplemento oral é uma estratégia para melhorar o aporte calórico, proteico e de nutrientes específicos, porém sempre deve estar associado a uma adequação da dieta alimentar.

Referências bibliográficas

1. Arends J, Bachmann P, Baracos V, Barthelemy N, Bertz H, Bozzetti F, et al. ESPEN guidelines on nutrition in cancer patients. Clin Nutr [Internet]. 2017;36(1):11-48.
2. Cederholm T, Jensen GL, Correia MITD, et al. GLIM criteria for the diagnosis of malnutrition – A consensus report from the global clinical nutrition community. Clin Nutr. 2019;38:1-9.
3. Mueller C, Compher C, Ellen DM. A.S.P.E.N. Clinical Guidelines Nutrition Screening, Assessment, and Intervention in Adults. JPEN J Parenter Enteral Nutr. 2011;35(1):16-24.
4. Cederholm T, Barazzoni R, Austin P, Ballmer P, Biolo G, Bischoff SC, et al. ESPEN Guideline ESPEN guidelines on definitions and terminology of clinical nutrition. Clin Nutr. 2017;36:49-64.
5. Weimann A, Braga M, Carli F, Higashiguchi T, Hübner M, Klek S, et al. ESPEN guideline : Clinical nutrition in surgery. Clin Nutr [Internet]. 2017;36(3):623-50. Available from: http://dx.doi.org/10.1016/j.clnu.2017.02.013.
6. Kim J-M, Sung M-K. The Efficacy of Oral Nutritional Intervention in Malnourished Cancer Patients : a Systemic Review. Clin Nutr Res. 2016;5(4):219-36.
7. Moya P, Soriano-irigaray L, Ramirez JM, Garcea A, Blasco O, Blanco FJ, et al. Perioperative Standard Oral Nutrition Supplements Versus Immunonutrition in Patients Undergoing Colorectal Resection in an Enhanced Recovery (ERAS) Protocol. Medicine (Baltimore). 2016;95(21):1-11.
8. Waitzberg DL, Saito H, Plank LD, Jamieson GG, Jagannath P, Hwang T, et al. Postsurgical Infections are Reduced with Specialized Nutrition Support. World J Surg. 2006;30:1592-604.
9. Drover JW, Dhaliwal R, Weitzel L, Wischmeyer PE, Ochoa JB, Heyland DK. Perioperative Use of Arginine-supplemented Diets: A Systematic Review of the Evidence. ACS [Internet]. 2011;212(3):385-399.e1. Available from: http://dx.doi.org/10.1016/j.jamcollsurg.2010.10.016.
10. Cerantola Y, Hubner M, Grass F, Demartines N, Schafer M. Immunonutrition in gastrointestinal surgery. Br J Surg. 2011;98:37-48.
11. Holecek M. Journal of Parenteral and Enteral Nutrition. JPEN J Parenter Enter Nutr. 2013;37:607.
12. Guarente L. The many faces of sirtuins. Nat Publ Gr [Internet]. 2014;20(1):24-5. Available from: http://dx.doi.org/10.1038/nm.3438.
13. Gao P, Tchernyshyov I, Chang T, Lee Y, Kita K, Ochi T, et al. c-Myc suppression of miR-23a / b enhances mitochondrial glutaminase expression and glutamine metabolism. Nature [Internet]. 2009;458(7239):762-5. Available from: http://dx.doi.org/10.1038/nature07823.
14. Kaadige MR, Looper RE, Kamalanaadhan S, Ayer DE. Glutamine-dependent anapleurosis dictates glucose uptake and cell growth by regulating MondoA transcriptional activity. PNAS. 2009;106(35).
15. Medina MÁ. Glutamine Metabolism : Nutritional and Clinical Significance. J Nutr. 2001;131:2539-42.
16. Kuhn KS, Muscaritoli M, Wischmeyer P, Stehle P. Glutamine as indispensable nutrient in oncology: experimental and clinical evidence. Eur J Nutr. 2010;49:197-210.
17. Volkert D, Chourdakis M, Faxen-irving G, Frühwald T, Landi F, Suominen MH, et al. ESPEN Guideline ESPEN guidelines on nutrition in dementia. Clin Nutr. 2015;34:1052-73.
18. Prado CM, Orsso CE, Pereira SL, Atherton PJ, Deutz NEP. Effects of β-hydroxy β-methylbutyrate (HMB) supplementation on muscle mass, function, and other outcomes in patients with cancer: a systematic review. J Cachexia Sarcopenia Muscle. 2022 Jun;13(3):1623-1641.
19. Sobotka L, Schneider SM, Berner YN, Cederholm T, Krznaric Z, Shenkin A, et al. ESPEN Guidelines on Parenteral Nutrition: Geriatrics. Clin Nutr. 2009;28(4):461-6.
20. Avenell A, To S, Jp C, Jcs M, Pk M. Nutritional supplementation for hip fracture aftercare in older people (Review) Nutritional supplementation for hip fracture aftercare in older people. Cochrane Database Syst Rev Nutr. 2016;(11).

Capítulo 40

Suplementos nutricionais – existem efeitos adversos?

• Sandra Elisa Adami Batista Gonçalves • Carolina Lopes da Silva

Suplementos nutricionais: definição

Um suplemento alimentar é definido, segundo portaria nº 243/2018, da ANVISA, como um produto elaborado para ingestão oral "destinado a suplementar a alimentação de indivíduos saudáveis com nutrientes, substâncias bioativas, enzimas ou probióticos, isolados ou combinados".[1] São, portanto, utilizados para suprir uma demanda de nutrientes que, momentaneamente, possa estar elevada e necessita de uma reposição excedente. São exemplos de substâncias encontradas nesses suplementos: proteínas e aminoácidos, lipídios, creatina, vitaminas, cafeína, zinco, probióticos etc.

Apesar de atualmente haver regulamentação dos aditivos e seus coadjuvantes contidos nos suplementos alimentares[2], ainda não há especificação da dose que possa ser consumida com segurança, nem obrigatoriedade de serem prescritos por profissionais habilitados. Adicionalmente, esses produtos são vendidos sem nenhum tipo de controle em farmácias e lojas de suplementos, sem a necessidade de apresentação de prescrição médica ou de nutricionista. Enfim, acabam sendo consumidos de modo aleatório, sem qualquer controle de dose, o que tornam esses suplementos danosos em algumas situações clínicas específicas ou quando ingeridos acima da dose diária recomendada.[3]

Um levantamento realizado pelo Food and Drug Administration (FDA), estimou que 23.005 atendimentos anuais, nos setores de emergências dos Estados Unidos, sejam atribuídos a eventos adversos, relacionados ao uso de suplementos dietéticos, e que resultaram em 2.154 hospitalizações. Dessas, cerca de 28% eram adultos, de 20 a 34 anos, e 21,1%, eram crianças, com ingestão acidental. 65,9% foram eventos adversos, devido ingestão de suplementos contendo produtos herbais ou complementos para perda de peso e/ou ganho de energia, e 31,8% devido ingestão de micronutrientes. Os principais sintomas relatados eram palpitações, dor no peito ou taquicardia, choque anafilático e até mesmo morte.[4]

Um suplemento alimentar também deve ter uma indicação clínica e nutricional para seu consumo, idealmente feito por um profissional habilitado que elabore uma orientação de consumo individualizado, para as necessidades clínicas do paciente. Raramente, poderão causar efeitos deletérios graves em indivíduos saudáveis, porém, o uso abusivo poderá ocasionar algumas intolerâncias digestivas ou, até mesmo, efeitos adversos graves quando houver concomitância de algumas disfunções orgânicas crônicas, principalmente renal e hepática.[5]

Principais efeitos adversos

Os principais efeitos adversos, indesejáveis, segundo a composição do produto podem ser:

- Suplementos ricos em proteínas e aminoácidos (arginina, aminoácidos de cadeia ramificada (BCAA), glutamina, ornitina): o excesso de ingestão proteica pode provocar aumento da ureia, cólica abdominal e diarreia, aumentando assim, o risco de desidratação. Podem piorar a função hepática e renal em pacientes que já apresentem disfunções desses órgãos, principalmente devido à sobrecarga de substâncias contendo grupo amino.[5,6]

- Suplementos que contêm creatina: podem ocasionar, em altas doses, edema, desconforto gastrintestinal e câimbras. Podem piorar função renal de indivíduos que já apresentem disfunção grave.[7]

- Suplementos que contêm sacarose: sobrecarga de sacarose promove acúmulo de gordura visceral em indivíduos portadores de obesidade, com alterações metabólicas, também podem piorar o controle glicêmico de pacientes diabéticos.[8]
- Suplementos ricos em substâncias imunomoduladoras: omega-3 em doses muito elevadas podem predispor a sangramentos devido ação sobre inibição da agregação plaquetária.[9]
- Suplementos ricos em cafeína: a cafeína está associada a inúmeros efeitos adversos pelo seu efeito estimulador do sistema nervoso central. Destacam-se a insônia, tremores, cefaleia, irritação gastrintestinal, agitação, distração mental.[6,10]
- Suplementos contendo bicarbonato: doses acima de 300 mg/kg estão relacionadas a efeitos adversos como vômitos, diarreia e dor abdominal.[6]
- Suplementos de alta concentração calórica: podem ocasionar intolerâncias digestivas, como diarreia e vômitos.
- Suplementos na consistência líquida: podem ocasionar engasgos em pacientes portadores de disfagia ou outras doenças que comprometam a deglutição.[11]
- Suplementos ricos em minerais: o consumo excedente a 400 mg/dia de magnésio pode resultar em distúrbios gastrintestinais, além de induzir a perda de fosfato. O consumo acima de 50 g/dia de zinco pode inibir a absorção de cobre, além de diminuir a fração HDL-colesterol. Suplementos ricos em ferro podem causar constipação intestinal e doses acima de 0,91 mg/dia causam fragilidade nos cabelos e unhas, além de neuropatia periférica.[12]

A Tabela 40.1 mostra as principais toxicidades relacionadas às principais vitaminas ingeridas em suplementos nutricionais.

Comentários dos autores/*hot points*

- O uso dos suplementos dietéticos deve sempre ser orientado por um profissional capacitado, a fim de se estabelecer um adequado planejamento, capaz de minimizar efeitos adversos.
- São importantes medidas educacionais para desencorajar o uso abusivo dos suplementos, ao mesmo tempo, em que se elabore projetos de maior controle da venda e acesso da população a esses produtos.

Referências bibliográficas

1. Agência Nacional de Vigilância Sanitária - ANVISA. Resolução da Diretoria Colegiada - RDC N 243, De 26 de Julho de 2018. DOU n 144, de 27 de julho de 2018.
2. ANVISA. Suplementos alimentares: Documento de base para discussão regulatória. Diário da União. 2017;1-94.
3. Agência Nacional de Vigilância Sanitária - ANVISA. Regulamento Técnico sobre a Ingestão Diária recomendada (IDR) de proteínas, vitaminas e minerais. RDC N 269, 22 setembro 2005. 2005.
4. Weidle NJ, Pharm D, Lovegrove MC, Wolpert BJ, Ph D, Timbo BB. Emergency Department Visits for Adverse Events Related to Dietary Supplements. New Engl J M. 2015;373:1531-40.

Tabela 40.1: Efeitos tóxicos associados às principais vitaminas contidas nos suplementos nutricionais

Vitamina	Ingestão diária recomendada para adulto (3)	Efeitos tóxicos
Vitamina A (retinol)	900-1.500 µg (3.000-5.000 UI)	Efeitos hepatotóxicos, alterações visuais, efeitos teratogênicos (ingestão > 10.000 UI)
Beta Caroteno (provitamina A)	–	Aumento risco de câncer de pulmão entre tabagistas e portadores de asbestose quando ingerido acima de 33.000 UI, diarreia e artralgias
Vitamina C (ácido ascórbico)	60-90 mg	Diarreia e náuseas se ingerida > 2.000 mg
Vitamina D	10-25 µg (400-1.000 UI)	Calcificação de tecidos moles e hipercalcemia
Vitamina E	10-20 mg (22-30 UI)	Náusea, vômito, diarreia, efeito antiplaquetário, cefaleia, fadiga e visão turva
Vitamina B6 (piridoxina)	1,3-2 mg	Neuropatia sensorial, ataxia se ingestão regular > 200 mg
Vitamina B3 (niacina)	14-20 mg	Vasodilatação, náuseas, hiperglicemia, potencial interação com estatinas, efeitos hepatotóxicos podem ocorrer quando ingestão > 3.000 mg/dia

Fonte: Adaptada de Wooltorton.[12]

5. Huang MC, Chen ME, Hung HC, Chen HC, Chang WT, Lee CH, et al. Inadequate Energy and Excess Protein Intakes May Be Associated With Worsening Renal Function in Chronic Kidney Disease. J Ren Nutr. 2008;18(2):187-94.
6. Lima VB. Uso de suplementos alimentares por adolescentes. J Pediatr (Rio J). 2009;85(4):287-94.
7. Kreider RB, Kalman DS, Antonio J, Ziegenfuss TN, Wildman R, Collins R, et al. International Society of Sports Nutrition position stand: Safety and efficacy of creatine supplementation in exercise, sport, and medicine. J Int Soc Sports Nutr. 2017;14(1):1-18.
8. Leroith D, Biessels GJ, Braithwaite SS, Casanueva FF, Draznin B, Halter JB, et al. Treatment of Diabetes in Older Adults: An Endocrine Society Clinical Practice Guideline. J Clin Endocrinol Metab. 2019;104(5):1520-74.
9. Harris WS. Omega-3 Fatty Acids and Bleeding-Cause for Concern? Am J Cardiol. 2007;99(6 SUPPL. 1):44C-46C.
10. Pittler MH, Schmidt K, Ernst E. Adverse events of herbal food supplements for body weight reduction: systematic review. Obesity. 2005;6:93-111.
11. Pagno CH, Souza LF, Flores SH, Jong EV de. Desenvolvimento de espessante alimentar com valor nutricional agregado, destinado ao manejo da disfagia. Ciência Rural. 2014;44(4):710-6.
12. Wooltorton E. Too much of a good thing? Toxic effects of vitamin and mineral supplements. CMAJ. 2003;169(1):47-8.

Seção 12

Nutrição Enteral

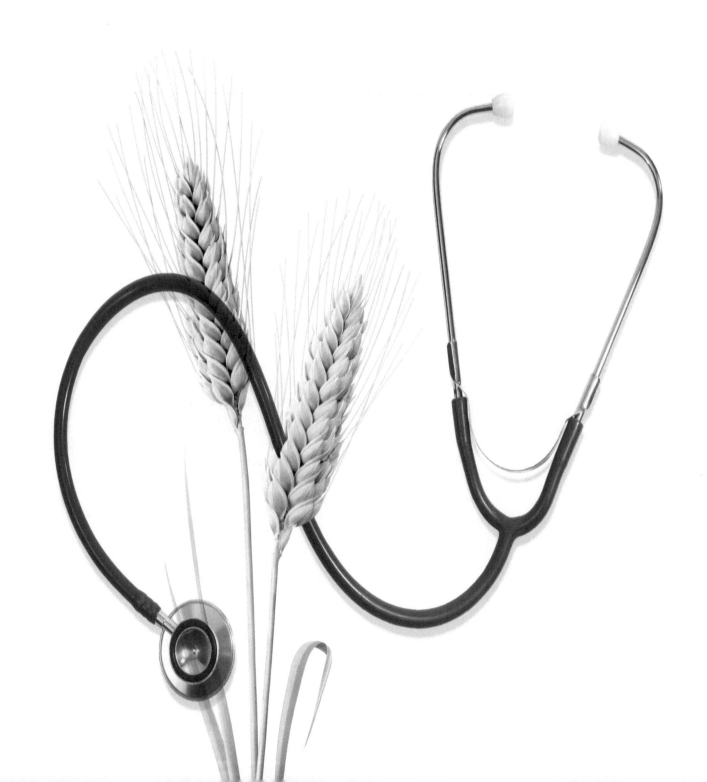

Síntese da Inteligência Didática

Nutrição enteral

Acessos para NE

Tubos de alimentação (sondas) são utilizadas para alimentação artificial de pacientes que não podem se alimentar pela via oral

Acessos:
- Nasogástrico
- Nasoenteral
- Orogástrico

Alimentação por sonda por > 4 semanas: indicação de gastrostomia ou jejunostomia

- Gastrostomia
- Jejunostomia

Quando indicar?

Qualquer paciente que não pode receber suas necessidades nutricionais por via oral e que tenha um funcionamento e acesso ao trato gastrointestinal viável

Pode ser administrado no estômago ou diretamente no intestino delgado, no duodeno ou jejuno

A via de administração é definida de acordo com o tempo estimado de necessidade da alimentação enteral

Contraindicações da NE:
- Obstrução intestinal
- Íleo paralitico
- Má absorção intestinal grave
- Instabilidade hemodinâmica
- Vômito ou diarreia refratário ao tratamento médico
- Sangramento grave do TGI

Tipos de dietas

Podem ser classificadas de acordo com o grau de hidrólise dos componentes da dieta, condições clinicas específicas, osmolaridade e densidade calórica

Grau de complexidade:
- Poliméricas: proteínas intactas
- Hidrolisadas: proteínas clivadas a peptídeos ou aminoácidos livres

Osmolaridade:
- Dieta isotônica: < 350 mOsm/L
- Dieta moderadamente hipertônica: 350- 549 mOsm/L
- Dieta hipertônica: > 550 mOsm/L

Densidade calórica:
- Normocalórica: 1,0 a 1,2 kcal/mL
- Hipercalórica: 1,5 a 2,0 kcal/mL

Condições clinicas específicas:
- Imunomoduladoras: enriquecidas com arginina e/ou glutamina e/ou ômega-3 e/ou nucleotídeos. Indicadas para pacientes cirúrgicos, de alto risco nutricional, que serão submetidos a grandes cirurgias do trato gastrointestinal

Capítulo 41

Quando indicar?

• Sandra Lucia Fernandes • Paula Schmidt Azevedo

A alimentação por tubo entérico é indicada em qualquer paciente que não pode receber suas necessidades nutricionais por via oral e que tenha um funcionamento e acesso ao trato gastrintestinal viável. Pode ser administrado no estômago ou diretamente no intestino delgado, no duodeno ou jejuno.[1-3] A European Society for Enteral and Parenteral Nutrition (ESPEN), em seu consenso sobre definições e terminologias em nutrição clínica, sugere o termo "Medical Nutrition Therapy", que engloba o suplementos nutricionais oral, alimentação por sonda enteral (nutrição enteral) e nutrição parenteral. Os dois últimos têm sido tradicionalmente chamados de "nutrição artificial". Essas definições tem por objetivo destacar a importância do suporte nutricional dentro do arsenal terapêutico das doenças.[1]

Indicações para terapia nutricional enteral

De maneira geral, são indicações para uso da terapia nutricional enteral (TNE):[3]

- Incapacidade de atingir as necessidades nutricionais plenas com a alimentação convencional.
- Ter a função do trato intestinal parcial ou totalmente íntegra.
- Desnutrição energético-proteica com diminuição da ingestão oral por pelo menos 7 dias.
- Diminuição da ingestão oral por 10 dias.
- Disfagia grave.
- Ressecção maciça de intestino delgado (em combinação com nutrição parenteral total).
- Fístula enterocutânea de baixo débito (< 500 mL/dia).
- Pacientes criticamente enfermos, em assistência ventilatória mecânica, com estabilidade hemodinâmica.

Com relação ao momento em que se deve iniciar a terapia nutricional, a Figura 41.1 sugere um fluxograma para as escolhas e momentos para se progredir a terapia nutricional.

A Figura 41.1 apresenta o algoritmo de indicação de terapia nutricional.[4]

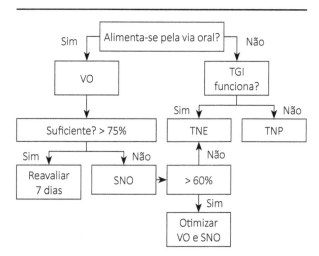

Figura 41.1: Algoritmo para indicação de nutrição enteral (Fonte: Adaptada do Manual de Terapia Nutricional na Atenção Especializada Hospitalar do Âmbito do SUS do Ministério da saúde – 2016).[4] SNO: suplemento nutricional oral; VO: via oral; TGI: trato gastrointestinal; TNE: terapia nutricional enteral; TNP: terapia nutricional parenteral.

As indicações para TNE hospitalar e domiciliar são muito semelhantes. Sugere-se que a TNE deva se manter até que a recuperação de peso seja atingida e que se consiga voltar para a via oral. Para aqueles que não vão conseguir retornar para a via oral, avaliações frequentes nutricionais e de qualidade de vida devem ser realizadas. Adicionalmente, deve-se avaliar a possibilidade de gastrostomia, quando a TNE for necessária por mais de 4 a 6 semanas.[5]

Contraindicações para terapia nutricional enteral

Em algumas situações, a TNE não será possível e, portanto, outras opções como a terapia nutricional parenteral devem ser consideradas. São poucas as contraindicações de TNE, mas pode-se citar as seguintes:[4]

- Obstrução intestinal.
- Vômitos ou diarreia refratários ao tratamento médico, incluindo hiperêmese gravídica grave.
- Íleo paralítico.
- Sangramento grave do trato gastrintestinal.
- Má absorção intestinal grave.
- Inviabilidade de acessar o trato digestivo.
- Instabilidade hemodinâmica – uso de doses elevadas de drogas vasoativas.
- Não desejo do paciente ou de seus guardiões legais (cuidados paliativos).
- Considerar não indicar para indivíduos com expectativa de vida inferior a 30 dias.

Existem ainda situações, em que se deve individualizar a indicação. Por exemplo, pacientes com câncer ou demência avançada que não conseguem ingerir suas necessidades energéticas-proteicas. Para esses pacientes, muitas vezes, a nutrição artificial via tubos não trará sobrevida ou qualidade de vida extra. Então nesses casos, sugere-se a "alimentação de conforto" que inclui os alimentos e quantidades que o paciente desejar, ainda que seja mínima ingestão.[6]

Comentários dos autores/*hot points*

- A terapia nutricional é parte importantíssima do arsenal terapêutico de diversas doenças e engloba os suplementos nutricionais oral e alimentação artificial.
- A alimentação por tubo entérico é indicada em qualquer paciente que não pode receber suas necessidades nutricionais por via oral e que tenha um funcionamento e acesso ao trato gastrintestinal viável.
- Quando não for possível progredir a TNE ou em presença de contraindicação, é possível utilizar a TNP como opção suplementar ou substitutiva.
- As indicações para TNE domiciliar são semelhantes às hospitalares.

Referências bibliográficas

1. Cederholm T, Barazzoni R, Austin P, Ballmer P, Biolo G, Bischoff SC, Compher C, Correia I, et al. ESPEN guidelines on definitions and terminology of clinical nutrition. Clinical Nutrition 36 (2017) 149-64.
2. Lochs H, Allision SP, Pirlich M, Kondrup J, Scheider St, van den Berghe G. Pichard C. Introductory to the ESPEN Guidelines on Enteral Nutrition: Terminology, Definitions and General Topics. Clinical Nutrition (2006) 25, 180-186.
3. Scott R and Bowling TE. Enteral tube feeding in adults.J R Coll Physicians Edinb 2015; 45: 49-54.
4. Manual de Terapia Nutricional na Atenção Especializada Hospitalar no Âmbito do Sistema Único de Saúde – SUS. Disponível em: https://bvsms.saude.gov.br/bvs/publicacoes/manual_terapia_nutricional_atencao_especializada.pdf.
5. Bischoff SC, Austin P, Boeykens K, Chourdakis M, Cuerda C, Jonkers-Schuitema C, Lichota M, Nyulasi I, Schneider SM, Stanga Z, Pironi L. ESPEN guideline on home enteral nutrition. Clin Nutr. 2020;39(1):5-22.
6. Druml C, Ballmer PE, Druml W, Oehmichen F, Shenkin A, Singer P, Soeters P, Weimann A, Bischoff SC.ESPEN guideline on ethical aspects of artificial nutrition and hydration.Clin Nutr. 2016;35(3):545-56.

Capítulo 42

Dietas poliméricas ou outras fórmulas?

• Sandra Lucia Fernandes

As dietas enterais podem ser classificadas de acordo com o grau de complexidade (grau de hidrólise dos componentes da dieta); para condições clínicas ou enfermidades específicas; segundo a osmolaridade da dieta; o fornecimento de macro e micronutrientes; e a densidade calórica.[1-3]

Grau de complexidade[3]

- Dietas poliméricas são compostas pelas proteínas intactas, na ausência de hidrólise.
- Dietas hidrolisadas são compostas por proteínas que se encontram na forma não intacta. Dentro do contexto das dietas hidrolisadas existem as semielementares e elementares:
    - Semi ou extensamente hidrolisadas, quando a proteína é clivada a peptídeos.
    - Dietas hidrolisadas elementares ou monoméricas, quando a proteína é clivada em aminoácidos livres.

Nas dietas hidrolisadas, a fonte de lipídeos deve conter teor maior de 50% na forma de triglicerídeos de cadeia média (TCM).

Situações clínicas específicas

Em geral, as dietas poliméricas são a primeira escolha para a maioria das situações. Entretanto, para algumas condições clínicas ou enfermidades específicas, pode-se individualizar a prescrição, modificando as próprias dietas poliméricas. São exemplos dessas situações:

- Para pacientes com diabetes *mellitus*, pode-se considerar a prescrição de dieta com redução do teor de carboidrato.
- Para pacientes nefropatas em tratamento dialítico, recomenda-se alta densidade calórica e fonte de proteína rica em aminoácidos essenciais.
- Para pacientes hepatopatas, fonte proteica com maior teor de aminoácidos de cadeia ramificada, pode ser indicada, em algumas situações durante a encefalopatia hepática.
- As fórmulas imunomoduladas enriquecidas com arginina e/ou glutamina e/ou ômega-3 e/ou nucleotídeos são indicadas para pacientes cirúrgicos, de alto risco nutricional, que serão submetidos a grandes cirurgias do trato gastrintestinal.

Osmolaridade

Outro ponto a ser considerado é a osmolaridade, que é observada de acordo com a concentração das partículas osmoticamente ativas na solução. A maior osmolaridade pode contribuir para quadros de diarreia, por isso é importante sabermos a concentração de osmolar das fórmulas enterais.

Assim, existem:

- Dieta isotônica: < 350 mOsm/L
- Dieta moderadamente hipertônica: 350-549 mOsm/L
- Dieta hipertônica: > 550 mOsm/L

Em geral, a sociedade canadense recomenda o uso de fórmulas poliméricas. Faltam evidências que fórmulas oligoméricas sejam melhor toleradas que as poliméricas e por isso, recomenda-se o uso de fórmulas oligoméricas nos casos de intolerância ao uso da polimérica.[4]

Comentários dos autores/*hot points*

- Em geral, as dietas poliméricas são suficientes para a maioria das condições clínicas.
- É possível modular as dietas poliméricas, tornando-a com maior quantidade de proteína, reduzida em carboidrato etc.
- As dietas oligoméricas possuem proteínas hidrolisadas e somente são indicadas quando a dieta polimérica não for tolerada.

Referências bibliográficas

1. Cederholm T, Barazzoni R, Austin P, Ballmer P, Biolo G, Bischoff SC, Compher C, Correia I, et al. ESPEN guidelines on definitions and terminology of clinical nutrition. Clinical Nutrition 36 (2017) 149-64.
2. Lochs H, Allision SP, Pirlich M, Kondrup J, Scheider St, van den Berghe G. Pichard C. Introductory to the ESPEN Guidelines on Enteral Nutrition: Terminology, Definitions and General Topics. Clinical Nutrition (2006) 25, 180-186.
3. Resolução - RDC no- 22, de 13 de maio de 2015. Dispõe sobre o regulamento técnico de compostos de nutrientes e de outras substâncias para fórmulas para nutrição enteral e dá outras providências.
4. https://www.criticalcarenutrition.com/systematic-reviews.

Capítulo 43

Quais as vantagens e desvantagens das vias de alimentação enteral?

• Paula Schmidt Azevedo • Sandra Lucia Fernandes

A terapia nutricional artificial enteral pode ser realizada por diferentes acessos, utilizando-se a inserção de um tubo até o trato gastrintestinal. No Brasil, geralmente, os tubos de alimentação são chamados de sondas.

A colocação da sonda comumente é realizada de forma nasogástrica ou nasoentérica.[1,2] A Figura 43.1 exemplifica os acessos nasogástrico, nasoenteral e orogástrico.

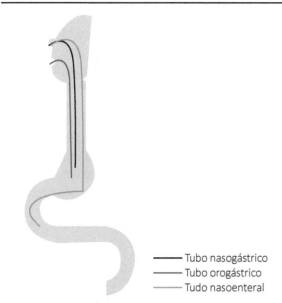

Figura 43.1: Acessos nasogástrico, orogástrico e nasoenteral (Fonte: Figura elaborada pela autora PSA).

Posicionamento da sonda

Em geral, chama-se de sonda oro ou nasogástrica, aquelas utilizadas para descompressão do estômago, e oro ou nasoenteral, aquelas para alimentação. Entretanto, não se pode confundir essa nomenclatura com a real função do tubo. Sendo assim, é possível que um tubo seja inserido de maneira nasogástrica, com função de alimentação. Estudos sugerem que a técnica de inserção da sonda gástrica é mais simples e fisiológica, pois não necessita atravessar o piloro e a digestão já começa no estômago.[1,2] Vários estudos multicêntricos mostraram semelhança entre a posição gástrica ou pós-pilórica em relação à mortalidade e tempo de internação. Porém, outros estudos mostram redução de pneumonia, com a colocação da sonda entérica, sendo assim, pacientes críticos com risco de aspiração ou intolerância à alimentação gástrica, devem ter a sonda inserida após o piloro.[2] O uso de metoclopramida para auxiliar a movimentação do tubo em direção pós-pilórica é inconclusivo, pois alguns estudos não mostraram benefícios, mas outros atribuíram ao método às cegas associado à medicação sucesso de 80%, para se atingir o destino desejado.[2] O protocolo denominado 10-10-10 pode ser utilizado e consta de administrar 10 mg de metoclopramida, 10 minutos antes do procedimento e deixar apenas 10 cm de tubo para fora da narina.[10]

Sendo assim, o acesso para alimentação enteral, com sonda no estômago ou pós-pilórica é realizado à beira do leito e às cegas. Caso não seja possível, pode-se utilizar métodos complementares, como fluoroscopia, endoscopia e por meio de dispositivos magnéticos. Após a inserção do tubo, é obrigatório a realização de radiografia simples para se ter certeza da posição da ponta do dispositivo. Os métodos tradicionais de aspiração do conteúdo gástrico e auscultatório, após infusão de ar, não apresentam acurácia suficiente e não devem ser utilizados, como única escolha. A sonda pode estar inserida na traqueia, no esôfago e o método auscultatório acusar falsamente que a posição está correta.[1,2]

Complicações relacionadas às sondas de alimentação

Com relação às possíveis complicações diretamente relacionadas ao tubo, destacam-se pneumotórax, otite, sinusite, faringite, ulceração de trato gastrintestinal e da mucosa nasal. Outra complicação que merece destaque é a obstrução da sonda que, geralmente, ocorre por interação do alimento com medicamentos. Para se evitar obstruções, recomenda-se a infusão de pelo menos 30 mL de água, a cada 4 horas, ou antes e após a administração de medicação ou quando a dieta for interrompida.[1,3] Outra medida é, dentro do possível, administrar medicamentos na forma líquida e não em comprimido, com atenção para o sorbitol (veículo dos medicamentos líquidos), que pode causar diarreia. Caso ocorra obstrução, recomenda-se a infusão de 30 a 60 mL de água morna, que pode ser mantida por 20 minutos e depois lava-se a sonda.[1,3] Se ainda assim, não desobstruir, é possível utilizar enzima pancreática, *kits* prontos com enzimas para desobstrução ou dispositivo mecânico.[3]

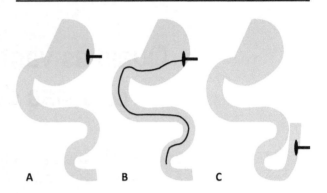

Figura 43.2: Gastrostomias e jejunostomia. A – gastrostomia percutânea. B – gastrostomia percutânea com extensão para jejuno. C – jejunostomia percutânea (Fonte: Figura elaborada pela autora PSA).

Indicações de acesso a longo prazo

Para aqueles pacientes que necessitarão de alimentação artificial, via tubo, por mais de 4 a 8 semanas (esse período não é consensual), recomenda-se o acesso à longo prazo, que são as gastro ou jejunostomias. As vantagens são o maior conforto, menos infecções como sinusites, menos lesões de mucosa nasal, além do aspecto social. Atualmente, existem sondas pequenas ou tipo *botons* que ficam imperceptíveis por baixo da roupa. O calibre é um pouco maior que os tubos nasoenterais, mas ainda assim, não são isentos do risco de obstrução.[1-5] Para evitar ou tratar essa complicação deve-se fazer o mesmo já descrito anteriormente para sonda nasoenteral.

A inserção do tubo pode ser realizada por gastrostomia endoscópica percutânea, conhecido por PEG (*percutaneous endoscopic gastrostomy*) ou gastrostomia endoscópica percutânea com extensão para jejuno (PEG-J – *percutaneous endoscopic gastrostomy with jejunal extension*) ou jejunostomia endoscópica percutânea (PEJ – *percutaneous endoscopic jejunostomy*), como mostra a Figura 43.2. Entretanto, quando o paciente apresenta algum grau de obstrução, que não permita a passagem do endoscópio, recomenda-se o acesso cirúrgico.[1,4]

A utilização dessas sondas pode ser feita após 3 horas do procedimento, mas, em geral, aguarda-se 12 a 24 horas para evitar extravasamento precoce. A duração desses tubos pode atingir 1 a 2 anos, a depender do material, do fabricante e dos cuidados. Sondas, com dispositivo de ancoragem dentro do estômago, do tipo balão, geralmente devem ser trocadas em 3 a 4 meses.[1,4]

Complicações dos procedimentos endoscópicos

Esses procedimentos endoscópicos são considerados simples e com poucas complicações. A mortalidade inerente ao procedimento é inferior a 1%. Com relação às complicações, se houver perda da sonda, precoce até 15 dias, é possível que as paredes desabem, perdendo-se o trajeto, pois o procedimento não envolve sutura dos planos. Assim, na literatura, encontra-se a recomendação de não repassar novo cateter pelo pertuito imaturo ou repassar a sonda, na tentativa de manter o trajeto, sem infundir qualquer alimento, até que se faça a checagem, com radiografia contrastada.[1,5] Portanto, é preciso checar se o tubo foi reinserido dentro do estômago, e não se encontra no subcutâneo ou cavidade abdominal. Após 2 semanas do procedimento, acontece cicatrização e fibrose do trajeto.[1,5] Entretanto, pode ainda não haver cicatrização, então se a perda da sonda acontecer com mais de 4 semanas, a chance de ser reinserida às cegas dentro do estômago é maior. A sonda deve ser recolocada para manter o pertuito, mas, só deve ser utilizada após realização de radiografia contrastada.[6]

Outras complicações atribuídas ao procedimento são aspiração pulmonar do conteúdo gástrico, sangramento, perfuração de alça, peritonite, infecção

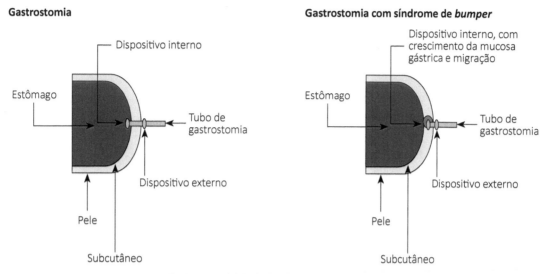

Figura 43.3: Síndrome de *bumper* (Fonte: Figura elaborada pela autora PSA).

do orifício, íleo adinâmico, fístula e extravasamento de dieta.[1,5] Uma complicação específica do procedimento, que ocorre em mais de 3% dos casos, é a síndrome de *bumper*, que acontece de maneira tardia, sendo mais comum entre 3 e 6 meses, mas já foi relatada após 15 dias ou 7 anos do procedimento. Na síndrome de *bumper*, há crescimento da mucosa gástrica sobre o dispositivo interno, que ancora a sonda dentro do estômago, que migra para qualquer local do trajeto, podendo haver obstrução, dor, infecção e extravasamento da dieta.[1,5] A Figura 43.3 ilustra essa complicação.

Comentários dos autores/*hot points*

- A alimentação artificial, via tubos, é imprescindível para a sobrevivência dos pacientes, que não podem utilizar a via oral, e que possuem o trato gastrintestinal funcionante.
- Se o paciente necessitar de alimentação por sonda por mais de 4-8 semanas, deve-se proceder com gastrostomia ou jejunostomia.
- Existem algumas complicações como obstrução, aspiração, sinusopatia, diarreia etc., que devem ser monitoradas para que possam ser prevenidas ou tratadas precocemente, para otimização e segurança da terapia.

Referências bibliográficas

1. Toussaint E, Van Gossum A, Ballarin A, et al. Enteral access in adults. Clin Nutr. 2015;34:350-8.
2. Pash E. Enteral Nutrition: Options for Short-Term Access Nutr Clin Pract. 2018;00:1-7.
3. Philips NM, Nay R. A systematic review of nursing administration of medication via enteral tubes in adults. J Clin Nurs. 2008;17:2257-65.
4. Minicucci MF, Silva GF, Matsui M, et al. The Use of Percutaneous Endoscopic Gastrostomy. Rev Nutr. 2005;18:553-9.
5. DeLegge. MH; Enteral Access and Associated Complications. Gastroenterol Clin North Am. 2018;47:23-37.
6. Bischoff SC, Austin P, Boeykens K, Chourdakis M, Cuerda C, Jonkers-Schuitema C, Lichota M, Nyulasi I, Schneider SM, Stanga Z, Pironi L. ESPEN guideline on home enteral nutrition. Clin Nutr. 2020;39(1):5-22.

Seção 13

Nutrição Parenteral

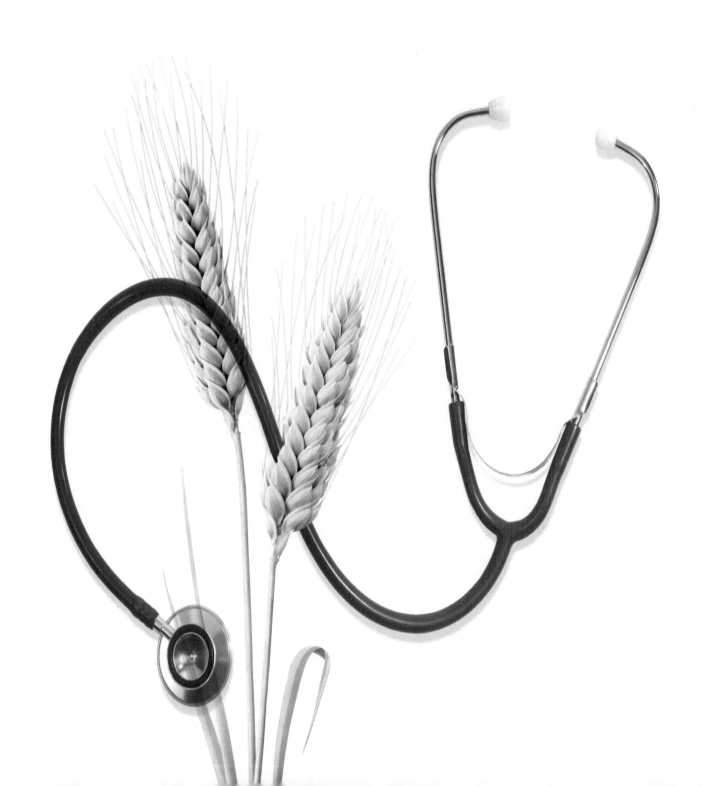

Síntese da Inteligência Didática

Nutrição parenteral

Quando iniciar e quanto ofertar	Como calcular e como prescrever	Carboidratos, proteínas e lipídeos	Micronutrientes e eletrólitos
Indicação: • Inviabilidade de nutrição pelo TGI • Inadequação ou fracasso da TNE • Perioperatório de pacientes desnutridos graves Considerar o estado da doença aguda, risco nutricional e estado nutricional atual Deve ser iniciada após estabilidade hemodinâmica e metabólica Deve ser iniciada com 30% a 50% da meta calórico-proteica, com progressão lenta para o total da meta Em pacientes críticos na fase aguda da doença, o alvo inicial deve com < 70% da meta calórica estabelecida por calorimetria indireta	Prescrição da NP: • Garantir via de acesso conforme osmolaridade da solução • Aporte calórico e proteico adequado NP: composta por glicose, aminoácidos, emulsão lipídica, oligoelementos, vitaminas e eletrólitos Calculo individualizado: • Definir a oferta de energia e micronutrientes de acordo com os *guidelines* atuais • Aminoácidos: 10% a 25% do GET • Lipídeos: 20% a 35% do GET • Glicose: 45% a 60% do GET Bolsas tricompartimentais pronta para uso: formulações preestabelecidas, apresentam bom custo-benefício, porém não permite individualização da terapêutica	Carboidrato: • A dextrose é o carboidrato mais utilizado como substrato energético da NP. Na forma monoidratada fornece 3,4 kcal/g • Velocidade de infusão de glicose: entre 4 e 6 mg/kg/min Proteína: • Solução de aminoácidos cristalinos, essenciais e não essenciais, fornecem 4 kcal/g • Principais *guidelines* não recomendam o uso rotineiro de glutamina nas formulações Lipídeos: • Emulsões lipídicas podem ser compostas por óleo de soja, coco, girassol, peixe e oliva • Cada grama de gordura em EL a 20% é equivalente a 10 kcal	Vitaminas e oligoelementos devem fazer parte da prescrição da NP e em situações de deficiência, recomenda-se a suplementação individualizada A adição de eletrólitos na NP deve atender as necessidades diárias para manter a integridade dos processos fisiológicos do organismo A recomendação de vitaminas, oligoelementos e eletrólitos são baseadas na ingestão oral de acordo com as RDAs Adoção de protocolos para administração de eletrólitos e presença de equipe multiprofissional de terapia nutricional estão associados com menores taxas de complicações

Capítulo 44

Quando iniciar e quanto ofertar?

• Leandro Marques de Mendonça Teles • Rafael Leal • Guilherme Teixeira de Araújo

Quais são as indicações de terapia nutrológica parenteral?

Segundo os *guidelines* americano, brasileiro e europeu, o estado de doença aguda, risco nutricional e estado nutricional devem ser considerados para a adequada indicação da terapia nutrológica parenteral (TNP).[1-3]

As principais indicações, no adulto, são:

Inviabilidade de nutrição pelo TGI

- Absorção:
  - Síndrome do intestino curto (falência intestinal).
  - Doença inflamatória intestinal.
  - Mucosite e enterite graves, com diarreia disabsortiva de difícil controle.
  - Hemorragia digestiva não controlada.
- Integridade do TGI:
  - Mecânicas ou anatômicas:
    ◦ Isquemia mesentérica.
    ◦ Fístula digestiva de alto débito, principalmente de TGI baixo, com impossibilidade de terapia nutricional enteral (TNE) distal.
    ◦ Obstrução intestinal ou semioclusão intestinal, sem indicação imediata de tratamento cirúrgico.
  - Metabólicas:
    ◦ Insuficiência intestinal pós-operatória ("íleo paralítico").
      • Pacientes com alto risco nutricional (NRS 2002 ≥ 3 ou NUTRIC Score ≥ 5) e/ou desnutridos, iniciar assim que possível.

• Pacientes não alto risco nutricional (NRS 2002 < 3 ou NUTRIC Score < 5) e/ou eutróficos, aguardar de 5 a 7 dias para o início.
◦ Pancreatite aguda grave com insuficiência orgânica (conforme critérios de Atlanta) e intolerância à TNE;
◦ Síndrome compartimental abdominal; e
◦ Êmese de difícil controle.

TNP suplementar (TNPS)

◦ As recomendações atuais quanto ao uso de TNPS ainda são bastante controversas. Copiosos estudos (TOP-UP, TICACOS, CALORIES, Early PN Trial, entre outros), têm pontuado os efeitos prejudiciais do balanço energético negativo e, até o momento, não há consenso sobre a indispensabilidade de TNPS no caso de déficit nutricional prolongado, todavia, a sua indicação deve ser criteriosamente avaliada e individualizada, a fim de se evitar efeitos adversos, conforme demonstrado no estudo EPaNIC (apesar das suas limitações metodológicas), o melhor momento de início, ainda, permanece em dúvida na literatura. As diretrizes atuais, com base em opinião de especialistas, de uma maneira geral, recomendam início de TNPS quando, após 5 a 7 dias da admissão hospitalar, menos de 60% das necessidades nutricionais são atingidas no paciente, por inadequação ou fracasso da TNE, independentemente do risco e/ou avaliação do estado nutricional.[2-9]

Outras indicações

- Perioperatório de pacientes desnutridos graves, quando há incapacidade de receber nutrição total ou parcial pelo TGI.

- Conforme o *guideline* de cirurgia da ESPEN de 2017: cirurgias de grande porte acometendo o TGI (gastrectomia, esofagectomia, colectomia, pancreatectomia etc.) em pacientes com evidências de alto risco nutricional e desnutrição grave, quando existe, pelo menos, um desses itens: perda de peso > 10% em 6 meses; IMC ≤ 18,5 kg/m², Avaliação Subjetiva Global = C; ou Albumina sérica < 3 g/dL, a TNP deverá ser iniciada 5 a 7 dias no pré-operatório e continuada no pós-operatório até a viabilidade do TGI.[10]
- Quilotórax e ascite quilosa, quando há inadequação ou fracasso da terapia nutricional por via oral (TNO) ou TNE.

Quando iniciar a TNP?

Parte-se do princípio de que a TNP só deva ser iniciada quando o paciente se encontra estável, do ponto de vista hemodinâmico, portanto, quando ele requer suporte hemodinâmico, com doses crescentes ou altas doses de catecolaminas, isoladamente ou em combinação, com necessidade de grande volume de líquidos ou produtos sanguíneos para manter a perfusão celular e apresente alterações laboratoriais, como: valores de lactato acima do limite da normalidade, excesso de bases abaixo de 4 mmol/L e baixa saturação venosa central, ou seja, no período inicial da fase aguda (fase *ebb*), o início da TNP necessita de avaliação cuidadosa.[4]

O estudo NUTRIREA-2 demonstrou boa tolerância ao início precoce de TNP, em pacientes adultos com choque, entretanto, apresenta limitações metodológicas.[11]

Outro critério para o seu início é a estabilidade metabólica. Estados hiperosmolares causados por hiperglicemias, além de distúrbios eletrolíticos graves, contraindicam o início da TNP.

O seu início também deve ser avaliado de maneira criteriosa em pacientes com insuficiência cardíaca congestiva com retenção hídrica ou com insuficiência renal crônica sem tratamento dialítico, sob risco de hipervolemia e edema agudo de pulmão.

O *guideline* europeu, de 2018 (ESPEN), para pacientes críticos, recomenda que TNP precoce deva ser evitada pelo risco de hiperalimentação, devido à resposta endócrino-metabólica contrarregulatória e possível autofagia. Iniciar após 3 a 7 dias (com forte grau de recomendação).[4]

O adequado planejamento da sua progressão de oferta, também, é de extrema importância, pois o aporte calórico-proteico, com mais rápida progressão, pode ocasionar a síndrome de realimentação, principalmente, nos pacientes críticos, desnutridos crônicos ou em jejum prolongado, devido à elevação da insulinemia e alto *turnover* celular, com a mobilização de minerais (principalmente fósforo e magnésio) e água (por osmose), para o meio intracelular (modificando os coeficientes de excitabilidade do músculo esquelético e cardíaco), além do consumo de cofatores, como a tiamina, resultando em sinais e sintomas variáveis, inespecíficos e imprevisíveis, desde náuseas e vômitos a letargia, insuficiência respiratória, falência cardíaca, *delirium*, coma e morte.

Quanto ofertar?

A adequada oferta nutricional aos pacientes, principalmente nos criticamente enfermos, é um tema muito debatido na literatura atual.

A avaliação ou a estimativa do gasto energético, além da sua individualização de acordo com a situação clínica, é de extrema importância para a definição de uma estratégia nutricional adequada, pois estudos confirmam que a desnutrição aguda causa complicações e aumenta a mortalidade nos casos de déficits calóricos e proteicos, enquanto a hiperalimentação (*overfeeding*), também, pode ser deletéria.

Além da calorimetria indireta (padrão-ouro na prática clínica) o gasto energético pode ser estimado por equações preditivas (Tabela 44.1), as quais são imprecisas para a população de doentes críticos (na ausência de CI, utilizar com cautela).

Tabela 44.1: Principais equações preditivas de gasto energético

Harris-Benedict	$E_{homem} = [66,47 + (13,75 \times P) + (5,00 \times A) - (6,76 \times I)]$ $E_{mulher} = [655,09 + (9,56 \times P) + (1,85 \times A) - (4,68 \times I)]$
Mifflin-St. Jeor	E_{homem}: $(P \times 10) + (A \times 6,25) - (I \times 5) + 5$ E_{mulher}: $(P \times 10) + (A \times 6,25) - (I \times 5) - 161$
Penn-State	$E = (M\text{-}SJ \times 0,96) + (T_{max} \times 167) + (VE \times 31) - 6.212$
Ireton-Jones	$E = 1.925 - (10 \times I) + (5 \times P) + (281 \text{ se homem}) + (292 \text{ se trauma}) + (851 \text{ se queimado})$

E: gasto energético (kCal); P: peso (kg); A: altura (cm); I: idade (anos); M-SJ: equação de Mifflin-St. Jeor; SAC: superfície de área corporal (m²); Tmax: temperatura máxima (°C); T: temperatura (°C); FR: frequência respiratória (respirações/minuto); VC: volume corrente (L); VM: volume minuto (L/minutos).

Fonte: Autoria própria.

Recomenda-se utilizar nutrição hipocalórica (abaixo de 70% da meta) na fase inicial nos pacientes críticos. Após o 3º dia, a oferta calórica pode ser aumentada para 80% a 100% do gasto energético, a depender da evolução clínica.[4]

Destaca-se a adequada oferta proteica, a qual é essencial para a síntese de proteínas, defesa e recuperação celular, preservação da massa muscular esquelética e redução do catabolismo proteico para a neoglicogênese. A recomendação de oferta proteica, para cada situação clínica, encontra-se resumida na Tabela 44.2.[2-4]

Tabela 44.2: Recomendação de oferta proteica em situações clínicas

Condição clínica	Oferta proteica (g/kg)
Em condições habituais	0,8-1,2
Idosos	1,2-1,5
Estresse metabólico (paciente crítico)	1,2-2,0
Obesos (IMC ≥ 40 kg/m²)	≥ 2,0 kg de peso ideal
Queimadura extensa	1,5-2,0
Abdome aberto	Base + 15-30 g/L de exsudato perdido
IRA/IRC em hemodiálise diária ou prisma	Até 2,5
IRC em diálise intermitente ou peritoneal	1,3-1,5
IRA/IRC em tratamento conservador	0,6-0,8

Fonte: Autoria própria.

Apesar de alguns efeitos colaterais relacionados com a proteína, em pacientes com insuficiência renal ou hepática, terem sido sugeridos, não há dados claros disponíveis demonstrando que a oferta proteica deva ser limitada nesses pacientes.

Pacientes obesos (IMC ≥ 30 kg/m²) devem ter a sua oferta proteica ajustada pelo seu peso ideal, sendo recomendando uma baixa oferta calórica (60% a 70% da necessidade estimada), em detrimento de elevada oferta proteica (relação kcal não proteica/g de nitrogênio mais baixa). Pacientes com IMC ≥ 30 kg/m² devem receber de 11 a 14 kcal/kg de peso atual/dia ou 22 a 25 kcal/kg de peso ideal/dia (peso ideal no adulto = estatura² × 25 e no idoso = estatura² × 28) e a oferta proteica deve ser de 2 g/kg de peso ideal dia para IMC entre 30 e 40 kg/m² e ≥ 2,5 g/kg de peso ideal/dia para IMC ≥ 40 kg/m².

As recomendações mais simples e amplamente disseminadas por algumas sociedades defendem a utilização de uma quantidade fixa de calorias por kg de peso corporal. Nesse contexto, surge a fórmula de bolso. Essa abordagem é amplamente utilizada por sua facilidade de aplicação, embora não considere as diferenças entre sexo, idade e composição corporal.

As principais recomendações para a determinação das necessidades calóricas e proteicas com o uso de fórmula de bolso, publicadas nos mais recentes *guidelines* de terapia nutricional, estão resumidas a seguir.

ASPEN/SCCM (2016)[2]

- 25 a 30 kcal/kg/dia e 1,2 a 2 g de proteína/kg/dia.

BRASPEN/DITEN (2018)[3]

- 15 a 20 kcal/kg/dia nas primeiras 72 h.
- 25 a 30 kcal/kg/dia após o 4º dia.
- 1,5 a 2,0 g de proteína/kg/dia.

ESPEN (2018)[4]

- 20 a 25 kcal/kg/dia e 1,3 g de proteína/kg/dia.

Comentários dos autores/*hot points*

- A TNP está indicada no paciente com impossibilidade, temporária ou definitiva, de nutrição pelo TGI ou, ainda, com incapacidade de atingir as suas necessidades nutricionais por essa via.
- Para a sua adequada indicação, o estado de doença aguda, risco nutricional e estado nutricional devem ser considerados.
- Só deve ser iniciada em pacientes com estabilidade hemodinâmica e metabólica. Nos pacientes criticamente enfermos, iniciar após 3 a 7 dias.
- No paciente crítico, em fase aguda, o aporte nutricional deve ser em torno de 70% do GET. Fórmulas preditivas não são recomendadas para os doentes críticos.
- Na indisponibilidade de CI, utilizar fórmula de bolso (ajustadas pelo IMC) e acompanhar, sequencialmente, o estado nutricional do paciente.

Referências bibliográficas

1. McClave SA, Taylor BE, Martindale RG, et al. Guidelines for the Provision and Assessment of Nutrition Support Therapy in the Adult Critically Ill Patient: Society of Critical Care Medicine

(SCCM) and American Society for Parenteral and Enteral Nutrition (A.S.P.E.N.). JPEN J Parenter Enteral Nutr. 2016; Feb;40(2):159-211.
2. Castro MG, et al. BRASPEN Diretrizes Brasileiras de Terapia Nutricional. BRASPEN J. 2018; 33 (Supl 1).
3. Singer P, Blaser AR, Berger MM, et al. ESPEN guideline on clinical nutrition in the intensive care unit. Clin Nutr. 2018 Sep 29; pii: S0261-5614(18)32432-4.
4. Wischmeyer PE, et al. A randomized trial of supplemental parenteral nutrition in underweight e overweight critically ill patients: the TOP-UP pilot trial. Crit Care. 2017. Jun 9;21(1):142.
5. Singer P, et al. The tight calorie control study (TICACOS): a prospective, randomised, controlled pilot study of nutritional support in critically ill patients. Intensive Care Med. 2011. Apr;37(4):601-9.
6. Harvey SE, et al. Trial of the route of early nutritional support in critically ill adults. NEJM. 2014. Oct 30;371(18):1673-84.
7. Doig GS, et al. Early parenteral nutrition in critically ill patients with short-term relative contraindications to early enteral nutrition: a randomised controlled trial. JAMA. 2013 May 22;309(20):2130-8.
8. Casaer MP, et al. Early versus late parenteral nutrition in critically ill adults. NEJM. 2011. Aug 11;365(6):506-17.
9. Weimann A, et al. ESPEN guideline: Clinical nutrition in surgery. Clin Nutr. 2017; 33:623-650.
10. Reignier J, et al. Enteral versus parenteral early nutrition in ventilated adults with shock: a randomised, controlled, multicentre, open label, parallel-group study (NUTRIREA-2). Lancet. 2018. Jan 13;391(10116): 133-143.

Capítulo 45

NPT – como calcular e prescrever?

• Juliana Tepedino Martins Alves
• Ludmila Pinto Santiago de Mendonça • Guilherme Teixeira de Araújo

O que devo considerar antes de prescrever uma nutrição parenteral total?

O ato de indicar, calcular e prescrever uma nutrição parenteral total (NPT), requer um entendimento das demandas nutricionais do paciente assistido, a fim de que se evitem complicações metabólicas, advindas de uma prescrição inadequada e não ajustada às reais necessidades individuais.

Para adequada infusão da nutrição parenteral (NP), primeiramente, deve-se garantir uma via de acesso conforme a osmolaridade da solução a ser utilizada. Podem ser utilizados: acesso central, acesso periférico ou o cateter central de inserção periférico (PICC). Soluções de NP com osmolaridade maiores que 900 mOsm/L não devem correr em veia periférica. Para cálculo de osmolaridade, utiliza-se fórmula de acordo com Tabela 45.1.[1]

O maior contribuinte da osmolaridade é a glicose, dessa maneira recomenda-se que não seja administrada por veia periférica soluções com concentrações maiores que 12%.

Qualquer que seja o acesso utilizado, a via de administração da NP deve ser exclusiva. A utilização concomitante de outras soluções em mesma via que a NP é acompanhada de alto risco de precipitação e contaminação e, dessa maneira, deve ser feita em caráter excepcional, com a concordância da equipe multidisciplinar de terapia nutricional (EMTN).

Antes de iniciar a terapia nutrológica parenteral (TNP), em qualquer paciente, deve ser avaliado se esse possui estabilidade hemodinâmica, adequada perfusão tecidual, com capacidade de transporte e utilização de oxigênio, substratos e intermediários metabólicos para início dessa.[1] As contraindicações relativas ao início da TNP encontram-se resumidas na Tabela 45.2.

Tabela 45.2: Contraindicações relativas ao início de NP

Glicemia > 300 mg/dL
Nitrogênio ureico sérico > 100 mg/dL
Natremia > 150 mEq/L
Calemia < 3 mEq/L
Cloremia > 115 ou < 85 mEq/L
Fosfatemia < 2 mEq/L
Acidose ou alcalose graves

Fonte: Adaptada de ASPEN Core Curriculum, 2007.

Quais as necessidades nutricionais que devo atender na TNP?

A NPT é, geralmente, composta por três macronutrientes, sendo eles: carboidrato, lipídeo e proteína, além de oligoelementos, vitaminas e eletrólitos, podendo, ocasionalmente, conter outras substâncias como insulina, glutamina, heparina etc.

Tabela 45.1: Fórmula de osmolaridade (mOsm)

$$\text{Osmolaridade} = \frac{\{(g \text{ de GLI} \times 5) + (g \text{ de AA} \times 10) + (\text{soma de mEq cátions} \times 2) + (g \text{ de LPD} \times 0{,}71^*)\}}{(\text{volume total da fórmula}/1.000)}$$

g: grama; GLI: glicose; AA: aminoácidos; LPD: lipídeos. *Que pode variar conforme produto utilizado.
Fonte: Adaptada de ASPEN Core Curriculum, 2007.

Tabela 45.3: Necessidades nutricionais na nutrição parenteral em adultos

	Três primeiros dias no paciente crítico	A partir do quarto dia no paciente crítico	Obeso crítico	LRA sem TRS	LRA em TRS	Paciente estável em recuperação
PTN/kg/dia	0,8-1,2	1,3-2,0	• IMC 30 e 40 kg/m²: 2 g/kg PI • IMC > 40 kg/m²: até 2,5 g/kg PI	1,3 a 2,0 g	Até 2,5 g	1,3 a 1,5 g
CHO	Até 4 a 6 mg/kg/min					
Lipídeo	Até 1 g/kg, podendo chegar até 1,5 g/kg em uso de lipídeos complexos					
Total de calorias – kcal/kg/dia	15-20	20-25	• IMC 30 a 50:11 a 14 kcal do PA – IMC > 50: 22 a 25 kcal do PI	25-35	25-35	30-35
Aporte hídrico	30-35 mL/kg/dia ou 1 mL/kcal ofertada					

CHO: carboidrato; LRA: lesão renal aguda; TRS: terapia renal substitutiva; PI: peso ideal; PA: peso atual: IMC: índice de massa corporal.

As metas usuais de proteína, carboidrato, lipídeos e necessidade hídrica, segundo os mais recentes *guidelines*, estão resumidas na Tabela 45.3.[2,3]

Vale a pena lembrar, que nem sempre, a demanda proteica anda em paralelo com a demanda energética. Uma alta oferta calórica pode ocasionar síndrome de realimentação ou hiperalimentação, sendo ambas deletérias ao paciente. Isso parece ser explicado pela alta produção de energia endógena na fase aguda das doenças críticas, somadas às calorias não nutricionais, comumente, recebidas também nessa fase (sedação com propofol e soluções com citrato utilizadas em hemodiafiltração, p.ex.). Estudos mostraram melhor desfecho em pacientes que receberam 55% a 70%, da meta calculada, por meio de calorimetria indireta, ao longo da primeira semana de acompanhamento. A medida que o paciente tem estabilidade clínica, há necessidade de ofertas calóricas maiores.[4,5]

O carboidrato é o primeiro substrato utilizado como fonte de energia, porém em pacientes críticos é comum a hiperglicemia e resistência insulínica secundário ao estresse, logo a utilização de glicose acima de 5 g/kg/dia frequentemente leva à hiperglicemia, aumento da lipogênese, incremento das necessidade de insulina e aumento da produção de CO_2 e, consequentemente, do trabalho respiratório. A dose de carboidrato utilizada geralmente é de 4 a 6 g de glicose/kg/dia.[1,2]

As emulsões lipídicas são fonte de ácidos graxos essenciais, possuem alta densidade calórica e baixa osmolaridade e podem ser infundidas em veias periféricas. Possuem grande influência sobre o sistema imune e na síntese de eicosanoides e citocinas.

Utiliza-se, em pacientes críticos, a emulsão com triglicerídeos de cadeia longa/triglicerídeos de cadeia média (TCL/TCM) como padrão, em oposição a TCL isolado, pois seu uso está relacionado a melhores valores de balanço nitrogenado, melhora do estado nutricional e valores de pré-albumina, menor índice de complicações infecciosas e melhor clareamento hepático.[6] Alguns estudos atuais apontam para o uso de soluções lipídicas contendo (ácido eicosapentaenoico (EPA) e ácido docosa-hexaenoico (DHA) no subgrupo oncológico e crítico, com impacto em tempo de internação.[2,3,6]

A oferta de eletrólitos contida na bolsa de NP depende da necessidade individual do paciente. Vários tipos de sais podem ser utilizados, porém doses de cálcio, fósforo e magnésio devem ser cuidadosamente calculadas visto que o uso está associado a maior risco de precipitação. O gluconato de cálcio e o sulfato de magnésio são preferidos em relação aos outros sais (p. ex.: cloroacetato de cálcio, cloridrato de magnésio), por proporcionarem menos incompatibilidades físico-químicas.[1,6] A Tabela 45.4 mostra as necessidades diárias e as principais soluções de eletrólitos disponíveis no mercado.

A Tabela 45.5 mostra resumidamente as alterações clínicas que podem levar ao aumento da necessidade diária.

Como calcular uma nutrição parenteral individualizada?

O cálculo da NP individualizada deve ser iniciado pela definição das necessidades calóricas e proteicas, onde devem ser considerados: estado nutricio-

Tabela 45.4: Necessidades diárias e soluções disponíveis de eletrólitos

Eletrólito	Necessidade diária	Solução utilizada	Concentração da solução
Sódio	1-2 mEq/kg/dia	NaCl 20%	3,4 mEq/mL
Fosfato	20-40 mmol/dia	Fosfato de potássio 2 mEq/mL	P: 1,1 mmol/mL (PO_4: 2 mEq/mL) K: 2 mEq/mL
		Glicerofosfato de sódio 216 mg/mL	PO_4: 1 mmol/mL Na: 2 mmol/mL
Potássio	1-2 mEq/kg/dia	KCl 19,1%	2,56 mEq/mL
Magnésio	8-20 mEq/dia	$MgSO_4$ 6%	1 mEq/mL
Cálcio	10-15 mEq/dia	Gluconato de cálcio 10%	0,46 mEq/mL

Fonte: Autoria própria.

Tabela 45.5: Alterações clínicas que aumentam as necessidades eletrolíticas diárias

Eletrólito	Fatores que aumentam as necessidades
Sódio	Diarreia, vômitos, SNG aberta, perdas gastrintestinais
Cálcio	Alta ingestão de proteínas
Magnésio	Perdas gastrintestinais, drogas, síndrome de realimentação
Fosfato	Doses elevadas de glicose, síndrome de realimentação
Acetato	Falência renal, acidose metabólica, perdas intestinais de bicarbonato
Cloro	Alcalose metabólica, depleção de volume
Potássio	Diarreia, vômitos, SNG aberta, perdas gastrintestinais, drogas, síndrome de realimentação

Fonte: Autoria própria.

nal, doenças atuais e pregressas, como condições cardíacas, renais, hepáticas, entre outras.

A NP não deve ser iniciada com 100% da necessidade energética calculada, a fim de evitar complicações metabólicas como a síndrome de realimentação e hiperglicemia. Opta-se pela infusão de 30% a 40% do valor energético total (VET) e evoluir gradativamente para aporte total do paciente.

Utiliza-se hoje, preferencialmente, fórmulas de NP 3:1 (lipídeos, carboidratos e proteínas em uma única solução) em detrimento de fórmulas 2:1 (sem inclusão de lipídeos na mistura), visto que possuem menor relação com hiperglicemia, melhor clareamento de gordura, menor risco de infecção por menor manipulação do cateter.[1,6,7]

Oferta calórica

O primeiro passo é a definição de necessidade calórica a ser administrada. O padrão-ouro para definição do gasto energético é a utilização de calorimetria indireta (CI). Lembrando que em pacientes críticos a dose deverá ser 50% a 70% do VET na fase aguda.

Quando a CI não estiver disponível, recomenda-se regra de bolso, que parece ser superior a equações preditivas mais complexas. Na fase aguda (primeiros 3 dias) recomenda-se de 15 a 20 kcal/kg/dia, com progressão calórica para 25 a 30 kcal/kg/dia nos dias subsequentes. Quando o paciente estiver estável, a oferta calórica acompanha a necessidade prevista em sua doença de base.[2,3,5]

Oferta proteica

A quantidade de aminoácidos a ser ofertada depende da patologia do paciente e seu estado catabólico, vide recomendações da Tabela 45.3. A proteína normalmente contribui com 10% a 25% do gasto energético total.

Essa oferta proteica é oferecida por meio de soluções com mistura de aminoácidos essenciais e não essenciais, com concentrações entre 3% a 20%. A solução mais utilizada é a de aminoácidos a 10%, onde 100 mL da solução oferecem 10 g de proteína. Opta-se pelo uso de soluções de aminoácidos a 15%, onde 100 mL da solução oferecem 15 g de proteína, quando o volume de fluidos a serem ofertados por nutrição parenteral devem ser restritos.

Há no mercado soluções com aminoácidos específicos, para serem utilizadas em situações especiais como insuficiência renal e hepática, porém essas devem ser utilizadas com cautela visto suas indicações limitadas a situações clínicas bastante específicas.

Oferta lipídica

No que se refere aos lipídeos, a dose recomendada é de 1 a 1,5 g/kg/dia ou 20%-35% do VCT.

As soluções mais disponíveis no mercado são em concentrações de 10% e 20% as quais contém, respectivamente, 1,1 kcal/mL e 2,0 kcal/mL da solução.

A velocidade máxima de infusão é de 100 mL/h para a emulsão a 10% e 50 mL/h para a emulsão a 20% para evitar a sobrecarga do sistema reticuloendotelial e a dificuldade do clearance do substrato, que podem evoluir com quadros de hepatomegalia, icterícia e plaquetopenia.[1,7]

Oferta de carboidratos

Existem duas apresentações de carboidrato, que podem ser utilizadas em TNP. Glicose monoidratada e glicose anidra, que possuem valor calórico de 3,4 e 3,85 kcal/g respectivamente. Há disponível para utilização em soluções com concentrações de glicose variando entre 2,5% e 70%. Concentrações de glicose acima de 10% habitualmente são reservadas a administração por cateter venoso central por sua propensão a causar tromboflebite.

Em média sua contribuição é de 45% a 60% do VET ou, aproximadamente, 70% das calorias não proteicas da fórmula.

Máxima atenção deve ser dada ao controle glicêmico, visto hipoglicemias e hiperglicemias serem potencialmente danosas, principalmente no público de pacientes críticos. Considera-se como meta manter valores de glicemia entre 140 e 180 mg/dL.[2,3,5]

A Tabela 45.6 demonstra um exemplo de prescrição de NPT.

Bolsas de NP pronta para uso em comparação com as manipuladas

Atualmente estão disponíveis no mercado bolsas tricompartimentais prontas para uso (RTU), com formulações preestabelecidas onde a mistura dos subs-

Tabela 45.6: Exemplo de prescrição de NPT

Caso clínico:
Adulto, sexo masculino, 40 anos, evoluindo com íleo paralítico após laparotomia exploradora por apendicectomia complicada. Nega qualquer comorbidade. Peso atual: 70 kg

Aporte calórico: 30 kcal/kg/d × 70 kg = 2.100 kcal total/dia
Proteína: 1,5 g/kg/d × 70 kg = 105 g (1.050 mL AA 10%). 1 g de PTN possui 4 kcal, assim 105 × 4 = 420 kcal (20% do VET)
Aporte de carboidratos: 50% do VET = 1.054 kcal/dia. 1 g de CHO possui 3,4 kcal, assim 1.054/3,4 = 310 g (620 mL de Glicose 50%)
Aporte de lipídeos: 20% a 30% do VET. 2.100 kcal − 1.054 kcal (CHO) − 420 kcal (PTN) = 626 kcal (29% do VET). 313 mL de lipídeos a 20%
Resumo da prescrição de macronutrientes:
Glicose 50%: 620 mL
AA 10%: 1.050 mL
Lipídios 20%: 313 mL

Fonte: Autoria própria.

tratos deve ser realizada na hora da administração na NP. Possuem em sua composição, quantidade fixa de líquido, macronutrientes e eletrólitos, não permitindo total individualização da terapêutica que está sendo administrada. Não há estudos mostrando superioridade em desfecho clínico sobre uso de bolsas prontas para uso ou manipuladas.

Estudos atuais evidenciam que as bolsas prontas para uso apresentam bom custo benefício e se apresentam como boa opção terapêutica para centros com dificuldade de manipulação, recebimento ou armazenamento adequado de soluções individualizadas, além de promoverem redução no tempo para início da NP.[8,9]

Por sua baixa especificidade, não se recomenda as bolsas prontas para uso em pacientes com as seguintes enfermidades:

- Insuficiência renal, insuficiência hepática ou outra disfunção orgânica.
- Pacientes em risco de síndrome de realimentação.
- Presença de hiperglicemia de difícil controle.
- Pacientes com grandes alterações na composição corporal (obesos, por exemplo).
- Presença de grandes alterações hidreletrolíticas.

Comentários dos autores/*hot points*

- A prática da prescrição TNP é complexa e requer um adequado planejamento quanto a via de acesso, osmolaridade da solução, aporte calórico e proteico conforme a situação clínica individual de cada paciente, com cautelosa distribuição de macronutrientes, micronutrientes e eletrólitos.

- Não existem estudos que evidenciem um benefício adicional de bolsas prontas ou manipuladas de NP, devendo a escolha ser definida pelas condições logísticas do centro que receberá a NP assim como as condições clínicas do paciente.

Referências bibliográficas

1. Barber JR, Rollins CJ. Parenteral Nutrition formulation. In: The A.S.P.E.N. Nutrition Core Curriculum: a case-based approach – the adult patient, p 277-300, 2007.
2. Singer P, Reintam Blaser A, Berger MM, et al. ESPEN guideline on clinical nutrition in the intensive care unit. Clin Nutr. 2019;38:48-79.
3. Castro MC, et al. Diretriz Brasileira de Terapia Nutricional no Paciente Grave. BRASPEN J 2018; 33 (Supl1).
4. Zusman O, Theilla M, Cohen J, Kagan I, Bendavid I, Singer P. Resting energy expenditure, calorie and protein consumption in critically ill patients: a retrospective cohort study. Crit Care. 2016;20(1):367.
5. McClave SA, Taylor BE, Martindale RG, Warren MM, Johnson DR, Braunschweig C, et al. Guidelines for the provision and assessment of nutrition support therapy in the adult critically ill patient: Society of Critical Care Medicine (SCCM) and American Society for Parenteral and Enteral Nutrition (A.S.P.E.N.). JPEN J Parenter Enteral Nutr. 2016;40(2):159-211.
6. Waitzberg, DL. Nutrição oral, enteral e parenteral na prática clínica. São Paulo: Editora Atheneu, 2017.
7. Domínguez-Berrueta MCH, Cabrera AMMR, Encinas MP. Análisis de los parâmetros nutricionales y ajuste de requerimientos de la nutrícion parenteral de inicio en el paciente crítico postquirúrgico. Nutr Hosp. 2014; 29(2): 402-410.
8. Berlana D, Sabin P, et al. Cost analalysis os adult parenteral nutrition systems; three-compartment bag versus customized. Nutr Hosp. 2013; 28(6): 2135-2141.
9. Pontes-Arruda A, Zaloga G, Wischmeyer P, Turpin R, Liu FX, Mercaldi C. Is there a difference in blooastream infections in critically ill patients associated with ready-to-use versus compounded parenteral nutrition? Clin Nutr. 2012; 31 (5): 728-34.

Capítulo 46

Carboidratos, proteínas e lipídios – quais as opções e o que dizem as evidências?

• Leandro Marques de Mendonça Teles • Luísa Salvagni da Rosa
• Thays Gomes • Guilherme Teixeira de Araújo

Os substratos energéticos não nitrogenados

A nutrição parenteral (NP) é uma solução destinada à administração intravenosa (central ou periférica), composta por substratos energéticos não nitrogenados (carboidratos e lipídios), substratos nitrogenados (aminoácidos), além de vitaminas, oligoelementos e eletrólitos.[1]

A prescrição da terapia nutrológica parenteral (TNP) segue um processo complexo, o qual exige a indicação e escolha dentre mais de 40 componentes, que devem ser analisados criteriosamente quanto à: possível interação nutriente-nutriente e fármaco-nutriente, composição físico-química (estabilidade, compatibilidade, osmolaridade e pH), suas indicações, contraindicações, riscos de efeitos adversos. Os erros mais comuns relacionados à TNP estão associados à prescrição de eletrólitos, insulina e dextrose, além da interação fármaco-nutriente.[2]

Carboidratos

A glicose (dextrose) é o carboidrato mais utilizado como substrato energético da NP e, na maioria das vezes, é responsável por 60% a 70% das calorias não provenientes dos aminoácidos (calorias não proteicas) e 50% a 65% do aporte calórico total.[3]

Veiculada na forma mono-hidratada, fornece 3,4 kcal a cada grama de glicose.

Está disponível em concentrações que variam de 2,5% a 70%, entretanto, no Brasil, encontramos, mais comumente, soluções a 5%, 10% e 50% (Tabela 46.1). As soluções de glicose geralmente são ácidas, com pH variando entre 3,5 e 6,5. A osmolaridade é progressivamente variável de acordo com a concentração da solução, sendo assim, as soluções com maiores concentrações de dextrose (p. ex., 50%) são mais utilizadas para a administração intravenosa central, enquanto as soluções menos concentradas (p.ex., 5% e 10%) são recomendadas para a administração intravenosa periférica.[3]

No adulto, devemos respeitar uma velocidade de infusão de glicose (VIG) entre 4 a 6 mg/kg/min, a qual corresponde à taxa de oxidação de carboidratos no organismo.

Os pacientes em TNP podem apresentar diferentes respostas ao aporte energético com glicose, portanto, o equilíbrio da solução com o adequado cálculo da porcentagem ou relação de carboidratos ofertados na NP é imprescindível para a sua qualidade e segurança e, caso não ajustado adequadamente, pode aumentar, significativamente, o risco de complicações, tendo em vista que o menor aporte pode resultar em déficit energético, enquanto uma maior oferta pode ocasionar hiperglicemia e hiperalimentação (*overfeeding*), principalmente nos pacientes diabéticos ou em uso de fármacos que induzem à hiperglicemia (corticoides, p. ex.) e pacientes críticos, possivelmente, sob a ação da autofagia (produção endógena de calorias) e com resistência à ação da insulina devido à resposta endócrino-metabólica ao estresse.[4]

Outro substrato energético de carboidratos, utilizado com menos frequência, é o glicerol, um composto orgânico pertencente à função do álcool que fornece 4,3 kcal/g. O glicerol, ou glicerina, está contido em algumas formulações prontas para uso de TNP, comercializadas para administração periférica. Em alguns estudos, demonstrou-se que essas formulações induzem menor resposta insulinêmica, do que os regimes à base de dextrose, embora, nem todos estudos corroborem essa informação.[5,6]

Tabela 46.1: Densidade calórica e osmolaridade por 1.000 mL de glicose mono-hidratada de soluções a 5%, 10% e 50%

Concentração	Densidade calórica (kcal/L)	Osmolaridade (mOsm/L)
5%	170	252
10%	340	505
50%	1.700	2.525

Lipídeos

A adição de emulsões lipídicas (EL) à NP minimizou a dependência da dextrose como principal fonte de calorias não proteicas, diminuindo, assim, o risco de hiperglicemia e suas possíveis consequências deletérias, além de prevenir as consequências clínicas da deficiência de ácidos graxos essenciais (AGE).

É importante definir o tipo de lipídeo constituinte da NP, pois isso pode afetar o desfecho clínico do paciente. As EL podem ser compostas por óleo de soja, coco, girassol, peixe e oliva.

Durante décadas, as EL, com triglicerídeos de cadeia longa (TCL) à base de óleo de soja, foram utilizadas, isoladamente ou predominantemente, nas formulações de NP, entretanto, a literatura vem demonstrando o benefício da utilização de lipídeos alternativos, como: triglicerídeo de cadeia média (TCM), óleo de peixe e óleo de oliva. Essas novas formulações apresentam potenciais propriedades anti-inflamatórias, imunomoduladoras e maior conteúdo antioxidante, menor risco de disfunção hepática reduzindo a colestase e prevenindo, assim, o desenvolvimento da doença hepática associada à NP.[7]

A administração de EL contendo somente TCL, à base de óleo de soja, pode influenciar de modo negativo a resposta inflamatória, o estado imunológico e desfecho clínico em pacientes críticos.[7]

No Brasil não é comum a utilização de EL contendo apenas TCL, sendo mais frequente a utilização de solução com 50% de TCL e 50% de TCM. As misturas de TCL e TCM apresentam vantagem de utilização em relação à EL contendo apenas TCL, pois possuem *clearance* mais rápido e exercem influência, de modo positivo, sobre o sistema imune, devido a reduzida quantidade de ácidos graxos (AG) ômega-6 (ω-6).[8]

As EL à base de óleo de peixe são ricas em AG ômega-3 (ω-3), em especial ácido eicosapentaenóico (EPA) e o ácido docosahexaenóico (DHA), os quais possuem ação anti-inflamatória. Estudos sugerem que o AG ω-3 é capaz de atenuar os processos pró-inflamatórios iniciais, alterando a transdução de sinal célula-célula, reduzindo a geração de eicosanoides, melhorando a fluidez da membrana celular e atenuando a liberação de proteínas anti-inflamatórias tardias. Sua utilização, em pacientes sépticos, pode reduzir a produção de citocinas pró-inflamatórias (TNF-α, IL-1, IL-6 e IL-8), além melhorar a produção de radicais de oxigênio bactericidas em neutrófilos. Apesar dos efeitos benéficos comprovados das EL ricas em AG ω-3, há falta de conhecimento sobre o seu custo-efetividade associado à melhora dos desfechos clínicos mais relevantes.[9-11]

No mercado existe apenas um produto com 100% óleo de peixe, sendo utilizado, principalmente, para o tratamento da doença hepática associada à NP, no entanto, não deve ser utilizado rotineiramente por ser fonte lipídica incompleta, já que não apresenta AGE.

Comercialmente há uma EL contendo uma mistura de óleo de oliva (80%) e óleo de soja (20%), a qual possui menor concentração de AG poli-insaturados (20%) e maior de monoinsaturados (60%). Estudos clínicos sugerem que esse tipo de EL possui um efeito neutro sobre a inflamação, com melhor resposta imunológica, porém sem repercussão em desfechos clínicos primários.[12,13]

Não existe consenso na literatura a respeito de qual EL deve ser utilizada. O *guideline* canadense, publicado em 2015, sugere que deve ser escolhida uma EL que diminua a carga de TCL, porém não recomenda um tipo específico de lipídeo por considerar que ainda há dados insuficientes para tal recomendação. Já o *guideline* americano se atem a restringir o uso de EL à base de óleo de soja na primeira semana, sem sugerir o uso de outros tipos de EL, uma vez que não se encontram disponíveis no mercado americano. O *guideline* brasileiro e europeu, publicados em 2018, recomendam que a TNP contenha EL mais balanceadas contendo TCM, óleo de oliva e óleo de peixe, evitando o uso de EL à base de óleo de soja, porém, com base em opinião de especialistas.[7,14-16]

No Brasil as EL estão disponíveis comercialmente em concentrações de 10% (1,1 kcal/mL) e 20% (2 kcal/mL). Cada grama de lipídio fornece 9 kcal, todavia, o glicerol presente nas soluções acrescenta calorias, de maneira que, cada grama de gordura na EL a 10% equivale a 11 kcal, enquanto cada grama de gordura em EL a 20% é equivalente a 10 kcal. Na Tabela 46.2 estão descritas as principais soluções de lipídios disponíveis no mercado brasileiro.

Tabela 46.2: Constituintes das principais EL utilizadas no Brasil

Emulsão lipídica	Nome comercial (marca)	Composição	Relação ω-6:ω-3
Óleo de soja	Lipovenos® (Fresenius) Ivelip® (Baxter)	100% TCL	7:1
TCM	Lipofundin MCT/LCT® (B. Braun) Lipovenos MCT® (Fresenius)	50% TCM 50% TCL	7:1
Óleo de oliva	ClinOleic® (Baxter)	80% óleo de oliva 20% óleo de soja	9:1
Óleo de peixe	Omegaven® (Fresenius)	100% óleo de peixe	1:8
Mix de óleos	SMOF® (Fresenius)	15% óleo de peixe 25% óleo de oliva 30% TCM 30% óleo de soja	2,5:1
	Lipidem® (B-Braun)	50% TCM 40% TCL 10% óleo de peixe	2:1

Substratos nitrogenados disponíveis

A solução de aminoácidos (AA) cristalinos, composta por AA essenciais e não essenciais, a qual varia a sua concentração entre 3% a 20%, é o substrato nitrogenado das soluções de TNP, além de fornecer 4 kcal/g se oxidado para a produção energética.

O teor de nitrogênio varia de acordo com: a concentração da solução de AA e misturas individuais. Todavia, para cálculos de balanço nitrogenado, essas soluções são, geralmente, consideradas como possuindo 16% de nitrogênio, ou seja, possuem 1 g de nitrogênio a cada 6,25 g de AA.

No Brasil, as formulações, usualmente utilizadas, são de 8% (especializadas) e 10% (padrões).

No mercado existem soluções de AA especializadas para pacientes com insuficiência hepática (com maior quantidade de AA de cadeia ramificada e menor de metionina, fenilalanina e triptofano), insuficiência renal (com a maior parte ou apenas AA essenciais) e doença crítica proteico-catabólica (aumento de AA de cadeia ramificada). Entretanto, os estudos clínicos falham em demonstrar qualquer benefício em suas utilizações, não sendo recomendado o uso de tais soluções em nenhuma situação clínica especial.[7,14-18]

Glutamina

A glutamina (Gln) é o AA mais abundante no organismo. É considerado como não essencial, possuindo função energética nas células de replicação rápida, como: as células brancas e enterócitos, além da função de síntese proteica e de nucleotídeos no fígado. Em situações críticas, a síntese endógena torna-se incapaz de atender a demanda, passando, assim, a ser considerado como um AA condicionalmente essencial, podendo desencadear déficit energético para as células brancas e enterócitos, o que pode resultar em imunocompetência e perda da barreira intestinal, além de déficit de síntese proteica.[19]

As soluções padrões de AA não possuem Gln em sua composição, devido à sua instabilidade e possibilidade de formação de ácido piroglutâmico, o qual é neurotóxico. Sendo assim, discute-se a necessidade de sua suplementação no paciente crítico.

Heyland et al. avaliaram, no estudo REDOX, a eficácia da administração precoce de Gln e antioxidantes em pacientes críticos. Foi observado uma maior mortalidade no grupo que recebeu Gln, mesmo após uma análise post hoc para possíveis fatores de confusão. Entretanto, vale ressaltar que diversas limitações metodológicas estão presentes nesse estudo, como: dose acima da recomendada, grande parte da população estudada possuir insuficiência renal ou de múltiplos órgãos, as quais são contraindicações formais para o uso da Gln parenteral.[20,21]

Estudos subsequentes, os quais respeitaram a dose recomendada e as contraindicações ao uso Gln não evidenciaram aumento da mortalidade no grupo de estudo, entretanto, o benefício clínico do seu uso, ainda, permaneceu conflitante.[22]

Posto isso, os guidelines canadense, americano, brasileiro e europeu não recomendam o uso rotineiro de Gln parenteral, entretanto, pode ser considerado em pacientes críticos cirúrgicos ou com pancreatite aguda (com baixo nível de evidência). É contraindicado nos pacientes instáveis hemodinamicamente, com disfunção de dois ou mais órgãos e com insuficiência hepática ou renal.[7,14-16]

Na Tabela 46.3 estão descritas as principais soluções com substratos nitrogenados disponíveis no mercado brasileiro.

Tabela 46.3: Principais soluções nitrogenadas utilizadas no Brasil

Fabricante	Soluções padrões concentração	Soluções especializadas concentração
B. Braun	Aminoplasmal® (10%)	Nefroamino® (6,9%) Hepamino® (8%)
Fresenius Kabi	Aminoven® (10%)	Nefrotect® (10%) Aminosteril Hepa® (8%) Dipeptiven® (20%)
Darrow	Soramin® (10%)	*
Inpharma	*	ALAGLU® (20%)

*Não comercializadas.

Comentários dos autores/*hot points*

- A TNP é uma intervenção médica de alta complexidade e não isenta de riscos, portanto, é necessário ter conhecimento de todas as opções, indicações e contraindicações dos componentes das soluções, para a sua adequada prescrição.
- A glicose (dextrose) é o carboidrato mais utilizado como substrato energético da TNP. Na forma mono-hidratada fornece 3,4 kcal/g.
- Não existe consenso na literatura a respeito de qual EL deve ser utilizada. No paciente crítico, recomenda-se que a TNP contenha EL mais balanceadas contendo TCM, óleo de oliva e óleo de peixe. Cada grama de gordura em EL a 20% é equivalente a 10 kcal.
- O uso de soluções de AA especializadas para pacientes com insuficiência hepática ou renal não é recomendado. O uso de Gln parenteral pode ser seguro, entretanto, o benefício clínico do seu uso é conflitante, não sendo recomendado de maneira rotineira.

Referências bibliográficas

1. Secretaria Nacional de Vigilância Sanitária (SNVS) do Ministério da Saúde (MS). Regulamento Técnico para Nutrição Parenteral. Portaria nº 272 de 8 de abril de 1998.
2. Mirtallo J, Canada T, Johnson D, et al. Safe practices for parenteral nutrition. JPEN J Parenter Enteral Nutr. 2004; Nov-Dec;28(6):S39-70.
3. Mueller, C.M. (Ed.). The ASPEN Adult Nutrition Support Core Curriculum, 3rd Edition. 2017; Silver Spring, MD: American Society for Parenteral and Enteral Nutrition.
4. Rosenthal MD, Carrott P, Moore FA. Autophagy. Current Opinion in Critical Care. 2018; 24(2), 112-117.
5. Lev-Ran A, Johnson M, Hwang DL, et al. Double-blind study of glycerol vs. glucose in parenteral nutrition of post-surgical insulin-treated diabetic patients. J Parenter Enteral Nutr. 1987;11:271-4.
6. Fairfull-Smith RJ, Stoski D, Freeman JB. Use of glycerol in peripheral parenteral nutrition. Surgery. 1982; 92:728-32.
7. McClave SA, Taylor BE, Martindale RG, et al. Guidelines for the Provision and Assessment of Nutrition Support Therapy in the Adult Critically Ill Patient: Society of Critical Care Medicine (SCCM) and American Society for Parenteral and Enteral Nutrition (A.S.P.E.N.). JPEN J Parenter Enteral Nutr. 2016; Feb;40(2):159-211.
8. Waitzberg DL. Evolution of parenteral lipid emulsions. Clinical Nutrition 2005; Suppl 1: 5-7.
9. Heller AR. Intravenous fish oil in adult intensive care unit patients. World Rev Nutr Diet. 2015;112:127-40.
10. Mayer K, Fegbeutel C, Hattar K, et al: Omega-3 vs. omega-6 lipid emulsions exert differential influence on neutrophils in septic shock patients: impact on plasma fatty acids and lipid mediator generation. Intensive Care Med 2003;29:1472-81.
11. Mayer K, Gokorsch S, Fegbeutel C, et al: Parenteral nutrition with fish oil modulates cytokine response in patients with sepsis. Am J Respir Crit Care Med 2003;167:1321-8.
12. Cai W, Calder PC, Cury-Boaventura MF, et al. Biological and Clinical Aspects of an Olive Oil-Based Lipid Emulsion-A Review. Nutrients. 2018 Jun 15;10(6). pii: E776.
13. Dai YJ, Sun LL, Li MY, et al. Comparison of formulas Based on Lipid Emulsions of Olive Oil, Soybean Oil, or Several Oils for Parenteral Nutrition: A Systematic Review and Meta-Analysis. Adv Nutr. 2016 Mar 15;7(2):279-86.
14. Canadian Critical Care Nutrition Clinical Guidelines 2015: Summary of topics and recommendations. [https://criticalcarenutrition.com/resources/cpgs/past-guidelines/2015].
15. Castro MG, et al. BRASPEN Diretrizes Brasileiras de Terapia Nutricional. BRASPEN J. 2018; 33 (Supl 1).
16. Singer P, Blaser AR, Berger MM, et al. ESPEN guideline on clinical nutrition in the intensive care unit. Clin Nutr. 2018 Sep 29; pii: S0261-5614(18)32432-4.
17. Ginguay A, de Bandt JP, Cynober L. Indications and contraindications for infusing specific amino acids (leucine, glutamine, arginine, citrulline, and taurine) in critical illness. Curr. Opin. Clin. Nutr. Metab. Care 2016;19:161-9.
18. Patel JJ, et al. Protein requirements for critically ill patients with renal na liver failure. Nutrition in clinical practice. 2017 Apr;32(1_suppl):101S-111S.
19. Stehle P, Kuhn KS. Glutamine: an obligatory parenteral nutrition substrate in critical care therapy. Biomed Res Int. 2015;2015:545467.
20. Heyland D, Muscedere J, Wischmeyer PE, et al. A randomized trial of glutamine and antioxidants in critically ill patients. N Engl J Med. 2013; 368:1489-97.
21. Heyland DK, Elke G, Cook D, et al. Glutamine and antioxidants in the critically ill patient: a post hoc analysis of a large-scale randomized trial. JPEN J Parenter Enteral Nutr. 2015 May;39(4):401-9.
22. Stehle P, et al. Glutamine dipeptide-supplemented parenteral nutrition improves the clinical outcomes of critically ill patients: A systematic evaluation of randomised controlled trials. Clin Nutr ESPEN. 2017 Feb;17:75-85.

Capítulo 47

NPT – quais micronutrientes não podem faltar

• Juliana Tepedino Martins Alves
• Ludmila Pinto Santiago de Mendonça • Guilherme Teixeira de Araújo

O que são micronutrientes?

Os micronutrientes, ao contrário dos macronutrientes (proteínas, carboidratos e gorduras), são compostos, que são necessários em pequenas quantidades para garantir o metabolismo normal, o crescimento e bem-estar físico. São essenciais para o metabolismo intermediário e na utilização dos macronutrientes, afetando todo sistema enzimático corporal. Dessa maneira, é componente terapêutico fundamental e deve fazer parte da terapia nutrológica de maneira diária. A utilização de nutrição parenteral (NP) sem a correta proporção de micronutrientes resulta, no decorrer do tempo, em deficiências, disfunções metabólicas e, em alguns casos mais graves, podendo levar ao óbito.[1]

Dentre os micronutrientes a serem administrados por via NP, dois grupos são de grande importância: oligoelementos e vitaminas.

Quais oligoelementos devem ser ofertados na nutrição parenteral?

Os oligoelementos normalmente utilizados na NP são o zinco, cobre, cromo, manganês e selênio. Algumas recomendações também são feitas sobre uso de ferro e iodo. Recente publicação sugere recomendação parenteral dos principais oligoelementos a utilizados na prática clínica, com base nos principais consensos internacionais.[2]

Em caso de deficiências específicas cada nutriente deve ser suplementado separadamente, a fim de se evitar intoxicação por outros elementos. Para tal, é necessário conhecimento das soluções disponíveis no mercado brasileiro (Tabela 47.2).

Tabela 47.1: Recomendação de oligoelementos em NP

Oligoelemento	Necessidades diárias
Cobre	0,3-0,5 mg [a]
Cromo	10-15 µg [a]
Se diarreia	40 µg [b]
Ferro	Não é adicionado rotineiramente. Quando recomendado, utilizar 1-1,2 mg [a]
Manganês	55-100 µg [a]
Iodo	0,5-1,2 µg (considerar uso em NP domiciliar sem dieta via oral associada) [a]
Selênio	20-100 µg [a]
Zinco	2,5-6,5 mg [a]
Se diarreia, fístula ou feridas	10-50 mg [b]

[a] Fonte: Adaptada de Blaauw R, et al., 2019.[2]
[b] Fonte: Adaptada de ASPEN. Parenteral Nutrition Handbook, 2009.[3]

Tabela 47.2: Necessidades diárias e soluções disponíveis de oligoelementos

Elemento	Necessidade diária	Olig-trat® (Citopharma)	Ad-Element® (Darrow)	Addaven® (Fresenius)
Zinco	11-8 mg/d	5 mg/amp	5 mg/amp	5 mg/amp
Cobre	0,9 mg/d	1,6 mg/amp	1,68 mg/amp	0,38 mg/amp
Manganês	1,8-2,3 mg/d	0,8 mg/amp	0,8 mg/amp	0,055 mg/amp
Crômo	25-35 µg/d	20 µg/amp	20 µg/amp	10 µg/amp
Ferro	8-18 mg/d	–	–	1,1 mg/amp
Iodo	0,15 mg/d	–	–	0,13 mg/amp
Selênio	0,055 mg/d	–	–	0,079 mg/amp
Fluor	3-4 mg/d	–	–	0,95 mg/amp

Além das soluções, há opção para selênio parenteral, que fornece 60 µg por ampola (Selenoz® – Citopharma), e sulfato de zinco na concentração de 0,88 mg/mL.

Cuidados especiais devem ser tomados de acordo com o caso clínico do paciente. Há, p. ex., situações em que há maior perda de Zn (p. ex., fístulas entéricas de alto débito, diálise, diarreia volumosa, síndrome do intestino curto) ocorrendo necessidade de oferecer doses de até 12 mg de Zn por litro de fluidos perdido ao dia.[4] Em pacientes grandes queimados ou com dificuldade de cicatrização, a necessidade de Zn encontra-se aumentada, devendo-se suplementar até 36 mg/dia.

Já em pacientes em insuficiência hepática é prudente limitar os oligoelementos, visto que cobre e manganês são excretados pela bile e podem se tornar tóxicos, principalmente em NP prolongadas. Há relatos de casos de encefalopatia por manganês associada a NP domiciliares, com depósitos desse oligoelemento em gânglio basal evidenciado em ressonância magnética de crânio. Há também relatos de casos de parkinsonismo, com reversão com a retirada do manganês da solução.[2,5]

Quais vitaminas devem ser ofertadas na nutrição parenteral?

Assim como os oligoelementos, as vitaminas exercem diversas funções metabólicas importantes e devem ser fornecidas diariamente, nas doses consideradas seguras. Hipovitaminoses específicas devem ser repostas separadamente, para se evitar o risco de toxicidade, principalmente pelas vitaminas lipossolúveis.

A Tabela 47.3 resume a recomendação atual para as principais vitaminas[2], assim como as principais soluções disponíveis para uso.

A reposição de vitamina K normalmente é oferecida por meio da emulsão lipídica da composição da NP. Entretanto sua reposição deve ser individualizada e pode ser feita via solução de polivitamínico de maneira diária ou via intramuscular, uma vez na semana, na dose de 250-400 µg.[6]

Em pacientes de risco para deficiência de vitaminas ou chance de toxicidade, essas devem ser monitoradas e repostas com cautela. Quando a monitorização é necessária, ainda há controvérsia quanto à melhor maneira de avaliação dos estoques das principais vitaminas- nível sérico, plasmático ou função enzimática. Atenção especial deve ser dada ao histórico clínico, ao tempo de NP, as doses administradas de vitaminas para que os exames possam ser solicitados de maneira guiada.

Comentários dos autores/*hot points*

- Vitaminas e oligoelementos devem fazer parte da prescrição diária da NP.

Tabela 47.3: Recomendação de vitaminas e opções de polivitamínicos

Vitamina	Recomendação	Cerne-12® (Baxter)	Trezevit A+B® (Inpharma)	Frutovitam® (Cristalia)
Vitamina A (retinol)	3.300-3.500 UI/d	3.500 UI	3.300 UI	1.000 UI
Vitamina D$_3$	200 UI/d	220 UI	200 UI	80 UI
Vitamina E (α-tocoferol)	10 mg/d	10,2 mg	9,1 mg	5 mg
Vitamina C (ac. ascórbico)	110-200 mg/d	125 mg	200,0 mg	50 mg
Vitamina B$_1$ (tiamina)	3-6 mg/d	3,51 mg	6,0 mg	-
Vitamina B$_2$ (riboflavina)	3,6-5 mg/d	4,14 mg	3,6 mg	-
Vitamina B$_6$ (piridoxina)	3-6 mg/d	4,53 mg	6,0 mg	1,5 mg
Vitamina B$_{12}$	5-6 µg/d	6,0 µg	5,0 µg	5 µg
Ácido fólico	400-600 µg/d	414 µg	600 µg	-
Ácido pantotênico	15-17 mg/d	12,75 mg	15 mg	2,5
Biotina	60 µg/d	69 µg	60 µg/d	-
Niacina	40-47 mg/d	46 mg	40 mg	10 mg
Vitamina K	Recomendação individualizada*	-	150,0 µg	-

Fonte: Adaptada de Blaauw R, *et al.*, 2019.[2]

- Em situações de deficiências específicas, recomenda-se a suplementação em separado, para se evitar intoxicações por outros nutrientes.
- Há casos especiais, em que as necessidades diárias de oligoelementos encontram-se aumentadas, como em diarreias, fístulas entéricas de alto débito e hemodiálise.
- Em casos de insuficiência hepática é necessário cautela na oferta de oligoelementos, a fim de se evitar intoxicações.

Referências bibliográficas

1. Singer P, Reintam Blaser A, Berger MM, et al. ESPEN guideline on clinical nutrition in the intensive care unit. Clin Nutr. 2019;38:48-79.
2. Blaauw R, Osland E, et al. Parenteral Provision of Micronutrients to adults patients: as expert consensus paper. JPEN. 2019; 43 (suppl1): S5-S23)
3. Barber JR, Rollins CJ. Parenteral Nutrition formulation. In: The A.S.P.E.N. Nutrition Core Curriculum: a case-based approach – the adult patient, 2007, p 277-300.
4. Jeejeebhoy K. Zinc: an essential trace element for parenteral nutrition. Gastroenterology. 2009;137:S7-S12.
5. Jin J, Saqui Q, Allard J. Effect of discontinuation of manganese supplementation from home parenteral nutrition solutions on wholeblood levels and magnetic resonance imaging of the brain: a 5-year cohort study. JPEN J Parenter Enter Nutr. 2018;42(1):164-170.
6. Osland EJ, Ali A, Nguyen T, Davis M, Gillanders L. Australasian Society for Parenteral and Enteral Nutrition (AuSPEN) adult vitamin guidelines for parenteral nutrition. Asia Pac J Clin Nutr. 2016;25:636- 650.

Capítulo 48

Como administrar eletrólitos na parenteral?

• Amanda Gomes Pereira • Daniela Salate Biagioni Vulcano
• Paula Schmidt Azevedo • Marcos Ferreira Minicucci

A adição de eletrólitos na parenteral deve atender as necessidades diárias para manter a integridade dos processos fisiológicos do organismo.[1] As recomendações diárias atuais são baseadas na ingestão oral dos mesmos e são extrapoladas para a nutrição parenteral.[1] Na Tabela 48.1, estão as necessidades diárias de eletrólitos de acordo com as RDAs.[2] Além disso, é importante ressaltar que essas recomendações são para pacientes com função renal e hepática normais e devem ser adaptadas dependendo da doença de base do paciente, e da quantidade de perda de fluidos (vômitos, diarreia, fístulas de alto débito)[1,2]

Outro aspecto importante é que diversas bolsas de parenteral e soluções de aminoácidos contém doses variadas de eletrólitos, que na maioria das vezes, não atendem as necessidades diárias dos pacientes em nutrição parenteral.[1]

Tabela 48.1: Necessidades diárias de eletrólitos[1]

Eletrólito	Necessidades diárias
Cálcio	10-15 mEqs
Magnésio	8-20 mEqs
Fósforo	20-40 mmol
Sódio	1-2 mEqs/kg
Potássio	1-2 mEqs/kg
Acetato	Necessário para manter equilíbrio ácido-básico
Cloro	Necessário para manter equilíbrio ácido-básico

Apesar das recomendações apresentadas, não existe, na prática clínica, consenso em relação à reposição de eletrólitos na nutrição parenteral. Alguns autores sugerem que as necessidades diárias devem ser fornecidas na parenteral, enquanto suplementações adicionais devem ser realizadas em infusões separadas.[1-3] Outros grupos já fazem essas suplementações adicionais na própria bolsa de nutrição parenteral. Nesse último caso, cuidados devem ser tomados em relação ao excesso de eletrólitos que pode levar a instabilidade da solução; e a grande variabilidade clínica dos pacientes que pode levar a mudanças abruptas nas necessidades de eletrólitos, necessitando algumas vezes do descarte da bolsa de parenteral. Independentemente da estratégia adotada, a administração de eletrólitos na parenteral, pode reduzir o volume administrado ao paciente e o custo com infusões adicionais para reposição de eletrólitos, além de reduzir a manipulação do acesso da nutrição parenteral, podendo reduzir infecções.

Em artigo publicado em 2000, Schmidt propõe um algoritmo para reposição de eletrólitos na parenteral, que tem como objetivo padronizar e reduzir o tempo para correção dos mesmos, além de reduzir as mudanças constantes na prescrição da parenteral.[3]

No algoritmo proposto existe um fluxograma para cada eletrólito. Na Figura 48.1 a 5 apresentamos a reposição de manutenção do potássio, sódio, magnésio, cálcio e fosfato. Para fazer a suplementação 4 passos devem ser seguidos:

- Escolha o eletrólito que vai ser ajustado.
- Selecione a coluna com a respectiva concentração sérica encontrada.
- Prescreva a quantidade indicada do eletrólito.
- No dia seguinte, cheque se a concentração sérica aumentou (A), normalizou (N) ou diminuiu (B – baixo) e prescreva a quantidade indicada.
- No dia seguinte, cheque novamente se as concentrações estão mais altas (A), dentro do normal (N) ou mais baixas (B). E a reposição deve seguir o fluxograma, seja mudando de colunas para esquerda ou direita, ou seguindo as linhas indicadas pelas setas.

O artigo publicado por Schmidt[3], sugere outras reposições, p. ex., as agudas e para pacientes com insuficiência renal, que não serão abordadas neste capítulo. Portanto, sugerimos que os fluxogramas apresentados neste capítulo sejam utilizados para manutenção de eletrólitos ou quando houver deficiência leve.[3]

Esse algoritmo foi testado em 144 pacientes internados com nutrição parenteral e seu uso foi associado com correção mais rápida dos distúrbios eletrolíticos, sem o risco de aumentos acima dos valores de referência.[3] Schmidt ainda sugere que reposições agudas de eletrólitos devem ser realizadas em infusões adicionais; que a reposição deve ser conservadora, visto que sempre é possível a adição de mais, mas que o excesso pode levar à perda da bolsa de parenteral; que esse é apenas um algoritmo e si-

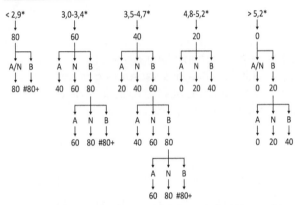

Figura 48.1: Fluxograma de reposição de potássio. Valores séricos em mEqs/L. Quantidade para reposição em mEqs (#80+ é porque necessita de grande reposição. Então recomenda-se a reposição aguda em soro diferente da NP). A: alto; N: normal; B: baixo (Fonte: Adaptada de Schmidt, 2000).

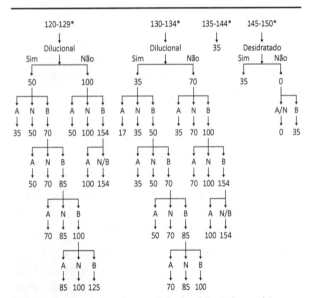

Figura 48.2: Fluxograma de reposição de sódio. Valores séricos em mM/L. Quantidade para reposição em mEqs/L. A: alto; N: normal; B: baixo (Fonte: Adaptada de Schmidt, 2000).

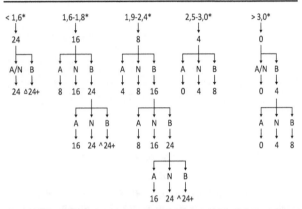

Figura 48.3: Fluxograma de reposição de magnésio. Valores séricos em mg/dL. Quantidade para reposição em mEq (^24+ é porque necessita de grande reposição. Então recomenda-se a reposição aguda em soro diferente da NP). A: alto; N: normal; B: baixo (Fonte: Adaptada de Schmidt, 2000).

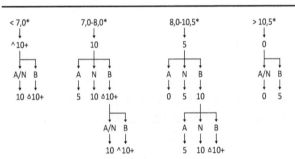

Figura 48.4: Fluxograma de reposição de cálcio. Valores séricos em mg/dL. Quantidade para reposição em mEq/L (^10+ é porque necessita de grande reposição. Então recomenda-se a reposição aguda em soro diferente da NP). A: alto; N: normal; B: baixo (Fonte: Adaptada de Schmidt, 2000).

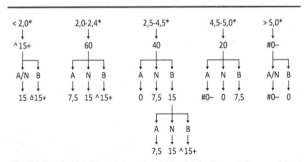

Figura 48.5: Fluxograma de reposição de fosfato. Valores séricos em mg/dL. Quantidade para reposição em mM/L (^15+ é porque necessita de grande reposição. Então recomenda-se a reposição aguda em soro diferente da NP). A: alto; N: normal; B: baixo (Fonte: Adaptada de Schmidt, 2000).

tuações clínicas específicas podem exigir reposições individualizadas. Os outros fluxogramas podem ser consultados na publicação original.[3]

Incompatibilidades relacionadas aos eletrólitos na nutrição parenteral

A principal incompatibilidade relacionada à suplementação dos eletrólitos é a formação de cristais de fosfato de cálcio, que podem levar à oclusão do cateter de parenteral e à embolia pulmonar.[4,5] A precipitação de fosfato de cálcio ocorre principalmente quando o produto da concentração Ca^{2+} e HPO_4^{2-} for maior que 75 mmol/L ou 250 mEqs/L.[4,5] Outra maneira de se avaliar a compatibilidade é calcular a razão entre Ca^{2+}/HPO_4^{2} que deve ser < 2,6 mEqs/mmol ou 1,7 mg/mg. Outros fatores relacionados ao maior risco de precipitação são aumento do pH, da temperatura da solução e do tempo de infusão da parenteral. Por outro lado, a utilização de fósforo orgânico, como o glicerofosfato de sódio, pode impedir a formação dos precipitados quando comparados ao uso do fósforo inorgânico na forma de fosfato de sódio ou potássio. A desvantagem é que o fósforo inorgânico costuma ser mais caro que a outra opção.[4,5]

Além disso, a concentração de íons divalentes como cálcio e magnésio podem levar a separação da dieta em fases, secundária à instabilidade da solução lipídica. Nesse contexto, a soma das concentrações de magnésio e cálcio em mEqs multiplicada por 1.000 e dividida pelo volume total da parenteral não deve ultrapassar 16 mEqs/L.[4,5] $\{[(Mg^{2+}+Ca^{2+})\times 1.000]/volume\ NP\}$. Lembrar de sempre converter os 2 íons que estão sendo avaliados quanto a compatibilidade para a mesma unidade.

Monitoramento dos eletrólitos

A dosagem da concentração dos eletrólitos (sódio, potássio, cálcio, magnésio e fósforo) é fundamental antes do início da nutrição parenteral. Essa dosagem permite não só a identificação e correção dos mesmos antes do início da parenteral, como também permite identificar complicações como síndrome de realimentação e *overfeeding*.[1] Não há estudos que avaliaram a adequada frequência de monitoramento dos eletrólitos durante a infusão da nutrição parenteral. No entanto, principalmente em pacientes críticos, recomenda-se que essa dosagem seja realizada diariamente, por pelo menos 2 semanas, até a estabilização dos eletrólitos. A partir desse ponto, a dosagem pode ser realizada a cada 2 ou 3 dias.[1]

É também interessante observar, que a presença de equipe multiprofissional de terapia nutricional, no manejo da nutrição parenteral está associada com redução dos casos de distúrbio eletrolítico e da mortalidade em pacientes internados em uso de nutrição parenteral.[6]

Comentários dos autores/*hot points*

- Apesar das sugestões apresentadas, ainda não há consenso referente à administração de eletrólitos na nutrição parenteral.
- A adoção de protocolo estruturado, o monitoramento frequente dos eletrólitos e a presença de equipe multiprofissional de terapia nutricional estão associados com menores taxas de complicações.
- Os eletrólitos são nutrientes que devemos ingerir diariamente para o funcionamento adequado do organismo.
- É possível repor eletrólitos junto com a emulsão da dieta parenteral, principalmente visando a manutenção das concentrações séricas.
- As vantagens de se repor eletrólitos na emulsão da dieta parenteral é a necessidade de infusão de menores volumes e menos acessos.

Referências bibliográficas

1. Biesalski HK1, Bischoff SC, Boehles HJ, Muehlhoefer A; Working group for developing the guidelines for parenteral nutrition of The German Association for Nutritional Medicine. Water, electrolytes, vitamins and trace elements. Guidelines on Parenteral Nutrition, Chapter 7. Ger Med Sci. 2009 Nov 18;7:Doc21.
2. Mirtallo J, Canada T, Johnson D, Kumpf V, Petersen C, Sacks G, Seres D, Guenter P, Task Force for the Revision of Safe Practices for Parenteral Nutrition. Safe practices for parenteral nutrition. JPEN J Parenter Enteral Nutr. 2004;28(6):S39-70.
3. Schmidt GL. Techniques and Procedures: Guidelines for Managing Electrolytes in Total Parenteral Nutrition Solutions. Nutr Clin Pract. 2000; 15:94.
4. Stawny M, Olijarczyk R, Jaroszkiewicz E, Jelińska A. Pharmaceutical point of view on parenteral nutrition. Scientific World Journal. 2013;2013:415310.
5. Gonyon T, Carter PW, Phillips G, Owen H, Patel D, Kotha P, Green JB. Probability-based compatibility curves for calcium and phosphates in parenteral nutrition formulations. JPEN J Parenter Enteral Nutr. 2014;38(6):717-27.
6. Braun K, Utech A, Velez ME, Walker RI. Parenteral Nutrition Electrolyte Abnormalities and Associated Factors Before and After Nutrition Support Team Initiation. JPEN J Parenter Enteral Nutr. 2018;42(2):387-392.

Seção 14

Complicações da Terapia Nutricional

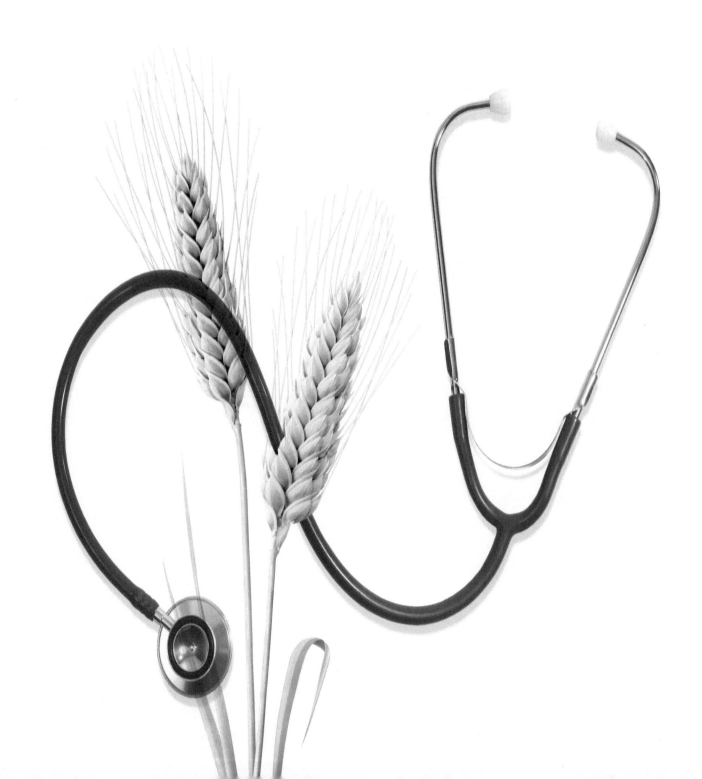

Síntese da Inteligência Didática

Complicações da terapia nutricional

Síndrome da realimentação e *overfeeding*	Infecção de cateter intravenoso	Diarreia	Hiperglicemia
Síndrome da realimentação: • Ocorre em até 72 horas após o início da TN • Caracterizado por hipofosfatemia, que pode estar a associada a outras alterações de fluidos e eletrólitos (hipocalemia e hipomagnesemia), além de complicações metabólicas e clínicas (deficiência de tiamina) • Tratamento: interrupção ou diminuição da alimentação e suplementação intravenosa de eletrólitos e tiamina *Overfeeding:* • Oferta de energia > 110% acima da necessidade calórica • Complicações: hiperglicemia, disfunção hepática, aumento do risco de infecção, insuficiência respiratória e aumento da mortalidade • Tratamento: reposição de eletrólitos, controle glicêmico e redução da oferta de energia	A inserção de cateter venoso é obrigatório para a instituição da nutrição parenteral A infecção desses dispositivos aumentam o tempo de internação e a mortalidade dos pacientes: • Prevenção: técnicas assépticas durante a passagem e manipulação do cateter, inspeção visual e palpação sobre o curativo diariamente e utilização de soluções *lock* instiladas no cateter • Manejo: após o diagnóstico e identificação dos microrganismos, deve-se iniciar prontamente terapia antimicrobiana, guiada por protocolos locais com base nos perfis de sensibilidade dos germes mais frequentes	Origem multifatorial, incluindo medicações, presença de infeção, estado de saúde do paciente e a fatores relacionados à dieta enteral Definida como três ou mais episódios de fezes líquidas ou amolecidas ou um volume de fezes maior que 750 mL em 24 horas A dieta não deve ser interrompida de imediato; iniciar uma avaliação sistematizada dos fatores de risco Manejo da diarreia associada à TN: • Adição de fibra solúvel • Administração da dieta de maneira contínua com auxílio de bomba de infusão • Checar infusão de água livre • Avaliar necessidade de NP suplementar	Recomenda-se a manutenção da glicemia entre 140 a 180 mg/dL Prevenção: oferta de energia controlada que pode ser realizada com dietas padrão ou fórmulas específicas para diabéticos Manejo: • Insulina: calculando-se a DTID e distribuindo-a em insulina basal e prandial • NP: apresentam maior risco de desenvolverem hiperglicemia, que pode ser controlada com esquema de insulina subcutânea basal/prandial ou adição de insulina regular na dieta parenteral ou em solução fisiológica externa a NP

Capítulo 49

Da prevenção ao tratamento, o que fazer na síndrome de realimentação

• Amanda Gomes Pereira • Nara Aline Costa • Marcos Ferreira Minicucci

O que é a síndrome de realimentação?

A síndrome da realimentação (SR) foi descrita pela primeira vez ao final da Segunda Guerra Mundial, quando os prisioneiros da guerra, após passarem um longo período em jejum, evoluíram com edema, insuficiência cardíaca, distúrbios neurológicos e óbito após a reintrodução da dieta.[1]

É considerada manifestação clínica complexa, em decorrência da resposta fisiológica exagerada à realimentação, associada às alterações eletrolíticas, após uma fase prolongada de inanição ou ingestão escassa de alimentos.[2,3]

Durante o período de ingestão calórica insuficiente, o corpo utiliza as reservas de glicogênio e, uma vez esgotadas, há ativação da gliconeogênese para obtenção de energia. Esse processo leva à perda de massa muscular e perda de peso, além da depleção de vitaminas e minerais intracelulares, principalmente fósforo, potássio e magnésio. Durante o estado catabólico, a taxa metabólica basal diminui em 30%-50%, assim como a produção de insulina, enquanto a secreção de glucagon está aumentada.[2-4]

A partir do momento que a nutrição é restabelecida, há mudança do metabolismo, com estimulação dos processos anabólicos. A glicose se tornará o principal fornecedor de energia novamente e, consequentemente, haverá aumento da secreção de insulina. Esse processo favorece a migração de glicose, fosfato, potássio, magnésio e água para o meio intracelular, resultando em queda potencialmente grave das concentrações séricas desses micronutrientes.[5,6]

Além disso, os pacientes cronicamente desnutridos costumam ter deficiência de vitaminas do complexo B, dentre elas a tiamina. A tiamina é cofator de diversas enzimas, dentre elas, a piruvato desidrogenase, transketolase e α-cetoglutarato desidrogenase. A sobrecarga de glicose e energia que ocorre nos pacientes com SR pode aumentar a atividade dessas enzimas e esgotar os estoques de tiamina, provocando quadros de deficiência, como a encefalopatia de Wernick e o beribéri seco e úmido. Além disso, a falta de tiamina desvia o metabolismo aeróbico para o anaeróbico e o piruvato é transformado em ácido láctico. Por isso a acidose láctica também é uma das características da síndrome.[7]

Quadro clínico

A apresentação clínica da SR pode ocorrer nas primeiras 72 horas, após o início da terapia nutricional e os sintomas muitas vezes são inespecíficos. A principal característica é a hipofosfatemia (diminuição > 30% do valor basal ou valor sérico abaixo de 0,6 mmol/L), seguido por hipomagnesemia e hipocalemia, associado ou não a sinais clínicos como edema, taquicardia e taquipneia. A SR pode evoluir com consequências graves quando não diagnosticada precocemente, como insuficiência cardíaca, respiratória e renal, rabdomiólise, parestesia, encefalopatia de Wernicke e morte.[3,5] Todas essas manifestações clínicas são em decorrência dos distúrbios eletrolíticos, da retenção de água e da deficiência de tiamina.

Prevenção e tratamento da SR

Apesar de ser uma condição potencialmente letal, a SR pode ser prevenida. O primeiro passo e mais importante é a identificação precoce de pacientes em risco potencial (Tabela 49.1), evitando assim o desenvolvimento das complicações. Uma vez identificados, os pacientes devem ser assistidos por uma equipe multiprofissional especializada em terapia nutricional e receber prescrição adequada e individualizada. Apesar de não haver dietoterapia específica, alguns *guidelines* e revisões sistemáticas sugerem considerar as seguintes recomendações.[5,7-9]

- Iniciar suporte nutricional com 10-20 kcal/kg/dia nas primeiras 24 horas, aumentando a oferta calórica progressivamente em 5 kcal/kg/dia ou em 33% da meta calórica, até atender as necessidades energéticas totais em 4-7 dias.
- Em casos extremos (ex.: IMC ≤ 14 kg/m² ou jejum absoluto por mais de 15 dias), o suporte nutricional deve ser iniciado considerando no máximo 5 kcal/kg/dia, além de monitorização cardíaca.
- Providenciar imediatamente antes e durante 5 a 7 dias após a realimentação: suplementação oral ou intravenosa de tiamina (100-300 mg/dia) e de complexo multivitamínico.
- Potássio, fósforo e magnésio devem ser monitorados antes do início do suporte nutricional e a cada 12 horas, durante 3 dias, em pacientes com alto risco. A correção deve ser feita quando há baixa concentração desses eletrólitos e a suplementação deve seguir a recomendação das necessidades diárias: potássio (2-4 mmol/kg/dia), fósforo (0,3-0,6 mmol/kg/dia) e magnésio (0,2 mmol/kg/dia, se IV ou 0,4 mmol/kg/dia, se oral).

Tabela 49.1: Condições clínicas com particular risco de desenvolver SR

Condições clínicas	
Perda de peso não intencional	Alcoolismo crônico
Jejum prolongado	Idosos
Cirurgia bariátrica	Pacientes oncológicos
Anorexia nervosa	Doenças infecciosas crônicas
Síndrome do intestino curto	Dependência química
Cirrose	Pancreatite crônica
Desnutrição	Pacientes críticos
IMC ≤ 18,5 kg/m²	Doença inflamatória intestinal

Fonte: Autoria própria.

Durante os 10 primeiros dias da realimentação, considerado como "fase vulnerável", é essencial que seja feito um monitoramento intensivo dos sinais vitais, clínicos e laboratoriais dos pacientes em alto risco de desenvolver SR (Figura 49.1).

Exames clínicos
- Perda de peso corporal
- Hidratação
- Edema
- Sinais e sintomas neurológicos

Monitorização
- Dia → 1-3 diária
- Dia → 4-6 a cada 2 dias
- Dia → 7-10 1-2 ×/semana

Parâmetros laboratoriais
- Fósforo
- Potássio
- Magnésio
- Sódio
- Cálcio
- Glicose
- Ureia
- Creatinina

Sinais vitais
- Pressão arterial
- Frequência cardíaca
- Frequência respiratória
- Saturação de oxigênio

Figura 49.1. Monitorização da SR (Fonte: Adaptada de Reber *et al*., 2019).[3]

Em situações onde a SR já está instalada, o ideal é que a alimentação seja diminuída ou interrompida e os principais eletrólitos e tiamina sejam suplementados, preferencialmente por via intravenosa para uma rápida reposição. A sobrecarga de fluidos deve ser evitada, assim como o sódio, que deve ser administrado apenas para suprir as perdas.[10,11]

Em resumo, a prevenção, a detecção e o tratamento precoce de pacientes com risco de SR é essencial. As manifestações clínicas podem variar de leve a grave e podem ser letais.

Comentários dos autores/*hot points*

- A SR é uma condição potencialmente fatal, causada pela rápida introdução da dieta após um período de privação alimentar.
- A SR é caracterizada, principalmente, por hipofosfatemia, associada às alterações de fluidos e eletrólitos e complicações metabólicas e clínicas.
- A identificação precoce dos pacientes em risco para desenvolver SR é crucial, visto que é uma condição que pode ser prevenida, evitando assim maiores complicações.
- A introdução da realimentação deve ser feita de maneira lenta e gradual, além da suplementação vitamínica e se necessário, eletrolítica.

Referências bibliográficas

1. Schnitker MA, Mattman PE, Bliss TL. A clinical study of malnutrition in Japanese prisoners of war. Ann. Intern. Med. 1951;35:69-96.

2. Friedli, N. et al. Refeeding syndrome is associated with increased mortality in malnourished medical inpatients. Medicine (Baltimore) 2020;99.

3. Reber E, Friedli N, Vasiloglou MF, Schuetz P, Stanga Z. Management of Refeeding Syndrome in Medical Inpatients. J. Clin. Med. 2019;8.

4. McKnight, C. L. et al. Refeeding Syndrome in the Critically Ill: a Literature Review and Clinician's Guide. Curr. Gastroenterol. Rep. 2019;21:58.

5. Friedli, N. et al. Revisiting the refeeding syndrome: Results of a systematic review. Nutr. Burbank Los Angel. Cty. Calif. 2017;35:151-160.

6. Runde, J. & Sentongo, T. Refeeding Syndrome. Pediatr. Ann. 2019;48:e448-e454.

7. Polegato BF, Pereira AG, Azevedo PS, Costa NA, Zornoff LAM, Paiva SAR, Minicucci MF. Role of Thiamin in Health and Disease. Nutr Clin Pract. 2019;34:558-564.

8. National Collaborating Centre for Acute Care (UK). Nutrition Support for Adults: Oral Nutrition Support, Enteral Tube Feeding and Parenteral Nutrition. (National Collaborating Centre for Acute Care (UK). 2006.

9. da Silva JSV, Seres DS, Sabino K, et al. ASPEN Consensus Recommendations for Refeeding Syndrome. Nutr Clin Pract. 2020;35(2):178-195. doi:10.1002/ncp.10474.

10. Khan LUR, Ahmed J, Khan S, MacFie J. Refeeding Syndrome: A Literature Review. Gastroenterol. Res. Pract. 2011.

11. Mehanna HM, Moledina J, Travis J. Refeeding syndrome: what it is, and how to prevent and treat it. BMJ. 2008;336:1495-1498.

Capítulo 50

Da prevenção ao tratamento, o que fazer no overfeeding

• Amanda Gomes Pereira • Mariana de Souza Dorna • Marcos Ferreira Minicucci

O que é *overfeeding*?

Overfeeding é um termo em inglês, que significa hiperalimentação, e é caracterizado pela oferta excessiva de energia, ou seja, além da quantidade necessária para manutenção da homeostase metabólica. Apesar disso, não há consenso em relação à sua definição, ou mesmo qual quantidade de energia é caracterizada como excesso. Mais recentemente, o *guideline* da ESPEN (European Society for Clinical Nutrition and Metabolism) sobre paciente crítico definiu a hiperalimentação como a oferta de energia 110% acima da necessidade calórica.[1,2]

O *overfeeding* ocorre predominantemente em pacientes críticos que fazem uso de terapia nutricional parenteral (TNP). O excesso de energia pode levar a diversas complicações entre as quais destacamos a hiperglicemia, disfunção hepática, aumento do risco de infecção, desmame prolongado da ventilação mecânica e aumento da mortalidade.[2] Acredita-se hoje que a maior mortalidade vista nos pacientes com nutrição parenteral, em trabalhos mais antigos, seja relacionada à oferta exagerada e energia e à hiperglicemia.[1-3]

A infusão excessiva de carboidratos (maior que 5 mg/kg/min) aumenta substancialmente a glicemia, estimulando a secreção de insulina e assim, favorece a entrada de fósforo, potássio e magnésio para o meio intracelular, diminuindo drasticamente suas concentrações séricas.[4] Logo, o monitoramento desses eletrólitos é fundamental. A hiperglicemia, por si só, está associada ao aumento da mortalidade em pacientes críticos. Após os trabalhos pioneiros da Greet Van Den Berghe, sabe-se que o controle glicêmico é fundamental nos pacientes críticos.[5-6]

Além disso, o excesso de energia pode aumentar a produção de CO_2 e, em última instância, prolongar o tempo de ventilação mecânica ou aumentar a chance de desenvolvimento de insuficiência respiratória em pacientes com doenças obstrutivas crônicas das vias aéreas.[4] O excesso de proteínas, por sua vez, podem aumentar a concentração sérica de compostos nitrogenados como a ureia. Por fim, a sobrecarga de lipídeos prejudica principalmente a função hepática. A administração excessiva de emulsões lipídicas pode levar a graves complicações, como hipertrigliceridemia, esteatose e esteato-hepatite, colestase intra-hepática, hepatomegalia e alterações das enzimas hepáticas, que podem ser de caráter agudo ou evoluir para uma condição crônica.[4] Na Tabela 50.1 estão resumidas as principais complicações da hiperalimentação.

Tabela 50.1: Principais complicações do *overfeeding*

Hiperglicemia
Diurese osmótica
Aumento do risco de infecção e mortalidade
Maior captação intracelular de eletrólitos (potássio, fósforo e magnésio)
Sistemas e órgãos
Hipertrigliceridemia
Disfunções hepáticas
Azotemia
Insuficiência respiratória

Fonte: Autoria própria.

Fatores de risco e prevenção do *overfeeding*

Um dos maiores desafios do suporte nutricional no paciente crítico é determinar o gasto energético e, consequentemente, definir a meta calórica a ser alcançada. Atualmente, os *guidelines* sugerem que o melhor método para determinação do gasto energético é a calorimetria indireta. Entretanto, por se tratar de uma técnica de elevado custo, não está disponível na maioria dos hospitais. Nesse caso, a utilização de fórmulas baseadas no peso é universalmente aceita.[1,3] A ESPEN recomenda oferta de 20 a 25 kcal/kg/dia de energia, enquanto a ASPEN (American Society for Parenteral and Enteral Nutrition) recomenda de 25 a 30 kcal/kg/dia em pacientes críticos.[1,3]

Apesar disso, a acurácia dessas fórmulas é baixa, podendo levar tanto ao excesso quanto à falta de energia. Outro problema das fórmulas é o peso. Na maioria das unidades de terapia intensiva, o peso dos pacientes é estimado, e mesmo quando ele é aferido, o edema, que é bastante comum em pacientes críticos, pode superestimar o peso e levar à prescrição de um excesso de energia.

Independentemente do método utilizado para avaliar a oferta de energia, não é possível medir, na prática clínica, a produção endógena de energia. É importante salientar que, durante a fase aguda da doença crítica, a produção endógena de energia pode variar entre 500 e 1.400 kcal por dia, totalizando 50% a 70% da necessidade diária.[1,7,8] Assim, para evitar o *overfeeding*, é importante que a meta calórica não seja atingida nas primeiras 72 horas.[1,4,7]

Logo, as dúvidas relacionadas com a real necessidade de energia dos pacientes críticos é um dos principais fatores que levam a oferta inadequada de energia. Além disso, importante fator de risco para hiperalimentação é o uso de TNP, em especial àqueles pacientes em uso de propofol ou outras fontes calóricas não dietéticas como soro glicosado de manutenção ou diálise peritoneal (absorção de glicose do dialisato).

Identificação e tratamento

É fundamental, que antes da administração da nutrição parenteral, sejam colhidos exames laboratoriais para saber a situação basal do paciente e para que o *overfeeding* seja identificado. Para a identificação da hiperalimentação os seguintes exames podem estar alterados durante o seguimento da terapia nutricional parenteral:

- Redução sérica do potássio, magnésio e fósforo.
- Aumento das enzimas colestáticas e de lesão hepática – fosfatase alcalina, gama glutamil *transferase* (gama GT), bilirrubina direta, aspartato aminotransferase (AST) e alanina aminotransferase (ALT).
- Aumento da glicemia (HGT de 4/4 ou de 6/6 horas) e dos triglicérides.
- Aumento do PCO_2.

Nos pacientes que recebem nutrição parenteral, com exceção dos eletrólitos, que nas primeiras semanas são colhidos diariamente, os outros exames devem ser colhidos a cada 3 dias e os triglicérides semanalmente.

Quando o *overfeeding* é diagnosticado, além da reposição dos eletrólitos e do controle da glicemia, se necessário com insulina endovenosa, deve-se reduzir a oferta de energia na nutrição parenteral e checar se há outras calorias não dietéticas que estão aumentando a oferta energética. Com relação à glicemia, atualmente, os *guidelines* recomendam que a essa permaneça abaixo de 180 mg/dL, em pacientes críticos.[9]

Nesse sentido, o acompanhamento clínico e laboratorial do paciente em uso de nutrição parenteral é fundamental.

Comentários dos autores/*hot points*

- O *overfeeding* é a complicação metabólica mais importante de pacientes críticos em uso de nutrição parenteral.
- Realizar a medida ou a estimativa da oferta de energia de modo adequado; observar as ofertas de caloria não dietéticas e os fatores de risco para a hiperalimentação; acompanhar o paciente clinicamente e as dosagens laboratoriais são medidas fundamentais para evitar essa complicação.
- Caso a hiperalimentação seja identificada, a reposição de eletrólitos, o controle glicêmico e a redução da oferta de energia são as medidas mais importantes do tratamento.

Referências bibliográficas

1. Blaser AR, Berger MM, Alhazzani W, Calder PC, Casaer MP, Hiesmayr M, Mayer K, Montejo JC, Pichard C, Preiser JC, van Zanten ARH, Oczkowski S, Szczeklik W, Bischoff SC. ESPEN guideline on clinical nutrition in the intensive care unit. Clin. Nutr. 2019;38:48-79.
2. Chapple LS, Weinel L, Ridley EJ, Jones D, Chapman MJ, Peake SL.Clinical Sequelae From Overfeeding in Enterally Fed Critically Ill Adults: Where Is the Evidence? J. Parenter. Enter. Nutr. 2019 Nov 17. doi: 10.1002/jpen.1740.

3. McClave SA, Taylor BE, Martindale RG, Warren MM, Johnson DR, Braunschweig C, McCarthy MS, Davanos E, Rice TW, Cresci GA, Gervasio JM, Sacks GS, Roberts PR, Compher C; Society of Critical Care Medicine; American Society for Parenteral and Enteral Nutrition.Guidelines for the Provision and Assessment of Nutrition Support Therapy in the Adult Critically Ill Patient. J. Parenter. Enter. Nutr. 2016;40:159-211.

4. Klein CJ, Stanek GS, Wiles CE. Overfeeding Macronutrients to Critically Ill Adults: Metabolic Complications. J. Am. Diet. Assoc. 1998:98:795-806.

5. van den Berghe G, Wouters P, Weekers F, Verwaest C, Bruyninckx F, Schetz M, Vlasselaers D, Ferdinande P, Lauwers P, Bouillon R. Intensive insulin therapy in critically ill patients. N Engl J Med. 2001;345:1359-67.

6. Van den Berghe G, Wilmer A, Hermans G, Meersseman W, Wouters PJ, Milants I, Van Wijngaerden E, Bobbaers H, Bouillon R. Intensive insulin therapy in the medical ICU. N Engl J Med. 2006;354:449-61.

7. Koekkoek KWAC, van Zanten ARH. Nutrition in the ICU: new trends versus old-fashioned standard enteral feeding? Curr. Opin. Anaesthesiol. 2018;31:136-143.

8. Fraipont, V. & Preiser, J.-C. Energy Estimation and Measurement in Critically Ill Patients. J. Parenter. Enter. Nutr. 2013;37:705-713.

9. NICE-SUGAR Study Investigators, Finfer S, Chittock DR, Su SY, Blair D, Foster D, Dhingra V, Bellomo R, Cook D, Dodek P, Henderson WR, Hébert PC, Heritier S, Heyland DK, McArthur C, McDonald E, Mitchell I, Myburgh JA, Norton R, Potter J, Robinson BG, Ronco JJ. Intensive versus conventional glucose control in critically ill patients. N Engl J Med. 2009;360:1283-97.

Capítulo 51

Infecção de cateter intravenoso em nutrição parenteral

• Gabriel Berg de Almeida • Ricardo de Souza Cavalcante

O uso de nutrição parenteral acarreta na inserção de cateteres venosos profundos, sejam eles de curta ou longa permanência. A infecção desses dispositivos, além de constituir um fator determinante para o aumento do tempo de internação hospitalar, também é responsável por elevada mortalidade. Estudos em coortes internacionais revelam mortalidade atribuível entre 10% a 20%, enquanto no Brasil, as taxas podem chegar até a 40%. O perfil microbiológico dos agentes causadores de infecção tem apresentado elevada resistência a antimicrobianos, o que dificulta seu tratamento e contribui para desfechos desfavoráveis. A despeito de sua gravidade, a infecção de corrente sanguínea relacionada a cateter venoso central (ICS-CVC) é um evento prevenível, com critérios diagnósticos definidos e tratamento estabelecido.[1-3]

E assim, seguiremos na discussão deste capítulo: como prevenir, diagnosticar e tratar ICS-CVC no uso de dietas parenterais?

Prevenção

A ICS-CVC pode ocorrer no momento de sua inserção, bem como mais tardiamente, em decorrência sua manipulação. Sabe-se que a causa da infecção é multivariável e pode estar associada a fatores relacionados ao próprio paciente (uso de opioides, presença de estoma, distúrbios da motilidade intestinal), ao cateter (número de lumens, tipo de cateter escolhido), e à qualidade da assistência e manutenção do cateter (incluindo, aqui, o rigor à adesão aos protocolos e técnicas assépticas). Assim, para o seu cuidado, é necessário envolver toda a equipe de saúde, que deve ser orientada e educada continuamente.[1]

A decisão pela via do acesso venoso central, por si só, já se define como uma estratégia de prevenção. Considerando a nutrição parenteral, a passagem do cateter é indicada na maioria das vezes. Entretanto, pode-se escolher o sítio de inserção; assim, orienta-se evitar a veia femoral, pelo risco elevado de infecção. A escolha de um sítio de inserção, com menor risco de complicação local, e que o profissional de saúde se sinta mais seguro com relação à técnica de passagem deve ser preferível. O uso de aparelhos de ultrassom é sempre recomendado e também reduz os riscos de infecção.[1]

A técnica asséptica: medidas recomendadas

A técnica asséptica deve ser respeitada em todos os momentos. As instituições de saúde, em geral, adotam protocolos ou *checklists* para a inserção de cateteres, os quais devem conter as seguintes medidas:[1]

- **Higiene das mãos:** antes e após a inserção. Utilizar água e sabonete líquido quando houver sujidades ou contaminação com sangue ou outras secreções corporais. Utilizar preparação alcoólica (60%-80%) quando não estiverem visivelmente sujas. Lembrar que o uso de luvas não substitui a lavagem das mãos.

- **Barreira máxima estéril:** deve incluir gorro, máscara, óculos de proteção, avental estéril de manga longa e luvas estéreis. Utilizar campo estéril ampliado, cobrindo todo o corpo do paciente.

- **Preparo da pele:** solução alcoólica de gliconato de clorexidina > 0,5%, por pelo menos 30 segundos. Aguardar secagem espontânea do antisséptico para a punção.

É de importância máxima, que os três tópicos supracitados, sejam seguidos rigorosamente. Caso haja falha em algum processo, ou o cateter tenha sido passado em uma emergência, é recomendada sua troca, em sítio de inserção diferente, em um prazo máximo de 48 horas. Os cateteres de longa permanência semi-implantáveis (tunelizados) ou totalmente implantáveis (*port*) devem ser inseridos cirurgicamente em ambiente controlado, como centro cirúrgico ou hemodinâmica.

Cuidados com os cateteres centrais

Para a estabilização dos cateteres centrais, aqueles que não necessitam de sutura conferem um menor risco de infecção e são preferíveis. Para a cobertura do sítio de inserção, deve-se utilizar material estéril (gaze e fita adesiva ou cobertura transparente). A cobertura que se apresentar suja, solta ou úmida deve ser trocada imediatamente. Caso contrário, a cobertura com gaze deve ser trocada a cada 48 horas e a cobertura transparente a cada 7 dias. Se disponível, utilizar coberturas impregnadas com clorexidina. Para os cateteres implantáveis (tunelizados ou *port*), após a cicatrização do óstio (2 a 4 semanas), pode-se manter o sítio de inserção descoberto.

Após inserido, a manutenção do cateter tem importância extrema na finalidade de se evitar a infecção do dispositivo. A cada vez que for utilizado, deve-se realizar a desinfecção de todas as suas estruturas externas, incluindo as conexões e os conectores valvulados, com solução antisséptica a base de álcool, com movimentos de fricção mecânica, por pelo menos 15 segundos.

É recomendada a avaliação diária do cateter quanto a sinais infecciosos. A inspeção visual e a palpação sobre o curativo intacto são recomendadas. O tempo de permanência do cateter não implica em sua troca, ou seja, não se deve realizar trocas programadas.

A higiene e a adesão às técnicas assépticas, em todos os momentos de manipulação do cateter, permanecem como medidas-chave na prevenção. Entretanto, a redução das taxas de ICS-CVC permanece como um desafio para as equipes assistentes. Nenhuma estratégia adjuvante provou ser suficientemente eficaz para evitar tais infecções, e, dentre elas, podemos citar a utilização de cateteres impregnados com prata, *cuffs* antimicrobianos, utilização de pomadas antibióticas em orifício de saída, além da descolonização da pele. Uma estratégia alternativa, que tem sido muito estudada é a utilização de soluções *lock* instiladas no cateter, quando esse não estiver sendo utilizado. Uma revisão sistemática, recente, com metanálise, avaliou mais de mil estudos, incluindo o número total de 45.695 cateteres-dia e concluiu que o uso da taurolidina, quando comparada com solução salina ou com heparina, reduziu as taxas de ICS-CVC.[4,5] A proporção cumulativa de pacientes livres de infecção em uso de taurolidina, salina e heparina após um ano foi de 88%, 56% e 14%, respectivamente. O uso da taurolidina é recomendado pela Agência Nacional de Vigilância Epidemiológica (ANVISA), como medida de prevenção de infecção, relacionada à assistência em saúde, em pacientes em uso de nutrição parenteral. Para outras situações, o campo de estudo é vasto e as referências mais recentes recomendam discutir com os pacientes quanto ao seu uso. Sugere-se atenção especial em pacientes com maior risco de infecção, a saber: infecção de corrente sanguínea prévia, uso de cateteres não totalmente implantáveis, distúrbios da motilidade gastrointestinal.[4,5] Vale ressaltar que até o momento nenhum *guideline* recomenda o uso do etanol para instilação em *lock*, como medida preventiva, principalmente, pelos potenciais eventos adversos ao paciente, e também, pela possibilidade de agressão aos materiais dos cateteres.

Diagnóstico

A ICS-CVC se define como presença de infecção de corrente sanguínea, em pacientes em uso de cateter central, por um período maior que dois dias e que na data da infecção o paciente estava em uso do dispositivo ou esse foi removido no dia anterior. É recomendado obter hemoculturas, preferencialmente, antes do início dos antimicrobianos, para preservar a sensibilidade do exame. Além disso, obter amostras pareadas do cateter central e de periféricos, identificando cada uma das amostras, para que assim se possa definir a infecção e sua origem. O preparo adequado da pele antes da coleta das amostras de hemoculturas é de extrema importância e pode ser realizada com álcool, tintura de iodo ou solução alcoólica de clorexidina > 0,5%, e é necessário aguardar a secagem espontânea para evitar contaminação.[2,3]

Sendo assim, coletadas as amostras, podemos definir a infecção de corrente sanguínea a partir de critérios objetivos estabelecidos. Para pacientes com cateteres de curta permanência, o critério diagnóstico define-se pelo crescimento de germe em ponta de cateter, mais crescimento do mesmo patógeno em uma ou mais hemoculturas coletadas por venopunção periférica. No caso de bactérias comensais de pele, como *Staphylococcus* coagulase negativa, é necessário o crescimento em duas ou mais hemoculturas coletadas por venopunções periféricas distintas, de mesma espécie e perfil de antibiograma do isolado em ponta de cateter.[2,3]

Nos pacientes com cateteres de longa permanência, o diagnóstico define-se por dois critérios: 1) crescimento de microrganismo em, pelo menos, uma hemocultura coletada por venopunção periférica, mais crescimento do mesmo microrganismo (mesma espécie e perfil no antibiograma) em sangue coletado por meio de lúmen de acesso venoso central, com crescimento ocorrendo, no mínimo, 120 minutos mais rápido na amostra central, do que na periférica; 2) crescimento de microrganismo em, pelo menos, uma hemocultura coletada por venopunção periférica, mais crescimento do mesmo microrganismo (mesma espécie e perfil no antibiograma) em sangue coletado por meio de lúmen de acesso venoso central, com crescimento, no mínimo, três vezes maior, na amostra central, do que na periférica. Nos pacientes com cateteres de curta permanência, em que as condições clínicas dificultarem a retirada desse dispositivo, esses mesmos critérios diagnósticos definidos para cateteres de longa permanência podem ser utilizados.[2,3]

Manejo clínico

O manejo clínico da ICS-CVC varia conforme a condição clínica do paciente, do tipo de cateter implantado e do germe isolado em cultura.

Para os cateteres de curta duração, não implantáveis, a recomendação, em geral, na suspeita de infecção, é a retirada do dispositivo, com realização da cultura da ponta do cateter pela técnica do rolamento. Se a manutenção do acesso é desejável, pode-se tentar manter o dispositivo, desde que o paciente esteja bem clinicamente, sem sinais de sepse, e uma das amostras de hemocultura seja coletada do próprio acesso.[3]

Para os cateteres de longa duração, a retirada é sempre indicada nas seguintes situações: sepse, tromboflebite supurativa, endocardite, hemocultura persistentemente positiva após 72 horas de tratamento, infecções por *P. aeruginosa*, *S. aureus*, fungos ou ainda micobactérias.[3]

Na tentativa de manutenção de cateter de longa duração, a despeito do fraco nível de evidência científica, é desejável realizar *lock* terapia, ou seja, inutilizar o cateter enquanto se realiza o tratamento da infecção por outro acesso e, concomitantemente, instilar antimicrobianos em doses elevadas em todo o sistema do dispositivo infectado. Essa ainda não é uma prática consensual entre especialistas, mas a recomendação é que mantenha a *lock* terapia por 7 a 14 dias. Caso a *lock* terapia não seja possível, recomendamos que o antimicrobiano seja administrado pelo próprio cateter infectado.[3-5]

Para a terapia empírica, é sempre necessário o conhecimento da flora local para melhor escolha dos antimicrobianos. Assim, em locais de alta prevalência de *S. aureus* resistentes à meticilina, p. ex., a vancomicina deve estar presente nos esquemas de terapia empírica. Deve-se levar em consideração que as ICS-CVC no Brasil podem apresentar etiologia por bactérias Gram-negativas, em frequência maior que em países do hemisfério norte. Assim, é recomendado o uso de uma cefalosporina de quarta geração, um carbapenêmico, ou ainda, um antimicrobiano betalactâmico associado a um inibidor de betalactamase, a depender dos dados locais de resistência.[2,3]

Em pacientes muito graves, sépticos, ou ainda imunossupressos, como transplantados e neutropênicos, sugere-se cobertura para bacilos Gram-negativos multidrogarresistentes, como *Pseudomonas aeruginosa* e *Acinetobacter baumannii*. Nesses casos, pode ser necessária a adição de aminoglicosídeos ou polimixinas.[2,3]

Em pacientes, com nutrição parenteral total, uso prolongado de antimicrobianos de amplo espectro, neoplasia hematológica, transplantado de medula ou órgão sólido, cateter venoso em sítio femoral, ou ainda, colonizados por *Candida*, recomendamos que a terapia empírica inclua uma equinocandina. A escolha dessa classe de antifúngico se dá, principalmente, por sua natureza fungicida, além do maior potencial de susceptibilidade. Assim que o paciente atingir estabilidade clínica e hemodinâmica, além de apresentar culturas de controle negativas, podemos realizar o descalonamento para os azólicos, a depender da espécie isolada em hemocultura e sua susceptibilidade ao fluconazol.[3]

Ressaltamos, mais uma vez, o conhecimento da flora local e dos fatores de risco do paciente para a melhor escolha da terapia empírica. Aqui, pode-se evidenciar a importância da vigilância em saúde e da notificação dos eventos adversos relacionados às infecções relacionadas à assistência em saúde. Somente conhecendo o campo de trabalho e o perfil de resistência em nosso meio ecológico poderemos ter respaldo e segurança para o tratamento do paciente à beira do leito.

Comentários dos autores/*hot points*

- As ICS-CVC permanecem como o grande impasse em relação à nutrição parenteral.
- As medidas de prevenção, incluindo os cuidados na passagem do cateter, o respeito às técnicas assépticas na sua manipulação e a instilação de soluções *lock* enquanto o cateter não estiver em uso, são as principais medidas de prevenção de infecção relacionada ao cateter.
- Diagnosticar prontamente e com identificação dos germes com disponibilidade de antibiograma é fundamental para o manejo correto dos pacientes e também para as tomadas de ações locais no que tange à vigilância em saúde e ao controle de infecção hospitalar.
- Uma vez diagnosticado, o paciente deve ser manejado prontamente e com terapia antimicrobiana imediata, guiada por protocolos locais com base nos perfis de sensibilidade dos germes mais frequentes.
- A redução das ICS-CVC é assunto de grande interesse científico e grupos de pesquisa estão trabalhando para responder as questões ainda em aberto e dar melhor qualidade de vida e segurança para os pacientes que necessitam dessa modalidade de tratamento.

Referências bibliográficas

1. Brasil. Agência Nacional de Vigilância Sanitária. Medidas de Prevenção de Infecção Relacionada à Assistência à Saúde. Brasília: Anvisa, 2017.
2. Brasil. Agência Nacional de Vigilância Sanitária. Critérios Diagnósticos de Infecções Relacionadas à Assistência à Saúde/Agência Nacional de Vigilância Sanitária. Brasília: Anvisa, 2017.
3. Mermel LA, Allon M, Bouza E, Craven DE, Flynn P, O'Grady NP, Raad II, Rijnders BJA, Sherertz RJ, Warren DK. Clinical Practice Guidelines for the Diagnosis and Management of Intravascular Catheter-Related Infection: 2009 Update by the Infectious Diseases Society of America. Clin Infec Dis. 2009;49:1-45.
4. Daoud DC, Wanten G, Joly F. Antimicrobial Locks in Patients Receiving Home Parenteral Nutrition. Nutrients. 2020;12:1-13.
5. Wouters Y, Causevic E, Klek S, Groenewoud H, Wanten GJA. Use of Catheter Lock Solutions in Patients Receiving Home Parenteral Nutrition: A Systematic Review and Individual-Patient Data Meta-analysis. J Parenter Enteral Nutr 2020. [Online ahead of print] DOI: 10.1002/jpen.1761.

Capítulo 52

Da prevenção ao tratamento, o que fazer na diarreia associada a dieta enteral?

• Amanda Gomes Pereira • Maria Beatriz Dorigan Marcellino
• Marcos Ferreira Minicucci

Diarreia: definição e mecanismos

A diarreia é uma das complicações mais comuns, durante a terapia nutricional enteral (TNE), no paciente crítico, onde a prevalência varia entre 14% e 21%.[1,2] Classicamente, é definida como três ou mais episódios de fezes líquidas ou amolecidas ou um volume de fezes maior que 750 mL em 24 horas.[2,3]

Diferentes mecanismos fisiopatológicos estão relacionados ao desenvolvimento de diarreia e, tradicionalmente, podem ser classificados em quatro categorias: osmótico, secretor, exsudativo (inflamatório) e relacionado à motilidade. Entretanto, na maior parte dos casos, a diarreia tem origem multifatorial, com sobreposição desses quatro processos fisiopatológicos diferentes (Figura 52.1).[1,4]

A diarreia pode ser classificada também em relação à gravidade, duração e etiologia. Na diarreia grave, há perda excessiva de fluidos e distúrbios hidreletrolíticos, necessitando de tratamento rápido e específico, enquanto na forma mais leve, não é necessário reposição volêmica imediata; pode ser considerada aguda, quando tem duração de até 2 semanas ou crônica, quando ultrapassa 4 semanas. As causas são de origem multifatorial, que podem estar relacionadas ao uso de medicamentos, presença de infecção, doenças específicas ou diretamente à TNE.

Os medicamentos constituem a principal causa de diarreia nosocomial, em decorrência, basicamente, de seus efeitos colaterais, toxicidade, alteração da microbiota intestinal e tempo de tratamento. Está associada, frequentemente, ao uso de antibióticos (especialmente, antibióticos de amplo espectro), inibidores de bomba de prótons, laxantes, antiácidos contendo magnésio, inibidores seletivos da recaptação de serotonina, anti-inflamatórios não esteroidais (AINEs), agentes procinéticos e colinérgicos, suplementos de potássio e fósforo e medicamentos contendo sorbitol e manitol. Nesse caso, a diarreia induzida por medicamentos pode ser gerenciada retirando ou reduzindo a dosagem do medicamento.

A antibioticoterapia e o uso de drogas para suprimir a produção de ácido clorídrico no estômago, como inibidores da bomba de prótons e bloqueadores do receptor H2 da histamina, estão associados ao aumento de risco de infecções por *Salmonella*, *Campylobacter* e *Clostridium difficile*, sendo esse

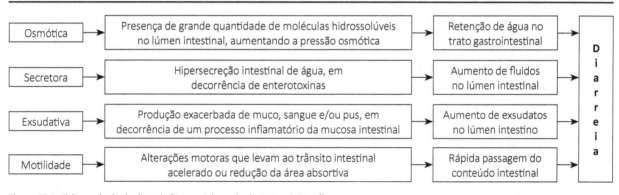

Figura 52.1. Fisiopatologia da diarreia (Fonte: Adaptada de Tatsumi, 2019[6]).

último, responsável por cerca de 10% das diarreias infecciosas.[5] O *C. difficile* é uma bactéria Gram-positiva, que causa uma inflamação no cólon denominada colite pseudomembranosa, caracterizada a princípio por diarreia, mas que pode evoluir com complicações mais graves, como hipotensão, febre, distensão abdominal, disfunção orgânica e eventualmente, morte.[1,5] Pacientes com suspeita de infecção por *C. difficile* devem permanecer em precaução de contato até que o diagnóstico seja confirmado por meio de coprograma, coprocultura e toxina para *C. difficile*, além de permanecerem isolados até 48 horas, após a resolução da diarreia.[2]

Algumas doenças ou condições agudas, como intolerâncias específicas (p. ex. lactose e sorbitol), insuficiência pancreática, sepse, hiperlactatemia, hipoalbuminemia, desordens endócrinas, síndrome do intestino curto e qualquer condição que cause má absorção também estão relacionadas ao desenvolvimento de diarreia e só há melhora do quadro uma vez que o gatilho é eliminado.

A ocorrência de diarreia causada efetivamente pela TNE é menos comum e só deve ser discutida após exclusão de todas as outras causas. As principais causas de diarreia associada à TNE estão descritas a seguir.

Osmolaridade

A composição e o estado de hidrólise de macronutrientes presentes na dieta enteral determinam sua osmolaridade. As dietas podem ser classificadas em hipotônicas (280-300 mOsm/kg), isotônicas (300-350 mOsm/kg) e hipertônicas (> 550 mOsm/kg). Os nutrientes que mais afetam a osmolaridade de uma solução são os carboidratos simples, proteínas, triglicerídeos de cadeia média, minerais e eletrólitos. Quanto mais componentes hidrolisados na formulação, maior será o valor de osmolaridade. No geral, o estômago apresenta boa tolerância com dietas hiperosmolares, enquanto as porções mais distais do trato gastrintestinal respondem melhor a dietas isosmolares.[4,6]

Entretanto, sabe-se, atualmente, que a osmolalidade da fórmula, por si só, pode não causar e nem afetar a frequência ou a duração da diarreia. A combinação da fórmula hipertônica a outros fatores secundários, como hipoalbuminemia, podem estabelecer um ambiente favorável para aumentar a motilidade do trânsito intestinal. Nesse caso, a dieta deve ser administrada de maneira lenta e gradual, de preferência com auxílio de bomba de infusão contínua (BIC).[2,4]

Método de administração e posicionamento da sonda

A infusão rápida e de grande quantidade de dieta pode levar à intolerância gástrica e favorecer o desenvolvimento de diarreia osmótica. Dessa maneira, o método de administração e a posição da sonda podem prevenir e/ou contribuir para o manejo das complicações.

Basicamente, existem três maneiras de administrar a dieta enteral: por infusão contínua, intermitente ou em *bolus*. Em pacientes críticos, a infusão contínua (administração lenta de dieta enteral durante 24 horas), geralmente, é mais bem tolerada que os métodos intermitentes e em *bolus*, principalmente, quando controlada por bomba de infusão. Apesar da infusão contínua estar associada à redução da diarreia, não há diferença na mortalidade quando comparada ao método em *bolus*. Além disso, alguns autores sugerem que a administração intermitente é mais fisiológica e talvez pudesse trazer benefícios, entretanto faltam estudos em pacientes críticos.[7] Com relação à ponta da sonda, em pacientes sem contraindicação, a sonda em posição gástrica está associada à maior tolerância da dieta e menores taxa de complicações.[2,6,7]

Contaminação

As fórmulas enterais apresentam alto valor nutritivo e, portanto, são um excelente meio para crescimento de microrganismos. A contaminação pode ocorrer diretamente no conteúdo da fórmula ou em decorrência do processo de administração da dieta, que está relacionado, principalmente, com as técnicas adequadas de higiene.

Por ser uma situação facilmente evitável, é essencial que haja um programa contínuo de educação em boas práticas de higiene, entre os profissionais de saúde, importante na redução da incidência de contaminação bacteriana durante a alimentação enteral.[2,4]

FODMAPs

Alguns estudos mostraram associação entre dietas ricas em FODMAPs (acrônimo para *fermentable oligo, di, mono-saccharides and polyols*) e o desenvolvimento de diarreia, por serem nutrientes altamente osmóticos e fermentáveis, sobretudo, em pacientes que receberam antibióticos e estão com a microbiota intestinal alterada. Entretanto, ainda não há maiores evidências que sugerem a utilização de dieta pobre em FODMAPs, em detrimento da dieta enteral padrão.[2,8]

Tratamento

Uma vez que o paciente apresenta diarreia na vigência de TNE, a principal recomendação é que a dieta não seja interrompida automaticamente, mas que haja avaliação sistematizada dos fatores de risco e que a causa presumida ou confirmada seja gerenciada adequadamente[9] (Figura 52.2).

Para o manejo da diarreia associada à TNE, algumas condutas relacionadas à administração e composição da dieta podem ser estabelecidas. Entre essas medidas, a adição de fibra alimentar parece trazer benefícios. Apesar da classificação em fibra solúvel e insolúvel não ser a mais apropriada, do ponto de vista clínico ela ainda é amplamente utilizada e por isso utilizaremos essa denominação neste capítulo. A princípio, a adição de fibra solúvel na dieta pode exercer efeito positivo na melhora dos sintomas gastrintestinais. As fibras solúveis, em particular, a pectina e a goma de guar, são fermentadas por bactérias anaeróbicas no intestino, com consequente produção de ácidos graxos de cadeia curta que nutrem os colonócitos e estimulam a captação de água e eletrólitos, além de aumentar a viscosidade do bolo fecal e diminuir o fluxo do conteúdo gastrointestinal. Em pacientes críticos, é recomendado a adição de 10 a 20 gramas de fibra solúvel em dieta enteral padrão, fracionada ao longo de 24 horas.[1,2,9]

A dieta deve ser administrada, preferencialmente, de maneira contínua e com auxílio de bomba de infusão. Além disso, a quantidade de água livre infundida para hidratação do paciente merece especial atenção, pois, quando em excesso, também pode favorecer o aparecimento de diarreia.

Em casos de diarreia de difícil controle e com risco nutricional, é indicada a terapia de nutrição parenteral (TNP) total ou suplementar, a depender da gravidade dos sintomas e medidas terapêuticas já instituídas. A administração intravenosa de nutrientes fornece o suprimento adequado de energia, enquanto houver má absorção intestinal na vigência de diarreia e deve ser descontinuado tão logo a via entérica for restabelecida (Figura 52.2).[2]

Comentários dos autores/*hot points*

- A definição de diarreia compreende a frequência, o peso e a consistência das fezes.
- A diarreia associada à TNE é comum e tem origem multifatorial, incluindo medicações, pre-

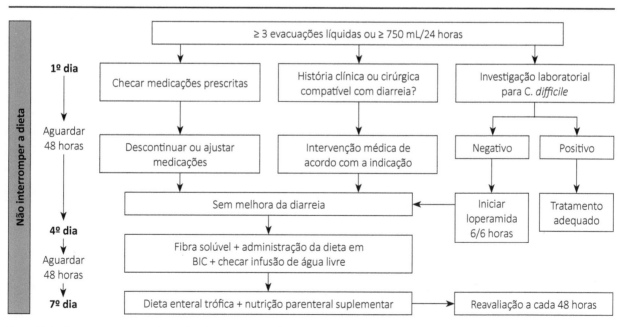

Figura 52.2. Fluxograma para manejo da diarreia durante a TNE (Fonte: Adaptada de Pitta *et al.*, 2019[2]).

sença de infeção, estado de saúde do paciente e fatores relacionados à dieta enteral.

- A principal recomendação é que a dieta enteral não seja reduzida ou interrompida de imediato e que todas as possíveis causas sejam investigadas e tratadas adequadamente.

Referências bibliográficas

1. Reintam Blaser A, Deane AM, Fruhwald S. Diarrhoea in the critically ill. Curr. Opin. Crit. Care. 2015;21:142-153.
2. Pitta MR, et al. Tutorial on Diarrhea and Enteral Nutrition: A Comprehensive Step-By-Step Approach. J. Parenter. Enter. Nutr. 2019;43:1008-1019.
3. WHO | Diarrhoea. https://www.who.int/topics/diarrhoea/en/
4. Chang SJ, Huang HH. Diarrhea in enterally fed patients: blame the diet? Curr. Opin. Clin. Nutr. Metab. Care. 2013;16:588-594.
5. Prechter F, Katzer K, Bauer M, Stallmach A. Sleeping with the enemy: Clostridium difficile infection in the intensive care unit. Crit. Care. 2017;21:260.
6. Tatsumi H. Enteral tolerance in critically ill patients. J. Intensive Care. 2019;7:30.
7. Singer P, et al. ESPEN guideline on clinical nutrition in the intensive care unit. Clin. Nutr. 2019;38:48-79.
8. Halmos EP, et al. Challenges of Quantifying FODMAPs in Enteral Nutrition formulas: Evaluation of Artifacts and Solutions. JPEN J. Parenter. Enteral Nutr. 2017;41:1262-1271.
9. McClave AS, et al. Guidelines for the Provision and Assessment of Nutrition Support Therapy in the Adult Critically Ill Patient. J. Parenter. Enter. Nutr. 2016;40:159-211.

Capítulo 53

Como manejar a hiperglicemia do paciente hospitalizado e em terapia nutricional?

- Paula Schmidt Azevedo • Marina Politi Okoshi
- Bertha Furlan Polegato • Filipe Welson Leal Pereira

Causas de hiperglicemia em pacientes hospitalizados

Alterações de glicemia são comuns em pacientes hospitalizados e em uso de nutrição enteral (NE) ou parenteral (NP). Existem diferentes situações em que se observa elevação da glicemia: 1) diabetes *mellitus* (DM), previamente diagnosticado; 2) DM diagnosticado na ocasião; 3) hiperglicemia associada ao estresse; 4) glicemia de jejum alterada ou tolerância reduzida aos carboidratos; 5) hiperglicemia induzida pela terapia nutricional.[1]

A incidência de hiperglicemia associada a terapia nutricional é difícil de ser identificada devido às diferentes situações clínicas envolvidas. Estima-se que próximo de 30% dos pacientes que recebem dieta enteral e mais de 50% dos pacientes com dieta parenteral, apresentem hiperglicemia.[2,3] Esse fato é relevante, pois a ocorrência de hiperglicemia durante nutrição enteral e parenteral eleva o risco de complicações como infecção e morte.[2,3]

Metas para o controle glicêmico

Com relação às metas para o controle glicêmico, em pacientes que recebem terapia nutricional enteral e parenteral, recomenda-se a manutenção da glicemia entre 140 e 180 mg/dL.[3,4] O controle muito rigoroso deve ser evitado, pois se associou ao risco de complicações, sobretudo em decorrência de hipoglicemia.[3,4] Importante destacar que a American Diabetes Association (ADA) recomenda metas de 110 a 140 mg/dL para pacientes críticos, desde que não apresentem riscos para hipoglicemia.[5] Essas são recomendações gerais da ADA e não são específicas para quem recebe terapia nutricional enteral ou parenteral.

Manejo da hiperglicemia

O manejo da hiperglicemia deve se iniciar pela prevenção, sendo de fundamental importância, os aspectos relacionados à dieta. A oferta de energia deve ser individualizada para cada paciente. Para se estimar a energia a ser ofertada, pode-se utilizar fórmulas como Harris-Benedict ou de fatores (25-27 kcal/kg peso), o que resulta em aproximadamente 1.800 kcal para adultos com peso entre 60 a 70 kg.[3,6]

Uso de fórmulas específicas

Existem fórmulas dietéticas específicas para diabéticos, que apresentam menores quantidades de carboidratos, carboidratos de liberação mais lenta, com menor índice glicêmico, ou que são ricas em ácidos graxos monoinsaturados, ou que podem conter fibras solúveis e insolúveis. Em vários estudos, o uso dessas fórmulas associou-se a menor risco de hipoglicemia e melhor controle glicêmico.[7,8] Portanto, a European Society for Parenteral and Enteral Nutrition (ESPEN) recomenda sua prescrição.[8] Porém, o uso dessas fórmulas não se associou a redução de complicações, como mortalidade.[3] Dessa maneira, a American Diabetes Association (ADA) e a American Society of Enteral and Parenteral Nutrition (ASPEN) relatam que não há dados suficientes para fazer recomendações de uso rotineiro de fórmulas específicas para diabéticos.[3,6,9]

Tratamento medicamentoso

Com relação ao tratamento medicamentoso, existem vários protocolos destinados ao controle glicêmico de pacientes que recebem terapia nutricional. Pacientes hospitalizados devem ser tratados com insulina e não com hipoglicemiantes orais.

Primeiramente, deve-se calcular a dose total de insulina diária (DTID), entre 0,2 e 0,5 UI/kg. Para pacientes idosos, com insuficiência renal ou sem diabetes prévio, deve-se começar com doses mais próximas de 0,2 UI/kg. Pacientes com maior resistência insulínica, como os obesos e em uso de corticosteroides, podem receber inicialmente doses próximas a 0,5 UI/kg.[3]

O segundo passo, envolve a escolha da insulina basal e prandial, de acordo com a necessidade dos pacientes e disponibilidade do serviço. As insulinas basais devem compor entre 40% e 50% e as prandiais 50% a 60% da DTID. As insulinas glargina, detemir e NPH são exemplos de insulina basal, que possuem maior tempo de ação no organismo. A insulina NPH, p. ex., pode ser administrada duas ou três vezes ao dia, e a glargina ou detemir, uma vez ao dia. As insulinas prandiais, a serem aplicadas próximas às refeições, possuem início de ação e duração mais curtos. Essas podem ser de ação imediata, como lispro, aspart e glulisina, ou rápida, como a insulina regular, com início 30 minutos após aplicação. Quando os pacientes estão em uso de NE intermitente, as insulinas prandiais podem ser aplicadas antes da administração das dietas. Para aqueles em uso de NE ou NP contínuas, as insulinas prandiais podem ser administradas, p. ex., de 8/8 horas.[4]

A glicemia deve ser monitorizada a cada 4 a 6 horas e ao se manter acima de 180 mg/dL, pode ser corrigida de acordo com escala de correção utilizada no serviço.[3] Deve-se considerar, no entanto, os horários dos picos das insulinas previamente administradas. No dia seguinte, as doses extras de insulina, prescritas conforme a escala, devem ser acrescentadas na DTID. O ideal é prevenir a elevação da glicemia em detrimento de esperar que ela esteja elevada e depois corrigi-la.

Manejo da hiperglicemia em pacientes com nutrição parenteral

Pacientes em uso de nutrição parenteral apresentam maior risco para hiperglicemia, devido à infusão de glicose diretamente na corrente sanguínea. Então, existem três opções para o manejo da hiperglicemia: 1) uso de insulina subcutânea basal e prandial (como citado anteriormente); 2) adição de insulina regular à solução de NP; 3) infusão endovenosa contínua de insulina em acesso diferente do utilizado para a administração da NP.[3]

Para administrar insulina, na mesma emulsão da dieta parenteral, recomenda-se, para pacientes diabéticos, adicionar 10 UI de insulina regular, a cada 100 g de glicose da NP. Para aqueles que apresentam hiperglicemia, mas não são diabéticos, iniciar com 5 UI, para cada 100 g de glicose. A reavaliação deve ser diária, com acréscimo de 0,5 UI, a cada 10 g de glicose. Outra opção é manter a prescrição da glicose a 30% das necessidades do paciente, mantendo prescrição de proteínas e lipídeos em 100%. Dessa maneira, a NP ficaria com um pouco menos de energia as custas de glicose e a oferta dos outros macronutrientes estão mantidas.

Diversos protocolos para insulinização endovenosa, para pacientes em uso de NP, podem ser encontrados na literatura. Neste capítulo, apresentamos protocolo com base no *Georgia Hospital Association Diabetes Protocol* (Tabela 53.1), que pode ser encontrado na íntegra no site www.adaendo.com.[10-12] Para sua utilização, a insulina deve ser preparada em soro fisiológico 0,9%, na diluição de 1 UI de insulina regular para cada 2 mL de soro (p. ex.: SF 0,9% 250 mL – insulina regular 125 UI).

Para a utilização desse protocolo, deve-se iniciar a infusão de insulina pela coluna 2 (em cinza escuro na Tabela 53.1), de acordo com a glicemia do paciente. As próximas glicemias serão avaliadas por meio de hemoglicoteste (HGT), realizado a cada 2 horas.

Se houver aumento da glicemia em relação à anterior, a dose da insulina deve ser aumentada, de acordo com o indicado na coluna à direita da utilizada anteriormente, e assim sucessivamente. Se houver redução, manutenção ou obtenção da glicemia, dentro do intervalo desejado, a dose de insulina a ser ministrada deve ser obtida na mesma coluna que orientou a prescrição anterior.

Importante salientar que, para pacientes em terapia nutricional, o intervalo desejado é de 140 a 180 mg/dL. Portanto, se glicemias entre 90 a 140 mg/dL, pode-se retornar uma coluna à esquerda, reduzindo a dose de insulina. Para o tratamento da hipoglicemia devem-se seguir as recomendações da Tabela 53.2.

A transição da insulina endovenosa para a insulina subcutânea pode ser feita da seguinte maneira: calcule a dose de insulina regular nas últimas 6 horas; a seguir, calcule a média por hora. A DTID pode ser calculada por 20 × média da dose por hora.[11]

CAPÍTULO 53. COMO MANEJAR A HIPERGLICEMIA DO PACIENTE HOSPITALIZADO E EM TERAPIA NUTRICIONAL? | 179

Tabela 53.1: Protocolo para controle glicêmico com insulina endovenosa[10,12]

Valores glicêmicos	1	2 Inicio	3	4	5	6	7	8	9	10	11	12
> 450	8	14	22	30	38	46	54	62	70	78	86	94
380-450	6	12	20	28	36	44	52	60	68	76	84	92
340-380	4	10	18	26	34	42	50	58	66	74	82	90
300-340	2	8	16	24	32	40	48	56	64	72	80	88
260-300	2	6	14	22	30	38	46	54	62	70	78	86
220-260	2	4	12	20	28	36	44	52	60	68	76	84
180-220	2	2	10	18	26	34	42	50	58	66	74	82
140-180	Manter a infusão											
100-140	Modificar a coluna para esquerda											
70-100	Interromper a infusão de insulina											
< 70	Interromper infusão de insulina e fazer glicose endovenosa 50%, conforme descrito a seguir											

Fonte: Elaborada pelos autores FWLP.

Tabela 53.2: Protocolo para tratamento de hipoglicemia[10,12]

Glicemia (mg/dL)	Glicose 50%	Conduta
80-90	Não administrar	Desligar insulina ou observar
70-79	10 mL EV em *bolus*	Desligar insulina ou observar
60-69	25 mL EV em *bolus*	Repetir glicemia em 15 minutos Repetir glicose e glicemias se necessário
50-59	40 a 50 mL EV em *bolus*	Desligar insulina ou observar
30-49	25 a 50 mL EV em *bolus*	Repetir glicemia em 15 minutos Repetir glicose e glicemias se necessário
< 30	30 a 50 mL EV em *bolus*	Contatar médico se glicemia < 60 mg/dL em duas medidas consecutivas

EV: endovenoso.

Comentários dos autores/*hot points*

- Hiperglicemia associada à terapia nutricional é bastante comum, em pacientes hospitalizados.
- A prevenção pode ser realizada com oferta de energia controlada que pode ser obtida com uso de dietas padrão ou fórmulas específicas para diabéticos.
- O uso de fórmulas específicas para diabéticos está associado a melhor controle glicêmico, porém, estudos não são consistentes em mostrar benefícios na redução de complicações.
- O tratamento medicamentoso deve ser realizado com insulina, calculando-se a DTID e distribuindo-a em insulina basal e prandial.
- Pacientes em uso de NP apresentam maior risco de desenvolver hiperglicemia, que pode ser evitada com uso de insulina subcutânea basal/prandial, ou de insulina regular adicionada à fórmula da NP ou diluída em solução fisiológica e administrada em acesso diferente do utilizado para a infusão da NP.

Referências bibliográficas

1. Davidson P, Kwiatkowski CA, Wien M. Management of Hyperglycemia and Enteral Nutrition in the Hospitalized Patient. Nutr Clin Pract. 2015;30:652-9.
2. Gosmanov AR, Umpierrez GE. Management of Hyperglycemia during enteral and parenteral nutrition therapy. Curr Diab Rep. 2013;13:155-62.
3. Vennard KC, Selen DJ, Gilbert MP.The Management of Hyperglycemia in Noncritically ill Hospitalized Patients Treated with Continuous Enteral or Parenteral Nutrition. Endocr Pract. 2018;24:900-906.
4. Drincic AT, Knezevich JT, Akkireddy P. Nutrition and Hyperglycemia Management in the Inpatient Setting (Meals on Demand, Parenteral, or Enteral Nutrition). Curr Diab Rep. 2017;17:59.
5. American Diabetes Association. 15. Diabetes care in the hospital: Standards of Medical Care in Diabetes 2021. Diabetes Care. 2021;44(Suppl. 1):S211-S220.
6. American Diabetes Association. Diabetes Care in the Hospital. Up-to date concise reference guiding management of hyperglycemia in hospitalized patients. Diabetes Care. 2017;40:S120-S127.
7. Sanz-Paris A, Álvarez Hernández J, Ballesteros-Pomar MD, Botella-Romero F, León-Sanz M, Martín-Palmero Á, Martínez Olmos MÁ, Olveira G.Evidence-based recommendations

and expert consensus on enteral nutrition in the adult paciente with diabetes mellitus or hyperglycemia. Nutrition. 2017;41:58-67.

8. Mc Mahon MM, Nyston E, Braunschweig C, Miles J, Compher C, ans ASPEN Board of directors. 2013 ASPEN Clinical Guidelines: Nutrition Support of Adult Patients With Hyperglycemia JPEN. 2013;37:23-36.

9. Barazzoni R, et al. Carbohydrates and insulin resistance in clinical nutrition: recommendations from the ESPEN expert group. Clin Nutr. 2016;36:355-363.

10. http://www.adaendo.com

11. Markovitz LJ, Wiechmann RJ, Harris N, Hayden V. Cooper J, Johnson G, et al. Description and evaluation of a glycemic management protocol for patients with diabetes undergoing heart surgery. Endocr Pract. 2002;8:10:18.

12. Condutas em urgências e emergências da Faculdade de Medicina de Botucatu-UNESP/editores Regina Helena Garcia Martins, Silvana Artioli Schellini. - Botucatu: Universidade Estadual Paulista "Julio de Mesquita Filho", Faculdade de Medicina, 2013.

Seção 15

Desnutrição

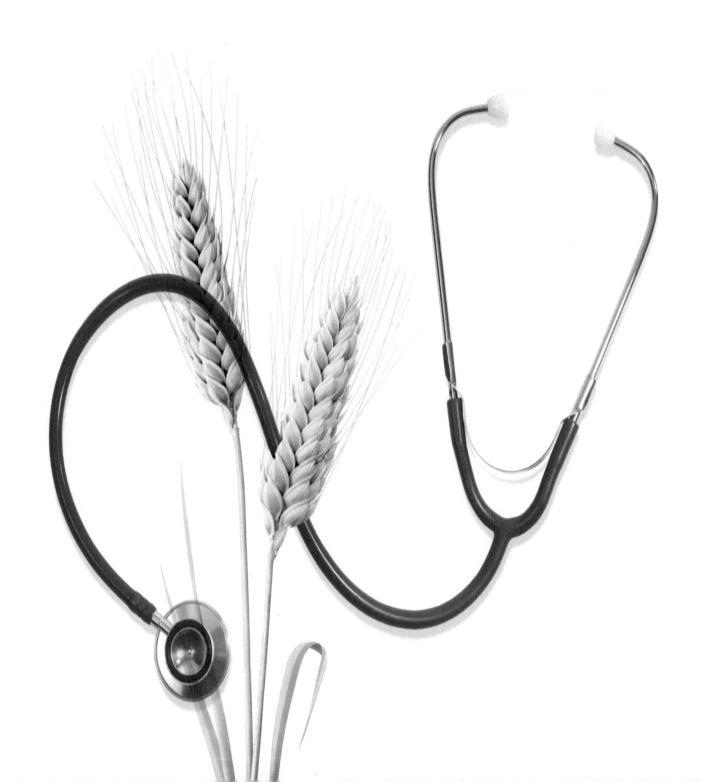

Síntese da Inteligência Didática

Desnutrição

Dificuldades da definição	Diferentes tipos de má nutrição	Ferramentas de avaliação risco nutricional	Como diagnosticar a desnutrição	Perda de peso na terapia nutricional
Entender melhor o domínio (campo ou escopo de conhecimento e atividade em ciências) da nutrição clínica A definição tem que ser universal e não mais uma. Dessa maneira, temos a iniciativa do grupo de pesquisadores do Global Leadership Initiative on Malnutrition (GLIM) Importante saber qual a definição que o autor está usando para caracterizar a desnutrição	Principais síndromes: subnutrição, caquexia, sarcopenia e inflamação grave e as superposições de quadros clínicos As diferentes nomenclaturas e definições dificultam a realização de revisões sistemáticas e comparações de resultados É importante o reconhecimento dos diferentes mecanismos e das diferentes propostas de tratamento	Importante conhecer as diferentes ferramentas Toda avaliação nutricional deve ser iniciada com a triagem nutricional e a escolha da ferramenta vai depender da síndrome clínica	Desnutrição é condição multifatorial que se manifesta com diferentes fenótipos Apoiar a tentativa de padronização – uso do GLIM facilitará o diagnóstico e melhor conhecimento da doença O GLIM envolve critérios etiológicos e fenotípicos para diagnóstico de desnutrição	O intenso catabolismo, a resistência anabólica e o repouso no leito são fatores na perda de peso de pacientes apesar da terapia nutricional Boa resposta clínica: perda de água na insuficiência cardíaca ou na cirrose hepática ou no paciente desnutrido A perda de peso do paciente crítico e a do repouso no leito exigem outras estratégias além da terapia nutricional adequada

Capítulo 54

Quais as dificuldades em se definir desnutrição?

• Filipe Welson Leal Pereira • Paula Schmidt Azevedo • Sergio Alberto Rupp de Paiva

Primeira dificuldade: etimologia da palavra

A primeira dificuldade em se definir "desnutrição" é a etimologia da palavra. A palavra *des* tem o significado de ação contrária, negação ou afastamento. Dessa maneira, a palavra *desnutrição* seria a situação de, sem nutrição ou nutrição não normal ou inadequada. Ao procurar esse conceito mais amplo de desnutrição na literatura, aparecem definições como a de Elia (2001)[1] e da OMS (2018).[2] Elia (2001), define a desnutrição como um estado de nutrição em que deficiência, excesso ou desequilíbrio de energia, proteína e outros nutrientes que causam efeitos adversos mensuráveis na forma (formato, tamanho e composição do corpo) e na função do corpo ou em órgãos.[1] A OMS em sua página na internet apresenta a desnutrição em todas as suas formas, que inclui 1) a subnutrição (perda de peso, baixa estatura, baixo peso), 2) ingestão inadequadas de vitaminas ou minerais, e 3) sobrepeso, obesidade e consequentes doenças não transmissíveis relacionadas à dieta".[2] Por outro lado, existem pesquisadores que definem a desnutrição como alteração estrutural e funcional da composição corporal e usam como base fisiopatológica o déficit ou o excesso de calorias. Na situação de carência denominam de desnutrição e no excesso de obesidade. Percebe-se o uso do termo de desnutrição para uma situação de carência e relacionado às alterações de ingestão e do metabolismo de energia. Assim, as diferentes definições de desnutrição variam de qualquer alteração nutricional para menos ou para mais ou apenas carência de energia.

Segunda dificuldade: número de definições

Uma segunda dificuldade é o número de definições. Existem diferentes definições relacionadas à desnutrição e essas podem ser observadas no artigo de Freijer et al. (2019), sobre terminologia médica-nutricional. Esses autores avaliaram 1.687 resumos de artigos e 222 sites de internet e verificaram a presença de 85 artigos, que apresentavam 58 definições de desnutrição.[3] As definições eram muito heterogêneas, cobriam várias situações de saúde e diferentes critérios diagnósticos quantitativos. Muitos dos artigos apresentavam definições qualitativas e, as vezes, definindo como sinônimo de subnutrição ou como termo mais complexo, que abrange a subnutrição, consumo desproporcional de nutrientes e ou supernutrição. Qual é o motivo da existência desse grande número de definições de desnutrição? Uma das possíveis explicações seria a falta de exame específico, que faria o diagnóstico de desnutrição, como existe na endocrinologia, o uso de glicemia para realizar o diagnóstico de diabetes ou na nefrologia, que usa a creatinina para avaliar a função renal e diagnosticar a insuficiência renal. Outro motivo, seria a resposta à terapia nutricional. Por exemplo, para Jeejeebhoy (2012), o termo desnutrição deveria ser aplicado apenas às condições, que respondem dramaticamente à alimentação.[4] Outras situações, como sarcopenia e caquexia necessitam de outras modalidades terapêuticas para apresentar resposta e mudar desfechos clínicos. Para Miller et al. (2018), o modo mais comum de depleção nutricional, seria a perda de peso não intencional e dentro dessa situação teríamos as três principais síndromes caquexia, sarcopenia relacionada ao envelhecimento e a má nutrição.[5]

Freijer et al. (2019) identificaram diferentes parâmetros clínicos para o diagnóstico de desnutrição. O índice de massa corporal (IMC) foi o critério mais comumente utilizado, com limiares variando de 18,5 kg/m² a 21 kg/m², indicando desnutrição ou desnutrição grave, seguido de pontos de corte de

IMC específicos para a idade.[3] A "perda de peso não intencional" foi outro critério quantitativo frequentemente recomendado para o diagnóstico de desnutrição, bem como a ingestão nutricional do paciente e a concentração sérica de albumina.[3] Além disso, Freijer et al. (2019) observaram ferramentas especificamente desenvolvidas para avaliar a desnutrição, que incluem uma combinação de critérios, como o índice de risco nutricional, a *Malnutrition Universal Screening Tool* (Must), ou faixas de IMC combinadas, com pelo menos 5% ou 7,5% de peso perda sob vários intervalos de tempo.[3] Muitas das definições de desnutrição não especificaram nenhum limiar quantitativo; em vez disso, os critérios diagnósticos foram com base em efeitos adversos na forma e ou tamanho do tecido muscular ou adiposo, alterações funcionais ou a presença de resultados clínicos, p. ex., subnutrição e supernutrição em combinação com atividade inflamatória, deficiência de energia e ou proteína.[3]

Terceira dificuldade: uso do termo para situações com diferentes mecanismos fisiopatológicos

Ao se usar parâmetros relacionados à composição corporal, como medidas antropométricas, pode levar a uma terceira dificuldade, que é o uso do termo desnutrição para situações com diferentes mecanismos fisiopatológicos. Por exemplo, a consumpção, a inanição, a subnutrição, a sarcopenia e a caquexia, todas essas situações apresentam as mesmas características fenotípicas e apresentam os mesmos mecanismos. Entretanto, essas situações diferem em qual é o mecanismo predominante. Como exemplos, temos a diminuição da ingestão alimentar como causa da consumpção e inanição e subnutrição, o predomínio da inflamação nas situações de caquexia, o envelhecimento e diminuição da atividade física na sarcopenia.[4]

Como consequência da pletora de definições foi verificado, em estudo que avaliou o conhecimento de nutricionistas na Europa, baixo conhecimento sobre desnutrição, fome, caquexia e sarcopenia.[6] Além disso, os autores mostraram que as terapias fornecidas, para os diferentes fenômenos, não eram especificamente destinadas a um determinado diagnóstico etiológico, mas sim, à desnutrição em geral.[6]

Assim, o problema de ter tanta definição ou de critérios muito amplos é o de realizar diagnóstico pouco preciso das diferentes situações nutricionais (diferentes diagnósticos etiológicos) e dessa maneira, não realizarmos os tratamentos específicos. A situação de subnutrição responde bem ao tratamento nutricional com as correções das deficiências. Não temos um tratamento universal, mas a atividade física resistida e exercícios aeróbicos associados ao aumento de proteínas na dieta podem prevenir e tratar a sarcopenia. Com relação à caquexia, em fase já estabelecida é refratária à terapia nutricional e atividade física. Entretanto, existem protocolos: 1) em que são aumentadas as ofertas de energia e de proteínas para prevenir a perda de peso; 2) prescrição de atividade física pode aumentar a massa muscular e 3) desenvolvimento de novos medicamentos.[4,7]

Por último, existe a preocupação da comunidade internacional, na área da nutrição, em busca de unidade em torno de critérios de diagnóstico para desnutrição, que identificarão os principais atributos da desnutrição e que considere a presença de desnutrição entre pessoas obesas à luz da crescente prevalência de obesidade em todo o mundo.

Comentários dos autores/*hot points*

- A importância de se definir a desnutrição é porque vamos entender melhor o domínio (campo ou escopo de conhecimento e atividade em ciências) da nutrição clínica.
- A definição tem que ser universal e não mais uma. Dessa maneira, temos a iniciativa do grupo de pesquisadores do Global Leadership Initiative on Malnutrition (GLIM), em que apresenta a tentativa dessa padronização.[8,9]
- Enquanto a uniformização não chega, é importante saber qual a definição que o autor está usando para caracterizar a desnutrição.

Referências bibliográficas

1. Elia M. The Malnutrition Advisory Group consensus guidelines for the detection and management of malnutrition in the community. Nutrition Bulletin. 2001;26(1):81-3.
2. WHO. Malnutrition [web page]. https://www.who.int/news-room/fact-sheets/detail/malnutrition: World Health Organization; 2018 [updated 16 February 2018.
3. Freijer K, Volger S, Pitter JG, Molsen-David E, Cooblall C, Evers S, et al. Medical nutrition terminology and regulations in the United States and Europe-A scoping review: report of the ISPOR Nutrition Economics Special Interest Group. Value Health. 2019;22(1):1-12.

4. Jeejeebhoy KN. Malnutrition, fatigue, frailty, vulnerability, sarcopenia and cachexia: overlap of clinical features. Curr Opin Clin Nutr Metab Care. 2012;15(3):213-9.

5. Miller J, Wells L, Nwulu U, Currow D, Johnson MJ, Skipworth RJE. Validated screening tools for the assessment of cachexia, sarcopenia, and malnutrition: a systematic review. Am J Clin Nutr. 2018;108(6):1196-208.

6. Ter Beek L, Vanhauwaert E, Slinde F, Orrevall Y, Henriksen C, Johansson M, et al. Unsatisfactory knowledge and use of terminology regarding malnutrition, starvation, cachexia and sarcopenia among dietitians. Clin Nutr. 2016;35(6):1450-6.

7. Peterson SJ, Mozer M. Differentiating Sarcopenia and Cachexia Among Patients With Cancer. Nutr Clin Pract. 2017;32(1):30-9.

8. Cederholm T, Jensen GL. To create a consensus on malnutrition diagnostic criteria: A report from the Global Leadership Initiative on Malnutrition (GLIM) meeting at the ESPEN Congress 2016. Clin Nutr. 2017;36(1):7-10.

9. Cederholm T, Jensen GL, Correia M, Gonzalez MC, Fukushima R, Higashiguchi T, et al. GLIM criteria for the diagnosis of malnutrition - A consensus report from the global clinical nutrition community. Clin Nutr. 2019;38(1):1-9.

Capítulo 55

Quais os diferentes tipos de má nutrição?

• Filipe Welson Leal Pereira • Paula Schmidt Azevedo • Sergio Alberto Rupp de Paiva

A desnutrição devido a doenças, pobreza, fome, guerra e catástrofe natural são o destino de parte da população mundial. Historicamente, a fome e a inanição eram causas predominantes de desnutrição e continuam sendo até hoje. No entanto, com melhorias na agricultura, educação, saúde pública, saúde, e padrões de vida, os distúrbios nutricionais e condições relacionadas agora abrangem todo o escopo de desnutrição como anormalidades de micronutrientes, obesidade, caquexia e sarcopenia.[1]

A justificativa do GLIM

Cederholm et al. na justificativa da proposta do GLIM, coloca a má nutrição no polo de depleção, englobando tanto a subnutrição quanto as doenças agudas ou crônicas associadas a graus diferentes de inflamação.[2,3] A desnutrição, definida como subnutrição, pode ser causada por ingestão comprometida ou distúrbios na assimilação de nutrientes, mas há uma crescente percepção de que a desnutrição também pode ser causada por mecanismos inflamatórios ou outros mecanismos associados à doença. A desnutrição associada à doença ou lesão, invariavelmente, consiste em uma combinação de ingestão ou assimilação reduzida de alimentos e graus variados de inflamação aguda ou crônica, levando a composição corporal alterada e diminuição da função biológica. A inflamação contribui para a desnutrição por meio da anorexia e diminuição da ingestão de alimentos, bem como metabolismo alterado com elevação do gasto energético em repouso e aumento do catabolismo muscular. A composição corporal alterada se manifesta como diminuição em qualquer marcador de massa muscular (massa livre de gordura, índice de massa muscular ou massa celular corporal). Assim, a desnutrição está associada a desfechos clínicos e funcionais adversos.[3] Assim, pelo GLIM – desnutrição pode ser relacionada: 1) doença crônica com inflamação; 2) doença crônica com inflamação mínima ou sem inflamação; 3) doença aguda ou agressão com inflamação grave; e 4) inanição que inclui fome ou escassez de alimentos associada a fatores socioeconômicos ou ambientais.[4]

As definições de Jeejeebhoy

A colocação de Cederholm et al.[3] são semelhantes às três situações do Jeejeebhoy[1]: 1) desnutrição energético-proteica; 2) caquexia e 3) trauma sepse. Além dessas três situações, Jeejeebhoy apresenta a sarcopenia.

Desnutrição energético-proteica

Para Jeejeebhoy, a desnutrição energético-proteica estaria relacionada às alterações relativas à energia (carboidratos e gorduras) e às proteínas, que existem juntas, em maior ou menor grau e, portanto, ocorre desequilíbrio entre ingestão e necessidades para esses nutrientes.[1] Nos estágios iniciais da desnutrição, o músculo é protegido, pois as necessidades de energia e proteína são atendidas pelo uso de glicogênio hepático e gordura corporal, associados à mobilização de reservas de algumas proteínas viscerais. O resultado "net" inicial de desequilíbrio da nutrição energético-proteico é a perda progressiva de glicogênio hepático e estoques proteínas viscerais, seguida pela perda progressiva de gordura corporal, que reduz o catabolismo muscular. Nesse sentido, essa posição do Jeejeebhoy[1] parece a de subnutrição e o principal mecanismo seria a redução da ingestão alimentar ou a absorção de nutrientes pelo trato digestório. Essa síndrome responde à terapia nutricional e é descrito como desnutrição pelo GLIM e categorizada como doença crônica, com inflamação mínima ou sem inflamação ou inanição, que inclui fome ou escassez de alimentos, associada aos fatores socioeconômicos ou ambientais.[4] Os termos em inglês como *starvation* e *wasting* são também usados para caracterizar essa síndrome de desnutrição.[5]

Caquexia

A outra síndrome clínica é a caquexia.[1] Essa situação ocorre em pacientes com infecção-sepse, ou câncer, ou insuficiência cardíaca, ou artrite e ou doença pulmonar crônica. Essas situações apresentam em comum, o importante processo inflamatório. Existem diferenças entre a caquexia e a subnutrição. A primeira e mais importante é que a caquexia "não se consegue tratar com sucesso apenas com terapia nutricional". Outra grande diferença entre o desequilíbrio do "*status*" energético-proteico e da caquexia é a perda precoce e intensa de massa muscular observada na caquexia. Por outro lado, a perda muscular é manifestação tardia da subnutrição. A caquexia com perda muscular profunda pode estar associada ao aumento da gordura corporal chamada "obesidade caquética".[1]

Inflamação aguda grave

Uma outra situação é a da inflamação aguda grave, como a dos pacientes internados em unidades de terapia intensiva. Após período inicial do choque, a taxa metabólica aumenta.[6] Estudos confirmaram que ocorre aumento no gasto energético em repouso, em quase todas as formas de doenças agudas graves e em agressões.[6-9] No entanto, atender ao aumento resultante da necessidade energética não é difícil. Consegue-se administrar pela via enteral e parenteral grandes quantidades de energia. A oferta energética excessiva, entretanto, é prejudicial. Pode aumentar o estresse metabólico, aumenta a esteatose hepática, aumenta o risco de hiperglicemia e aumenta a produção de CO_2 levando ao aumento do trabalho respiratório. Assim, o foco principal da terapia nutricional deve ser a atenuação da perda de proteína corporal. A resposta catabólica inclui rápida perda de nitrogênio.[6] O músculo é a fonte principal a ser catabolizado e fonte de aminoácidos para o processo de cicatrização. O balanço negativo de nitrogênio persiste, mesmo fornecendo grande quantidade de proteínas na terapia nutricional.[6] Excesso de catecolaminas e de corticoides, aumento de resistência insulínica, do gasto energético e de mediadores inflamatórios são os maiores responsáveis pelas modificações corporais.[1] Podemos verificar também nesses pacientes, certo grau de perda de massa muscular por repouso no leito e diminuição de atividade física.[10] Como resultado desses fatores, o paciente crítico muda rapidamente sua composição corporal.

Sarcopenia

A perda involuntária de peso, também é verificada em condições como envelhecimento. Assim uma quarta situação seria a sarcopenia.[11] O termo sarcopenia foi cunhado por Irwin Rosenberg, para descrever a perda muscular relacionada à idade.[11,12] Após os 30 anos, a taxa metabólica basal cai na proporção de 3% a 8% por década, e é inteiramente devida à perda involuntária de músculo.[1] Após os 50 anos, ocorre uma perda de 1%-2% de músculo por ano, principalmente das fibras do tipo IIa. Essa mudança resulta em perda de força e resistência. A perda muscular pode estar associada ao aumento da gordura corporal, de modo que, apesar do peso normal, há fraqueza acentuada. Essa condição é chamada obesidade sarcopênica. Os mecanismos da sarcopenia não estão claramente definidos. Há uma redução na taxa de síntese de proteína muscular e proteína miofibrilar, talvez devido à expressão de mRNA de proteína muscular reduzida. Ocorre perda de fibras musculares tipo II, bem como atrofia das fibras, e dados que sugerem denervação seguida de reinervação do músculo. A definição de sarcopenia mais recente é da European Working Group on Sarcopenia in Older People 2 (EWGSOP2), e é baseada na função muscular e não na massa muscular. Dessa maneira, realça o apoio a terapias baseadas em exercícios.[13]

Não podemos esquecer da existência da sobreposição de quadros clínicos. Por exemplo, pacientes idosos que apresentam quadro infeccioso agudo ou trauma ou paciente com câncer ou qualquer outra doença crônica que apresente quadro depressivo, com diminuição da ingestão alimentar.

Comentários dos autores/*hot points*

- Principais síndromes que cursam com perda de peso não intencional e modificações na composição corporal (subnutrição, caquexia, sarcopenia e inflamação grave) e as superposições de quadros clínicos.
- As diferentes nomenclaturas e definições dificultam a realização de revisões sistemáticas e comparações de resultados.

- É importante o reconhecimento dos diferentes mecanismos e das diferentes propostas de tratamento.

Referências bibliográficas

1. Jeejeebhoy KN. Malnutrition, fatigue, frailty, vulnerability, sarcopenia and cachexia: overlap of clinical features. Curr Opin Clin Nutr Metab Care. 2012;15(3):213-9.
2. Cederholm T, Jensen GL. To create a consensus on malnutrition diagnostic criteria: A report from the Global Leadership Initiative on Malnutrition (GLIM) meeting at the ESPEN Congress 2016. Clin Nutr. 2017;36(1):7-10.
3. Cederholm T, Jensen GL, Correia M, Gonzalez MC, Fukushima R, Higashiguchi T, et al. GLIM criteria for the diagnosis of malnutrition - A consensus report from the global clinical nutrition community. Clin Nutr. 2019;38(1):1-9.
4. Jensen GL, Cederholm T, Correia M, Gonzalez MC, Fukushima R, Higashiguchi T, et al. GLIM Criteria for the Diagnosis of Malnutrition: A Consensus Report From the Global Clinical Nutrition Community. JPEN J Parenter Enteral Nutr. 2019;43(1):32-40.
5. Roubenoff R, Heymsfield SB, Kehayias JJ, Cannon JG, Rosenberg IH. Standardization of nomenclature of body composition in weight loss. Am J Clin Nutr. 1997;66(1):192-6.
6. Wolfe RR. The 2017 Sir David P Cuthbertson lecture. Amino acids and muscle protein metabolism in critical care. Clin Nutr. 2018;37(4):1093-100.
7. Wolfe RR, Durkot MJ, Allsop JR, Burke JF. Glucose metabolism in severely burned patients. Metabolism. 1979;28(10):1031-9.
8. Wolfe RR, Herndon DN, Jahoor F, Miyoshi H, Wolfe M. Effect of severe burn injury on substrate cycling by glucose and fatty acids. N Engl J Med. 1987;317(7):403-8.
9. Barrow RE, Wolfe RR, Dasu MR, Barrow LN, Herndon DN. The use of beta-adrenergic blockade in preventing trauma-induced hepatomegaly. Ann Surg. 2006;243(1):115-20.
10. Coker RH, Hays NP, Williams RH, Wolfe RR, Evans WJ. Bed rest promotes reductions in walking speed, functional parameters, and aerobic fitness in older, healthy adults. The journals of gerontology Series A, Biological sciences and medical sciences. 2015;70(1):91-6.
11. Rosenberg IH. Sarcopenia: origins and clinical relevance. J Nutr. 1997;127(5 Suppl):990S-1S.
12. Miller J, Wells L, Nwulu U, Currow D, Johnson MJ, Skipworth RJE. Validated screening tools for the assessment of cachexia, sarcopenia, and malnutrition: a systematic review. Am J Clin Nutr. 2018;108(6):1196-208.
13. Cruz-Jentoft AJ, Sayer AA. Sarcopenia. The Lancet. 2019;393 (10191):2636-46.

Capítulo 56

Ferramentas para avaliação de risco nutricional, como escolher?

- Tabata Marinda da Silva • Filipe Welson Leal Pereira
- Paula Schmidt Azevedo • Sergio Alberto Rupp de Paiva

Objetivo da triagem nutricional

As sociedades americanas (ASPEN) e europeia (ESPEN) de nutrição, recomendam que todos os pacientes hospitalizados sejam submetidos à triagem para identificação de risco nutricional. Idealmente a triagem deveria ser realizada nas primeiras 24 horas, após a admissão hospitalar. Essa triagem tem como objetivo identificar o risco nutricional ou existência de desnutrição, além de evitar o subdiagnóstico de tal condição. Após realizar a triagem e detectando o risco nutricional, deve ser feita a avaliação nutricional completa e dar início à terapia nutricional individualizada.[1,2]

Miller et al. (2018) realizaram artigo de revisão sobre ferramentas de triagem nutricional. Descreveram mais de 70 ferramentas para uso em hospitais e em pacientes ambulatoriais. Apenas 22 dessas são validadas.[3] Outro fato interessante é que não existem ferramentas unificadas (única) para identificar as três principais síndromes relacionadas à perda de peso não intencional (subnutrição, caquexia e sarcopenia). Cada síndrome tem as suas próprias ferramentas e o motivo se deve aos diferentes mecanismos fisiopatológicos de cada condição. A subnutrição seria a síndrome ligada a inanição, diminuição da ingestão alimentar ou má absorção; a caquexia seria a situação da doença crônica com inflamação e a sarcopenia, a perda de massa e força muscular por desuso ou envelhecimento.[4]

Ferramentas de triagem nutricional

Nas Tabelas 56.1 e 56.2 estão descritas algumas das ferramentas levantadas por Miller et al. (2018) e algumas características dessas.[3] Para a situação de subnutrição é onde verificamos o maior número de ferramentas de triagem.

No consenso GLIM (iniciativa de liderança global sobre desnutrição), a primeira etapa para o diagnóstico de desnutrição seria a triagem.[5] Jensen et al. (2018), em publicação sobre o GLIM, informam que qualquer ferramenta de triagem validada pode ser usada.[6] Entretanto, na publicação de Cederholm (2018) utilizam três ferramentas como base.[5] São elas: o *nutrition risk screening* (NRS) 2002, o *malnutrition universal screening tool* (MUST) e o *mini nutritio-*

Tabela 56.1: Avaliação crítica de ferramentas para mensurar a perda de peso involuntária

Estudo, ano	Ferramenta	Descrição	População de validação	Referência de validação	Pontos positivos	Limitações
Sarcopenia						
Woo et al., 2014	SARC-F	Questionário sobre a habilidade de carregar uma carga pesada, andar, levantar de uma cadeira, subir escadas e frequência de quedas	Chineses da comunidade (n = 4.000)	Três definições de consensos de sarcopenia	Não depende de valores de corte	Não avalia massa muscular e não é validada em populações hospitalares
Miller et al., 2009	SPSM	Medida portátil que combina estimativas de quantidade e função muscular em uma única escala	Afro-americanos da comunidade (n = 998)	DEXA	Portátil	Requer maior tempo, depende do equipamento e não mede massa muscular

Continua...

Tabela 56.1: Avaliação crítica de ferramentas para mensurar a perda de peso involuntária – continuação

Estudo, ano	Ferramenta	Descrição	População de validação	Referência de validação	Pontos positivos	Limitações
Caquexia						
Argiles et al., 2017	CASCO	Pontuação para classificar pacientes com caquexia em três diferentes grupos; inclui cinco componentes: perda de peso, composição corporal, inflamação/distúrbios metabólicos/imunossupressão, desempenho físico, anorexia e qualidade de vida	Pacientes oncológicos (n = 186)	Avaliação por oncologista	Abrange todos os critérios de diagnóstico	Envolve muitas perguntas e medições, não inclui perguntas sobre estado da doença
Desnutrição						
Weekes et al., 2004	BAPEN	Ferramenta baseada em quatro parâmetros nutricionais (peso, altura, PPI recente e apetite)	Enfermarias de cuidados clínicos agudos e para idosos (n = 100)	Nutricionista	Rápido e fácil	Não quantifica porcentagem de perda de peso
Mimiran et al., 2011	BNST	Pontuação baseada na perda de peso involuntária, redução da ingestão alimentar involuntária e incapacidade em se alimentar durante > 5 dias	Pacientes clínicos e cirúrgicos (n = 446)	Nutricionista	Facilmente preenchido pela equipe de enfermagem	Baixa importância dada à quantidade de perda de peso
Laporte et al., 2015	CNST	Ferramenta contendo dois itens: perda de peso e redução da ingestão alimentar	Pacientes clínicos e cirúrgicos (n = 150)	ASG	Muito sucinto, pode ser concluído por avaliador não treinado	Avaliada somente na admissão; validade da nova seleção desconhecida
Ignacio et al., 2005	CONUT	Avalia o estado nutricional pelos valores de albumina, colesterol e sistema automatizado de contagem de linfócitos	Pacientes hospitalizados clínicos e cirúrgicos (n = 53)	ASG	Simples, automatizado	Os marcadores variam de acordo com o estado da doença, feito apenas em pacientes que receberam amostras de sangue
Guerra et al., 2017	EDC	Ferramenta de triagem com base nos critérios ESPEN para diagnóstico de desnutrição	Pacientes hospitalizados clínicos e cirúrgicos (n = 632)	ASG-PPP	Inclui avaliação MLG	Sensibilidade muito baixa
Abd-El-Gawad et al., 2014	GNRI	Índice de risco nutricional modificado para pacientes geriátricos (com base na albumina, peso atual e peso anterior)	Enfermaria geriátrica aguda (n = 131)	MNA	Bom preditor de prognóstico, não requer capacitação	Exclusão das doenças associadas a alta mortalidade ou hipoalbuminemia
Tammam et al., 2009	INSYST	Ferramenta com dois níveis: primeiro uma simples avaliação com objetivo de detectar a desnutrição, segundo permite avaliação mais detalhada	Pacientes hospitalizados clínicos, cirúrgicos e oncológicos (n = 61)	MUST e MNA	Não requer estatura e IMC, rápido e fácil	Conclusão dependente do estado cognitivo do paciente
Ferguson et al., 1999	MST	Duas questões sobre apetite e PPI	Pacientes hospitalizados clínicos e cirúrgicos (n = 408)	ASG	Muito rápido, não requer cálculos	Não específico
Isenring et al., 2006 (26)	MST	—	Pacientes oncológicos ambulatoriais (n = 51)	ASG-PPP	—	—
Neelemaat et al., 2011	MST	—	Pacientes agudos hospitalizados (n = 193)	Definição de desnutrição	—	—

Continua...

CAPÍTULO 56. FERRAMENTAS PARA AVALIAÇÃO DE RISCO NUTRICIONAL, COMO ESCOLHER? | 191

Tabela 56.1: Avaliação crítica de ferramentas para mensurar a perda de peso involuntária – continuação

Estudo, ano	Ferramenta	Descrição	População de validação	Referência de validação	Pontos positivos	Limitações
Desnutrição						
Nursal et al., 2005	MST	—	Pacientes hospitalizados clínicos e cirúrgicos (n = 2.211)	ASG	—	—
Young et al., 2013	MST	—	Pacientes idosos clínicos hospitalizados (n = 134)	ASG-PPP	—	—
Wu et al., 2012	MST	—	Pacientes idosos hospitalizados (n = 157)	ASG	—	—
Bhuachalla et al., 2018	MST	—	Pacientes oncológicos (n = 725)	TC	—	—
Leiopold et al., 2018	MST	—	Pacientes em reabilitação (n = 160)	ASG	—	—
Kim et al., 2011	MSTC	Ferramenta baseada na mudança da ingestão alimentar, perda de peso, escala performance *status* ECOG e IMC	Pacientes oncológicos hospitalizados (n = 1.057)	ASG-PPP	Câncer específico	Projetado para ser realizado por nutricionistas, não por enfermeiros
Boleo-Tome et al., 2012	MUST	Ferramenta com cinco etapas, incluindo IMC, PPI e presença de doença aguda	Pacientes oncológicos hospitalizados (n = 450)	ASG-PPP	Rápido, fácil	Não inclui pacientes com IMC eutrófico e desnutridos, a PPI relatada pelos pacientes é subjetiva
Leistra et al., 2013	MUST	—	Pacientes ambulatoriais clínicos e cirúrgicos (n = 2.236)	Definição de desnutrição e IMC	—	—
Sharma et al., 2017	MUST	—	Pacientes clínicos agudos (n = 132)	ASG-PPP	—	—
Neelemaat et al., 2011	MUST	—	Pacientes idosos hospitalizados (n = 198)	Definição de desnutrição	—	—
Kyle et al., 2006	MUST	—	Pacientes clínicos e cirúrgicos (n = 995)	ASG	—	—
Young et al., 2013	MUST	—	Pacientes clínicos hospitalizados (n = 134)	ASG e MNA	—	—
Almeida et al., 2012	MUST	—	Pacientes cirúrgicos hospitalizados (n = 300)	ASG	—	—
Velasco et al., 2011	MUST	—	Pacientes clínicos e cirúrgicos (n = 400)	ASG, NRS-2002 e MNA	—	—
Bhuachalla et al., 2018	MUST	—	Pacientes oncológicos (n = 725)	TC	—	—
Prasad et al., 2012	NRI	Derivado da concentração sérica de albumina e razão do peso habitual para o atual	Pacientes em diálise peritonial (n = 283)	ASG	Avalia pacientes dialíticos em risco	Depende do peso anterior; uso limitado com alterações no estado de hidratação
Faramarzi et al., 2013	NRI	—	Pacientes com câncer colorretal (n = 52)	ASG-PPP	—	—
Bhuachalla et al., 2018	NRI	—	Pacientes oncológicos (n = 725)	TC	—	—
Neelemaat et al., 2011	NRS-2002	Ferramenta que inclui aspectos nutricionais do MUST associados à gravidade da doença	Pacientes idosos hospitalizados (n = 198)	Definição de desnutrição	Inclui gravidade da doença; portanto, aplicável na UTI	Conclusão dependente do estado cognitivo do paciente

Continua...

Tabela 56.1: Avaliação crítica de ferramentas para mensurar a perda de peso involuntária – continuação

Estudo, ano	Ferramenta	Descrição	População de validação	Referência de validação	Pontos positivos	Limitações
Desnutrição						
Kyle et al., 2006	NRS-2002	—	Pacientes clínicos e cirúrgicos (n = 995)	ASG	—	—
Young et al., 2013	NRS-2002	—	Pacientes idosos clínicos (n = 134)	ASG e MNA	—	—
Almeida et al., 2012	NRS-2002	—	Pacientes cirúrgicos hospitalizados (n = 300)	ASG	—	—
Bauer et al., 2005	NRS-2002	—	Pacientes em enfermaria geriátrica aguda (n = 121)	ASG e MNA	—	—
Velasco et al., 2011	NRS-2002	—	Pacientes clínicos e cirúrgicos (n = 400)	MUST, ASG e MNA	—	—
Soderhamn et al., 2002	NUFFE	Escala ordinal de três pontos com 15 itens que avaliam perda de peso, história alimentar, apetite e atividade geral	Pacientes em enfermaria de reabilitação para idosos (n = 114)	MNA	Simples porque usa medidas antropométricas	Muitos fatores de confusão no questionário
Duerksen et al., 2000	SGA	Avaliação do estado nutricional com base em história e exame (anamnese e exame físico?)	Pacientes idosos em cuidados agudos ou reabilitação (n = 95)	Residente em medicina geriátrica e interna, dados antropométricos	Padrão-ouro atual	Reprodutibilidade menor do que em não idosos, incapaz de prever desnutrição grave na DRT, realização requer operador experiente
Cooper et al., 2002	SGA	—	Pacientes com DRT (n = 76)	Nitrogênio corporal total	—	—
Moriana et al., 2014	SGA	—	Pacientes hospitalizados clínicos e cirúrgicos (n = 197)	Dados antropométricos e bioquímicos	—	—
Kruizenga et al., 2005	SNAQ	26 perguntas relacionadas a dificuldades em comer, beber, evacuar, condição(?) e dor	Pacientes hospitalizados clínicos, cirúrgicos e oncológicos (n = 291)	Critérios de desnutrição	Corresponde aos critérios ESPEN	Alto VPN, sem dados de desfecho
Leistra et al., 2013	SNAQ	—	Pacientes ambulatoriais clínicos e cirúrgicos (n = 2.236)	MUST	—	—
Harada et al., 2017	SNAQ	—	Pacientes oncológicos ambulatoriais em quimioterapia (n = 300)	CONUT	—	—
Neelemaat et al., 2011	SNAQ	—	Pacientes hospitalizados clínicos e cirúrgicos (n = 2.211)	MST, MNA-SF, MUST, NRS-2002	—	—
Young et al., 2013	SNAQ	—	Pacientes idosos clínicos hospitalizados (n = 134)	SGA e MNA	—	—
Susetyowati et al., 2014	SNST	Seis perguntas incluindo perda de peso, apetite e estado de saúde	Pacientes hospitalizados clínicos e cirúrgicos (n = 495)	ASG	Pode ser feito por funcionários não treinados	Nenhuma avaliação antropométrica, todas subjetivas
Wong et al., 2011	Spinal NST	Ferramenta que avalia oito critérios incluindo apetite, perda de peso e nível de lesão medular	Pacientes com lesão medular (n = 150)	Avaliação dietética	Específico para doença	Requer escalas especializadas para medir pacientes paralisados

Continua...

Tabela 56.1: Avaliação crítica de ferramentas para mensurar a perda de peso involuntária – continuação

Estudo, ano	Ferramenta	Descrição	População de validação	Referência de validação	Pontos positivos	Limitações
Desnutrição						
Xia et al., 2016	R-NST	Nove perguntas que avaliam o risco ou sintomas de desnutrição associados à albumina, PCR e ureia	Pacientes renais hospitalizados (n = 122)	ASG	Renal Específico	Pacientes recrutados por outras condições que não a desnutrição (p. ex., hipercalemia)
Lim et al., 2009	3-MinNS	Questionário com base em critérios de diagnóstico para desnutrição e perda de massa muscular	Pacientes hospitalizados clínicos e cirúrgicos (n = 818)	ASG	Rápido e fácil	Dependente do estado cognitivo

1 BAPEN: British Association for Parenteral and Enteral Nutrition; BNST: *british nutrition screening tool*; CASCO: *cachexia score*; CNST: *canadian nutrition screening tool*; CONUT: *controlling nutritional status*; PCR: proteína C-reativa; TC: tomografia computadorizada; DEXA: absorciometria com raios X de dupla energia; ECOG: Eastern Cooperative Oncology Group; EDC: ESPEN *diagnostic criteria for malnutrition*; ESPEN: European Society for Parenteral and Enteral Nutrition; DRT: doença renal terminal; MLG: massa livre de gordura; GNRI: *geriatric nutrition risk index*; INSYST: *imperial nutritional screening system*; UTI: unidade de terapia intensiva; MNA: *mini nutritional assessment*; MNA-SF: *mini nutritional assessment short form*; MST: *malnutrition screening tool*; MSTC: *malnutrition screening tool for cancer*; MUST: *malnutrition universal screening tool*; VPN: valor preditivo negativo; NRI: *nutritional risk index*; NRS-2002: *nutritional risk screening*; NUFFE: *nutritional form for the elderly*; ASG-PPP: avaliação subjetiva global preenchida pelo paciente; ref: referência; R-NST: *renal nutritional screening tool*; SARC-F: *strength: assistance with walking: rise from a chair: climb stairs: and falls*; ASG: associação subjetiva global; SNAQ: *short nutritional assessment questionnaire*; SNST: *simple nutritional screening tool*; Spinal NST: *spinal nutritional screening tool*; SPSM: *short portable sarcopenia measure*; PPI: perda ponderal involuntária; 3-MinNS: *3-minute nutrition screening*.
Fonte: Adaptada de Miller et al. 2018.[3]

Tabela 56.2: Avaliação psicométrica de ferramentas para mensurar a perda de peso involuntária

Escala	População	Contexto (ambulatorial ou hospitalar)	Validação	Validade do conteúdo	Análise fatorial	Validade de construto	Validade discriminante	Validade preditiva	Teste-reteste	Consistência interna	Responsividade	Aceitabilidade	Tempo de aplicação
Sarcopenia													
SARC-F	Habitação comunitária	Ambulatorial	♦	–	–	♦	–	♦	–	♦	–	♦	–
SPSM	Habitação comunitária	Ambulatorial	–	–	♦	×	♦	♦	♦	♦	♦	–	♦
Caquexia													
CASCO	Oncológicos	Ambulatorial	♦	♦	♦	♦	♦	–	♦	♦	♦	–	–
Desnutrição													
BAPEN	Cuidados clínicos agudos e a idosos	Hospitalar	♦	–	–	♦	–	–	♦	–	♦	♦	♦
BNST	Lesão na medula espinhal	Hospitalar	♦	–	♦	–	–	–	♦	–	–	–	–
CNST	Clínicos e cirúrgicos	Hospitalar	♦	–	–	♦	–	–	♦	–	–	♦	–
CONUT	Clínicos e cirúrgicos	Hospitalar	♦	–	×	♦	–	♦	–	–	–	♦	–
EDC	Clínicos e cirúrgicos	Hospitalar	♦	–	–	♦	–	–	–	–	–	–	–
GNRI	Geriátricos agudos	Ambulatorial	♦	–	–	♦	–	♦	–	♦	–	♦	–
INSYST	Clínicos, cirúrgicos e oncológicos	Hospitalar	♦	♦	–	♦	–	♦	–	♦	♦	♦	♦
MST	Clínicos, cirúrgicos e oncológicos	Hospitalar e Ambulatorial	♦	♦	–	♦	–	♦	♦	♦	–	♦	–
MSTC	Oncológicos	Hospitalar	♦	×	♦	♦	–	♦	–	–	–	×	♦
MUST	Clínicos, cirúrgicos e oncológicos	Hospitalar e Ambulatorial	♦	♦	×	♦	–	♦	–	♦	–	♦	–
NRI	Diálise peritonial e câncer colorretal	Hospitalar	–	–	♦	–	–	♦	–	–	–	♦	–
NRS-2002	Idosos, clínicos e cirúrgicos	Hospitalar	♦	♦	–	♦	–	♦	♦	–	♦	♦	♦

Continua...

Tabela 56.2: Avaliação psicométrica de ferramentas para mensurar a perda de peso involuntária – continuação

Escala	População	Contexto (ambulatorial ou hospitalar)	Validação	Validade do conteúdo	Análise fatorial	Validade de construto	Validade discriminante	Validade preditiva	Teste-reteste	Consistência interna	Responsividade	Aceitabilidade	Tempo de aplicação
Desnutrição													
NUFFE	Idosos em reabilitação	Hospitalar e Ambulatorial	♦	♦	♦	♦	–	♦	♦	–	–	–	♦
R-NST	Renais	Hospitalar	♦	♦	♦	–	–	–	–	–	–	X	♦
SGA	Idosos, renais, clínicos e cirúrgicos	Hospitalar	♦	♦	♦	♦	♦	♦	♦	♦	♦	–	–
SNAQ	Clínicos, cirúrgicos e oncológicos	Hospitalar e Ambulatorial	♦	♦	–	♦	♦	♦	♦	♦	–	♦	♦
SNST	Clínicos e cirúrgicos	Hospitalar	♦	–	♦	–	♦	♦	–	♦	♦	♦	♦
Spinal NST	Lesão na medula espinhal	Hospitalar	♦	–	♦	–	–	–	♦	♦	–	♦	♦
3-MinNS	Clínicos e cirúrgicos	Hospitalar	♦	♦	–	♦	♦	♦	–	–	♦	♦	♦

1 BAPEN: British Association for Parenteral and Enteral Nutrition; BNST: *british nutrition screening tool*; CASCO: *cachexia score*; CNST: *canadian nutrition screening tool*; CONUT: *controlling nutritional status*; EDC: European Society for Parenteral and Enteral Nutrition Diagnostic Criteria for Malnutrition; GNRI: *geriatric nutrition risk index*; INSYST: *imperial nutritional screening system*; MST: *malnutrition screening tool*; MSTC: *malnutrition screening tool for cancer*; MUST: *malnutrition universal screening tool*; NRI: *nutritional risk index*; NRS-2002: *nutritional risk screening*; NUFFE: *nutritional form for the elderly*; R-NST: *renal nutritional screening tool*; SARC-F: *strength: assistance with walking: rise from a chair: climb stairs: and falls*; ASG: avaliação subjetiva global; SNAQ: *short nutritional assessment questionnaire*; SNST: *simple nutritional screening tool*; Spinal NST: *spinal nutritional screening tool*; SPSM: *short portable sarcopenia measure*; 3-MinNS: *3-minute nutrition screening*; ♦: ferramenta avaliada e validada; X: ferramenta avaliada e não validada; –: ferramenta não avaliada por informações insuficientes.
Fonte: Tabela adaptada de Miller et al. 2018.[3]

nal assessment – short form (MNA-SF). A ferramenta NRS-2002, visa detectar a presença de desnutrição ou risco de desnutrição no ambiente hospitalar.[1] O MUST foi desenvolvido para uso em pacientes adultos ambulatoriais e hospitalares e aponta a gravidade do risco nutricional.[7] Já, o MNA-SF, foi desenvolvido para indivíduos idosos residentes no domicílio, em lares de idosos ou hospitalizados e é capaz de detectar a presença de desnutrição ou risco de desnutrição. Essa última ferramenta inclui aspectos físicos e mentais e possui duas etapas, e aqueles identificados com risco nutricional são submetidos à segunda parte para confirmar o diagnóstico.[8]

3-Minute Nutrition Screening

Miller *et al.* (2018) referem que a ferramenta de triagem com melhor desempenho na identificação de desnutrição e perda de massa muscular seria o *3-minute nutrition screening* (3-MinNS).[3] Principalmente, por ter alta especificidade, mesmo quando aplicado por qualquer membro treinado da área da saúde[9] e englobar fatores como perda de peso não intencional (últimos 6 meses); ingestão nutricional (na última semana); Índice de massa corporal (IMC); depleção muscular (músculo temporal ou músculos inseridos na clavícula); doenças com risco nutricional.[10] Com a aplicação do 3-MinNS, também é possível, diferenciar os pacientes com risco de desnutrição moderada e grave.[3,4,10] No nosso serviço, escolhemos usar o NRS-2002, por ser ferramenta validada, muito utilizada na literatura e de fácil transposição para sistema eletrônico de informações.

SARC-F

Para rastreamento da sarcopenia existe a recomendação do uso do questionário SARC-F como ferramenta na prática clínica.[3,11,12] Cada letra do nome SARC-F representa uma de cinco características, que devem ser avaliadas na ferramenta (*strength* – força; *assistance in walking* – auxílio para caminhar; *rise from chair* – levantar da cadeira; *climb status* – estado de subir escadas; e *falls* – quedas). O questionário é autoaplicável e as perguntas foram traduzidas para o português: 1) o quanto de dificuldade você tem para levantar 5 kg? 2) o quanto de dificuldade você tem para atravessar um cômodo? 3) o quanto de dificuldade você tem para levantar da cama ou da cadeira? 4) o quanto de dificuldade você tem para subir um lance de escadas com 10 degraus? 5) quantas vezes você caiu no ano passado?[13,14] A sensibilidade do SARC-F é inferior à especificidade para detectar baixa força muscular, o que identifica principalmente casos graves[3], porém isso pode ser melhorado associando a medida da circunferência da panturrilha ao questionário.[15] Uma alternativa é a ferramenta de triagem de Ishii, que estima a probabilidade de sarcopenia considerando as variáveis idade, força de preensão e circunferência da panturrilha. Apesar de tratar de ferramenta com cálculo mais complexo[15], a ferramenta apresenta boa sensibilidade e especificidade para o diagnóstico de sarcopenia.[3,16]

Outra síndrome clínica é a caquexia. Para a triagem de caquexia, Miller *et al*.[3] recomendam o uso do escore para caquexia (*cachexia score* – CASCO)[17], que classifica os pacientes em caquexia leve, moderada ou grave por meio de cinco fatores: 1) peso corporal e perda de massa corporal magra; 2) anorexia; 3) distúrbios inflamatórios, imunológicos e metabólicos; 4) performance física; e 5) qualidade de vida.[17,18] O escore prognóstico de Glasgow (*Glasgow prognostic score*) também pode ser utilizado para triagem da caquexia e consiste em método rápido que leva em consideração as concentrações séricas da proteína C-reativa (PCR) e a albumina.[19]

Comentários dos autores/*hot points*

- Importante conhecer as diferentes ferramentas.
- Toda avaliação nutricional deve ser iniciada com a triagem nutricional e a escolha da ferramenta vai depender da síndrome clínica.

Referências bibliográficas

1. Kondrup J, Allison SP, Elia M, Vellas B, Plauth M, Educational, et al. ESPEN guidelines for nutrition screening 2002. Clin Nutr. 2003;22(4):415-21.
2. Mueller C, Compher C, Ellen DM, American Society for P, Enteral Nutrition Board of D. A.S.P.E.N. clinical guidelines: Nutrition screening, assessment, and intervention in adults. JPEN J Parenter Enteral Nutr. 2011;35(1):16-24.
3. Miller J, Wells L, Nwulu U, Currow D, Johnson MJ, Skipworth RJE. Validated screening tools for the assessment of cachexia, sarcopenia, and malnutrition: a systematic review. Am J Clin Nutr. 2018;108(6):1196-208.
4. Morley JE. Screening for Malnutrition (Undernutrition) in Primary Care. J Nutr Health Aging. 2019;23(1):1-3.
5. Cederholm T, Jensen GL, Correia M, Gonzalez MC, Fukushima R, Higashiguchi T, et al. GLIM criteria for the diagnosis of malnutrition - A consensus report from the global clinical nutrition community. Clin Nutr. 2019;38(1):1-9.
6. Jensen GL, Cederholm T, Correia M, Gonzalez MC, Fukushima R, Higashiguchi T, et al. GLIM Criteria for the Diagnosis of Malnutrition: A Consensus Report From the Global Clinical Nutrition Community. JPEN J Parenter Enteral Nutr. 2019;43(1):32-40.
7. Stratton RJ. Malnutrition: another health inequality? Proc Nutr Soc. 2007;66(4):522-9.
8. Rubenstein LZ, Harker JO, Salvà A, Guigoz Y, Vellas B. Screening for undernutrition in geriatric practice: developing the short-form mini-nutritional assessment (MNA-SF). J Gerontol A Biol Sci Med Sci. 2001;56(6):M366-M72.
9. Tah PC, Kee CC, Majid HA. Validity and Reliability of a Nutrition Screening Tool in Identifying Malnutrition Among Hospitalized Adult Patients. Nutr Clin Pract. 2019:10.1002/ncp.10416.
10. Lim S-L, Tong C-Y, Ang E, Lee EJ-C, Loke W-C, Chen Y, et al. Development and validation of 3-Minute Nutrition Screening (3-MinNS) tool for acute hospital patients in Singapore. Asia Pac J Clin Nutr. 2009;18(3):395-403.
11. Cruz-Jentoft AJ, Sayer AA. Sarcopenia. The Lancet. 2019;393(10191):2636-46.
12. Dent E, Morley JE, Cruz-Jentoft AJ, Arai H, Kritchevsky SB, Guralnik J, et al. International Clinical Practice Guidelines for Sarcopenia (ICFSR): Screening, Diagnosis and Management. The journal of nutrition, health & aging. 2018;22(10):1148-61.
13. Barbosa-Silva TG, Menezes AMB, Bielemann RM, Malmstrom TK, Gonzalez MC, Grupo de Estudos em Composição Corporal e N. Enhancing SARC-F: Improving Sarcopenia Screening in the Clinical Practice. J Am Med Dir Assoc. 2016;17(12):1136-41.
14. Malmstrom TK, Miller DK, Simonsick EM, Ferrucci L, Morley JE. SARC-F: a symptom score to predict persons with sarcopenia at risk for poor functional outcomes. J Cachexia Sarcopenia Muscle. 2016;7(1):28-36.
15. Morley JE, Sanford AM. Screening for Sarcopenia. J Nutr Health Aging. 2019;23(9):768-70.
16. Ishii S, Tanaka T, Shibasaki K, Ouchi Y, Kikutani T, Higashiguchi T, et al. Development of a simple screening test for sarcopenia in older adults. Geriatr Gerontol Int. 2014;14 Suppl 1:93-101.
17. Argiles JM, Lopez-Soriano FJ, Toledo M, Betancourt A, Serpe R, Busquets S. The cachexia score (CASCO): a new tool for staging cachectic cancer patients. J Cachexia Sarcopenia Muscle. 2011;2(2):87-93.
18. Argilés JM, Betancourt A, Guàrdia-Olmos J, Peró-Cebollero M, López-Soriano FJ, Madeddu C, et al. Validation of the CAchexia score (CASCO). Staging Cancer Patients: The Use of miniCASCO as a Simplified Tool. Front Physiol. 2017;8:92.
19. Douglas E, McMillan DC. Towards a simple objective framework for the investigation and treatment of cancer cachexia: the Glasgow Prognostic Score. Cancer Treat Rev. 2014;40(6):685-91.

Capítulo 57

Como diagnosticar desnutrição

- Matheus Augusto Callegari • Barbara Catalano Damasceno
- Filipe Welson Leal Pereira • Sergio Alberto Rupp de Paiva

Devido à dificuldade em definir o que é desnutrição, decidimos apoiar a proposta do Global Leadership Initiative on Malnutrition (GLIM), que vem sendo divulgada desde 2016. O GLIM apresenta a tentativa de formular definição global, para diagnóstico de desnutrição, levando em consideração, diferenças de ordem econômica e organizacional dos sistemas de saúde, bem como características próprias de cada população.[1]

Segundo o GLIM, o diagnóstico de desnutrição deve ser realizado em duas etapas: 1) avaliação do risco nutricional; 2) diagnóstico e classificação da gravidade da desnutrição. A seguir iremos discorrer sobre cada uma das etapas.

Avaliação do risco nutricional

A avaliação do risco nutricional deve ser realizada por qualquer ferramenta de triagem devidamente validada. Mais informações sobre métodos de triagem nutricional podem ser obtidas no capítulo anterior.

Diagnóstico e classificação da gravidade da desnutrição

O GLIM propõe que o diagnóstico seja realizado a partir de critérios fenotípicos e etiológicos, sendo necessária a constatação de pelo menos um critério de cada domínio para confirmação do diagnóstico. Os critérios fenotípicos definidos pelo grupo são: perda de peso involuntária, redução de massa muscular e baixo índice de massa corporal (kg/m^2). Já os critérios etiológicos englobam inflamação ou gravidade da doença e diminuição da ingestão alimentar ou na assimilação de nutrientes pelo organismo.

Critérios fenotípicos

Perda de peso não intencional

A avaliação de perda de peso não intencional é de extrema importância, visto que pode prevenir quadros mais graves de desnutrição. Sendo assim, além da tomada do peso habitual do paciente, é imperativo que os serviços realizem a aferição do peso precocemente e que essa seja parte da rotina de cuidados, permitindo a identificação de declínio, aumento ou manutenção do peso. Uma perda superior ou igual à 5% do peso, em um período de 6 meses e/ou perda de 10%, por período maior que 6 meses, se enquadra como fator fenotípico positivo.

Baixo índice de massa corporal (IMC)

O IMC é critério que deve ser utilizado, levando em consideração, os diferentes referenciais existentes para cada etnia e, também, características próprias da população atendida.[2,3] Esse parâmetro pode se mostrar pouco eficaz em populações com altos índices de obesidade ou sobrepeso, como a norte-americana, uma vez que, esses indivíduos teriam que perder muito peso para atingir um IMC baixo. É considerado baixo IMC, valores < 20,0 kg/m^2, para indivíduos com menos de 70 anos de idade, e < 22,0 kg/m^2, para aqueles com mais de 70 anos. Esses valores são diferentes para asiáticos, sendo < 18,5 kg/m^2, para indivíduos com menos de 70 anos de idade, e < 20 kg/m^2, para mais de 70 anos.

Redução de massa muscular livre de gordura

A redução de massa livre de gordura é critério diagnóstico de desnutrição amplamente aceito. Embora métodos já validados, como densitometria por emissão de raios X de dupla energia (DXA), bioimpedância elétrica, tomografia computadorizada e ressonância magnética sejam altamente aplicáveis em pesquisas, os mesmos não estão facilmente disponíveis na prática clínica. O GLIM recomenda que, na impossibilidade de avaliação por meio dos métodos citados anteriormente, essa seja realizada por exame físico ou medidas antropométricas, como circunferências da panturrilha ou muscular do braço. A redução de força muscular pode ser avaliada como medida de suporte por meio de teste de força de preensão manual (handgrip) ou outro método validado, uma vez que, a redução de massa muscular está associada à redução de sua funcionalidade. O consenso recomenda a utilização de pontos de corte já propostos pelo European Working Group on Sarcopenia in Older People (EWGSOP), Foundation of National Institute of Health (FNIH) e Asian Working Group on Sarcopenia (AWGS).[4,6]

Critérios etiológicos

Inflamação ou nível de gravidade da doença

A ocorrência de inflamação e o grau de gravidade da doença são critérios etiológicos amplamente aceitos e utilizados em ferramentas de triagem. Dessa maneira, o diagnóstico clínico pode definir qual a gravidade da doença e grau de inflamação. Doenças crônicas, como insuficiência cardíaca congestiva, artrite reumatoide, insuficiência renal crônica, câncer, doença pulmonar obstrutiva e doença hepática estão associadas a inflamação de grau leve a moderado. Já a ocorrência de infecções graves, traumas e queimaduras estão associados à inflamação de maior gravidade. São indicadores de inflamação a presença de febre, elevação do gasto energético em repouso e balanço nitrogenado negativo. Testes laboratoriais como proteína C-reativa (PCR) sérica, albumina e pré-albumina podem ser utilizados como medidas de apoio para identificação de quadro inflamatório.

Diminuição da ingestão alimentar ou na assimilação de nutrientes

A redução da ingestão alimentar pode advir de diversas causas, como disfagia, problemas de saúde bucal, anorexia, efeitos colaterais de medicamentos e falta de suporte nutricional adequado. A diminuição na assimilação de nutrientes está relacionada às desordens que influenciam a absorção e incorporação dos mesmos pelo organismo, com destaque para condições gastrintestinais, como síndrome do intestino curto, insuficiência pancreática e após realização de cirurgia bariátrica.

Consumo alimentar inferior a 50%, da necessidade energética diária, por período maior que uma semana ou qualquer redução alimentar, por mais de 2 semanas é indicativo desse fator etiológico, assim como a presença de qualquer condição que afete de maneira negativa a assimilação de alimentos e nutrientes.

Classificação do grau de gravidade da desnutrição

É de grande utilidade clínica, classificar a gravidade da desnutrição, para que seja possível escolher, o quanto antes, a melhor intervenção.

Apesar do uso de fatores fenotípicos e etiológicos para realização do diagnóstico de desnutrição, seu grau de severidade é avaliado somente a partir de valores estabelecidos para fatores fenotípicos. A gravidade da desnutrição pode ser estabelecida em dois estágios: estágio 1 para níveis moderados de desnutrição e estágio 2 para desnutrição grave.

Valores para definição da gravidade da desnutrição.

Perda de peso não intencional

Perdas de 5% a 10% do peso, em menos de 6 meses ou de 10% a 20% do peso, em período maior que 6 meses, indica desnutrição moderada (estágio 1). Já as perdas maiores que 10%, em 6 meses ou maior que 20%, por mais de 6 meses, indicam desnutrição grave (estágio 2).

Baixo IMC

Valores de IMC menores que 20 kg/m², em indivíduos com menos de 70 anos de idade ou inferior a 22 kg/m², para aqueles com mais de 70 anos, indicam a existência de desnutrição moderada (estágio 1). Para valores de IMC menores que 18,5 kg/m², para pessoas com menos de 70 anos de idade ou inferior a 20 kg/m², quem possui mais de 70 anos, é indicativo de desnutrição grave (estágio 2).

Redução de massa magra livre de gordura

Para a avaliação desse critério, a redução da massa magra ou de função muscular deve ser avaliada por métodos validados, como índice de massa magra apendicular por DXA ou outros métodos de avaliação de composição corporal como bioimpedância elétrica e medidas antropométricas; os quais possuem seus próprios valores de referência já estabelecidos. Para perdas de massa magra tidas como leves ou moderadas, considera-se desnutrição de gravidade moderada (estágio 1). Reduções de massa magra consideradas graves, indicam desnutrição grave (estágio 2).

Considerações sobre aplicabilidade do GLIM no paciente crítico

Questões têm sido levantadas sobre a aplicabilidade do GLIM no paciente crítico.[7] As principais dúvidas relacionam-se a alta prevalência de mudanças na distribuição de água corporal induzidas por doenças específicas, como trauma, que podem enviesar a aplicação dos critérios fenotípicos de índice de massa corporal e perda de peso. Em geral, pacientes críticos apresentam alto risco nutricional devido ao elevado catabolismo, exigindo intervenção nutricional. O GLIM recomenda que o diagnóstico e classificação da desnutrição sejam realizados por meio dos demais critérios fenotípicos e etiológicos, visto que esses são parâmetros relevantes no paciente crítico.[8]

Comentários dos autores/*hot points*

- Estabelecer o diagnóstico de desnutrição não é tarefa fácil, pois trata-se de condição multifatorial que se manifesta com diferentes fenótipos.
- Apoiar a tentativa de padronização – uso do GLIM facilitará o diagnóstico e melhor conhecimento da doença.
- O GLIM envolve critérios etiológicos e fenotípicos para diagnóstico de desnutrição.

Referências bibliográficas

1. Cederholm T, Jensen GL, Correia M, Gonzalez MC, Fukushima R, Higashiguchi T, et al. GLIM criteria for the diagnosis of malnutrition - A consensus report from the global clinical nutrition community. Clin Nutr. 2019;38(1):1-9.
2. Obesity: preventing and managing the global epidemic. Report of a WHO consultation. World Health Organ Tech Rep Ser. 2000;894:i-253.
3. Consultation WHOE. Appropriate body-mass index for Asian populations and its implications for policy and intervention strategies. Lancet. 2004;363(9403):157-63.
4. Cruz-Jentoft AJ, Bahat G, Bauer J, Boirie Y, Bruyère O, Cederholm T, et al. Sarcopenia: revised European consensus on definition and diagnosis. Age Ageing. 2019;48(1):16-31.
5. Studenski SA, Peters KW, Alley DE, Cawthon PM, McLean RR, Harris TB, et al. The FNIH sarcopenia project: rationale, study description, conference recommendations, and final estimates. J Gerontol A Biol Sci Med Sci. 2014;69(5):547-58.
6. Chen L-K, Lee W-J, Peng L-N, Liu L-K, Arai H, Akishita M, et al. Recent Advances in Sarcopenia Research in Asia: 2016 Update From the Asian Working Group for Sarcopenia. J Am Med Dir Assoc. 2016;17(8):767.e1-.e7677.
7. da Silva Passos LB, and De-Souza DA. Some considerations about the GLIM criteria- A consensus report for the diagnosis of malnutrition. Clin Nutr. 2019;38(3):1482.
8. Cederholm T, Compher C, Correia MITD, Gonzalez MC, Fukushima R, Higashiguchi T, et al. Response to the letter: Comment on "GLIM criteria for the diagnosis of malnutrition - A consensus report from the global clinical nutrition community". Some considerations about the GLIM criteria - A consensus report for the diagnosis of malnutrition by Drs. LB da Silva Passos and DA De-Souza. Clin Nutr. 2019;38(3):1480-1.

Capítulo 58

Por que alguns pacientes perdem peso apesar da terapia nutricional?

• Mariana de Souza Dorna • Filipe Welson Leal Pereira
• Paula Schmidt Azevedo • Sergio Alberto Rupp de Paiva

Variações do peso no paciente hospitalizado

A medida do peso corporal é extremamente importante no diagnóstico nutricional e no acompanhamento clínico e nutricional do paciente hospitalizado. Com essa monitorização podemos detectar precocemente o ganho e perda de peso.

Ganho de peso

O ganho de peso pode ser devido ao acúmulo de água[1]: 1) pela redistribuição de líquidos na situação de sepses, trauma etc.; 2) por descompensação de insuficiência cardíaca, nefropatia ou hepatopatia; e 3) por hiperalimentação ou realimentação.

Perda de peso

Com relação à perda de peso, podemos levantar as seguintes possibilidades: 1) a prescrição nutricional não está atendendo à necessidade energética do paciente; 2) resultado do tratamento médico de condições edematosas; 3) recuperação nutricional em desnutridos por inanição ou subnutrição; 4) pacientes com intenso catabolismo, como os pacientes internados em UTIs; e 5) Situações de "repouso no leito".

Prescrição não atende às necessidades energéticas

Com relação à prescrição não estar atendendo às necessidades nutricionais dos pacientes, o problema pode estar no cálculo das necessidades ou na via de administração.[2] A necessidade energética dos pacientes internados é bastante heterogênea e de grande variabilidade individual e a terapia nutricional deve ser adaptada a essas características. A quantificação da necessidade de energia pode ser realizada por meio de equipamento de calorimetria indireta ou pelo uso da água duplamente marcada.[3,4] Ou a necessidade energética pode ser estimada por meio de equações de predição ou de fatores.[3,4] Os métodos de quantificação são indiretos, necessitam de equipamentos caros e de pessoal técnico especializado. As equações e os fatores são os mais utilizados na prática clínica pela praticidade. Os valores obtidos por esses últimos métodos não são precisos, podem tanto subestimar como superestimar. Assim, o resultado da prescrição precisa ser acompanhado de variáveis clínicas para verificar a resposta nutricional. Com relação à via de administração, nem toda a dieta prescrita é administrada ou consumida. Por exemplo, pacientes em dieta por via oral espontânea, principalmente os idosos, em situação de estresse agudo, na maioria das vezes pode estar ingerindo abaixo do recomendado.[1] Os problemas de administração (perda de sonda, obstrução, problemas de gotejamento etc.) e ou interrupção de administração (toalete brônquica, exames, procedimentos cirúrgicos etc.) das dietas enterais podem acarretar menor oferta. Dessa maneira, é importante calcular as necessidades nutricionais com frequência e monitorizar o consumo e ou administração da dieta e verificar a resposta nutricional.

Tratamento de condições edematosas

O segundo motivo para explicar a perda de peso durante o tratamento nutricional seria como resultado do tratamento médico de condições edematosas. Algumas situações clínicas que cursam com retenção hídrica são difíceis de interpretar a redução do peso ou mudanças de variáveis obtidas pelos métodos como bioimpedância e absorciometria de raios X de dupla energia como déficit nutricional. O peso e esses métodos de avaliação da composição corporal consideram a água em excesso como massa livre de gordura (MLG) ou massa magra (MM) respectivamente, superestimando os valores obtidos.[4] Assim, geralmente, a perda de peso ou a diminuição da MLG ou da MM podem estar representando a resposta ao tratamento clínico.[5,6] Exames mais sofisticados como a ressonância magnética nuclear ou a diluição isotópica da D3-creatina podem ajudar a interpretar a resposta ao tratamento.[7,8]

Recuperação nutricional e redistribuição da água corporal

O terceiro motivo para perda de peso corporal, durante a terapia nutricional, seria a redistribuição e eliminação da água corporal em excesso do indivíduo desnutrido durante o início da terapia nutricional.[9,10] O paciente desnutrido pode ter acúmulo de até 10% do peso corporal de água, sem o aparecimento de edema periférico. Assim, ao introduzir a terapia nutricional ocorre melhora no metabolismo celular e acontece a redistribuição do excesso de líquido com aumento do volume urinário, do aumento da concentração sérica das proteínas viscerais, e diminuição do peso corporal. Segundo Blackburn, essa resposta seria considerada boa resposta nutricional e os pacientes cirúrgicos com essa resposta nutricional teriam riscos cirúrgicos semelhantes a indivíduos bem nutridos.

Intenso catabolismo nos pacientes críticos

Uma quarta situação de perda de peso, em terapia nutricional, seria o que ocorre no paciente crítico. Após o insulto, o paciente crítico vai apresentar hipermetabolismo e hipercatabolismo com perda acentuada de nitrogênio e consequentemente de proteínas. O catabolismo muscular seria a fonte de aminoácidos para a síntese proteica do processo de resposta da fase aguda e de cicatrização. Como consequência, o balanço negativo de nitrogênio persiste durante o período catabólico, mesmo com aumento substancial da oferta de proteínas e calorias. A eficácia dos aminoácidos ou proteínas da dieta tem efeito limitado na síntese proteica e na reversão do balanço nitrogenado negativo devido à resistência anabólica.[11]

Uma estratégia para atenuar a resistência insulínica em pacientes críticos e evitar a hiperalimentação seria o uso de terapia nutricional hipocalórica (80% da meta de energia) na primeira semana de internação. Entretanto, essa estratégia pode resultar também em perda de peso.[12]

Repouso no leito

Uma última situação que tem que ser lembrada é o chamado repouso no leito "*bed rest*". há dados na literatura que apontam os efeitos deletérios do repouso prolongado no leito sobre o metabolismo e massa muscular.[13-15] Nessas condições, ocorre perda progressiva da massa muscular esquelética, com consequente comprometimento de função.[13-16] Durante a fase de repouso no leito, o desuso pode levar a perda de, aproximadamente, 1 kg de massa muscular de um indivíduo adulto, previamente saudável, em uma semana acamado.[17] Konturek *et al.* verificaram que pacientes em situação de imobilidade e repouso no leito apresentam, seis vezes mais chance, de ter desnutrição no hospital, do que pacientes com mobilidade.[18] Dessa maneira, consideram o repouso no leito um dos fatores de risco importantes para desenvolvimento de desnutrição.[18]

Comentários dos autores/*hot points*

- O intenso catabolismo, a resistência anabólica e o repouso no leito são fatores centrais na perda de peso de pacientes apesar da terapia nutricional.
- Algumas situações, em que há perda de peso, podem ser consideradas como boas respostas clínicas: a perda de água do paciente com insuficiência cardíaca ou cirrose hepática ou a perda de água do paciente desnutrido.
- A perda de peso do paciente crítico e a do repouso no leito exigem outras estratégias além da terapia nutricional adequada.

Referências bibliográficas

1. Volkert D, Beck AM, Cederholm T, Cruz-Jentoft A, Goisser S, Hooper L, et al. ESPEN guideline on clinical nutrition and hydration in geriatrics. Clin Nutr. 2019;38(1):10-47.
2. Singer P, Blaser AR, Berger MM, Alhazzani W, Calder PC, Casaer MP, et al. ESPEN guideline on clinical nutrition in the intensive care unit. Clin Nutr. 2019;38(1):48-79.
3. Minicucci MF, Azevedo PS, Duarte DR, Soriano EA, and Paiva SAR. Terapia nutricional nos pacientes críticos. Revista Diagnóstico & Tratamento. 2005;10(3):161-2.
4. Paiva SAR, Campana AO, Okoshi MP, and Godoy I. Terapia nutricional como coadjuvante no tratamento do paciente com

insuficiência cardíaca. Revista da Sociedade de Cardiologia do Estado de São Paulo. 2004;14(1):186-96.

5. Sam J, and Nguyen GC. Protein-calorie malnutrition as a prognostic indicator of mortality among patients hospitalized with cirrhosis and portal hypertension. Liver Int. 2009;29(9):1396-402.

6. Rahman A, Jafry S, Jeejeebhoy K, Nagpal AD, Pisani B, and Agarwala R. Malnutrition and Cachexia in Heart Failure. JPEN J Parenter Enteral Nutr. 2016;40(4):475-86.

7. Morley JE, and Sanford AM. Screening for Sarcopenia. J Nutr Health Aging. 2019;23(9):768-70.

8. Schaap LA. D3-Creatine Dilution to Assess Muscle Mass. J Gerontol A Biol Sci Med Sci. 2019;74(6):842-3.

9. Bergström J, and Hultman E. Determination of water and electrolytes in muscle biopsies in the nutritional assessment of clinical disorders. JPEN J Parenter Enteral Nutr. 1987;11(5 Suppl):51S-4S.

10. Nishiyama VKG, Albertini SM, Moraes CMZGd, Godoy MFd, and Netinho JG. Malnutrition and clinical outcomes in surgical patients with colorectal disease. Arq Gastroenterol. 2018;55(4):397-402.

11. Wolfe RR. The 2017 Sir David P Cuthbertson lecture. Amino acids and muscle protein metabolism in critical care. Clin Nutr. 2018;37(4):1093-100.

12. McClave SA, DiBaise JK, Mullin GE, and Martindale RG. ACG Clinical Guideline: Nutrition Therapy in the Adult Hospitalized Patient. Am J Gastroenterol. 2016;111(3):315-34; quiz 35.

13. Coker RH, Hays NP, Williams RH, Wolfe RR, and Evans WJ. Bed rest promotes reductions in walking speed, functional parameters, and aerobic fitness in older, healthy adults. The journals of gerontology Series A, Biological sciences and medical sciences. 2015;70(1):91-6.

14. Brower P, and Hicks D. Maintaining muscle function in patients on bed rest. Am J Nurs. 1972;72(7):1250-3.

15. Ferrando AA, Lane HW, Stuart CA, Davis-Street J, and Wolfe RR. Prolonged bed rest decreases skeletal muscle and whole body protein synthesis. Am J Physiol. 1996;270(4 Pt 1):E627-E33.

16. Brooks N, Cloutier GJ, Cadena SM, Layne JE, Nelsen CA, Freed AM, et al. Resistance training and timed essential amino acids protect against the loss of muscle mass and strength during 28 days of bed rest and energy deficit. J Appl Physiol. 2008;105(1):241-8.

17. Dirks ML, Wall BT, and van Loon LJC. Interventional strategies to combat muscle disuse atrophy in humans: focus on neuromuscular electrical stimulation and dietary protein. J Appl Physiol. 2018;125(3):850-61.

18. Konturek PC, Herrmann HJ, Schink K, Neurath MF, and Zopf Y. Malnutrition in Hospitals: It Was, Is Now, and Must Not Remain a Problem! Med Sci Monit. 2015;21:2969-75.

Seção 16

Idosos

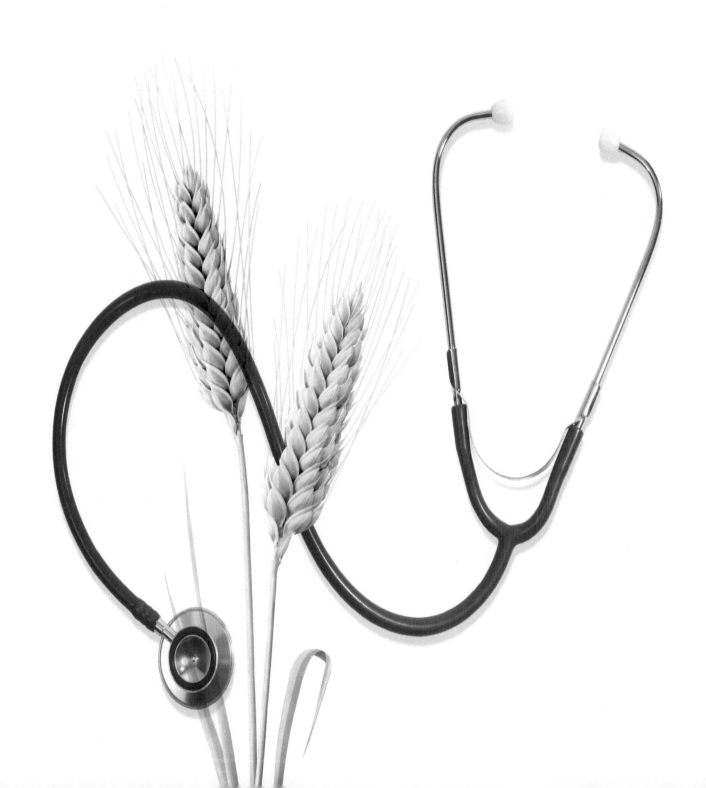

Síntese da Inteligência Didática

Idosos

IMC	Sarcopenia	Fragilidade	Manejo
IMC (OPAS, 2002): • Adequado: 23 a 27,9 kg/m² • Excesso de peso: 28 a 29,9 kg/m² • Obesidade: > 30 kg/m² IMC não reflete adequadamente a composição corporal em idosos, pois sofre influência da idade, perda de massa muscular e aumento da gordura corporal Principais causas de perda de peso: anorexia, caquexia, má absorção, hipermetabolismo, desidratação e sarcopenia	Doença muscular (insuficiência muscular) na qual a baixa força muscular é o determinante principal para disparar o gatilho da investigação associada à baixa quantidade e qualidade muscular, juntamente com deterioração funcional Triagem: SARC-F Diagnóstico: • Avaliação da força muscular: dinamômetro • Avaliação da massa e qualidade muscular: DXA ou BIA • Avaliação de performance: *time up and go* (TUG) Sarcopenia associada ao acúmulo de tecido adiposo = obesidade sarcopênica	Síndrome caracterizada por diminuição da reserva homeostática e redução da capacidade do organismo de resistir ao estresse, resultando em declínios cumulativos em múltiplos sistemas fisiológicos, causando vulnerabilidade e efeitos adversos Ferramentas de triagem: diversos instrumentos foram propostos, porém, não há padrão-ouro para o diagnóstico Fatores de risco: sedentarismo, anorexia do envelhecimento e presença de comorbidades	Atividade física, principalmente exercícios de resistência associados à atividade aeróbia, equilíbrio e flexibilidade Ingestão proteica adequada: 1 g a 1,5 g/kg/dia Proteínas ricas em leucina (3 g/30 g proteína) e aminoácidos essenciais (10-20 g) são opções que podem ser consideradas Enriquecer alimentos pode ser boa estratégia para melhorar a adesão dos idosos a aumentar a oferta proteica Manter concentrações adequadas de vitamina D Reposição hormonal pode ser considerada em casos de deficiência

Capítulo 59

Como interpretar o IMC em idosos

• Nelson Iucif Junior

Pontos de corte do IMC para idosos

O American College of Cardiology (ACC) e a American Heart Association (AHA), definem adultos com sobrepeso, se o índice de massa corporal (IMC) ≥ 25 kg/m² e obesos como IMC ≥ 30 kg/m², independentemente da faixa etária. A Organização Pan-Americana de Saúde (OPAS), em 2002, propôs que o IMC adequado para o idoso se situa entre 23 a 27,9 kg/m², sendo considerado excesso de peso de 28 a 29,9 kg/m² e obesidade acima de 30 kg/m².[2]

Dificuldades de definir obesidade apenas pelo IMC

Todavia, avaliar com precisão os efeitos da obesidade em idosos pode ser um desafio, dadas as dificuldades de definir a obesidade pelo IMC.[1] O IMC pode classificar alguns idosos com sobrepeso, sem que o sejam, e também, pode falhar em detectar obesidade nessa faixa etária. Por exemplo, se uma pessoa perde altura como resultado de fraturas por compressão vertebral, seu IMC se tornaria mais alto, mesmo sem alteração no peso ou na gordura corporal. Por outro lado, alterações na composição corporal com a idade, incluindo perda de massa muscular e aumento de gordura, podem não se refletir no IMC, mesmo que a pessoa realmente tenha muita gordura corporal. Adicionalmente, em idosos, ter excesso de gordura visceral é mais prevalente do que o IMC poderia predizer.[3] Dado que o IMC pode subestimar ou superestimar a massa gordurosa em idosos e o fato de que a deposição de gordura no idoso tende a se acumular intra-abdominalmente, a mensuração da circunferência da cintura pode ser a melhor maneira antropométrica de avaliação.[1] Destarte tais considerações, a maioria dos estudos utiliza IMC para definir obesidade nos idosos e, talvez, esse seja um dos motivos pelos quais, o efeito da obesidade nessa faixa etária se torne muito mais complexo.[3] Menores valores de IMC foram associados a maior mortalidade em ambos os sexos, porém, outras variáveis podem confundir a associação entre obesidade e morte em adultos mais velhos. Dessa maneira, parece prudente não interpretar a obesidade como inofensiva ou benéfica nos idosos, mas, sim, que o risco relativo de morte associado a um maior IMC, diminuiu com a idade.[3] As metas ideais de IMC em idosos ainda precisam ser validadas em um grande estudo prospectivo, porém, a combinação dos dados disponíveis sugere que o IMC < 25 kg/m² e > 35 kg/m² está associado a maior mortalidade em idosos.[1]

Comentários dos autores/*hot points*

- Alterações na composição corporal com a idade, incluindo perda de massa muscular e aumento de gordura, podem não se refletir no IMC.
- O IMC não reflete adequadamente a composição corporal do idoso.

Referências bibliográficas

1. McKee A, Morley JE. Obesity in the Elderly. In: De Groot LJ, Chrousos G, Dungan K, Feingold KR, Grossman A, Hershman JM, Koch C, Korbonits M, McLachlan R, New M, Purnell J, Rebar R, Singer F, Vinik A, editors. Endotext [Internet]. South Dartmouth (MA): MDText.com, Inc.; 2000-2018 Oct 12.
2. Organización Panamericana de la Salud. Encuesta Multicéntrica Salud Bienestar y Envejecimiento (SABE) en América Latina y el Caribe: informe preliminar. 36ª Reunión del Comité Asesor de Investigaciones en Salud; 9-11 jul 2001; Kingston. Washington, D.C: OPAS.
3. Cetin DC, Nasr G. Obesity in the elderly: more complicated than you think. Cleve Clin J Med. 2014;81(1):51-61.

Capítulo 60

Por que os idosos perdem peso e massa magra?

• Nelson Iucif Junior

A desnutrição e a perda de peso associadas ao pior prognóstico

A ocorrência de desnutrição ou subnutrição está altamente associada ao envelhecimento e contribui não só para a perda de peso, como para perda da massa e força muscular, além de outras contribuições conhecidas e negativas, lembrando que, nos idosos, a perda de peso é o principal sinal de desnutrição energético-proteica.

A desnutrição franca ocorre em 5% a 10% dos idosos em lares de idosos e em até 50% dos pacientes mais velhos quando recebem alta hospitalar. Numerosos estudos demonstraram que, quando os idosos perdem peso, eles têm o dobro do risco de morte, mesmo quando estão com sobrepeso. Isso ocorre, até mesmo, em pessoas que têm doenças devido à obesidade, como diabetes *mellitus*. A perda de peso também aumenta a chance de uma pessoa idosa ter uma fratura de quadril ou ser institucionalizada, pois a perda ponderal leva não apenas à perda de gordura, mas também, à perda de músculo e osso. Isso aumenta a propensão a quedas, fraturar um quadril ou desenvolver fragilidade. Há seis causas principais de perda de peso: anorexia, caquexia, má absorção, hipermetabolismo, desidratação e sarcopenia. A Figura 60.1 ilustra algumas delas.

Anorexia

A anorexia mostrou prever a mortalidade de modo independente. Há um declínio na ingestão de alimentos ao longo da vida. A ingestão de alimentos nos homens diminui em 30% e nas mulheres em 20% e isso tem sido denominado anorexia fisiológica do envelhecimento. As causas dessa anorexia do enve-

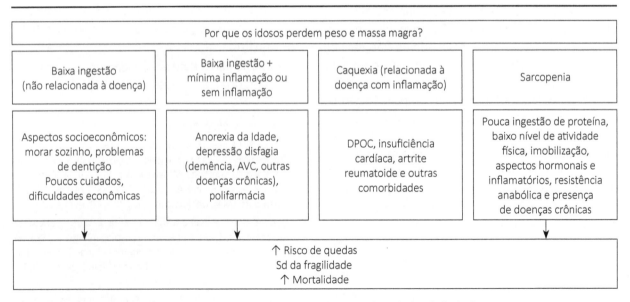

Figura 60.1: Por que os idosos perdem peso e massa magra? (Elaborada pelo autor. Adaptada da referência 3).

lhecimento são multifatoriais. A diminuição do gosto e olfato que ocorre com o envelhecimento diminui o prazer da comida. Isso é exponenciado em pessoas que fumam ou que estão recebendo muitas medicações, o que é comum nessa faixa etária. Vários reguladores antrais e cerebrais da alimentação estão alterados no envelhecimento.

A depressão é a causa mais comum de anorexia patológica tanto em idosos que moram na comunidade quanto nos residentes em asilo. Os medicamentos, particularmente, no caso da polifarmácia, são outra causa comum de perda de peso em idosos.

Caquexia

A caquexia é um grave distúrbio de desgaste, caracterizado pela perda de músculo e gordura. É causada por uma variedade de doenças que produzem alto grau de inflamação, muitas delas comuns em idosos, como doença pulmonar obstrutiva crônica (DPOC), insuficiência renal, insuficiência cardíaca, artrite reumatoide, neoplasias e outras.

As razões comuns para a má absorção em pessoas idosas são doença celíaca e insuficiência pancreática. As causas comuns de hipermetabolismo são hipertireoidismo e feocromocitoma. Em pessoas idosas, o hipertireoidismo apático pode apresentar perda de peso como principal sintoma, juntamente com fibrilação atrial, fraqueza muscular proximal e blefaroptose. Feocromocitoma deve ser considerado em pessoas idosas que permanecem hipertensas enquanto perdem peso.[1]

Atrofia muscular

Conquanto essa desnutrição ou subnutrição, comum em idosos, que acomete vários órgãos e sistemas pode ser prevenida, a principal alteração associada ao envelhecimento é a atrofia muscular. A perda progressiva de massa muscular começa, aproximadamente, aos 40 anos de idade. Essa perda é de cerca de 8% por década, até aos 70 anos, elevando então, para 15%, por década. A redução na massa muscular é combinada com um aumento na massa gordurosa e, assim, por vezes, o peso corporal pode permanecer inalterado, embora a composição corporal se altere bastante.

Várias alterações estruturais e bioquímicas no músculo foram descritas em idosos. A área seccional muscular tem uma redução, que pode chegar a 30%, na comparação entre os 20 e 70 anos e está associada a um acúmulo de gordura no músculo. Alterações nos neurônios motores também foram observadas com o envelhecimento, o número e a atividade das unidades motoras estão diminuídas, prejudicando o controle motor. Uma mudança na composição das fibras musculares ocorre com o avanço da idade, constando de uma redução na fibra glicolítica de contração rápida (Tipo II). Tais alterações, no tipo de fibras, podem ocorrer quando as miofibras do tipo II são reinervadas pelos neurônios motores do tipo I. Como consequência das alterações estruturais e bioquímicas, a força muscular e a capacidade funcional são reduzidas nos idosos. O *health and body composition study*, que incluiu 1.880 idosos, mostrou uma forte associação entre as alterações envolvendo massa muscular e os efeitos na força. A força das pernas diminui de 10% a 15%, por década, até os 70 anos de idade, e, então, declina entre 25% a 40%, por década. De maneira geral, a força muscular é, aproximadamente, 20% a 40%, menor aos 70 anos, quando comparada aos adultos jovens. Essa redução da função muscular é uma questão importante em contextos clínicos, pois está independentemente associada ao aumento do risco de quedas, incapacidade, síndrome da fragilidade, alterações metabólicas, comprometimento da qualidade de vida e mortalidade em idosos.[2]

Comentários dos autores/*hot points*

- Dentre os motivos que fazem os idosos perderem peso estão a anorexia, alterações psicológicas e metabólicas.
- A sarcopenia é um acometimento importante dos idosos que deve ser prevenida ou diagnosticada e tratada.

Referências bibliográficas

1. John E Morley; Undernutrition in older adults, Family Practice. 2012;29(Suppl_1):i89-i93
2. Gomes MJ, Martinez PF, Pagan LU, et al. Skeletal muscle aging: influence of oxidative stress and physical exercise. Oncotarget. 2017;8(12):20428-20440.
3. Mathewson SL, Azevedo PS, Gordon AL, Phillips BE, Greig CA. Overcoming protein-energy malnutrition in older adults in the residential care setting: A narrative review of causes and interventions. Ageing Res Rev. 2021;70:101401.

Capítulo 61

Como diagnosticar e manejar a sarcopenia?

• Paula Schmidt Azevedo • Angelo Thompson Colombo Lo
• Alessandro Ferrari Jacinto

O que é a sarcopenia

A sarcopenia é o comprometimento generalizado e progressivo da musculatura esquelética, associado ao aumento da probabilidade de complicações, incluindo quedas, fraturas, incapacidade física e mortalidade.[1]

Em 2010, o European Working Group on Sarcopenia in Older People (EWGSOP) publicou uma definição de sarcopenia, que promoveu avanços no diagnóstico e assistência aos portadores, nas últimas décadas. Em 2018, o mesmo grupo se reuniu para atualizar a definição. A grande diferença é que na primeira existia foco na avaliação da massa muscular, que nem sempre é viável na prática clínica. A segunda definição, mais recente, tem como ponto primordial a avaliação da função muscular, visto que a avaliação da massa fica para um segundo momento e se necessária.[1] A Tabela 61.1 mostra a proposta do EWGSOP, para a realização da triagem, avaliação, confirmação e gravidade.

Tabela 61.1: Diagnóstico de sarcopenia seguindo os passos "triagem, avaliação, confirmação e gravidade"

Triagem	Avaliação	Confirmação	Gravidade
SARC-F ou suspeita clínica	Força: força de preensão manual, teste de sentar e levantar da cadeira	Quantidade e qualidade DXA, BIA, TC, RM	Performance Física Velocidade de marcha, TUG, SPPB, caminhada em 400 m

Questionário SARC-F: *strength, assistance with walking, rise from a chair, climb stairs and falls*. DXA: absorciometria radiográfica de dupla energia (densitometria de corpo inteiro); BIA: bioimpedância elétrica; TC: tomografia computadorizada, RM: ressonância magnética. TUG: *time-up-and-go*, SPPB: *short physical performance battery*.

Fonte: Adaptada da referência 1.

Triagem

Para a triagem, recomenda-se o uso da suspeita clínica sem o uso de ferramentas ou pelo uso do questionário SARC-F (*strength, assistance with walking, rise from a chair, climb stairs and falls*).[1,2] Esse questionário tem cinco domínios: força, auxílio para caminhar, levantar da cadeira para a cama, subir escadas e quedas). Se a pontuação for igual ou maior que 4, a triagem é positiva para sarcopenia[2] (Tabela 61.2).

Tabela 61.2: Questionário SARC-F para triagem da sarcopenia

Força	Qual sua dificuldade para levantar 4 kg?	Nenhuma = 0 Alguma = 1 Muita ou não é capaz = 2
Ajuda para caminhar	Qual sua dificuldade para cruzar a sala?	Nenhuma = 0 Alguma = 1 Muita ou com ajuda de alguém ou de um dispositivo, ou não é capaz = 2
Levantar da cadeira	Qual sua dificuldade de levantar da cadeira e ir para a cama?	Nenhuma = 0 Alguma = 1 Muita ou incapaz = 2
Subir escadas	Qual sua dificuldade em subir escadas (10 degraus)?	Nenhuma = 0 Alguma = 1 Muita ou incapaz = 2
Quedas	Quantas vezes você caiu nesse último ano?	Nenhuma = 0 1-3 quedas = 1 4 ou mais = 2

Fonte: Adaptada da referência 2.

Avaliação da força muscular

Na suspeita de sarcopenia, o próximo passo é a avaliação da força muscular. O teste "levantar-se e sentar-se da cadeira o mais rápido possível por cinco vezes" é uma maneira rápida e sem custos. Orienta-se que o paciente deva cruzar os braços sobre o tórax e levantar-se e sentar-se sem apoio. Se demorar mais de 15 segundos, o teste é positivo para redução de força. Outra maneira de avaliar a força muscular é por meio da avaliação da força de preensão manual, utilizando-se um dinamômetro.[1] Os pontos para avaliação da força muscular encontram-se na Tabela 61.3.

Tabela 61.3: Pontos de corte utilizados para avaliação da massa e função muscular e performance física, no contexto do diagnóstico da sarcopenia

Teste	Pontos de corte para homens	Ponto de corte para mulheres
FPM	< 27 kg	< 16 kg
Sentar-se e levantar-se da cadeira	> 15 segundos por cinco levantadas	
MMA	< 20 kg	< 15 kg/m²
IMMA	< 7,0 kg/m²	< 5,5 kg/m²
Velocidade de marcha	≤ 0,8 m/s	
SPPB	≤ 8 pontos no escore	
TUG	≥ 20 segundos	
Teste de 400 m de caminhada	Não conclusão ou ≥ 6 minutos para concluir	

FPM: força de preensão manual; MMA: massa muscular apendicular; IMMA: índice de massa muscular apendicular; TUG: *time-up-and-go*, SPPB: *short physical performance battery*.
Fonte: Adaptada da referência 1.

Avaliação da massa e qualidade muscular

Na sequência, se houver redução de força muscular, procede-se com a avaliação da massa e qualidade muscular. Os melhores métodos são a ressonância magnética e tomografia computadorizada, entretanto não são viáveis na prática clínica, exceto se o paciente tiver indicação prévia de algum desses exames, por algum outro motivo. A avaliação por densitometria de corpo inteiro ou absorciometria radiográfica de dupla energia (DXA) e a avaliação por bioimpedância elétrica (BIA) são aplicáveis na prática clínica. A DXA tem maior acurácia, porém, a BIA é mais prática de ser realizada à beira do leito.[1] Os pontos de corte para massa muscular reduzida encontram-se na Tabela 61.3. Outra referência, diferente do último consenso do EWGSOP, sugere que o uso do índice de massa magra (massa magra total/estatura²), avaliado pela bioimpedância (≤ 17 kg/m² para homens e ≤ 15 kg/m² para mulheres) também pode ser usado.[3] Importante lembrar que a avaliação por BIA sofre influência dos aparelhos (uni ou multifrequenciais), da volemia, entre outros. Caso esses métodos não estejam disponíveis, pode-se utilizar a circunferência da panturrilha, que quando inferior a 31 cm pode sugerir menor massa magra.[1]

Avaliação da performance

Após a confirmação da sarcopenia, a próxima avaliação a ser realizada é quanto à performance. O teste *timed up and go* (TUG) refere-se a levantar-se da cadeira, caminhar por 3 metros, retornar caminhando e sentar-se novamente. No contexto da sarcopenia, se o paciente demorar 20 segundos ou mais para realizar essa tarefa, significa que apresenta comprometimento grave. Isso se deve ao fato de que além da redução da força e massa muscular, apresenta também redução de sua funcionalidade ou performance. Outros testes podem ser utilizados como velocidade de marcha (realizada em 4 metros), teste de caminhada de 400 metros ou o SPPB: *short physical performance battery*. Os pontos de corte para performance prejudicada estão na Tabela 61.3.

Portanto, com testes rápidos, simples e de baixo custo, é possível chegar ao diagnóstico de sarcopenia. Importante observar que a sarcopenia pode se manifestar com redução de tecido adiposo ou não. Desse modo, na vigência de sarcopenia e acúmulo de tecido adiposo, estamos frente ao quadro de obesidade sarcopênica. A obesidade sarcopênica combina sarcopenia, definida por critérios variáveis, apresentados anteriormente, com a presença de obesidade, definido como IMC > 30 kg/m² ou pelos níveis de adiposidade.[4]

Manejo da sarcopenia

A maioria dos estudos de intervenção envolve idosos saudáveis e não aqueles que já apresentem sarcopenia. Então, ainda faltam evidências sobre as potenciais estratégias para manejo da sarcopenia. A melhor estratégia estudada até o momento é a realização de atividade física.

Ao diagnosticar sarcopenia ou obesidade sarcopênica, recomenda-se a realização de atividade física, principalmente que envolvam exercícios aeróbicos, de resistência e equilíbrio, conforme discutido no Capítulo 66.

O grupo de estudos PROT-AGE sugere maior ingestão de proteínas para idosos: entre 1,0-1,2 g/kg de peso para idosos e 1,2-1,5 g/kg de peso para idosos com doenças crônicas, porém os estudos considerados para a recomendação não foram desenhados, especificamente, para aqueles que apresentavam sarcopenia.[3,5-7]

Duas metanálises, uma publicada em 2017, e outra em 2019, avaliaram a terapia nutricional para prevenção ou tratamento da sarcopenia. Mais de 90% dos estudos mostram que o exercício físico é eficaz em recuperar massa e ou força muscular. A terapia nutricional isoladamente é controversa, mas quando associada aos exercícios físicos, pode potencializar ainda mais seus benefícios.[7,8] Nesse sentido, suplementos proteicos de alto valor biológico, ricos em leucina, são recomendados.[9,10]

Estudos mostram que até o momento, as estratégias mais promissoras com potencial de síntese proteica muscular são a ingestão de porções fracionadas (café da manhã, almoço, jantar) que contenham leucina (~3 g)/ proteína (~23-30 g) ,ou aminoácidos essenciais (~10 g-20 g),ou HMB (~3 g/d) ou creatina (~5 g/d), essa última associada ao exercício físico.[7,8,11,12,13] A Tabela 61.4 mostra alguns alimentos, em porções, quantidade de proteína que equivalem a 3 g de leucina.

Tabela 61.4: Alimento, quantidade de proteína e de alimento que contém 3 g de leucina

Fonte proteica	Quantidade de proteína que contenha 3 g de leucina (g)	Quantidade do alimento (g)
Proteína isolada do soro do leite	23	27
Leite	28	876
Caseína	30	35
Carne (bife)	35	165
Ovo	36	5*
Soja	38	104
Trigo	45	299
Feijão	36	167
Aveia	35	236

*Unidades.
Fonte: Elaborada por autores e adaptada da referência 11.

Os idosos por suas características que envolvem anorexia, alteração da palatabilidade, podem se beneficiar do uso de suplementos prontos ou de alimentos enriquecidos. Sobre os alimentos enriquecidos, uma sugestão de suplemento caseiro é: 1 copo de leite + 3 colheres de sopa de leite em pó + 2 colheres de sopa de creme de leite + fruta – equivale a aproximadamente 500 kcal e 15 g de proteína.[12]

Alguns ensaios clínicos estão em andamento, como p. ex., o *sarcopenia and physical frailty in older people: multicomponent treatment strategies* (SPRINTT),[14] que envolve a suplementação de proteína e exercícios físicos. E a análise de subgrupo pré-frágil do estudo *DO-HEALTH clinical trial*[15], que envolve suplementação de ômega-3 ou programa de exercícios resistidos.

Esses estudos são de boa qualidade e envolvem número expressivo de participantes e serão muito úteis em gerar informações sobre o tratamento da sarcopenia.

Importante ressaltar que a sarcopenia é um distúrbio complexo, multifatorial, que necessita de estudos em relação às potenciais estratégias, incluindo a avaliação de segurança delas. Manter as concentrações adequadas de vitamina D, ingestão de energia e proteína, exercícios físicos são os pilares do tratamento.

Comentários dos autores/*hot points*

- A sarcopenia é o comprometimento generalizado e progressivo da musculatura esquelética, associado ao aumento da probabilidade de complicações.
- Com testes rápidos, simples e de baixo custo, é possível chegar ao diagnóstico de sarcopenia.
- Quando a sarcopenia se associa ao acúmulo de tecido adiposo, estamos frente ao quadro de obesidade sarcopênica.
- Até o presente momento, atividade física é o principal pilar do tratamento da sarcopenia e obesidade sarcopênica.

Referências bibliográficas

1. Cruz-Jentoft AJ, Bahat G, Bauer J, Boirie Y, Bruyère O, Cederholm T, Cooper C, Landi F, et al. Sarcopenia: revised European consensus on definition and diagnosis. Age Ageing. 2019;48:16-31.
2. Malmstrom TK, Morley JE. SARC-F: A Simple Questionnaire to Rapidly Diagnose Sarcopenia. JAMDA. 2013;14:531e532.
3. Biolo G, Cederholm T. Muscaritoli M.Muscle contractile and metabolic dysfunction is a common feature of sarcopenia of aging and chronic diseases: From sarcopenic obesity to cachexia. Clinical Nutrition. 2014;33:737-48.
4. Bazzaroni R, Bischoff S, Boiri Y, Busetto L, Cederholm T, Dicker D, et al. Sarcopenic Obesity: Time to Meet the Challenge. Obes Facts 2018;11:294-305.
5. Bauer J, Biolo G, Cederholm T, Cesari M, Cruz-Jentoft AJ, Morley JE, et al. Evidence-based recommendations for optimal dietary protein intake in older people: a position paper from the PROT-AGE Study Group. J Am Med Dir Assoc. 2013;14:542-59.

6. Cruz-jentoft AJ, Sayer AA. Sarcopenia. Lancet. 2019; 393:2636-46.

7. Beaudart C, Dawson A, Shaw SC, Harvey NC, Kanis JA, Binkley N et al. and IOF-ESCEO Sarcopenia Working Group.Nutrition and physical activity in the prevention and treatment of sarcopenia: systematic review. Osteoporos Int. 2017;28(6):1817-1833.

8. Liao CD, Chen HC, Huang SW, Liou. The Role of Muscle Mass Gain Following Protein Supplementation Plus Exercise Therapy in Older Adults with Sarcopenia and Frailty Risks: A Systematic Review and Meta-Regression Analysis of Randomized Trials. Nutrients. 2019;11(8):1713.

9. Brook MS, Wilkinson DJ, Atherton P. Nutrient modulation in the management of disease-induced muscle wasting: evidence from human studies. Curr Opin Clin Nutr Metab Care. 2017;20:000-000.

10. Brook MS, Wilkinson DJ, Atherton P. An update on nutrient modulation in the management of disease-induced muscle wasting: evidence from human studies. Curr Opin Clin Nutr Metab Care 2020;23:174-180.

11. van Vilet S, Burd NA, van Loon LJC. The Skeletal Muscle Anabolic Response to Plant- versus Animal-Based Protein Consumption. J Nutr 2015;145(9):1981-91.

12. Manual para avaliação e manejo da síndrome da fragilidade do idoso: conceitos e manejo para profissionais da atenção primária à saúde/Vania Ferreira de Sá Mayoral. Paula S Azevedo. [et al].- Botucatu: Unesp/HCFMB, 2021. Disponível em: http://www.hcfmb.unesp.br/biblioteca-virtual ISBN: 978-65-87884-09.

13. Oktaviana J, Zanker J, Vogrin S et al. The Effect of β-hydroxy-β--methylbutyrate (HMB) on Sarcopenia and Functional Frailty in Older Persons: A Systematic Review. J Nutr Health Aging. 2019;23(2):145-150.

14. Marzetti E, Cesari M, Calvani R, Msihid J, Tosato M, Rodriguez-Mañas L. et al. and SPRINTT Consortium. The "Sarcopenia and Physical fRailty IN older people: multi-componenT Treatment strategies" (SPRINTT) randomized controlled trial: Case finding, screening and characteristics of eligible participants. Exp Gerontol. 2018;113:48-57.

15. Bischoff-Ferrari HA, Vellas B, Rizzoli R, Kressig RW, da Silva JAP, Blauth M, et al. and DO-HEALTH Research Group. Effect of Vitamin D Supplementation, Omega-3 Fatty Acid Supplementation, or a Strength-Training Exercise Program on Clinical Outcomes in Older Adults: The DO-HEALTH Randomized Clinical Trial. JAMA. 2020;10;324(18):1855-1868.

Capítulo 62

Reposição hormonal para sarcopenia – o que dizem as evidências?

• Nelson Iucif Junior

Visão geral sobre sarcopenia

O termo sarcopenia foi, inicialmente, introduzido por Irwin Rosenberg, em 1989, para descrever a perda da massa muscular que ocorre com o envelhecimento. O advento de novos conhecimentos científicos, ao longo dos últimos anos, sugere ser importante considerar, principalmente a perda da força muscular, sendo o diagnóstico confirmado pela perda conjunta da massa muscular. A redução concomitante da função, caracterizaria sarcopenia grave, visto que todos esses parâmetros são relativos a um determinado nível de corte. É uma síndrome geriátrica com múltiplas causas, que pode incluir influência genética, imobilidade ou desuso, fatores hormonais, inflamação, comorbidades e deficiências nutricionais. A combinação de atividade física com o aporte adequado de nutrientes, notadamente proteínas, parece ser a conduta ideal para prevenção e tratamento da sarcopenia.

O exercício, uma maneira de atividade física com um propósito específico, tipicamente descrito por tipo, intensidade, frequência e duração, aumenta a massa e a força muscular, além de melhorar o desempenho. Evidências mostram que exercícios de resistência progressiva combinados com aeróbicos são mais benéficos para a prevenção e tratamento da sarcopenia.

A síntese proteica muscular (SPM) se eleva após a ingestão alimentar, superando a degradação da proteína muscular (DPM), enquanto na fase pós-absortiva essa relação se inverte. Ao longo do tempo, a massa muscular depende do balanço entre a SPM e a DPM. A magnitude da SPM é dependente do fornecimento de nutrientes, com a adequada quantidade e qualidade da proteína ingerida, bem como da frequência e da relação dessa com a atividade física. Adicionalmente, níveis adequados de vitamina D são necessários para a adequada síntese muscular.[1]

Farmacoterapia

Paralelamente ao aporte de nutrientes e ao exercício, tem sido tentado a farmacoterapia para combater a sarcopenia. Com a observação de que a queda dos níveis de testosterona se acompanha de redução na massa muscular (MM) e a demonstração de que a testosterona aumenta a massa e a força muscular em idosos hipogonádicos, numerosos trabalhos têm mostrado que ela aumenta a MM, reduz a massa gordurosa e, em doses maiores melhora a força e o desempenho. A testosterona tem sido utilizada terapeuticamente desde a década de 1940. Todavia os estudos também demonstram efeitos colaterais importantes e esse temor tem levado à procura de outras alternativas como os moduladores seletivos do receptor de androgênio (MSRA) que seriam mais seguros. Tais agentes teriam uma ação maior como anabolizantes e menor como androgênicos, reduzindo assim, seus efeitos colaterais. Todavia, os estudos até agora não têm demonstrado vantagem convincente, visto que os MSRA não estão liberados para uso clínico e a testosterona, quando indicada, permanece ainda, dentre todos os agentes, como a mais eficiente e segura.[2]

Em 1990, Rudman *et al.* mostrou que o hormônio do crescimento (HC) elevou a massa magra de homens idosos, o que causou um grande entusiasmo na perspectiva de tratamento da sarcopenia. Entretanto, esse entusiasmo foi dirimido pela constatação de vários efeitos colaterais como síndrome do túnel do carpo, ginecomastia, artralgia, mialgia e hiperglicemia. Adicionalmente foi mostrado que o HC aumenta a massa mas não a força muscular em idosos.[2] Corroborando com esses dados, uma recente avaliação de revisões e metanálise, sobre o uso de farmacoterapia para a melhora da massa, força ou desempenho muscular foi publicada. Foram avaliadas dez intervenções farmacológicas: vitamina D, estrogêno-progesterona combinados, dehidroepiandrosterona, HC, hormônio liberador de HC, HC-testosterona combinados, fator de crescimento similar à insulina tipo 1, pioglitazona, testosterona e inibidores da enzima conversora da angiotensina. A vitamina D teve um efeito significativo na força muscular e no desempenho físico, especialmente em mulheres com baixos valores basais (< 25 nmol/L). Eventos adversos foram raros. A testosterona teve um forte efeito na massa muscular e um efeito modesto na força e mínimo no desempenho físico, para homens com baixos níveis séricos (< 200-300 ng/dL). Os eventos adversos foram raros e leves. Os autores concluíram que não houve evidência suficiente para recomendar qualquer outra intervenção farmacológica.[3]

Comentários dos autores/*hot points*

- Exercícios de resistência progressiva combinados com aeróbicos são mais benéficos para a prevenção e tratamento da sarcopenia.
- A testosterona tem efeito positivo na força e, principalmente, na massa muscular para homens com baixos níveis séricos desse hormônio.

Referências bibliográficas

1. Mello Almada CF, Iucif JrN. Sarcopenia e Obesidade Sarcopênica. In Nutrogeriatria. Atheneu, 2019.
2. Morley JE. Pharmacologic Options for the Treatment of Sarcopenia. Calcif Tissue Int. 2016;98(4):319-33. doi: 10.1007/s00223-015-0022-5.
3. De Spiegeleer A, Beckwée D, Bautmans et a.l Sarcopenia Guidelines Development group of the Belgian Society of Gerontology and Geriatrics (BSGG). Pharmacological Interventions to Improve Muscle Mass, Muscle Strength and Physical Performance in Older People: An Umbrella Review of Systematic Reviews and Meta-analyses. Drugs Aging. 2018;35(8):719-734.

Qual a importância da fragilidade do idoso?

• Paulo José Fortes Villas Boas • Vania Ferreira de Sá Mayoral
• Mariana Gegenheimer Bremenkamp • Patrick Alexander Wachholz

Fragilidade: definição

O envelhecimento pode ser entendido como um processo dinâmico e progressivo, em que há modificações morfológicas, funcionais, bioquímicas e psicológicas (redução da capacidade intrínseca), com redução progressiva da capacidade de adaptação do indivíduo ao meio ambiente, assim como maior prevalência de processos patológicos e, potencialmente, redução das habilidades funcionais. Dessa maneira, o envelhecimento predispõe ao aumento de risco de morbidade e mortalidade com a maior vulnerabilidade a fatores internos e externos.

A fragilidade no idoso é caracterizada como uma síndrome clínica cujos sinais e sintomas são preditores de diversas complicações futuras em sua saúde, o que torna essa condição importante problema de saúde pública.

A fragilidade é definida como síndrome biológica caracterizada por diminuição da reserva homeostática e redução da capacidade do organismo de resistir ao estresse, resultando em declínios cumulativos em múltiplos sistemas fisiológicos. O resultado cumulativo desses declínios em múltiplos sistemas do corpo humano poderia constituir a base do que é frequentemente considerado fenótipo da fragilidade: aumento da vulnerabilidade aos fatores estressores e comprometimento da capacidade de manter a homeostase, bem como redução das habilidades funcionais.[1]

Fragilidade e piora do prognóstico

O aumento da vulnerabilidade contribui para aumento do risco de múltiplos resultados adversos, incluindo complicações no estado de saúde, quedas, institucionalização, incapacidade e morte.

A fragilidade em idosos é considerada importante síndrome geriátrica, precursora de muitas outras síndromes, como incapacidade, quedas, fraturas, *delirium* e incontinência.

O envelhecimento em si não define fragilidade, visto que alguns idosos permanecem vigorosos, apesar da idade avançada, enquanto outros apresentam declínio funcional gradual, mesmo na ausência de estados aparentes da doença ou falha na recuperação após doença ou hospitalização.

Embora não exista padrão-ouro para detectar e/ou definir fragilidade em idosos, várias ferramentas de rastreio foram desenvolvidas e são utilizadas para avaliação de risco em estudo epidemiológicos.

Diversas especialidades na área de saúde estão utilizando o *status* de fragilidade para identificar pacientes com maior risco de resultados adversos relacionados a procedimentos e intervenções, resultando em práticas mais seguras.[2]

Na população idosa, os indivíduos frágeis são os que mais necessitam de cuidados de saúde, e, por essa razão, a fragilidade pode ser utilizada como potencial organizador de gerenciamento de saúde do idoso, sendo recomendada triagem, utilizando instrumento simples e validado, adequado às necessidades específicas ou contexto.[3,4]

O termo "fragilidade" capta a essência da vulnerabilidade e declínio relacionados à idade e pode ser útil na prática clínica em diversos cenários como atenção primária, ambulatórios de especialidade, hospital e instituição de longa permanência.[2]

A fragilidade é uma síndrome clínica com múltiplas causas e contribuintes, caracterizada por diminuição da força e resistência e função fisiológica reduzida, levando ao aumento da vulnerabilidade à resultados adversos à saúde, como declínio funcional e mortalidade precoce.[5] A fragilidade pode causar dano funcional, pode ser reversível ou atenuada e sua abordagem envolve o tratamento de potenciais causas ou doenças concomitantes, a atividade física uni ou multimodal, e intervenções nutricionais.

Diferenças entre incapacidade, comorbidades e fragilidade

A aceitação de definição padronizada de fragilidade na prática clínica é dificultada pela proliferação de ferramentas para sua definição, pois são utilizadas diferentes bases conceituais e que muitas vezes não conseguem diferenciar entre incapacidade, comorbidade, fragilidade física e vulnerabilidade. Alguns conceitos incluem:[5,6]

- Pré-fragilidade é a condição no qual o idoso contempla alguns, porém não todos, domínios utilizados no instrumento de definição de fragilidade.
- Vários fatores (antecedentes médicos, ambientais, educacionais e psicológicos) afetam a fragilidade, o estado funcional e a reserva fisiológica nos idosos.
- Idade, comorbidades crônicas e incapacidade não estabelecem o diagnóstico de fragilidade, embora possam estar associadas a essa condição.
- A fragilidade existe em um espectro. O estágio final do *continuum* de fragilidade é frequentemente considerado um fracasso na reversão da condição.
- Multimorbidade é a existência simultânea de mais de uma condição médica no mesmo indivíduo. É possível existir fragilidade sem multimorbidade.
- Incapacidade é definida, pelo Relatório Mundial sobre Deficiência da Organização Mundial de Saúde, como "deficiências, limitações de atividades e restrições de participação". Pode afetar qualquer um dos seis domínios: cognição, mobilidade, autocuidado, convívio (interação com outras pessoas), atividades da vida e participação da sociedade.

Os estudos epidemiológicos sobre fragilidade utilizam variedade de instrumentos ou ferramentas conceituais, assim como, as taxas de incidência e prevalência podem variar na dependência da ferramenta utilizada. Entre idosos que vivem na comunidade 18,8% a 50,9% foram pré-frágeis e 5,8% a 37% frágeis.[2] Observa-se prevalência maior com o aumento da idade, de 3,9% entre 65-74 anos para 25% nos ≥ 85 anos.[1]

Embora a fragilidade seja um desfecho frequente, sua prevalência global não é conhecida.[2] Estudos de revisão sistemática mostraram prevalência de 11% em países desenvolvidos, com variação de 4% a 59% devido à falta de padronização da definição, e de 52,3% de frágeis e 40,2% de pré-frágeis em Instituição de Longa Permanência.[7,8]

O estudo SABE, realizado no Brasil, observou 41,5% de idosos pré-frágeis e 8,5% de frágeis. Os fatores associados foram idade, incapacidade funcional, declínio cognitivo, hospitalização nos 6 meses prévios e multimorbidade.[9] Outros estudos destacaram: baixo nível socioeconômico, menor renda e nível educacional, viúvos, com maior número de morbidades, maior dependência na ABVD e AIVD e com pior autopercepção de saúde, alta prevalência de doenças crônicas, 80 anos ou mais.[2]

Fatores de risco para fragilidade

Identificar fatores de risco modificáveis é importante estratégia na redução da fragilidade. A falta de atividade física é o principal gatilho para a fragilidade. Por outro lado, a sua realização melhora diversos sistemas fisiológicos que podem alterar o curso dessa condição. Outro fator modificável é a anorexia do envelhecimento que causa perda de peso, redução de ingesta causando déficits de micronutrientes, obesidade sarcopênica, déficits hormonais e outras complicações endocrinológicas.

A fragilidade está associada ao aumento do risco de mortalidade, com diferentes taxas de risco, dependendo das definições utilizadas e das populações estudadas.

Estudo observou que a mortalidade aumentou 1,71 vezes nas mulheres com fragilidade. A mortalidade foi duas vezes maior para homens frágeis, em comparação com homens robustos. Na população geral a mortalidade foi de três a cinco vezes mais altas nos casos frágeis em comparação com não frágeis.[2]

A fragilidade associa-se a uma ampla gama de desfechos: quedas, fraturas de quadril, incapacidade, hospitalização, readmissão em serviços de emergência, resultados adversos relacionados ao transplante renal, cirurgia geral (eletiva e de emergência) e intervenções de cirurgia cardíaca.[6]

Comentários dos autores/*hot points*

- O termo "fragilidade" refere-se a uma síndrome geriátrica complexa caracterizada por um estado de maior vulnerabilidade orgânica a estressores agudos.
- Os dados epidemiológicos são muito variáveis, pois existem diversas ferramentas e diferentes critérios diagnósticos.
- Identificar fatores de riscos para a fragilidade que sejam modificáveis é muito relevante, pois uma vez presente, a fragilidade aumenta o risco de complicações.

Referências bibliográficas

1. Fried LP, Tangen CM, Walston J, Newman AB, Hirsch C, Gottdiener J, Seeman T, Tracy R, Kop WJ, Burke G, et al. Frailty in older adults: evidence for a phenotype. J Gerontol A Biol Sci Med Sci. 2001;56:M146-156.
2. Hoogendijk EO, Afilalo J, Ensrud KE, Kowal P, Onder G, and Fried, L.P. Frailty: implications for clinical practice and public health. Lancet .2019; 394: 1365-1375.
3. Dent E, Morley JE, Cruz-Jentoft AJ, Woodhouse L, Rodríguez-Mañas L, Fried LP, Woo J, Aprahamian I, Sanford A, Lundy J, et al. Physical Frailty: ICFSR International Clinical Practice Guidelines for Identification and Management. J Nutr Health Aging. 2019;23:771-787.
4. Lourenço RA, Moreira VG, Mello RGB, Santos IS, Lin SM, Pinto ALF, Lustosa LP, Duarte YAO, Ribeiro JA, Correia CC, et al. Consenso brasileiro de fragilidade em idosos: conceitos, epidemiologia e instrumentos de avaliação. Geriatr Gerontol Aging. 2018;12:121-135.
5. Morley JE, Vellas B, van Kan GA, Anker SD, Bauer JM, Bernabei R, Cesari M, Chumlea WC, Doehner W, Evans J, et al. (2013). Frailty consensus: a call to action. J Am Med Dir Assoc. 2013;14:392-397.
6. Dent E, Martin FC, Bergman H, Woo J, Romero-Ortuno R, Walston JD. Management of frailty: opportunities, challenges, and future directions. Lancet 2019;394:1376-1386.
7. Collard RM, Boter H, Schoevers RA, Oude Voshaar RC. Prevalence of frailty in community-dwelling older persons: a systematic review. J Am Geriatr Soc. 2012;60:1487-1492.
8. Kojima G. Prevalence of Frailty in Nursing Homes: A Systematic Review and Meta-Analysis. J Am Med Dir Assoc. 2015;16:940-945.
9. Duarte YAO, Nunes DP, Andrade FB, Corona LP, Brito TRP, Santos JLF, Lebrão ML. Fragilidade em idosos no município de São Paulo: prevalência e fatores associados. Rev Bras Epidemiol. 2018;21.

Capítulo 64

Como caracterizar a fragilidade do idoso?

• Paulo José Fortes Villas Boas • João de Castilho Cação
• Thamires Auxiliadora Oyan • Adriana Polachini do Valle

Ferramentas de triagem: fragilidade fenotípica vs. indexada

Vários instrumentos de triagem de fragilidade foram propostos e utilizados para a avaliação de risco e estudo epidemiológico, porém não há padrão-ouro para o diagnóstico de fragilidade.

Esses instrumentos foram validados para identificar os indivíduos com maior risco de resultados adversos à saúde em variedade de contextos clínicos. Esforços estão sendo realizados para incorporar ferramentas de medição de fragilidade nas práticas de subespecialidade, atenção primária e outros cenários de atenção ao idosos.[1,2]

A maioria das ferramentas foi desenvolvida utilizando a conceituação de fragilidade física ou sindrômica, e não incorporam avaliação cognitiva.[3,4]

As ferramentas de triagem foram desenvolvidas com base em um de dois conceitos: fragilidade "física" ou "fenotípica" vs. "acumulação de déficit" ou fragilidade "indexada".[2]

A fragilidade física ou fenotípica resultaria do declínio biológico multissistêmico, levando a sintomas específicos, como perda de peso, fraqueza e velocidade de caminhada.[1]

O acúmulo de déficit ou fragilidade "indexada" seria a combinação de comorbidades, situações sociais e deficiências (em vez de uma biologia específica em si) que são somadas para avaliar o risco.[5]

Como não há consenso sobre sua definição, existem diferentes instrumentos utilizados pelos profissionais da saúde para identificar e quantificar a presença da fragilidade no idoso tanto no âmbito da pesquisa como na prática clínica, visando avaliar os declínios apresentados em decorrência dessa síndrome.

Em revisão sistemática, Buta et al. identificaram 67 instrumentos para avaliar fragilidade e 9 foram altamente citados.[6]

O Consenso Brasileiro de Fragilidade identificou o uso de 7 instrumentos em estudos com população brasileira.[7]

Vários estudos têm comparado os critérios e mostraram que esses índices são comparáveis na previsão de risco para eventos adversos e mortalidade.

Os instrumentos mais citados foram:

Cardiovascular Health Study (CHS) ou fenótipo de Fragilidade de Fried[1]

Essa definição amplamente utilizada em protocolos de pesquisa e estudos epidemiológicos foi validada no Cardiovascular Health Study (CHS) e pode ser conhecida por fenótipo de fragilidade de Fried.

Considera a fragilidade por suas características físicas ou "fenótipo", tendo base sólida na causalidade biológica e prediz resultados clínicos adversos, incluindo mortalidade. Apesar de seu amplo uso, fator importante que inibe sua aplicação é a inclusão de medidas não rotineiramente usadas na avaliação do paciente como força de preensão, além de não incluir componentes psicossociais de fragilidade.

Considera os seguintes itens:

- Perda de peso não intencional (≥ 4,5 kg ou ≥ 5% do peso corporal no ano anterior).
- Exaustão avaliada por autorrelato de fadiga, indicado por duas questões da Center for Epidemiological Studies – Depression (CES-D).
- Fraqueza (força de preensão diminuída mensurada pela força de preensão palmar obtida em quilograma-força (kgf com dinamômetro

na mão dominante e ajustada ao sexo e ao índice de massa corporal – IMC).
- Lentidão medida pelo tempo de marcha indicada em segundos (s) após percorrer a distância de 4,6 metros (m), ajustada segundo sexo e altura.
- Baixo nível de atividade física medido pelo dispêndio semanal (kcals na última semana: homem < 383 kcal e mulher < 270 kcal), segundo questionário de *Minnesota leisure time activities questionnaire*.

A classificação é determinada pelo número de critérios encontrados:
- Três ou mais: frágil.
- Um ou dois: pré-frágil.
- Nenhum: não frágil.

Índice da fragilidade (*frail index* – índice de fragilidade)[5]

O índice da fragilidade (IF) é um modelo matemático derivado dos dados do estudo longitudinal *canadian study of health and aging* (CSHA). Pode ser denominado índice de fragilidade por acúmulo de déficits (FI-CD).

Contempla a somatória de déficits observados em diferentes sistemas no momento da medida (sinais, sintomas, incapacidade funcional, morbidades, medidas laboratoriais). Baseia-se na noção de que as alterações associadas à idade têm um efeito acumulativo na saúde. Essas alterações teriam relações com desfechos adversos em idosos.

O IF não requer a inclusão de número específico de déficits, porém recomenda-se no mínimo 20. Estudos prévios utilizaram de 30 a 70 variáveis. O IF é expresso em escala contínua que varia de 0 a 1, e reflete a relação entre o número de déficits que o indivíduo apresenta e o total de déficits investigados (p. ex., indivíduo com 4 déficits presentes em 40 variáveis avaliadas apresenta IF de 0,10).

Em estudos populacionais foram considerados frágeis indivíduos que pontuaram > 0,25.

Study of osteoporotic fractures (SOF)[8]

Desenvolvido a partir dos dados do *study of osteoporotic fractures*, o SOF *index* considera que a fragilidade é de natureza fenotípica. É de fácil aplicação, válido, confiável e considerado preditor independente de efeitos adversos em idosos da comunidade, porém pode superestimar a fragilidade no ambiente hospitalar.

Avalia três domínios:
- A perda de peso de 5% nos últimos 24 meses.
- Incapacidade de se levantar de uma cadeira cinco vezes sem uso das mãos.
- A resposta "não" à pergunta "Você se sente cheio de energia?"

A classificação é determinada pelo número de critérios encontrados:
- Dois ou mais: frágil.
- Um: pré-frágil.
- Nenhum: robusto.

Fatigue, resistance, ambulation, illness, loss of weight (FRAIL) *index*[9]

Proposto pela International Association of Nutrition and Ageing (IANA).

FRAIL é considerado clinicamente vantajoso devido à sua natureza simples e capacidade de ser obtido a partir de dados já incluídos na avaliação geriátrica ampla (AGA) do paciente. Verificou-se ser preditivo de mortalidade em populações específicas.

É composto por cinco componentes:
- *Fadigue* (fadiga) – Você se sente cansado?
- *Resistance* (resistência) – Não consegue subir um lance de escadas?
- *Aerobic* (aeróbica) – Não consegue andar uma quadra?
- *Ilness* (doença) – Você tem mais de cinco doenças? cinco doenças podem ser: HAS, diabetes *mellitus*, câncer (exceto carcinoma espino/basocelular em pele), ICC, DAC ou IAM, DPOC, asma, artrite, AVE, IRC.
- *Low weight* (perda de peso) – Você perdeu mais que 5% do seu peso nos últimos 6 meses?

Interpretação:
- Três ou mais – frágil.
- Um ou dois – pré-frágil.
- Nenhum – robusto.

Índice de fragilidade derivado de AGA (*frailty index derived from comprehensive geriatric assessment* – FI-CGA)[10]

O FI-CGA é um FI-CD com uso de dados da AGA (avaliação clínica padrão global para idosos que inclui dados de avaliação médica, nutricional, funcional e psicológica realizada por equipe multidimensional). O FI-CGA foi desenvolvido inicialmente como índice de 10 domínios e com 14 componentes de AGA. Foi expandido por Rockwood *et al.* totalizando 52 componentes. O FI-CGA prediz desfechos em pacientes nas áreas de oncologia, ortopedia, imunologia, urologia, pneumologia e cardiologia.

Tilburg Frailty Indicator (TFI)[11]

TFI é um questionário autoaplicável que contém 15 itens simples autorreferidos, incluindo: componentes físicos (saúde, perda de peso, dificuldade em caminhar, equilíbrio, audição, visão, preensão e cansaço); fatores psicológicos (memória, sensação de ansiedade e enfrentamento); e elementos sociais (morar sozinho, isolamento social, suporte social).

TFI mostra boa validade e confiabilidade para os idosos da comunidade.

Pontuações ≥ 5 são indicativas de fragilidade.

Escala Clínica de Fragilidade (CFS)[5]

A Escala Clínica de Fragilidade (*Clinical Frailty Scale* – CFS) foi desenvolvida na Universidade Dalhousie (Canadá).

É baseada em julgamento clínico e cada ponto de sua escala corresponde a uma descrição escrita da fragilidade, complementada por um gráfico visual para auxiliar na classificação da fragilidade, com validação como preditor para eventos adversos em idosos hospitalizados.

São 9 categorias: 1) robusto; 2) bem/saudável, 3) controlado; 4) vulnerável; 5) fragilidade leve; 6) fragilidade moderada; 7) fragilidade severa; 8) fragilidade muito severa; 9) fragilidade terminal.

Categoria ≥ 5 é considerado frágil.

Comentários dos autores/*hot points*

- Devido à vários instrumentos de triagem de fragilidade foram propostos e utilizados para a avaliação de risco e estudo epidemiológico, porém não há padrão-ouro para o diagnóstico de fragilidade.
- Alta prevalência, deve ser oferecida a todos idosos triagem da fragilidade usando instrumento simples e validado, adequado às necessidades específicas.
- Deve-se realizar a triagem para fragilidade nos diversos cenários de assistência à saúde, principalmente na atenção primária.

Referências bibliográficas

1. Fried LP, Tangen CM, Walston J, Newman AB, Hirsch C, Gottdiener J, Seeman T, Tracy R, Kop WJ, Burke G, et al. Frailty in older adults: evidence for a phenotype. J Gerontol A Biol Sci Med Sci. 2001;56:M146-156.
2. Hoogendijk EO, Afilalo J, Ensrud KE, Kowal P, Onder G, Fried LP. Frailty: implications for clinical practice and public health. Lancet .2019;394:1365-1375.
3. Dent E, Morley JE, Cruz-Jentoft AJ, Woodhouse L, Rodríguez-Mañas L, Fried LP, Woo J, Aprahamian I, Sanford A, Lundy J, et al. Physical Frailty: ICFSR International Clinical Practice Guidelines for Identification and Management. J Nutr Health Aging. 2019;23:771-787.
4. Dent E, Martin FC, Bergman H, Woo J, Romero-Ortuno R, Walston JD. Management of frailty: opportunities, challenges, and future directions. Lancet 2019;394:1376-1386.
5. Rockwood K, Song X, MacKnight C, Bergman H, Hogan DB, McDowell I, Mitnitski A. A global clinical measure of fitness and frailty in elderly people. CMAJ Can. Med. Assoc. J. J. Assoc. Medicale Can. 2005;173:489-495.
6. Buta BJ, Walston JD, Godino JG, Park M, Kalyani RR, Xue QL, Bandeen-Roche K, Varadhan R. Frailty assessment instruments: Systematic characterization of the uses and contexts of highly-cited instruments. Ageing Res. Rev. 2016;26:53-61.
7. Lourenço RA, Moreira VG, Mello RGB, Santos IS, Lin SM, Pinto ALF, Lustosa LP, Duarte YAO, Ribeiro JA, Correia CC, et al. Consenso brasileiro de fragilidade em idosos: conceitos, epidemiologia e instrumentos de avaliação. Geriatr Gerontol Aging. 2018;12:121-135.
8. Ensrud KE, Ewing SK, Taylor BC, Fink HA, Cawthon PM, Stone KL, Hillier TA, Cauley JA, Hochberg MC, Rodondi N, et al. Comparison of 2 frailty indexes for prediction of falls, disability, fractures, and death in older women. Arch. Intern. Med. 2008:168:382-389.
9. Morley JE, Malmstrom TK, Miller DK. A simple frailty questionnaire (FRAIL) predicts outcomes in middle aged African Americans. J. Nutr. Health Aging. 2012;16:601-608.
10. Jones DM, Song X, Rockwood K. Operationalizing a frailty index from a standardized comprehensive geriatric assessment. J. Am. Geriatr. Soc. 2004;52:1929-1933.
11. Gobbens RJJ, van Assen MALM, Luijkx KG, Wijnen-Sponselee MT, Schols JMGA. The Tilburg Frailty Indicator: psychometric properties. J. Am. Med. Dir. Assoc. 2010;11:344-355.

Capítulo 65

Proteínas ou aminoácidos específicos?

• Nelson Iucif Junior

Perda de massa muscular

A perda de massa muscular esquelética que se inicia em torno da quarta década de vida é um processo que ocorre a uma taxa de aproximadamente 0,8% ao ano, acompanhada, em alguns casos, por um subsequente aumento no tecido adiposo. É um processo multifatorial e complexo, resultante de alterações induzidas pelo envelhecimento no organismo humano e, dentre eles, o balanço proteico negativo. Após a sexta década de vida, a perda de massa muscular esquelética pode aumentar para uma taxa de aproximadamente 15% por década. Essa perda muscular pode ser agravada pela imobilidade, desuso, repouso, mudanças na função endócrina, doenças crônicas, inflamação, resistência à insulina e deficiências nutricionais, configurando a sarcopenia, quadro esse que compromete a qualidade de vida e aumenta a morbimortalidade.[1]

Atividade física e suplementação proteica

A combinação de atividade física, com o aporte adequado de nutrientes, notadamente proteínas, parece ser a conduta ideal para prevenção e tratamento da sarcopenia. Dado o alto risco de desnutrição ou subnutrição nos idosos e a grande dificuldade de indivíduos desnutridos ganharem massa muscular, o cuidado para com a dieta é essencial para um bom resultado. A massa muscular esquelética está em constante processo de síntese e degradação, controlada por complexa interação de fatores cuja resultante determina a manutenção, perda ou ganho de massa muscular. Atividade física, proteínas e aminoácidos têm papel fundamental nesse processo, além do aporte adequado de energia e outros nutrientes. A síntese proteica muscular (SPM) se eleva após a ingestão alimentar, superando a degradação da proteína muscular (DPM), enquanto na fase pós-absortiva essa relação se inverte. Ao longo do tempo, a massa muscular depende do balanço entre a SPM e a DPM. A magnitude da SPM é dependente da quantidade e da qualidade da proteína ingerida, bem como da frequência e da relação com a atividade física.

Suplementação proteica ou de aminoácidos?

O teor de aminoácidos das proteínas dietéticas têm um impacto significativo sobre o seu poder anabólico. Os aminoácidos essenciais (AAEs) são o principal estímulo nutricional para a síntese proteica. O aminoácido leucina é considerado o principal regulador dietético do anabolismo da proteína muscular devido à sua capacidade estimular a SPM.[2]

Dado o papel importante e bem conhecido dos aminoácidos, não apenas como substratos para a síntese proteica, mas, também, pelo envolvimento em várias funções fisiológicas e metabólicas, a escolha entre as diferentes fontes de proteína alimentar, com diferentes teores de aminoácidos e digestibilidade, representa um importante aspecto para escolher a proteína dietética ideal visando efeito efetivo na fisiologia do músculo esquelético. Com relação a esse último ponto, a proteína do soro do leite (PSL), conhecida como *whey protein* pode, teoricamente, garantir o suprimento necessário para a estimulação da SPM. Em comparação com a proteína de soja, caseína e colágeno, a PSL tem maior quantidade relativa de AAE e leucina. Além disso, os aminoácidos derivados da proteína da soja, p. ex., parecem ser menos biodisponíveis do que os aminoácidos derivados da caseína e da PSL. Adicionalmente, a PSL pode liberar peptídeos biologicamente ativos, que facilitam a absorção intestinal.[1]

Dada a importância da composição de aminoácidos da fonte proteica para a SPM e outras funções, se especula sobre a possível superioridade da suplementação com aminoácidos, em relação à suplementação de proteínas. Estudo recente[3] comparando a eficiência entre a proteína dietética ou a ingestão de AAE e a hipertrofia muscular em idosos submetidos a treino resistido não encontrou diferenças entre os grupos, o que é concordante com outros estudos. Uma revisão sistemática da literatura e metanálise,[4] também recente, foi realizada para investigar o efeito da suplementação de proteínas e aminoácidos sobre a massa magra, força muscular e função física em idosos entre 60-103 anos, desnutridos, frágeis, sarcopênicos, dependentes ou idosos em condições agudas ou crônicas, com ou sem exercício de reabilitação. Os estudos usaram uma variedade de suplementos de proteína ou aminoácidos essenciais em várias situações, incluindo hospital, comunidade e cuidados de longa duração. A análise sugeriu que tanto suplementos de proteína como de EAA podem melhorar a massa magra, força muscular e função, com ligeira superioridade para os AAE, porém a heterogeneidade dos estudos, segundo os autores, não permite chegar a essa afirmativa.

Por outro lado, estudos tem sugerido que a suplementação com hidroximetilbutirato (HMB), um metabólito da leucina, melhora a massa, preserva a força e a função muscular em idosos com sarcopenia ou fragilidade.[5] Adicionalmente, tem sido demonstrado que, suplementos com HMB junto a outros nutrientes, podem ser uma terapia adjuvante eficaz para reduzir a progressão da sarcopenia e melhorar o bem-estar de idosos com sarcopenia, independente de treinamento físico, o que, se confirmado, pode ser uma forma de ajudar aqueles que não conseguem se submeter a um programa de exercício.[6]

Comentários dos autores/*hot points*

- A perda de massa muscular esquelética é um processo multifatorial e complexo, resultante de alterações induzidas pelo envelhecimento no organismo humano e, dentre eles, o balanço proteico negativo.
- Aporte adequado de nutrientes, incluindo proteínas e atividade física são essenciais para prevenção e tratamento da perda de massa e da força muscular.

Referências bibliográficas

1. Lancha Jr AH, Zanella Jr R, Tanabe SGO, et al. Amino Acids. 2017;49:33.
2. Almada CM, Iucif NJr. Sarcopenia e Obesidade Sarcopênica. In: Nutrogeriatria, 1ª Ed, Atheneu 2019.
3. Yoshii N, Sato K, Ogasawara R et al. Relationship between Dietary Protein or Essential Amino Acid Intake and Training-Induced Muscle Hypertrophy among Older Individuals. J Nutr Sci Vitaminol. 2017;63(6):379-388.
4. Cheng H, Kong J, Underwood et al. Systematic review and meta-analysis of the effect of protein and amino acid supplements in older adults with acute or chronic conditions. British Journal of Nutrition. 2018;119(5):527-542.
5. Oktaviana J, Zanker J, Vogrin S et al. The Effect of β-hydroxy-β-methylbutyrate (HMB) on Sarcopenia and Functional Frailty in Older Persons: A Systematic Review. J Nutr Health Aging. 2019;23(2):145-150.
6. Nasimi N, Sohrabi Z, Dabbaghmanesh MH et al. A Novel Fortified Dairy Product and Sarcopenia Measures in Sarcopenic Older Adults: A Double-Blind Randomized Controlled Trial. J Am Med Dir Assoc. 2021;22(4):809-815.

Capítulo 66

Como orientar exercícios físicos?

• Roberta Oliveira Bueno de Souza • Flávio Rebustini
• Francisco Luciano Pontes Junior • Ruth Caldeira de Melo

Alterações fisiológicas do envelhecimento

O processo de envelhecimento é acompanhado de alterações fisiológicas em diversos sistemas do organismo que, mais cedo ou mais tarde, podem levar à redução da capacidade dos indivíduos em desenvolver trabalho e de responder a eventos estressores. Com o declínio de diferentes habilidades físicas (ou seja, resistência aeróbia, força muscular, flexibilidade e equilíbrio), é comum que idosos em idades avançadas alcancem níveis muito próximos a suas capacidades máximas durante o desempenho de atividades cotidianas. Em conjunto com outros fatores como, p. ex., a presença de doenças e condições socioeconômicas desfavoráveis, esse declínio pode comprometer a manutenção da vida independente na comunidade.[1-3]

A prática de exercícios físicos

A prática regular de exercícios físicos, por sua vez, atenua os efeitos do envelhecimento nas habilidades físicas, promove o bem-estar cognitivo e psicológico e reduz o risco de incapacidades, contribuindo assim para o envelhecimento saudável. Adicionalmente, evidências acumuladas na literatura sugerem que o exercício físico seja capaz de controlar diversos fatores de risco para doenças cardiovasculares e, por isso, é considerado uma importante ferramenta não farmacológica para a prevenção de doenças crônicas não comunicáveis.[2-4]

É importante ressaltar que o exercício físico orientado de maneira individualizada traz diversos benefícios e, portanto, deve ser incentivado em todas as populações, independentemente da idade e da condição física inicial. As adaptações relativas ao exercício e a porcentagem de melhora na capacidade física entre os idosos são em geral comparáveis às observadas em indivíduos jovens.[4]

Com relação à avaliação, a maioria dos idosos não necessita de teste de esforço antes de começar um programa de exercícios físicos. No entanto, é prudente que idosos, há muito tempo sedentários, sejam avaliados quanto a presença de doenças que possam impactar na prescrição do tipo e da intensidade dos exercícios físicos. Adicionalmente, é importante que os profissionais sejam capacitados para atender a pessoa idosa, uma vez que as respostas e adaptações ao exercício físico apresentam algumas peculiaridades nessa população.[4]

Ao avaliar a capacidade de realizar exercício em idosos, alguns pontos devem ser levados em consideração: 1) a carga inicial do teste deve ser leve (ou seja, < 3 METS[1]) e o incremento de carga deve ser pequeno (ou seja, de 0,5 a 1,0 METS) para aqueles com baixa condição física inicial; 2) a utilização de cicloergômetros pode ser preferível à esteira, principalmente naqueles com instabilidade postural, déficits visuais, alterações de marcha, limitações para descarga de peso e problemas ortopédicos; 3) em testes de esteira, a intensidade do teste deve ser aplicada considerando a condição da marcha do idoso, sendo recomendável o incremento de inclinação ao invés do aumento da velocidade; 4) na impossibilidade de realizar um teste de esforço, alguns testes físico-funcionais (p. ex., teste de caminhada de 6 minutos, teste de velocidade da marcha, *short physical performance battery* – SPPB) podem ser úteis na determinação da condição física inicial do idoso e na

---

1 METS (equivalente metabólico). 1 METS é equivalente ao consumo de oxigênio de 3,5 mL/kg/min.

avaliação do risco de desfechos negativos como, p. ex., incapacidade, quedas e fragilidade.[4]

Considerando que os motivos para a realização de programas de exercícios físicos são fatores fundamentais na adesão e, por conseguinte, no alcance dos melhores resultados, faz-se importante compreender as expectativas/características do idoso para a prescrição adequada de exercícios físicos. Em geral, os programas de treinamento físico para idosos devem incluir exercícios de resistência muscular, resistência aeróbia/caminhada e flexibilidade. Para idosos com histórico de quedas recorrentes e/ou instabilidade postural, deve ser incluído exercícios de equilíbrio, coordenação motora, agilidade e propriocepção, além de exercícios resistidos.[2,4] No entanto, independentemente do risco de quedas, idosos residentes na comunidade também podem se beneficiar com programas de exercícios voltados para a melhora do equilíbrio e prevenção de quedas.[5] Programas de exercícios que associam dois ou mais dos seguintes componentes: resistência aeróbia/caminhada, resistência muscular/força muscular, flexibilidade e equilíbrio, são comumente denominados de multimodais ou multicomponentes.[2,4] A seguir, serão apresentadas algumas evidências científicas sobre os efeitos de diferentes tipos de exercícios físicos para a população idosa, levando-se em consideração tanto as alterações fisiológicas associadas à idade como a prescrição mais adequada de exercícios físicos.

Capacidade aeróbia

A capacidade aeróbia declina de maneira não linear com o avanço da idade, sendo observadas, p. ex., reduções de 3% a 6% entre a terceira e a quarta décadas de vida e superiores a 20% por década após os 70 anos. O declínio da capacidade aeróbia, avaliada pelo consumo máximo/pico de oxigênio (VO_{2max}), é decorrente de alterações cardiovasculares que impactam na capacidade de distribuição e utilização do oxigênio pelos músculos em atividade. Durante o esforço máximo, idosos apresentam menor débito cardíaco e menor diferença arteriovenosa de oxigênio, comparativamente a indivíduos jovens. A redução do débito cardíaco máximo é parcialmente explicada pela menor resposta cronotrópica do coração (ou seja, redução da frequência cardíaca máxima), enquanto a redução da diferença arteriovenosa de oxigênio máxima está associada às alterações na capacidade de utilização do oxigênio a nível muscular (redução da densidade capilar, disfunção mitocondrial e redução da quantidade/atividade das enzimas oxidativas).[6]

De acordo com as recomendações do American College of Sports Medicine (ACSM), os exercícios aeróbios devem ser realizados em uma frequência de três a cinco vezes por semana, ter duração de 20 a 60 minutos por sessão e ser de intensidade moderada-vigorosa (Tabela 66.1). A caminhada é o tipo mais adequado, sendo as atividades aquáticas e a bicicleta estacionária opções para aqueles com limitações ortopédicas e com baixa tolerância a descarga de peso.[4] Para que os idosos tenham benefícios substanciais na saúde, a Organização Mundial de Saúde (OMS) preconiza que esses realizem pelo menos 150-300 minutos de atividades aeróbicas moderadas ou 75-150 minutos de atividades aeróbicas vigorosas por semana.[2]

Tabela 66.1: Características dos componentes do treino multimodal para idosos

	Resistência Aeróbia	*Resistência Muscular*	*Flexibilidade*	*Equilíbrio*
Tipo	Atividades que envolvam grandes grupamentos musculares (caminhada, bicicleta estacionária ou natação), desde que não sobrecarreguem de maneira excessiva as articulações	Treinamento de força muscular progressivo que envolva os principais grupamentos musculares	Atividades que mantém ou aumentam a flexibilidade por meio de movimentos suaves que terminam com a sustentação da posição de alongamento	Atividades que desafiam progressivamente a manutenção do equilíbrio na postura ortostática
Frequência	• ≥ 5 ×/sem (intensidade moderada) • ≥ 3 ×/sem (intensidade vigorosa) • ≥ 3-5 ×/sem (intensidade moderada + vigorosa)	• ≥ 2 ×/sem	• ≥ 2 ×/sem	• ≥ 3 ×/sem

Continua...

Tabela 66.1: Características dos componentes do treino multimodal para idosos – continuação

	Resistência Aeróbia	Resistência Muscular	Flexibilidade	Equilíbrio
Duração	• 30-60 min/dia (intensidade moderada) • 20-30 min/dia (intensidade vigorosa) • Tempo proporcional à combinação das intensidades moderada e alta, com no mínimo de 10 minutos para cada	• 8-10 exercícios envolvendo os principais grupamentos musculares, • 1-3 séries de 8-12 repetições.	• Manutenção da posição por 30-60 segundos	• 60 min/dia
Intensidade	• Moderada: 5-6 pontos (escala de percepção de esforço de 0 a 10 pontos) • 7-8 pontos para intensidade vigorosa (escala de percepção de esforço de 0 a 10 pontos) Obs.: para outras formas de prescrição da intensidade, calculadas pela frequência cardíaca máxima e consumo máximo de oxigênio, consultar a referência 4	• Leve para iniciantes (40%-50% de 1RM) • Progressão para moderada-alta (60%-80% de 1 RM)	Alongamento ao ponto de sentir tensão ou leve desconforto musculares	• Redução da base de apoio (p.ex.: pés juntos, semi-tandem, tandem e apoio unipodal) • Perturbações dinâmicas do centro de gravidade (p.ex.: caminhada em tandem, transferência de suporte entre as pernas) • Mínimo apoio dos membros superiores • Desafio de músculos posturais (ortostatismo em ponta de pé e sobre calcanhares) • Redução de *inputs* sensoriais (fechar os olhos, tarefas cognitivas)

1 RM: 1 repetição máxima.
Fonte: Adaptada das referências 2, 4 e 5.

Força muscular

A manutenção da massa e função musculares depende do equilíbrio dinâmico entre fatores anabólicos e catabólicos associado à manutenção e/ou crescimento muscular. Com o envelhecimento, são observadas alterações neuromusculares, humorais e imunológicas que alteram esse equilíbrio para um estado mais catabólico e, consequentemente, reduzem a massa e força musculares. A taxa de declínio da massa muscular é de 8%, por década, entre 50 e 70 anos, aumentando para 10%-15%, por década, após os 70 anos.[7]

No músculo, as alterações estruturais são caracterizadas por redução no número e tamanho das fibras de contração rápida (tipo II) e consequente aumento do tecido conjuntivo e gordura intra e peri musculares. Alterações de origem hormonal (redução do hormônio de crescimento e hormônios sexuais) e imunológica (estado inflamatório crônico caracterizado por aumento de citocinas inflamatórias), além da presença de sedentarismo, déficits nutricionais e doenças crônicas, potencializam ainda mais a perda muscular com o avançar da idade.[7]

A sarcopenia, caracterizada por redução concomitante de força e massa musculares, é uma desordem musculoesquelética reconhecida como uma síndrome geriátrica que predispõe os idosos a condições adversas, como quedas, fragilidade e dependência. Atualmente, a redução da força muscular é considerada o primeiro critério para o diagnóstico da sarcopenia, que pode ser medido por meio do teste de força de preensão palmar (valores de corte inferiores a 27 kg para homens e 16 kg para mulheres) ou pelo teste de levantar e sentar da cadeira cinco vezes (valores inferiores a 15 segundos). Caso a redução da força seja identificada, recomenda-se a avaliação da massa muscular (densitometria por dupla emissão de raios X, ressonância magnética, tomografia computadorizada ou bioimpedância elétrica), seguida pela avaliação do desempenho físico (velocidade da marcha ≤ 0,8 m/s, SPPB ≤ 8 pontos ou *timed-up and go* teste ≥ 20 segundos) para confirmação e classificação da gravidade da sarcopenia, respectivamente.[8]

Para a manutenção/melhora da força e massa musculares, o ACSM recomenda que sejam realizados de 8 a 10 exercícios, de 1 a 3 séries de 8 repetições, envolvendo os principais grupamentos musculares, em uma intensidade inicialmente de 40%-50% de 1RM e progredindo para intensidades moderadas-altas (60%-80% de 1RM) (Tabela 66.1).[4] Uma revisão sistemática recente avaliou os efeitos do treinamento resistido, isolado ou como parte de programas multimodais, na força muscular dos extensores do joelho e no desempenho físico (velocidade da marcha e *timed-up and go* teste) de idosos frágeis. Os autores concluíram que 12 semanas de treinamento são suficientes para melhorar a força e o desempenho físico de idosos frágeis, principalmente quando a intensidade do treinamento foi controlada pela % de 1RM (40%-80%) comparado as escalas de percepção subjetiva de esforço.[9] Dessa maneira, a OMS considera importante a realização de atividades de fortalecimento muscular (intensidade moderada ou superior, duas vezes por semanas), envolvendo os principais grupos musculares, para benefícios adicionais na saúde dos idosos.[2]

Flexibilidade e equilíbrio

Assim como a força muscular, a flexibilidade possui um papel importante na locomoção e no desenvolvimento das atividades de vida diária. Com o envelhecimento, é observada redução do número de sarcômeros em série nos músculos e, por conseguinte, encurtamento das fibras musculares. O desequilíbrio da relação entre o conteúdo de elastina e de colágeno leva a redução da elasticidade dos músculos e tendões. Ambas alterações irão reduzir a flexibilidade, aumentando o risco de lesões, quedas e dor lombar nos idosos.[10] A capacidade de manter o equilíbrio dentro da base de apoio também reduz com o envelhecimento, em decorrência de alterações nos sistemas envolvidos no controle postural (visão, sistema vestibular, somatossensorial e musculoesquelético).[11] Em geral, a redução no controle do equilíbrio fica mais exacerbada quando os idosos são expostos à situações de desequilíbrio ou de dupla-tarefa. Sendo assim, exercícios de flexibilidade e de equilíbrio também são essenciais para a manutenção da capacidade física e independência na velhice.

O ACSM recomenda que idosos realizem exercícios de alongamento duas vezes por semana, sendo importante a manutenção da posição de alongamento por 30 a 60 segundos, no qual seja sentido uma tensão e/ou ligeiro desconforto muscular (Tabela 66.1).[5] Programas de prevenção de quedas devem incluir necessariamente exercícios físicos que desafiam o equilíbrio. Para tanto, esses exercícios devem priorizar posturas/movimentos que progressivamente: 1) reduzem o tamanho da base de apoio (exemplos, posição ortostática com pés juntos, semi-tandem, tandem e com apoio unipodal); 2) perturbem de maneira dinâmica o centro de gravidade (exemplos, alcançar, girar e transferir o peso entre os membros inferiores); 3) desafiem os músculos posturais (exemplos, permanecer nas pontas dos pés ou sobre os calcanhares); 4) alterem os inputs sensoriais (exemplos, manter o equilíbrio de olhos fechados ou sobre superfícies instáveis) e 5) utilizem pouco suporte dos membros superiores (exemplo, apoiar com apenas com um dedo ao invés da mão inteira). Para melhores resultados, três horas de exercícios de equilíbrio devem ser realizados semanalmente (ou seja, 3 ×/sem. com duração de 60 minutos por sessão) (Tabela 66.1).[4,5]

Idoso frágil

De acordo com o último consenso internacional sobre fragilidade, estado clínico no qual há aumento do risco de desfechos negativos (dependência e/ou mortalidade) frente a eventos estressores, quatro possíveis tratamentos parecem ser eficazes no manejo de idosos frágeis (exercícios físicos, suporte calórico e proteico, vitamina D e redução da polifarmácia).[12] Com relação ao exercício físico, uma revisão sistemática recente recomenda a realização de exercícios físicos, em especial, protocolos multimodais, para a melhora da força muscular, da velocidade da marcha, do equilíbrio e do desempenho físico de idosos classificados como pré-frágeis e frágeis. Os autores dessa revisão ressaltam que o exercício resistido é um componente importante nos protocolos multimodais mas, no entanto, a prescrição do exercício em termos de frequência, duração e intensidade ainda não está clara para essa população, que pode variar de acordo com a condição inicial dos idosos (pré-frágil ou frágil).[13-15] Um exemplo de prescrição de exercícios físicos para idosos considerados pré-frágeis e frágeis pode ser visualizado na Figura 66.1.[14] Com o intuito de prevenir a fragilidade entre idosos da comunidade, alguns países da Europa têm aderido ao programa Vivifrail.[15] Mais informações sobre o Vivifrail podem ser obtidas no endereço: http://vivifrail.com/. Por fim, vale ressaltar que ainda não existe consenso na comunidade científica sobre a prescrição mais adequada de exercícios físicos para prevenir e/ou reverter a fragilidade em idosos.

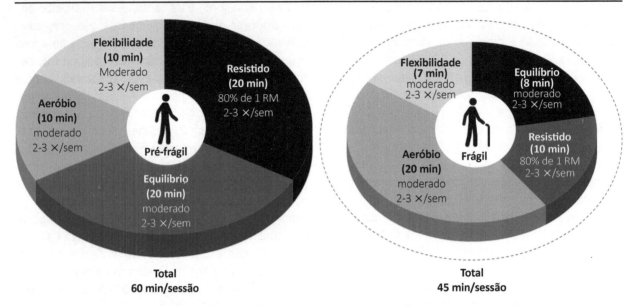

Figura 66.1: Sugestão de prescrição de treinamento multimodal para idosos classificados como pré-frágeis e frágeis (Fonte: Traduzida e adaptada de Bray et al.[14]).

Comentários dos autores/*hot points*

- O treinamento multimodal, que envolve exercícios de resistência muscular, resistência aeróbia, equilíbrio e flexibilidade, é o mais indicado para idosos, sejam esses saudáveis ou frágeis.
- O exercício resistido é um componente importante do treinamento multimodal, sendo observado melhores resultados para o desempenho físico de idosos saudáveis quando a intensidade é prescrita de acordo com a % de 1RM (ou seja, entre 40% e 80%).
- É recomendado que idosos saudáveis pratiquem exercícios físicos regularmente, na frequência de três ou mais vezes por semana, e em intensidade moderada-alta. Para idosos pré-frágeis e frágeis, as características do treinamento ainda não foram estabelecidas.

Referências bibliográficas

1. Hortobágyi T, Mizelle C, Beam S, DeVita P. Old adults perform activities of daily living near their maximal capabilities. J Gerontol Series A: Bio Sci Med Sci. 2003;58(5):M453-60.
2. World Health Organization. WHO guidelines on physical activity and sedentary behaviour. Geneva: World Health Organization, 2020.
3. Aguilar-Farias N, Brown WJ, Skinner TL, Peeters GMEEG. Metabolic Equivalent Values of Common Daily Activities in Middle-Age and Older Adults in Free-Living Environments: A Pilot Study. J Phys Act Health. 2019;16(3):222-9.
4. American College of Sports Medicine. ACSM's Guidelines for Exercise Testing and Prescription. 10 ed. Lippincott Williams & Wilkins; 2017:501.
5. Sherrington C, Michaleff ZA, Fairhall N, Paul SS, Tiedemann A, Whitney J, et al. Exercise to prevent falls in older adults: na updated systematic review and meta-analysis. Brit J Sports Med. 2017;51(24):1750-8.
6. Jakovljevic DG. Physical activity and cardiovascular aging: Physiological and molecular insights. Exp Gerontol. 2018;109(C):67-74.
7. Woo J. Sarcopenia. Clin Ger Med. 2017;33(3):305-14.
8. Cruz-Jentoft AJ, Bahat G, Bauer J, Boirie Y, Bruyère O, Cederholm T, et al. Sarcopenia: revised European consensus on definition and diagnosis. Age Ageing. 2018;48(1):16-31.
9. Lopez P, Izquierdo M, Radaelli R, Sbruzzi G, Grazioli R, Pinto RS, et al. Effectiveness of Multimodal Training on Functional Capacity in Frail Older People: A Meta-Analysis of Randomized Controlled Trials. J Aging Phys Act. 2018;26(3):407-18.
10. Stathokostas L, Vandervoort AA. The Flexibility Debate: Implications for Health and Function as We Age. Annnaev Gerontol Geriatr. 2016 Jan 1;36(1):169-92.
11. Pasma JH, Engelhart D, Schouten AC, van der Kooij H, Maier AB, Meskers CGM. Impaired standing balance: the clinical need for closing the loop. Neurosci. 2014;267:157-65.
12. Morley JE, Vellas B, Abellan van Kan G, Anker SD, Bauer JM, Bernabei R, et al. Frailty Consensus: A Call to Action. J Am Med Dir Assoc. 2013;14(6):392-7.
13. Jadczak AD, Makwana N, Luscombe-Marsh N, Visvanathan R, Schultz TJ. Effectiveness of exercise interventions on physical function in community-dwelling frail older people. JBI Database nat Rev Implem Reports. 2018;16(3):752-75.
14. Bray NW, Smart RR, Jakobi JM, Jones GR. Exercise prescription to reverse frailty. Appl Physiol Nutr Metab. 2016;41(10):1112-6.
15. Izquierdo M. [Multicomponent physical exercise program: Vivifrail]. Nutr Hosp. 2019;36(Spec2):50-6.

Seção 17

Transtornos Alimentares

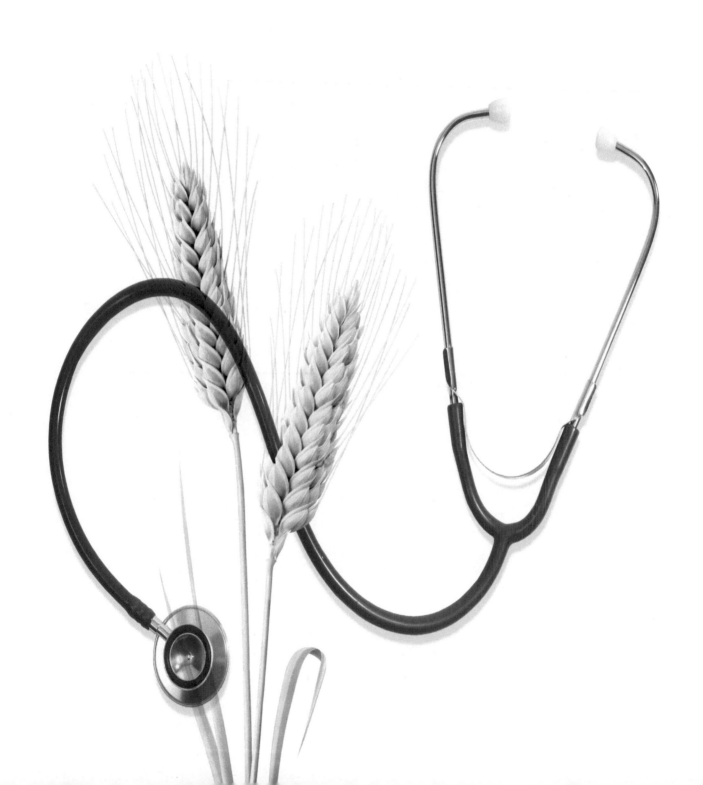

Síntese da Inteligência Didática

Transtornos alimentares

Novas definições	Fatores predisponentes, precipitantes e mantenedores	Vigorexia, drunkorexia e orthorexia	Avaliação e manejo terapêutico
Uso do IMC para indicar gravidade em adultos e percentil do IMC para crianças e adolescentes No DSM-5, a amenorreia foi excluída como critério diagnóstico, quando comparado com o DSM-IV No DSM-5 não aparecem mais os subtipos purgativo ou sem purgação, quando comparados com o DSM-IV	Predisponentes: hereditariedade; distúrbios neuroquímicos; sobrepeso/obesidade; alterações psicológicas (obsessão, compulsividade, perfeccionismo, instabilidade emocional); traumas na infância; relações familiares disfuncionais e pressão sociocultural Precipitantes: dietas restritivas; presença de eventos estressores Mantenedores: distorção cognitivas da aparência e do peso; alterações no funcionamento fisiológico	Vigorexia: distorção da imagem corporal e estrutura muscular; obsessão por exercícios físicos; alimentação inadequada e uso de suplementos e anabolizantes Drunkorexia: restrição alimentar; consumo exagerado de bebida alcoólica; prática excessiva de exercícios físicos Orthorexia: obsessão por comer saudável; exclusão de grupos alimentares sem substituição adequada; perda de peso; deficiência nutricional	Avaliação do paciente: diagnosticar o transtorno, identificar o risco (baixo, moderado, leve) e indicar tratamento adequado Manejo nutrológico: geralmente ambulatorial; objetiva interromper a perda de peso; evitar síndrome da realimentação; vínculo com profissional; incentivo a hábitos saudáveis Manejo psicoterápico: abordagem individual/grupo incluindo a família; combinação de abordagens para cada caso

Diferenças e semelhanças entre anorexia nervosa, bulimia nervosa e transtorno da compulsão alimentar

Transtorno	Peso	Restrição alimentar	Compulsão alimentar	Vômitos	Laxantes	Diuréticos	Exercício excessivo	Preocupação com peso e forma corporal
Anorexia nervosa	<	+	±	±	±	±	±	+
Bulimia nervosa	=	±	+	±	±	±	±	+
Compulsão alimentar	>	±	+					±

+ indica que deve estar presente; +/- indica que pode estar presente

Capítulo 67

Quais as novas definições dos transtornos alimentares segundo o DSM-5?

• Maria del Rosario • José Alves Lara Neto • Hewdy Lobo Ribeiro

Os critérios diagnósticos dos transtornos alimentares (TA) atualmente vigentes estão presentes nos principais sistemas classificatórios da Associação de Psiquiatria Americana (APA), no manual diagnóstico e estatístico dos transtornos mentais, na quinta edição (DSM-5).[1]

A anorexia nervosa, a bulimia nervosa e o transtorno da compulsão alimentar constituem entidades nosológicas próprias dentro do conjunto de doenças conhecidas como transtornos alimentares. Outros quadros clínicos reconhecidos são pica, transtorno de ruminação e o transtorno alimentar restritivo/evitativo (TARE). Aqueles TA que não contemplam os critérios diagnósticos das entidades descritas anteriormente aparecem na categoria outro transtorno alimentar especificado, entre eles anorexia nervosa atípica, bulimia nervosa de baixa frequência e/ou duração limitada, transtorno de compulsão alimentar de baixa frequência e/ou duração limitada, transtorno de purgação e a síndrome do comer noturno.[1-4]

Segundo a APA, de acordo com os critérios publicados no DSM-5, os critérios diagnósticos e especificações para os principais transtornos alimentares serão descritos a seguir.

Anorexia nervosa

- Restrição da ingestão calórica em relação às necessidades, levando a um peso corporal significativamente baixo no contexto de idade, gênero, trajetória do desenvolvimento e saúde física. Peso significativamente baixo é definido como um peso inferior ao peso mínimo normal ou, no caso de crianças e adolescentes, menor do que o minimamente esperado.
- Medo intenso de ganhar peso ou de engordar, ou comportamento persistente que interfere no ganho de peso, mesmo estando com peso significativamente baixo.
- Perturbação no modo como o próprio peso ou a forma corporal são vivenciados, influência indevida do peso ou da forma corporal na autoavaliação ou ausência persistente de reconhecimento da gravidade do baixo peso corporal atual.

O diagnóstico divide-se em dois subtipos

- *Tipo restritivo*: durante os últimos 3 meses, o indivíduo não se envolveu em episódios recorrentes de compulsão alimentar ou comportamento purgativo (p. ex., vômitos autoinduzidos ou uso indevido de laxantes, diuréticos ou enemas). Esse subtipo descreve apresentações nas quais a perda de peso seja conseguida essencialmente por meio de dieta, jejum e/ou exercício excessivo.
- *Tipo compulsão alimentar purgativa*: Nos últimos 3 meses, o indivíduo se envolveu em episódios recorrentes de compulsão alimentar purgativa (p.ex., vômitos autoinduzidos ou uso indevido de laxantes, diuréticos ou enemas).

A alternância entre os subtipos ao longo do transtorno é comum; portanto, a descrição do subtipo deverá ser usada para indicar os sintomas atuais.

Especificar remissão

Em remissão parcial: depois de terem sido preenchidos previamente todos os critérios para anorexia nervosa, o critério A (baixo peso corporal) não foi mais satisfeito por um período sustentado, porém ou o critério B (medo intenso de ganhar peso ou de engordar ou comportamento que interfere no ganho de peso), ou o critério C (perturbações na autopercepção do peso e da forma) ainda está presente.

Em remissão completa: depois de terem sido satisfeitos previamente todos os critérios para anorexia nervosa, nenhum dos critérios foi mais satisfeito por um período sustentado.

Especificar a gravidade atual

O nível mínimo de gravidade baseia-se, em adultos, no índice de massa corporal (IMC) atual ou, para crianças e adolescentes, no percentil do IMC. Os intervalos a seguir são derivados das categorias da Organização Mundial da Saúde (OMS) para baixo peso em adultos; para crianças e adolescentes, os percentis do IMC correspondentes devem ser usados. O nível de gravidade pode ser aumentado de maneira a refletir sintomas clínicos, o grau de incapacidade funcional e a necessidade de supervisão.

- Leve: IMC ≥ 17 kg/m².
- Moderada: IMC 16-16,99 kg/m².
- Grave: IMC 15-15,99 kg/m².
- Extrema: IMC < 15 kg/m².

Bulimia nervosa

- Episódios recorrentes de compulsão alimentar. Um episódio de compulsão alimentar é caracterizado pelos seguintes aspectos:
  - Ingestão, em um período de tempo determinado (p. ex., dentro de cada período de 2 horas), de uma quantidade de alimento definitivamente maior do que a maioria dos indivíduos consumiria no mesmo período sob circunstâncias semelhantes.
  - Sensação de falta de controle sobre a ingestão durante o episódio (p. ex., sentimento de não conseguir parar de comer ou controlar o que, e o quanto se está ingerindo).
- Comportamentos compensatórios inapropriados recorrentes a fim de impedir o ganho de peso, como vômitos autoinduzidos; uso indevido de laxantes, diuréticos ou outros medicamentos; jejum; ou exercício em excesso.
- A compulsão alimentar e os comportamentos compensatórios inapropriados ocorrem, em média, no mínimo, uma vez por semana durante 3 meses.
- A autoavaliação é indevidamente influenciada pela forma e pelo peso corporal.
- A perturbação não ocorre exclusivamente durante episódios de anorexia nervosa.

Especificar remissão

Em remissão parcial: depois de todos os critérios para bulimia nervosa terem sido previamente preenchidos, alguns, mas não todos os critérios, foram preenchidos por um período de tempo sustentado.

Em remissão completa: depois de todos os critérios para bulimia nervosa terem sido previamente preenchidos, nenhum dos critérios foi preenchido por um período de tempo sustentado.

Especificar a gravidade atual

O nível mínimo de gravidade baseia-se na frequência dos comportamentos compensatórios inapropriados. O nível de gravidade pode ser elevado de maneira a refletir outros sintomas e o grau de incapacidade funcional.

- Leve: média de 1 a 3 episódios de comportamentos compensatórios inapropriados por semana.
- Moderada: média de 4 a 7 episódios de comportamentos compensatórios inapropriados por semana.
- Grave: média de 8 a 13 episódios de comportamentos compensatórios inapropriados por semana.
- Extrema: média de 14 ou mais comportamentos compensatórios inapropriados por semana.

Transtorno da compulsão alimentar

- Episódios recorrentes de compulsão alimentar. Um episódio de compulsão alimentar é caracterizado pelos seguintes critérios:
  - Ingestão, em um período limitado de tempo (p. ex., dentro de um período de 2 horas), de uma quantidade de alimentos definitivamente maior do que a maioria das pessoas consumiria em um período similar, sob circunstâncias similares.
  - Um sentimento de falta de controle sobre o episódio (p. ex., um sentimento de não conseguir parar ou controlar o que ou quanto se come).
- Os episódios de compulsão alimentar estão associados a três (ou mais) dos seguintes critérios:
  - Comer muito e mais rapidamente do que o normal.

- Comer até sentir-se incomodamente repleto.
- Comer grandes quantidades de alimentos, quando não está fisicamente faminto.
- Comer sozinho por embaraço devido à quantidade de alimentos que consome.
- Sentir repulsa por si mesmo, depressão ou demasiada culpa após comer excessivamente.

• Acentuada angústia relativa à compulsão alimentar.
• A compulsão alimentar ocorre, em média, 1 dia por semana, durante 3 meses.
• A compulsão alimentar não é associada com o recorrente uso de comportamentos compensatórios inapropriados como na bulimia nervosa e não ocorre exclusivamente durante o curso da bulimia nervosa ou anorexia nervosa.

Especificar remissão

Em remissão parcial: depois de todos os critérios para TCA terem sido previamente preenchidos, os episódios compulsivos se produzem com uma frequência média ou inferior a um episódio semanal durante um período continuado

Em remissão total: depois de todos os critérios para TCA terem sido previamente preenchidos, nenhum dos critérios foi preenchido por um período de tempo sustentado.

Especificar a gravidade atual

• Leve: média de 1 a 3 episódios de compulsão alimentar por semana.
• Moderada: média de 4 a 7 episódios de compulsão alimentar por semana.
• Grave: média de 8 a 13 episódios de compulsão alimentar por semana.
• Extremo: média de 14 ou mais episódios de compulsão alimentar por semana.

Na categoria outro transtorno alimentar especificado

• Anorexia nervosa atípica: todos os critérios para anorexia nervosa são encontrados, exceto que mesmo com a significante perda de peso, o peso do indivíduo está dentro ou acima do padrão.
• Bulimia nervosa (de baixa frequência e/ou duração limitada): todos os critérios para bulimia nervosa são encontrados, exceto que a compulsão e os comportamentos compensatórios inapropriados ocorrem, em média, menos do que uma vez por semana e/ou menos do que 3 meses.
• Transtorno da compulsão alimentar (de baixa frequência e/ou duração limitada): todos os critérios para TCAP são encontrados, exceto que a compulsão ocorre, em média, menos do que uma vez por semana e/ou menos do que 3 meses.
• Transtorno da purgação: comportamento purgativo recorrente para influenciar o peso ou a forma do corpo (p.ex., vômito autoinduzido; abuso de laxantes, diuréticos ou de outras medicações) sem ter compulsão alimentar.
• Síndrome da alimentação noturna (SAN): episódios recorrentes de ingestão noturna, manifestados por comer após despertar de um sono ou por consumo excessivo de alimentos depois de uma refeição noturna. Há consciência e lembrança do que comeu. O comer noturno não é mais bem explicado por influência externa, como mudança no ciclo-dormir-despertar do indivíduo ou por normas sociais locais. O comer noturno causa significante sofrimento e/ou danos ao funcionamento. O padrão do transtorno de comer, não é mais bem explicado pelo TCA ou outra doença mental, incluindo uso de substâncias, e não é atribuível a outra condição médica ou para efeito de alguma medicação.[1-3]

Outros transtornos alimentares

Além dos TA comentados anteriormente há, ainda, outras alterações do comportamento alimentar que também provocam situações de impacto sobre a saúde física e psicológica dos pacientes, e podem ser consideradas como:

• Pica ou ingestão de substâncias não nutritivas, não alimentares como terra, papel, tijolo ou gesso.
• Transtorno de ruminação caracterizado pela mastigação e regurgitação do alimento.
• Transtorno alimentar restritivo/evitativo (TARE): caracterizado por uma perturbação alimentar (p. ex., por falta de interesse pelos alimentos ou preocupações acerca de consequências aversivas alimentares) que leva a uma perda de peso significativa, com deficiência nutricional signi-

ficativa, com dependência de alimentação enteral ou suplementos nutricionais orais e com interferência marcante no funcionamento psicossocial. Nesse distúrbio foram incluídos também outros como seletividade alimentar, fobia e recusa alimentar, quadros diagnosticados nas crianças como transtornos da ingestão e do comportamento alimentar.[3,4]

Comentários dos autores/*hot points*

- O nível mínimo de gravidade de peso na anorexia nervosa é com base, em adultos, no atual IMC ou, para crianças e adolescentes, por percentil de IMC. Os valores são com base na categoria de magreza em adultos da Organização Mundial da Saúde; para crianças e adolescentes, correspondem como o IMC por percentil deverá ser usado.
- No DSM-5 a amenorreia foi excluída como critério diagnóstico, quando comparado com o DSM-IV.
- No DSM-5 não aparecem mais os subtipos purgativo ou sem purgação, quando comparados com o DSM-IV.

Referências bibliográficas

1. American Psychiatric Association. Manual diagnóstico e estatístico de transtornos mentais: ªSM-5 (5a ed.). Porto Alegre: Artmed, 2014.
2. American Psychiatric Association. Diagnostic and Statistical Manual of Mental Disorders. Fourth edition. Text Revision. Washington DC: American Psychiatric Association; 2000.
3. Gómez-Candela C, Palma Milla S, Miján-de-la-Torre A et al. Consenso sobre la evaluación y el tratamiento nutricional de los trastornos de la conducta alimentaria: anorexia nerviosa. Nutr.Hosp 2018;35(N.º Extra. 1):11-48. DOI:http://dx.dpi.org/10.20960/nh.1561.
4. Rodríguez Ortega P, Palma Milla S, Gómez-Candela C et al. Consenso sobre la evaluación y el tratamiento nutricional de los trastornos de la conducta alimentaria: bulimia nerviosa, transtorno por atracón y otros. Nutr Hosp 2018;35(N.º Extra. 1):49-97. DOI:http://dx.dpi.org/10.20960/nh.1562.

Capítulo 68

Quais as diferenças e semelhanças entre anorexia nervosa, bulimia nervosa e transtorno da compulsão alimentar?

• Maria del Rosario • José Alves Lara Neto • Hewdy Lobo Ribeiro

Algumas diferenças e semelhanças podem ser observadas nos diferentes tipos de transtornos alimentares, descritos a seguir.

Massa corporal

Na anorexia nervosa (AN), a perda de peso do paciente é acentuada e o peso é inferior ao peso mínimo normal.

Na bulimia nervosa (BN), o peso corporal do paciente é normal ou com sobrepeso

No transtorno da compulsão alimentar (TCA) o peso do paciente é geralmente obeso ou com sobrepeso.[1-4]

Restrição alimentar

Na AN, a pessoa faz jejum ou dieta com restrição alimentar para conseguir emagrecer ou perder peso. Na BN, a pessoa faz períodos de restrição alimentar seguidos por outros períodos de compulsões alimentares.

No TCA, a pessoa tenta fazer dietas com restrição alimentar após as compulsões alimentares.[1-4]

Compulsão alimentar

Na AN, a pessoa pode apresentar compulsões alimentares no tipo compulsão alimentar purgativa. Na bulimia nervosa, a pessoa apresenta episódios de compulsão alimentar.

No TCA, a pessoa apresenta episódios de compulsão alimentar.[1-4]

Vômitos autoinduzidos

Na anorexia nervosa, a pessoa pode apresentar vômitos autoinduzidos no tipo compulsão alimentar purgativa. Na bulimia nervosa, a pessoa pode apresentar vômitos autoinduzidos após os episódios de compulsão alimentar. No TCA a pessoa não apresenta vômitos autoinduzidos após as compulsões alimentares.[1-4]

Uso indevido de laxantes

Na anorexia nervosa, a pessoa pode fazer uso indevido de laxantes no tipo compulsão alimentar purgativa. Na bulimia nervosa, a pessoa pode fazer uso indevido de laxantes após os episódios de compulsão. No TCA, a pessoa não faz uso indevido de laxantes após as compulsões alimentares.[1-4]

Uso indevido de diuréticos

Na anorexia nervosa, a pessoa faz uso indevido de diuréticos no tipo compulsão alimentar purgativa. Na bulimia nervosa, a pessoa pode fazer uso indevido de diuréticos após os episódios de compulsão. No TCA, a pessoa não faz uso indevido de diuréticos após as compulsões alimentares.[1-4]

Exercício excessivo

Na anorexia nervosa, a pessoa que pertence ao tipo restritivo pode também realizar exercícios excessivos para conseguir emagrecer. Na bulimia nervosa, a pessoa pode realizar exercícios excessivos após os episódios de compulsão alimentar.

No TCA, a pessoa não realiza exercícios excessivos após as compulsões alimentares.[1-4]

Preocupações com peso e forma corporal

Na anorexia nervosa, a pessoa apresenta preocupações com peso e forma corporal.

Tabela 68.1 – Diferenças e semelhanças entre anorexia nervosa, bulimia nervosa e transtorno da compulsão alimentar

TA	Peso	Restrição	Compulsão	Vômitos	Laxantes	Diuréticos	Exercícios	PFC
AN	<	+	±	±	±	±	±	+
BN	=	±	+	±	±	±	±	+
TCA	>	±	+					±

+Indica que deve estar presente.

±Indica que pode estar presente.

Restrição: restrição alimentar; Compulsão: compulsão alimentar; Vômitos: vômitos autoinduzidos; Laxantes: uso indevido de laxantes; Diuréticos: uso indevido de diuréticos; Exercícios: exercícios excessivos; PFC: preocupações com peso e forma corporal.

Na BN apresenta preocupações com peso e forma corporal. No TCA pode apresentar, às vezes, preocupação com o peso corporal e a forma corporal.[1-4]

Na Tabela 68.1 estão as diferenças e semelhanças entre anorexia nervosa, bulimia nervosa e transtorno da compulsão alimentar.

Referências bibliográficas

1. American Psychiatric Association. (2014). Manual diagnóstico e estatístico de transtornos mentais: DSM-5 (5a ed.). Porto Alegre: Artmed.

2. Gómez-Candela C, Palma Milla S, Miján-de-la-Torre A et al. Consenso sobre la evaluación y el tratamiento nutricional de los trastornos de la conducta alimentaria: anorexia nerviosa. Nutr.Hosp 2018;35(N.º Extra. 1):11-48. DOI:http://dx.dpi.org/10.20960/nh.1561.

3. Rodríguez Ortega P, Palma Milla S, Gómez-Candela C et al. Consenso sobre la evaluación y el tratamiento nutricional de los trastornos de la conducta alimentaria: bulimia nerviosa, transtorno por atracón y otros. Nutr Hosp 2018;35(N.º Extra. 1):49-97. DOI:http://dx.dpi.org/10.20960/nh.1562.

4. Alonso MDRZ, Lara Neto JÁ, Ribeiro HL. Transtornos alimentares e terapia nutrológica. In: Ribas, DF e Suen VMM. Tratado de Nutrologia São Paulo: Editora Manole, 2018. (345-380).

Capítulo 69

Como identificar os fatores predisponentes, os fatores precipitantes e os fatores mantenedores?

• Maria del Rosario • José Alves Lara Neto • Hewdy Lobo Ribeiro

A etiopatogenia dos transtornos alimentares (TA) é complexa, e como acontece em outras doenças psiquiátricas, provavelmente seja o resultado da interação de múltiplos fatores causais. O modelo multifatorial baseia-se na hipótese de que vários fatores predisponentes (biológicos, genéticos, psicológicos, familiares e socioculturais), precipitantes (dietas e eventos estressantes) e mantenedores (distorções cognitivas, eventos interpessoais e fisiológicos) estejam associados na origem, no desenvolvimento e na perpetuação dos transtornos alimentares. O estabelecimento, bem como a persistência do transtorno, depende da ocorrência de circunstâncias que ativam a vulnerabilidade do indivíduo a fatores de risco e da atuação de fatores de proteção.[1,2]

Fatores predisponentes

Individuais

Hereditário (genético)

O padrão de herança genética é resultado da interação de múltiplos genes com o meio ambiente. A vulnerabilidade genética precisa da interação com fatores ambientais desfavoráveis para aumentar o risco de apresentar a doença. Parentes de primeiro grau de pacientes com anorexia nervosa (AN) ou bulimia nervosa (BN) exibem risco aumentado para a doença, sendo na AN um risco aumentado de 12,3 a 15 vezes. Na AN, a herdabilidade também é demonstrada em estudos com gêmeos idênticos, sendo a vulnerabilidade pelo fator genético de 50%. Os TA são mais frequentes em parentes de primeiro grau com transtorno do que em parentes de primeiro grau de indivíduos saudáveis. Também existem evidências de transmissão familiar no TCA e na BN, e vulnerabilidade genética da doença.[1-3]

Biológico

Refere-se a anormalidades de neuromoduladores e neurotransmissores. Na AN, é difícil demonstrar uma anormalidade neuroquímica, já que a própria desnutrição pode explicar muitas das alterações hipotalâmicas e metabólicas observadas. Na BN, as principais anormalidades são achadas no sistema catecolaminérgico, assim como uma diminuição da atividade serotoninérgica, que poderia ser um fator predisponente para o desenvolvimento da BN e também para os episódios do transtorno do comer compulsivo (TCA).

O episódio compulsivo alimentar poderia ser uma maneira usada para combater as consequências negativas, determinadas pela redução da atividade serotoninérgica cerebral. As alterações no sistema serotoninérgico envolvem uma diminuição do metabólito da serotonina (5-HIAA), que, na fase aguda da restrição alimentar da AN se encontra diminuído no liquor, provavelmente, pela redução da ingesta do triptofano. Após a recuperação do peso, esses níveis do metabólito aparecem elevados.[1-3]

Físico

A obesidade ou preocupação com o peso são fatores de risco que motivam o indivíduo a fazer "dieta". Na pessoa obesa ou preocupada com peso, o desejo de emagrecer aumenta a vulnerabilidade ao desenvolvimento de algum TA. O sobrepeso e a obesidade em crianças e adolescentes podem estar associados à voracidade e a comportamentos e práticas não saudáveis para controle de peso (uso de medicamentos, laxantes, diuréticos ou prática de vômitos). A insatisfação com a aparência física faz com que crianças do sexo feminino com sobrepeso se engajem em dietas para perda de peso. Esse comportamento pode ser fator de risco para o desenvolvimento dos TA em uma fase mais tardia, com comprometimento do estado nutricional e do crescimento adequado.

Pacientes submetidos à cirurgia bariátrica e que apresentam perda significativa de peso podem, também, desenvolver AN, BN ou outros transtornos.[1-4]

Psicológico

Alguns traços de personalidade como obsessividade, compulsividade, perfeccionismo, rigidez, evitação de danos, baixa procura por novidades, alta persistência, dificuldade para se definir como pessoa (*self directedness*) e de determinar objetivos próprios e autoavaliação negativa podem ser importantes fatores de risco para TA. Déficits cognitivos como dificuldade para mudanças e fraca coerência central estão sendo estudados e parecem contribuir para a manifestação dos TA.

Pacientes com AN, subtipo restritivo, apresentam traços de ansiedade, perfeição, obsessão, inibição e excessiva submissão. Os indivíduos com BN, frequentemente, apresentam impulsividade e instabilidades emocionais, características consistentes com o descontrole e os métodos purgativos. Na BN, a depressão precede o distúrbio, mas também pode ser secundária à subnutrição. Quando há reabilitação nutricional, observa-se melhora do estado de ânimo.

Também são características baixa autoestima, personalidade histriônica, *borderline*, insatisfação corporal e preocupação exagerada com algum aspecto na aparência (transtorno dismórfico corporal).[1-5]

Experiências traumáticas na infância

Os eventos ou experiências interpessoais traumáticos aumentam a vulnerabilidade para TA e para outros transtornos psiquiátricos em geral. O abuso sexual, p. ex., está mais associado à BN do que à AN. Contudo, os pacientes com TA relatam frequentes comentários depreciativos na infância feitos por colegas ou familiares (criticismo ou *bullying*) em relação à forma corporal e à aparência física.[1-4]

Familiares

A importância das relações familiares disfuncionais na etiologia dos TA é relatada há bastante tempo e as evidências não esclarecem ainda se indicam uma correlação inespecífica para transtornos psiquiátricos ou se são causa ou consequência do TA. O risco do próprio distúrbio é três vezes mais frequente em parentes de primeiro grau.

Outras características associadas são depressão, comportamento alimentar inadequado (erro alimentar, contágio) e intensa preocupação com aparência e peso.

A incidência do problema com alimentação entre crianças e adolescentes muitas vezes reflete o comportamento dos pais. Atualmente, e devido aos altos índices de obesidade observados, a preocupação deles é que as crianças não engordem na escola. Entre os fatores de risco que podem contribuir para o aparecimento dos TA têm-se o abuso de álcool e drogas (em pacientes de primeiro grau), desordem afetiva (afetividade) e a preocupação materna em relação a alimentação saudável e atividade física.

A mãe com TA é uma influência negativa para o comportamento dos seus filhos. Mais de 50% dos filhos de mães com TA apresentam transtorno psiquiátrico.

A invalidação parental das emoções das crianças e jovens ou a superproteção também têm sido associadas à maior risco de desenvolvimento de TA.[1-4]

Socioculturais

Os TA são as chamadas "síndromes associadas à cultura" (*culture bound syndromes*), em que a "magreza" é valorizada. Os fatores de risco socioculturais são importantes nas sociedades ocidentais, onde as modelos e atrizes de sucesso, representantes dos padrões ideais de beleza feminina, são extremamente magras. Existe, assim, um desejo generalizado, especialmente nas mulheres, de um corpo mais magro. Essa preocupação das mulheres pela busca do corpo ideal leva a um estado de constante insatisfação com o próprio corpo.

Nas últimas décadas, uma extensa literatura tem observado que a insatisfação com a imagem corporal se relaciona com distúrbios alimentares em adolescentes, adultos e também em crianças. Alguns estudos teriam mostrado, inclusive, que a insatisfação com a imagem corporal é um fator de risco significativo para o desenvolvimento e a manutenção de transtornos alimentares. Ao longo da história, o ideal de beleza, em um contexto social, teria aumentado a insatisfação com a imagem corporal tanto em homens como em mulheres.[5-7]

Mais especificamente entre as adolescentes, a pressão para ser magra, a internalização da magreza como corpo ideal, e a insatisfação com o corpo são riscos que estão presentes desde o início da adolescência que podem gerar o TA no final da adolescência ou início da vida adulta, demonstrando a importância da aplicação de prevenção no sentido da aceitação do próprio corpo.[8] Nessa procura pelo ideal estético de magro (*thin ideal*), as dietas sucedem-se umas às outras, na falsa crença de que, uma vez atingida a perfeição, será possível alcançar também sucesso em tudo (profissão, trabalho, estudo, relacionamento), além do autocontrole e da competência social.

Além das mulheres adolescentes e jovens, alguns grupos ocupacionais (modelos, atrizes, bailarinas, atletas, nutricionistas, jóqueis, aeromoças) são particularmente mais vulneráveis a desencadear distúrbios alimentares. São os chamados "grupos de risco". Nesse grupo de "magreza profissional", é importante identificar a existência de outros fatores predisponentes. Deve-se ficar atento ao possível diagnóstico de AN em grupos de riscos como em modelos e bailarinas.[4]

No caso das esportistas, foi descrita a "tríade da mulher atleta" composta por distúrbio alimentar, hormonal (amenorreia) e ósseo (osteopenia/osteoporose). Recentemente, o Comitê Olímpico Internacional (COI) fez um consenso mudando o nome para "deficiência relativa de energia no esporte" ou "REDs", considerando que nem todos os pacientes apresentam os três componentes da tríade, que podem afetar, também, outras áreas da saúde como imunidade, síntese de proteínas, metabolismo, cardiovascular e psicológica; e pode aparecer também em homens e não esportistas. Essa síndrome é provocada pelo desequilíbrio na disponibilidade de energia.[9]

Nos últimos anos, o padrão do corpo masculino também mudou e até os bonecos para meninos tiveram suas formas alteradas, mas, diferente das bonecas femininas, anoréxicas, eles apresentam imagens mais musculosas. Nesse caso, na busca de se obter uma imagem bem musculosa, fazem uso de suplementos alimentares e dietas hiperproteicas e hipolipídicas além de exercícios musculares envolvendo levantamento de peso em excesso destacando-se o perigo do consumo e abuso de esteroides anabolizantes com as consequências deletérias a nível físico e psicológico. Esse transtorno, também chamado de vigorexia e antigamente de anorexia nervosa reversa é atualmente classificado como transtorno dismórfico muscular, um subtipo do transtorno dismórfico corporal, que pode levar a prejuízo no funcionamento social, profissional ou em outras áreas importantes da vida do indivíduo.[1-2]

As mídias sociais por meio do relacionamento virtual das pessoas na internet com os sites pró-ana (seguindo dietas restritivas, jejuns e purgações), os sites pró-mia (incentivando os comportamentos compensatórios inadequados como vômitos, uso excessivo de laxantes, exercícios físicos excessivos) e as opiniões de amigos e familiares são importantes como fatores desencadeantes e também como perpetuadores dos TA. Blogs sobre alimentação, nutrição e atividade física excessiva, muitas vezes com informações distorcidas, podem também atrair indivíduos com comportamentos alimentares de risco ou TA.

Fatores precipitantes

Dietas

A dieta é o principal fator, embora nem todas as pessoas que fazem dieta evoluam para a doença. Evidências científicas apontam que se submeter a dietas pode desencadear um episódio de excesso alimentar em indivíduos biologicamente predispostos. Comer menos do que deveria, na presença de um apetite normal, leva a um desejo ou impulso de comer.

Está demonstrado que uma dieta baixa em carboidratos (1.000 kcal) diminui os níveis de triptofano no plasma e altera a função da serotonina cerebral em mulheres sadias. A síntese de serotonina no cérebro depende da disponibilidade do triptofano no plasma, pois ele é o precursor da serotonina. Os autores sugerem que se submeter a dietas de maneira persistente produz redução crônica de triptofano no plasma e da serotonina cerebral, podendo-se desenvolver sintomas de TA em um indivíduo vulnerável. Além disso, a fome gerada pela dieta pode desencadear episódios de compulsão alimentar.

Foi observado que 35% das pessoas que faziam dieta de maneira continuada desenvolviam condutas alimentares patológicas e 35% a 45% dos quadros parciais evoluíam para TA completos. A dieta é o principal fator desencadeador para se desenvolver comportamento precursor em pessoas vulneráveis, além de ser considerada o fator perpetuador do processo.[1-4]

Eventos estressores

Combinados com a dieta, outros fatores precipitantes devem ser identificados. O desenvolvimento de TA geralmente é precedido por um evento que envolva mudança ou transição, como o nascimento de um irmão, mudança de escola, mudança de bairro, de país etc., puberdade, situações de confusão de identidade, novas relações com pessoas (temores e dificuldades), separações, divórcios, eventos que ameaçam o indivíduo (p.ex., perdas por morte de familiares, doenças pessoais e familiares), entre outros.[1-4]

Fatores mantenedores ou perpetuadores

Entre os aspectos socioambientais e culturais, são fatores importantes a serem considerados, eventos interpessoais tanto com membros da família quanto com os demais núcleos sociais, a dinâmica familiar, os relacionamentos interpessoais, as circunstâncias sociais e também as mídias sociais e sites na internet pró-ana e pró-mia que ensinam as técnicas que levam ao TA, já comentados também em fatores socioculturais.

Distorções cognitivas da aparência e do peso

Numerosas investigações têm documentado o importante papel da autoavaliação e insatisfação da pessoa sobre sua imagem corporal. A internalização do corpo magro como corpo ideal, assim como as alterações da imagem corporal podem ser a causa de problemas emocionais importantes na adolescência e no início da juventude, e pode atuar como um fator de risco predisponente, precipitante ou mantenedor de TA. A recuperação do distúrbio alimentar só é possível se houver mudanças nessas atitudes.

Um fator que perpetua o transtorno também pode ser o respeito e a estima dos companheiros e colegas de estudo diante da imagem magra e idealizada da pessoa com TA. A perda de peso leva a um "sentimento de triunfo" na sociedade atual, que fala da "epidemia da obesidade" e na qual se ouve dizer que, no ano 2025, todos serão obesos.[1,2]

Componente fisiológico

Relaciona-se principalmente com AN e apresenta sintomas vinculados à inanição. A desnutrição levaria a mudanças no funcionamento fisiológico, perpetuando a doença (esvaziamento gástrico demorado, plenitude, inibição da alimentação e muitas das alterações hipotalâmicas e metabólicas observadas). Algumas das alterações encontradas são, alteração de substâncias como cortisol, hormônio liberador de corticotropina (CRH) e leptina, a fome, que, por si mesma, pode aumentar a depressão e a sucessão de dietas restritivas, que levam à diminuição do metabolismo basal e podem se transformar em um distúrbio alimentar crônico.[1-3]

Dietas restritivas

Conforme comentado anteriormente, dietas restritivas podem perpetuar os sintomas alimentares. A experiência clínica mostra que as pessoas que insistem em manter uma alimentação restritiva favorecem as compulsões alimentares.[1-4]

Referências bibliográficas

1. Rodríguez Ortega P, Palma Milla S, Gómez-Candela C et al. Consenso sobre la evaluación y el tratamiento nutricional de los trastornos de la conducta alimentaria: bulimia nerviosa, transtorno por atracón y otros. Nutr Hosp 2018;35(N.º Extra. 1):49-97. DOI:http://dx.dpi.org/10.20960/nh.1562 American Psychiatry Association. Diagnostic and statistical manual of mental disorders. DSM-5. Washington: APA, 2013.

2. Alonso MDRZ, Lara Neto JÁ, Ribeiro HL. Transtornos alimentares e terapia nutrológica In: Ribas, DF e Suen VMM. Tratado de Nutrologia São Paulo: Editora Manole. 2018;345-380.

3. Associação Brasileira de Psiquiatria. Sociedade Brasileira de Endocrinologia e Metabologia. Sociedade de Medicina de Família e Comunidade. Sociedade Brasileira de Nutrição Parenteral e Enteral. Associação Brasileira de Nutrologia. Sociedade Brasileira de Pediatria. Anorexia Nervosa: Diagnóstico e Prognóstico. Projeto Diretrizes, 7 de outubro 2011. Disponível em: http://www.sbmfc.org.br/media/file/diretrizes/05anorexia_nervosa_diagnostico_e_prognostico.pdf.

4. Sociedade Brasileira de Nutrição Parenteral e Enteral Associação Brasileira de Nutrologia. Terapia Nutricional no paciente com Transtornos Alimentares. Projeto Diretrizes, 5 de setembro de 2011. Disponível em: https://diretrizes.amb.org.br/_BibliotecaAntiga/terapia_nutricional_no_paciente_com_transtornos_alimentares.pdf.

5. Qian J, Hu Q,Wan Y, Li T, Wu M, Ren Z et al. Prevalenceof eating disorders in the general population: a systematic review. Shanghai Arch Psychiatry. 2013:25(4):212-23.

6. Treasure J, Claudino AM, Zucker N. Eating disorders. Lancet. 2010; 375:583-93.

7. Costa, Marcelle Barrueco; Melnik, Tamara. Efetividade de intervenções psicossociais em transtornos alimentares: um panorama das revisões sistemáticas Cochrane. Einstein. 2016;14:235-277.

8. Rohde P, Stice E, Marti CN. Development and Predictive Effects of Eating Disorder Risk Factors during Adolescence: Implications for Prevention Efforts. The International Journal of Eating Disorders. 2015;48:187-198.

9. Mountjoy M, Sundgot-Borgen J, Burke L et al. The IOC consensus statement: beyond the Female Athlete triad-Relative Energy Deficiency in Sport (RED-S). Br J Sports Med. 2014;48:491-7.

Capítulo 70

Vigorexia, drunkorexia e ortorexia, como identificar?

• Maria del Rosario • José Alves Lara Neto • Hewdy Lobo Ribeiro

Vigorexia

Vigorexia é o termo utilizado para denominar um distúrbio caracterizado por uma obsessão para realizar atividade física de maneira exagerada, especialmente nas academias. Existe uma distorção da imagem corporal fazendo que as pessoas, principalmente homens, quando se olham no espelho e apesar da sua musculatura evidente se veem pequenos e enfraquecidos. Utilizam suplementos alimentares, comidas hiperproteicas (vitaminas, claras de ovos) e anabolizantes com as consequências deletérias desses últimos, a nível físico e psicológico.[1,2] Foi descrita, pela primeira vez, por Pope *et al.,* em 1993, quando estudavam uma população de fisiculturistas, sendo chamada primeiro de anorexia nervosa reversa pela sua semelhança com os transtornos alimentares e com a distorção da imagem corporal. Ao contrário da anorexia nervosa o indivíduo sente-se fraco e pequeno observando-se magro apesar de apresentar um corpo musculoso. Esse transtorno é conhecido também como síndrome de Adônis, em referência ao deus grego da beleza, bigorexia ou transtorno dismórfico muscular (TDM).[2,3]

Também chamada de dismorfia muscular, a vigorexia foi descrita no manual de psiquiatria como um subtipo do transtorno dismórfico corporal (TDC) já classificado como uma das manifestações do espectro do transtorno obsessivo-compulsivo.[4]

De acordo com o DSM-5, o TDC é diagnosticável por quatro critérios necessariamente presentes:

- Preocupação com um ou mais defeitos ou falhas percebidas na aparência física que não são observáveis ou que parecem leves, ou aparentam leves para os outros.
- Em algum momento durante o curso do transtorno, o indivíduo executou comportamentos repetitivos (p. ex., verificar-se no espelho, arrumar-se excessivamente, beliscar a pele, buscar tranquilização) ou atos mentais (p. ex., comparando sua aparência com a de outros) em resposta às preocupações com a aparência.
- A preocupação causa sofrimento clinicamente significativo ou prejuízo no funcionamento social, profissional ou em outras áreas importantes da vida do indivíduo.
- A preocupação com a aparência não é bem mais explicada por preocupações com a gordura ou o peso corporal em um indivíduo cujos sintomas satisfazem os critérios diagnósticos para um transtorno alimentar

Especificar se:

Com dismorfia muscular: o indivíduo está preocupado com a ideia que sua estrutura corporal é muito pequena ou insuficientemente musculosa. O especificador é usado mesmo que o indivíduo esteja preocupado com outras áreas do corpo, o que com frequência é o caso.

Especificar se:

Indicar o grau de *insight* em relação às crenças do transtorno dismórfico corporal (p.ex., "Eu pareço feio" ou "Eu pareço deformado")

Com *insight* bom ou razoável: o indivíduo reconhece que as crenças do transtorno dismórfico corporal são definitivas ou provavelmente não verdadeiras ou que podem ou não ser verdadeiras.

Com *insight* pobre: o indivíduo acredita que as crenças do transtorno dismórfico corporal são provavelmente verdadeiras.

Com *insight* ausente/crenças delirantes: o indivíduo está completamente convencido de que as crenças do transtorno dismórfico corporal são verdadeiras.[4]

Critérios para identificação da vigorexia[2-7]

- Mais frequente em homens de 18 a 35 anos. Porém pode ser observado em mulheres também.
- Apresentam distorção da imagem corporal e insatisfação com a aparência.

Uma preocupação exagerada com o corpo e com a estrutura dos músculos. Demonstram sentimentos de inferioridade e de vergonha do corpo, procurando escondê-lo debaixo de várias camadas de roupa ou roupas excessivamente largas.

- Praticam exercícios de modo obsessivo. São muitas horas de exercícios físicos exaustivos, sempre anaeróbicos como levantamento de pesos na academia de maneira compulsiva, e continuam desperdiçando grandes quantidades de tempo e dinheiro. Mesmo lesionados continuam treinando pela necessidade compulsiva de manter um plano rigoroso de exercícios físicos.
- Apresentam um comportamento alimentar inadequado fugindo de padrões alimentares normais, praticam uma dieta alimentar rígida fazendo uso de dietas hiperproteicas rigorosas.
- Usam e abusam de suplementos alimentares e substâncias, consumindo anabolizantes apesar de conhecer das consequências físicas e psicológicas adversas. Automedicam-se de maneira indiscriminada.
- Não aceita convites para uma festa ou compromisso social em função da rotina de treinos na academia e da alimentação, podendo levar a prejuízo no funcionamento social, profissional ou em outras áreas importantes da vida. Não se interessam por nenhuma atividade ou relacionamento que possa interferir em seu propósito de treinar durante todo o tempo.
- Apresentam comportamentos repetitivos tocando-se e observando-se no espelho de maneira repetida e intensa e os ganhos são checados, compulsivamente, chegando a mais de 10 vezes ao dia.
- Pelo excesso de treinamento, também chamado de *overtraining*, podem ocorrer reações corporais em decorrência do estresse, como: insônia, falta de apetite, irritabilidade, desinteresse sexual, fraqueza, cansaço constante, dificuldade de concentração, entre outras.
- Como o corpo que consideram perfeito é um ideal inatingível, em razão dos sentimentos de inferioridade e da visão deformada da própria aparência, essas pessoas estão mais sujeitas a desenvolver quadros de depressão e ansiedade.
- Para auxiliar no diagnóstico pode ser utilizada a escala de aparência muscular MASS (*muscle appearance satisfaction scale*).[7]
- Não consultam o médico, só quando aparecem complicações por excesso de exercícios, problemas renais pelo abuso das proteínas ou por transtornos metabólicos ou psicológicos por abuso de anabolizantes. Podem ser trazidos na consulta pelo familiar.

Drunkorexia

A drunkorexia é um termo que provém da mistura das palavras *drunk* que significa bêbado e "orexia" de *orexis*, que significa apetite em inglês. Não existe uma tradução para o português, no entanto, já teriam aparecido na mídia algumas aproximações como os termos de "ebriorexia", alcoolrexia ou "anorexia alcoólica". Pesquisadores observaram que a drunkorexia consiste em um comportamento alimentar de risco utilizado para o controle de peso que está relacionado ao consumo exagerado de álcool e que também combina com as técnicas de um distúrbio alimentar (como pular refeições ou restringir a ingestão de calorias e/ou fazer exercícios excessivos para compensar o consumo de calorias do álcool) A pessoa com esse transtorno faz restrição significativa da dieta quando é planejado o uso ou abuso de álcool, para "poupar" calorias, ou ainda, adota comportamentos compensatórios, como a indução de vômitos, uso de diuréticos/laxantes ou atividade física extenuante. Esses comportamentos podem vir antes ou depois do consumo de álcool.[8,9]

É um fenômeno presente em pessoas de 18 a 25 anos aproximadamente, principalmente em estudantes universitários, na maioria do sexo feminino, embora também possa ocorrer em homens.

Na drunkorexia são comuns os seguintes comportamentos[10-12]

- Pular refeições a fim de que a ingestão calórica em decorrência do consumo pesado episódico de bebidas alcoólicas seja compensada.
- Prática de exercícios excessivos, a fim de compensar as calorias consumidas pelo consumo do álcool.

- Ingestão pesada do álcool, a fim de que o mal-estar físico em decorrência da intoxicação alcoólica gere o expurgo de alimentos consumidos anteriormente.

O álcool consumido de maneira abusiva pode determinar déficits de nutrientes, vitaminas e minerais que prejudicam a saúde. Do ponto de vista nutrológico o álcool, apesar de ter 7 kcal/g substitui o alimento sob a forma de calorias vazias, não sendo usado pelo organismo como forma de combustível. O álcool provoca sérias alterações afetando e prejudicando também a digestão, absorção e o metabolismo. A falsa sensação de estar alimentado e a falta de apetite também provocada por gastrite são fatores que levam a quadros de desnutrição. As pessoas com esse transtorno podem, ainda, apresentar todas as complicações da AN ou da BN, quando esses TA já estiverem presentes.

É importante lembrar que o álcool é tóxico quando substitui mais de 20% do valor calórico total da ingestão de alimentos, e pode provocar hipoglicemia, anemia e quadros de desnutrição. O consumo excessivo de álcool pode levar para o quadro de alcoolismo.[8]

Ortorexia

A orthorexia ou ortorexia nervosa (ON) é um quadro caracterizado por uma obsessão por comer saudável que limita a variedade de alimentos pela exclusão de certos grupos (carne, laticínios, gorduras, carboidratos) sem a substituição adequada. As pessoas com esse transtorno podem apresentar carências nutricionais de micronutrientes, como anemia por déficit de ferro, osteoporose por falta de cálcio e hipovitaminose pelo déficit da vitamina B12, entre outras. Com o tempo, essa condição também afeta a qualidade de vida da pessoa, com prejuízo da sociabilidade, além de poder, inclusive, levar pessoas vulneráveis a desenvolverem um transtorno alimentar (TA), como anorexia nervosa (AN).[3,8]

O termo ON (*ortho*: correto; *orexis*: apetite) foi criado em 1997, por Bratman. Embora tenham sido realizados vários estudos científicos sobre ON com a utilização de testes psicométricos ela não foi reconhecida ainda como um transtorno alimentar distinto no manual de referência da Associação Psiquiátrica Americana (APA). Pacientes com quadro graves de ON, no entanto, com perda importante de peso e que dependem de suplementação nutrológica podem ser incluídos como o transtorno alimentar restritivo/evitativo (TARE) com critérios bem definidos dentro do DSM-5.[3,4,8,13]

- Uma perturbação alimentar (p. ex., falta aparente de interesse na alimentação ou em alimentos; esquiva baseada nas características sensoriais do alimento; preocupação acerca de consequências aversivas alimentar) manifestada por fracasso persistente em satisfazer as necessidades nutricionais e/ou energéticas apropriadas associada a um (ou mais) dos seguintes aspectos:
    - Perda de peso significativa (ou insucesso em obter o ganho de peso esperado ou atraso de crescimento em crianças).
    - Deficiência nutricional significativa.
    - Dependência de alimentação enteral ou suplementos nutricionais orais.
    - Interferência marcante no funcionamento psicossocial.
- A perturbação não é mais bem explicada por indisponibilidade de alimento ou por uma prática culturalmente aceita.
- A perturbação alimentar não ocorre exclusivamente durante o curso de anorexia nervosa ou bulimia nervosa, e não há evidência de perturbação na maneira como o peso ou a forma corporal é vivenciada.
- A perturbação alimentar não é atribuível a uma condição médica concomitante ou mais bem explicada por outro transtorno mental. Quando a perturbação alimentar ocorre no contexto de uma outra condição ou transtorno, sua gravidade excede a habitualmente associada à condição ou ao transtorno e justifica atenção clínica adicional.

Especificar se:

Em remissão: depois de terem sido preenchidos os critérios para transtorno alimentar restritivo/evitativo, esses critérios não foram mais preenchidos por um período de tempo sustentado.

Existem evidências que suportam a superposição entre AN, BN e ON. Na prática clínica, e com algumas pacientes que tiveram diagnóstico de AN ou BN no passado, é possível observar a passagem para um quadro com características ortoréxicas antes de sua recuperação. Fatores socioculturais e as mídias sociais que disseminam modismos e informações sobre a busca exagerada por uma vida mais saudável, também acabam demonizando ou glorificando determinados alimentos ou nutrientes, de forma dicotômica, e podem estar influenciando o surgimento de pensamentos ortoréxicos nas pessoas vulneráveis, com antecedentes de transtornos alimentares na adolescência ou com alguma comorbidade psiquiátrica, como transtorno obsessivo compulsivo, por exemplo.[13-14]

Bratman desenvolveu um teste de atitudes alimentares chamado *Bratman's orthorexia test* (BOT) contendo dez afirmativas com respostas dicotômicas: "sim" ou "não". O escore do teste é de 0-10 onde cada "sim" corresponde a um ponto.

Quando uma pessoa pode estar apresentando ortorexia nervosa?

- Quando limita a "variedade" de alimentos excluindo certos grupos (carne, laticínios, gorduras, carboidratos) sem a substituição adequada. Por exemplo quando não come carne vermelha (nem de ave ou de peixe), ovos, leguminosas e nozes (aqui é importante esclarecer que no caso dos vegetarianos, eles substituem adequadamente as carnes por meio do grupo das leguminosas e as nozes).
- Quando passa mais tempo do que o habitual (mais de três horas) com pensamentos em relação à comida ou no planejamento das comidas.
- Quando planeja suas refeições com vários dias de antecipação
- Quando considera que o valor nutritivo é mais importante que o prazer que a comida aporta.
- Quando sente culpa por ter que comer alimentos que considera "impuros ou não saudáveis". E tenta compensar (como se fosse de castigo) com uma dieta mais rígida ainda, p. ex., com "jejum para desintoxicar".
- Quando sente controle excessivo ao evitar a tentação das comidas "não saudáveis". Acredita que esteja tudo sob controle quando come de maneira saudável.
- Quando sua dieta se transforma em um problema quando deve comer fora ou com outras pessoas.
- Quando tenha renunciado a comer alimentos que antes gostava para substituí-los por outros mais saudáveis.
- Quando critica aos outros que não comem "corretamente". Sente um complexo de superioridade em relação a sua "perfeita e saudável dieta". Sua autoestima desse modo teria melhorado.
- Quando evita comidas que antes desfrutava.

No teste de Bratman para detectar ortorexia cada item acima relatado vale um ponto e se a pontuação é superior a cinco significa que pode estar padecendo uma "obsessão para se alimentar de maneira saudável".[3,13]

Podemos identificar sinais de ortorexia em pessoas rígidas e inflexíveis, que comem sem prazer e que se isolam e se afastam socialmente em função da sua dieta saudável e, por último, também aparece o emagrecimento.[13,14]

Referências bibliográficas

1. De Almeida CAN, Ribas FD. Dicionário Brasileiro de Nutrologia. Ed. Atheneu, 2009.
2. Pope HG, Katz D, Hudson JI. Anorexia nervosa and reverse anorexia among 108 male bodybuilders. Comprehensive Psychiatry, 1993;34:406-9.
3. Alonso MRZ. Transtornos da conduta alimentar na nutrologia médica. Porto Alegre: Alternativa, 2008.
4. American Psychiatric Association. (2014). Manual diagnóstico e estatístico de transtornos mentais: DSM-5 (5a ed.). Porto Alegre: Artmed.
5. Pope HGJr, Gruber AJ, Choi P, Olivardia R, Phillips KA. Muscle dysmorphia:an underrecognized form of body dysmorphic disorder. Psychosomatics. 1997;38(6):548-557.
6. Olivardia R, Pope HG, Hudson JI. Muscle dysmorphia in male weightlifters: a case-control study. Am J Psychiatry. 2000:157(8):1291-1296.
7. Mayville SB, Williamson DA, White MA, Netemeyer RG, Drab DL. Development of the Muscle Appearence Satisfaction Scale: a self-report measure for the assesment of muscle dysmorphia symptoms. Assesment. 2002;9(4):351-360.
8. Ribas DF, Lara Neto JÁ, Queroz LR, Alonso MDRZ, Silva CF. Aspectos nutrológicos que influenciam a saúde mental da mulher. In: Rennó Jr., J e Ribeiro HL. Tratado de saúde mental da mulher. São Paulo: Editora Atheneu, 2012.
9. Carly Thompson-Memmer, Tavis Glassman & Aaron Diehr (2018): Drunkorexia: A new term and diagnostic criteria, Journal of American College Health, DOI: 10.1080/07448481.2018.1500470.
10. Piazza-Gardner AK, Barry AE. Appropriate terminology for the alcohol, eating and physical activity relationship. J Am Coll Health. 2013;61(5):311-313.
11. Chambers RA. Drunkorexia. J Dual Diagn. 2008;4(4):414-416.
12. Eisenberg MH, Fitz CC. Drunkorexia": exploring the who and why of a disturbing trend in college students' eating and drinking behaviors. J Am Coll Health. 2014;62(8):570-577.
13. Alonso MDRZ, Lara Neto JÁ, Ribeiro HL. Transtornos alimentares e terapia nutrológica. In: Ribas, DF e Suen VMM. Tratado de Nutrologia São Paulo: Editora Manole, 2018;345-380.
14. Dunn TM, Bratman S. On orthorexia nervosa: A review of the literature and proposed diagnostic criteria.Eat Behav. 2016;21:11-7. doi: 10.1016/j.eatbeh.2015.12.006. Epub 2015 Dec 18.

Capítulo 71

Como deve ser feita a avaliação dos pacientes com transtorno alimentar?

• Maria del Rosario • José Alves Lara Neto • Hewdy Lobo Ribeiro

Diante de um paciente com suspeita de transtorno alimentar, é importante realizar o diagnóstico correto e o tratamento adequado e para isso devemos seguir várias estratégias. Para o diagnóstico dos TA é necessária a elaboração de uma história clínica completa, avaliação clínica geral com interrogatório, exame físico, exames laboratoriais, avaliação do estado nutrológico e a utilização de testes psicométricos especializados e revalidados. Para finalizar deve ser sempre realizado o diagnóstico diferencial com outras doenças. O diagnóstico precoce é um fator vital para o sucesso do tratamento, assim como para conseguir diminuir as altas taxas de morbimortalidade.[1,2]

Estratégias para avaliação dos transtornos alimentares

Exame físico

O exame clínico a ser realizado deve observar todos os sistemas ou aparelhos. Na pele e nos fâneros, os achados clínicos predominantes da AN são produzidos por desnutrição e desidratação. Na BN, os sinais são provocados pelo comportamento purgativo, como lesão da pele do dorso da mão dominante (ulcerações, cicatrizes ou calosidades – sinal de Russel), hipertrofia bilateral de parótidas e complicações dentárias. No sistema venoso, quando são utilizados diuréticos e laxantes, observa-se edema pré-tibial.

Na BN, os distúrbios hidreletrolíticos são causados por vômitos, abuso de laxantes ou diuréticos e jejuns prolongados, desidratação (sinais de depleção extracelular, edema periférico) e arritmia cardíaca. Os sistemas respiratório, gastrointestinal, ginecológico e renal devem também ser examinados. É importante lembrar que complicações raras, porém fatais, incluem ruptura do esôfago, ruptura gástrica e arritmias cardíacas. A morte na AN ocorre com maior frequência por suicídio.[1-4]

Exames laboratoriais e complementares

Os exames laboratoriais e complementares podem demonstrar alterações. Os exames subsidiários bioquímicos e hematológicos não são solicitados para a realização de diagnóstico de TA, mas sim para se avaliar a presença de complicações mais prevalentes. Anormalidades laboratoriais podem aparecer em decorrência de quadros de desnutrição e desidratação na AN ou por desequilíbrios hidreletrolíticos produzidos pela indução de vômitos e/ou pelo abuso de laxantes, diuréticos e enemas na BN. Os exames alterados devem ser monitorados regularmente por longos períodos de tratamento até a normalização das alterações hematológicas e bioquímicas encontradas.[4,5]

Na prática clínica, outros exames podem ser solicitados dependendo da doença presente e de acordo com a avaliação clínica.[3,4]

A densitometria óssea é solicitada devido à frequente associação com osteopenia e osteoporose e ao risco aumentado de fraturas, cifoescoliose e dores crônicas nos pacientes de AN. Evidências recentes recomendam a realização de densitometria óssea em pacientes adolescentes com AN com mais de 12 meses de duração da doença, com índice de massa corporal (IMC) inferior a 15 e ingestão menor de cálcio (menos de 600 mg/dia), porque apresentam alto risco de osteopenia, (50%) e osteoporose (31%). O conhecimento do diagnóstico de osteopenia e osteoporose, com seu acompanhamento por meio da densitometria óssea, pode motivar o paciente a aderir ao tratamento para ganho de peso.[4]

Avaliação do estado nutrológico

A avaliação do estado nutrológico deve incluir a avaliação antropométrica, as provas bioquímicas e a anamnese alimentar, além de uma análise detalhada da ingestão alimentar para se chegar ao diagnóstico nutricional. A avaliação antropométrica nos distúrbios alimentares ocorre por meio da aferição de peso, estatura e dobras cutâneas. Também podem ser utilizados os indicadores do peso para valorar a importância da perda de peso. A análise pela impedância bioelétrica (BIA) pode ser utilizada, porém parece pouco confiável na aferição de pessoas muito magras, com transtornos hidreletrolíticos ou em obesidades excessivas.

O IMC ou índice de Quetelet é recomendado para valorar o peso pelo grupo de Dados do Instituto Nacional de Saúde dos Estados Unidos e pela OMS. Nos transtornos alimentares, os autores indicam o uso do IMC como método de avaliação do peso por sua praticidade, embora ele também seja questionável como indicador de gordura corporal, quando se consideram os desequilíbrios hidreletrolíticos desses pacientes. O IMC é obtido dividindo-se o peso (kg) pela altura (m^2) e é expresso em kg/m^2. Para adultos, um IMC abaixo de 18,5 é considerado baixo peso. Segundo a OMS, nos adultos, um IMC inferior a 16 é diagnóstico de desnutrição grau III. Para crianças e adolescentes, são utilizadas os dados antropométricos segundo as tabelas de referência com os percentis de IMC de acordo com sexo e idade.[1-3,6]

Anamnese alimentar

A anamnese alimentar tem por objetivo identificar o comportamento alimentar inadequado auxiliando no diagnóstico específico. A avaliação inicial pode ser feita usando-se o recordatório de 24 horas, porém, para uma análise mais detalhada da ingestão usual, o questionário de frequência semiquantitativo e o registro alimentar de três dias seguidos são mais adequados.[1-3]

Testes psicométricos

Os testes psicométricos especializados e revalidados (questionários e escalas padronizadas) utilizados em pesquisa podem ser aplicados na prática clínica. Eles são utilizados como instrumentos de avaliação que fornecem informações adicionais relacionadas ao TA específico e também para auxiliar no planejamento e na mensuração do progresso do tratamento.[1-4]

Diagnóstico diferencial

O diagnóstico diferencial é necessário para afastar possíveis causas orgânicas ou psiquiátricas dos sintomas alimentares. Na AN, o diagnóstico diferencial é feito com outras enfermidades que levam a perdas de peso importantes, como doenças caquetizantes (câncer, aids), tumores do sistema nervoso central, infecções agudas ou crônicas, síndrome de má-absorção intestinal, diabetes, hipertireoidismo e doenças psiquiátricas como depressão e esquizofrenia. Doença celíaca, acalasia, síndrome da artéria mesentérica superior, doença de Crohn e deficiência de ácido maltase são também algumas outras doenças. É válido lembrar que comorbidades clínicas podem ocorrer na AN, e que tal possibilidade também deve ser considerada.[1-4]

Na BN, é feito com a anorexia do tipo compulsivo/purgação, assim como com pacientes que apresentam vômitos psicogênicos, diabetes, hipertireoidismo, tumores hipotalâmicos e epilepsia. Acalasia idiopática, uma doença do trato digestivo alto, com queixas de vômitos e regurgitações pode confundir-se com BN e ser de difícil diagnóstico se não for realizada uma avaliação nutrológica completa com solicitação dos estudos de imagem específicos e exames laboratoriais apropriados para o diagnóstico.[1-4,7]

No TCA, o diagnóstico diferencial deve ser feito com doenças como BN, hipotireoidismo, síndrome do comer noturno e patologias psiquiátricas, entre outras.

Nos TA, a ocorrência simultânea com outras condições psiquiátricas (transtorno por abuso de substâncias) ou médicas (diabetes) complica a realização do diagnóstico e também do tratamento.[1-4] A Figura 71.1 mostra fluxograma das avaliações necessárias para diagnóstico e acompanhamento dos transtornos alimentares (Figura 71.1).

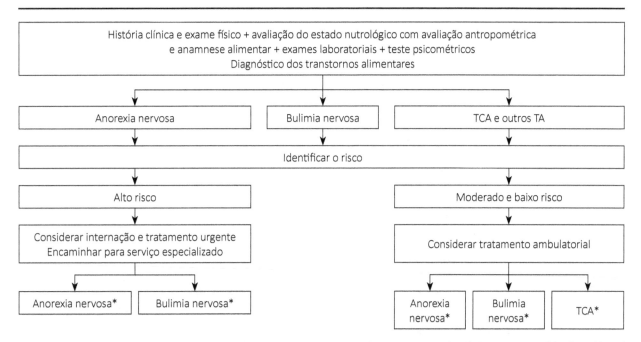

Figura 71.1: Fluxograma de diagnóstico para tomada de decisão e tratamento (Fonte: Autoria própria). *Tratamento médico/nutrológico/psicológico para cada caso. TA: transtornos alimentares; AN: anorexia nervosa; BN: bulimia nervosa; TCA: transtorno da compulsão alimentar.

Referências bibliográficas

1. Gómez-Candela C, Palma Milla S, Miján-de-la-Torre A et al. Consenso sobre la evaluación y el tratamiento nutricional de los trastornos de la conducta alimentaria: anorexia nerviosa. Nutr.Hosp 2018;35:11-48.
2. Rodríguez Ortega P, Palma Milla S, Gómez-Candela C et al. Consenso sobre la evaluación y el tratamiento nutricional de los trastornos de la conducta alimentaria: bulimia nerviosa, transtorno por atracón y otros. Nutr Hosp 2018;35:49-97.
3. Alonso MDRZ, Lara Neto JÁ, Ribeiro HL. Transtornos alimentares e terapia nutrológica. In: Ribas, DF e Suen VMM. Tratado de Nutrologia São Paulo: Editora Manole. 2018:345-380. Alonso MRZ. Transtornos da conduta alimentar na nutrologia médica. Porto Alegre: Alternativa, 2008.
4. Associação Brasileira de Psiquiatria. Sociedade Brasileira de Endocrinologia e Metabologia. Sociedade de Medicina de Família e Comunidade. Sociedade Brasileira de Nutrição Parenteral e Enteral. Associação Brasileira de Nutrologia.
5. Sociedade Brasileira de Pediatria. Anorexia Nervosa: Diagnóstico e Prognóstico. Projeto Diretrizes, 7 de outubro 2011. Disponível em: http://www.sbmfc.org.br/media/file/diretrizes/05anorexia_nervosa_diagnostico_e_prognostico.pdf
6. Sociedade Brasileira de Nutrição Parenteral e Enteral Associação Brasileira de Nutrologia.Terapia Nutricional no paciente com Transtornos Alimentares. Projeto Diretrizes, 5 de setembro de 2011. Disponível em: https://diretrizes.amb.org.br/_BibliotecaAntiga/terapia_nutricional_no_paciente_com_transtornos_alimentares.pdf
7. National Center for Health Statistics (NCHS). Growth charts. Center for Disease Control and Prevention (CDC), 2000. Disponível em: http://www.cdc.gov.
8. AlonsoMDRZ e Silva CF, Idiopathic achalasia primarily diagnosed as bulimia nervosa: the importance of the nutrologist. International Journal of Nutrology. 2011;4:46-48.

Capítulo 72

Como fazer o manejo nutrológico?

• Maria del Rosario • José Alves Lara Neto • Hewdy Lobo Ribeiro

A complexa etiopatogenia multifatorial dos transtornos alimentares leva à necessidade de uma abordagem integral de tratamento com enfoque interdisciplinar e especializado que inclui psiquiatras, nutrólogos, psicólogos, nutricionistas, entre outros.[1-3]

Considera-se imprescindível que o paciente forme um bom vínculo terapêutico com o profissional, de modo que ele possa aceitar as orientações em relação ao estado clínico e complicações, bem como aprender a lidar com as expectativas referentes ao tratamento. A desnutrição persistente do paciente com AN pode gerar sintomas psicológicos de natureza orgânica, de maneira que muitos transtornos psicológicos podem ser consequência de uma manifestação de fome. Assim, até que a boa nutrição seja restabelecida, o paciente pode encontrar dificuldade para assimilar e processar novas informações. Ao ser feito o diagnóstico do transtorno alimentar, o médico deve avaliar se o paciente está em risco iminente e se requer hospitalização. Embora a maioria dos pacientes possa receber tratamento ambulatorial, alguns podem necessitar de internação hospitalar.[1-3]

Indicações para tratamento hospitalar

A terapia nutricional hospitalar não é comumente indicada em pacientes com AN ou BN, a não ser dentro das indicações formais que são para AN: pacientes com perda de peso rápida e contínua (mais de 30%, em 3 meses), IMC abaixo de 13 kg/m^2, distúrbios do ritmo cardíaco, desidratação, distúrbio dos eletrólitos, hipotensão grave, gravidade do ciclo de voracidade alimentar e purgação, hipopotassemia (K$^+$ inferior ou igual a 2,5 mEq/L), risco de auto ou heteroagressivamente, crianças ou adolescentes com instabilidade metabólica (hipoglicemia, hipotensão arterial, bradicardia), rede de suporte social instável e emergências psiquiátricas. Algumas das indicações para internação na BN são as consequências dos distúrbios hidreletrolíticos provocados pelos sintomas purgativos (arritmia, convulsões etc.) e as tentativas de suicídio, entre outras.[1-5]

De acordo com a diretriz médica brasileira de terapia nutricional no paciente com transtornos alimentares, não existe consenso científico quanto ao parâmetro para se indicar a internação hospitalar e a instituição da terapia nutricional enteral ou terapia nutricional parenteral em pacientes com AN. Ambas podem ser ferramentas importantes para a recuperação de peso nessa população, e é necessária equipe multiprofissional de especialistas para sua aplicação especializada, sendo a enteral a primeira opção de escolha.[5]

Quais os objetivos da terapia nutrológica

O objetivo da terapia nutrológica será a recuperação de peso de modo gradual e progressivo, sendo a meta verificada pelo IMC ou pelo retorno ao peso que permite volume ovariano e folicular normal avaliado por meio de ultrassonografia pélvica, no caso de mulheres. Para a desospitalização é importante que o peso esteja já próximo do normal (ganho de 0,5 a 1,0 kg por semana) para garantir manutenção de padrão alimentação saudável e adesão ao tratamento ambulatorial (ganho de 0,5 kg por semana).[3-5]

Segundo a recomendação da diretriz médica de terapia nutricional no paciente com TA, na AN os objetivos principais da TN são a recuperação do peso corporal e a normalização do padrão alimentar. O ganho de peso em pacientes com AN durante a hospitalização está associado com melhor evolução em curto prazo e continuidade do tratamento. Na BN o objetivo da TN é reduzir ou eliminar o comportamento alimentar de voracidade e de purgação, quando esse último estiver presente. Na fase inicial de recuperação ponderal, a TN deve fornecer 20 kcal/kg de peso atual/dia ou 10 kcal/kg de peso atual/dia em pacientes gravemente desnutridos. A fórmula enteral deve ter composição padrão, ser isotônica, com densidade calórica de 1 kcal/mL e, em alguns, hipogordurosa e sem fibras. A formulação da TNP em pacientes com AN deve ser individualizada. A implementação da TNE e da TNP em pacientes com AN deve considerar o fornecimento energético e aporte de micronutrientes e de eletrólitos. Não existe recomendação para distribuição específica de macronutrientes para os pacientes com TA (evidência D). Na AN, os valores sanguíneos de eletrólitos e minerais podem estar normais e o quadro de deficiência orgânica aparece somente na realimentação e é agravado pela necessidade metabólica aumentada em decorrência da alimentação (evidência C e D). A reposição desses elementos pode ser feita por via oral e, em casos mais extremos, por via intravenosa. Nesse último caso, a monitorização eletrocardiográfica e o acompanhamento contínuo por equipe especializada estão recomendados (evidência D). É recomendada a monitorização dos níveis séricos de fósforo e suplementação, quando necessária, durante a primeira semana de hospitalização, especialmente nos pacientes gravemente desnutridos (Evidência D).[5]

Terapia nutrológica

As estratégias que devem ser utilizadas na terapia nutrológica são a educação alimentar, com a nutroterapia correspondente, e a reabilitação do estado nutricional. A educação alimentar deve ser uma das primeiras estratégias propostas, pois pode regularizar ou atenuar o desequilíbrio hormonal e psicológico que a alimentação caótica produz sobre os sintomas homeostáticos. A alimentação normal e adequada leva à recuperação da função essencial do hipotálamo como transdutor dos estímulos sensoriais e metabólicos, coordenando a resposta em forma de um comportamento alimentar normal.

A nutroterapia deve ser individual, pessoal e adequada a cada paciente. O plano de alimentação depende do tipo de transtorno alimentar, do grau, do momento evolutivo e das complicações ou comorbidades e auxilia na criação de hábitos alimentares novos que favoreçam a conservação da saúde.[3,4]

Anorexia nervosa

Na AN, sempre existe baixo peso e a avaliação do estado clínico permite decidir se é possível realizar o tratamento ambulatorial que frequentemente está indicado quando o peso atual do paciente está até 20% abaixo do esperado. Primeiro é necessário deter o emagrecimento para, depois, ir aumentando gradativamente o peso até um peso saudável e, por último, manter um padrão de alimentação normal.

Educação alimentar

A educação alimentar compreende os conceitos de alimentação saudável, grupos, funções e fontes de alimentos, as leis da alimentação, os hábitos alimentares corretos, as recomendações nutricionais, o local, as situações e os acompanhantes, os erros conceituais e mitos populares relacionados aos alimentos e as consequências da restrição alimentar, purgações e episódios compulsivos alimentares.

Para facilitar a educação alimentar, utiliza-se de gráficos ou figuras, como a roda de alimentos ou a pirâmide alimentar, que auxiliam na decisão da escolha dos alimentos (privilegiando os grupos que o paciente precisa incorporar).

Diários alimentares

Os diários alimentares, instrumentos de autoavaliação, auxiliam ao iniciar a nutroterapia e são solicitados para avaliar também o progresso e o prognóstico dos pacientes. Na reabilitação do estado nutricional, é importante, primeiro, a interrupção da perda de peso. Em seguida, a proposta é de recuperação de peso, evitando-se utilizar os termos "engordar" ou "ganhar peso". Por isso, fala-se da recuperação de "um peso saudável ou normal" em um contexto de melhora geral da saúde. Para adultos, esse peso é definido para o restabelecimento da saúde. Para crianças e adolescentes jovens, é o peso necessário para assegurar a continuidade de seu desenvolvimento normal.

Quanto ao ganho de peso esperado, esse varia entre os diferentes programas e unidades de tratamento, mas considera-se aceitável um aumento de 250 a 450 g/semana em um programa de pacientes externos até a recuperação nutricional para, depois disso, começar com o plano de alimentação para manutenção do peso. Quando for considerado o tratamento nutricional intra-hospitalar, o ganho de peso esperado é maior (de 0,5 até 1 kg/semana), porém com muito cuidado para evitar a presença de complicações que podem aparecer na síndrome de realimentação.

Quando as metas de ganho de peso não são atingidas, ou os pacientes não conseguem se alimentar por via oral, discute-se sobre a alimentação por sonda, que deve ser reservada a casos mais graves e refratários ao tratamento. Nesses casos, os objetivos se mantêm e os cuidados para não se promover ganho excessivo de peso devem estar presentes. Já a nutrição parenteral total é restrita aos casos em que o paciente está em estado nutricional grave, com potencial risco de vida.

Segundo as recomendações da diretriz médica brasileira de terapia nutrológica no paciente com transtornos alimentares, o fornecimento energético por meio da TN, na fase inicial de recuperação ponderal em pacientes com AN, deve ser feito de modo gradual e progressivo. Pode-se iniciar com 20 kcal/kg peso atual/dia ou 10 kcal/kg peso/atual/dia, no caso de pacientes extremamente desnutridos. A fórmula enteral deve ter composição padrão, ser isotônica, com densidade calórica de 1 kcal/mL e, em alguns casos, hipogordurosa e sem fibras. A formulação da TNP em pacientes com AN deve ser individualizada. A implementação da TNE e da TNP em pacientes com AN deve considerar o fornecimento energético e aporte de micronutrientes e eletrólitos. Não existe recomendação para distribuição específica de macronutrientes para os pacientes com TA.[5]

Na AN, os valores sanguíneos de eletrólitos e minerais podem estar normais e o quadro de deficiência orgânica aparece somente na realimentação e é agravado pela necessidade metabólica aumentada em decorrência da alimentação. A reposição desses elementos pode ser feita por via oral e, em casos mais extremos, por via intravenosa. Nesse último caso, a monitorização eletrocardiográfica e o acompanhamento contínuo por equipe especializada estão recomendados. É recomendada a monitorização dos níveis séricos de fósforo e suplementação, quando necessária, durante a primeira semana de hospitalização, especialmente nos pacientes gravemente desnutridos.[5]

Uma realimentação rápida por sonda nasogástrica (nutrição enteral) leva à síndrome de realimentação caracterizada por retenção aguda de fluidos e hipofosfatemia com depleção dos depósitos corporais de fósforo associado a aumento da demanda metabólica, podendo aparecer situações de maior risco, como arritmia cardíaca e falha cardíaca. O processo fisiopatológico inclui distúrbios da glicose, desequilíbrio de fluidos e desordens eletrolíticas que envolvem principalmente os íons intracelulares fosfato, potássio e magnésio, com maior prevalência de hipofostatemia. Caracteriza-se por alteração hidreletrolítica, disfunção hepática, retenção de sódio e água e insuficiência respiratória, entre outros. É importante também observar a tiamina e vitaminas B e repor quando necessário.[2,6]

A síndrome de realimentação considera-se uma das maiores complicações de AN que acontece quando a terapia nutricional é introduzida em pacientes que ficaram muito tempo em jejum, principalmente em pacientes gravemente desnutridos.

A determinação das necessidades nutricionais iniciais pode ser elaborada pelo valor calórico total da ingestão atual do paciente, que pode variar de 300 a 1.000 kcal/dia, aproximadamente. Recomenda-se uma oferta calórica inicial entre 20 kcal/kg/dia ou de 10 kcal/kg/dia em pacientes muito desnutridos.[5] A seguir, a oferta deve ser aumentada gradativamente até se atingir o peso ideal. Para crianças e adolescentes, valores de 40 a 60 kcal/kg/dia são necessários. Pacientes homens, que têm procurado mais tratamento nos últimos anos, precisam de altos valores calóricos para ganhar peso. Muitas vezes, mesmo após a recuperação do peso, ofertas calóricas altas podem ser necessárias, pois os pacientes mantêm alto consumo energético. As vitaminas e os minerais devem respeitar as *reference daily intake* (RDI) – recomendações de ingestão diárias, de acordo com o sexo e a faixa etária do paciente. Suplementos alimentares são indicados, principalmente quando são bem aceitos e complementam a alimentação, também com aumento de aporte de proteínas, vitaminas e minerais. Níveis séricos de potássio, assim como de outros eletrólitos, devem ser monitorados, e, quando necessário, indica-se a reposição. Os pacientes precisam, finalmente, aprender que, com uma alimentação adequada regida por normas é possível a manutenção de um peso saudável.[3]

Estudos controlados e randomizados de suplementação de zinco em mulheres com AN sugerem que a terapia com zinco aumenta a recuperação, devido ao ganho de peso e a melhora dos níveis de ansiedade e depressão. O estado nutricional do paciente portador de AN pode ser diretamente influenciado pela deficiência de zinco por contribuir com a relação do comportamento alimentar por meio do olfato e paladar. A suplementação de zinco pode promover o aumento da massa muscular e melhora do apetite em pacientes com AN. Considerando-se as evidências e a importância da terapia nutrológica, a diretriz médica da ABRAN, sobre a suplementação com zinco no tratamento da AN recomenda, de maneira preventiva, administração de 15 mg de zinco elementar e, nos casos em que se demonstrar deficiência por métodos bioquímicos, a dose farmacológica deve ser maior, respeitando a duração do tratamento mínimo de 2 meses.[3,7-11] Além do zinco e dos ácidos graxos da família ômega-3, outros elementos nutrológicos, como ácido fólico, vitamina B12, ferro, selênio, magnésio e aminoácidos (triptofano, tirosina, fenilalanina e metionina), precisam de mais estudos envolvendo pacientes com TA. Acredita-se que, se houver melhora dos elementos nutrológicos cerebrais, também pode ocorrer melhora da eficácia terapêutica antidepressiva e, possivelmente, de outros psicotrópicos.[7]

Bulimia nervosa

Na BN, os objetivos da terapia nutrológica devem diminuir os episódios de compulsão alimentar por meio de educação alimentar, com um padrão regular de refeições e alimentação adequada. Qualquer alteração de peso deve ocorrer como resultado da normalização da alimentação e da eliminação das compulsões.

A nutroterapia deve ser individual, personalizada e adequada a cada paciente. O valor calórico total inicial, em geral, é de 1.200 a 1.500 kcal/dia. As recomendações de macronutrientes, carboidratos, proteínas e gorduras devem ser semelhantes às da população geral e a reposição de micronutrientes deve ser feita considerando os desequilíbrios hidreletrolíticos provocados pelos mecanismos de purgação utilizados como conduta compensatória dos episódios de compulsão alimentar. Os pacientes podem apresentar também baixas concentrações de zinco e ferro pelo inadequado consumo de alimentos. Os sintomas de desidratação e do desequilíbrio eletrolítico são tratados por meio de realimentação e hidratação. Suplementos alimentares podem ser utilizados em alguns casos. Os caracteres físicos da alimentação dependem do momento evolutivo, do transtorno e do peso apresentado pelo paciente. O fracionamento da alimentação em seis refeições diárias proporciona saciedade ao paciente e auxilia na parada da compulsão alimentar periódica. Com relação aos resíduos, é importante aumentar as fibras insolúveis em água para evitar a constipação intestinal. Os produtos *light* ou dietéticos são desaconselhados, sendo importante obter um novo padrão alimentar e sem restrição calórica. Para favorecer a saciedade, são utilizados vegetais crus, que também contêm vitaminas e minerais (Na^+, K^+), assim como frutas, que, se consumidas cruas e inteiras, possuem fibras, vitaminas e minerais, além de água.

Aconselha-se o paciente a realizar as refeições em companhia de amigos ou familiares para aprender a comer respeitando horários e evitar as restrições de alimentos. Os diários alimentares são utilizados para autoavaliação das comidas, dos excessos alimentares periódicos e das condutas compensatórias, das situações que desencadeiam as compulsões, dos pensamentos disfuncionais assim como do estado emocional. São registrados todos os alimentos ingeridos, a quantidade, as especificações (alimentos *light*, sem glúten), o local, os horários e os sentimentos durante as refeições. É importante também educar os pacientes sobre a ineficácia das purgações para a perda de peso informando que diuréticos e laxantes só levam a perda de água e que os vômitos não são capazes de eliminar totalmente o ingerido durante a compulsão alimentar.[1-3]

É interessante combinar com o paciente e sua família que, nessa etapa, se trabalhará na reeducação dos comportamentos assim como das práticas alimentares saudáveis e adequadas, aumentando o consumo de uma variedade de alimentos e minimizando a restrição de comidas. Os guias alimentares, roda de alimentos, prato saudável, assim como imagens e figuras com a distribuição dos alimentos podem ser também de utilidade. Nessa etapa, o paciente também deve aprender a praticar exercícios de maneira saudável e não excessiva.[1-3]

Transtorno da compulsão alimentar

Obesos com TCA são frequentemente encontrados em programas para perda de peso e lá recebem tratamento igual ao de um obeso sem compulsão alimentar. Nesses pacientes, as dietas de muito baixas calorias empregadas junto à terapia de conduta são efetivas em reduzir o episódio de compulsão alimentar durante o período de jejum, porém são menos efetivas durante a realimentação.

Nos últimos anos, apareceram novas alternativas de tratamento para os pacientes com TCA, que não se baseiam na perda de peso como único objetivo, mas em melhores nutrição e saúde, aumento do movimento físico, autoaceitação e melhora da imagem corporal. Pacientes com histórias de perda de peso e ganho posterior ("efeito ioiô"), assim como pacientes cujo quadro de episódios de excessos alimentares começou cedo em suas vidas, podem se beneficiar mais, seguindo um programa que foque na diminuição dos episódios compulsivos e não na perda de peso.

A orientação é parecida com a da BN (que apresenta peso elevado) e deve centrar-se, inicialmente, na diminuição da frequência de compulsão alimentar e, depois, no emagrecimento. É importante tomar cuidado ao oferecer planos alimentares com restrições calóricas, porque podem aumentar mais o descontrole.

A base da orientação nutricional deve ordenar e distribuir regularmente as refeições ao longo do dia. No começo, devem-se evitar os alimentos que desencadeiam o ataque ou *binge* (fenômeno de gatilho). Os diários alimentares são utilizados com sucesso na reeducação alimentar. Os pacientes são solicitados a oferecer uma visão de sua ingestão alimentar (quantidade e qualidade), mecanismos de controle compensatórios ou não, cognições e afetos relacionados. Existe um risco elevado de que obesos com esse transtorno alimentar interrompam o tratamento e ganhem peso quando submetidos a dieta alimentar rigorosa.

O valor calórico total não deve ser inferior a 1.500 kcal (para evitar restrição calórica que levaria a episódios de compulsão alimentar) e, em relação aos macronutrientes, as necessidades devem ser semelhantes às da população geral. Quanto às vitaminas e aos minerais, devem ser respeitadas as RDI, de acordo com o gênero e a idade do indivíduo. É importante que os caracteres físicos da alimentação desses pacientes favoreçam a saciedade, assim como o fracionamento em várias refeições ao dia. Eles devem aprender a fazer uma alimentação saudável.[2,3]

Comentários dos autores/*hot points*

- Geralmente o tratamento é ambulatorial.
- O vínculo com os profissionais é fundamental.
- Os objetivos são interromper a perda de peso e depois resgatar o peso perdido.
- Deve ser incentivados hábitos saudáveis de vida e o retorno pelo gosto pela alimentação.
- O início da terapia deve ser cautelosa para evitar complicações como a síndrome de realimentação.

Referências bibliográficas

1. Gómez-Candela C, Palma Milla S, Miján-de-la-Torre A et al. Consenso sobre la evaluación y el tratamiento nutricional de los trastornos de la conducta alimentaria: anorexia nerviosa. Nutr.Hosp 2018;35:11-48.
2. Rodríguez Ortega P, Palma Milla S, Gómez-Candela C et al. Consenso sobre la evaluación y el tratamiento nutricional de los trastornos de la conducta alimentaria: bulimia nerviosa, transtorno por atracón y otros. Nutr Hosp 2018;35:49-97.
3. Alonso MDRZ, Lara Neto JÁ, Ribeiro HL. Transtornos alimentares e terapia nutrológica In: Ribas, DF e Suen VMM. Tratado de Nutrologia São Paulo: Editora Manole, 2018 (345-380) Alonso MRZ. Transtornos da conduta alimentar na nutrologia médica. Porto Alegre: Alternativa, 2008.
4. Associação Brasileira de Psiquiatria. Sociedade Brasileira de Endocrinologia e Metabologia. Sociedade de Medicina de Família e Comunidade. Sociedade Brasileira de Nutrição Parenteral e Enteral. Associação Brasileira de Nutrologia.
5. Sociedade Brasileira de Pediatria. Anorexia Nervosa: Diagnóstico e Prognóstico. Projeto Diretrizes, 7 de outubro 2011. Disponível em: http://www.sbmfc.org.br/media/file/diretrizes/05anorexia_nervosa_diagnostico_e_prognostico.pdf
6. Sociedade Brasileira de Nutrição Parenteral e Enteral Associação Brasileira de Nutrologia. Terapia Nutricional no paciente com Transtornos Alimentares. Projeto Diretrizes, 5 de setembro de 2011. Disponível em: https://diretrizes.amb.org.br/_BibliotecaAntiga/terapia_nutricional_no_paciente_com_transtornos_alimentares.pdf
7. Treasure J, Claudino AM, Zucker N. Eating disorders. Lancet 2010; 375:583-593.
8. Ribas DF, Lara Neto JÁ, Queroz LR, Alonso MDRZ, Silva CF. Aspectos nutrológicos que influenciam a saúde mental da mulher. In: Rennó Jr., J e Ribeiro HL. Tratado de saúde mental da mulher. São Paulo: Editora Atheneu, 2012.
9. Su JC, Birmingham CL. Zinc supplementetion in the treatment of anorexia nervosa. Eat Weight Disord 2002;7:20-2.
10. Katz RL, Keen CL, Litt IF, Hurley LS, Kellams-Harrison KM, Glader LJ. Zinc deficiency in anorexia nervosa. J Adolesc Health Care. 1987;8:400-6.
11. Birmingham CL, Gritzner S. Hom does zinc supplementation beneficit anorexia nervosa? Eat Weight Disord. 2006;11:109-11.
12. Associação Brasileira de Nutrologia. Suplementação com zinco no tratamento da anorexia nervosa. Rev. Assoc. Med. Bras. 2013;59:321-324.

Capítulo 73

Como fazer o manejo psicoterápico e farmacológico?

• Maria del Rosario • José Alves Lara Neto • Hewdy Lobo Ribeiro

Psicoterapia

O tratamento psicoterápico é fundamental para o sucesso do manejo dos pacientes com transtornos alimentares.

Com relação à anorexia nervosa (AN), a desnutrição persistente do paciente com AN pode gerar sintomas psicológicos de natureza orgânica, de modo que muitos transtornos psicológicos podem ser consequência de uma manifestação de fome. Assim, até que a boa nutrição seja restabelecida, o paciente pode encontrar dificuldade para assimilar e processar novas informações da psicoterapia. Propõe-se que a abordagem psicoterápica seja individual e/ou em grupo, com participação ativa da família desde o início do tratamento, incluindo uma combinação de abordagens – técnicas cognitivo-comportamentais (TCC), psicoeducacionais e psicodinâmicas. Recomenda-se trabalhar com a temática da distorção da imagem corporal, a fim de se buscar desenvolver uma nova maneira de aceitação em relação ao próprio corpo sem necessidade de descontrole e restrição.[1-3]

Para adolescentes com AN, a terapia familiar de acordo com o método Maudsley é recomendada atualmente. Uma revisão sistemática sobre intervenções psicossociais na base Cochrane identificou que a abordagem cognitivo-comportamental foi a mais estudada (bulimia nervosa, transtorno da compulsão alimentar periódica e síndrome do comer noturno), sendo a abordagem familiar a mais efetiva na AN. Outros tratamentos efetivos encontrados foram: psicoterapia interpessoal, terapia comportamental dialética, terapia de apoio e manuais de autoajuda.[1-5]

Considerando a bulimia nervosa, a TCC é a intervenção que tem sido mais estudada e com maiores evidências de eficácia na BN. Ela age no conjunto de crenças distorcidas e disfuncionais determinantes para o desenvolvimento e a manutenção dos transtornos alimentares. Apesar da boa aceitação da TCC, a remissão dos episódios compulsivos alimentares e de purgação no final do tratamento acontece em 30% a 40% dos casos. Ademais, a combinação de TCC com antidepressivos (tricíclicos ou fluoxetina) não apresentou novas evidências de que isso aumente o efeito da TCC.[2,3,6]

Sobre o transtorno da compulsão alimentar, a TCC modificada, interpessoal e, mais recentemente, a terapia comportamental dialética foram associadas à redução da frequência dos episódios de compulsão alimentar e abstinência durante o tratamento ativo. No entanto, durante o período de seguimento, os resultados decaem. De modo geral, as intervenções psicológicas não demonstram resultados clinicamente relevantes na perda do peso.[2,3]

Com relação às novas formas de tratamento para transtornos alimentares, uma revisão sistemática das intervenções de autoajuda (manuais e computadorizadas) observou benefícios em BN e TCA, embora algumas dúvidas ainda permaneçam.[2,6]

Terapia farmacológica

A terapia farmacológica, em geral, tem sido utilizada como coadjuvante do tratamento multidisciplinar. Os fármacos também são utilizados com o objetivo de tratamento das complicações e comorbidades observadas.

Na AN, muitos sintomas tendem a desaparecer quando o paciente volta a ter um peso normal. Os medicamentos psicotrópicos não devem ser utilizados como primeiro ou único tratamento. Os antidepressivos usados na AN mostram resultados controversos e desanimadores. A fluoxetina, um inibidor seletivo da recaptação de serotonina (ISRS), pode beneficiar alguns pacientes, como na AN do tipo compulsão periódica/purgação. Todavia, deve-se tomar cuidado ao prescrever medicamentos como antipsicóticos e antidepressivos tricíclicos, pois existe a possibilidade de efeitos colaterais e toxicidade em função da mudança da composição corporal pela desnutrição presente nesse tipo de paciente.

A terapêutica farmacológica é utilizada para o tratamento dos quadros associados, como transtorno de personalidade obsessivo-compulsiva, depressão e transtornos de ansiedade. No passado, a fluoxetina foi associada a melhor manutenção do peso, assim como de menores sintomas de depressão, porém, as expectativas em relação à sua utilização após a recuperação do peso do paciente, na prevenção das recaídas e durante o ano seguinte à recuperação do peso foram diminuídas a partir de um amplo e completo estudo que observou resultados negativos.[2,5]

Contudo, existem evidências, de que a olanzapina, um antipsicótico de segunda geração, pode promover o ganho de peso em adultos, assim como a melhora de outros sintomas associados. A ideia é que, ao se diminuírem as distorções cognitivas e os sintomas de ansiedade, a resistência ao ganho de peso também diminua. No entanto, são necessários novos e melhores estudos para avaliar também os efeitos colaterais, como um potencial aumento do intervalo QT com risco de arritmia cardíaca[6] assim como de provocar hiperglicemia. Outro antipsicótico atípico, o aripiprazol, apresenta evidências de eficácia em adultos e jovens com NA, em séries de casos reportados recentemente, facilitando a recuperação e diminuindo o medo de comer.[7]

As complexas interações entre anormalidades cerebrais e as mudanças que ocorrem durante a doença devido a restrição alimentar e a desnutrição podem estar afetando os resultados dos agentes farmacológicos.[7]

Novas intervenções não farmacológicas têm sido desenvolvidas para manipular e conhecer melhor os neurocircuitos cerebrais. Combinar fármacos com novas técnicas que modulem dopamina, serotonina e outros sistemas de neurotransmissores, como estimulação magnética transcraniana repetitiva (SEMr) ou estimulação cerebral profunda (ECP) poderia melhorar os resultados de alguns pacientes.[7]

Uma nova área de investigação é a da microbiota intestinal com evidências sugerindo que na AN a composição bacteriana intestinal está alterada (deficiência severa da diversidade) e que a recuperação do peso está associada com mudanças dessa microbiota.[7]

Futuros estudos podem identificar intervenções farmacológicas que poderiam ser benéficas para a recuperação da AN.[7]

Na BN, os antidepressivos são efetivos como parte do programa inicial de tratamento para a maioria dos pacientes. Várias classes de antidepressivos (tricíclicos, ISRS, inibidores da MAO e trazodona) mostraram-se efetivas em reduzir os sintomas de compulsão alimentar e purgações, assim como em ajudar na prevenção das recaídas. Entretanto, os ISRS são mais seguros e podem ser, especialmente úteis, quando existem sintomas de depressão, ansiedade, obsessões e certos sintomas de desordem impulsiva. A única medicação para BN aprovada pelo Food and Drug Administration (FDA) é a fluoxetina, sendo a mais estudada até hoje e com dose efetiva maior que para depressão (60 mg/dia). A fluoxetina age nos sintomas da BN, como episódios de compulsão alimentar e nos comportamentos compensatórios, e na diminuição da ansiedade e da depressão. Recomenda-se continuar o tratamento antidepressivo por um mínimo de 9 meses e, provavelmente, por 1 ano, na maioria dos pacientes com BN.[2,3]

Outros antidepressivos (ISRS), principalmente a sertralina, também são usados quando a fluoxetina não é eficaz ou bem tolerada. Na fase de manutenção, alguns estudos indicam que a fluoxetina reduz o risco de recaída. O topiramato também pode ser efetivo na redução de sintomas bulímicos e purgação, porém a segurança dessa medicação ainda necessita ser bem estabelecida nessa doença. Por outro lado, o uso da bupropiona na BN encontra-se contraindicado, devido ao fato de ela ter sido associada a um risco aumentado de convulsões em pacientes com esse diagnóstico e os inibidores da monoaminoxidase (IMAOs) devem ser evitados em pacientes que apresentam padrão de alimentação e purgação caótico, em virtude dos riscos de complicações clínicas como crises hipertensivas.[2,3]

Nos pacientes com TCA, são utilizados os antidepressivos ISRS, como fluoxetina, fluvoxamina e sertralina, embora os resultados dos estudos, até hoje, demonstrem eficácia apenas nas primeiras semanas de tratamento. Eles promovem uma redução na frequência de compulsão alimentar sem ocorrer perda de peso significativa. É importante destacar também que nos estudos envolvendo fármacos no tratamento do TCA foi achada uma resposta muito alta para o placebo (ao redor de 70%).[2,3]

O anticonvulsivante topiramato é uma boa opção se estiver sendo tolerado, já que apresenta vários efeitos colaterais, motivo pelo qual muitas vezes é necessário descontinuar o tratamento. É proposta a administração do medicamento à noite, para diminuir os efeitos colaterais, sendo a dose utilizada de 25 mg/dia, a ser aumentada lentamente em 25 mg a cada semana até o máximo de 200 a 400 mg/dia, conforme a resposta.

Embora, em alguns estudos, a coadministração de medicação (orlistate ou topiramato) com psicoterapia tenha sido associada a maior perda significativa de peso, do que somente com psicoterapia, o curto tempo de duração dos estudos (12 a 24 semanas), o alto abandono e a alta resposta ao placebo que ocorrem nesse transtorno restringem as conclusões para sua utilização.[2,3]

Em 2015, a FDA aprovou o dimesilato de lisdexanfetamina para o tratamento de TCA em adultos e com dose de 70 mg/dia. Esse medicamento possui ação anorexígena por meio da dopamina, agindo no núcleo lateral do hipotálamo. É importante não utilizar em pacientes que apresentem problemas cardíacos e psiquiátricos (psicose, mania, transtorno bipolar e depressão), já que é um estimulante do sistema nervoso central. No Brasil, o fármaco que já era indicado para tratamento no transtorno do déficit de atenção e hiperatividade (TDAH), foi aprovado recentemente pela ANVISA.[8]

Novas técnicas não farmacológicas para melhorar a neuro modulação como a estimulação magnética transcraniana (SEM) repetitiva estão sendo estudadas e poderia melhorar os resultados dos pacientes com TCA.[7]

Comentários dos autores/*hot points*

- O tratamento psicoterápico é fundamental para o sucesso do manejo dos pacientes com transtornos alimentares.
- Abordagem psicoterápica seja individual e/ou em grupo, com participação ativa da família desde o início do tratamento, incluindo uma combinação de abordagens – técnicas cognitivo-comportamentais (TCC), psicoeducacionais e psicodinâmicas.
- A terapia farmacológica, é coadjuvante do tratamento multidisciplinar, principalmente em casos mais graves, para tratar complicações e comorbidades.

Referências bibliográficas

1. Gómez-Candela C, Palma Milla S, Miján-de-la-Torre A et al. Consenso sobre la evaluación y el tratamiento nutricional de los trastornos de la conducta alimentaria: anorexia nerviosa. Nutr.Hosp 2018;35:11-48.
2. Rodríguez Ortega P, Palma Milla S, Gómez-Candela C et al. Consenso sobre la evaluación y el tratamiento nutricional de los trastornos de la conducta alimentaria: bulimia nerviosa, transtorno por atracón y otros. Nutr Hosp 2018;35:49-97.
3. Alonso MDRZ, Lara Neto JÁ, Ribeiro HL. Transtornos alimentares e terapia nutrológica. In: Ribas, DF e Suen VMM. Tratado de Nutrologia São Paulo: Editora Manole, 2018 (345-380) Alonso MRZ. Transtornos da conduta alimentar na nutrologia médica. Porto Alegre: Alternativa, 2008.
4. Su JC, Birmingham CL. Zinc supplementetion in the treatment of anorexia nervosa. Eat Weight Disord. 2002;7:20-2.
5. Qian J, Hu Q,Wan Y, Li T, Wu M, Ren Z et al. Prevalence of eating disorders in the general population: a systematic review. Shanghai Arch Psychiatry. 2013;25:212-223.
6. Katz RL, Keen CL, Litt IF, Hurley LS, Kellams-Harrison KM, Glader LJ. Zinc deficiency in anorexia nervosa. J Adolesc Health Care. 1987;8:400-6.
7. Guido KW Frank, Megan E Shott. Role of Psychotropic Medications in the Management of Anorexia Nervosa: Rationale, Evidence and Future Prospects. CNS Drugs. 2016;30:419-442.
8. Mc Elroy SL et al. Efficacy and safety of lisdexanfetamine for treatment of adults with moderate a severe binge-eating disorder: a randomized clinical trial. AMA Psychiatry. 2015;72: 235-46.

Seção 18

Câncer

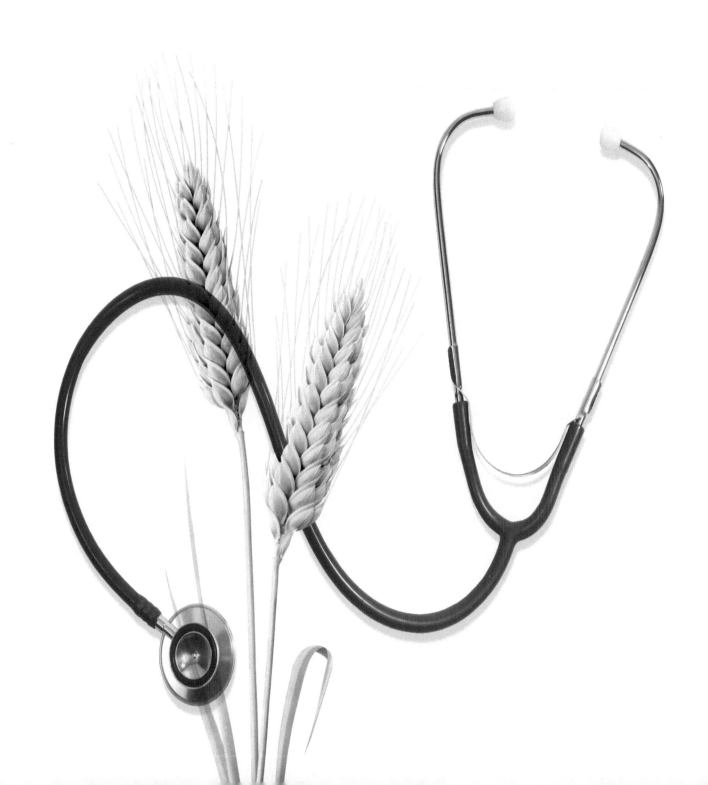

Síntese da Inteligência Didática

Câncer

Caquexia	Nutrientes	Estimuladores de apetite	Transplante
Síndrome multifatorial geralmente caracterizada pela perda contínua de massa muscular esquelética com ou sem perda de gordura	O aporte nutricional deve ser elevado nos pacientes oncológicos críticos devido seu estado hipermetabólico e hipercatabólico, acompanhado de proteólise, lipólise e neoglicogênese	O uso de hormônios e estimuladores do apetite ajudam a promover a atenuação da anorexia em estágios mais avançados da doença, auxiliando na melhora do apetite	O transplante de células-tronco hematopoiéticas (TCTH) é indicado como parte do tratamento de neoplasias hematológicas. Autólogo ou alogênico
Há balanço energético e proteico negativo, impulsionado por uma combinação variável de ingestão alimentar reduzida e metabolismo anormal	O gasto energético se possível determinado pela calorimetria indireta	São eficazes no tratamento da anorexia do paciente com câncer, como as progestinas, os corticosteroides, os antidepressivos, os canabinoides e os anabolizantes, mas seus efeitos colaterais limitam seu uso	Avaliar estado nutricional do paciente antes do transplantes e caso haja risco nutricional, reabilitar. Dar atenção especial aos pacientes candidatos a TCTH alogênico devido aos seus riscos de saúde aumentados
Com três estágios diagnósticos para a CC: pré-caquexia, caquexia e caquexia refratária	A oferta calórica em geral varia de 25 a 30 kcal/kg/dia, dependendo do comprometimento nutricional do paciente		Após o TCTH, o paciente pode ter alterações do trato gastrointestinal que levam a redução do consumo alimentar e a perda de peso. Além disso, o TCTH aumenta a demanda por nutrientes
Tratamentos prioritários: tratamento antitumoral apropriado, intervenção nutricional e intervenção farmacológica de suporte	1,0-1,5 g proteína/kg/dia	O ômega-3 na dose de 600 mg/d a 3,6 g/d promove manutenção ou ganho de peso durante o tratamento, além de melhoria na qualidade de vida	SNO, seguido de TN enteral (se < 60% das necessidades com SNO) devem ser incentivados caso o consumo alimentar via oral seja insatisfatório
	Priorizar alimentos *in natura* e fontes de , vitaminas A, E e C. Oferecer necessidades diárias e evitar altas doses se não houver deficiência		Contraindicação para sonda: mucosite (grau ≥ 3), plaquetopenia, intolerância física ou psicológica: iniciar a TN parenteral
	Considerar tiamina para prevenção de síndrome de realimentação		

Capítulo 74

Caquexia no câncer – quais as implicações clínicas, diagnósticas e terapêuticas?

• Eline de Almeida Soriano • Ana Valéria Ramirez

O que caracteriza a caquexia do câncer?

A caquexia do câncer (CC) é uma síndrome multifatorial geralmente caracterizada pela perda contínua de massa muscular esquelética com ou sem perda de gordura, frequentemente acompanhada de anorexia, fraqueza e fadiga.[1] A CC é o termo aplicado a essa coleção de anormalidades associadas à perda de peso em pacientes portadores de tumor.

Não pode ser totalmente revertida pelo suporte nutricional convencional e leva a um prejuízo funcional progressivo.

A fisiopatologia é caracterizada por um balanço energético e proteico negativo, impulsionado por uma combinação variável de ingestão alimentar reduzida e metabolismo anormal.[2-4]

A caquexia do câncer está associada à baixa tolerância aos tratamentos antitumorais, redução da qualidade de vida e impacto negativo na sobrevida.[1] A perda de peso não intencional tem sido associada a um impacto negativo em múltiplos desfechos em pacientes com câncer, incluindo sobrevida e qualidade de vida.[2]

Pacientes com câncer frequentemente experimentam perda de peso não intencional devido à disfunção gastrintestinal causada pela malignidade ou tratamento da malignidade 1. Eles podem apresentar perda de peso devido à ingestão inadequada de nutrientes ou anormalidades induzidas pelo tratamento na função gastrintestinal ou outros sintomas de impacto nutricional relacionados ao tratamento (Tabela 74.1).[3]

Anormalidades metabólicas que contribuem para o aumento do gasto energético (GER) relatado em alguns pacientes com câncer com peso reduzido inclui aumento da produção hepática de glicose, aumento da lipólise com aumento da produção de glicerol e ácidos graxos livres e aumento do turnover proteico comparado com voluntários saudáveis e pacientes com câncer que não experimentam redução de peso.[5]

Tabela 74.1: Causas identificáveis de ingestão inadequada de nutrientes em pacientes com câncer

Causa da ingestão inadequada de nutrientes	*Anormalidade afetando a utilização de nutrientes*
Consequências nutricionais da malignidade	Obstrução/perfuração do trato gastrintestinal anormalidades secretoras intestinais má absorção dismotilidade intestinal fluido/ anormalidades eletrolíticas
Sintomas de impacto nutricional relacionados com o tratamento	
Quimioterapia	Anorexia, alteração do paladar, aversão alimentar, náuseas, vômitos mucosite, enterite, má absorção, diarreia
Cirurgia	Má-absorção, diarreia, obstrução induzida por aderência, odinofagia, anormalidades de fluidos e eletrólitos e anormalidades de vitaminas e minerais
Radioterapia	Anorexia, alteração do paladar, mucosite, enterite, xerostomia odinofagia, disfagia, obstrução, perfuração e estenose
Outras	Constipação induzida por opioides, outras anormalidades do trato gastrintestinal associadas a infecções fúngicas, virais ou bacterianas, fadiga, dor associada ao tratamento do tumor e transtornos do humor (p.ex. depressão)

Fonte: Adaptado da referência 1.

Acredita-se que os sintomas associados a CC sejam causados, em parte, por alterações induzidas por tumores no metabolismo do hospedeiro que resultam em inflamação sistêmica e respostas neuro-hormonais anormais.[1]

A sarcopenia secundária observada em muitos pacientes com CC é causada, em parte, pelo aumento da ativação do fator indutor de proteólise circulante (PIF) e pela degradação proteica do músculo esquelético pelas vias ubiquitina-proteassoma. Outras anormalidades implicadas incluem resistência à insulina e diminuição dos níveis circulantes do fator de crescimento semelhante à insulina 1 (IGF-1). A perda de gordura tem sido associada a fatores de mobilização de gordura regulados positivamente. Alterações no apetite estão associadas a alterações hipotalâmicas que afetam o metabolismo do neuropeptídeo (neuropeptídeo Y) e dos hormônios periféricos (grelina e leptina). O efeito metabólico normal das concentrações elevadas de leptina circulante é a diminuição do apetite, enquanto concentrações elevadas de grelina estimulam o apetite. A diminuição da resposta hipotalâmica aos sinais periféricos para aumentar o apetite é considerada uma causa subjacente da anorexia observada na CC.[5]

Estágios da caquexia do câncer

Com relação ao diagnóstico, Fearon et al. relataram três estágios diagnósticos para a CC: pré-caquexia, caquexia e caquexia refratária.

A pré-caquexia é definida como < 5% de perda de peso involuntária na presença de outras anormalidades metabólicas, como anorexia ou controle deficiente de glicose. A caquexia é definida como > 5% de perda de peso involuntária nos últimos 6 meses ou um índice de massa corporal (IMC) < 20 kg/m² e perda de peso contínua > 2% ou sinais de sarcopenia e perda de peso contínua > 2%. A sarcopenia tem sido definida por uma variedade de ferramentas de avaliação, incluindo área muscular do braço, índice de músculo esquelético apendicular determinado por absorciometria de raios X de dupla energia, por tomografia computadorizada ou massa livre de gordura determinado por impedância bioelétrica. A caquexia refratária é definida pela apresentação clínica do paciente, como o câncer rapidamente progressivo que não responde ao tratamento e a expectativa de vida < 3 meses.[4]

Tanto a doença quanto os tratamentos, sejam eles quimioterapia, radioterapia, ou cirurgias influenciam no aparecimento da caquexia e exercem implicações sobre o tratamento. As consequências nutricionais dos tratamentos oncológicos devem ser identificadas precocemente com a triagem e avaliação do estado nutricional.[1] Desse modo, a base para o manejo desses é diversificada, pois não existe um único plano terapêutico para CC devido às características multifatoriais da síndrome. No entanto, existem três áreas que parecem ser fundamentais para o tratamento da CC: o tratamento antitumoral apropriado, a intervenção nutricional e a intervenção farmacológica de suporte. A resposta bem-sucedida à terapia oncológica apropriada deve resultar em melhora dos sintomas de CC. Pacientes que respondem mal à terapia oncológica são frequentemente aqueles com sintomas progressivos de CC.[6]

Terapêutica nutricional

A intervenção nutricional, que inclui triagem e avaliação nutricional apropriada, é uma estratégia de manejo da caquexia. Deve-se começar precocemente no curso da doença para reduzir ou retardar os efeitos negativos na terapia e na qualidade de vida. Os sintomas de impacto nutricional devem ser adequadamente tratados para minimizar o papel da disfunção gastrointestinal, impedindo a adequada ingestão oral. Por exemplo, a terapia antiemética ou procinética deve ser maximizada para o tratamento de náuseas e vômitos ou esvaziamento gástrico retardado. O tratamento da dor e os sintomas da depressão também devem ser maximizados. O papel de nutrientes únicos como aminoácidos e outros micronutrientes e efeito sobre a CC não é claro.

Nos casos de caquexia, é recomendável maior ingestão calórica na tentativa de mitigar a deterioração do estado nutricional e tentar alguma reversão do que já está comprometido, sendo sugerida a ingestão de 30 a 35 kcal/kg/dia.[3] Da mesma maneira, não há necessidades de se restringir, nutrientes como p. ex., gorduras. Essas podem ser úteis para se conseguir aumentar a densidade energética das refeições.[9] A oferta proteica pode ser a mesma para outros pacientes com câncer sem desnutrição entre 1,0 e 1,5 g/kg de peso, podendo ser maior que isso.[7]

Algumas dicas para se otimizar a intervenção nutricional são:[8]

- Uso de suplementos nutricionais líquidos podem ser úteis para ajudar a aumentar a ingestão calórica.[6]

- O fracionamento da dieta e até mesmo dos suplementos podem ser úteis.
- Usar temperos para salientar o sabor dos alimentos.
- Escolher opções frias como sorvetes e sucos.
- Enriquecimento de porções com azeite, creme de leite, gema de ovo, farinhas integrais ou não para auxiliar no aumento da densidade energética, permitindo a ingestão de menores volumes.

Importante ressaltar que o componente inflamatório e de resistência insulínica impedem o anabolismo e, portanto, o processo de ganho de massa magra só vai acontecer quando houver controle tumoral. A atividade física é coadjuvante importantíssimo pois consegue melhorar a sensibilidade à insulina e retardar a perda de massa magra.[7]

Intervenção farmacológica

Outra medida que pode ser útil, são os medicamentos. Existem vários agentes que foram investigados por seus efeitos no peso, na massa muscular e qualidade de vida.[1]

As considerações para a escolha do tratamento mais apropriado incluem efeito sobre o apetite, peso, qualidade de vida, risco de efeitos adversos, custo e disponibilidade do agente.[1]

O agente farmacológico ideal para o tratamento da CC deve ter efeitos positivos no apetite, apoiar a manutenção ou a reposição da massa celular e melhorar a qualidade de vida, minimizando os efeitos adversos do tratamento do tumor. Infelizmente, nenhum agente farmacológico atualmente disponível atende a todos os critérios. Assim, a escolha do (s) agente (s) farmacológico (s) para o tratamento da CC deve basear-se no estado clínico do paciente, incluindo o estado gastrointestinal, bem como os objetivos do paciente e do cuidador para a terapia.[9] O capítulo sobre hormônios e estimuladores do apetite trazem mais informações sobre esse assunto.

Comentários dos autores/*hot points*

- A caquexia do câncer piora muito o prognóstico da doença e a qualidade de vida.
- Perda de peso involuntária, acompanhada de anorexia e fadiga, compromete a capacidade funcional do indivíduo.
- Essas alterações ocorrem devido à malignidade e agressividade do tumor, a intenso processo inflamatório induzido pela doença e a consequências do próprio tratamento do tumor.
- Avaliação do estado nutricional utilizando ferramentas apropriadas deve ser realizada precocemente na intenção de prevenir maior comprometimento nutricional.
- Como terapia para a CC recomenda-se o tratamento de base do tumor, a terapia nutricional precoce e agressiva, com medidas para reduzir e melhorar a anorexia e considerar tratamento medicamentoso, pesando benefício/risco.

Referências bibliográficas

1. Mattox T D. Cancer Cachexia: Cause, Diagnosis, and Treatment. Nutrition in Clinical Practice. 2017;32:599-60.
2. Porporato PE. Understanding cachexia as a cancer metabolism syndrome. Oncogenesis. 2016;5:e200.
3. Arends J, Bachman P, Baracos V, et al. ESPEN guidelines on nutrition in cancer patients. Clin Nutr. 2017;36(1):11-48.
4. Fearon K, Strasser F, Anker SD, et al. Definition and classification of cancer cachexia: an international consensus. Lancet Oncol. 2011;12:489-495.
5. Petruzzelli M, Wagner EF. Mechanisms of metabolic dysfunction in cancer-associated cachexia. Genes Dev. 2016;30:489-50.
6. Mochamat, Cuhls H, Marinova M, et al. A systematic review on the role of vitamins, minerals, proteins, and other supplements for the treatment of cachexia in cancer: a European Palliative Care Research Centre cachexia project. J Cachexia Sarcopenia Muscle. 2017;8(1):25-39.
7. Muscaritoli M, Arends J, Bachmann P, Baracos V, Barthelemy N, Bertz H, Bozzetti F, Hütterer E, Isenring E, Kaasa S, Krznaric Z, Laird B, Larsson M, Laviano A, Mühlebach S, Oldervoll L, Ravasco P, Solheim TS, Strasser F, de van der Schueren M, Preiser JC, Bischoff SC. ESPEN practical guideline: Clinical Nutrition in cancer. Clin Nutr. 2021;40(5):2898-2913.
8. Instituto Nacional de Câncer José Alencar Gomes da Silva. Guia de nutrição para pacientes e cuidadores: orientações aos pacientes/Instituto Nacional de Câncer José Alencar Gomes da Silva.- 3a ed.- Rio de Janeiro: Inca, 2015. guia-de--nutricao-para-pacientes-e-cuidadores-web-2015.pdf (inca.gov.br)
9. Anderson LJ, Albrecht ED, Garcia JM. Update on management of cancer-related cachexia. Curr Oncol Rep. 2017;19(1):3.

Capítulo 75

Macro e micronutrientes no câncer – o que e quanto ofertar?

• Eline de Almeida Soriano • Ana Valéria Ramirez

Os macronutrientes são representados pelos carboidratos, proteínas e gorduras ou lipídios, estão distribuídos nos alimentos e devem ser ingeridos diariamente para assegurar uma alimentação saudável.[1] Embora, como regra geral, seja estabelecido um percentual diário de cada macronutriente, deve-se lembrar que as pessoas exercem diferentes atividades em distintas rotinas e também devido a doenças podem requerer demandas alimentares e de suplementos diversos.[1]

Já os micronutrientes são representados pelas vitaminas e minerais e estão presentes em grande variedade de alimentos. Cada um desses nutrientes exerce funções específicas, essenciais para a saúde das nossas células e para o funcionamento harmonioso. Diferentemente dos macronutrientes, as vitaminas e os minerais são necessários em pequenas quantidades. No entanto, para atingir as recomendações de consumo desses nutrientes, o seu fornecimento por meio dos alimentos ou suplementos deve ser diário e a partir de diferentes fontes, dependendo também das condições clínicas de cada indivíduo.

O cuidado nutrológico é essencial, pois ao longo do tratamento da doença oncológica, vários pacientes apresentam, além da perda de peso, anorexia e carências específicas de nutrientes que agravam a sua condição clínica e nutricional. Esses pacientes evoluem de modo agudo para um quadro de desnutrição calórico-proteica grave, principalmente em razão da presença de inflamação sistêmica.[2-4]

Nesse sentido, a terapia nutricional para o paciente era considerada um cuidado adjuvante, fornecendo combustível exógeno para preservar a massa magra durante a resposta ao estresse. Nas últimas três décadas, a terapia nutricional tem o papel, além de nutrir, de fornecer nutrientes que atenuem a resposta imunoinflamatória ao estresse.[5,6] Assim, a prescrição de uma terapia nutricional adequada para os pacientes em cuidados intensivos é um desafio para a equipe multidisciplinar.[6]

Recomendações gerais

Com relação às recomendações, o Instituto Americano de Pesquisa do Câncer, a American Cancer Society e o NIH (National Institute of Health) publicaram diretrizes para nutrição oncológica, e pacientes com hábitos alimentares inadequados precisam aumentar a ingestão de antioxidantes na dieta, com ênfase especial no zinco, licopeno, selênio, ácidos graxos poli-insaturados, além de vitaminas A, E e C para reduzir o efeito carcinogênico que que uma dieta pró-inflamatória pode gerar.[1]

A European Society for Enteral and Parenteral Nutrition (ESPEN) recomenda a prescrição de 25 a 30 kcal de energia/kg e que não sejam prescritas dietas que restrinjam energia em pacientes com alto risco nutricional.[4] A oferta proteica fica em torno de 1,0 a 1,5 g.[4]

É fundamental a prática de exercícios físicos aeróbicos, com elevação da frequência cardíaca para 50% a 70% da basal em atividades de 10 a 60 minutos três vezes por semana. Outro modo de incentivar o paciente a realizar atividade física é por meio da recomendação da realização de caminhadas diárias. Essas atividades devem ser associadas a atividades resistidas cuja prescrição deve ser individualizada.[4]

Nesse contexto e de maneira ampliada, especificações na terapia nutricional devem basear-se no estado nutricional dos pacientes, hábitos alimentares, horários, atividades e preferências culturais. Além disso, diversos estudos relatam que a maioria dos pacientes oncológicos apresenta dieta inadequada.[8]

Logo, para o controle de peso corporal, a American Cancer Society (ACS) recomenda uma dieta saudável com baixo teor de gordura (< 30% de energia total) com uma base forte de frutas e vegetais (5 a 9 porções/dia) e estimula a atividade física.[1] Para aqueles com perda de peso e resistência insulínica sugere-se aumentar a proporção de gordura em relação aos carboidratos, aumentando assim a densidade energética e melhorando a perda de peso, com controle glicêmico.[4] Adicionalmente, ácidos graxos ômega-3 ou óleo de peixe podem ser prescritos para pacientes com câncer avançado, que serão submetidos a quimioterapia, com a finalidade de melhorar o apetite, ingestão de alimentos, ganhar peso e massa magra.[4,7]

Considerando os alimentos a serem ingeridos, estudos concluíram que os pacientes oncológicos deveriam consumir 5 a 9 porções/dia de frutas (150 g/porção) e legumes (75 g/porção) para garantir ingestão suficiente de antioxidantes e fibra por meio da dieta. As frutas e verduras devem ser, em sua maioria, aquelas ricas em β-caroteno e vitaminas A, E C, pois foram associadas a mudanças benéficas nos marcadores antropométricos, metabólicos, inflamatórios e de metilação do DNA. A ingestão dietética de alimentos ricos em polifenóis, como cebola, brócolis e maçãs, entre outros, deve ser encorajada pois alguns estudos observaram benefícios em pacientes com câncer.[8]

Além disso, sugere-se que as fontes de proteína animal, como carne, ovos e laticínios com baixo teor de gordura, sejam consumidas moderadamente (uma a duas vezes por semana) e peixes, aves, peru e lombo de porco devem ser escolhidos como melhores opções devido ao seu baixo teor de gordura. Estudos em idosos comprovaram a eficácia de manter a massa livre de gordura e reduzir o risco de gordura sarcopênica, garantindo o consumo de 1,2-1,5 g de proteína/kg/dia.[8]

Recomendações para os pacientes críticos oncológicos

Para os pacientes oncológicos e críticos, as recomendações de quantidade de energia variam em torno de 25 a 30 kcal/kg de peso atual/dia e a quantidade de proteína entre 1,5 e 2,0 g/kg de peso atual/dia. Na fase aguda da resposta à lesão, a necessidade fica entre 20 e 25 kcal/kg de peso atual/dia. Para os pacientes obesos críticos com índice de massa corporal (IMC) entre 30 e 50 kg/m², a oferta calórica deve ficar entre 11 e 14 kcal/kg de peso atual/dia. Para os obesos que apresentam IMC maior do que 50 kg/m², a oferta calórica é de 22 a 25 kcal/kg de peso ideal/dia.[2,3]

A maioria dos pacientes críticos necessita de dietas hiperproteicas. Esse macronutriente é o mais importante combustível utilizado na resposta metabólica ao estresse. Nesse contexto, a oferta de proteína é aumentada, entre 1,2 e 2,0 g/kg de peso atual/dia. Em média, a recomendação é em torno de 1,5 g/kg de peso atual/dia. Para o paciente oncológico obeso crítico com IMC entre 30 e 40 kg/m², a oferta proteica deverá ser de 2,0 g/kg de peso ideal/dia e de 2,5 g/kg de peso ideal/dia para pacientes com IMC maior ou igual a 40 (Tabelas 75.1 e 75.2).[2,3]

Tabela 75.1: Diretrizes calóricas e proteicas para pacientes oncológicos[2]

Questões	Respostas
Qual método deve ser utilizado para estimativa das necessidades calóricas?	Calorimetria indireta (CI)- sempre que possível Na ausência da CI, usar fórmula simples para a estimativa de kcal/kg de peso atual/dia Na presença de edema ou anasarca, utilizar peso seco ou usual
Qual a necessidade de calorias?	Fase aguda do tratamento ou na presença de sepse: de 20 a 25 kcal/kg de peso atual/dia Fase de recuperação: de 25 a 30 kcal/kg de peso atual/dia Obeso crítico com: • IMC de 30 a 50 kg/m²: de 11 a 14 kcal/kg de peso atual/dia • IMC > 50 kg/m²: de 22 a 25 kcal/kg de peso ideal/dia
Quais as recomendações proteicas?	De 1,0 a 1,5 (ou mais) g/kg de peso atual/dia Obeso crítico com: • IMC de 30 a 40 kg/m²: 2,0 g/kg de peso ideal/dia • IMC ≥ 40 kg/m²: 2,5 g/kg de peso ideal/dia
Quais as recomendações hídricas?	De 30 a 35 mL/kg de peso atual/dia

Tabela 75.2: Diretriz de porcentual de consumo dos macronutrientes[2]

Macronutrientes	Referência (DRI)
Carboidrato	45%-65% do VET*
Proteína	10%-35% do VET
Lipídio	20%-35% do VET

*VET: Valor energético total.

Suplementação de micronutrientes

Com relação à suplementação de selênio, as formas combinadas de selênio e polissacarídeo mostraram-se mais bioativas, com potenciais efeitos imunomoduladores, antitumorais, antioxidantes e na regulação da glicose. Esses efeitos apontam seu potencial terapêutico que deve ser ainda testado em ensaios clínicos.[9]

Além do selênio, a suplementação de vitamina D pode ter um efeito benéfico em pacientes com câncer. Entretanto, metanálise realizada por Bolland *et al.*, incluindo 40 ensaios clínicos randomizados, falhou em mostrar benefícios com o uso da vitamina D em pacientes com câncer.[10] Portanto a ESPEN, relata em seu *guideline* que há dúvidas se a normalização das concentrações séricas de vitamina D com suplementos, levará a algum benefício ao paciente. Portanto, indica-se a dosagem de vitamina D e correção de acordo com os guidelines se houver deficiência.

Com relação a outros antioxidantes, uma metanálise de 68 ensaios randomizados de prevenção, incluindo mais de 230 mil participantes, não encontraram efeitos da suplementação de antioxidantes, mas uma mortalidade ligeiramente aumentada em indivíduos consumindo β-caroteno, vitamina A ou vitamina E.[11] Logo, a melhor opção é tentar atingir as recomendações diárias para micronutrientes com a alimentação. Se não for possível, a correção de deficiências com doses fisiológicas próximas da recomendação diária, podem ser consideradas. Assim, a oferta de micronutrientes deve suprir as necessidades diárias, corrigir déficits se houver e evitando a administração de altas doses, quando não houver deficiência.[4]

Por fim, como muitos desses pacientes estão desnutridos ou em risco e serão submetidos à terapia nutricional, sugere-se a administração de 200 a 300 mg de tiamina/dia, no início da terapia nutricional.[4]

Comentários dos autores/*hot points*

- A terapia nutricional deve se basear no estado nutricional, nos hábitos alimentares, no cronograma das atividades e nas preferências culturais dos pacientes.
- Os estudos sugerem a ingestão diária de energia entre 25 a 30 kcal/kg e 1,0-1,5 g proteína/kg/dia. Associar sempre a exercícios físicos aeróbios e resistidos.
- Ácidos graxos ômega-3 ou óleo de peixe podem ser utilizados para aumentar o apetite e ganho de peso e massa magra.
- O consumo dietético adequado de macro e micronutrientes alimentares ricos em β-caroteno e vitaminas A, E e C pode prevenir a deterioração do estado nutricional, melhorando também a qualidade de vida dos pacientes oncológicos.
- Deve-se evitar restringir energia para pacientes de alto risco nutricional
- A suplementação de micronutrientes em altas doses deve ser evitada. Exceto se houver real deficiência, quando é possível optar por suplementação com doses próximas das recomendações diárias.

Referências bibliográficas

1. American Cancer Society. Nutrition for the person with cancer during treatment: a guide for patients and families [Internet]. [cited 2019Aug 1]. Availablefrom: http://www.cancer.org.
2. Instituto Nacional de Câncer José Alencar Gomes da Silva. Inquérito Brasileiro de Nutrição Oncológica. Rio de Janeiro, 2013.
3. Heyland DK. et al. Enhanced protein-energy provision via the enteral route feeding protocol in critically ill patients: results of a cluster randomized trial. Critical care medicine. 2013; 41:2743-2753.
4. Muscaritoli M, Arends J, Bachmann P, Baracos V, Barthelemy N, Bertz H, Bozzetti F, Hütterer E, Isenring E, Kaasa S, Krznaric Z, Laird B, Larsson M, Laviano A, Mühlebach S, Oldervoll L, Ravasco P, Solheim TS, Strasser F, de van der Schueren M, Preiser JC, Bischoff SC. ESPEN practical guideline: Clinical Nutrition in cancer. Clin Nutr. 2021;40(5):2898-2913.
5. Vidra N, Kontogianni MD, Schina E, Gioulbasanis I. Detailed Dietary Assessment in Patients with Inoperable Tumors: Potential Deficits for Nutrition Care Plans. Nutr Cancer. 2016;68(7):1131-9.
6. MC Clave SA. et al. Summary points and consensus recommendations from the North American Surgical Nutrition Summit. JPEN. 2013;37: 99S-105S.
7. Arends J, Bachmann P, Baracos V, Barthelemy L, Bertz H, Bozzetti F et al.ESPEN guidelines on nutrition in cancer patients. 2017;36:11-48
8. Limon-Miro AT, Lopez-Teros V, Astiazaran-Garcia H. Dietary Guidelines for Breast Cancer Patients: A Critical Review. Adv Nutr. 2017;8(4):613-623.
9. Li J, Shen B, Nie S, Duan Z, Chen K. A combination of selenium and polysaccharides: Promising therapeutic potential. Carbohydr Polym. 2019;206:163-173.
10. Bolland MJ, Grey A, Gamble GD, Reid IR. The effect of vitamin D supplementation on skeletal, vascular, or cancer outcomes: trial sequential metaanalysis. Lancet Diabetes Endocrinol. 2014;2:307e20.
11. Bjelakovic G, Nikolova D, Gluud LL, Simonetti RG, Gluud C. Mortality in randomized trials of antioxidant supplements for primary and secondary prevention: systematic review and meta-analysis. JAMA. 2007;297:842e57.

Capítulo 76

Há necessidade de ofertar ou restringir algum nutriente específico?

• Nara Aline Costa • Marcos Ferreira Minicucci • Paula Schmidt Azevedo

O contexto da desnutrição no câncer é muito relevante e associado muitas vezes a intensa perda de peso e de massa magra. Assim, existe grande interesse em propor estratégias que possam mitigar ou auxiliar na recuperação desses pacientes. Com relação a restrições de algum nutriente específico, as diretrizes mais recentes sugerem que não se deve restringir energia para aqueles pacientes com alto risco nutricional.[1] Já com relação a oferecer algum nutriente específico, não há evidências suficientes para essas alegações, como discutido a seguir.

Aminoácidos e compostos proteicos

As evidências são limitadas em relação à recomendação de aminoácidos e compostos proteicos. Entretanto, alguns estudos mostram que o hidróximetilbutirato (HMB) pode ter efeito benéfico sobre a massa e função muscular.[2,3]

Imunonutrição

Para pacientes com câncer desnutridos ou em risco de desnutrição candidatos a cirurgia de médio ou grande porte, recomenda-se que no período perioperatório ou pós-operatório, a utilização de fórmulas hiperproteicas com imunonutrientes (arginina, ácidos graxos ômega-3 e nucleotídeos), por via oral ou enteral na quantidade mínima de 500 mL/dia no período de 5 a 7 dias.[2]

Entretanto, não há evidências claras para o uso das fórmulas imunomoduladoras vs. suplementos nutricionais orais padrão, exclusivamente no período pré-operatório. Alguns trabalhos observaram maior potencial da dieta imunomoduladora em reduzir complicações infecciosas, tempo de internação, menor incidência de deiscências de anastomoses e custos, quando oferecida no período pós-operatório.[4] Já outros trabalhos, que avaliaram a suplementação no período pré-operatório, não encontraram o mesmo resultado positivo, sendo o efeito do adequado aporte calórico-proteico semelhante ao da oferta de imunonutrientes.[5]

Glutamina

A suplementação com glutamina ainda é assunto controverso na literatura e não apresenta respaldo nas atuais diretrizes que justifiquem seu uso. Do ponto de vista fisiopatológico, existe a hipótese que a glutamina possa ter efeito protetor da mucosa oral e intestinal em pacientes com câncer, como p. ex., em situações de mucosite e diarreia.

Porém, os estudos até hoje publicados são escassos e pequenos, apresentam dados heterogêneos e metodologia questionável e variável. Assim, faltam evidências científicas a respeito do benefício da suplementação de glutamina tanto via enteral quanto parenteral em pacientes submetidos ao tratamento da mucosite, sendo por isso, não recomendado o seu uso.[1,2]

Também faltam dados que suportem o uso da glutamina para prevenção e/ou tratamento da diarreia induzida por quimio ou radioterapia. Estudos demonstram que para se ter algum benefício, o consumo deve ser de altas doses de glutamina (cerca de 40 gramas/dia) e, ainda assim, observa-se apenas a redução da gravidade da diarreia e não de sua incidência.[2]

Já pacientes com disfunção de órgãos, instabilidade hemodinâmica ou sepse, o uso da glutamina está contraindicado, independentemente da via de suplementação.[2] Para pacientes submetidos a grandes cirurgias, que muitas vezes são em decorrência de neoplasias, o uso da glutamina juntamente com nutrição parenteral exclusiva, pode ser considerado.[6,7]

Probióticos

Estudos mais recentes envolvendo ensaios clínicos randomizados pequenos mostraram que os probióticos reduzem as taxas de diarreia em pacientes que foram submetidos a terapias citotóxicas, sem efeitos adversos em indivíduos com alterações imunológicas ausentes. Porém, as diretrizes da ESPEN não endossam essa prática, pois há baixo valor de evidência nessa conduta e em casos de alterações imunológicas sua utilização não deve ser indicada.[2]

Ácido graxo ômega-3

A suplementação de ácido graxo ômega-3 em pacientes com câncer avançado em tratamento antineoplásico, com risco de desnutrição e/ou desnutridos, é permitida com objetivo de minimizar a perda de peso e melhorar a ingestão alimentar. Além disso, em pacientes com plaquetopenia é aconselhável avaliar com cautela tal conduta.[2]

Comentários dos autores/*hot points*

- Não se deve restringir macro ou micronutrientes durante o tratamento de câncer.
- A suplementação de algum nutriente específico ainda é controversa e necessita de melhores evidências científicas.

Referências bibliográficas

1. Muscaritoli M, Arends J, Bachmann P, Baracos V, Barthelemy N, Bertz H, Bozzetti F, Hütterer E, Isenring E, Kaasa S, Krznaric Z, Laird B, Larsson M, Laviano A, Mühlebach S, Oldervoll L, Ravasco P, Solheim TS, Strasser F, de van der Schueren M, Preiser JC, Bischoff SC. ESPEN practical guideline: Clinical Nutrition in cancer. Clin Nutr. 2021;40(5):2898-2913.
2. Arends J, Bachmann P, Baracos V, Barthelemy N, Bertz H, Bozzetti F, et al. ESPEN guidelines on nutrition in cancer patients. Clin Nutr. 2017;36(1):11-4.
3. Prado CM, Orsso CE, Pereira SL, Atherton PJ, Deutz NEP. Effects of β-hydroxy β-methylbutyrate (HMB) supplementation on muscle mass, function, and other outcomes in patients with cancer: a systematic review. J Cachexia Sarcopenia Muscle. 2022;13(3):1623-1641.
4. Qiang H, Hang L, Shui SY. The curative effect of early use of enteral immunonutrition in postoperative gastric cancer: a meta-analysis. Minerva Gastroenterol Dietol e dietol. 2017;63(3):285-92.
5. Hegazi RA, Hustead DS, Evans DC. Preoperative Standard Oral Nutrition Supplements vs. Immunonutrition: Results of a Systematic Review and Meta-Analysis. J Am Coll Surgs. 2014;219(5):1078-87.
6. Castro MG, Ribeiro PC, Souza IAO, Cunha HFR, Silva MHN, Rocha EEM, et al. Guideline brasileiro de nutrição em UTI DITEN Braspen J 2018. BRASPEN J. 2018;33(Supl 1):2-36.
7. Weimann A, Braga M, Carli F, Higashiguchi T, Hübner M, Klek S, Laviano A, Ljungqvist O, Lobo DN, Martindale RG, Waitzberg D, Bischoff SC, Singer P. ESPEN practical guideline: Clinical nutrition in surgery. Clin Nutr. 2021;40(7):4745-4761.

Capítulo 77

Hormônios e estimuladores de apetite – o que dizem as evidências?

• Nara Aline Costa • Marcos Ferreira Minicucci • Paula Schmidt Azevedo

O câncer apresenta mecanismos fisiopatológicos responsáveis pelo desenvolvimento e/ou agravamento da desnutrição, sendo a anorexia altamente prevalente na maioria dos casos.[1] Atualmente, alguns hormônios e estimuladores de apetite estão sendo amplamente estudados com o intuito de proporcionar medidas eficazes para promover a atenuação da anorexia em estágios mais avançados da doença e assim, promover a melhora do apetite.

Uma ampla variedade de agentes farmacológicos foi investigada quanto a atividade orexígena potencial, bem como seus efeitos sobre as citocinas e o metabolismo hormonal em vias anabólicas ou catabólicas, na tentativa de reverter os sintomas da caquexia do câncer e melhorar a qualidade de vida. No entanto, o sucesso com o uso de agentes disponíveis é extremamente variável, frequentemente proporcionando baixa eficácia. Vale ressaltar que a escolha do tipo de medicamento deve ser individualizada, baseada em evidências e considerando-se os potenciais efeitos colaterais no paciente oncológico.

Importante ressaltar que medidas como reduzir porções, oferecer alimentos mais frios, mais temperados, com alta densidade energética em pequenas porções, são estratégias não medicamentosas que podem ser úteis no combate à anorexia.

Progestinas

As progestinas (acetato de megestrol e acetato de medroxiprogesterona) são derivados sintéticos da progesterona e seu uso está associado ao aumento do apetite, maior ingestão calórica e ganho de peso em pacientes com câncer avançado. Porém, sem efeitos em relação ao ganho de massa muscular livre de gordura e possui como principais efeitos colaterais edema, hipertensão arterial e tromboembolismo.[2]

O acetato de megestrol recebeu mais atenção em ensaios clínicos randomizados de pacientes com câncer. A melhora na qualidade de vida foi demonstrada em vários estudos prospectivos em pacientes com caquexia tratados com acetato de megestrol, porém, não foi mostrado benefício na sobrevida.[3]

De acordo com revisão sistemática que analisou 35 estudos, compreendendo 3.963 pacientes, o acetato de megestrol apresentou resultados positivos em relação ao apetite e ganho de peso quando comparado ao tratamento placebo em indivíduos com anorexia induzida pelo câncer. Porém, como esperado, a droga em questão resultou em maiores taxas de edema, fenômenos tromboembólicos e óbitos.[4]

Corticosteroides

Em pacientes oncológicos com reduzida expectativa de vida ou em cuidados paliativos, os corticosteroides têm sido cada vez mais utilizados para o tratamento de alguns sintomas, como náusea e dor, sendo a dexametasona a mais utilizada entre eles.[5] O seu uso pode ser aconselhado também com o intuito de melhorar o apetite em pacientes com anorexia, porém por curto período de tempo (1 a 3 semanas) em estágios já avançados da doença.[2] Diversos mecanismos de ação têm sido propostos, incluindo a modulação do eixo hipotalâmico-hipofisário-adrenérgico, modulação de citocinas pró-inflamatórias e redução do edema peritumoral.

Apesar do efeito benéfico na melhora do apetite e na qualidade de vida, faltam evidências a respeito do potencial dos corticosteroides em promover o ganho de peso nessa população. Vale ressaltar que os efeitos orexígenos dos corticosteroides são transitórios e desaparecem em poucas semanas, devendo-se ter cautela em relação à instalação de efeitos colaterais como resistência à insulina, infecção, balanço nitrogenado negativo e osteopenia.[5]

Antidepressivos

A mirtazapina foi investigada por seus efeitos na dor, na qualidade de vida, náusea, ansiedade, insônia, apetite e ganho de peso em pacientes com câncer avançado. Melhora no apetite e qualidade de vida foram relatados em pacientes não deprimidos com caquexia ou anorexia que receberam 15 a 30 mg de mirtazapina. No entanto, o efeito no ganho de peso foi variável. Mais dados clínicos são necessários antes que a mirtazapina possa ser recomendada para uso rotineiro como tratamento da caquexia.[6]

Canabinoides

Os canabinoides sintéticos englobam uma variedade de substâncias químicas distintas, sendo a Cannabis listada como uma droga narcótica e psicotrópica e por isso, deve-se seguir regras estritas quanto a prescrição. Em pacientes oncológicos, o benefício da substância se relaciona ao apetite.[7]

De acordo com ensaio clínico de fase II que testou o dronabinol a 5 mg/d, houve redução da anorexia em 68% dos pacientes com caquexia. No entanto, foi observada elevada taxa de abandono ao devido à eventos adversos como euforia, alucinações e psicose.[8]

Em estudo prospectivo randomizado e controlado, desenvolvido em 164 pacientes com câncer avançado, o extrato de Cannabis fornecido em uma dose fixa de 5 mg, por dia, durante 6 semanas, não proporcionou melhora do apetite.[9]

Até o momento, os dados disponíveis na literatura são limitados inconsistentes a respeito do uso de canabinoides para melhorar os distúrbios do paladar ou anorexia em paciente com câncer.[2]

Anabolizantes

Agentes anabólicos são usados na tentativa de melhorar o anabolismo muscular, entretanto, poucos estudos relataram o uso de oxandrolona em pacientes com câncer. Uma consideração importante para o uso de oxandrolona, nessa população, inclui a contraindicação para uso em neoplasias sensíveis à testosterona, como próstata ou câncer de mama masculino.[2]

Ácido graxo ômega-3

De acordo com revisão sistemática, que incluiu apenas ensaios clínicos controlados randomizados de suplementação de ácido eicosapentaenóico (EPA) e ácido docosahexaenóico (DHA), mostrou efeito benéfico da suplementação em pacientes com câncer. Os esquemas de tratamento incluíram radioterapia, quimioterapia ou uma combinação dos dois. Os autores relataram que EPA e DHA fornecidos como óleo de peixe em doses variando de 600 mg/d a 3,6 g/d promoveram manutenção ou ganho de peso durante o tratamento, melhorou ou minimizou a perda de massa magra, conforme avaliado por bioimpedância, e melhorou a qualidade de vida, conforme definido por escores de função física e estado de saúde global.[11]

Comentários dos autores/*hot points*

- Alguns compostos são eficazes no tratamento da anorexia do paciente com câncer, entretanto, os efeitos colaterais limitam seu uso.
- O ômega-3 parece ser composto promissor, pelos efeitos observados em relação à preservação da massa magra e associado a poucos efeitos colaterais.

Referências bibliográficas

1. Laviano A, Koverech A, Seelaender M. Assessing pathophysiology of cancer anorexia. Curr Opin Clin Nutr Metab Care. 2017;20(5):340-5.
2. Arends J, Bachman P, Baracos V, et al. ESPEN guidelines on nutrition in cancer patients. Clin Nutr. 2017;36(1):11-48.
3. Ruiz Garcia V, López-Briz E, Carbonell Sanchis R, Gonzalvez Perales JL, Bort-Marti S. Megestrol acetate for treatment of anorexia-cachexia syndrome. Cochrane Database Syst Rev. 2013;3:CD00431.
4. Ruiz Garcia V, López-Briz E, Carbonell Sanchis R, Gonzalvez Perales JL, Bort-Martí S. Megestrol acetate for treatment of anorexia-cachexia syndrome. Cochrane Database Syst Rev. 2013;28:3.
5. Mattox TW. Cancer Cachexia: Cause, Diagnosis, and Treatment. Nutr Clin Pr. 2017;32(5):599-606.
6. Davis MP, Khawam E, Pozuelo L, Lagman R. Management of symptoms associated with advanced cancer: olanzapine and mirtazapine. Expert Rev Anticancer Ther. 2002;2:365-376.
7. Pacher P, Bátkai S, Kunos G. The endocannabinoid system as an emerging target of pharmacotherapy. Pharmacol Ver. 2006;58:389e462.
8. Nelson K, Walsh D, Deeter P, Sheehan F. A phase II study of delta-9- tetrahydrocannabinol for appetite stimulation in cancer-associated anorexia. J Palliat Care. 1994;10:14e8.
9. Strasser F, Luftner D, Possinger K, Ernst G, Ruhstaller T, et al. Comparison of orally administered cannabis extract and delta--9-tetrahydrocannabinol in treating patients with cancerrelated anorexia-cachexia syndrome: a multicenter, phase III, randomized, double-blind, placebo-controlled clinical trial from the Cannabis-In- Cachexia-Study-Group. J Clin Oncol. 2006;24:3394e400.
10. de Aguiar Pastore Silva J, Emilia de Souza Fabre M, Waitzberg DL. Omega-3 supplements for patients in chemotherapy and/or radiotherapy: a systematic review. Clin Nutr. 2015;34:359-366.

Quando indicar Nutrição por tubos – nasoenteral, gastrostomia ou jejunostomia?

• Nara Aline Costa • Marcos Ferreira Minicucci • Paula Schmidt Azevedo

São inúmeras as evidências na literatura que mostram a relação direta entre estado nutricional e o sucesso do tratamento oncológico. A assistência nutricional nessa população deve ser individualizada e está indiscutivelmente indicada para todos os pacientes em tratamento antineoplásico, sejam eles desnutridos ou não, incapazes de ingerir e/ou absorver os nutrientes adequados para a sua condição.[1]

Infelizmente, é frequente o surgimento de sinais e sintomas que diminuem a aceitação da alimentação e comprometem o estado nutricional, contribuindo com o aumento do risco de complicações em pacientes submetidos ao tratamento antineoplásico.[2] A nutrição enteral é soberana em casos de impossibilidade de ingestão alimentar por via oral, trazendo grandes benefícios ao paciente como recuperação do estado nutricional, melhora da imunidade, prevenção de infecções e melhor cicatrização, garantindo menor custo para o hospital e maior sobrevida ao paciente.[1]

O que fazer em situações de inadequação da ingestão alimentar?

Em situações de inadequação do consumo alimentar, o primeiro suporte nutricional a ser instituído deve ser o aconselhamento dietético, visando a adequação no consumo principalmente de calorias, proteínas e líquidos, a fim de auxiliar na redução dos sintomas e manter ou melhorar o estado nutricional. O uso de suplementos nutricionais orais passa a ser indicado quando o paciente apresenta adequação da ingestão alimentar inferior à 70% do recomendado, apesar do aconselhamento nutricional instituído.[1]

Para pacientes que não apresentam melhora frente a tais medidas ou mesmo aqueles que tenham a presença de tumores que prejudiquem a ingestão, transporte ou absorção de alimentos em qualquer porção do trato gastrointestinal, o uso da nutrição artificial é estimulado. A terapia nutricional enteral (TNE) é recomendada para pacientes incapazes de se alimentar adequadamente, onde seu consumo por via oral é inferior à 60% das necessidades calórico-proteica durante o período de 1 a 2 semanas; ausência no consumo de alimentos durante 7 dias ou disfagia grave.[1] Importante destacar que tais recomendações são gerais e que não devem ser avaliadas de maneira isolada. Características como idade, tipo de tumor, modalidade terapêutica, expectativa de vida e estado nutricional são imprescindíveis na tomada de decisões relativas a TNE a ser implementada.

Quando a gastrostomia é indicada?

A gastrostomia é indicada quando a nutrição enteral se fizer necessária por tempo prolongado (superior a 4 a 6 semanas), independentemente do diagnóstico e estado nutricional do indivíduo.[3] Entretanto, em situações que o paciente já possuir algum dispositivo *in situ* que possa ser usado para TNE, o uso desse dispositivo deve ser considerado, mesmo que não tenha permanecido o período de até 6 semanas com a sonda nasoenteral.

De acordo com a literatura, o uso da gastrostomia em pacientes com câncer de cabeça e pescoço, não apresentou nenhuma diferença em relação a manutenção do peso e ao risco de desenvolvimento de pneumonia e outras infecções quando comparado o uso da sonda nasogástrica.[4] Entretanto, a gastrostomia se mostrou superior quando avaliado o risco de deslocamento da sonda e qualidade de vida.[5]

Em revisão sistemática, incluindo onze estudos randomizados e controlados, foram observados melhor adesão ao tratamento, interrupção da dieta menos frequente e melhor estado nutricional no grupo em uso de gastrostomia percutânea em comparação ao grupo com sonda nasoenteral.[6]

Pacientes com tumor de cabeça e pescoço, muitas vezes necessitam de intervenções mais agressivas como cirurgia, radioterapia e/ou quimioterapia, sendo os quadros de baixa ingestão alimentar, mucosite e desnutrição extremamente prevalentes. Em indivíduos submetidos a cirurgia de reconstrução do trato gastrintestinal (p.ex.: gastrectomia e esofagectomia), a confecção da jejunostomia no intraoperatório, pode ser uma opção interessante de alimentação via enteral, sem acarretar em maior comprometimento no estado nutricional.[1]

Em estudo prospectivo, desenvolvido com 397 pacientes com câncer de esôfago, 46% dos casos receberam jejunostomia durante a cirurgia e o seu uso não esteve associado a complicações pós-operatórias, tempo de internação hospitalar, qualidade de vida e mortalidade.[7] Entretanto, vale ressaltar que tal via de alimentação não é isenta de complicações, podendo ocorrer em alguns casos deslocamento da sonda, obstrução intestinal, extravasamento de líquidos pela ferida operatória, maior dificuldade de cuidado e necessidade de realocação da sonda.[8]

É importante levar em consideração se o paciente encontra-se em cuidados paliativos ou sua autonomia em escolher sobre o uso de tubos para alimentação artificial.

Comentários dos autores/*hot points*

- TNE é recomendada quando aceitação pela via oral é inferior à 60% das necessidades calórico-proteica durante o período de 1 a 2 semanas; ausência no consumo de alimentos durante 7 dias ou disfagia grave.
- A gastrostomia é indicada quando a nutrição enteral se fizer necessária por tempo prolongado (superior a 4 a 6 semanas).

Referências bibliográficas

1. Arends J, Bachmann P, Baracos V, Barthelemy N, Bertz H, Bozzetti F, et al. ESPEN guidelines on nutrition in cancer patients. Clin Nutr. 2017;36(1):11-4.
2. Arends J, Baracos V, Bertz H, Bozzetti F, Calder PC, Deutz NEP, et al. ESPEN expert group recommendations for action against cancerrelated malnutrition. Clin Nutr. 2017;36(5):1187-96.
3. Bischoff SC, Austin P, Boeykens K, Chourdakis M, Ciuerda C, Jonkers-Schuitema C, et al. ESPEN guideline on home enteral Nutrition. Clin Nutr 2019. doi.org/10.1016/j.clnu.2019.04.022.
4. Nugent B, Lewis S, O'Sullivan JM. Enteral feeding methods for nutritional management in patients with head and neck cancers being treated with radiotherapy and/or chemotherapy. Cochrane Database Syst Ver. 2013;31(1):Cd007904.
5. Corry J, Poon W, McPhee N, Milner AD, Cruickshank D, Porceddu SV, et al. Randomized study of percutaneous endoscopic gastrostomy versus nasogastric tubes for enteral feeding in head and neck cancer patients treated with (chemo)radiation. J Med Imaging Radiat Oncol. 2008;52:503-10.
6. Gomes Jr CA, Andriolo RB, Bennett C, Lustosa SA, Matos D, Waisberg DR, et al. Percutaneous endoscopic gastrostomy versus nasogastric tube feeding for adults with swallowing disturbances. Cochrane Database Syst Ver. 2015:Cd008096.
7. Klevebro F, Johar A, Lagergren J, Lagergren P. Outcomes of nutritional jejunostomy in the curative treatment of esophageal cancer. Dis Esophagus. 2019;32(7).
8. Alvarez-Sarrado E, Mingol Navarro F, JR Rosellón, Ballester Pla N, Vaqué Urbaneja FJ, Muniesa Gallardo C, et al. Feeding Jejunostomy after esophagectomy cannot be routinely recommended. Analysis of nutritional benefits and catheter-related complications. Am J Surg. 2019;217(1):114-20.

Capítulo 79

Nutrição no final da vida – como lidar com autonomia do paciente, dilemas éticos e alimentação de conforto?

• Ana Lucia Coradazzi • Thays Antunes da Silva

As questões relacionadas à nutrição no final da vida, ou seja, em pacientes com tempo estimado de vida de poucas semanas a dias, são frequentemente tópicos de discussões e controvérsias tanto de ordem técnica quanto ética. Sabemos que a inapetência e a perda de peso no final da vida, em especial como resultado da evolução de doenças crônicas como câncer, falências orgânicas (como a insuficiência cardíaca, DPOC, insuficiência renal) ou doenças neurológicas/demências, são parte do processo normal da morte. Parar de comer é, na realidade, um sinal prognóstico indicativo de sua proximidade. Em outras palavras: paramos de comer porque estamos morrendo, e não morremos porque paramos de comer.

Paramos de comer porque estamos morrendo, e não morremos porque paramos de comer

Transformações metabólicas associadas à doença, efeitos colaterais de medicações, sintomas não controlados (como dor, fadiga, dispneia náusea/vômito, constipação, boca seca, perda do paladar), alterações no nível de consciência e, até mesmo, aspectos psicológicos são responsáveis por esse processo, e na maioria dos casos não pode ser revertido. A administração de nutrição e/ou hidratação artificiais não é capaz de interromper o processo de caquexia nesses pacientes e não modifica positivamente o curso da doença, ao passo que agrega inúmeros desconfortos e riscos. É sabido que pacientes com perda importante de massa muscular, estado de catabolismo, baixa capacidade funcional e doença metastática refratária ao tratamento oncológico não recuperam tecidos e nem funcionalidade com uma terapêutica nutricional otimizada, e por isso necessitam ter como meta de seu cuidado um excelente controle de sintomas e a redução de desconforto e estresse tanto do paciente quanto de sua família.[1] Também devem ser desencorajadas orientações de dietas restritivas, como para controle de diabetes, hipertensão arterial ou falência renal, bem como o uso de suplementos alimentares.[2,3] É importante estimular a dieta por via oral de conforto e tranquilizar sistematicamente a família quanto às angústias que tal quadro costuma desencadear.

Há benefícios da nutrição artificial no final de vida?

De maneira geral, os dados da literatura não evidenciam benefícios reais da nutrição artificial na fase final de vida.[4] Uma revisão recente se propôs a avaliar o impacto dessas intervenções na qualidade de vida de pacientes com câncer em sua última semana de vida, não encontrando evidências de aumento do conforto ou do tempo de vida desses pacientes.[5] Um dos estudos avaliou a percepção pessoal de 196 pacientes com câncer terminal que receberam nutrição artificial, constatando que 75% deles não perceberam aumento do conforto e 6% sentiram-se mais desconfortáveis após as intervenções.[6] A revisão sistemática, mais recente, realizada pela Cochrane Library, não encontrou estudos de boa qualidade que justifiquem a recomendação de nutrição artificial em pacientes em fase final de vida, e as principais diretrizes internacionais ressaltam que a nutrição artificial pode não ser apropriada para pacientes com câncer incurável com expectativa inferior a 3 meses e/ou Karnofsky inferior a 50%, não devendo ser recomendada rotineiramente.[7-9] Embora a administração da nutrição artificial não interfira no curso da doença e possa inclusive causar desconforto e complicações, a maioria dos autores sugere que as decisões sejam tomadas de maneira individualizada, centrada nos valores, expectativas e desejos do paciente e familiares.

Por outro lado, a nutrição e a hidratação artificiais podem ser considerados, pela família, muito mais como medidas de carinho e suporte do que intervenções médicas, e sua não introdução ou suspensão pode causar grande desconforto emocional.[10]

A autonomia

Não iniciar ou interromper a nutrição artificial deve ser resultado de um processo decisório compartilhado entre paciente, familiares e equipe de saúde. O princípio bioético da Autonomia é o principal condutor de um processo decisório adequado. A condução das discussões a respeito dos objetivos do cuidado exige capacitação ímpar da equipe, não devendo se restringir ao fornecimento de informações técnicas e opções. Tais discussões precisam ser aprofundadas ao nível mais individual possível, buscando responder a duas perguntas essenciais:

- Quais os valores, expectativas e preferências desse paciente?
- Quais são os objetivos do cuidado nesse caso?

A beneficência e a não maleficência

Uma vez compreendidos os desejos e preferências do paciente e familiares, o próximo passo é avaliar aspectos técnicos relacionados à intervenção em si, levando em conta os princípios bioéticos da beneficência e da não maleficência:

- A nutrição artificial trará benefício a esse paciente, considerando seus objetivos?
- Quão desconfortável é sua alimentação nesse momento?
- Quais os riscos e desconfortos associados à nutrição artificial nesse caso?

O confronto entre os objetivos do paciente e os riscos/benefícios da nutrição artificial constitui a fase final do processo, resultando em decisões proporcionais e compatíveis com a realidade e expectativas do paciente, e fortemente amparadas nos princípios bioéticos da autonomia, beneficência e não maleficência, bem como pelo código de ética médica.

O respeito aos princípios bioéticos, associado à capacitação da equipe em esclarecer a situação atual do paciente, o prognóstico esperado, os potenciais riscos e benefícios das intervenções e as perspectivas reais reduzem a ansiedade de todos e conduz a um desfecho sem traumas e angústias, com menos sofrimento. O alinhamento das condutas passa a fluir com muito mais facilidade, não apenas no que diz respeito à introdução ou não da nutrição artificial, mas também quanto a todas as outras intervenções médicas possíveis, como ventilação mecânica, diálise, transfusões de hemocomponentes, antibioticoterapia, entre outros. Trata-se do exercício contínuo do respeito à sacralidade do indivíduo em toda a sua complexidade, em um momento de grande fragilidade e instabilidade, no qual uma equipe de saúde bem treinada, empática e compassiva pode fazer toda a diferença.

Comentários dos autores/*hot points*

- A administração da nutrição artificial, no final da vida, não interfere no curso da doença.
- As decisões devem ser tomadas de maneira individualizada, centrada nos valores, expectativas e desejos do paciente e familiares.
- Evitar desconforto e complicações com a nutrição artificial são pontos fundamentais no manejo do paciente no final da vida.

Referências bibliográficas

1. Hopkinson J, Wright D, McDonald J, Corner J. The prevalence of concern about weight loss and change in eating habits in people with advanced cancer. J Pain Symptom Manage. 2006;32:322-31.
2. Maillet J. Position of the American Dietetic Association: Ethical and legal issues in nutrition, hydration, and feeding. Journal of the American Dietetic Association. 2008;108:873-82.
3. Niedert K. Position of the American Dietetic Association: Liberalization of the diet prescription improves quality of life for older adults in long-term care. Journal of the American Dietetic Association. 2005;105:1955-65.
4. Buiting H, van Delden J, Rietjens J, Onwuteala-Philipsen B, Bilsen J, Fisher S, et al. Forgoing artificial nutrition or hydration in patients nearing death in six European countries. J Pain Symptom Manage. 2007;34(3):305-14.
5. Raijmakers N, van Zuylen L, Costantini M, Caraceni A, Clark J, Lundquist G, et al. Artificial nutrition and hydration in the last week of life in cancer patients. A systematic literature review of practices and effects. Annals of Oncology. 2011;22:1478-86.
6. Chiu T, Wy H, Chuang R, Chen C. Nutrition and hydration for terminal cancer patients in Taiwan. Support Care Cancer. 2002;108:630-6.

7. Good P, Richard R, Syrmis W, Jenkins-Marsh S, Stephens J. Medically assisted nutrition for adult palliative care patients. Cochrane Database Syst Rev. 2014;23(4):CD006274.

8. Caccialanza R. Nutritional support in cancer patients: a position paper from the Italian Society of Medical Oncology (AIOM) and the Italian Society of Artificial Nutrition ans Metabolism (SINPE). Journal of Cancer. 2016;7(2):131-5.

9. Senesse P, Bachmann P, Bensadoun R-J, Besnard I, Bourdel-Marchasson I, Bouteloup C, et al. Clinical nutrition guidelines of the French Speaking Society of Clinical Nutrition and Metabolism (SFNEP): Summary of recommendations for adults undergoing non-surgical anticancer treatment. Digestive and Liver Disease. 2014;46(8):667-74.

10. Blank R. End-of-life decision making across cultures. J Law Med Ethics. 2011;39(2):201.

Capítulo 80

Como manejar o paciente antes do transplante de medula óssea?

• Cesar Martins da Costa • Daniela Salate Biagioni Vulcano
• Rafael Dezen Gaiolla • Paula Schmidt Azevedo

Indicações do transplante de medula óssea

O transplante de células-tronco hematopoiéticas (TCTH) é indicado como parte do tratamento de diversas neoplasias hematológicas, como mieloma múltiplo, linfomas de Hodgkin e não-Hodgkin, leucemias agudas e mielodisplasias, bem como algumas neoplasias sólidas, como neuroblastoma e tumores de células germinativas. É também indicado em doenças hematológicas benignas como anemia aplásica, anemia falciforme e talassemias e em algumas doenças auto-imunes.[1] Existem dois tipos de TCTH, o autólogo e o alogênico, situações em que o paciente recebe suas próprias células-tronco ou células de doador aparentado ou não, respectivamente.[2] O TCTH é composto pela fase de condicionamento, na qual é realizada a quimioterapia em altas doses que induz à aplasia medular, seguida da infusão das células-tronco. Portanto, quando utilizarmos os termos antes e após o TCTH estamos considerando o início como sendo a fase de condicionamento e não exatamente o momento da infusão das células-tronco.

Existem diversos fatores prognósticos importantes nos pacientes que serão submetidos ao TCTH, entre eles a idade, presença de comorbidades, estadiamento da neoplasia, padrão de resposta ao tratamento antes do TCTH e compatibilidade do antígeno leucocitário humano (em inglês, *human leukocyte antigen*, HLA).[2] Além disso, o estado nutricional vem ganhando cada vez mais relevância nessa população. Pacientes submetidos ao TCTH apresentam inúmeras alterações metabólicas, as quais podem levar à perda de peso substancial, agravando o quadro clínico e corroborando com o desenvolvimento de infecções, aumento do tempo de internação e elevada mortalidade.[3]

Os pacientes candidatos ao transplante alogênico possuem histórico de doenças mais agressivas e comumente exibem complicações prévias importantes, razão pela qual se apresentam frequentemente desnutridos à admissão hospitalar.[4] Dessa maneira, apresentam maiores taxas de perda de peso, diminuição da ingestão alimentar e má absorção de nutrientes, fatores que estão diretamente relacionados ao pior prognóstico.[3]

Por outro lado, apesar dos pacientes submetidos ao transplante autólogo não apresentarem desnutrição de modo habitual antes do TCTH, o comprometimento do estado nutricional é comum e pode acontecer após o transplante, devido aos sintomas como náuseas, vômitos, mucosite e anorexia.[1,5]

Em estudo multicêntrico abrangendo centros de TCTH na Itália, observou-se a existência de ampla variação entre o suporte nutricional indicado na prática clínica e as condutas orientadas pelas diretrizes internacionais.[6] Logo, a identificação do risco nutricional e definição do diagnóstico nutricional são fundamentais para nortear os profissionais na implementação e seguimento da terapia nutricional mais adequada, com a finalidade de garantir o adequado aporte nutricional e diminuir a ocorrência de complicações clínicas e cirúrgicas.

Triagem, avaliação e terapia nutricional

Na admissão hospitalar, pode-se utilizar para avaliação inicial a ferramenta de avaliação de risco NRS-2002.[1,5] É importante observar que, como o paciente será submetido ao TCTH, ele obrigatoriamente será classificado como alto risco. Assim, o registro da pontuação auxilia no dimensionamento da gravidade que será proporcional aos pontos atribuídos. Na sequência, recomenda-se a realização de avaliação nutricional mais detalhada utilizando ferramentas já consolidadas como índice de massa corporal (IMC), avaliação subjetiva global (ASG),[7] bioimpedância elétrica (BIA) e força de preensão manual (FPM). Com o diagnóstico e risco nutricionais estabelecidos, são definidas as necessidades nutricionais do paciente e as formas de otimização da prescrição, a fim de garantir um adequado aporte nutricional previamente ao transplante (Figura 80.1).

Em situações nas quais o paciente apresenta desnutrição ou obesidade sarcopênica e, mesmo com a otimização da dieta, não consegue atingir no mínimo 60% das suas necessidades nutricionais por via oral, poderá ser indicado a terapia nutricional enteral (TNE) ou parenteral (TNP). Tais condutas devem ser mantidas por pelo menos 7 dias, a fim de melhorar o estado nutricional do paciente para, então, ser submetido ao TCTH. Considera-se sucesso da terapia nutricional a estabilidade do paciente e o fato de não perder peso. Não é necessário, portanto, que haja ganho de peso.

Nas condições de eutrofia, sobrepeso ou obesidade, os pacientes geralmente apresentam boa aceitação de dieta pela via oral, por isso podem ser submetidos ao TCTH. Em casos de ingestão alimentar insuficiente (< 60%-75% das necessidades diárias), recomenda-se a adoção de suplementação nutricional oral (SNO) por até 3 dias antes do TCTH. A indicação de TNE nesse grupo de pacientes deve ser individua-

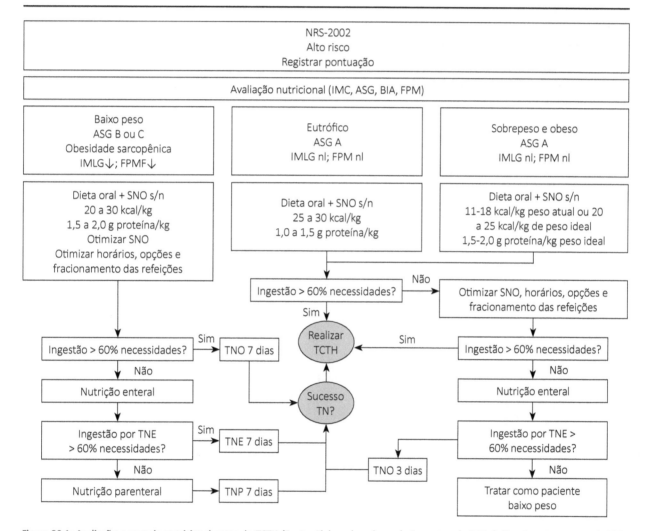

Figura 80.1: Avaliação e manejo nutricional antes do TCTH (Fonte: Elaborada pelos próprios autores). IMC: índice de massa corporal; ASG: avaliação subjetiva global; NRS-2002: *nutritional risk screening* 2002; BIA: bioimpedância elétrica; Baixo peso < 18,5 kg/m², eutrófico 18,5-24,9 kg/m², sobrepeso 25-29,9 kg/m², obeso ≥ 30 kg/m²; IMLG: índice de massa livre de gordura; FPM: força de preensão manual; SNO: suplemento nutricional oral; TNO: terapia nutricional oral; TNE: terapia nutricional enteral; TNP: terapia nutricional parenteral; TN: terapia nutricional; TCTH: transplante de células-tronco hematopoiéticas.

lizada para aqueles que, mesmo com a associação de SNO não atingirem 60% das necessidades, sendo também mantida por pelo menos 3 dias antes do transplante. Não há evidências científicas específicas para fluxograma de progressão da terapia nutricional antes do TCTH. Portanto, essas recomendações são sugestões baseadas na literatura disponível para paciente cirúrgico.[8,9]

Comentários dos autores/*hot points*

- Os pacientes que serão submetidos ao TCTH devem ser submetidos à avaliação do estado nutricional.
- Os pacientes em risco nutricional devem ser submetidos à reabilitação antes da realização do condicionamento do TCTH.
- Os pacientes candidatos a TCTH alogênico apresentam histórico de doenças mais agressivas e por isso, apresentam maior possibilidade de estarem em risco nutricional antes do TCTH.

Referências bibliográficas

1. Brazilian Nutritional Consensus in Hematopoietic Stem Cell Transplantation: Adults. Barban JB, Simões BP, Moraes BDGC, Anunciação CRD, Rocha CSD, Pintor DCQ, Guerra DC, Silva DA, Brandão ECM, Kerbauy F, Pires FRO, Morais GL, Schmidt Filho J, Sicchieri JMF, Barroso KSN, Viana LV, Rocha MHMD, Guimarães MP, Lazzari NLC, Hamerschlak N, Ramos P, Gomes PN, Mendonça PDS, Oliveira RC, Scomparim RC, Chiattone R, Diez-Garcia RW, Cardenas TC, Miola TM, Costa TCM, Rocha V, Pereira AZ. Einstein (São Paulo). 2020 Feb 7;18:AE4530.
2. Kasper DL, Fauci AS, Hauser SL, Longo DL, Jameson JL, Loscalzo J. Harrison's Principles of Internal Medicine. 19th Edition. McGraw Hill. 2012.
3. Rzepecki P, Barzal J, Oborska S. Blood and marrow transplantation and nutritional support. Support Care Cancer. 2010;18(2):S57-S65.
4. Pereira CP, Amaral DJC, Funke VAM, Borba VZC. Pre-sarcopenia and bone mineral density in adults submitted to hematopoietic stem cell transplantation. Rev Bras Hematol Hemoter. 2017;39(4):343-48.
5. Kondrup J, Allison SP, Elia M, Vellas B, Plauth M. ESPEN Guidelines for nutrition screening 2002. Clin Nutr. 2003;22(4):415-21.
6. Botti S, Liptrott SJ, Gargiulo G, Orlando L. Nutritional support in patients undergoing haematopoietic stem cell transplantation: a multicentre survey of the Gruppo Italiano Trapianto Midollo Osseo (GITMO) transplant programmes. ecancermedicalscience, 9, [545]. https://doi.org/10.3332/ecancer.2015.545
7. Barbosa-Silva MCG, Barros AJD. Avaliação nutricional subjetiva. Parte 1: revisão de sua validade após duas décadas de uso. Arq Gastroenterol. 2002;39:181-87.
8. Weimann A, Braga M, Carli F, Higashiguchi T, Hubner M, Klel Stanislaw et al. ESPEN guideline: Clinical nutrition in surgery. Clin Nutr. 2017;36(3):623-50.
9. Ninho NB. I Consenso Brasileiro de Nutrição em Oncologia. 1ª edição. Rio de Janiero: Edite. 2021.

Capítulo 81

Como manejar o paciente após o transplante de medula óssea

• Cesar Martins da Costa • Nara Aline Costa
• Filipe Welson Leal Pereira • Paula Schmidt Azevedo

Avaliação e terapia nutricional após transplante de medula óssea

A avaliação nutricional no período após o transplante de células-tronco hematopoiéticas (TCTH) é dinâmica à medida que os protocolos de condicionamento (quimioterapia de preparo que antecede o TCTH) envolvem drogas diferentes e têm durações variadas (1 dia a até 7 dias, por exemplo). Alguns pacientes podem apresentar sintomas e redução da ingestão alimentar antes mesmo de receberem a infusão da medula óssea (o TCTH propriamente dito). A Figura 81.1 mostra uma proposta de avaliação e terapia nutricional para pacientes que já iniciaram o condicionamento para o TCTH.[2]

Recomendação de calorias e proteínas

A recomendação energético-proteica é baseada na avaliação do estado nutricional e na redução da ingestão dos alimentos. Há poucos estudos que sugerem a melhor oferta energética e proteica para esses pacientes. Portanto, com base na literatura existente para pacientes críticos, cirúrgicos e com câncer, recomenda-se entre 20 e 30 kcal/kg/dia e 1,5 a 2,0 g de proteína/kg/dia, para pacientes em uso de terapia nutricional enteral (TNE) e terapia nutricional parenteral (TNP).[3-6] É importante monitorar, constantemente, as complicações que podem advir do excesso de energia ofertado, como hiperglicemia e lesão hepática, principalmente, quando a via parenteral está em uso.[4,7] O Consenso Brasileiro de Nutrição em Transplante de Células-Tronco Hematopoiéticas recomenda maior oferta energética quando a via oral está em uso e na vigência de febre, catabolismo e infecção.[1]

Nesse sentido, o uso de suplemento nutricional oral (SNO) é uma estratégia útil para ofertar maior densidade energética, proteínas e micronutrientes em menor volume, evitando o uso de TNE ou TNP. Independentemente do estado nutricional, os indivíduos que apresentarem qualquer ingestão alimentar reduzida, possuem indicação de SNO.[1,2,6] Além disso, é possível oferecer alimentos palatáveis e com alta densidade energética, como picolés, sorvetes e pudins. Esses alimentos podem ser, ainda, enriquecidos com outros nutrientes como, p. ex., módulos de proteína.

Outra maneira de oferecer SNO é por meio da administração de maltodextrina e proteína isolada do leite, que possuem alta absorção e rápido esvaziamento gástrico. Essa sugestão é baseada na abreviação de jejum com líquidos claros propostos para pacientes cirúrgicos.[4]

Se, apesar disso, o paciente mantiver baixa ingestão (< 60% das necessidades), recomenda-se o uso da TNE. Nesse momento, é fundamental o esclarecimento ao paciente e à equipe de saúde sobre o caráter preventivo da TNE. Sendo assim, o uso da TNE pode ser útil em manter o estado nutricional sem a necessidade de uso de TNP, que embora seja mais confortável, gera maiores riscos de efeitos adversos ao paciente.[1,8,9] Para os pacientes com complicações como mucosite (grau ≥ 3), plaquetopenia, intolerância física ou psicológica, que contra indiquem a passagem de sonda nasoenteral, o uso da TNP passa a ser a escolha.[1,2] Importante destacar que é fundamental a reavaliação diária da tolerância do paciente à terapia nutricional, com evolução clínica e laboratorial, de maneira a sempre oferecer a melhor prescrição, do ponto de vista nutricional, fisiológico e emocional. Adicionalmente, faz se necessário observar se o paciente está próximo da enxertia medular, pois isso indica que ele restabelecerá sua alimentação em breve, provavelmente, sem a necessidade do uso da TNP. Na Tabela 81.1 estão descritos alguns

SEÇÃO 18. CÂNCER

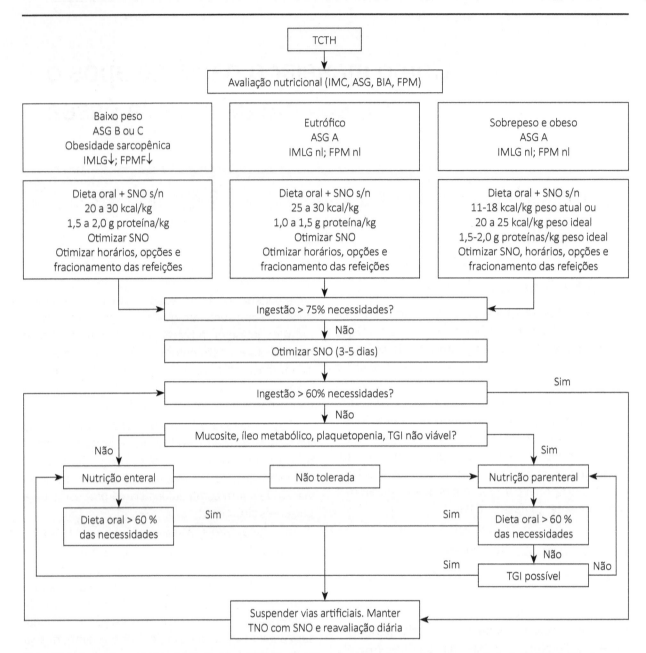

Figura 81.1: Avaliação e manejo nutricional após o TCTH (Fonte: Elaborada pelos autores e baseada na referência 2). IMC: índice de massa corporal; ASG: avaliação subjetiva global; NRS-2002: *nutritional risk screening* 2002; BIA: bioimpedância elétrica; Baixo peso <18,5 kg/m², eutrófico 18,5-24,9 kg/m², sobrepeso 25-29,9 kg/m², obeso ≥ 30 kg/m²; IMLG: índice de massa livre de gordura; FPM: força de preensão manual; SNO: suplemento nutricional oral; TNO: terapia nutricional oral; TNE: terapia nutricional enteral; TNP: terapia nutricional parenteral; TN: terapia nutricional; TCTH: transplante de células-tronco hematopoiéticas.

Tabela 81.1: Alterações de trato gastrintestinal que podem atrapalhar a ingestão de alimentos e medidas para atenuar esses achados

Anorexia ou saciedade precoce	Fracionar alimentação, oferecer alimentos preferidos pelo paciente, procinéticos
Mucosite	Otimizar analgesia, terapia com *laser* de baixa intensidade, alimentos pastosos e líquidos frios
Náuseas e vômitos	Procinéticos e antiemeticos, fracionar alimentação evitar alimentos gordurosos e preferir alimentos com esvaziamento rápido
Diarreia	Descartar infecção (principalmente por *Clostridium difficile*), Rever medicações e alimentos com osmolaridade elevada. Fracionar alimentação

Fonte: Adaptada da referência 10.

efeitos adversos associados ao trato gastrintestinal e estratégias para melhorar sintomas e com isso otimizar o uso da via oral.[10]

Não há evidências científicas conclusivas para a suplementação de outros compostos nutricionais, como a glutamina, zinco, probióticos no contexto do TCTH. Portanto, eles não foram incluídos no fluxograma apresentado nesse capítulo, mas serão discutidos brevemente a seguir.[1]

Zinco

O zinco é um micronutriente cofator de muitas enzimas que participam das respostas imunitária e antioxidante, da síntese de ácidos nucleicos e de proteínas, entre outros.[1] A reposição profilática de zinco, por via oral, com o objetivo de reduzir a incidência de mucosite foi avaliada em um estudo duplo-cego, randomizado e controlado por placebo envolvendo 60 pacientes submetidos ao TCTH. Não houve diferenças significativas no desenvolvimento, intensidade ou duração da mucosite entre os grupos.[11]

Entretanto, a deficiência de zinco é comum em pacientes com quadros de diarreia, que por sua vez, é complicação comum do TCTH. Em casos de diarreia volumosa e prolongada, deve-se considerar a possibilidade de perda de zinco e a reposição desse micronutriente.[12,13]

Glutamina

Com relação à glutamina, a principal discussão no contexto dos pacientes após TCTH, é seu potencial papel em prevenir e tratar mucosite e outras complicações intestinais.[1,3] A mucosa intestinal possui regeneração acelerada e necessita de glutamina para a produção de nucleotídeos, que são fundamentais para o processo de divisão celular. Adicionalmente, as concentrações séricas da glutamina estão reduzidas em indivíduos gravemente enfermos.[14,15] Em contrapartida, não há uma relação de causa e efeito benéfico quando se suplementa glutamina, via enteral ou parenteral, para esses pacientes. Os protocolos mais recentes, da Associação Multinacional de Cuidados de Suporte ao Câncer em associação com a Sociedade Internacional de Oncologia Oral (Multinational Association of Supportive Care in Cancer and International Society of Oral Oncology, MASCC-ISOO)[14], da Sociedade Europeia de Nutrição Enteral e Parenteral (ESPEN – *guidelines on nutrition in cancer patients*)[3] e o Consenso Brasileiro de Nutrição em Transplante de Células-Tronco Hematopoiéticas não recomendam seu uso rotineiro, por falta de evidências científicas. Os estudos até hoje publicados são escassos e pequenos, apresentam dados heterogêneos e metodologia variável.[1,3,14]

Probióticos

Sobre os probióticos, esses são formulações utilizando microrganismos que, quando ingeridos, agem de maneira benéfica no balanço da flora bacteriana intestinal. O uso dessas preparações, no contexto do TCTH, era contraindicado pelo risco de desenvolvimento de infecção do TGI.[10] Entretanto, estudos mais recentes, envolvendo ensaios clínicos randomizados pequenos, mostraram que os probióticos reduzem as taxas de diarreia em pacientes que foram submetidos a terapias citotóxicas, sem efeitos adversos associados.[3] Os estudos são promissores mas ainda pequenos e, portanto, necessitam de comprovação futura.[1,3]

Eletrólitos e micronutrientes

Por fim, sobre os eletrólitos e micronutrientes, suas alterações são frequentes durante todo o processo de transplante. Efeitos adversos do tratamento e o alto grau de replicação celular durante a recuperação consomem micronutrientes que podem levar às deficiências.[1] Portanto, a suplementação deve ser feita com doses de ingestão diária recomendada (IDR) para os micronutrientes.[1]

As concentrações séricas de eletrólitos são fáceis de serem monitoradas com dosagens séricas. No contexto do TCTH, destaca-se o papel do fósforo.[16] Um estudo prospectivo que incluiu 60 pacientes, mostrou que houve correlação significativa entre a concentração sérica de fósforo e a cinética da recuperação de leucócitos.[16] O estudo sugere, portanto, que a concentração sérica de fósforo possa ser utilizada como indicador de recuperação da função medula óssea no TCTH. Uma das hipóteses para esse achado é o consumo de fósforo pelos leucócitos em intensa multiplicação.

Porém, faz-se necessário lembrar que a hipofosfatemia, em conjunto com hipomagnesemia e hipocalemia, são marcadores da síndrome de realimentação. Ou seja, em vigência do distúrbio desses eletrólitos deve-se verificar a quantidade de energia prescrita e considerar a redução da oferta.[17] Portanto, a interpretação da hipofosfatemia no contexto do TCTH deve ser criteriosa, considerando o contexto clínico e o momento do transplante.

Comentários dos autores/*hot points*

- Os efeitos adversos do condicionamento ao TCTH incluem várias alterações do trato gastrintestinal que levam a redução da ingestão e perda de peso.
- O TCTH configura condição de alto catabolismo, envolvendo também grave mielossupressão seguida de replicação celular intensa, que podem consumir e aumentar a demanda por nutrientes.
- A monitorização constante do estado nutricional é fundamental para se estabelecer a melhor estratégia terapêutica.
- Os SNO e estratégias para reduzir sintomas adversos do TGI devem ser incentivados.
- Na ausência de contraindicação e frente à redução de ingestão oral (< 60%), apesar dos SNO, a TNE deve ser preferida em relação a TNP.
- TNP, se necessária, deve ser monitorada para evitar complicações.
- Não há evidências para suplementação de nutrientes específicos, na ausência de deficiência comprovada.

Referências bibliográficas

1. Brazilian Nutritional Consensus in Hematopoietic Stem Cell Transplantation: Adults. Barban JB, Simões BP, Moraes BDGC, Anunciação CRD, Rocha CSD, Pintor DCQ, Guerra DC, Silva DA, Brandão ECM, Kerbauy F, Pires FRO, Morais GL, Schmidt Filho J, Sicchieri JMF, Barroso KSN, Viana LV, Rocha MHMD, Guimarães MP, Lazzari NLC, Hamerschlak N, Ramos P, Gomes PN, Mendonça PDS, Oliveira RC, Scomparim RC, Chiattone R, Diez-Garcia RW, Cardenas TC, Miola TM, Costa TCM, Rocha V, Pereira AZ. Einstein (São Paulo). 2020 Feb 7;18:AE4530.
2. Andersen S, Brown T, Kennedy G, Banks M. Implementation of an evidenced based nutrition support pathway for haematopoietic progenitor cell transplant patients. Clinical Nutrition. 2015;34(3):536-40.
3. Arends J, Bachmann P, Baracos V, Barthelemy N, Bertz H, Bozzetti F, et al. ESPEN guidelines on nutrition in cancer patients. Clinical Nutrition. 2017;36(1):11-48.
4. Weimann A, Braga M, Carli F, Higashiguchi T, Hubner M, Klel Stanislaw et al. ESPEN guideline: Clinical nutrition in surgery. Clin Nutr. 2017;36(3):623-50.
5. Singer P, Blaser AR, Berger MM, Alhazzani W, Calder PC, Casaer MP, et al. ESPEN guideline on clinical nutrition in the intensive care unit. Clin Nutr. 2019;38(1):48-79.
6. Botti S, Liptrott SJ, Gargiulo G, Orlando L. Nutritional support in patients undergoing haematopoietic stem cell transplantation: a multicentre survey of the Gruppo Italiano Trapianto Midollo Osseo (GITMO) transplant programmes. ecancermedicalscience, 9, [545]. https://doi.org/10.3332/ecancer.2015.545
7. McCowen KC, Friel C, Sternberg J, Chan S, Forse RA, Burke PA, et al. Hypocaloric total parenteral nutrition: effectiveness in prevention of hyperglycemia and infectious complications e a randomized clinical trial. Crit CareMed 2000;28:3606e11.
8. Baumgartner A, Bargetzi M, Bargetzi A, Zueger N, Medinger M, Passweg J, et al. Nutritional support practices in hematopoietic stem cell transplantation centers: A nationwide comparison. Nutrition. 2017;35:43-50.
9. Baumgartner A, Bargetzi A, Zueger N, Bargetzi M, Medinger M, Bounoure L, et al. Revisiting nutritional support for allogeneic hematologic stem cell transplantation-a systematic review. Bone Marrow Transplant. 2017; 52(4):506-13.
10. Appelbaum FR, Forman SJ, Negrin RS, Blume KG. Thomas' Hematopoietic Cell Transplantation. In: Nutrition Support of the Hematopoietic Cell Transplant Recipient. 4th edition. 2009;1551-69.
11. Mansouri A, Hadjibabaie M, Iravani M, Shamshiri AR, Hayatshahi A, Javadi MR, et al. The effect of zinc sulfate in the prevention of high-dose chemotherapy-induced mucositis: a double-blind, randomized, placebo-controlled study. Hematol Oncol. 2012;30:22-6.
12. Urbain P, Birlinger J, Lambert C, Finke J, Bertz H, Biesalski HK. Longitudinal follow-up of nutritional status and its influencing factors in adults undergoing allogeneic hematopoietic cell transplantation. Bone Marrow Transplant. 2013;48:446-51.
13. Rzepecki P, Barzal J, Oborska S. Blood and marrow transplantation and nutritional support. Support Care Cancer. 2010;18(2):S57-S65.
14. Lalla RV, Bowen J, Barasch A, Elting L, Epstein J, Keefe DM, et al. MASCC/ISOO clinical practice guidelines for the management of mucositis secondary to cancer therapy. Cancer. 2014;120(10):1453-61.
15. Gibson RJ, Keefe DMK, Lalla RV, Bateman E, Blijlevens N, Fijlstra M, et al. Systematic review of agents for the management of gastrointestinal mucositis in cancer patients. Support Care Cancer. 2013;21:313-26.
16. Raanani P, Levi I, Holzman F, Grotto I, Brok-Simoni F, Avigdor A, et al. Engraftment-associated hypophosphatemia – the role of cytokine release and steep leukocyte rise post stem cell transplantation. Bone Marrow Transplant. 2001; 27:311-17.
17. Reber E, Friedli N, Vasiloglou MF, Schuetz P, Stanga Z. Management of Refeeding Syndrome in Medical Inpatients. J. Clin. Med. 2019; 8:2022.

Seção 19

Paciente Cirúrgico

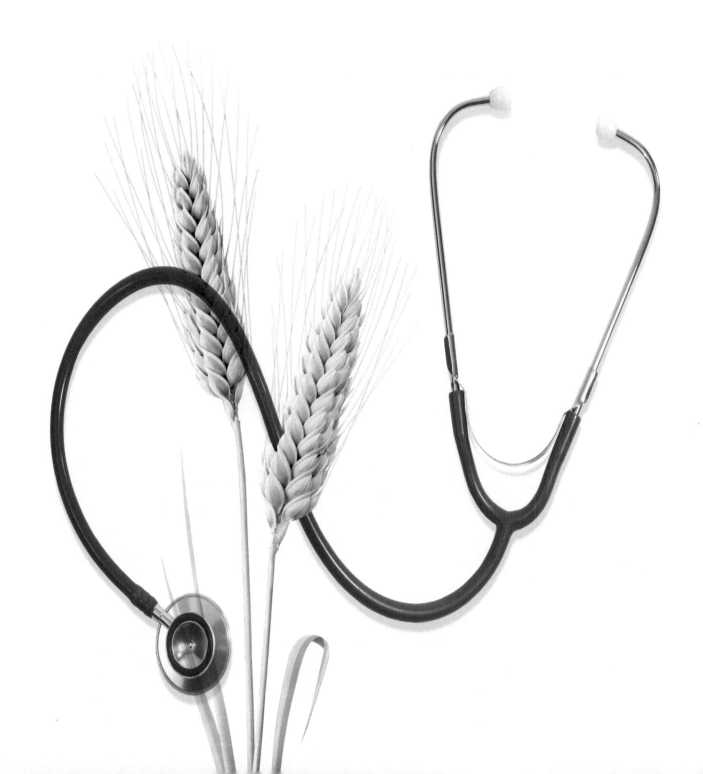

Síntese da Inteligência Didática

Paciente cirúrgico

Resposta metabólica ao trauma (RMT)	Avaliação do risco nutricional	Protocolo ERAS	Nutrição pré e pós-operatória
RMT é um conjunto de alterações neuroendócrinas e imunológicas que ocorrem após a injúria, com objetivo de restabelecer a homeostase do organismo: • Fase *Ebb*: até 72 horas • Fase *Flow*: 7 a 14 dias Envolve ativação imunitária e neuro-humoral necessárias para resolver a injúria Características: • Hipermetabolismo: fornecer substratos energéticos • Resistência à insulina: em decorrência do processo inflamatório e acentuada pelo jejum prolongado	O estado nutricional tem impacto direto no prognóstico do paciente cirúrgico Parâmetros utilizados para identificar o risco nutricional: Moderado: NRS-2002: 3 a 5 Alto: • Perda de peso > 10%-15% em 6 meses • IMC < 18,5 kg/m² • NRS-2002 > 5 • Albumina sérica < 3,0 mg/dL na ausência de doença hepática ou renal • Avaliação subjetiva global C	Objetivos: acelerar a recuperação do paciente, reduzir as complicações e a duração da internação hospitalar Aspectos nutricionais envolvidos: • Avaliação e reabilitação nutricional pré-operatória • Redução do tempo de jejum • Imunonutrição • Dieta oral ou enteral precococes • Motilidade gástrica • Volemia	Pré-operatória: • Pré-reabilitação trimodal: nutricional, psicológica e com exercícios físicos para pacientes de alto risco • Reabilitação nutricional em pacientes com alto risco nutricional: geralmente com suplemento nutricional oral (SNO) ou terapia nutricional enteral (TNE) • 25 a 30 kcal/kg • 1,0 a 1,5 g de proteína/kg • Imunonutrição: 5 a 7 dias antes de cirurgia por neoplasia de TGI (principalmente NRS-2002 3 a 5) • Suplemento hiperproteico se NRS-2002 < 3 • Abreviação do jejum: solução de maltodextrina a 12,5% (400 mL na noite anterior e 200 mL, 2 horas antes da cirurgia) Pós-operatório: • Reintrodução precoce da dieta (oral ou enteral) • Imunonutrição: 5-7 dias após a cirurgia (NRS-2002 ≥ 3) • 25 a 30 kcal/kg • 1,5 g de proteína/kg • NP se necessário • TNP incluindo ômega-3 deve ser considerada em pacientes que não podem ser alimentados adequadamente por via enteral

Capítulo 82

O que é resposta metabólica ao trauma

- Filipe Welson Leal Pereira • Otávio Schmidt de Azevedo
- Rafael Dezen Gaiolla • Paula Schmidt Azevedo

A resposta metabólica ao trauma (RMT) ou resposta metabólica ao estresse ou simplesmente metabolismo perioperatório, caracteriza-se por ativação neuro-humoral e pela secreção de mediadores inflamatórios, os quais contribuem para o restabelecimento da homeostase corporal. Ou seja, a RMT é necessária para que o paciente se recupere de qualquer trauma cirúrgico, seja eletivo ou urgente. Entretanto, para que ela ocorra, existe a utilização de substratos e gasto de energia, levando ao catabolismo e hipermetabolismo.[1-3]

Fases da resposta metabólica ao trauma

Inicialmente, nas primeiras 24-72 horas, a RMT caracteriza-se por hipo metabolismo, denominada fase de sobrevivência, fase de refluxo ou fase *ebb*. Nesse período, o corpo humano poupa energia para sobreviver. Para isso, temperatura, pressão arterial e frequência cardíaca não se elevam, destinando o fluxo de nutrientes e oxigênio para os órgãos vitais. Após esse período, o gasto energético aumenta, na chamada fase de fluxo, ou fase *flow*, que é o período de resolução da injúria. Essa fase tem duração em torno de 7 a 14 dias e envolve todo o processo de hemostasia, inflamação e cicatrização do trauma cirúrgico.[2,3] Entretanto, a depender do porte da cirurgia e do estado nutricional do paciente, é possível que a RMT ocorra de maneira exacerbada comprometendo a recuperação do paciente. Portanto, uma cirurgia de pequeno ou médio porte, eletiva e sem processo infeccioso associado, envolverá RMT menos intensa, com consequente menor catabolismo e recuperação mais rápida. Por outro lado, pacientes politraumatizados, grandes queimados, submetidos a ressecção de neoplasias e pacientes com demanda cirúrgica que estejam infectados, desenvolvem RMT mais acentuada e apresentam maior risco de complicações e de permanecerem em hipermetabolismo. Dessa maneira, a RMT pode durar meses e em pacientes mais graves durar anos, como descrito no grande queimado.[2,3] A Figura 82.1 mostra as curvas de metabolismo nas diferentes fases. Assim, os esforços das equipes que assistem os pacientes cirúrgicos devem ir além das técnicas cirúrgicas, visando também estratégias para que a RMT ocorra de maneira adequada e em menor tempo possível.

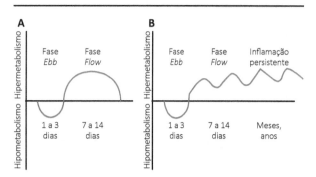

Figura 82.1: Fases e comportamento do metabolismo durante a resposta metabólica ao trauma. A: RMT adequada e resolução da injúria. B: RMT inadequada com persistência de inflamação, imunossupressão e hipermetabolismo.[3]

Citocinas inflamatórias e anti-inflamatórias

Após a lesão traumática, com a presença ou não de infecção, ativa-se a resposta imunitária inata, na qual neutrófilos e macrófagos liberam citocinas pró-inflamatórias como TNF-α, IL-1, IL-6, IL-8 e anti-inflamatórias como IL-10.[4] Importante lembrar, que os lipídeos são precursores de mediadores inflamatórios provenientes, p. ex., do ácido araquidônico (ácidos graxos poli-insaturados ω-6), mas também de mediadores anti-inflamatórios, provenientes do ácido eicosapentaenóico (ácidos graxos poli-insaturados ω-3). Observa-se que existe concomitância entre mediadores pró-inflamatórios e anti-inflamatórios, que são fundamentais para resolução da injúria.[5]

Alterações neuro-humorais

Ao mesmo tempo, hormônios contrarregulatórios, como adrenalina, glucagon, cortisol, hormônio adrenocorticotrófico (ACTH) e hormônio do crescimento (GH) são liberados, em detrimento de insulina, fator de crescimento semelhante à insulina tipo 1 (IGF-1), testosterona e tri-iodotironina.[3,6]

Essa combinação imuno-humoral favorece a neoglicogênese, lipólise, catabolismo de proteínas e, leva à liberação de nutrientes endógenos na circulação como glicose, ácidos graxos livres, arginina, glutamina, entre outros. Os substratos serão utilizados para a amplificação da resposta imunitária inata e adaptativa, síntese de proteínas de fase aguda, modulação do estresse oxidativo, entre outros. Existe ainda, a participação de micronutrientes, como a tiamina, selênio, zinco, em várias reações enzimáticas fundamentais para a resolução do trauma inicial. Por fim, a resposta metabólica permite que o tecido lesado se recupere passando por processo de hemostasia, inflamação, vasodilatação e cicatrização.[6] Em casos de traumas ou cirurgias em tecido infectado, ativação imunitária celular e humoral são necessárias para a eliminação do patógeno. A Figura 82.2 ilustra a participação de vias hormonais e imunitárias na RMT.[6]

Resistência à insulina

Dentro da RMT, destaca-se o papel da resistência insulínica. O estresse cirúrgico, por si, leva à inflamação, que favorece a resistência insulínica, que pode ser acentuada por outros fatores como p. ex., o jejum prolongado.[7,8] No jejum prolongado e na presença de inflamação, acontecem ativação de hormônios contrarregulatórios, os quais promovem lipólise e liberação de ácidos graxos livres (AGL). Esses AGL são captados pelas células e se acumulam dentro delas, impedindo a sinalização adequada para a ação da insulina. Esse processo, chamado de lipotoxicidade, é um dos pontos principais que levam à disfunção celular e com isso ao atraso da recuperação do paciente. No contexto da resistência insulínica, acontece o maior catabolismo e

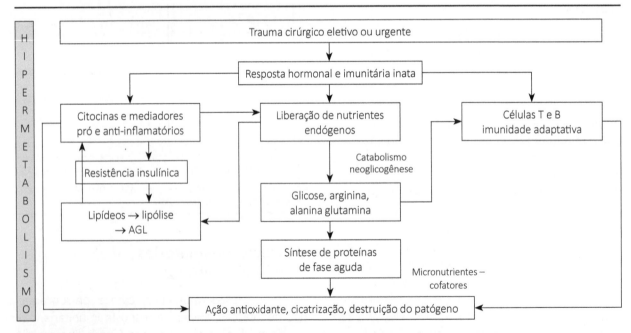

Figura 82.2: Durante a resposta metabólica ao trauma, existe secreção hormonal e ativação imunitária inata e liberação de citocinas inflamatórias, que promovem catabolismo, lipólise e neoglicogênese, liberando substratos, necessários para a resolução da injúria inicial e ativação da imunidade adaptativa. Tanto a inflamação quanto lipólise favorecem à resistência insulínica, que pode comprometer a recuperação do paciente. Todo esse processo, gasta muita energia, configurando o estado de hipermetabolismo. Se houver depleção dos substratos, haverá prejuízo tanto na resolução da injúria quanto de eventual controle de infecção (Fonte: Autoria própria).

a menor síntese proteica, essas alterações são acompanhadas de aumento da excreção de nitrogênio e de mais inflamação que aumentam, por fim, o risco de complicações e o tempo de internação.[9]

Considerações finais

Os preceitos básicos para que uma anastomose tenha uma boa cicatrização são: técnica adequada, boa vascularização das bordas e ausência de infecção. Dessa forma observa-se que dos três aspectos básicos para uma boa anastomose, somente um relaciona-se ao cirurgião, os outros dois dependem da resposta hormonal e imunitária do paciente. Adicionalmente, a depender da intensidade do trauma e das reservas metabólicas do indivíduo, pode haver depleção ou insuficiência dos substratos necessários para resolução da injúria. A imunonutrição é uma estratégia para tentar corrigir esses déficits.[6] Portanto, a reserva metabólica prévia e terapia nutricional adequadas são fundamentais para que a RMT ocorra de maneira completa atingindo a cicatrização, resolução da injúria sem maiores complicações.

Comentários dos autores/*hot points*

- A RMT é bifásica do ponto de vista de gasto energético.
- A RMT envolve ativação imunitária e neuro-humoral necessárias para resolver a injúria, mas estas não podem ser exageradas.
- Esse processo gasta energia, levando ao hipermetabolismo e utiliza substratos levando ao catabolismo.
- A lipólise e liberação de AGL na circulação associam-se à lipotoxicidade e resistência insulínica que contribui ainda mais para o catabolismo proteico.
- O estado e preparo nutricional prévios ao trauma cirúrgico são fundamentais para que a RMT seja adequada e cumpra seu papel.

Referências bibliográficas

1. Gianotti L, Sandini M. The 2019 ESPEN Arvid Wretlind lecture perioperative nutritional and metabolic care: Patient-tailored or organ-specific approach? Clin Nutr Edinb Scotl. 2019.
2. Finnerty CC, Mabvuure NT, Ali A, Kozar RA, Herndon DN. The surgically induced stress response. JPEN J Parenter Enteral Nutr. 2013;37:21S-9S.
3. Kohl BA, Deutschman CS. The inflammatory response to surgery and trauma. Curr Opin Crit Care. 2006;12:325-32.
4. Alazawi W, Pirmadjid N, Lahiri R, Bhattacharya S. Inflammatory and Immune Responses to Surgery and Their Clinical Impact. Ann Surg. 2016;264:73-80.
5. Mayer K, Schaefer MB, Seeger W. Fish oil in the critically ill: from experimental to clinical data. Curr Opin Clin Nutr Metab Care. 2006;M;9:140-8.
6. McCarthy MS, Martindale RG. Immunonutrition in Critical Illness: What Is the Role? Nutr Clin Pract Off Publ Am Soc Parenter Enter Nutr. 2018;33:348-58.
7. Martin L, Gillis C, Atkins M, Gillam M, Sheppard C, Buhler S, et al. Implementation of an Enhanced Recovery After Surgery Program Can Change Nutrition Care Practice: A Multicenter Experience in Elective Colorectal Surgery. JPEN J Parenter Enteral Nutr. 2019;43:206-19.
8. Schwartsburd P. Insulin resistance is a two-sided mechanism acting under opposite catabolic and anabolic conditions. Med Hypotheses. 2016;89:8-10.
9. Ljungqvist O. Jonathan E. Rhoads lecture 2011: Insulin resistance and Enhanced Recovery After Surgery. JPEN J Parenter Enteral Nutr. 2012;36:389-98.

Capítulo 83

Qual o papel da nutrição no protocolo *Enhanced Recovery After Surgery* (ERAS)

• Paula Bernardo de Carvalho • Filipe Welson Leal Pereira
• Daniela Salate Biagioni Vulcano • Paula Schmidt Azevedo

Qual o objetivo do protocolo ERAS?

O protocolo *Enhanced Recovery After Surgery* (ERAS), foi proposto nos anos 2000, por grupo de pesquisadores europeus, com o objetivo de sugerir medidas que auxiliassem a recuperação do paciente no pós-operatório. O protocolo ERAS é multimodal, multidisciplinar, com base em estratégias que foram avaliadas quanto à qualidade e evidências científicas. As cirurgias que envolvem ressecção colorretal foram as primeiras a serem estudadas e grande parte das evidências que existem até hoje, são com esse tema. Entretanto, o protocolo ERAS passou a ser usado largamente em diferentes cirurgias, como pancreatectomia, hepatectomia, gastrectomia, ressecção de câncer de cabeça e pescoço, prótese de joelho e quadril, entre outros.[1,2] Atualmente, existem evidências científicas para redução de complicações e de tempo de internação, quando pelo menos 70% do protocolo é seguido.[2]

Observa-se que várias medidas propostas pelo ERAS envolvem aspectos nutricionais, tais como oferta de alimentos, hidratação, e medidas que favorecem o funcionamento do trato gastrintestinal (Tabela 83.1).[3] A avaliação e reabilitação nutricional pré-operatória, redução do jejum com solução de carboidratos, uso de imunonutrição no perioperatório, cuidados com volemia, introdução de dieta por via oral ou enteral o mais rápido possível após a cirurgia, estratégias para estimular a motilidade gástricas, são intervenções nutricionais que fazem parte do protocolo ERAS.

Quais os principais objetivos da terapia nutricional?

Dessa maneira, a European Society for Clinical Nutrition and Metabolism (ESPEN), com base nos protocolos ERAS sugere que os principais aspectos metabólicos e nutricionais, no período perioperatório são:[3]

- Integrar a nutrição aos cuidados gerais do paciente.
- Evitar longos períodos de jejum.
- Restabelecer a alimentação oral após a cirurgia o mais breve possível.

Tabela 83.1. Estratégias propostas pelo protocolo ERAS, no pré, intra e pós-operatório, com destaque para medidas nutricionais

Pré-operatório	Intraoperatório	Pós-operatório
Avaliação e intervenção nutricional	Agentes anestésicos de curta duração	Analgesia por cateter peridural
Redução do tempo de jejum	Anestesia e analgesia por cateter peridural	Evitar sonda nasogástrica
Administrar fluidos e carboidratos	Não usar drenos	Prevenir náusea e vômitos
Não realizar preparo de cólon	Evitar sobrecarga de sal e água	Retirada precoce dos cateteres
Profilaxia com antibióticos	Manutenção de normotermia	Evitar sobrecarga de sal e água
Profilaxia TVP		Nutrição oral ou enteral precoce
Não administrar pré-medicação anestésica		Evitar analgesia com opioides/AINH
		Mobilização precoce
		Estimular motilidade gástrica
		Auditorias frequentes

Fonte: Adaptada da referência 1.

- Iniciar terapia nutricional, quando necessária assim que o risco for estabelecido.
- Controle metabólico – glicemia.
- Reduzir fatores que exacerbam catabolismo proteico ou prejuízo da função intestinal.
- Diminuir uso e tempo de uso de bloqueadores neuromusculares em pacientes em ventilação mecânica.
- Mobilização precoce.

Após o protocolo ERAS, no Brasil, foi proposto o projeto ACERTO: acelerando a recuperação total pós-operatória. O ACERTO é um protocolo semelhante ao ERAS, mas desenvolvido para o Brasil, com os mesmos objetivos de propor estratégias multimodal e multidisciplinar em busca de reduzir o estresse metabólico que acontece após a cirurgia.[4]

Comentários dos autores/*hot points*

- Várias medidas propostas pelo ERAS envolvem aspectos nutricionais.
- A avaliação e reabilitação nutricional pré-operatória, e redução do jejum com solução de carboidratos são medidas nutricionais propostas pelo ERAS.
- No intraoperatório, redução da infusão endovenosa de fluidos pode ser também considerada medida relacionada à nutrientes, nesse caso, sal e água.
- No pós-operatório, evitar uso de sondas de drenagens, priorizar uso da via oral ou enteral precoces, evitar sobrecarga de sal e água, medidas para melhorar motilidade do trato gastrintestinal (TGI), são estratégias nutricionais descritas no ERAS.

Referências bibliográficas

1. Ljungqvist O, Scott M, Fearon KC. Enhanced Recovery After Surgery: A Review. JAMA Surg. 2017;152(3):292-8.
2. Martin L, Gillis C, Atkins M, Gillam M, Sheppard C, Buhler S, et al. Implementation of an Enhanced Recovery After Surgery Program Can Change Nutrition Care Practice: A Multicenter Experience in Elective Colorectal Surgery. JPEN J Parenter Enteral Nutr. 2019;43(2):206-19.
3. Weimann A, Braga M, Carli F, Higashiguchi T, Hubner M, Klek S, et al. ESPEN guideline: Clinical nutrition in surgery. Clin Nutr Edinb Scotl. 2017;36(3):623-50.
4. Aguilar-Nascimento JE. Acerto: acelerando a recuperação total pós-operatória. 3ª ed. Rio de Janeiro: Editora Rubio; 2016.

Capítulo 84

Como fazer avaliação perioperatória voltada para risco nutricional?

• Paula Schmidt Azevedo • Miguel Ossuna
• Marina Cabral Dessimoni • Pamela Nayara Modesto

A presença de risco nutricional no período pré-operatório está associada a complicações pós-operatórias e maior tempo de internação.[1] De fato, um terço dos pacientes internam com algum grau de desnutrição e outros desenvolvem essa complicação ao longo da internação. No Brasil, houve aumento de desnutrição hospitalar de 48% para 60%.[2] Em consequência, existem aumento dos custos, do tempo de internação, aumento em três vezes, na mortalidade, e em quatro vezes, na chance de formação de lesão por pressão.[2]

Portanto, a avaliação nutricional antes da realização de um procedimento cirúrgico, principalmente de grande porte, é necessária para que se possa programar terapia nutricional precoce e otimizada. Os efeitos da desnutrição e perda de massa magra após a cirurgia afetam substancialmente a recuperação funcional do paciente a curto e longo prazo. Sendo assim, a terapia nutricional contribui para que os resultados da cirurgia sejam os melhores, garantindo resolução do problema, sobrevida e qualidade de vida.[6]

Avaliação de risco nutricional

Considerando a avaliação nutricional pré-operatória, inicialmente faz-se necessário realizar a triagem nutricional, em busca de risco para desnutrição. Existem várias ferramentas descritas para realização dessa triagem, e não há descrição de superioridade entre uma ou outra. A depender da situação, escolhe-se a mais adequada.

Assim, o *nutritional risk screening* (NRS) 2002 é uma avaliação fácil e amplamente utilizada, validada no contexto dos pacientes cirúrgicos.[7,8] Alguns dos objetivos do NRS-2002 permanecem atuais até os dias de hoje. A realização de uma triagem nutricional visa:

- Melhorar ou pelo menos prevenir a deterioração física e mental do paciente.
- Diminuir o número ou a gravidade das complicações inerentes à doença ou ao seu tratamento.
- Acelerar a recuperação da doença e reduzir o período de convalescença.
- Reduzir custos, tempo de internação e prescrições de medicações.[7]

O NRS-2002 avalia perda de peso, IMC, redução da ingestão alimentar e gravidade da doença ou porte da cirurgia, conforme a Tabela 84.1. A ESPEN sugere que todos os pacientes hospitalizados sejam submetidos a essa avaliação na admissão e depois periodicamente durante a internação e no período pós-operatório, com dados de evolução detalhados e bem documentados.

Entretanto, existem outros pontos importantes na avaliação nutricional além do NRS-2002 e que indicam maior risco. Por exemplo, alguns estudos mostraram que somente a perda de peso já é um bom marcador de mau prognóstico. Estudos mais recentes sugerem outros fatores prognósticos na recuperação após cirurgias, principalmente em pacientes idosos e com câncer. Um desses estudos mostrou que a diminuição da alimentação antes da admissão hospitalar por si só já é um preditor de risco melhor do que o NRS-2002.[7-9] Revisão sistemática de 15 estudos evidenciou que a perda ponderal junto com a diminuição da albumina sérica também pode influenciar no desfecho pós-cirúrgico.[7-10] A concentração sérica de albumina durante o período pré-operatório é isoladamente fator prognóstico para complicações pós-cirúrgicas e se associa com um pior *status* nutricional. Outra ferramenta possível de ser utilizada é a Avaliação Subjetiva Global, que também já fora validada para pacientes hospitalizados clínicos e cirúrgicos.[9-10]

Tabela 84.1: *Nutritional risk screening* 2002 (NRS-2002)

Perguntas iniciais

1. IMC < 20,5 kg/m²?
2. Perda de peso nos últimos 3 meses?
3. Redução da ingestão na última semana?
4. Saúde gravemente comprometida

Se pelo menos uma das questões acima for positiva, continuar com a avaliação a seguir. Se nenhuma questão acima positiva, não é necessário continuar. Recomenda-se reaplicar questionário semanalmente, ou quando julgar adequado.

Perguntas finais

Estado nutricional		Gravidade da doença (aumento das necessidades)	
Ausente - 0	Normal	Ausente - 0	Normal
Leve = 1	Perda de peso > 5% em 3 meses ou redução da ingestão < 50%-75% das necessidades, na semana anterior	Leve = 1	Fratura de fêmur, doenças crônicas como DPOC, câncer, diabetes, hemodiálise, principalmente com complicações agudas
Moderado = 2	Perda de peso > 5% em 2 meses ou redução da ingestão < 25%-60% das necessidades, na semana anterior IMC 18,5 a 20,5 kg/m², condição geral debilitada	Moderado =2	Grandes cirurgias abdominais, acidente vascular cerebral, Pneumonia grave, tumores hematológicos
Grave = 3	Perda de Peso > 5% em 1 mês, ou 15% em 3 meses ou redução da ingestão < 25% das necessidades, na semana anterior IMC < 18,5 kg/m², condição geral debilitada	Grave =3	Trauma cranioencefálico, Transplante de medula óssea, paciente crítico (APACHE >10)
Idade ≥ 70 anos =1			

≥ 3 pontos = alto risco nutricional
Obs.: a ESPEN sugere como ponto de corte para risco nutricional NRS-2002 > 5

Fonte: Adaptada de Kondrup J. *et al.*[7]

Parâmetros indicativos de risco nutricional

Assim, a ESPEN sugere que vários parâmetros podem ser utilizados para identificar riscos nutricionais, sendo possível escolher um deles:

- Perda de peso > 10% a 15%, em 6 meses.
- IMC < 18,5 kg/m².
- NRS-2002 > 5.
- Albumina sérica < 3,0 mg/dL na ausência de doença hepática ou renal.
- Avaliação subjetiva global C.

Para os pacientes de risco, a avaliação nutricional completa, se possível utilizando-se de métodos que possam estimar a massa muscular e não apenas o IMC, serão úteis no acompanhamento do paciente.[8,9,11]

Comentários dos autores/*hot points*

- A princípio, recomenda-se fazer a triagem nutricional em busca de riscos.
- A avaliação nutricional visa detectar riscos para que as estratégias terapêuticas possam melhorar ou pelo menos prevenir a deterioração física e mental do paciente.
- Perda de Peso, IMC, NRS-2002, Avaliação subjetiva global e albumina são ferramentas úteis para se fazer a avaliação nutricional pré-operatória.

Referências bibliográficas

1. Kozeniecki M, Pitts H, Patel JJ.Barriers and Solutions to Delivery of Intensive Care Unit Nutrition Therapy. Nutr Clin Pract. 2018;33:8-15.
2. Toledo D, Piovacari S, Hori L et al. Diga não à desnutrição: 11 passos importantes para combater a desnutrição hospitalar. BRASPEN J. 2018;33(1):86-100.
3. McClave S, Kozar R, Martindale RG, Heyland D. Summary Points and Consensus Recommendations From the North American Surgical Nutrition Summit. JPEN. 2013;57(1):99-105.
4. Finnerty CC, Mabvuure NT, Ali A, Kozar RA, Herndon DN. The surgically induced stress response. JPEN J Parenter Enteral Nutr. 2013;37:21S-9S.
5. Kohl BA, Deutschman CS. The inflammatory response to surgery and trauma. Curr Opin Crit Care. 2006;12:325-32.
6. Aahlin EK, Trano G, Johns N, Horn A, Soreide JÁ, Fearon KC, et al. Risk factors, complications and survival after upper abdominal surgery: a prospective cohort study. BMC Surg. 2015;15:83.

7. Kondrup J, Allison SP, Elia M, Vellas B, Plauth M, Educational and Clinical PracticeCommitee, European Society of Parenteral and Enteral Nutrition (ESPEN). ESPEN guidelines for nutrition screening 2002. ClinNutr. 2003;22:415-21.

8. Weimann A, Braga M, Carli F, Higashiguchi T, Hubner M, Klel Stanislaw, Laviano A, Ljungqvist O, Lobo D N, Martindale R, Waitzberg D I, Bischoff S C, Singer P. ESPEN guideline: Clinical nutrition in surgery. 2017;624.

9. Weimann A, Braga M, Carli F, Higashiguchi T, Hubner M, Klek S et al. ESPEN guideline: Clinical nutrition in surgery. Clinical Nutrition. 2021;40:4745-4761.

10. McClave AS, Taylor BE, Martindale RG, Warren MM, Johnson DR, Braunschweig C, et al. A.S.P.E.N. Board of Directors, American College os Critical Care Medicine, Society os Critical Care Medicine. Guidelines for the provision ans assesment of nutrition support therapy in the adult critically ill patient; society of critical care medicine (SCCM) and American Society for parenteral and enteral nutrition (A.S.P.E.N). J Parenter Wnteral Nutr. 2016;40:159-211.

11. Singer P, Blaser AR, Berger MM, Alhazanni W, Calder PC, Casaer MP, et al. ESPEN Guideline on Clinical Nutrition in the Intensive Care Unit. Clin Nutr 2019.

Capítulo 85

Qual o papel da reabilitação nutricional e imunonutrientes?

- Paula Schmidt Azevedo • Riciany Alvarenga Marquezi
- Paula Bernardo de Carvalho • Nádia Rahmeh de Paula

A reabilitação nutricional

Quanto maior o risco nutricional de um indivíduo, mais tempo deveríamos dedicar à sua "reabilitação nutricional" antes de cirurgias eletivas. Atualmente, recomenda-se que a pré-reabilitação do paciente de alto risco nutricional seja trimodal, incluindo: exercícios físicos, suporte psicológico e terapia nutricional, por um período que pode durar 6 semanas.[1-3] Com relação aos exercícios físicos, uma sugestão de protocolo envolve exercícios aeróbicos e resistidos, com elevação da frequência cardíaca para 50% a 75% de sua máxima, em 3 sessões semanais de 10 a 60 minutos. Sobre o suporte psicológico, são exemplos: qualidade de informação, técnicas de relaxamento e psicoterapia. Dentro desse tópico, também estão estratégias para cessação do tabagismo. Com relação à terapia nutricional, essa será detalhada ao longo deste capítulo.[3,6] Deve ser considerado adiar a cirurgia para realização de 7 a 14 dias de reabilitação, mesmo em pacientes com câncer (nível de evidência A).[1-5]

Para pacientes com alto risco nutricional, que já foram submetidos à cirurgia e tiveram complicações infecciosas, recomenda-se 6 semanas de terapia nutricional e reabilitação, caso seja necessário nova abordagem. Nesse caso, certamente, se não envolver necessidade de cirurgia de urgência.[1]

Qual a via de acesso e quanto ofertar?

Caso seja possível, deve-se utilizar a via oral para essa reabilitação. Nesses casos, o uso de suplemento nutricional oral (SNO) pode ser útil, pois em pouco volume é possível ofertar mais energia e proteína. Caso não seja possível ofertar pelo menos 50% das necessidades pela via oral, mesmo com os SNO ao longo de 7 dias ou se houver incapacidade de uso da via oral estimado para os próximos 5 dias, deve-se realizar a terapia nutricional enteral (TNE). A terapia nutricional parenteral (TNP) fica reservada para quando não for possível atingir 50% das necessidades via alimentação por tubo enteral, em 7 dias ou na impossibilidade de uso do TGI.[1,4] As necessidades energéticas e proteicas são de aproximadamente 25 a 30 kcal/kg e 1,0 a 1,5 g de proteína por quilo de peso.[1]

A imunonutrição

Outra possibilidade, para o manejo de pacientes de alto risco e que serão submetidos à cirurgia de grande porte, é a administração de imunonutrição. A imunonutrição visa modular a resposta metabólica ao estresse com imunonutrientes. Embora a composição das dietas com imunonutrientes seja diferente, em geral, essas são compostas de arginina, ômega-3 e nucleotídeos. A arginina é um aminoácido importante para síntese de colágeno e proliferação celular, é precursora de óxido nítrico, atua como imunomoduladora, auxilia na barreira intestinal a patógenos e na bioenergética muscular. Os ácidos graxos ômega-3 são precursores de prostaglandinas e leucotrienos ímpares, além das resolvinas que possuem efeito anti-inflamatório. Os nucleotídeos modulam a ação de linfócitos e auxiliam no metabolismo energético celular.[7]

O uso de imunonutrição, em geral com volume próximo a 500 mL/dia, por 5 a 7 dias antes e 5 a 7 dias depois de cirurgias de pacientes desnutridos e que serão submetidos à ressecção de neoplasias, ou grandes cirurgias abdominais, apresentam nível de recomendação B, segundo as recomendações da ESPEN 2021.[3] Os estudos são bastante heterogêneos. Em alguns, os benefícios, geralmente, foram vistos quando o grupo controle recebeu dieta convencional e sem suplementos hiperproteicos.[8] Então, embora ainda sejam necessários estudos, recomenda-se a imunonutrição pelo menos no pós-operatório.[3,9,10]

No pré-operatório, pode-se administrar suplementos hiperproteicos, sem imunonutrientes, principalmente se risco nutricional for baixo e paciente não conseguir ingerir suas necessidades energéticas e proteicas com a alimentação habitual. Em algumas condições como no câncer colorretal, há maiores evidências para oferecer imunonutrição no pré e pós-operatório, em adultos e em idosos frágeis.[11,12] A maior parte dos estudos com desfechos positivos para suplementação de imunonutrição no pré-operatório se deu em pacientes com NRS-2002 entre 3 e 5.

Aqueles com alto risco nutricional e NRS-2002 > 5, geralmente necessitam de nutrição enteral. Para esse grupo, não há evidências da superioridade da imunonutrição sobre a dieta convencional.[3] Portanto, a imunonutrição pode ser considerada nessa situação de alto risco nutricional e pré-operatório, principalmente se a reabilitação for feita com SNO.

Assim, a Figura 85.1 mostra fluxograma para escolhas dos momentos, vias e tipo de suplementação para reabilitação e pós-operatório.

Outros imunonutrientes são estudados isoladamente. A glutamina endovenosa como parte da terapia nutricional parenteral (TNP) exclusiva na dose de 0,35 a 0,5 g/kg já foi estudada. Embora os resultados sejam ainda controversos, o grupo de autores das recomendações da ESPEN, acreditam que ela possa ser usada.[3]

Adicionalmente, o uso de TNP com ácidos graxos ômega-3 no pós-operatório de cirurgias, em que o paciente não possa ser alimentado adequadamente pela via enteral foi recomendado com nível de evidência B para redução de complicações como tempo de internação e infecções.[3]

Comentários dos autores/*hot points*

- Para paciente com alto risco nutricional recomenda-se pré-reabilitação trimodal com exercícios, suporte psicológico, terapia nutricional, mesmo em casos de neoplasias.
- Para pacientes com alto risco nutricional, que já foram submetidos a cirurgia e tiveram complicações infecciosas, recomenda-se 6 semanas de terapia nutricional e reabilitação, caso seja necessário nova abordagem.
- O uso de imunonutrição perioperatório de cirurgias de pacientes desnutridos, com câncer ou que serão submetidos a grandes cirurgias abdominais, podem ser considerados.
- As melhores evidências são para o uso da imunonutrição no pós-operatório.

Referências bibliográficas

1. Weimann A, Braga M, Carli F, Higashiguchi T, Hubner M, Klel Stanislaw, Laviano A, Ljungqvist O, Lobo D N, Martindale R, Waitzberg D I, Bischoff S C, Singer P. ESPEN guideline: Clinical nutrition in surgery. 2017;624.
2. Gillis C, Buhler K, Bresee L, Carli F, Gramlich L, Culos-Reed N. Effects of Nutritional Prehabilitation, With and Without Exercise, on Outcomes of Patients Who Undergo Colorectal Surgery: A Systematic Review and Meta-analysis. Gastroenterology. 2018;155(2):391-410.e4
3. Weimann A, Braga M, Carli F, Higashiguchi T, Hubner M, Klek S et al. ESPEN guideline: Clinical nutrition in surgery. Clinical Nutrition. 2021;40:4745-4761.

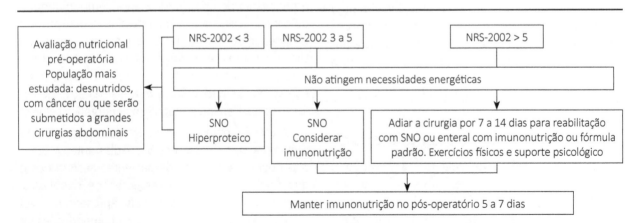

Figura 85.1. Fluxograma para escolhas dos momentos, vias e tipo de suplementação para reabilitação nutricional e pós-operatório de pacientes desnutridos, com câncer ou grandes cirurgias abdominais (Fonte: Adaptada da referência 3).

4. Daniels SL, Lee MJ, George J, Kerr K, Moug S, Wilson TR, Brown SR, Wyld L. Prehabilitation in elective abdominal cancer surgery in older patients: systematic review and meta-analysis. BJS Open. 2020;4:1022–41.

5. Muscaritoli M, Arends J, Bachmann P, Baracos V, Barthelemy N, Bertz H, Bozzetti F, Hütterer E, Isenring E, Kaasa S, Krznaric Z, Laird B, Larsson M, Laviano A, Mühlebach S, Oldervoll L, Ravasco P, Solheim TS, Strasser F, de van der Schueren M, Preiser JC, Bischoff SC. ESPEN practical guideline: Clinical Nutrition in cancer. Clin Nutr. 2021;40:2898-2913.

6. McClave AS, Taylor BE, Martindale RG, Warren MM, Johnson DR, Braunschweig C, et al. A.S.P.E.N. Board of Directors, American College os Critical Care Medicine, Society os Critical Care Medicine. Guidelines for the provision ans assesment of nutrition support therapy in the adult critically ill patient; society of critical care medicine (SCCM) and American Society for parenteral and enteral nutrition (A.S.P.E.N). J Parenter Wnteral Nutr. 2016;40:159-211.

7. McCarthy MS, Martindale RG. Immunonutrition in Critical Illness: What Is the Role? Nutr Clin Pract Off Publ Am Soc Parenter Enter Nutr. 2018;33:348-58.

8. Gianotti L, Braga M, Nespoli L, Radaelli G, Beneduce A, Di Carlo V. A randomized controlled trial of perioperative oral supplementation with a specialized diet in patients with gastrointestinal cancer. Gastroenterology. 2002;122;1763-70.

9. Hegazi RA, Hustead DS, Evans DC. Preoperative standard oral nutrition supplements vs. immunonutrition: results of a systematic review and metaanalysis. J Am Coll Surg. 2014;219:1078e87.

10. Moya P, Soriano-Irigiaray L,Ramirez JM, Garcea A, Blasco O, Blanco F, Brugiotti C, et al. Perioperative standard oral nutrition supplements versus immunonutrition in patients undergoing colorectal resection in an enhanced recovery (ERAS) protocol: a multicenter randomized clinical trial (SONV) study. Medicine (Balt). 2016;95:e3704.

11. Achilli P, Mazzola M, Bertoglio CL, Magistro C, Origi M, Carnevali P Preoperative immunonutrition in frail patients with colorectal cancer: an intervention to improve postoperative outcomes. Int J Colorectal Dis. 2019.

12. Yu K, Zheng X, Wang G, Liu M, Li Y, Yu P, et al. Immunonutrition vs. Standard Nutrition for Cancer Patients: A Systematic Review and Meta-Analysis (Part 1). JPEN J Parenter Enteral Nutr. 2019.

Capítulo 86

Abreviação do jejum – como fazer e o que dizem as evidências?

• Paula Schmidt Azevedo • Filipe Welson Leal Pereira
• Daniela Salate Biagioni Vulcano • Sergio Alberto Rupp de Paiva

A abreviação do tempo de jejum pré-operatório com solução de carboidratos é parte das estratégias dos protocolos *Enhanced Recovery After Surgery* (ERAS) e do projeto brasileiro "Acelerando a Recuperação Total Pós-Operatória" (ACERTO).[1,2]

A preocupação com o jejum pré-operatório

A preocupação com o tempo de jejum pré-operatório teve origem em estudos observacionais realizados por Mendelson (1946).[3] Na década de 1940, observou-se que gestantes que aspiraram conteúdo gástrico líquido durante a cesárea, evoluíram com taquicardia, taquipneia e cianose. Esses achados foram depois chamados de Sd de Mendelson.[3] A partir de então, assumiu-se de maneira empírica, baseada em poucas observações e não em experimento científico, que o período de jejum pré-operatório seria, de pelo menos, 8 horas.[3]

Porém, a partir de meados dos anos 1990, e principalmente após 2001, com o protocolo ERAS, questionou-se a necessidade do jejum prolongado para líquidos claros em pacientes não gestantes.[4]

Estudo de metanálise, publicada pela Cochrane (2014), mostrou que a administração de líquidos claros até duas horas antes da cirurgia não aumenta riscos de aspiração em pacientes adultos e não gestantes.[5] Outro estudo mais recente mostrou a segurança dos líquidos claros também em pacientes obesos com IMC ≥ 40 kg/m².[6] Entretanto, algumas condições que podem retardar o esvaziamento gástrico ainda não foram estudadas, como por exemplo: presença de hérnia de hiato, refluxo e diabetes avançado com presença de gastroparesia.

O jejum pré-operatório prescrito, em geral está em torno de 8 horas, mas as sociedades de anestesiologia canadense, europeia e americana recomendam jejum para sólidos de 6 horas e para líquidos claros de 2 horas.[4] Entretanto, o estudo BIGFAST, realizado no Brasil, observou que a média do tempo de jejum, na grande maioria das cirurgias, é acima de 12 horas, chegando até 17 horas de jejum.[7]

Desvantagens do jejum

As desvantagens em manter o paciente com jejum pré-operatório prolongado são várias. Dentre os sintomas desagradáveis estão a sede, a fome, as náuseas, os vômitos e a piora da resposta metabólica ao trauma (RMT), principalmente por favorecer a resistência insulínica.[4,6]

Durante o jejum prolongado, acontece ativação de hormônios contrarregulatórios, os quais promovem lipólise e liberação de ácidos graxos livres (AGL). Esses AGL são captados e são tóxicos à sinalização da insulina, impedindo sua ação adequada de captar glicose e de sintetizar proteínas. Nesse contexto, acontece maior catabolismo, e menor síntese proteica. O aumento da excreção de nitrogênio e da inflamação aumentam, por fim, o risco de complicações e o tempo de internação.[8,9]

O papel da solução de carboidratos na abreviação do jejum

Em geral, são recomendadas prescrição de soluções ricas em carboidratos, com maltodextrina 12,5% (800 mL na noite anterior à cirurgia, 400 mL).[1,4,6] Entretanto, no protocolo adaptado pelo projeto ACERTO, recomenda-se 400 mL na noite anterior e 200 mL, 2 horas antes da cirurgia, da mesma solução.

Observa-se que a redução do tempo de jejum, dentro do conjunto de estratégias do ERAS pode trazer benefícios. As melhores evidências são para desfechos como melhora da resistência à insulina, da sede, da ansiedade, de náuseas e de vômitos. Redução do tempo de internação foi observado principalmente em cirurgias abdominais, tais como, ressecções colorretais e cirurgia bariátrica pela técnica *Sleeve*.[4,10]

Entretanto, considerando o baixo risco de complicações, encontra-se na literatura recomendação para se abreviar o jejum em cirurgias abdominais, colorretais, ginecológicas, urológicas, cardiotorácicas e bariátrica.[4]

As orientações da European Society for Parenteral and Enteral Nutrition (ESPEN) de 2021, sugerem a abreviação do jejum para reduzir desconforto como ansiedade, sede, com nível de evidência B.[11]

A abreviação do jejum também pode ser considerada para tentar impactar tempo de internação, infecção e resistência insulínica, conforme sugere consenso dos especialistas da ESPEN.[11]

Comentários dos autores/*hot points*

- Abreviar o jejum com solução de carboidratos é seguro.
- 12,5% de maltodextrina significa adicionar 25 g de maltodextrina em 200 mL de água.
- Atualmente, não existem evidências de que se reduzir o jejum reduz complicações e mortalidade.
- Devido ao baixo índice de complicações e benefícios como o bem-estar do paciente, algumas publicações na literatura recomendam fortemente que se abrevie o tempo de jejum pré-operatório.

Referências bibliográficas

1. Ljungqvist O, Scott M, Fearon KC. Enhanced Recovery After Surgery: a review. JAMA Surg. 2017;152(3):292-8.
2. Aguilar-Nascimento JE. Acerto: acelerando a recuperação total pós-operatória. 3a ed. Rio de Janeiro: Editora Rubio; 2016.
3. Mendelson CL. The aspiration of stomach contents into the lungs during obstetric anesthesia. Am J Obstet Gynecol. 1946;52:191-205.
4. Ackerman RS, Tufts CW, DePinto DG, Chen J, Altshuler JR, Serdiuk A, et al. How Sweet Is This? A Review and Evaluation of Preoperative Carbohydrate Loading in the Enhanced Recovery After Surgery Model. Nutrition in Clinical Practice. 2019;0:1-8.
5. Smith MD, McCall J, Plank L, Herbison GP, Soop M, Nygren J. Preoperative carbohydrate treatment for enhancing recovery after elective surgery. Cochrane Database Syst Rev. 2014;14(8):CD009161.
6. Makaryus R, Miller TE, Gan TJ.Current concepts of fluid management in enhanced recovery pathways. Br J Anaesth. 2018;120(2):376-383.
7. de Aguilar-Nascimento JE, de Almeida Dias AL, Dock-Nascimento DB, Correia MITD, Campos ACL, Portari-Filho PE, et al. Actual preoperative fasting time in Brazilian hospitals: the BIGFAST multicenter study. Ther Clin Risk Manag. 2014;(10):107-12.
8. Pogatschnik C, Steiger E. Review of preoperative carbohydrate loading. Nutr Clin Pract. 2015;30(5):660-4.
9. Schwartsburd P. Insulin resistance is a two-sided mechanism acting under opposite catabolic and anabolic conditions. Med Hypotheses. 2016;89:8-10.
10. Ricci C, Ingaldi C, Alberici L, Serbassi F, Pagano N, De Raffele E, Minni F, Pironi L, Sasdelli AS, Casadei R. Preoperative carbohydrate loading before elective abdominal surgery: A systematic review and network meta--analysis of phase II/III randomized controlled trials. Clin Nutr. 2022;41:313-320.
11. Weimann A, Braga M, Carli F, Higashiguchi T, Hubner M, Klek S et al. ESPEN guideline: Clinical nutrition in surgery. Clinical Nutrition. 2021;40:4745-4761.

Capítulo 87

Quais as estratégias para se implementar a nutrição pós-operatória?

• Paula Schmidt Azevedo • Otávio Schmidt de Azevedo
• Daniela Salate Biagioni Vulcano • Filipe Welson Leal Pereira

A reintrodução precoce, da dieta por via oral ou enteral, deve acontecer preferencialmente em 24 a 48 horas após o procedimento cirúrgico. O ideal é que a alimentação por via oral seja restabelecida já no primeiro dia pós-operatório. Devem ser oferecidos, líquidos claros, ou suplementos orais, ou dietas líquidas sem resíduos. A nutrição enteral precoce não está associada a complicações como deiscência de ferida cirúrgica e fístulas, mesmo em cirurgias gástricas e colônicas, que envolvem anastomoses.[1-3]

Entretanto, nem sempre é possível cumprir com essa recomendação. Pacientes que foram submetidos a grandes cirurgias têm maior chance de desenvolverem íleo metabólico, distensão abdominal, náuseas e vômitos, dificultando o uso do trato gastrintestinal (TGI).[1-3]

O uso de procinéticos

O íleo metabólico é um dos principais fatores que retardam a alimentação após a cirurgia. Sua incidência estimada é de 17% a 80% e seus principais mecanismos fisiopatológicos envolvem sobrecarga hídrica, uso de opioides, disfunção neuro-hormonal, distensão gastrintestinal e inflamação.[3] Uma das estratégias mais utilizadas para tratar essa complicação é o uso de procinéticos como metoclopramida, domperidona e eritromicina. Entretanto, não está comprovada a eficácia desses medicamentos no tratamento do íleo metabólico.[3] Por outro lado, a nutrição enteral precoce se mostrou benéfica em resolver essa complicação.[3] Portanto, a Eastern Association for the Surgery Trauma (EAST) relata que não é possível recomendar a favor ou contra os procinéticos, com objetivo de tratar o íleo metabólico e sugere, fortemente, o início de dieta enteral precoce, para esse fim.[3]

Porém, se o problema não for íleo metabólico, os procinéticos podem ser utilizados para auxiliar na progressão da dieta enteral.[2] Não há superioridade entre os procinéticos metoclopramida, eritromicina e domperidona.[4-6] Todos os procinéticos podem causar efeitos colaterais como alterações eletrocardiográficas e arritmias, o que é uma preocupação.[2-7] Porém, em estudo de revisão sistemática, realizada em paciente crítico, observou-se que os três citados acima são seguros, auxiliam na migração do tubo de alimentação para posição pós-pilórica e podem auxiliar na evolução do volume de dieta.[4-7]

Uso de goma de mascar

Outra possível estratégia é o uso de goma de mascar, para acelerar a motilidade do TGI. Em estudos em que o protocolo ERAS não fora usado, a goma de mascar se mostrou benéfica. Porém, em estudos em que se usou o protocolo ERAS, seu benefício deixou de ser significante.[1] Considerando o pequeno risco de efeito colateral atribuído à goma de mascar, essa estratégia pode ser uma opção.

Prevenção do íleo metabólico

Na verdade, observa-se que a melhor estratégia é prevenir o íleo metabólico, náuseas, vômitos etc.[1,8] Para isso, o protocolo ERAS e ACERTO[9] são compostos de várias medidas com essa finalidade, como mostra a Tabela 87.1.

Indicações da nutrição enteral

Sendo possível o uso do TGI, mas, com impossibilidade de se alimentar pela via oral ou em situações que estima-se não conseguir ingerir mais de 50% das necessidades energéticas e proteicas nos próximos 7

Tabela 87.1: Estratégias para otimizar a reintrodução da alimentação no pós-operatório

Estratégias	Como auxilia a alimentação no PO
Reduzir jejum com solução de CHO	↓ sede, náuseas vômitos e hipervolemia[10]
Hidratação intraoperatório direcionada por metas	↓ edema e inflamação, reduzindo íleo metabólico[8]
Evitar opioides	Melhora a motilidade[8]
Nutrição enteral precoce	Melhora fluxo sanguíneo, libera agentes endógenos tróficos e mantém integridade intestinal[2]
Mobilização precoce	Melhora a motilidade[8]
Goma de mascar	é possível que melhore a motilidade, quando protocolo ERAS não é usado[1]
Uso de procinéticos	pode auxiliar na evolução do volume da dieta, não eficaz para tratar íleo metabólico[2,3]

Fonte: Autoria própria.

dias, os pacientes devem ser alimentados por tubo nasoenteral.[1] Importante lembrar que a inserção de sonda nasoenteral ou jejunostomia, no ato de cirurgias esofágicas, algumas cirurgias do trato gastrintestinal e pancreáticas, pode permitir evolução da dieta enteral no pós-operatório. Essas cirurgias estão associadas a complicações e íleo metabólico e comumente não permitem o uso da via oral ou até mesmo a passagem de sonda no pós-operatório.[1] Essa estratégia pode ser discutida entre nutrólogo e o cirurgião durante a programação cirúrgica.

Pacientes submetidos a cirurgias de cabeça e pescoço, câncer em trato gastrointestinal, politraumatizados, incluindo trauma craniencefálico e aqueles que já se apresentavam desnutridos antes da cirurgia, são de risco para não conseguirem se alimentar pela via oral em 7 dias e se beneficiam da nutrição enteral precoce, dentro de 24 horas. Esta estratégia apresenta nível de evidência A, para redução de complicações como infecção, redução de custo e de tempo de internação.[1,2,8]

O que e quanto ofertar?

Recomenda-se oferecer 25 a 30 kcal/kg e 1,5 g de proteína/kg, por dia.[1] Principalmente para pacientes previamente desnutridos, cirurgias de grande porte de trato gastrintestinal ou cirurgia para ressecção de neoplasia, recomenda-se uso de imunonutrição 500 mL/dia, de 5 a 7 dias, após a cirurgia.[1]

Para os pacientes desnutridos ou que ficaram muito tempo em jejum, deve-se iniciar com oferta menor 20 kcal/kg, por preocupação com síndrome de realimentação, e progredir lentamente. O paciente não necessita apresentar ruídos hidroaéreos para se iniciar a dieta, pois eles representam movimentação e não função do trato gastrintestinal (TGI). Assim, recomenda-se iniciar com 10-20 mL/horas de dieta, que em 20 horas seriam o equivalente a 200-400 mL.[1] Esse contato da dieta com a luz intestinal pode auxiliar na recuperação da motilidade e função intestinal.[2]

Indicações da nutrição parenteral

Alguns pacientes necessitarão de nutrição parenteral, apesar das estratégias pré e intraoperatórias para otimizar o uso da via gastrointestinal. A primeira situação, em que é necessária nutrição parenteral, é quando se inicia a dieta por via oral ou enteral, mas o paciente apresenta algum grau de intolerância, como distensão, vômitos, ou ingestão inferior a 50% das metas nutricionais. Nesses casos, estratégias para otimizar essa via devem ser tentadas nos primeiros 5 a 7 dias. Por exemplo, reduzir a velocidade de infusão da dieta, colocando-a em bomba de infusão, optar por líquidos claros de alta absorção, usar procinéticos, estimular a deambulação, usar tubo enteral de tripo lúmen, que permita descomprimir o estômago e oferecer dieta pós-pilórica, ao mesmo tempo.

Se não for possível, deve-se iniciar nutrição parenteral suplementar, para completar o que se conseguiu instituir com terapia nutricional enteral ou oral.[1]

A segunda situação acontece quando o paciente é desnutrido grave previamente à cirurgia. Nesse caso, recomenda-se não retardar o início da nutrição parenteral e iniciá-la o quanto antes e dentro dos primeiros 4 primeiros dias, caso não se consiga sucesso com o uso do TGI.[11]

A terceira possibilidade acontece em casos como isquemia mesentérica, obstrução de TGI, sangramento de TGI grave, fístulas de alto débito que não permitem o uso do TGI, então recomenda-se iniciar dieta parenteral logo no pós-operatório imediato.[1]

Sobre a via para se administrar a nutrição parenteral e momento do desmame, não há muitos estudos que avaliem eficácia ou complicações. No entanto, em geral a nutrição parenteral, pode ser periférica, se for usada até 7 dias. Caso estime-se uso maior que 7 dias ou não for possível o desmame nesse período, deve-se inserir cateter central. A diferença entre as duas vias é que para administração em via periférica a osmolaridade não pode ultrapassar 850 mOsm. O desmame das vias mais complexas devem acontecer quando o paciente ingerir quantidade superior a 50% de suas necessidades pela via mais simples.

Comentários dos autores/*hot points*

- Deve-se utilizar estratégias para prevenção do íleo metabólico e com isso facilitar a introdução da dieta oral ou enteral.
- Ideal é iniciar dieta enteral ou oral em 24 a 48 horas após a cirurgia.
- Usar imunonutrição, 5 a 7 dias para pacientes desnutridos, grandes cirurgias de TGI e ressecção de neoplasias.
- Utilizar estratégias para otimizar alimentação oral/enteral, nos primeiros 5-7 dias, optar por nutrição parenteral após essas tentativas.
- Não retardar o uso de nutrição parenteral, iniciando-a o mais breve possível na impossibilidade de uso do TGI ou em pacientes que sejam desnutridos graves, previamente à cirurgia.

Referências bibliográficas

1. Weimann A, Braga M, Carli F, Higashiguchi T, Hubner M, Klek S, et al. ESPEN guideline: Clinical nutrition in surgery. Clin Nutr Edinb Scotl. 2017;36(3):623-50.
2. McClave AS, Taylor BE, Martindale RG, Warren MM, Johnson DR, Braunschweig C, et al A.S.P.E.N. Board of Directors, American College os Critical Care Medicine, Society os Critical Care Medicine. Guidelines for the provision ans assesment of nutrition support therapy in the adult critically ill patient; society of critical care medicine (SCCM) and American Society for parenteral and enteral nutrition (A.S.P.E.N). J Parenter Wnteral Nutr. 2016;40:159-211.
3. Bugaev N, Bhattacharya B, Chiu WC, Como JJ, Cripps MW, Ferrada P et al. Promotility agents for the treatment of ileus in adult surgical patients: A practice management guideline from the Eastern Association for the Surgery of Trauma. J Trauma Acute Care Surg. 2019;87:922-34.
4. Deane AM, Chapman MJ, Abdelhamid YA. Any news from the prokinetic front? Curr Opin Crit Care. 2019;25:349-55.
5. Xin F, Mzee SAS, Botwe G, He H, Zhiyu S, Gong C et. al. Short-term evaluation of immune levels and nutritional values of EN versus PN in gastric cancer: a systematic review and a meta-analysis. World J Surg Oncol. 2019;17:114.
6. Hu B, Ouyang X, Lei L, Sun C, Chi R, Guo J et al. Erythromycin versus metoclopramide for post-pyloric spiral nasoenteric tube placement: a randomized non-inferiority trial. Intensive Care Med. 2018;44:2174-82.
7. Lewis K, Alqahtani Z, Mcintyre L, Almenawer S, Alshamsi F, Rhodes A et al. The efficacy and safety of prokinetic agents in critically ill patients receiving enteral nutrition: a systematic review and meta-analysis of randomized trials. Crit Care. 2016;20:259.
8. Ljungqvist O, Scott M, Fearon KC. Enhanced Recovery After Surgery: A Review. JAMA Surg. 2017 Mar 1;152(3):292-8.
9. de-Aguilar-Nascimento JE et al. Diretriz ACERTO de Intervenções Nutricionais no Perioperatório em Cirurgia Geral Eletiva. Rev Col Bras Cir. 2017;44(6):633-648.
10. Bilku DK, Dennison AR, Hall TC, Metcalfe MS, Garcea G. Role of preoperative carbohydrate loading: a systematic review. Ann R Coll Surg Engl. 2014;9615-22.
11. Weimann A, Singer P. Avoiding underfeeding in severely ill patients. Lancet 2013;381(9880):1811.

Capítulo 88

Como manejar a volemia no período perioperatório?

• Nádia Rahmeh de Paula • Lais Helena Navarro e Lima
• Leonardo Antônio Mamede Zornoff • Paula Schmidt Azevedo

Causas de hipo e hipervolemia no perioperatório

Dentre as estratégias propostas pelos protocolos que visam atenuar o dano metabólico causado pelo ato operatório, estão os cuidados com o volume no pré, intra e pós-operatório imediato.[1] O paciente cirúrgico está sob risco de desenvolver tanto hipovolemia quanto hipervolemia, que são duas condições prejudiciais à recuperação.[2]

Com relação a hipovolemia, tempo de jejum prolongado, sangramentos, diarreia, febre, outras perdas de fluidos são fatores de risco para esse estado. Importante destacar que o tempo de jejum maior que 8 horas ainda é muito comum na prática clínica. A hipovolemia deve ser evitada, pois associa-se a vasoconstrição, perfusão inadequada dos tecidos e hipoxemia, que pode levar ao colapso circulatório (choque hipovolêmico) e à disfunção de órgãos e sistemas.[2,3]

Por outro lado, o excesso de infusão de fluidos no período perioperatório também é comum. Alguns pacientes ficam em jejum, mas recebem soro glicosado, muitas vezes em grandes volumes, no dia que antecede a cirurgia. Essa conduta favorece tanto à hipervolemia quanto os distúrbios glicêmicos, pois a glicose está sendo administrada diretamente de forma intravenosa e não passa pela absorção intestinal.[4] Durante a cirurgia, o uso de soluções para manter a volemia são necessárias, mas podem ultrapassar as necessidades reais do paciente.[2,3] Depois, no pós-operatório imediato, pacientes que já poderiam se alimentar e se hidratar pela via oral, ingerindo a quantidade de líquidos de acordo com sua sede, continuam recebendo infusão de soluções intravenosas.[1-3]

A hipervolemia causa inflamação e edema intersticial que atrapalham a deposição de colágeno, favorecendo a deiscência da ferida cirúrgica, infecções e fístulas. Adicionalmente, o edema da parede intestinal prejudica a absorção de nutrientes e a motilidade, gerando estado de íleo metabólico. Essas complicações certamente retardarão a recuperação do paciente e podem colocá-lo sob risco de outras complicações ainda mais graves.[2]

Como evitar a hipo ou hipervolemia?

Assim, os cuidados para que o paciente se mantenha em euvolemia no período perioperatório são fundamentais.

No período pré-operatório, a diminuição do tempo de jejum com solução de carboidratos pela via oral, pode auxiliar na redução da sobrecarga hídrica.[1-3]

No intraoperatório, existem protocolos que guiam a infusão de fluidos endovenosos com base em metas e usando parâmetros como débito cardíaco, pressão arterial, diurese, pressão expirada de CO_2, entre outros.[2-3]

Por fim, no pós-operatório, sempre que possível, o paciente deve ser estimulado a reiniciar ingestão via oral o quanto antes.[1-3]

Na impossibilidade de ingestão via oral, estima-se a necessidade diária de água (25 a 30 mL/kg), sódio, potássio (1 mmol por kg de cada) e glicose para manter normoglicemia (em média 50 a 100 g). A solução preparada deve ser iniciada de 0,7 a 1 mL/kg/h com alíquotas adicionais, se evidências de hipovolemia ou dosagem sérica de eletrólitos abaixo dos valores de normalidade.

Todo paciente que recebe soluções para reposição ou manutenção hidreletrolítica endovenosa deve ter eletrólitos dosados diariamente, além de ser avaliado quanto à volemia por meio de perguntas sobre sede, cálculo do balanço hídrico, medidas de frequência cardíaca, pressão arterial e peso corporal.[5]

A solução de cloreto de sódio a 0,9%, conhecida como solução salina, possui 154 mmol/L de sódio e 154 mmol/L de cloreto, que pode gerar sobrecarga de sódio e acidose hiperclorêmica, sendo essa última, associada a aumento na morbimortalidade, incluindo lesão renal.[6,7] Importante destacar que não há evidências científicas suficientes para se fazer recomendações contra o uso do soro fisiológico, ao utilizá-lo deve-se estar atento e monitorar a sobrecarga de cloro e a acidose metabólica. De qualquer modo, uma opção ao uso do soro fisiológico é o *ringer lactato* (RL) que contém 130 mmol/L de sódio e 109 mmol/L de cloreto.

Em geral o paciente precisa de 25 a 35 mL/kg/dia de água nos primeiros dias de pós-operatório, que pode ser administrada pela via oral. Infusão de volumes de 40 mL/kg/dia em indivíduos voluntários e jovens causou aumento de edema pulmonar subclínico e disfunção de órgãos. Portanto, não se deve ultrapassar esses limites.[3]

Estratégias para o período perioperatório

Sendo assim, seguem algumas estratégias para se otimizar a hidratação do paciente, buscando a euvolemia.[5,9,10]

- Prescrição de jejum pré-operatório, sempre que possível, de 6 horas para alimentos sólidos e 2 horas para líquidos claros com carboidratos, antes do ato anestésico.[10]
- No pós-operatório, avaliar a real necessidade de permanência do paciente em jejum. Caso não seja necessário manutenção de jejum por via oral ou enteral, reintroduzir dieta o quanto antes. Solicitar avaliação laboratorial apenas se perdas, baixa ingestão ou sinais clínicos de desidratação.[10]

Caso seja necessário manutenção do jejum, seguir para as próximas sugestões, considerando o uso de RL.

- Prescrever manutenção hídrica e eletrolítica conforme peso, descrito a seguir:
    - Até 60 kg: RL 1.000 mL + 10 mL de KCl 19,1% + 50 mL de glicose a 50% a cada 12 horas.
    - Acima de 60 kg: RL 1.000 mL + 15 mL de KCl 19,1% + 50 mL de glicose a 50% a cada 12 horas.
    - Se pacientes acima de 80 kg, aumentar apenas RL para cálculo de 25 a 30 mL/kg.

Assim, para paciente acima de 60 kg administra-se solução com 131 mmol de Na^+, 42,4 mmol de K^+, 147,4 mmol de Cl^-, 25 g de glicose e osmolaridade aproximada de 488 mOsm, a cada 12 horas. Em indivíduos com mais de 80 kg, basta aumentar a quantidade de RL sem acréscimo de qualquer eletrólito.[10]

Solicitar diariamente dosagem de sódio, potássio, cálcio e magnésio, além de avaliar constantemente sinais de desidratação. Cálcio e magnésio deverão ser repostos apenas se alteração sérica evidenciada.

- Reavaliar possibilidade de reintroduzir dieta via oral ou enteral. Caso seja possível, infusões endovenosas devem ser suspensas.[10]

Avaliação da volemia

A avaliação da volemia do paciente no período pós-operatório não é tarefa fácil. Portanto, recomenda-se uso de mais de um parâmetro, que podem ser obtidos com exames à beira do leito ou com dosagens bioquímicas. Por exemplo: manter o débito urinário > 0,5 mL/kg/h, observar a cor da diurese e manter a pressão arterial média entre 65 a 90 mmHg.[2]

Calcular o balanço hídrico diário: somar todo o volume infundido por via endovenosa, incluindo diluições de medicamentos, aos líquidos ingeridos por via oral ou tubo enteral e subtrair, do resultado, o volume de diurese. Considerar 400 mL de perdas insensíveis com evacuação, respiração e sudorese. Obviamente que se o paciente estiver febril, com diarreia, essas perdas extras aumentam.

As dosagens laboratoriais como o sódio, ureia, creatinina podem aumentar em casos de desidratação.[2] Os pacientes em ventilação mecânica, com acesso central podem ser avaliados por outros parâmetros que não serão discutidos neste capítulo.

Comentários dos autores/*hot points*

- O estado volêmico do paciente cirúrgico deve ser ponto de muita atenção.
- Usar estratégias de controle de hidratação antes, durante e após a cirurgia, como:
    - Reduzir o tempo de jejum pré-operatório como solução de carboidratos.
    - Usar protocolos de infusão de fluidos dirigidos por metas, no intraoperatório.
    - Não usar via endovenosa no pós-operatório se o paciente estiver se alimentando por via oral.
    - Se necessário infusão de fluidos no pós-operatório, que seja entre 25 a 35 mL/kg/dia.

Referências bibliográficas

1. Ljungqvist O, Scott M, Fearon KC. Enhanced Recovery After Surgery: a review. JAMA Surg. 2017;152(3):292-8.
2. Kendrick JB, Kaye AD, Tong Y, Belanj K, Urman RD, Hoffman C, et al. Goal-directed fluid therapy in the perioperative setting. J Anaesthesiol Clin Pharmacol. 2019;35(5):29-34.
3. Makaryus R, Miller TE, Gan TJ.Current concepts of fluid management in enhanced recovery pathways. Br J Anaesth. 2018;120(2):376-383.
4. Bilku DK, Dennison AR, Hall TC, Metcalfe MS, Garcea G.Role of preoperative carbohydrate loading: a systematic review. Ann R Coll Surg Engl. 2014;96:15-22.
5. Myles PS, Andrews S, Nicholson J, Lobo DN, Mythen M. Contemporary Approaches to Perioperative IV Fluid Therapy. World J Surg. 2017;41:2457-2463.
6. Yunos NM, Bellomo R, Hegarty C, Story D, Ho L, Bailey M (2012) Association between a chloride-liberal vs. chloride-restrictive intravenous fluid administration strategy and kidney injury in critically ill adults. JAMA. 308(15):1566-1572.
7. Burdett E, Dushianthan A, Bennett-Guerrero E et al (2012) Perioperative buffered versus non-buffered fluid administration for surgery in adults. Cochrane Database Syst Rev 12:Cd004089.
8. Powell-Tuck J, Gosling P, Lobo DN (2011) British consensus guidelines on intravenous fluid therapy for adult surgical patients. BAPEN Med.
9. Rahmeh de Paula N. Avaliação perioperatória: elaboração de protoloco para o Hospital das Clínicas da Faculdade de Medicina de Botucatu. Produto de mestrado profissional disponível em http://hdl.handle.net/11449/154919.

Seção 20

Síndrome do Intestino Curto

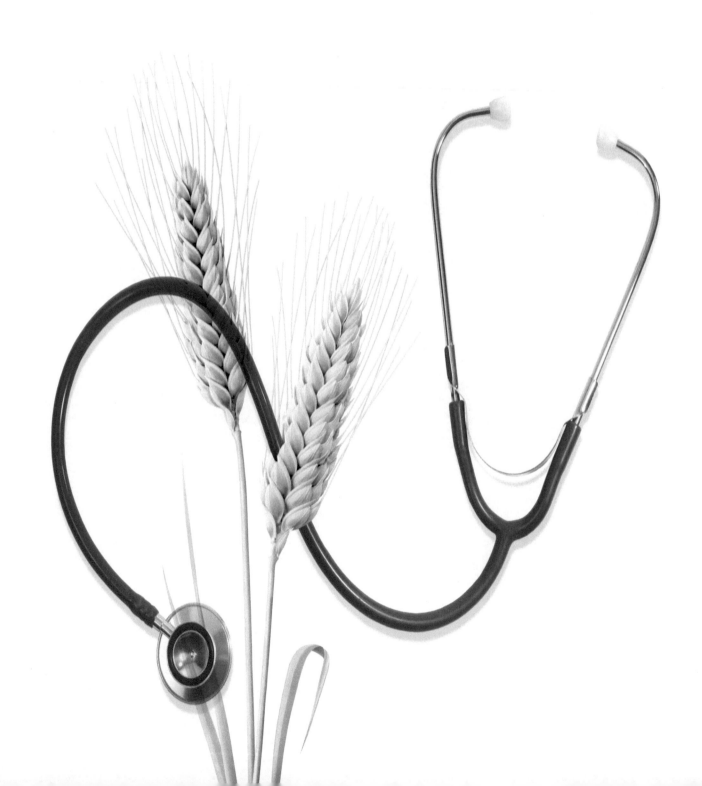

Síntese da Inteligência Didática

Síndrome do intestino curto

Definição, tipos e fases	Hidratação na fase aguda	Papel da nutrição parenteral	Distúrbios de micronutrientes	Manejo da diarreia	Tratamento medicamentoso e cirúrgico
Intestino curto é definido por comprimento entérico inferior a 200 cm As principais causas descritas no adulto são: isquemia mesentérica, malignidades e irradiação, e doença de Crohn Classificação anatômica: jejunostomia terminal, jejunocólon ou jejunoíleo 3 fases: aguda (3-4 semanas), adaptativa (1-2 anos) e manutenção	Garantir o equilíbrio hidroeletrolítico e acidobásico Nutrição parenteral deve ser introduzida logo que o paciente apresente estabilidade hemodinâmica Assim que possível, inicia-se dieta enteral em infusão contínua Fórmulas enterais poliméricas e isosmolares, são as indicadas	NP vai ser necessária em alguma das fases da SIC Maior risco de dependência: • Jejunostomia com menos de 115 cm remanescentes • Jejunocólon com menos de 60 cm remanescentes • Jejunoíleo com menos de 35 cm remanescentes Desmame: apenas quando condições mínimas de hidratação e necessidades nutricionais podem ser atingidas pela via oral/enteral	Vitaminas lipossolúveis (A, D, E, K) e B12 devem ser monitoradas e repostas quando deficientes Mg, Na e K constituem as deficiências mais comumente encontradas entre eletrólitos Zn, Se e cobre também podem necessitar de suplementação Pacientes com cólon remanescente o aumento de absorção de oxalato pode levar a nefrolitíase	Aumento de motilidade intestinal pode ser tratada com loperamida ou drogas opioides de efeito periférico Hipersecretividade gástrica é manejada com o uso de inibidores de bomba de prótons e anti-histamínicos Antibioticoterapia pode ser usada nos casos de supercrescimento bacteriano Na diarreia colerética, por excesso de ácidos biliares a colestiramina, podem ser usada com cautela	Teduglutida, análogo do GLP-2, pode ter benefício no desmame da NP Desvantagens: alto custo e reversibilidade com o fim do tratamento Cirurgias de reabilitação intestinal são alternativas na tentativa de redução da dependência da NP O transplante intestinal possui indicação em pacientes com complicações graves da NP

Capítulo 89

Como definir e quais as principais causas?

• Flávio Cruz Ferro • Filipe Welson Leal Pereira
• Paula Schmidt Azevedo • Sergio Alberto Rupp de Paiva

O que é a síndrome do intestino curto?

A síndrome do intestino curto (SIC) caracteriza-se pela perda da área de superfície intestinal efetiva, associada a quadro de desnutrição por prejuízo na digestão e absorção dos nutrientes, além de distúrbios hidreletrolíticos e outras consequências fisiopatológicas.[1,2] Em termos anatômicos, a definição de intestino curto (IC) consiste na presença de intestino delgado inferior a 200 cm.[1,2]

Historicamente, as primeiras descrições surgiram no início do século XX, a partir de registro de série de casos de pacientes que haviam perdido grandes porções de intestino delgado, particularmente mais de 200 cm, devido principalmente a hérnias estranguladas ou neoplasias do trato gastrointestinal. À época, para a descrição do quadro eram usados termos como "ressecção extensa de intestino delgado", sempre valorizando a quantidade retirada. Entretanto, com o avançar do conhecimento, houve consolidação do fato de o mais importante ser avaliar, de maneira inversa, o comprimento e a porção intestinal remanescentes.[3]

Em adultos, a faixa de normalidade de comprimento do intestino delgado, mensurado desde a flexura duodenojejunal até a válvula ileocecal, é descrito de modo variável, a depender do método usado para aferição (radiológico, cirúrgico, ou por autópsia), na faixa de 275 a 850 cm, com tendência para menores valores no sexo feminino. Tal variabilidade interpessoal reforça que o parâmetro mais importante na caracterização do IC é o comprimento restante de intestino delgado, dado que uma ressecção de 300 cm pode representar a perda de todo o intestino delgado de alguns, enquanto resultar em uma dimensão de valores semelhantes à média populacional para outros.[3] Ressecções de até 50% do comprimento enteral geralmente são bem toleradas, não necessitando de intervenções adicionais. Aqueles que perdem de 50%-70% costumam apresentar quadro disabsortivo transitório, com necessidade de mudanças dietéticas, suplementação oral e medicações para melhorar absorção e prolongar trânsito intestinal. Já os pacientes que perdem mais de 75% de seu intestino delgado costumam desenvolver disabsorção significativa e necessitar de suplementação parenteral crônica ou transplante intestinal.[1]

Classificação da SIC

Pode-se classificar anatomicamente em três tipos,[4,5] a depender da ressecção realizada, denotando consequências fisiopatológicas distintas entre si:

- **Jejunostomia terminal:** íleo e colón completamente removidos.
- **Anastomose jejunocólica (jejunocólon):** todo ou quase todo o íleo é removido, com parte do colón.
- **Anastomose jejunoileal (jejunoíleo):** preservados a válvula ileocecal e ao menos 10 cm a montante de íleo terminal.

A consequência fisiopatológica primária da SIC é a disabsorção, resultando em distúrbios hidreletrolíticos e desnutrição.[1] A gravidade depende da extensão da ressecção, da presença ou ausência do cólon, da integridade da mucosa remanescente e da capacidade de adaptação intestinal. Felizmente, o intestino delgado possui uma grande reserva de capacidade funcional, de maneira que ressecções menores que 50% não costumam exigir intervenções significativas.[1]

Ainda pode-se dividir evolutivamente após o procedimento cirúrgico três fases da SIC: fase aguda, fase de adaptação e fase de manutenção.[6] A fase aguda ocorre do pós-operatório imediato até 3-4 semanas, caracterizada por uma falência intestinal do tipo 2 (aguda prolongada), com muitas perdas intestinais e instabilidade metabólica. É necessário manejo cuidadoso intra-hospitalar para evitar complicações como desidratação, lesão renal aguda, distúrbios hidreletrolíticos e ácido-básicos. Hipergastrinemia e hipersecreção gástrica, presumidamente por perda da inibição ileocolônica, costumam durar por 6 meses.

Já a fase adaptativa permanece por 1 a 2 anos, quando se traduz em uma falência intestinal do tipo 3 (crônica), sendo um processo espontâneo, focado em garantir absorção mais eficiente de nutrientes no intestino remanescente, parte por aumento da área absortiva, parte por alterações funcionais que reduzem o trânsito gastrintestinal. Nesse momento, a hiperfagia adaptativa pode ocorrer. A adaptação pós-operatória é estimulada pela presença de nutrientes na luz intestinal, pelas secreções pancreáticas e biliares, além dos hormônios produzidos pelo íleo e cólon remanescentes.

Por fim, a fase de manutenção é quando se define o grau de comprometimento intestinal. Nesse contexto, pode ocorrer reversibilidade (até 50% dos adultos), gerando um estado de insuficiência intestinal (necessidade apenas de suplementação enteral/oral/intramuscular). Se irreversível, o paciente ficará destinado a nutrição parenteral (NP) para toda a vida ou então encaminhado ao transplante intestinal.

Causas da SIC

A respeito de suas causas, a SIC pode resultar de ressecção intestinal extensa única, de múltiplas abordagens sequenciais, ou ainda apresentar-se de forma congênita. De maneira consistente nos estudos de revisão, as principais etiologias descritas no adulto são isquemia mesentérica (27%-43%), enterite actínica (11%-23%) e doença de Crohn (6%-23%), além das demais mencionadas na Tabela 89.1. Já na população pediátrica, destacam-se malformações intestinais, volvo e enterocolite necrotizante.[2,6-8] A SIC é mais frequente em mulheres (52%-57%) e anatomicamente a maioria dos pacientes apresenta anastomoses jejunocólicas (67%), seguida de jejunostomia terminal (18%) e jejunoíleo (15%).[9,10]

As reais incidência e prevalência da SIC em adultos são incertas, devido à falta de banco de dados preciso.[2] As melhores estimativas são feitas a partir da quantificação de pacientes com necessidade de NP crônica. Na Europa, estimativas baseadas nas aferições de números de pacientes sob regime de NP crônica trazem prevalência que varia de 1 a 4 pessoas a cada milhão de habitantes. Entretanto, cabe lembrar que esse número é subestimado, uma vez que não leva em conta os pacientes que não necessitam ou já não necessitam mais de NP. A SIC ocorre em 15% dos pacientes submetidos a ressecção intestinal, sendo desse total, 75% devido a ressecções únicas extensas e 25% por abordagens múltiplas sequenciais.[7]

Tabela 89.1: Fatores etiológicos da SIC em adultos
Tromboembolismo mesentérico
Doença de Crohn
Neoplasias do trato gastrintestinal
Lesões traumáticas
Enterite actínica
Volvo intestinal
Hérnias estranguladas
Fístulas
Bypass cirúrgico
Complicações cirúrgicas
Pseudo-obstrução intestinal crônica
Ressecções extensas por outras causas

Fonte: Autoria própria.

Comentários dos autores/*hot points*

- Intestino curto é definido por a comprimento entérico inferior a 200 cm, principalmente após ressecções múltiplas ou isoladas.
- As principais causas descritas no adulto são: isquemia mesentérica, malignidades e irradiação, e doença de Crohn.
- A síndrome do intestino curto apresenta-se por síndrome disabsortiva, associada a distúrbios hidreletrolíticos e outras consequências fisiopatológicas, a depender do grau de ressecção, da presença ou ausência de cólon, da integridade da mucosa remanescente e da capacidade de adaptação intestinal.
- Pode-se classificá-la anatomicamente em jejunostomia terminal, jejunocólon ou jejunoíleo.
- Evolutivamente, apresenta-se em três fases: aguda (3-4 semanas), adaptativa (1-2 anos) e manutenção.
- Ainda são incertos os números relacionados à prevalência da SIC, porém estimados em análises europeias de 1 a 4 pessoas por milhão de habitantes, levando em conta apenas os dependentes de Nutrição Parenteral.

Referências bibliográficas

1. Matarese LE, O'Keefe SJ, Kandil HM, Bond G, Costa G, Abu-Elmagd K. Short bowel syndrome: clinical guidelines for nutrition management. Nutr Clin Pract. 2005;20(5):493-502.
2. Jeppesen PB. Spectrum of short bowel syndrome in adults: intestinal insufficiency to intestinal failure. JPEN J Parenter Enteral Nutr. 2014;38(1 Suppl):8S-13S.
3. Payne-James J, Grimble G, Silk DBA. Artificial nutrition support in clinical practice. 2nd ed. London ; San Francisco: GMM; 2001.
4. O'Keefe SJ, Buchman AL, Fishbein TM, Jeejeebhoy KN, Jeppesen PB, Shaffer J. Short bowel syndrome and intestinal failure: consensus definitions and overview. Clin Gastroenterol Hepatol. 2006;4(1):6-10.
5. Tappenden KA. Pathophysiology of short bowel syndrome: considerations of resected and residual anatomy. JPEN J Parenter Enteral Nutr. 2014;38(1 Suppl):14S-22S.
6. Pironi L. Definitions of intestinal failure and the short bowel syndrome. Best Pract Res Clin Gastroenterol. 2016;30(2):173-185.
7. Thompson JS. Comparison of massive vs. repeated resection leading to short bowel syndrome. J Gastrointest Surg. 2000;4(1):101-104.
8. Thompson JS, DiBaise JK, Iyer KR, Yeats M, Sudan DL. Postoperative short bowel syndrome. J Am Coll Surg. 2005;201(1):85-89.
9. Pironi L, Hébuterne X, Van Gossum A, et al. Candidates for intestinal transplantation: a multicenter survey in Europe. Am J Gastroenterol. 2006;101(7):1633-1643; quiz 1679.
10. Amiot A, Messing B, Corcos O, Panis Y, Joly F. Determinants of home parenteral nutrition dependence and survival of 268 patients with non-malignant short bowel syndrome. Clin Nutr. 2013;32(3):368-374.

Capítulo 90

Como iniciar a alimentação e hidratação após a cirurgia?

• Flávio Cruz Ferro • Filipe Welson Leal Pereira
• Paula Schmidt Azevedo • Sergio Alberto Rupp de Paiva

A fase aguda da síndrome do intestino curto (SIC) possui duração de 3 a 4 semanas após o ato cirúrgico,[1] sendo caracterizada por período de intensas perdas intestinais de fluidos e instabilidade metabólica. A meta inicial de manejo é a estabilização hidreletrolítica e ácido-básica.

Perda de fluidos e eletrólitos

Perdas de fluidos de grande volume provenientes do estômago e intestino delgado são comuns nessa fase, particularmente devido a hipersecretividade gástrica e incapacidade funcional de absorção de líquidos, eletrólitos e nutrientes. O fluxo enteral de fluidos diário é aproximadamente de 6 a 8 litros ao dia, principalmente de secreções do trato gastrintestinal, mas também pelo consumo oral. Cerca de 80% desse volume, normalmente, é reabsorvido no jejuno e íleo em condições normais, e apenas 1 a 1,5 litro passa ao colón. Com a perda da massa enteral ressecada, essa capacidade de reabsorção é comprometida.

Associadamente aos fluidos depletados, estima-se que são perdidos 100 mmol de sódio para cada litro de efluxo jejunal perdido, constituindo o principal distúrbio eletrolítico nesse contexto. Além disso, hipocalemia é também frequente, não só pela perda intestinal (mais importante quando menos de 50 cm de jejuno remanescentes), mas pelo hiperaldosteronismo secundário à depleção volêmica e de sódio supracitadas. Já a hipomagnesemia é também frequente, causada não só pelo mesmo distúrbio de mineralocorticoide, mas também pela má absorção em íleo distal e colón direito, e pela quelação na luz intestinal por ácidos graxos não absorvidos.[1-3]

Como resultado, destaca-se o papel da reposição intravenosa de fluidos (solução a 0,9%), incluindo suplementação eletrolítica, particularmente de potássio e magnésio. Os débitos de sondas, drenos, estomas e volume fecal devem ser quantificados e repostos separadamente da dieta. Como meta, procura-se suprir todas as perdas e atingir o mínimo de 1 mL/kg/h de diurese. A mensuração do sódio urinário é um mecanismo para avaliar o estado de hidratação nessa fase, tendo-se valores abaixo de 20 mmol/L (ou menores que 50 mmol em 24 horas), juntamente com uma relação urinária sódio por potássio inferior a 1, como indicativos de depleção de fluidos e sódio.[1] Deve-se também manter a mensuração sérica seriada dos demais eletrólitos.

Ainda, é importante ressaltar a importância da supressão ácida com inibidor de bomba de prótons ou antagonistas de receptor H2, como maneira de reduzir a hipersecretividade gástrica e reduzir as perdas de fluidos.[4] Isso se deve ao fato dos pacientes com SIC apresentarem frequentemente aumento de secreções ácidas no estômago nos primeiros 6 meses de pós-operatório.

Indicações das vias de alimentação

Assim que o paciente se encontre estável hemodinamicamente, entretanto com trato gastrintestinal indisponível e mantendo necessidade alta e constante de reposição de fluidos, deve-se realizar a introdução nutrição parenteral exclusiva, enquanto não se pode oferecer dieta oral ou enteral. Nessa fase aguda, a maioria dos pacientes necessita de NP para o oferecimento suficiente de fluidos e eletrólitos. Emulsões lipídicas são um componente essencial, representando uma fonte maior de energia e ácidos graxos essenciais.[2]

A alimentação via sonda nasoenteral ou nasogástrica deve ser iniciada assim que possível, a partir do momento de estabilização clínica no pós-operatório que permita a introdução de dieta pelo trato gastrointestinal. Mesmo nos pacientes em que haja pouca possibilidade de retirada total da nutrição parenteral, o papel da dieta enteral é estimular e maximizar a capacidade adaptativa do intestino remanescente e reduzir a atrofia da mucosa, permitindo tolerância maior e reduzindo as futuras necessidades de suporte parenteral, além de preservar a sua função imunológica, impedindo translocações bacterianas.[2]

A administração de dieta enteral de maneira contínua deve ser preferida à infusão em *bolus*, pois leva a saturação de proteínas carreadoras e facilita a adaptação intestinal, meio pelo qual acelera a progressão para a via oral. A ausência de nutrientes intraluminais diminui a adaptação dos enterócitos devido a liberação ou intensificação de apoptose na mucosa intestinal. Além disso, a alimentação enteral contínua (com ou sem associação à dieta oral) na fase aguda aumenta de maneira significativa, a absorção de lipídeos, proteínas e calorias quando comparado à via oral isoladamente.[5] O uso de fórmula enteral isosmolar geralmente é bem tolerado, enquanto deve-se evitar fórmulas elementais devido a hiperosmolaridade, além de ausência de benefício comprovado e maiores custos. A adição de fibras pode ser vantajosa nos pacientes com cólon intacto, podendo melhorar a viscosidade das fezes ou conteúdo da estoma, apesar de não demonstrar melhor absorção de macronutrientes ou energia.[6]

Comentários dos autores/*hot points*

- Nas primeiras 4 semanas após a ressecção cirúrgica, ocorre o manejo da fase aguda da SIC.
- A meta, nessa etapa, é garantir o equilíbrio hidreletrolítico e ácido-básico, particularmente de fluidos, sódio, potássio e magnésio.
- A nutrição parenteral deve ser introduzida logo que o paciente apresente estabilidade hemodinâmica.
- Assim que haja disponibilidade do trato gastrintestinal, inicia-se dieta enteral em infusão preferencialmente contínua, mecanismo importante de melhorar as capacidades adaptativas intestinais e preservar sua função imunológica.
- Fórmulas enterais isosmolares são bem toleradas e preferíveis às fórmulas elementais, podendo haver benefício na adição de fibras, principalmente nos pacientes com cólon intacto.

Referências bibliográficas

1. Pironi L. Definitions of intestinal failure and the short bowel syndrome. Best Pract Res Clin Gastroenterol. 2016;30(2):173-185.
2. Klek S, Forbes A, Gabe S, et al. Management of acute intestinal failure: A position paper from the European Society for Clinical Nutrition and Metabolism (ESPEN) Special Interest Group. Clin Nutr. 2016;35(6):1209-1218.
3. Payne-James J, Grimble G, Silk DBA. Artificial nutrition support in clinical practice. 2nd ed. London; San Francisco: GMM; 2001.
4. Nightingale JM, Walker ER, Farthing MJ, Lennard-Jones JE. Effect of omeprazole on intestinal output in the short bowel syndrome. Aliment Pharmacol Ther. 1991;5(4):405-412.
5. Joly F, Dray X, Corcos O, Barbot L, Kapel N, Messing B. Tube feeding improves intestinal absorption in short bowel syndrome patients. Gastroenterology. 2009;136(3):824-831.
6. Atia A, Girard-Pipau F, Hébuterne X, et al. Macronutrient absorption characteristics in humans with short bowel syndrome and jejunocolonic anastomosis: starch is the most important carbohydrate substrate, although pectin supplementation may modestly enhance short chain fatty acid production and fluid absorption. JPEN J Parenter Enteral Nutr. 2011;35(2):229-240.

Qual o papel da nutrição parenteral?

• Flávio Cruz Ferro • Filipe Welson Leal Pereira
• Paula Schmidt Azevedo • Sergio Alberto Rupp de Paiva

Indicação da nutrição parenteral em pacientes com síndrome do intestino curto

O suporte de nutrição parenteral (NP) é virtualmente necessário para todos os pacientes na fase aguda e para grande parte deles após a alta hospitalar, nos períodos de adaptação e, até mesmo, no período de manutenção,[1] nos casos em que não é possível a regressão completa pela falha de reversibilidade de adaptação intestinal. Pacientes com absorção de menos de um terço da ingestão alimentar e aqueles com características anatômicas desfavoráveis tipicamente dependem de via parenteral. Para esses, é possível o oferecimento de NP domiciliar.[2]

Em adultos, os pacientes em maiores riscos de falência intestinal e dependência de NP são aqueles com comprimentos enterais remanescentes de: jejunostomia terminal de 115 cm ou menos, jejunocólon de 60 cm ou menos, e jejunoíleo de 35 cm ou menos.[3] Deve-se valorizar a capacidade funcional e adaptativa do intestino restante, entretanto, aqueles que, após 2 anos da ressecção intestinal, ainda não conseguiram resposta adaptativa entérica para retirada completa da NP, possuem probabilidade de 95% de dependência de NP e de reposição endovenosa de fluidos.[4,5]

A composição de volume e componentes da NP depende da capacidade de ingestão oral/enteral e de fatores como a variação de peso corporal, a deambulação e atividade diária, débito de estoma ou volume fecal, sede, débito urinário, além de ajustes para oferecer as quantidades necessárias de fluidos, eletrólitos, macro e micronutrientes.[6]

A nutrição parenteral domiciliar

A NP domiciliar (NPD) é usualmente infundida em ciclos de 10 a 15 horas em período noturno, para oferecer ao paciente liberdade da bomba de infusão para as atividades diárias. Infusões mais prolongadas são tipicamente requeridas quando se necessitam de altos volumes e em pacientes idosos e/ou com comorbidades cardíacas ou renais. É possível que os próprios pacientes sejam inteiramente responsáveis por administrar sua própria nutrição, ou então deverão receber significativa assistência domiciliar.[6] Em alguns pacientes, ocorre nictúria importante associada à infusão noturna, quando se pode transferir parte do volume para menor infusão matinal ou vespertina.[1]

Pacientes em NPD devem ser regularmente avaliados clínica e laboratorialmente. Devem ser vistos por equipe multiprofissional nutricional a cada 1 a 3 meses após o início da terapia, e anualmente quando estáveis. Devem ainda, periodicamente, ter avaliação eletrolítica (particularmente sódio, potássio, cloro e bicarbonato), bem como função renal e glicemia. Por opinião de especialistas, a recomendação é que inicialmente sejam dosados esses exames a cada 1 a 2 semanas, depois mensalmente e então a cada 3 meses, quando a estabilidade for alcançada. A cada 3 meses, ainda são avaliadas enzimas hepáticas, bilirrubina, albumina, magnésio, cálcio e fosfato, além de hemograma e lipidograma. Anualmente, é recomendável a aferição de valores séricos de micronutrientes, como ferro, zinco, cobre, vitaminas B12, A, E e D, assim como o tempo de protrombina.[6-8]

As complicações mais frequentes relacionadas à NPD são: infecção de corrente sanguínea associada ao cateter; infecção de orifício de saída de cateter;

oclusão, deslocamento e fratura de cateter; trombose associada ao cateter; IFALD (doença hepática associada à falência intestinal); colelitíase; nefrolitíase; e doença óssea metabólica.[6,8]

Há evidência insuficiente sobre os métodos ótimos de desmame da NP, porém, a literatura traz recomendações para esse processo. Antes de sua realização é necessário garantir que a hidratação e as necessidades nutricionais possam ser alcançadas com a dieta enteral e/ou oral. É um processo evolutivo e contínuo, que deve ser compartilhado com o paciente, com metas realísticas. O desmame pode ser realizado com a redução do volume total ou então a redução da frequência de infusão, p. ex., pulando uma ou duas noites por semana e, assim progressivamente, reduzindo as necessidades parenterais, sempre a partir de monitorização de eletrólitos e micronutrientes e realizando as reposições exigidas. Vitaminas e minerais devem ser suplementados nos dias fora de NP. A redução a partir do volume total diário traz menor risco de desidratação. Uma abordagem útil para monitorizar o estado de hidratação é manter uma concentração urinária de sódio maior que 20 mEq/L, débito urinário maior que 1 L e balanço enteral (ingestão oral subtraído volume fecal) entre 500 a 1.000 mL ao dia. A NP não é descontinuada até que ao menos 80% das necessidades diárias possam ser ofertadas por via oral/enteral.[2]

Comentários dos autores/*hot points*

- A nutrição parenteral (NP) é virtualmente necessária a todos os pacientes com SIC em alguma das suas fases de sua apresentação.
- Para adultos, os pacientes de maior risco para dependência crônica de NP são aqueles com jejunostomia com menos de 115 cm remanescentes, ou jejunocólon com menos de 60 cm remanescentes, ou jejunoíleo com menos de 35 cm remanescentes.
- Pacientes em dependência de NP domiciliar devem ser avaliados em proximidade por equipe multiprofissional clínica e laboratorialmente, a fim de garantir as ofertas necessárias e procurar minimizar as complicações inerentes à NP.
- O desmame deve ser realizado apenas quando condições mínimas de hidratação e necessidades nutricionais podem ser atingidas pela via oral/enteral.

Referências bibliográficas

1. Parrish CR, DiBaise JK. Managing the Adult Patient With Short Bowel Syndrome. Gastroenterol Hepatol (N Y). 2017;13(10):600-608.
2. DiBaise JK, Matarese LE, Messing B, Steiger E. Strategies for parenteral nutrition weaning in adult patients with short bowel syndrome. J Clin Gastroenterol. 2006;40 Suppl 2:S94-98.
3. Pironi L. Definitions of intestinal failure and the short bowel syndrome. Best Pract Res Clin Gastroenterol. 2016;30(2):173-185.
4. Gastroenterology: electronic reference and review [unspecified]. Sacramento, CA: Lippincott-Raven. 1996.
5. Jeppesen PB. Spectrum of short bowel syndrome in adults: intestinal insufficiency to intestinal failure. JPEN J Parenter Enteral Nutr. 2014;38(1 Suppl):8S-13S.
6. Bielawska B, Allard JP. Parenteral Nutrition and Intestinal Failure. Nutrients. 2017;9(5).
7. Pironi L, Arends J, Bozzetti F, et al. ESPEN guidelines on chronic intestinal failure in adults. Clin Nutr. 2016;35(2):247-307.
8. Cuerda C, Pironi L, Arends J, et al. ESPEN practical guideline: Clinical nutrition in chronic intestinal failure. Clin Nutr. 2021;40:5196-5220.

Capítulo 92

Como manejar os distúrbios de micronutrientes?

• Flávio Cruz Ferro • Filipe Welson Leal Pereira
• Paula Schmidt Azevedo • Sergio Alberto Rupp de Paiva

Pacientes com síndrome de intestino curto (SIC) estão sob risco de deficiência nutricionais, particularmente, durante o processo de desmame e após a suspensão da nutrição parenteral (NP). As principais deficiências de micronutrientes encontradas são de vitaminas lipossolúveis (A, D, E, K), vitamina B12, eletrólitos e oligoelementos.[1,2]

É necessário rastreio periódico, que deve ser realizado em frequências a depender do tipo de nutrição ofertada. Pacientes em NP são rastreados conforme descrito no tópico anterior. Quando sustentados fora do suporte parenteral, devem ser rastreados no mínimo a cada 3 meses no primeiro ano e, após, ao menos uma vez ao ano, com base nas deficiências apresentadas.[3]

Deficiência de vitaminas

A absorção das vitaminas lipossolúveis é comprometida na SIC (principalmente quando há ressecção ileal) devido ao déficit de circulação entero-hepática de sais biliares (se mais de 100 cm de íleo removidos) e a esteatorreia. Vitamina A (10.000-15.000 UI/dia) e vitamina E (30 UI/dia) podem ser repostas oralmente caso deficientes.[4] A deficiência de vitamina D é mais desafiadora, uma vez que não há formulação parenteral disponível e apresenta menor absorção em pacientes com SIC. A suplementação com ao menos 1.600 UI/dia é recomendada,[4] podendo ser necessárias doses ainda mais altas, como 50.000 UI/semana.[5] A exposição ao sol diária (mãos e face, por 10 minutos, sem protetor solar) pode ser benéfica, entretanto, dado o risco de desenvolvimento de malignidades cutâneas, particularmente, na população caucasiana, a suplementação oral ainda é a estratégia mais segura.[6] Deve-se seguir a concentração sérica de 25-hidróxi-vitamina D, rotineiramente, tendo como meta valores acima de 25 a 30 ng/mL.[6]

Do mesmo modo, a vitamina B12 está sujeita a deficiência na SIC por apresentar, como único local de absorção, o íleo terminal, principalmente quando a partir de 50 a 60 cm de íleo são ressecados. Além disso, pacientes com supercrescimento bacteriano sofrem competição com os microrganismos na sua absorção, acentuando ainda mais o déficit. A reposição parenteral muitas vezes é necessária, sendo para adultos recomendado dose de 1.000 µg por semana até a correção e, então, manutenção com dose mensal. Por via oral, são necessárias altas doses para que a absorção ocorra por difusão, pela falta do mecanismo fisiológico ileal, sendo possível a tentativa com 1.000-2.000 µg diariamente.[5,7] Deficiência das demais vitaminas hidrossolúveis são incomuns.[8]

Deficiência de eletrólitos

Entre os eletrólitos, magnésio (Mg^{++}), cálcio (Ca^{++}), potássio (K^+) e ocasionalmente o bicarbonato necessitam de suplementação. A hipomagnesemia é a mais notória e ocorre devido a saponificação de Mg^{++} pelos ácidos graxos não absorvidos, pelo hiperaldosteronismo secundário e depleção de sódio e água, que aumentam as perdas urinárias. A hipomagnesemia pode levar a hipocalcemia por prejudicar a secreção e ação do PTH. A falta de PTH pode prejudicar a ativação da 1,25-hidroxicolecalciferol, contribuindo com menor absorção intestinal e renal de Mg^{++}.[9]

Com meta de manter as concentrações séricas em valores seguros (> 1,5 mg/dL), sais de magnésio podem ser administrados em doses de 12 a 24 mEq/dia, particularmente em período noturno, momento em que o trânsito intestinal é mais lento. Doses mais elevadas podem ser necessárias e a piora da diarreia é um fator limitante. Pode-se tentar a troca para formas orgânicas, como o gluconato de magnésio, que dissocia mais lentamente, na intenção de ocasionar menos diarreia. A correção da depleção hidrossalina é fundamental para a recuperação das concentrações séricas de Mg^{++} (devido ao hiperaldosteronismo secundário). Além disso, dieta hipogordurosa pode auxiliar na redução das perdas. A reposição de 1-alfa--colecalciferol (0,25-9 µg/dia) pode ser útil se a preparação oral não for suficiente, aumentando a absorção tanto intestinal quanto renal desse cátion. Se hipomagnesemia severa (< 1 mg/dL), ou intolerância à via oral, reposição parenteral pode ser indicada.[9]

A hipocalemia não é frequente, e raramente pacientes em dieta enteral necessitam de aporte de K$^+$ maior que o habitual. Pode ser relevante principalmente em pacientes com jejunostomia terminal, com menos de 50 cm de jejuno restantes. As perdas estomais de K$^+$ são pequenas (cerca de 15 mEq/L) e a causa mais comumente associada é o hiperaldosteronismo secundário à desidratação e depleção de Na$^+$. Além disso, a hipocalemia também pode ocorrer secundária à depleção de Mg^{++}, que causa disfunção de muitos sistemas transportadores de K$^+$ e aumenta sua excreção renal, sendo resistente à reposição isolada de potássio, porém responsivo à correção de magnésio.[9]

A deficiência de sódio (Na$^+$) também é um ponto relevante. Pacientes com SIC frequentemente tentam compensar sua sede aumentando a ingestão hídrica oral, o que pode agravar as perdas intestinais e desidratação, uma vez que líquidos hipotônicos (como água, chá, café) aumentam o influxo de sódio e água para a luz intestinal, e líquidos hipertônicos (como refrigerantes ou sucos) estimulam a secreção entérica. Também é ainda mais relevante nos pacientes com alto débito de jejunostomia, pois é possível a perda de até 100 mEq de Na$^+$ para cada litro de efluxo jejunal.[5,10] Para facilitar a absorção de Na$^+$ e água, pacientes são estimulados a consumir *snacks* salgados[5] e, principalmente nos pacientes com altas perdas estomais, oferecer soro de reidratação oral glicossalino (com concentração de sódio de ao menos 90 mEq/L em pequenos goles em ao menos 1 L ao dia.[10] Pacientes em nutrição enteral podem necessitar da suplementação com sódio.

Oxalato

Outra complicação é o aumento de absorção de oxalato que ocorre principalmente nos pacientes que mantêm cólon em continuidade. Fisiologicamente, o oxalato da dieta se liga ao cálcio, sendo absorvido em diminuta quantidade. Entretanto, na SIC com cólon preservado o aumento de ácidos graxos não absorvidos promove a quelação do cálcio, levando o oxalato a formar compostos com sódio e potássio, sendo absorvidos em excesso no cólon. Assim, aumenta-se sua concentração sérica e excreção renal, levando a formação de cálculos de oxalato. Como maneira a reduzir esse processo, a recomendação é a oferta de suplementos orais de cálcio juntamente com uma dieta pobre em gorduras.[1,11]

Oligoelementos

Oligoelementos podem ser deficientes devido a perdas diarreicas. Zinco (3 a 4 mg/dia) e selênio podem ser repostos se deficientes por perda fecal excessiva. A deficiência de zinco agrava a diarreia, o que aumenta as perdas, caracterizando um ciclo vicioso. Cobre pode estar deficiente quando não acrescentado às soluções parenterais e deve ser restrito nos casos de doença hepática significativa ou obstrução do trato biliar.[4] Suplementação com ferro usualmente não é necessária, uma vez que é absorvido em trato gastrintestinal alto, a não ser que ingerido em quantidade insuficiente ou sangramento presente. O ferro não está incluído na formulação de oligoelementos. Assim, esse mineral deve ser monitorado e suplementado na forma de ferro endovenoso.[12,13]

Comentários dos autores/*hot points*

- Pacientes com síndrome do intestino curto (SIC) apresentam costumeiramente déficits de micronutrientes, principalmente, quando fora de regime parenteral.
- Por tal motivo, é necessário rastreio periódico das principais deficiências conhecidas.
- As vitaminas lipossolúveis (A, D, E, K) e B12 devem ser monitoradas e repostas quando deficientes.
- Entre os eletrólitos, magnésio (Mg^{++}), sódio (Na$^+$) e potássio (K$^+$) constituem as deficiências mais comumente encontradas na SIC.
- Em pacientes com SIC e cólon remanescente, aumento de absorção de oxalato pode levar a nefrolitíase, necessitando de suplementação de cálcio e dieta pobre em lipídeos.
- Oligoelementos como zinco, selênio e cobre também podem necessitar de suplementação.

Referências bibliográficas

1. Matarese LE, O'Keefe SJ, Kandil HM, Bond G, Costa G, Abu-Elmagd K. Short bowel syndrome: clinical guidelines for nutrition management. Nutr Clin Pract. 2005;20(5):493-502.
2. Braga CB, Vannucchi H, Freire CM, Marchini JS, Jordão AA, da Cunha SF. Serum vitamins in adult patients with short bowel syndrome receiving intermittent parenteral nutrition. JPEN J Parenter Enteral Nutr. 2011;35(4):493-498.
3. DiBaise JK, Matarese LE, Messing B, Steiger E. Strategies for parenteral nutrition weaning in adult patients with short bowel syndrome. J Clin Gastroenterol. 2006;40(Suppl 2):S94-98.
4. Carroll RE, Benedetti E, Schowalter JP, Buchman AL. Management and Complications of Short Bowel Syndrome: an Updated Review. Curr Gastroenterol Rep. 2016;18(7):40.
5. Parrish CR, DiBaise JK. Managing the Adult Patient With Short Bowel Syndrome. Gastroenterol Hepatol (N Y). 2017;13(10):600-608.
6. Margulies SL, Kurian D, Elliott MS, Han Z. Vitamin D deficiency in patients with intestinal malabsorption syndromes--think in and outside the gut. J Dig Dis. 2015;16(11):617-633.
7. Green R, Datta Mitra A. Megaloblastic Anemias: Nutritional and Other Causes. Med Clin North Am. 2017;101(2):297-317.
8. Jeejeebhoy KN. Short bowel syndrome: a nutritional and medical approach. CMAJ. 2002;166(10):1297-1302.
9. Pironi L. Definitions of intestinal failure and the short bowel syndrome. Best Pract Res Clin Gastroenterol. 2016;30(2):173-185.
10. Payne-James J, Grimble G, Silk DBA. Artificial nutrition support in clinical practice. 2nd ed. London; San Francisco: GMM; 2001.
11. Billiauws L, Maggiori L, Joly F, Panis Y. Medical and surgical management of short bowel syndrome. J Visc Surg. 2018;155(4):283-291.
12. Cuerda C, Pironi L, Arends J, et al. ESPEN practical guideline: Clinical nutrition in chronic intestinal failure. Clin Nutr. 2021;40:5196-5220.
13. Hwa YL, Rashtak S, Kelly DG, Murray JA. Iron Deficiency in Long-Term Parenteral Nutrition Therapy. JPEN J Parenter Enteral Nutr. 2016;40:869-876.

Capítulo 93

Como manejar a diarreia?

- Flávio Cruz Ferro • Filipe Welson Leal Pereira
- Paula Schmidt Azevedo • Sergio Alberto Rupp de Paiva

Causas de diarreia na síndrome do intestino curto

A diarreia associada à síndrome do intestino curto (SIC) pode ter múltiplos fatores etiológicos, incluindo aceleração do trânsito intestinal, hipersecreção gástrica, supercrescimento bacteriano intestinal, e finalmente disabsorção de gorduras e sais biliares. Pode ser causa de debilitação relevante ao paciente tanto no sentido orgânico (desidratação, deficiência de micronutrientes, perda de peso) quanto social (medo de sair de casa, redução da ingestão para diminuir volume fecal/débito estomacal). Para melhora da qualidade de vida e evitar complicações, os pacientes podem necessitar de várias intervenções para controlar efetivamente o volume fecal, incluindo manejo farmacológico com drogas antimotilidade, antissecretoras, antibióticos, probióticos, resinas ligadoras a ácidos biliares, e enzimas pancreáticas.[1] A Figura 93.1 ilustra os principais mecanismos de diarreia na SIC e respectivas linhas de tratamento.

O regime antidiarreico deve ser individualizado para cada paciente e desenvolvido em etapas, de maneira metódica. O tratamento deve ser iniciado com a menor dose da droga escolhida, sendo então progressivamente (a cada 3 a 5 dias) aumentada até atingir o melhor resultado, com os menores efeitos adversos. Se um agente de primeira linha apresenta resposta parcial, segunda droga deve ser acrescentada e titulada de modo semelhante.[1]

Tratamento

Opioides ou agonistas de receptores de opioides

A causa primária de diarreia na SIC é o aumento da motilidade intestinal, resultando em trânsito acelerado. A etiologia é incerta, porém possivelmente

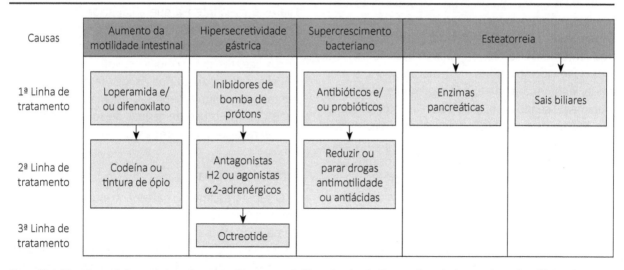

Figura 93.1: Diarreia na síndrome do intestino curto. H2: receptor de histamina tipo 2. (Fonte: Adaptada de Kumpf, V. J. (2014)© 2014 American Society for Parenteral and Enteral Nutrition).

relacionada à perda de inibição realizada pelo trato gastrintestinal distal, tanto que pacientes com jejunostomia terminal experienciam trânsito ainda mais rápido do que aqueles com cólon remanescente, potencialmente devido à redução de níveis do peptídeo YY, GLP-1 e/ou GLP-2. A hipermotilidade é tratada tipicamente com opioides ou agonistas de receptores opioides, que levam a inibição da contração de musculatura lisa intestinal.[1,2]

Loperamida e difenoxilato-atropina são tipicamente as primeiras linhas de drogas antimotilidade. A loperamida, sendo um agonista de receptor μ opioide exclusivamente periférico, não leva a efeitos indesejáveis centrais, como sedação, euforia ou adição. Além disso, é efetiva, levando a redução de mais de 25% do efluente estomacal, sendo utilizada nas doses de 2-6 mg até quatro vezes ao dia, dose máxima de 16 mg/dia. Outros agentes incluem a codeína, morfina e tintura de ópio, apresentando ação também central. Apesar de poder haver tolerância aos seus efeitos analgésicos, a tolerância aos efeitos constipantes é rara, e pode permanecer em dose estável por meses a anos. Devido ao reflexo gastrocólico, os agentes antimotilidade devem ser administrados de 30 a 60 minutos antes das refeições, e pode também ser utilizada dose antes de dormir para evitar despertares noturnos para evacuação.[1,3]

Medicamentos para reduzir a secreção gástrica

Pacientes submetidos a ressecção de intestino delgado apresentam aumento substancial da secreção ácida gástrica. Em média, os valores são de 750 mL/dia (variando de 100 até 1.500 mL/dia), mas nos pacientes com SIC esses números podem alcançar até 4.100 mL/dia.[4] Usualmente, essa hipersecretividade é transitória e frequentemente se resolve após poucas semanas a meses de pós-operatório.[1,4] O mecanismo por trás desse fenômeno ainda não é totalmente elucidado, atualmente sendo atribuída a perda de fatores intestinais inibitórios da secreção ácida, como colecistoquinina, secretina e neurotensina.[1] As consequências são agravamento da diarreia, inativação de enzimas pancreáticas e doença ulcerosa péptica. A primeira linha de tratamento são os inibidores de bomba de prótons (como omeprazol, pantoprazol, lansoprazol, esomeprazol). Na SIC, a administração de omeprazol 40 mg endovenoso duas vezes ao dia, aumenta a absorção úmida em até 0,78 kg/dia. Como os ácidos gástricos atuam reduzindo a quantidade ingerida de bactérias, a supressão ácida também pode promover supercrescimento bacteriano. A descontinuação abrupta pode gerar hipersecretividade rebote.[1]

A segunda linha para combater o excesso de secreção gástrica são os antagonistas H2 (como ranitidina, cimetidina, famotidina) e agonistas α2-adrenérgicos (como clonidina). A clonidina possui como efeito adicional a ação em neurônios entéricos reduzindo também a motilidade colônica e secreção intestinal, entretanto seus efeitos hipotensores devem ser cuidadosamente monitorados. Octreotide, um análogo da somatostatina, pode ser efetivo para pacientes que não respondem às outras terapias antidiarreicas, pelos múltiplos mecanismos, incluindo inibição da gastrina e prolongamento do trânsito intestinal. Entretanto, seu uso é limitado pelo custo, administração subcutânea e risco de feitos adversos, como colelitíase, de ocorrência já aumentada na SIC. Além disso, seu uso pode reduzir a capacidade de adaptação intestinal.[1]

Quelantes de sais biliares

A diarreia colerética, também pode ser um mecanismo fisiopatológico devido ao acúmulo de sais biliares, principalmente, naqueles pacientes com ressecções ileais < 100 cm e cólon em continuidade.[5] Os ácidos biliares livres são desconjugados por bactérias colônicas, estimulando o livre movimento de cloro e água pelo cólon. O tratamento desse tipo de diarreia pode ser realizado com resinas ligadoras dos ácidos biliares (como colestiramina). De maneira oposta, pacientes com ressecções ileais mais extensas (> 100 cm) podem piorar a esteatorreia e disabsorção com o uso dessas resinas, pois a perda de ácidos biliares é mais intensa que a capacidade de reposição hepática. Quando indicadas, as resinas devem ser usadas com cautela, pois podem interferir com outros agentes farmacológicos, como a loperamida e AINEs, reduzindo sua atividade. Também deve-se atentar para a suplementação de vitaminas lipossolúveis durante o uso de resinas de sais biliares, pois pode agravar tais deficiências.[1]

Antibioticoterapia

O supercrescimento bacteriano intestinal também é fator de agravamento do quadro diarreico, normalmente acompanhado por dor abdominal, flatulência, e distensão abdominal. Múltiplos fatores contribuem para esse desbalanço da microbiota na SIC, entre eles a redução do trânsito intestinal em alguns pacientes, promovendo estagnação do conteúdo luminal e fermentação bacteriana. Em pacientes com ressecção da válvula ileocecal e íleo terminal, pode ocorrer migração de bactérias anaeróbicas colônicas para o intestino delgado. Ainda, medicações comumente prescritas na SIC, incluindo as drogas antimotilidade e antissecretoras acima, tem o potencial de desequilibrar a flora intestinal e possibilitar esse supercrescimento.[6] Além dos sintomas referidos acima, esse acometimento também pode levar a piora da deficiência de vitamina B12 e piora da absorção de lipídeos e vitaminas lipossolúveis, devido ao sequestro bacteriano de cianocobalamina e desconjugação de sais biliares, respectivamente. Mais raramente, pacientes com SIC com colón intacto podem desenvolver acidose D-lática, um enantiômero sintetizado pelas bactérias do lactato normalmente produzido pelos seres humanos (L), cujo acúmulo leva a encefalopatia.[1]

O tratamento desse desbalanço microbiano intestinal é realizado com antibioticoterapia. Cada vez mais, são prescritos, também, probióticos associados, sendo descritos em estudos pré-clínicos aumento de adaptação intestinal e redução da permeabilidade epitelial. A terapia antimicrobiana deve realizar rotação das drogas (Tabela 93.1) e incluir períodos livres de antibióticos. Se a terapia falhar em resolver os sintomas, considerar troca de agente. Caso mantenha falha de tratamento, considerar redução das drogas redutoras de motilidade e secretividade, ou troca dos outros agentes antidiarreicos.

Por fim, a disabsorção de lipídeos é causa de agravamento da diarreia por esteatorreia. Na SIC, a hipersecretividade gástrica acidifica o pH gástrica, o que pode desnaturar enzimas pancreáticas e prejudicar a metabolização de gorduras. Adicionalmente, ressecções ileais extensas interrompem o ciclo entero-hepático dos ácidos biliares, diminuindo sua disponibilidade na luz intestinal e reduzindo a solubilização e absorção dos lipídeos. Também influenciam

Tabela 93.1: Medicações utilizadas no controle da diarreia e suas doses

Etiologia	Classe terapêutica	Agente	Dose
Trânsito intestinal acelerado	Antimotilidade	Loperamida	2-6 mg VO 4 ×/dia, dose máxima 16 mg/dia
		Difenoxilato + atropina	2,5-7,5 mg + 0,025 mg VO 4 ×/dia, dose máxima 20-25 mg/dia
		Codeína	15-60 mg VO 4 ×/dia
		Tintura de ópio	0,3-1 mL VO 4 ×/dia
Hipersecretividade ácida gástrica	Inibidores de bomba de próton	Omeprazol	20-40 mg VO 2 ×/dia
		Pantoprazol	20-40 mg VO/EV 2 ×/dia
		Esomeprazol	20-40 mg VO/EV 2 ×/dia
		Lansoprazol	15-30 mg VO 2 ×/dia
	Antagonistas de receptor H2	Ranitidina	150-300 mg VO/EV 2 ×/dia
		Cimetidina	200-400 mg VO/EV 4 ×/dia
	Agonista α2	Clonidina	0,1-0,3 mg VO 2 ×/dia ou 0,1-0,3 mg patch a cada 7 dias
	Análogo da somatostatina	Octreotide	50-250 µg SC 3 a 4 ×/dia
Supercrescimento bacteriano intestinal	Antibióticos (todos com duração de tratamento de 7 a 14 dias)	Metronidazol	250 mg VO 3 ×/dia
		Ciprofloxacino	500 mg VO 2 ×/dia
		Rifaximina	200-550 mg VO 2 ×/dia
		Amoxacilina-clavulanato	500 mg VO 2 ×/dia
		Doxiciclina	100 mg VO 2 ×/dia
		Neomicina	500 mg VO 2 ×/dia
		Tetraciclina	250-500 mg VO 4 ×/dia
Má absorção de gorduras	Enzimas pancreáticas	Pancrelipase	500 UI de lipase/kg por refeição, dose máxima: 2.500 UI/kg ou 10.000 UI/kg/dia
Resina ligadora de ácidos biliares		Colestiramina	2-4 g até 4 ×/dia

Fonte: Adaptada de Kumpf, V. J. (2014), Pharmacologic Management of Diarrhea in Patients With Short Bowel Syndrome. Journal of Parenteral and Enteral Nutrition, 38: 38S-44S.

na disabsorção a aceleração do trânsito gastrointestinal, a redução da área de superfície de absorção, e o supercrescimento bacteriano. A principal medida é a adequação da composição alimentar, entretanto, podem ser necessárias medidas farmacológicas auxiliares, apesar de poucas evidências robustas, como a reposição oral de enzimas pancreáticas, após normalização de pH e motilidade, e de sais biliares, particularmente, nos pacientes com ressecções ileais extensas, cujas perdas não conseguem ser repostas pela produção biliar hepática, lembrando que, em excesso, podem provocar piora da diarreia e seu uso deve exigir extrema cautela.[1,7]

Comentários dos autores/*hot points*

- Pacientes com síndrome do intestino curto (SIC) apresentam diarreia por múltiplos fatores fisiopatológicos, que pode trazer sérias repercussões clínicas ou à qualidade de vida.
- O aumento de motilidade intestinal é a principal das causas, sendo tratado primariamente com drogas opioides de efeito periférico.
- A hipersecretividade gástrica é manejada majoritariamente com o uso de inibidores de bomba de prótons e anti-histamínicos.
- Antibioticoterapia pode ser aplicada nos casos em que há suspeita de supercrescimento bacteriano.
- Na diarreia colerética, por excesso de ácidos biliares, as resinais ligadoras, como a colestiramina, podem ser usadas com cautela.
- Ainda necessitando de maior elucidação terapêutica, reposição de enzimas pancreáticas e de sais biliares têm sido estudados para o controle da esteatorreia.

Referências bibliográficas

1. Kumpf VJ. Pharmacologic management of diarrhea in patients with short bowel syndrome. JPEN J Parenter Enteral Nutr. 2014;38(1 Suppl):38S-44S.
2. Nightingale JM, Kamm MA, van der Sijp JR, et al. Disturbed gastric emptying in the short bowel syndrome. Evidence for a 'colonic brake'. Gut. 1993;34(9):1171-1176.
3. Carroll RE, Benedetti E, Schowalter JP, Buchman AL. Management and Complications of Short Bowel Syndrome: an Updated Review. Curr Gastroenterol Rep. 2016;18(7):40.
4. Windsor CW, Fejfar J, Woodward DA. Gastric secretion after massive small bowel resection. Gut. 1969;10(10):779-786.
5. Hofmann AF, Poley JR. Role of bile acid malabsorption in pathogenesis of diarrhea and steatorrhea in patients with ileal resection. I. Response to cholestyramine or replacement of dietary long chain triglyceride by medium chain triglyceride. Gastroenterology. 1972;62(5):918-934.
6. Parrish CR, DiBaise JK. Managing the Adult Patient With Short Bowel Syndrome. Gastroenterol Hepatol (N Y). 2017;13(10):600-608.
7. Heydorn S, Jeppesen PB, Mortensen PB. Bile acid replacement therapy with cholylsarcosine for short-bowel syndrome. Scand J Gastroenterol. 1999;34(8):818-823.

Capítulo 94

Tratamento medicamentoso e cirúrgico – o que dizem as evidências?

• Flávio Cruz Ferro • Filipe Welson Leal Pereira
• Paula Schmidt Azevedo • Sergio Alberto Rupp de Paiva

Tratamento medicamentoso

Pacientes com síndrome do intestino curto (SIC), cuja fase de adaptação é insuficiente (particularmente, após 2 anos), permanecem em falência intestinal persistente, dependentes de nutrição parenteral (NP). Tendo em vista esses casos, com o objetivo de reduzir a dependência de NP e promover melhor adaptação dos enterócitos, estão em estudo fatores tróficos hormonais, como análogos do GLP-2 (Glucagon-like peptide-2) e do GH (hormônio do crescimento). Além da terapia farmacológica, são também aplicadas abordagens cirúrgicas desde técnicas de reabilitação até as distintas modalidades de transplante intestinal.[1,2]

Fatores tróficos intestinais

O principal fator trófico estudado é o análogo de GLP-2, teduglutida.[3,4] O primeiro estudo[5] de fase III, publicado em 2011, com 83 pacientes randomizados, para 24 semanas de uso vs. placebo, mostrou segurança e benefício na redução de volume semanal total de NP (p = 0,007 usando o critério GRS – graded response score, sendo três pacientes do grupo controle retirados integralmente do suporte parenteral), além de histologicamente aumento de altura das vilosidades intestinais.

Um segundo estudo (STEPS),[6] multinacional e multicêntrico, realizado com um curso de 6 semanas, em 86 pacientes randomizados, demonstrou resultados concordantes (p = 0,002, sendo considerados respondedores aqueles com a redução de > 20% de volume de parenteral do início até as semanas 20 e 24), na dose de teduglutida 0,05 mg/kg/dia. Pacientes tratados com o análogo do GLP-2 demonstraram maiores valores de citrulina plasmática (um possível marcador da massa enterocitária) do que o placebo ao fim da semana 24, provavelmente refletindo expansão dos enterócitos

Em 2012, um estudo de follow-up (STEPS-2)[7] foi desenhado para comparar os efeitos a longo prazo do análogo do GLP-2, em 88 pacientes. Todos receberam doses diárias por 24 meses (NT/TED – não tratados posteriormente – e PBO/TED – placebo posteriormente) e o grupo controle, até 30 meses (TED/TED). A distribuição dos respondedores foi favorável ao uso prolongado de 30 meses (93% no TED/TED vs. 55% no PBO/TED e 67% no NT/TED), sendo definida como resposta redução de ao menos 20% do volume de NP.

Tendo em vista tais evidências, análogos de GLP-2 permitem redução significativa da necessidade de NP e melhoram qualidade de vida. Entretanto, cabe ressaltar dois pontos principais negativos: o alto custo inerente ao tratamento e o fato de os efeitos serem reversíveis com a interrupção. Ainda também há a necessidade de melhor acompanhamento e análise de seus efeitos colaterais, riscos potenciais, custo-efetividade e desvantagens. Os principais eventos adversos relatados são gastrintestinais (distensão abdominal, complicação de estoma, hiporexia, dor abdominal), porém o de maior gravidade é a sepse relacionada a infecção de cateter. Contraindicações envolvem neoplasia maligna ativa ou suspeita, ou história recente (< 5 anos) de malignidades do trato gastrintestinal, incluindo o sistema hepatobiliar.[3] Teduglutida, análogo do GLP-2, foi aprovado no Brasil, pela ANVISA, para tratamento de SIC de adultos, na dosagem recomendada de 0,05 mg/kg, uma vez ao dia, em aplicação subcutânea. Deve-se reavaliar a continuidade do tratamento após 6 meses em adultos e 12 semanas em crianças e, para aqueles que conseguiram cessar a NP, o tratamento continuado é recomendado.

Acerca dos outros fatores tróficos, recentemente um estudo piloto com cinco pacientes com SIC tratados com agonista do GLP-1 mostrou redução das necessidades de NP e redução do trânsito intestinal, com melhora da diurese refletindo melhor estado de hidratação.[2] Ainda, estudo experimental com roedores usou um peptídeo de longa ação dual agonista em GLP-1 e GLP-2, chamado de ZP7570, com resultados positivos enterotróficos e em trânsito intestinal, o que pode ser no futuro uma nova opção para o tratamento da SIC, conciliando os efeitos já descritos do GLP-2 aos efeitos de proteção contra hiperglicemia e injúria hepática do GLP-1, comumente associados ao suporte parenteral.[8]

GH recombinante

Já o papel do GH recombinante é incerto, uma vez que, apesar de demonstrados resultados positivos para desmame do NP, foram apenas transitórios, com efeitos adversos sistêmicos significativos.[9,10]

Abordagens cirúrgicas e transplante

Para pacientes em falência intestinal permanente, excetuando-se os fatores tróficos acima descritos, as abordagens cirúrgicas são as possibilidades restantes para retomar a independência enteral. Diversas cirurgias de reabilitação intestinal foram descritas,[2,11] sendo as principais: a restauração da continuidade do trato intestinal; manobras para aumentar a área de absorção, como a técnica de Bianchi ou LILT (*longitudinal intestinal lengthening and tailoring*) e a STEP (*serial transverse enteroplasty*); e manobras para reduzir o trânsito intestinal, como a SRSB (*segmental reversal of the small bowel*).

Entretanto, nem sempre essas técnicas de reabilitação cirúrgica são possíveis, podendo-se então considerar o transplante intestinal, finalmente. Essa indicação é reservada para pacientes que correm riscos fatais a médio termo associados a complicações graves da NP, ou em casos onde a doença primária carrega por si alto risco de mortalidade (doenças congênitas ou tumor desmoide em polipose adenomatosa familial). Os guidelines de falência intestinal da ESPEN (2016)[11] recomendam os seguintes critérios para avaliar elegibilidade para transplante intestinal (nível de evidência muito baixo):

- Falência da NP domiciliar: falência hepática iminente (bilirrubina total > 3-6 mg/dL, trombocitopenia e esplenomegalia progressivas) ou hepatopatia crônica por IFALD (doença hepática associada a falência intestinal); trombose de cateter central de duas ou mais veias centrais (jugular, subclávia ou femoral); sepse relacionada a cateter central frequente (dois ou mais episódios por ano requerendo hospitalização; ou único episódio de fungemia ou choque séptico ou síndrome do desconforto respiratório agudo); frequentes episódios de desidratação apesar da reposição parenteral.

- Alto risco de mortalidade pela doença de base: tumor desmoide invasivo intra-abdominal, desordens mucosas congênitas (doença de inclusão de microvilosidades, displasia intestinal epitelial), e intestinos ultracurtos (gastrostomia, duodenostomia, ou intestino delgado inferior a 10 cm em crianças e inferior a 20 cm em adultos).

- Falência Intestinal com alta morbidade ou baixa aceitação de NP domiciliar: necessidade de hospitalização frequente, dependência de narcóticos, pseudo-obstrução, estoma de alto débito, ou paciente que se recusa a aceitar NP domiciliar de longo termo (p. ex., pacientes jovens).

Até 2018, 2.887 transplantes intestinais haviam sido realizados em 79 centros mundiais, 45% com intestino delgado isoladamente, 31% com transplante hepático associado e 24% com transplante multivisceral, com resultados encorajadores de sobrevida e viabilidade do enxerto. Entretanto, as evidências atualmente confirmam que apenas os pacientes indicados ao transplante por IFALD ou por tumor desmoide invasivo intra-abdominal tiveram taxas de sobrevida menores quando mantidos em NP, ao invés de transplantados, apresentando-se ainda pouca evidência de ganho de sobrevida de duas outras indicações, a serem mencionadas: as complicações relacionadas ao cateter e a presença de intestino ultracurto.[2,12]

Comentários dos autores/*hot points*

- Pacientes em Falência intestinal permanente, dependentes de nutrição parenteral (NP), podem se beneficiar de abordagem farmacológica ou cirúrgica para reabilitação intestinal.

- Entre os fatores tróficos entéricos, teduglutida, um análogo do GLP-2, possui as maiores evidências de benefício no desmame da NP, porém possui como desvantagens o alto custo e reversibilidade com o fim do tratamento.

- As cirurgias de reabilitação intestinal apresentam-se como alternativas para tentativa de redução da dependência ao suporte nutricional parenteral.
- O transplante intestinal possui indicação em pacientes que correm riscos fatais associados a complicações severas da NP, ou em casos onde a patologia primária carrega por si, alto risco de mortalidade, particularmente, nos pacientes com IFALD (doença hepática associada à falência intestinal) ou tumor desmoide invasivo.

Referências bibliográficas

1. Matarese LE, O'Keefe SJ, Kandil HM, Bond G, Costa G, Abu-Elmagd K. Short bowel syndrome: clinical guidelines for nutrition management. Nutr Clin Pract. 2005;20(5):493-502.
2. Billiauws L, Maggiori L, Joly F, Panis Y. Medical and surgical management of short bowel syndrome. J Visc Surg. 2018;155(4):283-291.
3. Kim ES, Keam SJ. Teduglutide: A Review in Short Bowel Syndrome. Drugs. 2017;77(3):345-352.
4. Billiauws L, Bataille J, Boehm V, Corcos O, Joly F. Teduglutide for treatment of adult patients with short bowel syndrome. Expert Opin Biol Ther. 2017;17(5):623-632.
5. Jeppesen PB, Gilroy R, Pertkiewicz M, Allard JP, Messing B, O'Keefe SJ. Randomised placebo-controlled trial of teduglutide in reducing parenteral nutrition and/or intravenous fluid requirements in patients with short bowel syndrome. Gut. 2011;60(7):902-914.
6. Vipperla K, O'Keefe SJ. Study of teduglutide effectiveness in parenteral nutrition-dependent short-bowel syndrome subjects. Expert Rev Gastroenterol Hepatol. 2013;7(8):683-687.
7. Schwartz LK, O'Keefe SJ, Fujioka K, et al. Long-Term Teduglutide for the Treatment of Patients With Intestinal Failure Associated With Short Bowel Syndrome. Clin Transl Gastroenterol. 2016;7:e142.
8. Skarbaliene J, Russell W, Griffin J, Eriksson PO. ZP7570: A Novel GLP-1/GLP-2 Dual Acting Peptide with Potential as the Next Generation Therapy for Short Bowel Syndrome Skarbaliene, J. et al. Clinical Nutrition. 2019;Volume 38.
9. Billiauws L, Joly F. Emerging treatments for short bowel syndrome in adult patients. Expert Rev Gastroenterol Hepatol. 2019;13(3):241-246.
10. Matarese LE, Seidner DL, Steiger E. Growth hormone, glutamine, and modified diet for intestinal adaptation. J Am Diet Assoc. 2004;104(8):1265-1272.
11. Pironi L, Arends J, Bozzetti F, et al. ESPEN guidelines on chronic intestinal failure in adults. Clin Nutr. 2016;35(2):247-307.
12. Pironi L, Joly F, Forbes A, et al. Long-term follow-up of patients on home parenteral nutrition in Europe: implications for intestinal transplantation. Gut. 2011;60(1):17-25.

Seção 21

Paciente Crítico

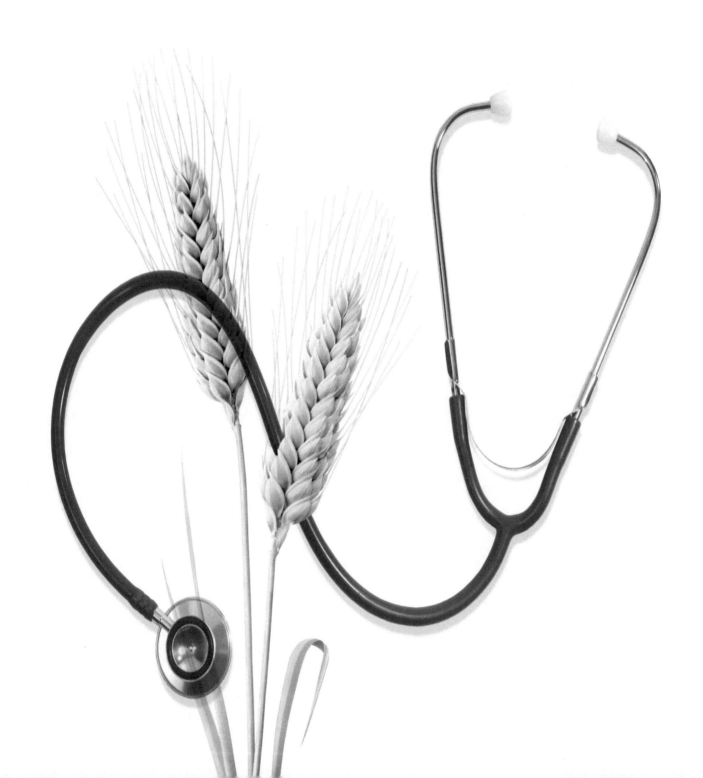

Síntese da Inteligência Didática

Unidade de terapia intensiva (UTI)

Risco nutricional no paciente crítico	Necessidades de macro e micronutrientes	Aminoácidos e micronutrientes específicos	PICS: síndrome pós-UTI ou síndrome da inflamação, imunossupressão e catabolismo persistentes
Principais parâmetros a serem avaliados: • Alteração da ingestão alimentar nas últimas semanas • Porcentagem de perda de peso não intencional • IMC reduzido Todo paciente grave com permanência acima de 48 horas na UTI é considerado de risco para desnutrição Ferramentas mais adequadas: • *Nutritional risk screening* 2002 (NRS-2002) • *Nutrition risk in the critically Ill* (NUTRIC)	Necessidade calórica: calorimetria indireta ou fórmula de bolso Energia: • 12 a 25 kcal/kg/dia nos primeiros 7 a 10 dias Proteínas: > 1,3 g/kg/dia Micronutrientes: • Recomendações estabelecidas para indivíduos saudáveis segundo a *recommended dietary allowance* (RDA) • Suplementação adicional: apenas em caso de deficiência	Glutamina: indicada apenas para pacientes politraumatizados ou queimados acima de 20% de superfície corporal Contraindicada para pacientes críticos no geral Arginina, leucina e hidroximetilbutirato: não possuem respaldo científico Selênio, tiamina, vitaminas C e D: suplementação apenas em caso de deficiência	Características metabólicas: inflamação crônica de baixo grau, imunossupressão e catabolismo Características clínicas: redução da massa e fraqueza muscular, alteração mental (depressão, ansiedade), alteração cognitiva (perda da memória, da cognição) Energia e proteína: não há recomendações formais baseadas em evidências. Sugestão de especialistas: ~ 30-35 kcal/kg; proteínas ~ 1,3 a 2,0 g/kg com suplementos ou outras vias. Associar estratégias para prevenir ou mitigar PICS: controle glicêmico e de infecção, mobilização precoce, fisioterapia motora e exercícios físicos, revisão de medicação (sedação, corticoides), manejo de comorbidades etc. Potenciais estratégias que necessitam de estudos: neuroestimulação muscular, medicações anticatabólicas, anabolizantes e compostos nutricionais específicos

Capítulo 95

Como avaliar o risco nutricional?

• Nara Aline Costa • Amanda Gomes Pereira • Marcos Ferreira Minicucci

Avaliação do risco nutricional

Triar é reconhecer uma condição antes não detectada, para que seja mais facilmente tratada. A triagem do risco nutricional é fundamental, pois prediz complicações relacionadas com o estado nutricional. O Ministério da Saúde, reconhece essa importância e, por isso, tornou obrigatória a implantação de protocolos de rastreamento e avaliação nutricional nos hospitais atendidos pelo Sistema Único de Saúde (SUS).[1]

A definição de risco nutricional vem passando por adaptações ao longo do tempo e continua sendo alvo de debates. A princípio, tal situação era vista como possibilidade do paciente vir a receber o diagnóstico de desnutrição.[2] Porém, devido ao reconhecimento da inflamação como importante fator etiológico da desnutrição em pacientes graves, o risco nutricional passou a ser definido como a possibilidade de ocorrência de complicações relacionadas ao estado nutricional que seriam evitadas com a implementação de terapia nutricional adequada.[3] Logo, a identificação do risco em pacientes críticos é fundamental e determinante na escolha da terapia nutricional a ser instituída. De modo geral, os parâmetros mais utilizados para avaliar o risco nutricional são: alteração da ingestão alimentar nas últimas semanas, porcentagem de perda de peso não intencional nos últimos meses e índice de massa corporal (IMC) reduzido.[4]

Atualmente, existem diversas ferramentas de triagem para avaliação do risco nutricional, entre elas podemos destacar a *nutritional risk screening* 2002 (NRS-2002), a avaliação subjetiva global (ASG), *malnutrition universal screening tool* (MUST) e a miniavaliação nutricional (MAN).[4] Importante considerar que essas ferramentas foram desenvolvidas e validadas em ambientes ambulatoriais ou de internação, mas não especificamente para pacientes internados em unidades de terapia intensiva (UTI).[4]

Além disso, a maioria dos métodos de triagem é descrito como de difícil aplicação e reduzida praticidade em pacientes críticos, sendo por isso muitas vezes, não realizado como rotina. Diante dessa lacuna e considerando-se a relevância do assunto, torna-se essencial a aplicação de instrumentos mais práticos e específicos, com base em evidências científicas para identificação do risco nutricional em pacientes graves.

Qual paciente deve ser submetido à avaliação do risco nutricional?

Ao ser admitido na UTI, o paciente muitas vezes já passou por situações que levaram ao comprometimento do estado nutricional, como cirurgias, internação prévia, perda de apetite, doenças crônicas e outras complicações. Somado a isso, a internação em ambiente de terapia intensiva, proporciona comprometimento ainda maior, merecendo destaque a depleção muscular ocasionada pela resposta pró-inflamatória exacerbada; inatividade física pelo repouso no leito, sedação e ventilação mecânica; intolerância do trato gastrointestinal; procedimentos altamente catabólicos (p. ex.: terapia renal substitutiva e cirurgias) e jejum recorrentes.[4]

Por isso, a European Society for Parenteral and Enteral Nutrition (ESPEN) considera que todo paciente grave, com permanência acima de 48 horas, na UTI, deve ser considerado de risco para desnutrição e submetido a estratificação do risco nutricional por meio de alguma ferramenta de triagem.[4]

O risco nutricional em pacientes críticos

Diversos parâmetros nutricionais já foram amplamente validados na prática clínica (medidas antropométricas, exames bioquímicos, exame físico e consumo alimentar) e são utilizados para identificação do risco nutricional de indivíduos de todas as faixas etárias e de ambos os sexos. Entretanto, os pacientes críticos necessitam de um olhar mais atento e diferenciado, com o intuito de promover uma avaliação mais fidedigna. Na prática, observamos que os parâmetros classicamente utilizados perdem a validade nessa população, pois são de difícil aplicação e interpretação por alguns atributos inerentes à doença crítica, entre eles: alteração da distribuição de líquidos corporais, intensa resposta pró-inflamatória e comprometimento da resposta imune, repouso no leito, sedação, ventilação mecânica, circulação extracorpórea, anorexia, uso de alimentação artificial, intolerância do trato gastrointestinal, dificuldade de coletar informações pregressas com o paciente ou familiar, entre outras.[2]

Ademais, a avaliação do estado inflamatório é também fundamental para o entendimento da doença crítica e as suas repercussões no estado nutricional. A despeito dos avanços científicos, estima-se que em geral, 20% a 30% dos pacientes não sobreviverão à internação na UTI. Entre os sobreviventes, alguns permanecerão com sequelas importantíssimas com impacto significativo na qualidade de vida, sendo muitas das sequelas apresentadas em decorrência da sua permanência na UTI (fraqueza muscular, fragilidade, sarcopenia etc.) e só identificadas após a alta hospitalar.[5]

Principais ferramentas para avaliação do risco nutricional em UTI

Segundo a American Society for Parenteral and Enteral Nutrition (ASPEN), a NRS-2002 e a *nutrition risk in the critically Ill* (NUTRIC Score) são as ferramentas de risco nutricional mais adequadas para pacientes críticos em termos de características e resultados clínicos.[6]

De acordo com revisão sistemática, que avaliou a associação entre desnutrição e desfechos clínicos na UTI, dez ferramentas de triagem nutricional foram identificadas, mas apenas cinco foram estudadas quanto ao prognóstico. A NRS-2002 apresentou baixo risco de viés em dois estudos, evidenciando o risco de desnutrição como fator independente para maior mortalidade hospitalar. Além disso, foi considerada mais fácil e rápida de calcular, quando comparada à outras ferramentas de triagem.[5]

Importante destacar que, entre todas as ferramentas de risco nutricional disponíveis na literatura, apenas a NRS-2002 e o NUTRIC incluem a gravidade dos parâmetros de trauma e/ou doença, sendo por isso, consideradas as mais adequadas para pacientes críticos. De fato, essas ferramentas apresentam boa capacidade de identificar pacientes com alto risco nutricional, no entanto, apresentam desempenhos variáveis dependendo do estudo avaliado.[5]

O NUTRIC *Score* foi a primeira ferramenta de triagem desenvolvida e validada especificamente para pacientes críticos para avaliação do risco nutricional. Trata-se de um sistema de pontuação composto por seis variáveis: idade, *acute physiology and chronic health evaluation* (APACHE) *II score*, *sequencial organ failure assessment* (SOFA) *score*, número de comorbidades, dias de internação anterior à admissão na UTI e concentração sérica de IL-6 (pode essa última ser descartada da pontuação, quando a dosagem não for disponível – NUTRIC modificado).[7]

Diversos estudos mostraram que o alto risco nutricional com base no NUTRIC *Score* (tanto com ou sem o uso da IL-6) está associado a desfechos clínicos importantes como maior tempo de internação na UTI e de ventilação mecânica, além de elevada mortalidade em 28 dias, com taxas que variam entre 29% e 41,4%.[6,8] Em recente trabalho, desenvolvido com 384 pacientes de UTI, o alto risco nutricional foi detectado em 54,4% pela NRS-2002, e 48,4% pelo mNUTRIC (modificado). Os pacientes identificados como de risco nutricional tanto pelo mNUTRIC quanto pela NRS-2002 (escore ≥ 5), apresentaram duas vezes mais chance de morrer durante a internação hospitalar quando comparados aos pacientes sem risco (RR = 2,29; IC 95% = 1,42 – 3,68; p = 0,001). A área sob a curva ROC associada com a mortalidade intra-hospitalar foi de 0,693 para o mNUTRIC; 0,645 para NRS-2002; e 0,666 para mNUTRIC e NRS-2002 combinados. Em outras palavras, os instrumentos de triagem nutricional NUTRIC e NRS-2002 apresentam desempenho semelhante como preditores de mortalidade de maneira isolada ou em combinação.[9]

Porém, existem algumas críticas pelo fato do NUTRIC não utilizar nenhum parâmetro nutricional, sendo considerado por alguns autores como uma ferramenta de prognóstico e não de risco nutricional.

Vale esclarecer que no trabalho original do NUTRIC, também foram testados parâmetros nutricionais (IMC, ingestão oral na última semana e perda de peso não intencional em 3 meses). Entretanto, essas variáveis não foram associadas com a mortalidade na UTI e por isso, não foram incluídas no escore. Além disso, de acordo com os autores, o principal objetivo da ferramenta é identificar pacientes com risco nutricional (pontuação do NUTRIC > 5 pontos) e assim, priorizá-los com a implementação de suporte calórico e proteico mais agressivo, pelo potencial efeito na redução da mortalidade.[7]

Apesar dos resultados dos estudos observacionais, em análise *post hoc* do estudo PermiT (*permissive underfeeding vs. target enteral feeding*) tanto em pacientes com alto quanto naqueles com baixo risco nutricional, identificados pelo NUTRIC *Score*, a subalimentação permissiva com ingestão adequada de proteínas foi associada a resultados semelhantes aos da alimentação padrão.[10] Assim, tal achado sugere que pacientes com risco nutricional aumentado não se beneficiariam com maior alvo calórico. No entanto, questiona-se o uso da mortalidade como melhor desfecho para avaliação de intervenções nutricionais, visto diversos fatores influenciarem com a mortalidade em pacientes críticos. Além disso, deve-se ser ter cautela na implementação de alvos calóricos mais agressivos devido ao risco de hiperalimentação, uma vez que a produção endógena de energia pode atingir 500 a 1.400 kcal/dia na fase aguda da doença.[4]

Logo, faltam estudos de intervenção para avaliar a necessidade de metas mais agressivas em pacientes com risco nutricional. No entanto, é consenso que a identificação e o acompanhamento mais intensivo desses pacientes é fundamental.

Comentários dos autores/*hot points*

- A avaliação do risco nutricional em pacientes críticos é tarefa árdua, porém fundamental para melhor implementação da terapia nutricional e por consequência, melhora da sobrevida.
- Todo paciente grave com permanência acima de 48 horas na UTI deve ser considerado de risco para desnutrição e deve ser submetido a estratificação do risco nutricional por meio de alguma ferramenta de triagem.
- Entre as ferramentas disponíveis, a NRS-2002 e o NUTRIC *Score* são consideradas as mais adequadas em relação às características e desfechos clínicos. Porém, há necessidade do desenvolvimento de novas ferramentas, mais específicas para pacientes críticos.

Referências bibliográficas

1. Brasil. Agência Nacional de Vigilância Sanitária (Anvisa). Resolução da diretoria colegiada – RDC nº 63, de 6 de julho de 2000. Brasília: Anvisa; 2000.
2. Hiesmayr M. Nutrition risk assessment in the ICU. Curr Opin Clin Nutr Metab Care. 2012;15(2):174-80.
3. Kondrup J. Nutritional-risk scoring systems in the Intensive care unit. Curr Opin Clin Nutr Metab Care. 2014;17(2):177-82.
4. Singer P, Blaser AR, Berger MM, Alhazzani W, Calder PC, Casaer MP, et al. ESPEN guideline on clinical nutrition in the intensive care unit. Clin Nutr. 2019;38(1):48-79.
5. Lew CC, Yandell R, Fraser RJ, Chua AP, Chong MF, Miller M. Association between malnutrition and clinical outcomes in the intensive care unit: a systematic review. J Parenter Enteral Nutr. 2017;41:744e58.
6. McClave SA, Taylor BE, Martindale RG, Warren MM, Johnson DR, Braunschweig C, et al. American Society for Parenteral and Enteral Nutrition. Guidelines for the Provision and Assessment of Nutrition Support Therapy in the Adult Critically Ill Patient: Society of Critical Care Medicine (SCCM) and American Society for Parenteral and Enteral Nutrition (A.S.P.E.N.). JPEN J Parenter Enteral Nutr. 2016;40(2):159-211.
7. Heyland DK, Dhaliwal R, Jiang X, Day AG. Identifying critically ill patients who benefit the most from nutrition therapy: the development and initial validation of a novel risk assessment tool. Crit Care. 2011;15(6):R268.
8. Wang N, Wang MP, Jiang L, Du B, Zhu B, Xi XM. Association between the modified Nutrition Risk in Critically Ill (mNUTRIC) score and clinical outcomes in the intensive care unit: a secondary analysis of a large prospective observational study. BMC Anesthesiol. 2021;21(1):22
9. Machado dos Reis A, Marchetti J, Forte Dos Santos A, Franzosi OS, Steemburgo T. NUTRIC Score: Isolated and Combined Use With the NRS-2002 to Predict Hospital Mortality in Critically Ill Patients. JPEN J Parenter Enteral Nutr. 2020;0;1-7.
10. Arabi YM, Aldawood AS, Al-Dorzi HM, Tamim HM, Haddad SH, Jones G, et al. PermiT trial group: permissive underfeeding or standard enteral feeding in high and low nutritional risk critically ill adults: post-hoc analysis of the PermiT trial. Am J Respir Crit Care Med. 2017;195:652e62.

Capítulo 96

Como definir as necessidades de macro e micronutrientes?

• Nara Aline Costa • Ana Paula Dantas Ribeiro • Marcos Ferreira Minicucci

A desnutrição no paciente crítico sabidamente aumenta o risco de desfechos adversos, incluindo maior tempo de hospitalização, redução da defesa imune, maior risco de infecção, cicatrização inadequada, deiscência de anastomose, maior risco de íleo metabólico, ventilação mecânica prolongada, menor qualidade de vida após a alta hospitalar e maior mortalidade.[1]

Nos últimos anos, a terapia nutricional tem assumido papel primordial no cuidado do paciente grave, sendo a oferta de macro e micronutrientes amplamente estudada no âmbito da terapia intensiva. Nesse contexto, caso não seja providenciado o suporte nutricional adequado em relação à composição dos nutrientes, poderão ser observadas repercussões negativas consequentes do estado nutricional depletado.[1]

Necessidades de energia e macronutrientes

Energia

A quantidade exata de calorias a ser administrada no paciente grave é de difícil determinação e com ampla variação ao longo da internação. Para redução do risco de inadequação, vários parâmetros devem ser considerados, entre eles o estado nutricional atual e o histórico de perda de peso previamente à admissão na unidade de terapia intensiva (UTI); produção endógena de energia e autofagia; variação no balanço energético de acordo com o tempo de internação; uso de terapias que interferem no gasto energético (ventilação mecânica, sedação, repouso no leito e uso de drogas vasoativas) e risco de desenvolvimento da síndrome de realimentação.[2]

Apesar dessas dificuldades, em pacientes críticos, recomenda-se como primeira opção o uso da calorimetria indireta. A calorimetria indireta mede o volume de oxigênio (VO_2) consumido e o volume de dióxido de carbono (VCO_2) produzido; e por meio da fórmula de Weir é determinado o gasto energético de repouso (GER).[3]

Fórmula de Weir:
GER = 3,941 × VO_2 (L/min) + 1,11 × VCO_2 (L/min) × 1.440

Na impossibilidade do seu uso, deve ser optado pela aferição do VCO_2 obtido pelo ventilador e a partir desse valor, realização do cálculo do gasto energético de repouso por meio de uma fórmula simplificada [GER = 8,19 × VCO_2 (mL/min)]. O uso dessa fórmula é considerado mais preciso que o uso de equações preditivas em pacientes críticos.[2]

Outras alternativas para a determinação da necessidade calórica no paciente crítico são o uso das fórmulas preditivas ou da fórmula de bolso.[2,4] Diversos estudos já mostraram a imprecisão das equações preditivas (inacurácia de até 60% quando comparado a calorimetria) sobretudo entre pacientes críticos, desnutridos e idosos hospitalizados.[2] No entanto, as fórmulas são frequentemente usadas para determinação das necessidades energéticas, devido à praticidade e indisponibilidade de calorímetro em muitos serviços. Entre as fórmulas preditivas mais usadas para pacientes hospitalizados, estão a equação de Harris-Benedict, Ireton-Jones, Fick, Faisy e Penn-State.[5]

Outra opção para a estimativa da necessidade calórica é o uso da fórmula de bolso. Sugere-se ofertar de 12 a 25 kcal/kg/dia nos primeiros 7 a 10 dias de internação na UTI. Indivíduos desnutridos, em uso de nutrição parenteral e aqueles que apresentam risco para o desenvolvimento de síndrome de realimentação devem iniciar o suporte nutricional com oferta calórica reduzida (10 a 20 kcal/kg/dia). Indivíduos obesos devem receber entre 11 a 14 kcal/kg peso atual/dia ou 22 a 25 kcal/kg de peso ideal/dia.[2,4]

Apesar dos *guidelines* recomendarem a utilização da calorimetria indireta nos pacientes críticos, os estudos mostraram apenas uma tendência em redução da mortalidade a curto prazo, mas sem diferença em longo prazo. É importante lembrarmos que, independentemente do método utilizado para medir ou estimar o gasto energético, nenhum deles consegue avaliar a produção endógena de energia. Essa produção, que pode atingir 1.400 kcal/dia na fase aguda da doença crítica, quando somada à oferta de energia da dieta pode levar ao *overfeeding*.[2]

Além disso, estudos de intervenção com hipoalimentação permissiva (oferta intencional de 40% a 60% do alvo energético) e com dietas tróficas não tem mostrado diferenças quando comparados a dietas convencionais, em relação a desfechos em pacientes críticos.[2] Os benefícios dessas estratégias de redução da oferta de energia, na fase aguda da doença, podem estar associados a modulação da autofagia, redução da hiperglicemia, redução da síndrome de realimentação e do *overfeeding*.[4]

Logo, atualmente recomenda-se não ultrapassar 70% do alvo energético nos primeiros 3 e 7 dias, quando usado a calorimetria indireta e fórmulas preditivas, respectivamente. Após esse período e se bem tolerado pelo paciente, deve-se aumentar a oferta energética para 80% a 100% da meta.[2]

Carboidratos

Os carboidratos são o substrato preferencial para a produção de energia, porém, o quadro de resistência à insulina e hiperglicemia são comuns na resposta metabólica ao estresse. Além disso, o estado crítico altera a absorção de nutrientes via enteral e aumenta a produção endógena de glicose, a despeito da administração de nutrientes e insulina. Por isso, para garantir a oferta mínima necessária e sem trazer repercussões metabólicas, parece ser seguro a administração de carboidratos ou glicose na quantidade mínima de 150 g/dia e máxima de 5 mg/kg/min.[6]

Fibras

Para os doentes críticos, os dados publicados até o momento são insuficientes para recomendar o uso rotineiro de fibras (solúvel ou insolúvel) nas fórmulas enterais. Em pacientes com diarreia persistente e hemodinamicamente estáveis, o uso de fibras solúveis (10 a 20 g/d) pode ser considerado. O uso de fibra insolúvel é estritamente contra indicado devido ao risco de isquemia intestinal, principalmente em pacientes com sepse e instabilidade hemodinâmica.[2]

Proteínas

De acordo com as recomendações americanas, pacientes críticos eutróficos ou desnutridos devem receber oferta de 1,2 a 2,0 g de proteína/kg/dia. Indivíduos com lesão renal aguda em terapia renal substitutiva devem receber no mínimo 1,5 g/kg/dia, não ultrapassando o valor de 2,5 g de proteína/kg/dia.[4]

As recomendações europeias para ingestão proteica no paciente internado em UTI sugerem ingestão maior que 1,3 g de proteína/kg/peso, podendo atingir-se oferta mais elevada apenas para pacientes queimados ou no trauma.[2]

Os estudos observacionais em pacientes críticos relatam que a maior oferta proteica está associada a melhores desfechos.[2] No entanto, os estudos de intervenção realizados até o momento, não apresentaram poder suficiente para mostrar associação da quantidade de proteína administrada com a mortalidade.

Lipídios

Pacientes críticos apresentam comprometimento no metabolismo e absorção de gorduras. Quando administrados via endovenosa, a recomendação máxima para os lipídios é de 1,0 g/kg/dia, devendo ser adaptado para tolerância individual. Quantidades um pouco maiores (até 1,5 g/kg/dia) são toleradas, porém podem aumentar o risco de lipogênese, hipertrigliceridemia e até toxicidade em alguns casos.[2]

Micronutrientes

Os micronutrientes compreendem o grupo das vitaminas, eletrólitos e oligoelementos. Embora sejam fornecidos por uma dieta variada na população saudável, durante a internação na UTI, os pacientes necessitam da prescrição para o fornecimento dos micronutrientes. A necessidade de micronutrientes é modificada pela doença aguda devido ao aumento de perdas em algumas doenças, diminuição da ingestão e aumento do uso para o reparo tecidual. Ademais, a resposta de fase aguda resulta em redistribuição dos micronutrientes devido à liberação de citocinas pró-inflamatórias. Como consequência, observamos concentrações séricas alteradas e diminuição da reserva corporal dos micronutrientes.[7]

Além disso, vale destacar a complexidade na determinação de recomendações de ingestão para o paciente crítico, especialmente pela heterogeneidade de diagnósticos, diferentes intensidades de resposta inflamatória, imune e antioxidante ao longo da internação, além da impossibilidade de quantificação das reservas de maneira rotineira na prática clínica. Desse modo, não há recomendações específicas de ingestão de micronutrientes para pacientes internados na UTI. O que parece ser plausível é a adoção dos mesmos parâmetros de ingestão diária (*recommended dietary allowance – RDA*), sem ultrapassar os valores máximos tolerados pelo organismo (*tolerable upper intake level – UL*), independentemente da via de alimentação.[8]

Algumas doenças específicas, podem apresentar aumento das necessidades e/ou da perda dos micronutrientes, como nos pacientes queimados, em terapia renal substitutiva, sepse e na doença inflamatória intestinal. Mesmo assim, a European Society for Parenteral and Enteral Nutrition (ESPEN), aconselha que a suplementação de elementos antioxidantes como selênio, zinco, vitaminas E e C, além das necessidades diárias, devam ser indicadas excepcionalmente nos casos de comprovada deficiência.[2] Os resultados publicados até o momento são divergentes em relação aos benefícios da suplementação, devido a ampla variação na dose, via de suplementação e pela diversidade das doenças incluídas.

Comentários dos autores/*hot points*

- A calorimetria indireta é recomendada para a avaliação das necessidades calóricas em pacientes críticos. O uso do VCO_2 dos ventiladores parece ter melhor acurácia que as fórmulas de predição e a fórmula de bolso (12 a 25 kcal/kg/dia nos primeiros 7 a 10 dias de internação na UTI).
- Não se deve ultrapassar 70% do alvo energético nos primeiros 3 e 7 dias, quando usado a calorimetria indireta e fórmulas preditivas, respectivamente. Após esse período e se bem tolerado pelo paciente, deve-se aumentar a oferta energética para 80% a 100% das metas.
- Deve-se ofertar mais de 1,3 g de proteína/kg/dia.
- A oferta de micronutrientes deve seguir as recomendações estabelecidas para indivíduos adultos saudáveis e a suplementação adicional pode ser instituída apenas em casos comprovados de deficiência.

Referências bibliográficas

1. Koekkoek KW, van Zanten AR. Nutrition in the critically ill patient. Curr Opin Anaesthesiol. 2017;30(2):178-185.
2. Singer P, Blaser AR, Berger MM, Alhazzani W, Calder PC, Casaer MP, et al. ESPEN guideline on clinical nutrition in the intensive care unit. Clin Nutr. 2019;38(1):48-79.
3. Weir JB. New methods for calculating metabolic rate with special reference to protein metabolism. 1949. Nutrition. 1990;6(3):213-21.
4. Compher C, Bingham AL, McCall M, Patel J, Rice TW, Braunschweig C, et al. Guidelines for the provision of nutrition support therapy in the adult critically ill patient: The American Society for Parenteral and Enteral Nutrition. JPEN J Parenter Enteral Nutr. 2022;46(1):12-41.
5. Frankenfield DC, Coleman A, Alam S, Cooney RN. Analysis of estimation methods for resting metabolic rate in critically ill adults. JPEN J Parenter Enteral Nutr. 2009;33(1):27-36.
6. Deane AM, Rayner CK, Keeshan A, Cvijanovic N, Marino Z, Nguyen NQ, et al. The effects of critical illness on intestinal glucose sensing, transporters and absorption. Crit Care Med. 2014;42:57e65.
7. Blaauw R, Osland E, Sriram K, Ali A, Allard JP, Ball P, et al. Parenteral Provision of Micronutrients to Adult Patients: Na Expert Consensus Paper. JPEN J Parenter Enteral Nutr. 2019;43(Suppl 1):S5-S23.
8. Trumbo PR, Barr SI, Murphy SP, Yates AA. Dietary reference intakes: cases of appropriate and inappropriate uses. Nutr Rev. 2013;71(10):657-64.

Capítulo 97

Há espaço para aminoácidos e micronutrientes específicos?

• Nara Aline Costa • Amanda Gomes Pereira • Marcos Ferreira Minicucci

Aminoácidos e micronutrientes na doença crítica

Durante a doença crítica, ocorre a liberação de diversos hormônios catabólicos, levando a maior demanda de aminoácidos pelo organismo e assim, comprometendo drasticamente as reservas corporais, principalmente às custas da massa muscular esquelética e proteínas viscerais.[1]

Ademais, pacientes internados em unidades de terapia intensiva (UTI) frequentemente apresentam elevado estresse oxidativo, acarretando muitas vezes lesão tecidual e disfunção mitocondrial. As concentrações plasmáticas de micronutrientes, principalmente os que apresentam função antioxidante, podem estar depletadas em pacientes graves e são inversamente relacionadas com o estado pró-inflamatório. A redução desses micronutrientes pode ser agravada pela redução nas proteínas de transporte e aumento da permeabilidade capilar. É importante enfatizar que a deficiência não é algo generalizado, visto que o *status* de micronutrientes no organismo é dependente de inúmeros fatores, entre eles o solo da região em que o paciente viveu e comeu antes de ficar doente.[2]

Sem dúvida alguma, a demanda metabólica em resposta à doença aguda é altamente complexa e exacerbada. Porém, apesar de todos os avanços científicos, ainda estamos longe de termos disponíveis a detecção das concentrações de aminoácidos, vitaminas e oligoelementos na grande maioria dos hospitais. Logo, é fundamental o embasamento científico em relação aos reais efeitos dos principais aminoácidos e micronutrientes nos pacientes críticos, sem endossarmos o falso conceito de que se é bom, e serve para todos.

Aminoácidos

Glutamina

A glutamina é considerada um aminoácido condicionalmente essencial, atuando no transporte de nitrogênio e como combustível para as células de rápida proliferação. Do ponto de vista fisiopatológico, acredita-se que durante a doença crítica, a concentração plasmática de glutamina possa estar reduzida e contribuir para o risco de desfechos menos favoráveis, sendo o seu uso promissor. Entretanto, os estudos com base na suplementação de glutamina em pacientes de UTI têm observado resultados pouco estimulantes.[3]

Um dos trabalhos mais conhecidos em relação à suplementação de glutamina (REDOX), ao contrário do que se esperava, não identificou deficiência de glutamina nos pacientes críticos. Além disso, a suplementação de glutamina de maneira precoce e em altas doses (30 g/dia de glutamina via enteral e 0,35 g/kg peso ideal/dia via parenteral) foi prejudicial, sendo observada tendência de aumento da mortalidade em 28 dias entre os pacientes que receberam a glutamina em comparação com aqueles que não receberam.[3]

Depois, foi desenvolvido outro estudo multicêntrico, randomizado e duplo cego (MetaPlus) em pacientes sob ventilação mecânica, com uso da dieta imunomoduladora ou dieta padrão. Como resultado, os autores observaram que a dieta imunomoduladora não melhorou as taxas de complicações infecciosas ou outros desfechos clínicos e pode ser prejudicial, conforme sugerido pelo aumento da mortalidade em 6 meses. Vale destacar que ambas as dietas eram hiperproteicas, a glutamina foi usada por tempo prolongado (até 28 dias) e associada a outros compostos como ômega-3, selênio e antioxidantes.[4]

Dessa maneira, a suplementação de glutamina tanto por via enteral quanto parenteral é contraindicada em pacientes críticos, com exceção para pacientes queimados e politraumatizados, que possuem a indicação de uso, porém apenas por via enteral. Em indivíduos com mais de 20% de área acometida por queimaduras, a suplementação de glutamina associada à dieta enteral (0,3-0,5 g/kg/dia) durante 10 a 15 dias é aconselhada. A maior necessidade nessa população, justifica-se pela maior perda exsudativa, sendo a glutamina o aminoácido mais comprometido.[1] Já em situações de trauma, a glutamina associada a dieta enteral é indicada por menor tempo e dose (0,2-0,3 g/kg/dia nos primeiros 5 dias), seu uso pode ser prorrogado por até 15 dias, em casos de comprometimento na cicatrização de feridas.[1] Vale destacar que tais recomendações não devem ser mantidas em situações de instabilidade hemodinâmica, sepse e disfunção de órgãos, como disfunção hepática e renal.

Outros aminoácidos como a arginina, leucina e o seu metabólito hidroximetilbutirato, apesar dos efeitos benéficos em relação ao sistema imune, cicatrização e ganho de massa muscular, até o momento não possuem respaldo científico para a suplementação em pacientes críticos. Além disso, a arginina é contraindicada em pacientes sépticos e com instabilidade hemodinâmica, devido ao seu efeito vasodilatador, por ser precursora do óxido nítrico.[5]

Micronutrientes específicos

Selênio

O selênio é um micronutriente essencial para a saúde humana, sendo a sua deficiência associada à inflamação intensa, disfunção de órgãos e pior evolução em crianças e adultos. Alguns estudos prévios desenvolvidos com pacientes críticos, observaram baixa concentração e assim, encorajaram o desenvolvimento de pesquisas com a sua suplementação. Nessa perspectiva, foram desenvolvidos diversos trabalhos, porém com resultados bastante divergentes em relação à suplementação desse mineral, não sendo definido ainda a dose de suplementação, o tempo e a via de administração mais adequados para o paciente na UTI.[1]

Alguns estudos mostram resultados promissores, porém quando os resultados são observados de maneira conjunta, não são tão favoráveis. De acordo com metanálise que analisou 21 estudos randomizados e controlados com a suplementação endovenosa de selênio isolada ou em combinação com outros nutrientes na UTI, não houve nenhum efeito na mortalidade, nas taxas de infecções, tempo de internação e de ventilação mecânica com a suplementação via parenteral.[6]

Corroborando com esses achados, em metanálise que incluiu apenas pacientes sépticos, não foi detectada associação da suplementação de selênio com a diminuição da mortalidade a médio e longo prazo, sem eficácia também na incidência de lesão renal aguda, infecção secundária ou duração da ventilação mecânica.[7] Assim, a suplementação de selênio como monoterapia e em altas doses (até dez vezes o recomendado pelas *recommended dietary allowance* – RDA) via endovenosa não deve ser administrada sem deficiência comprovada.[2]

Tiamina

A deficiência de tiamina também pode ocorrer em situações onde há aumento da demanda metabólica, como nos casos de sepse, uso de nutrição parenteral prolongada, terapia renal substitutiva e pacientes queimados. Em pacientes com choque séptico, essa deficiência pode atingir até 70% dos casos, sendo por isso, alvo de estudos com a suplementação. Nessa população, a suplementação de tiamina (200 mg, 2 × ao dia) mostrou concentrações decrescentes de lactato. Já no subgrupo de pacientes com deficiência da vitamina, observou-se diferença significativa na mortalidade (13 *vs.* 46%; p = 0,047) quando comparado ao grupo controle.[8]

Outro estudo, usou a combinação de tiamina, hidrocortisona e vitamina C na sepse, sendo a suplementação associada a redução da disfunção orgânica. No entanto, os resultados são questionáveis, principalmente devido à grande redução da mortalidade no grupo tratado (grupo controle: 40,4% *vs.* grupo tratado: 8,5%).[9] Alguns autores sugerem a suplementação de tiamina na dose de 300 mg/dia via endovenosa para pacientes com risco de deficiência e 100 mg/dia nos demais pacientes, nas primeiras 48 horas de internação na UTI, diante do seu baixo risco de efeitos adversos e custo.[8] No entanto, devido à falta de resultados em desfechos clínicos, os principais consensos de terapia nutricional no paciente grave, não recomendam a suplementação de tiamina de modo aleatório e sem a deficiência comprovada.[1,5]

Vitamina C

É comum a deficiência aguda de vitamina C em pacientes críticos, entretanto, geralmente passa despercebida, pois os sintomas são similares aos encontrados na doença aguda e a avaliação das concentrações plasmáticas não está disponível de maneira rotineira. A deficiência aguda de vitamina C pode contribuir para hipotensão, inflamação exagerada, extravasamento capilar, comprometimento microcirculatório, comprometimento na defesa imune e cicatrização de feridas.[10]

Em recente revisão sistemática e metanálise, foram analisados 44 estudos randomizados com suplementação de vitamina C em população variada de pacientes críticos, sendo 16 trabalhos realizados pacientes internados em UTI geral (2.857 pacientes) e 28 em cirurgia cardíaca (3.598 pacientes). Como resultados, foram observados que a suplementação de vitamina C não esteve associada a sobrevida, tempo de UTI ou permanência hospitalar. Na cirurgia cardíaca, os efeitos benéficos na fibrilação atrial pós-operatória e tempo de internação na UTI ou hospitalar permanecem obscuros.

Ademais, o *guideline* mais recente do *survival sepsis campaign* (SSC) se posicionou contra a administração de vitamina C em pacientes com sepse e choque séptico devido à baixa qualidade de evidências em relação à redução da mortalidade e efeitos adversos da suplementação.[11]

Vale destacar que, apesar da neutralidade dos trabalhos atuais, a suplementação de vitamina C em pacientes críticos permanece sendo um alvo de intervenção atraente para novos estudos, considerando diferentes abordagens em relação à dose, tempo e modo de administração e escolha de desfechos clínicos.

Vitamina D

Mundialmente, a deficiência de vitamina D está presente em cerca de 30%-60% dos pacientes críticos. Desde 2009, alguns estudos observacionais mostraram que a deficiência de vitamina D está ligada à maior morbidade e mortalidade na UTI tanto em adultos quanto em crianças.[12]

Entretanto, os dados são ainda insuficientes, visto que no ano de 2018, apenas cerca de 700 pacientes críticos receberam a suplementação da vitamina D de maneira randomizada. Com base na metanálise mais recente, a administração de vitamina D pode estar associada à redução da mortalidade (32% no grupo suplementado *vs.* 40% no grupo controle; p = 0,04) e sem eventos adversos significativos.[12] De acordo com a European Society for Parenteral and Enteral Nutrition (ESPEN), nos casos de deficiência documentada (concentração plasmática de 25-hidroxi-vitamina D < 12,5 ng/mL ou 50 nmol/L) a vitamina D_3 pode ser administrada na primeira semana após a admissão na UTI em dose única e elevada (500.000 UI).[1]

Comentários dos autores/*hot points*

- Inúmeros fatores contribuem para a depleção de aminoácidos e micronutrientes durante a doença aguda, mas nem todos os pacientes críticos irão desenvolver a deficiência desses.
- Entre os aminoácidos, a suplementação de glutamina é contraindicada em pacientes críticos, com exceção de pacientes queimados e politraumatizados, que possuem a indicação de uso apenas por via enteral. Já a arginina, é contraindicada em pacientes sépticos e com instabilidade hemodinâmica.
- A suplementação de alguns micronutrientes (selênio, tiamina, vitaminas C e D) em doses acima das recomendações estabelecidas para indivíduos adultos saudáveis pode ser realizada, porém, apenas nos casos comprovados de deficiência.

Referências bibliográficas

1. Singer P, Blaser AR, Berger MM, Alhazzani W, Calder PC, Casaer MP, et al. ESPEN guideline on clinical nutrition in the intensive care unit. Clin Nutr. 2019;38(1):48-79.
2. Karapetsa M, Pitsika M, Goutzourelas N, Stagos D, Tousia BA, Zakynthinos E. Oxidative status in ICU patients with septic shock. Food Chem Toxicol. 2013; 61:106-11.
3. Heyland D, Muscedere J, Wischmeyer PE, Cook D, Jones G, Albert M, et al. A randomized trial of glutamine and antioxidants in critically ill patients. N Engl J Med. 2013;368(16):1489-97.
4. van Zanten AR, Sztark F, Kaisers UX, Zielmann S, Felbinger TW, Sablotzki AR, et al. High-protein enteral nutrition enriched with immune-modulating nutrients vs. standard high-protein enteral nutrition and nosocomial infections in the ICU: a randomized clinical trial. JAMA. 2014;312(5):514-24.
5. McClave SA, Taylor BE, Martindale RG, Warren MM, Johnson DR, Braunschweig C, et al. American Society for Parenteral and Enteral Nutrition. Guidelines for the Provision and Assessment of Nutrition Support Therapy in the Adult Critically Ill Patient: Society of Critical Care

Medicine (SCCM) and American Society for Parenteral and Enteral Nutrition (A.S.P.E.N.). JPEN J Parenter Enteral Nutr. 2016;40(2):159-211.

6. Manzanares W, Lemieux M, Elke G, Langlois PL, Bloos F, Heyland DK. High-dose intravenous selenium does not improve clinical outcomes in the critically ill: a systematic review and meta-analysis. Crit Care. 2016 Oct 28;20(1):356.

7. Li S, Tang T, Guo P, Zou Q, Ao X, Hu L, et al. A meta-analysis of randomized controlled trials: Efficacy of selenium treatment for sepsis. Medicine (Baltimore). 2019;98(9):e14733.

8. Donnino MW, Andersen LW, Chase M, et al. Randomized, Double-Blind, Placebo-Controlled Trial of Thiamine as a Metabolic Resuscitator in Septic Shock: A Pilot Study. Crit Care Med. 2016;44(2):360-367.

9. Marik PE. Hydrocortisone, Ascorbic Acid and Thiamine (HAT Therapy) for the Treatment of Sepsis. Focus on Ascorbic Acid. Nutrients. 2018;10(11):E1762.

10. Putzu A, Daems AM, Lopez-Delgado JC, Giordano VF, Landoni G. The Effect of Vitamin C on Clinical Outcome in Critically Ill Patients: A Systematic Review With Meta-Analysis of Randomized Controlled Trials. Crit Care Med. 2019;47(6):774-783.

11. Evans L, Rhodes A, Alhazzani W, et al. Surviving Sepsis Campaign: International Guidelines for Management of Sepsis and Septic Shock 2021. Crit Care Med. 2021;49(11):e1063

12. Putzu A, Belletti A, Cassina T, Clivio S, Monti G, Zangrillo A, Landoni G. Vitamin D and outcomes in adult critically ill patients. A systematic review and meta-analysis of randomized trials. J Crit Care. 2017;38:109-114.

Capítulo 98

O que é e como manejar a PICS?

• Amanda Gomes Pereira • Marina Gaiato Monte
• Paula Schmidt Azevedo • Marcos Ferreira Minicucci

O que é a PICS

A disfunção múltipla de órgãos (DMO), em pacientes críticos, foi descrita pela primeira vez, na década de 1970, e, desde então, diversos fenótipos foram propostos para caracterizar essa síndrome. Atualmente, o termo PICS, acrônimo para *prolonged inflammatory and catabolic syndrome*, ou síndrome de catabolismo e inflamação persistente é uma das formas observadas na DMO crônica.[1-5] PICS é também a abreviatura de *"post-intensive care syndrome"* que inclui a *"post-intensive care weakness"* ou fraqueza pós-UTI. A primeira definição, leva em consideração aspectos metabólicos e fisiopatológicos, enquanto a segunda, aborda aspectos fenotípicos e clínicos.[6,7]

Atualmente, com a rápida detecção e tratamento adequado dos pacientes críticos, a morte precoce por disfunção de órgãos aguda tornou-se menos frequente. Dessa maneira, os pacientes sobreviventes seguem dois caminhos: recuperação ou doença crítica crônica (DCC, definida como > 14 dias na UTI).[2,8] De fato, cerca de 30% a 50% dos pacientes críticos crônicos progridem para a PICS, sendo a idade > 65 anos e a condição de saúde prévia à internação na unidade de terapia intensiva (UTI) os principais fatores de risco associados ao desenvolvimento dessa síndrome.[2,3]

Atualmente, alguns biomarcadores disponíveis na maioria dos serviços hospitalares podem ser utilizados para identificação de riscos, durante o período crítico (Tabela 98.1).

A PICS é caracterizada, do ponto de vista metabólico, por inflamação crônica de baixo grau, imunossupressão e catabolismo crônico.[2,3]

Clinicamente, os pacientes com PICS apresentam redução da massa muscular, fraqueza muscular, caracterizando a síndrome da fraqueza pós-UTI. O conceito geral de PICS inclui transtornos mentais, como

Tabela 98.1: Biomarcadores utilizados para identificar pacientes com risco de PICS

PICS	Critérios
Paciente crítico	Admissão na UTI > 14 dias
Inflamação persistente	PCR > 50 µg/dL
Imunossupressão	Contagem total de linfócitos < 0,80 × 10^9/L
Estado catabólico	Albumina sérica < 3,0 g/dL Pré-albumina < 10 mg/dL ICA < 80% Perda de peso > 10% ou IMC < 18 kg/m^2 durante a Hospitalização

PCR: proteína C-reativa; ICA: índice creatinina altura; IMC: índice de massa corporal.

ansiedade e depressão e alterações cognitivas, como perda de memória. Existe ainda a sugestão para se ampliar o conceito de PICS para incluir outros achados comuns aos sobreviventes da internação em UTI como p. ex., osteopenia, fadiga, dor crônica, alterações do sono, síndrome de fragilidade, disfunção endócrina e metabólica.[6,9]

Por que ocorre a PICS

Após o insulto inflamatório importante, que pode ser em decorrência de um trauma, sepse ou queimadura, ocorre ativação maciça de mediadores pró-inflamatórios, especialmente citocinas como o fator de necrose tumoral alfa (TNF-α) e interleucinas (IL) : IL-1, IL-6, IL-8, levando à inflamação sistêmica exagerada, denominada síndrome da resposta inflamatória sistêmica (*systemic inflammatory response syndrome* – SIRS).[2,4] Essa síndrome é caracterizada por alteração de temperatura, frequência cardíaca, frequência respiratória e leucometria. Em alguns casos, a SIRS pode se tornar muito intensa, induzindo a disfunção de órgãos precoce e consequentemente, à morte fulminante.[5]

Concomitantemente à SIRS, na tentativa de restaurar a homeostase imunológica do organismo, ocorre uma resposta anti-inflamatória compensatória denominada CARS (*compensatory antiinflammatory response syndrome*). É caracterizada pelo aumento de citocinas anti-inflamatórias, especialmente a IL-10, e de citocinas antagonistas, como a IL1RN (*Interleukin 1 receptor antagonista*) e TNFRI (*tumor necrosis factor receptor 1*). Assim, a resposta ao estresse pode ser entendida como modelo complexo onde os processos inflamatórios e anti-inflamatórios coexistem simultaneamente.[8]

A resposta metabólica ao estresse associa-se a intenso catabolismo e hipermetabolismo, que em conjunto com outras condições do paciente crítico, como p. ex., a hipoperfusão do choque, repouso no leito, sedação e bloqueios neuromusculares, podem levar a lesão e DMO. Dessa maneira, observa-se que isquemia microvascular, catabolismo e imobilidade promovem a perda muscular esquelética, enquanto lesão microvascular com isquemia nervosa, disfunção dos canais de sódio, e lesão às mitocôndrias nervosas poderiam contribuir para neuropatia do doente crítico, miopatia, fraqueza e alterações cognitivas. A situação pós-traumática e difícil em que esses pacientes, agora crônicos se encontram, favorece o desenvolvimento das alterações mentais.[6,7,9]

Diagnóstico da PICS

Não existe até o momento critérios consensuais para definição de PICS. Entretanto, Spies *et al.* propuseram a realização de triagem e diagnóstico para PICS utilizando as ferramentas que constam no Tabela 98.2.[9] Este capítulo aborda a avaliação da fraqueza pós-UTI, mas indica referências de ferramentas que podem ser utilizadas para as outras avaliações.[9]

O diagnóstico por marcadores metabólicos não é completamente conhecido, mas é possível que o paciente apresente concentrações séricas de albumina discretamente reduzidas e discreta elevação de proteína C reativa. Esses exames são facilmente disponíveis na prática clínica.

Adicionalmente, recomenda-se a realização de avaliação cardiopulmonar ao esforço, para se definir a quantidade mais adequada de exercícios físicos. Como os pacientes apresentam fraqueza muscular e muitas vezes restritos ao leito, sugere-se o uso de cicloergômetros para serem usados no leito, que poder ser de membros superiores, inferiores, passivo ou ativo.[10,11]

Implicações nutricionais da PICS

A inflamação crônica de baixo grau e o consumo exaustivo da massa magra em decorrência do processo catabólico promovem rápida perda de peso e conferem um fenótipo de caquexia aos pacien-

Tabela 98.2: Triagem e confirmação diagnóstica da síndrome pós-UTI

Triagem clínica			
Cognitiva	Mental	Funcional	Qualidade de Vida
Mini-Cog©	*Patient health questionnaire* (PHQ-4)	Força de preensão palmar (FPP): Homem: Idade ≤ 60: < 25 kg 61-79: < 23 kg ≥ 80: < 19 kg Mulher: Idade ≤ 60: < 15 kg 61-79: < 14 kg ≥ 80: < 13 kg *Timed up and go* (TUG) Idade ≤ 60 > 9 s 61-79: > 14 s ≥ 80 > 19 s	EQ-5D Questionário desenvolvido pelo grupo EuroQol e tem cinco domínios. Mobilidade, cuidados-pessoais, atividades habituais, dor/desconforto, ansiedade/depressão.
Se algum teste for positivo para prejuízo de alguma das funções, proceder com a avaliação mais ampla, que pode ser realizada com:			
Confirmação clínica			
Realizar bateria de avaliação neuropsicológica ou *trail making test* A e B	PHQ-9	Repetir FPP ou teste de caminhada de 2 min., sendo esse alterado se paciente percorrer menos de 80 metros	

Fonte: Realizada pelos autores e com base na referência 9.

tes. A perda intensa de massa muscular acontece a despeito da intervenção nutricional agressiva e está associada à diminuição da funcionalidade, maior incidência de infecções, altas taxas de reinternação hospitalar e menor sobrevida em um ano.[5]

Apesar de não ser possível reverter, por completo, a proteólise presente nas três fases da resposta inflamatória (SIRS, CARS e PICS), a oferta adequada de energia e proteína reduzem as consequências do catabolismo exacerbado e assim, melhoram a evolução clínica do paciente.

Terapia nutricional no paciente inflamado

Atualmente, não existe na literatura um suporte nutricional específico para o manejo da PICS. Nessa condição, o paciente deve ser avaliado e tratado como paciente grave e os esforços devem ser direcionados principalmente ao combate à desnutrição e à restauração do anabolismo, desde o momento da admissão, persistindo para depois da alta da UTI.[5]

A terapia nutricional dos pacientes críticos deve se iniciar precocemente, conforme descrito nos capítulos 95 a 97.[12-14] Portanto, durante a internação em terapia intensiva, para tentar prevenir a PICS, mais especificamente a fraqueza pós-UTI, recomenda-se:

- Realizar terapia nutricional garantindo oferta de macro e micronutrientes.
- Mobilização precoce.
- Controle glicêmico.
- Despertar diário.
- Uso cuidadoso de sedação, bloqueios neuromusculares e corticoides.
- Controle de infecção, entre outros.

Um dos pontos mais importantes na prevenção e manejo da PICS refere-se a estímulos mecanotransdutores ao tecido muscular. Nesse sentido, a mobilização precoce do paciente, preferencialmente por meio de exercício resistido, melhora a incorporação da proteína e manutenção da massa magra.[2,14] Esses exercícios podem ser realizados por meio de cicloergômetros passivos elétricos usados a beira do leito ou com exercícios ativos, se possível.[10,11]

Existem ainda estudos promissores com eletroneuroestimulação muscular, do inglês (neuromuscular electrical stimulation – NMES). Essa modalidade, difere da estimulação transcutânea (TENS) que envolve mais a estimulação de nervos sensoriais e é utilizada para controle da dor. Em revisão sistemática, observou-se que o uso do NMES em frequência de 35 a 50 Hz e por 7 a 30 dias, avaliando diferentes desfechos, reconhece que há potencial para auxiliar na recuperação dos pacientes críticos.[15]

Intervenções em longo prazo

Não há recomendações formais sobre a oferta de energia e proteína nas fases de recuperação pós-internação em UTI. Estudos observacionais mostraram que existe um aumento do gasto energético e que a maior oferta de proteínas se associa a melhores desfechos nas fases de recuperação imediata e tardia, após a doença crítica. Dessa forma seguem algumas opções descritas na literatura:[10,16,17]

- Avaliar pacientes pós-alta da UTI com calorimetria indireta. Se não for possível estimar por fórmulas. Uma opção seria a fórmula de bolso com a oferta de 30 kcal/kg para a fase de hospitalização em enfermaria, após a alta da UTI e 35 kcal/kg para a fase de reabilitação, quando o paciente já está em domicílio.
- Ofertar entre 1,3 e 2,0 g de proteínas/kg/dia.
- Atentar e avaliar frequentemente se as quantidades prescritas estão de fato sendo consumidas. Estratégias como suplementos nutricionais orais (SNO) ou manutenção mais prolongada de terapias nutricionais enterais ou parenterais devem ser consideradas para garantir a oferta adequada.
- Realizar fisioterapia, exercícios físicos, cuja intensidade deve ser aumentada de forma gradativa durante a hospitalização e após a alta. A avaliação com teste cardiopulmonar auxilia na individualização e otimização do tratamento.
- Rever medicações e adequar tratamento das comorbidades, avaliar necessidade de avaliação e intervenção para disfunções cognitiva e psicológica, cessar hábitos como tabagismo e etilismo, entre outros.

Além disso, o papel de outras intervenções, em longo prazo, com o intuito de melhorar o anabolismo ou reduzir o catabolismo, como o uso de hormônios anabolizantes, de ômega-3, de betabloqueadores, da leucina e de beta-hidroxi-beta-metilbutirato (HMB) parecem ser promissores, mas necessitam de novos estudos. Há poucos dados em relação aos suplementos ou informações da superioridade da suplementação de um aminoácido ou nutriente específico em relação à suplementação de proteína.[16,17]

De modo geral, a prescrição de suplementos nutricionais orais (SNO) com macro e micronutrientes gerais, reduz tempo de internação, reinternação e mortalidade.[16,18,19]

O uso de suplementos modificados pode ser observado em estudo que avaliou 652 idosos, com mais de 65 anos, pós-hospitalização por condições clínicas e com avaliação subjetiva global indicando algum comprometimento nutricional (B ou C). O suplemento com 350 kcal, 11 g de proteína, 1,5 g de beta-hidroxi-beta-metilbutirato (HMB) 44 g de carboidrato, 160 UI de vitamina D, ofertado 2 ×/dia durante a internação e por 90 dias reduziu a mortalidade desses pacientes com número necessário para tratamento (NNT) = 20. Entretanto, o grupo placebo recebeu suplemento com 48 kcal, 12 g de carboidratos e 10 mg de vitamina C, ou seja, sem proteínas ou outros compostos.[16,19]

Com relação às terapias anticatabólicas, o propranolol tem sido estudado em pacientes críticos queimados, e mostrou-se capaz de reduzir o catabolismo e o hipermetabolismo. Em artigo de revisão, os efeitos anticatabólicos foram observados quando doses de propranolol reduziam em torno de 20% a frequência cardíaca basal do paciente. Por outro lado, estudos com os betabloqueadores seletivos mais modernos não mostraram esses benefícios.[16]

Sobre os anabolizantes, em metanálise de estudos observacionais, com mais de 43 mil homens deficientes de testosterona, observou-se segurança do uso desse hormônio em relação a desfechos cardiovasculares.[16,20]

Van Zanten et al., em artigo de revisão sugerem a possibilidade de avaliar concentração sérica de testosterona em pacientes no sétimo dia de internação em UTI ou mais. Se essas concentrações estiverem abaixo dos limites da normalidade do teste, pode-se considerar o uso de cipionato de testosterona intramuscular a cada 2 semanas, oxandrolona 10 mg via oral/dia, adesivo de testosterona com dose aproximada de 4 mg. Com relação à oxandrolona, essa já foi estudada em pacientes críticos e queimados, mostrando redução de mortalidade e se mostra como uma das mais seguras. Os mesmos autores reforçam a urgência de ensaios clínicos de qualidade para se investigar melhor a eficácia, segurança, tempo de uso e qual população, de fato pode ou não se beneficiar da estratégia hormonal.[16]

Em resumo, existem muitas lacunas sobre o assunto PICS, a começar pela terminologia que poderia ser ainda mais ampla, incluindo aspectos metabólicos, clínicos, mas também outras condições, como citadas acima. Adicionalmente, não há consenso sobre os critérios diagnósticos e pouco se sabe sobre a eficácia e segurança das potenciais intervenções. O comprometimento neurológico, com perda axonal e isquemia nervosa pode ser um limitante para o sucesso das terapias que visem o anabolismo sem reconstituição da transmissão de estímulos nervosos. Esse e outros fatos precisam ser esclarecidos.

Por fim, o manejo do paciente crítico vai muito além do momento em que se está internado na UTI. São necessários novos estudos que avaliem estratégias para mitigar a PICS, capacitação de profissionais e protocolos para acompanhamento, visando otimizar a recuperação e mitigar os danos causados pela PICS.[16,21]

Comentários dos autores/*hot points*

- A doença crítica crônica, bem como a evolução para a PICS, é uma condição multifatorial e complexa, com difícil tratamento. O processo de desnutrição do doente inflamado é agressivo e a reabilitação desses pacientes ao *status* funcional anterior é difícil.
- Alguns questionários e avaliação da força e função muscular podem auxiliar no diagnóstico.
- O suporte nutricional deve objetivar a estimulação anabólica, com otimização da oferta proteica e mobilização precoce do paciente, além de preservar as funções imunológicas e atenuar a resposta metabólica, promovendo assim a reparação dos tecidos lesados.
- Mais estudos são necessários para determinar o impacto e segurança de outras estratégias nutricionais, como p. ex., as dietas imunomoduladoras ou a associação de aminoácidos específicos à dieta padrão, como a leucina e o HMB, na tentativa de diminuir o processo catabólico e melhorar os desfechos clínicos dos pacientes.

Referências bibliográficas

1. Gentile LF, et al. Persistent inflammation and immunosuppression: A common syndrome and new horizon for surgical intensive care. J. Trauma Acute Care Surg. 2012;72:1491-1501.
2. Mira JC, Brakenridge SC, Moldawer LL, Moore FA. Persistent Inflammation, Immunosuppression and Catabolism Syndrome. Crit. Care Clin. 2017;33:245-258.

3. Hesselink L, et al. Persistent Inflammation, Immuno-suppression and Catabolism Syndrome (PICS) after Polytrauma: A Rare Syndrome with Major Consequences. J. Clin. Med. 2020;9:191.

4. Hawkins RB, et al. Chronic Critical Illness and the Persistent Inflammation, Immunosuppression, and Catabolism Syndrome. Front. Immunol. 2018;9.

5. Rosenthal MD, Bala T, Wang Z, Loftus T, Moore F. Chronic Critical Illness Patients Fail to Respond to Current Evidence-Based Intensive Care Nutrition Secondarily to Persistent Inflammation, Immunosuppression, and Catabolic Syndrome. J. Parenter. Enter. Nutr. n/a.

6. Inoue S, Hatakeyama J, Kondo Y, Hifumi T, Sakuramoto H, Kawasaki T, Taito S, Nakamura K, et al. Post-intensive care syndrome: Its pathophysiology, prevention, and future directions. Acute Med Surg. 2019;6:233-246.

7. Rousseau AF, Prescott HC, Brett SJ, Weiss B, Azoulay E, Creteur J, Latronico N, Hough CL, Weber-Carstens S, Vincent JL, Preiser JC. Long-term outcomes after critical illness: recent insights. Crit Care. 25(1):108.

8. Ward NS, Casserly B, Ayala A. The Compensatory Anti-inflammatory Response syndrome (CARS) in Critically ill patients. Clin. Chest Med. 2008;29:617-viii.

9. Spies CD, Krampe H, Paul N, Denke C, Kiselev J, Piper SK, Kruppa J, Grunow JJ, Steinecke K, Gülmez T, Scholtz K, Rosseau S, Hartog C, Busse R, Caumanns J, Marschall U, Gersch M, Apfelbacher C, Weber-Carstens S, Weiss B. Instruments to measure outcomes of post-intensive care syndrome in outpatient care settings - Results of an expert consensus and feasibility field test. J Intensive Care Soc. 2021;22(2):159-174.

10. Molinger J, Pastva AM, Whittle J, Wischmeyer PE. Novel approaches to metabolic assessment and structured exercise to promote recovery in icu survivors. Curr Opin Crit Care. 2020;26:369-378.

11. Moore FA, Phillips SM, McClain CJ, Patel JJ, Martindale RG. Nutrition Support for Persistent Inflammation, Immunosuppression, and Catabolism Syndrome. Nutr. Clin. Pract. 2017;32;121S-127S.

12. Costa NA, Minicucci MF, Pereira AG, de Paiva SAR, Okoshi MP, Polegato BF, Zornoff LAM, Villas Boas PJF, Atherton PJ, Phillips BE, Banerjee J, Gordon AL, Azevedo PS. Current perspectives on defining and mitigating frailty in relation to critical illness. Clin Nutr. 2021;40(11):5430-5437.

13. Singer P, Blaser AR, Berger MM, Alhazzani W, Calder PC, Casaer MP, et al. ESPEN guideline on clinical nutrition in the intensive care unit. Clin. Nutr. 2019;38;48-79.

14. Lambell KJ, Tatucu-Babet OA, Chapple L, Gantner D, Ridley EJ. Nutrition therapy in critical illness: a review of the literature for clinicians. Crit. Care. 2020;24:35.

15. Burke D, Gorman E, Stokes D, Lennon O. An evaluation of neuromuscular electrical stimulation in critical care using the icf framework: A systematic review and meta-analysis. Clin Respir J. 2016;10:407-420.

16. van Zanten ARH, De Waele E, Wischmeyer PE. Nutrition therapy and critical illness: Practical guidance for the ICU, post-ICU, and long-term convalescence phases. Crit Care. 2019; 23:368.

17. Brown SM, Bose S, Banner-Goodspeed V, Beesley SJ, Dinglas VD, Hopkins RO, Jackson JC, Mir-Kasimov M, Needham DM, Sevin CM; Addressing Post Intensive Care Syndrome 01 (APICS-01) study team. Approaches to Addressing Post-Intensive Care Syndrome among Intensive Care Unit Survivors. A Narrative Review. Ann Am Thorac Soc. 2019;16:947-956.

18. Philipson TJ, Snider JT, Lakdawalla DN, Stryckman B, Goldman DP. Impact of oral nutritional supplementation on hospital outcomes. Am J Manag Care. 2013;19(2):121-8.

19. Deutz NE, Matheson EM, Matarese LE, Luo M, Baggs GE, Nelson JL, Hegazi RA, Tappenden KA, Ziegler TR, Group NS. Readmission and mortality in malnourished, older, hospitalized adults treated with a specialized oral nutritional supplement: a randomized clinical trial. Clin Nutr. 2016;35(1):18-26.

20. Cheetham TC, An J, Jacobsen SJ, Niu F, Sidney S, Quesenberry CP, VanDenEeden SK. Association of testosterone replacement with cardiovascular outcomes among men with androgen deficiency. JAMA Intern Med. 2017;177(4):491-9.

21. Wischmeyer PE, San-Millan I. Winning the war against ICUacquired weakness: New innovations in nutrition and exercise physiology. Crit Care. 2015;19(3):S6.

Seção 22

Obesidade

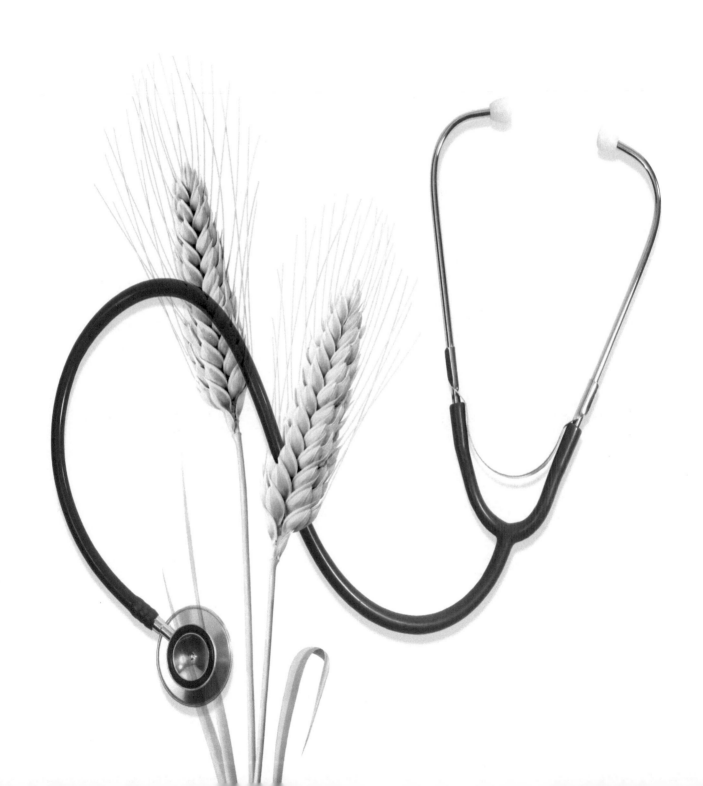

Síntese da Inteligência Didática

Obesidade

Etiologia multifatorial	Regulação neuro-humoral da fome e da saciedade	Dietas e perda de peso	Tratamento e manutenção
Doença crônica que se caracteriza principalmente pelo acúmulo excessivo de gordura corporal Atualmente, vivemos uma epidemia de obesidade, sendo um dos maiores problemas de saúde publica no mundo Origem multifatorial: • Industrialização • Hábitos alimentares • Alterações hormonais • Desigualdade social • Insegurança alimentar • Cultura • Influência social • Sedentarismo	Os sinais que estimulam o apetite advém do conjunto da percepção, ingestão, digestão e absorção de alimentos e do metabolismo dos nutrientes que compõem cada refeição Hormônios e substâncias químicas como a grelina, GLP-1, PYY, CCK, leptina, glicose e insulina estão envolvidos no controle da fome e saciedade O balanço energético e nitrogenado varia consideravelmente de acordo com a etapa do crescimento e desenvolvimento de cada pessoa ao longo da vida O apetite acontece de maneira periódica, de acordo com hábitos e padrões alimentares individuais	Perda de peso = balanço energético negativo Existem diversas maneiras de restrição calórica, porém é importante observar: • Distribuição de macronutrientes • Aceitação e anuência do indivíduo interessado • Fatores socioeconômicos e culturais • Traçar objetivos claros e reavaliação periódica Dieta mediterrânea reduz o risco de doenças cardiovasculares em obesos Dieta hipocalórica na prática → reduzir o tamanho das porções	Tratamento farmacológico: adjuvante às terapias com foco nas mudanças comportamentais e hábitos alimentares Medicamentos aprovados e disponíveis no Brasil: • Sibutramina • Orlistate • Liraglutida Medicação aprovada no Brasil para outros fins, mas com resultados promissores na obesidade: • Semaglutida Mudanças de estilo de vida: • Alimentação saudável • Atividade física Para evitar o reganho de peso → adesão à longo prazo de um estilo de vida saudável

Capítulo 99

Por que vivemos essa epidemia?

• Durval Ribas Filho

A epidemia

A Organização Mundial da Saúde (OMS) aponta a obesidade como um dos maiores problemas de saúde pública do mundo. Até 2025, espera-se que 2,3 bilhões de adultos estejam com sobrepeso e que mais de 700 milhões estejam obesos. Dois terços dessa população encontra-se em países de baixa renda. O número de crianças com sobrepeso e obesidade pode chegar a 75 milhões caso nada seja feito. Obesidade entre mulheres em idade reprodutiva tem aumentado globalmente.[1]

Hábitos alimentares são determinantes para a manutenção de uma boa saúde. Entretanto, manter a rigidez de uma dieta regrada pode se tornar um desafio para a maioria dos brasileiros. O tradicional feijão com arroz tem que vir acompanhado de outros elementos para que haja o equilíbrio entre os nutrientes, e sua quantidade ingerida é que faz a diferença entre ter mais ou menos saúde, por exemplo.

Último levantamento do Instituto Brasileiro de Geografia e Estatística (IBGE) indicou que, mais da metade da população adulta brasileira, apresenta excesso de peso (56,9%), representando 82 milhões de pessoas e que existe a maior prevalência de mulheres (58,2%), do que homens (55,6%). Identificou-se, também, que aumenta a prevalência com o aumento da idade. Entre 25 e 29 anos, são 50,4%, sendo a faixa etária mais propensa para o homem desenvolver a obesidade. Já para as mulheres, é mais comum desenvolver o excesso de peso entre os 35 e 44 anos.[2] Atualmente, os obesos representam quase um terço dos homens e mulheres com excesso de peso.

Relação entre obesidade e alimentação

A relação entre alimentação e ocorrência de obesidade inicia ainda no aleitamento materno. Estudos identificaram a relação entre as más práticas de alimentação no primeiro ano de vida e o desenvolvimento futuro de obesidade. Indica-se que o aleitamento materno tem efeito protetor e dose-dependente na redução de risco de obesidade na fase adulta. Durante o crescimento, os componentes da dieta e dos alimentos são os principais fatores ambientais a influenciar no genoma humano.[3] Dados do Ministério da Saúde de 2014, têm demonstrado a ocorrência de obesidade em 52,5% da população. Entre as crianças essa taxa chega a 15%. O sobrepeso e a obesidade infantil têm se demonstrado como um grave problema de saúde nas últimas décadas. Esse excesso de gordura corporal é apontado em decorrência, entre diversos fatores, do abandono precoce do aleitamento materno, da prática de assistir televisão ou jogos eletrônicos por várias horas durante o dia, da utilização de alimentos industrializados e fórmulas de maneira exagerada. Estudo desenvolvido pela Universidade Federal de Campina Grande (UFCG) demonstrou que o ambiente familiar influencia diretamente na ocorrência, ou não, de comportamentos de risco para o desenvolvimento da obesidade, já que são os principais responsáveis pela aquisição de alimentos.

Segundo a pesquisa, em risco psicossocial, com relacionamento intrafamiliar instável ou com as mães solteiras, têm despertado menor envolvimento da criança nas refeições familiares e por muitas vezes os pais oferecem alimentos de alto valor calórico e baixo teor nutricional como recompensa para corrigir falhas das relações interpessoais. Somado a isso, foi identificada a ocorrência de sedentarismo e histórico de interrupção do aleitamento materno. Essa interrupção levou à introdução precoce de alimentos sólidos, a até substituições de refeições por lanches. Concluiu-se que a família é estruturante no comportamento alimentar da criança, e do futuro adulto. Entretanto, a imposição excessiva de regras ou a ausência delas pode gerar também mais risco do que prevenção da obesidade.[4]

Além disso, os consumidores ajustam suas compras e o seu consumo de acordo com as flutuações dos produtos habitualmente comprados.[5] Nas grandes cidades, uma boa parte da população mora longe do seu local de trabalho e mesmo que se tenha ocorrido a melhora nos sistemas de transporte, a rigidez do horário de refeição não permite grandes deslocamentos. A necessidade de se alimentar fora de casa cresceu e as opções de fast-food são uma resposta rápida, mesmo que na maior parte das vezes elas sejam pobres em micro e macronutrientes. Outro estudo recente apontou que o tamanho exagerado das porções em restaurantes à *la carte*, inclusive dos alimentos saudáveis, pesou na conta da obesidade nos pratos populares de cinco países analisados. Isso mostra que a conscientização da população para se ter uma alimentação equilibrada deve se atentar também à quantidade de comida ingerida. Enquanto estamos prestando atenção em *fast-foods*, com campanhas sobre a qualidade nutricional, que são muito positivas e necessárias, temos que levar em consideração o tamanho das porções que estamos comendo. Isso pode ter um impacto significativo no ganho de peso.

O Brasil tem demonstrado o aumento, na última década, de jovens em sobrepeso. Esse perfil corrobora a necessidade de intervenções e iniciativas dentro do ambiente escolar com ações intersetoriais.[6] O Conselho Nacional de Saúde observa a evolução epidêmica da obesidade, das dislipidemias e suas alterações cardiovasculares.

Segundo relatório do Banco Interamericano de Desenvolvimento (BID) e da Organização Mundial da Saúde (OMS), a emergência da obesidade e das enfermidades crônicas associadas à alimentação, principalmente nos grupos de baixo nível socioeconômico, tem alcançado proporções da ordem de 50% entre os adultos.

Estudos recentes indicam que o excesso de peso e a obesidade da população brasileira têm sido provocados por mudanças nos padrões alimentares tanto de consumo quanto de produção e comercialização dos alimentos. Essa situação seria caracterizada pela substituição dos alimentos tradicionais que compunham a mesa, como cereais e raízes, por alimentos industrializados ricos em açúcares e gorduras. Soma-se a isso, a diminuição da prática de atividade física, e outros fatores ambientais.[7]

A alimentação saudável é mais cara

Existem diferentes conexões que se associam a ocorrência de obesidade na população, intrinsecamente relacionada com os hábitos alimentares praticados. Indica-se que o consumo de frutas e hortaliças, entre outros produtos de valor nutricional e, portanto, mais caros, são associados a um nível de escolaridade maior e de renda. Ou seja, ter a variedade própria de uma dieta com consumo de frutas, hortaliças, grãos integrais e carnes magras, rica em diversos nutrientes, custa mais do que outra pobre em nutrientes e caracterizada pelo consumo de uma dieta rica em doces, alimentos gordurosos e carboidratos simples. Está comprovado que quão maior o poder aquisitivo da família, menor a proporção de ingestão alimentar que não corresponde aos requisitos energéticos e nutritivos.[8]

Indica-se, ainda, que a mídia, e outras maneiras de comunicação, exerçam força nos comportamentos, principalmente em se tratando de televisão. Além da característica de persuasão dos programas televisivos e propagandas quanto ao hábito alimentar, existe a promoção ao hábito de vida mais sedentário, justamente pelo fato de assistir muita televisão.[9] A essa observação, vale também, a mudança de comportamento em relação à mídia de dispositivos móveis.

O papel das mídias

As atividades de entretenimento de mídia, no geral, baseiam-se na disponibilidade e sedentarismo do indivíduo para consumo de determinado produto cultural. As mídias sociais garantiram uma interface dinâmica e alta produção de conteúdo diversificado em diferentes polos. As mídias sociais, como Facebook, Instagram, Twitter e YouTube, correspondem a 18% do tempo gasto *on-line* por usuários ao redor do mundo, os mais acessados do mundo são o YouTube, seguido pelo Facebook. Em média, os usuários gastam duas horas diariamente, promovendo um comportamento sedentário.[10]

Ora, a obesidade é um reflexo dessa tendência. Nos Estados Unidos, 30% da população enquadra-se como obesa e estima-se que até o final do século aumente para 50% da população. Nesse país, o sobrepeso é considerado um problema de saúde pública.

Esses são alguns fatores relacionados à epidemia que levam em conta o acesso, disponibilidade de alimentos e contexto cultural da modernidade. O Brasil, com o advento da transição nutricional da população, tem encarado a obesidade com maior frequência que a desnutrição infantil. As doenças cardiovasculares são a principal causa de morte e incapacidade de brasileiros e 34% de todas as causas de óbito registradas têm relação com a obesidade e práticas alimentares e estilos de vida inadequados.

De acordo com a Pesquisa de Orçamentos Familiares, desenvolvida pelo IBGE, as mudanças nos comportamentos alimentares não ocorreram apenas no Brasil, mas também em outros países em desenvolvimento. Identificou-se que o Brasil apresenta a tendência de redução de consumo de cereais e tubérculos e de substituir carboidratos por lipídios, além de trocar proteínas animais por vegetais. Também nos países desenvolvidos essas mudanças estão associadas ao desenvolvimento de obesidade e doenças crônicas degenerativas.[11]

Conclusões

Os determinantes sociais da saúde são fatores-chave para a compreensão das inequalidades de saúde. Eles também implicam nas diferenças de consumo alimentar, padrões alimentares e qualidade da dieta observados em diferentes grupos. A obesidade, e outras disparidades nutricionais, têm maior probabilidade de ocorrer em países de baixo poder aquisitivo comparado com os países de alto poder aquisitivo. Estão associadas à insegurança alimentar nos lares, condições relacionadas à pobreza, que limita o acesso a uma dieta nutritiva e segura, também estão fortemente associadas ao sobrepeso, principalmente em mulheres. Da mesma maneira, a desigualdade social nos países de renda alta têm sido associadas à crescente ocorrência de epidemia da obesidade.

No geral, a ocorrência de obesidade no mundo todo tem relação com a industrialização, mudança de hábitos alimentares, acesso, mercado de trabalho, família, renda, cultura, pressão midiática, entre outros. Tratando-se de um fenômeno próprio da modernidade, especialistas indicam uma intervenção multissetorial para a promoção de comportamentos alimentares mais saudáveis.

Referências bibliográficas

1. Poston L, Caleyachetty R, Cnattingius S, et al. Preconceptional and maternal obesity: epidemiology and health consequences. Lancet Diabetes Endocrino. 2016;4:1025-36.
2. IBGE. Instituto Brasileiro de Geografia e Estatística. Pesquisa nacional de saúde: 2013: ciclos de vida: Brasil e grandes regiões. 2015.
3. Weffort VS, Sarni RO, Oliveira FL et al. Alimentação do lactente. Manual de orientação para a alimentação do lactente, do preescolar, do escolar, do adolescente e na escola/Sociedade Brasileira de Pediatria. Departamento de Nutrologia, 3ª. ed. Rio de Janeiro, RJ: SBP, 2012.
4. Silva AS, Melo TC, Queiroz MP. A influência dos hábitos familiares no desenvolvimento da obesidade infantil. In: 21 Congresso Brasileiro de Nutrologia/21 Simpósio de Obesidade e Síndrome Metabólica/14 Fórum de Direito Humano à Alimentação Adequada, 2017, São Paulo- SP. Anais do XXI Congresso Brasileiro de Nutrologia, 2017;1:63. São Paulo, Brasil. São Paulo: Associação Brasileira de Nutrologia; 2017;82.
5. Castro CM, Peliano AM. Novos alimentos, velhos hábitos e o espaço para ações educativas. In: Castro CM, Coimbra M. (Org.) O problema alimentar no Brasil. São Paulo: Ed. da Unicamp/Almed, 1985;195-213.
6. Barbara Guimaraes Fernandes, Josiane Barroso Meira, Patricia de Souza et. al. School Health Promotion: strategy for the control of overweight children. Revista Brasileira de Obesidade, Nutrição e Emagrecimento. 2018;12(74):707+. Informe Acadêmico.
7. Marinho MCS, Hamann EN, Lima A CCF. Práticas e mudanças no comportamento alimentar na população de Brasília, Distrito Federal, Brasil. Rev. Bras. Saúde Mater. Infant. 2007;7(3):251-6.
8. Silva I, Pais-Ribeiro JL, Cardoso H. Por que comemos o que comemos? Determinantes psicossociais da seleção alimentar. Psic., Saúde & Doença. 2008;9(2):189-208.
9. Toral S, Slater B. Abordagem do modelo transteórico no comportamento alimentar. Cienc Saúde Col. 2007;12(6):1641-50.
10. Pew Researcher Center. Social Media Fact Sheet. Surveys conducted. 2005-2018. Disponível em: https://www.pewinternet.org/fact-sheet/social-media/
11. Fundação Instituto Brasileiro de Geografia e Estatística, IBGE. Estudo Nacional da Despesa Familiar (ENDEF): Consumo alimentar; antropometria. Regiões I, II, III, IV, V. Dados preliminares. Rio de Janeiro: IBGE, 1977. v.1, t.1.
12. Ribas-Filho D, Suen VMM – Tratado de Nutrologia. Manole, 2018.

Capítulo 100

Como ocorre a regulação neuro-humoral da fome à saciedade?

• Eugenio Cersosimo

Regulação neuro-humoral da fome

O processo que dá início e encerra o ato da alimentação individual é complexo e envolve diversos sinais químicos e físicos, que tem origem em órgãos e tecidos da periferia e se propagam por meio da circulação sanguínea e por meio de fibras e terminações nervosas. Ao alcançar o sistema nervoso central, as mensagens passam por núcleos especializados e são transmitidas a regiões do córtex cerebral, onde se estabelece a consciência da fome e da saciedade. Desse modo, as pessoas tomam a iniciativa para se alimentar e promover a ingestão de nutrientes essenciais à preservação da vida. Essa sensação de "fome" se manifesta pelo desconforto epigástrico, angústia com uma ligeira inquietação. Com o término da refeição, a sensação de plenitude gástrica e um sentimento de satisfação, bem-estar estabelecem a saciedade. A interrupção do consumo alimentar ocorre quando a reposição de calorias e nutrientes do organismo é considerada adequada pelo sistema neuro-humoral. O ser humano, diferente de outros animais, sofre uma influência social e cultural muito intensa, que interfere diretamente na regulação neurofisiológica e hormonal da fome e da saciedade. Em consequência, preferências pessoais, custo e disponibilidade regional de produtos, tradições alimentares (por vezes seculares) e a influência de anúncios e propagandas, por vezes enganosas, além de fatores como de "imagem" e "autoestima" pessoal e aceitação da sociedade, geram hábitos e padrões alimentares variados. Todos esses fatores ambientais interferem diretamente no ciclo biológico natural da regulação da fome e da saciedade.

Os sinais físico-químicos e a consciência de cada indivíduo

Os sinais que estimulam o apetite advêm do conjunto da percepção, ingestão, digestão e absorção de alimentos e do metabolismo dos nutrientes que compõem cada refeição. Todos esses mecanismos são integrados em centros e núcleos cerebrais responsáveis pelo controle do balanço energético e nitrogenado individual. Nesse sentido, a quantidade necessária de calorias e das diversas formas de nutrientes que atendem ao balanço de cada organismo são determinados por regiões especializadas e pelo córtex cerebral. As calorias ingeridas devem suprir toda a energia obrigatória consumida com aquelas funções orgânicas indispensáveis à sobrevivência, como p. ex., o batimento cardíaco, a circulação do sangue e a movimentação dos músculos da respiração. Também devem fornecer energia suficiente para atividades físicas musculoesqueléticas essenciais do organismo. O excesso de calorias ingeridas é armazenado no fígado e músculos sob a forma de glicogênio e, no tecido adiposo sob a forma de triglicerídeos. Essa reserva serve nos períodos de jejum noturno e outras situações eventuais de jejum mais prolongado. O equilíbrio nutrológico varia consideravelmente com etapas do desenvolvimento e de crescimento de cada pessoa ao longo da vida. Assim, um balanço energético e nitrogenado positivo caracteriza as etapas de vida intrauterina, de um recém-nascido e de uma jovem adolescente. Na vida adulta o balanço energético e nitrogenado geralmente é neutro e, com o envelhecimento ambos podem ser negativos. O sistema neuro-humoral do organismo está em constante transição e se adapta fielmente ao estado nutricional de cada fase da vida e às demandas metabólicas particulares de cada indivíduo. Os sinais químicos que geram a fome e que motivam a saciedade oscilam, mas em um indivíduo adulto, em geral, a quantidade e a qualidade dos nutrientes de cada refeição dependem, em grande parte, da consciência de cada um. Por essa e outras razões, a educação nutricional com informação baseada em fatos comprovados e observações científicas é fundamental para que cada um possa fazer as escolhas certas e alcançar um estado físico saudável.

Do apetite à saciedade

Papel do sistema nervoso central

O ciclo natural do apetite à saciedade acontece de maneira periódica a cada 4-6 horas, de acordo com hábitos e padrões individuais. A simples percepção da presença de alimentos, por meio da visão, olfato, audição e tato, incita o "desejo de comer". Diferentes áreas do sistema nervoso central são ativadas e impulsionam a procura e consumo de alimentos. Acredita-se que o fator primordial a nível molecular que desencadeia o apetite está em uma mensagem química indicando que há uma redução crítica na utilização celular de nutrientes capazes de gerar energia. A primeira fase do processo que desencadeia o apetite procura restabelecer a energia necessária para as funções das células do organismo.[1] Esses sinais periféricos chegam aos núcleos ventromedial e lateral do hipotálamo, via fibras nervosas do sistema nervoso autônomo, simpático e parassimpático. Independentemente do córtex cerebral e de maneira imperceptível, o fluxo de substratos e a produção térmica do organismo se reorganizam para suprir as demandas das células nos órgãos e tecidos. Simultaneamente, o córtex cerebral é acionado e gera-se a consciência do apetite. Uma vez restabelecidas as necessidades de energia celular e, com adequado armazenamento de nutrientes e de calorias, a "vontade de comer" sede e, a saciedade sobrevém. A sensação de plenitude gástrica com distensão abdominal e o sentimento de bem-estar e satisfação são elementos físicos e psicológicos que combinados motivam a interrupção da alimentação. O núcleo lateral hipotalâmico é responsável por estimular a fome enquanto o núcleo ventromedial a saciedade. Fibras e terminações nervosas do sistema autônomo são capazes de propagar e de inibir esses impulsos e, dessa maneira, fazem a ligação e a autorregulação dos núcleos do hipotálamo entre si e, com regiões do córtex cerebral. Os prolongamentos nervosos que partem dos núcleos hipotalâmicos cruzam o quarto ventrículo para alcançar a medula espinal. A partir daí, se ramificam em nervos viscerais intestinais e se estendem aos tecidos da periferia. As fibras nervosas que se conectam com as terminações nos tecidos glandulares, que tem capacidade de secreção hormonal como o pâncreas e as adrenais, tem participação adicional e consolidam o ciclo neuro-hipotalâmico-cortical do apetite e da saciedade.[2]

Papel do sistema digestório e endócrino

O tubo digestivo e o sistema endócrino participam ativamente da regulação do apetite e saciedade complementando a ação do sistema nervoso autônomo. Hormônios e substâncias químicas como a grelina, *glucagon-like peptide-1* [GLP-1], *peptide tyrosine-tyrosine* [PYY], colecistoquinina [CCK], leptina, glicose e insulina são exemplos de elementos químicos, hormonais e de substratos que auxiliam na regulação dos núcleos centrais responsáveis pelo comportamento alimentar. O aumento dos níveis plasmáticos de grelina, secretada na parte superior do tubo digestivo, promove o apetite estimulando a região pré-frontal do córtex, a amígdala e a região da ínsula. Simultaneamente, a grelina inibe a atividade da região subcortical hipotalâmica que induz a saciedade. Nessas mesmas regiões centrais, estímulo inverso já foi documentado na presença de níveis plasmáticos elevados de glicose, insulina, leptina, PYY e GLP-1. O aparecimento da glicose proveniente das refeições e o surgimento desses hormônios oriundos do tubo digestivo e do pâncreas endócrino no período pós-prandial tem, portanto, efeito oposto, p. ex., o de inibir o apetite e estimular a saciedade.[3] A descoberta recente de que hormônios produzidos no tubo digestivo tem importante papel na regulação do apetite e da saciedade e, de que o tecido adiposo também tem influência no balanço energético do organismo pela liberação de "adipocitocinas'", despertou grande interesse no desenvolvimento farmacológico de novas drogas para o tratamento da obesidade.

Comentários dos autores/*hot points*

- A regulação do apetite e da saciedade é um sistema complexo que envolve sinais químicos e físicos provenientes de tecidos periféricos que alcançam regiões do hipotálamo e passam pelo córtex cerebral, onde se estabelece a consciência da fome e da plenitude alimentar.

- O ser humano, diferente de outros animais, sofre enorme influência social e cultural que interfere diretamente na regulação biológica natural da alimentação.

- O balanço energético e nitrogenado varia consideravelmente de acordo com a etapa do crescimento e desenvolvimento de cada pessoa ao longo da vida.

- O apetite acontece de maneira periódica, de acordo com hábitos e padrões alimentares individuais. A simples percepção da presença de "comida" estimula diferentes áreas do sistema nervoso central e incita o "desejo de comer". No nível celular, o fator primordial está no sinal químico que indica uma redução crítica de nutrientes capazes de gerar energia.

- Em indivíduos adultos, a quantidade e a qualidade dos nutrientes de cada refeição dependem em grande parte da consciência de cada um. Assim sendo, a educação nutricional baseada em fatos comprovados e observações científicas é fundamental para que cada um possa fazer escolhas certas e alcançar um estado físico saudável.

- O tubo digestivo e o sistema endócrino participam ativamente da regulação do apetite e da saciedade, complementando a ação do sistema nervoso autônomo.

- A descoberta de que hormônios gastrintestinais tem importante papel na regulação do apetite e saciedade e que o tecido adiposo influencia o balanço energético com liberação de "adipocitocinas", despertou interesse no desenvolvimento de novas drogas para o tratamento da obesidade.

Referências bibliográficas

1. Kissilef HR, Pi-Sunyer X, Thornton J et al. C-terminal octapeptide of colecystokinin decreases food intake in man Am J Clin Nutr. 1981;34:154-160.
2. Frohman LA. The hypothalamus and metabolic control in, H.L. Ioachim (Ed.) Parabiology Annual, New York, 1971;353.
3. D Zanchi, A Depoorter, L Egloff, S Haller, L Mählmann, UE Lang, J Drewe, C Beglinger, A Schmidt, S Borgwardt. The impact of gut hormones on the neural circuit of appetite and satiety: A systematic review. Neuroscience & Biobehavioral Reviews. 2017;80:457-475
4. Kevin G. Murphy, Stephen R. Bloom. Gut hormones and the regulation of energy homeostasis. Nature. 2006;444:854-859.

Capítulo 101

Dietas balanceadas, hiperproteicas, restritas em algum nutriente, jejum intermitente – há superioridade de alguma delas?

• Eugenio Cersosimo

O papel da dieta

Independentemente da qualidade e composição das dietas, o princípio básico do balanço energético se aplica a todo organismo em qualquer fase da vida. Assim, um balanço energético positivo produz ganho de peso corporal e um balanço energético negativo se acompanha de queda no peso corporal.[1] Dados científicos e resultados de observações a longo prazo[2-4] comprovam que com o avançar da idade existe um nítido ganho de peso corporal em média de 2-4 quilogramas por ano, consequência de um desequilíbrio biológico natural com consumo em excesso de apenas 0,3% calorias por ano. A dieta ocidental, em geral, contém alimentos que agradam ao paladar doce e com alta densidade calórica, favorece ganho de peso corporal. Um fato interessante e que diz respeito a esse ganho inevitável de peso com a idade refere-se à mudança gradual da composição corporal. Com o avançar da idade há perda de massa muscular e aumento nas reservas de tecido␣orduroso. Na␣onfecção de regimes dietéticos para emagrecimento de adultos e idosos, essas observações devem ser levadas em consideração e perda de peso efetiva com redução de massa de gordura e manutenção ou ganho de massa muscular requer combinação com exercícios físicos regulares.

Na prática, existem várias formas de restrição calórica, com manipulação de calorias e de nutrientes, diminuição do tamanho das porções, mudanças nos horários de alimentação, inclusive algumas que preconizam períodos de jejum intermitente.[3-5,10] É fundamental porém, que na confecção de qualquer regime dietético com o objetivo combater a obesidade sejam respeitados os seguintes princípios: i) balanceamento dos macronutrientes ii) aceitação e anuência do indivíduo interessado; iii) fatores socioeconômicos e culturais; e iv) traçar objetivos claros e reavaliação periódica. Modificações específicas de macronutrientes e redução do valor calórico das refeições têm objetivos diversos. Cada alteração na composição das dietas, além de induzir perda de peso e de gordura corporal, deve auxiliar também na prevenção e no tratamento de condições clínico-nutricionais e metabólicas associadas à obesidade

Restrição calórica

A restrição de calorias, independentemente da manipulação de macronutrientes, como parte do tratamento de indivíduos com sobrepeso e obesos ajuda na prevenção do diabetes tipo 2 (DM-2), uma das principais complicações. Um trabalho recente na Escandinávia[6] demonstrou que dietas hipocalóricas variadas, desde que reduzam o peso corporal, retardam o aparecimento do DM-2. Metade dos indivíduos que participaram do estudo foi instruída a seguir uma dieta com restrição calórica, com aumento de fibras e menor consumo de gorduras saturadas, de origem animal. Enquanto a outra metade, considerado o grupo controle, seguia uma dieta considerada normal, sem restrições. Todos receberam instruções para manter atividade física regular, ou seja, caminhadas de 30-60 minutos pelo menos três vezes por semana. Ao final de 3 anos de observação, o grupo com restrição calórica perdeu de 3 a 4,2 quilogramas, equivalente a uma queda de 5% do peso corporal inicial. Em contraste, no mesmo período de observação, o grupo controle sem restrições calóricas aumentou de peso. Resultados idênticos foram registrados em um trabalho semelhante conduzido nos Estados Unidos e publicado no ano seguinte.[7] Nesse estudo prospectivo, três mil obesos com hiperglicemia de jejum ou com intolerância à glicose (pré-diabetes) foram divididos, aleatoriamente, em dois grupos: Grupo I) ingestão regular, mas com redução de 600 calorias por dia, a critério pessoal e Grupo II) controle, que seguiu uma dieta regular, sem redução na ingestão diária de calorias. A atividade física em ambos os grupos permaneceu inalterada. Depois de 3 anos de aderência às dietas, a observação clínica foi de que a restrição calórica gerou uma perda de 4-7 quilogramas, o equivalente em média a 7% do peso corporal inicial. Em ambos estudos[6,7] houve uma redução de 50% na conversão anual de pré-diabetes para o diabetes clínico, que variou de 2,8%-4,8%, mas somente em indivíduos obesos com pré-diabetes, que haviam perdido peso. Em contraste, os obesos que não seguiram restrição calórica e, portanto, não perderam peso, tiveram índice de conversão anual de pré-diabetes para diabetes de cerca de 11%. Esses resultados confirmam de modo inequívoco que, independentemente de alterações específicas na composição nutrológica da dieta, qualquer perda de peso sustentável, por pelo menos 3 anos, pode retardar o aparecimento de DM-2.

Dietas pobres em carboidratos simples e dieta do Mediterrâneo

Outros ensaios clínicos sustentam que, além da diminuição da massa gordurosa, regimes dietéticos, com redução específica de carboidratos simples têm benefícios adicionais, no que diz respeito à prevenção do diabetes e suas complicações. Em uma comparação de diferentes regimes dietéticos ficou confirmado que, no que diz respeito à perda de peso corporal, não há grandes diferenças entre dietas com baixo teor de gordura, com pouco conteúdo de carboidratos ou dietas hipocalóricas ricas em gorduras vegetais (óleo vegetal, azeites, nozes, castanhas), denominadas de "dieta mediterrânea". Entretanto, quando se consideram os benefícios metabólicos e hormonais, a evolução do quadro clínico de diabetes e de complicações cardiovasculares, dietas pobres em carboidratos simples e aquelas que se aproximam da "dieta mediterrânea" tem demonstrado vantagens adicionais.[8] Esses regimes dietéticos que preconizam redução absoluta na quantidade diária total de açúcares simples sugerem substituição por frutas e vegetais frescos. Além disso, deve-se acrescentar nozes e castanhas, utilizar leite magro e procurar limitar o consumo de carnes vermelhas e de produtos industrializados. Essas manipulações de nutrientes formam hoje a base da nutroprevenção e da nutroterapia da obesidade e do diabetes.

Sabe-se que açúcares simples têm efeitos metabólicos catastróficos, como a hiperglicemia, e hiperinsulinemia com exaustão precoce de reservas beta-pancreáticas e aumento de partículas de lipídios aterogênicos na circulação. A ingestão excessiva de carboidratos simples está também associada ao desenvolvimento de "fígado esteatótico", condição metabólica onde há transformação inadequada e desproporcional de açúcares em ácidos graxos que se acumulam no tecido hepático. O "fígado esteatótico" pode evoluir com fibrose, cirrose e câncer hepático. Esses pacientes têm alto risco de complicações cardiovasculares. Com base nessas observações, a Organização Mundial de Saúde (OMS) publicou, em 4 de março de 2015, uma nota oficial recomendando uma importante revisão no consumo de carboidratos simples.[9] O documento sugere que todos os adultos e crianças adotem uma redução no consumo de açúcares simples (mono e dissacarídeos) tanto na forma isolada como quando adicionados a alimentos e bebidas. A nota da OMS salienta que o consumo de açúcares naturais como p. ex., mel, xaropes, sucos de frutas e concentrados deve ser limitado. A OMS defende que a ingestão de carboidratos simples não ultrapasse um máximo de 10% da energia calórica diária individual, um total equivalente a 200-300 calorias por dia, em média ou cerca de 50-75 gramas diárias. Uma restrição ainda maior é recomendada às pessoas obesas e com diabetes *mellitus*, que devem consumir um máximo de 5% da energia calórica sob a forma de açúcares simples. Essa orientação nutrológica parte do princípio que há uma relação direta entre a ingesta excessiva de açúcares simples e o desenvolvimento da obesidade. O pronunciamento da OMS serve, portanto, de alerta para os riscos associados com o uso indiscriminado de alimentos e bebidas com adição de açúcares refinados.

O comunicado oficial da OMS apresenta alternativas para substituir o consumo de açúcares simples, por nutrientes e fontes calóricas mais saudáveis, e que tem melhor impacto no estado nutrometabólico. Para atender os requerimentos mínimos diários de energia do organismo sugere-se que pessoas obesas, particularmente, aquelas com pré-diabetes e os pacientes diabéticos procurem substituir a ingestão de carboidratos simples por alimentos com fontes naturais de carboidratos. Vegetais variados, frutas e legumes frescos, cereais e grãos de trigo integral e produtos laticínios desnatados são alguns exemplos. Esses alimentos contêm hidratos de carbono complexos com alto teor de fibras solúveis e baixo índice glicêmico. Vale ressaltar que os valores percentuais de 45%-60% de carboidratos na composição convencional das dietas estão mantidos. A OMS procura enfatizar o uso de alimentos que tenham carboidratos naturais (frutas e verduras) em vez de produtos com adição de sacarose ou frutose, como sorvetes, doces e bolos, bebidas e refrigerantes açucarados. Nessa mesma linha de raciocínio, o consumo de sucos de fruta ou concentrados, que em geral tem adição de açúcar refinado, deve ser limitado. Em substituição ao açúcar refinado, para satisfazer as necessidades do "paladar doce", o uso de adoçantes não calóricos tem aumentado de maneira significativa. Sabe-se, porém, que o consumo exclusivo e exagerado de adoçantes não calóricos não é capaz de atender a demanda do organismo por carboidratos simples. Recente descoberta indica que células epiteliais que revestem a luz intestinal possuem "receptores", que sinalizam quando o alimento doce não é metabolizado e transformado em energia. Isso pode explicar em parte porque adoçantes não calóricos não suprem integralmente a necessidade de carboidratos simples do organismo.[5] Por outro lado, o uso de adoçantes não calóricos é útil para indivíduos com pré-diabetes e DM-2, pois ajudam a reduzir o consumo exagerado de açúcares. Assim, a demanda por secreção beta pancreática de insulina diminui, o que repercute em um controle glicêmico mais adequado. Embora seja difícil conciliar a redução no consumo de açúcares simples na dieta em pessoas com vida ativa como crianças, jovens e atletas, o uso exagerado e compulsivo de bebidas e alimentos açucaradas, assim como o consumo indiscriminado de açúcares refinados está diretamente ligado à pandemia da obesidade, a epidemia global de diabetes e, é responsável pela altíssima incidência de cárie dentária na população.

As dietas, com baixo teor de açúcares refinados têm sido consideradas superiores, quando o objetivo específico é o de reduzir a obesidade e ao mesmo tempo, diminuir a prevalência do diabetes. As recomendações da OMS já estão sendo implementadas em diversos países e a meta é a de tentar reverter a tendência e hábito de jovens adolescentes de utilizarem bebidas e refrigerantes açucarados como principal fonte de energia. Assim, a campanha global divulga que é mais saudável comer apenas uma bola de sorvete em vez de duas, beber uma unidade menor de um refrigerante (100 mL em vez de 200 mL), tomar café ou chá sem açúcar e se servir de apenas metade da sobremesa. A intenção é criar uma cultura de racionamento razoável com autocontrole e oferecer alimentos substitutos que tragam prazer equivalente. A população-alvo dessas campanhas concentra-se nos indivíduos mais jovens, que devem se acostumar a consumir menor quantidade de produtos e alimentos que contêm quase exclusivamente açúcares simples. As alternativas são utilização maior de frutas nas refeições como sobremesa, consumo mais frequente de castanhas, nozes e óleos vegetais e, ainda, substituir sucos e refrigerantes por leite, água, café e chá sem adição de açúcar. Na escolha é muito importante levar em consideração o índice glicêmico das frutas e dar preferência àquelas com menor índice glicêmico, como a pera, maçã, melão e o tomate. O consumo de frutas com alto índice glicêmico, isso é a banana, laranja, uva, abacaxi, assim como sucos de fruta açucarados deve ser limitado. Recomenda-se que essas mudanças sejam instituídas cedo na rotina dos jovens, preferencialmente, nos primeiros anos de vida e na idade escolar. Dessa maneira, acredita-se que o acúmulo exagerado de gordura corporal, que gera a obesidade infantojuvenil e que se arrasta na vida adulta, seja controlado com mais facilidade.

A nutroterapia de pacientes obesos que sofrem de diabetes será mais eficaz se houver redução no excesso de gordura ectópica, ou seja aquela que se deposita nas vísceras e órgãos, como fígado e musculatura. Igualmente, nos indivíduos com pré-diabetes, a redução no acúmulo de gordura que se localiza fora do tecido adiposo subcutâneo representa uma importante meta a ser alcançada para se evitar a progressão para um estado clínico de diabetes franco, com hiperglicemia crônica. O intuito do regime alimentar hipocalórico é simplesmente forçar um balanço energético negativo para induzir perda sustentada de peso com redistribuição de gordura corporal. A escolha do conteúdo e a forma de como a dieta hipocalórica deve ser implementada é pessoal e representa um fator crítico na adesão à dieta. Uma vez estabelecida a preferência dietética, um plano de atividade física realista e apropriado a cada um deve ser traçado, com metas específicas e ajustes periódicos. As dietas com restrição absoluta de açúcar refinado, (máximo de 50 gramas por dia, em pacientes obesos diabéticos) embora menos prazerosas, devem ser promovidas enfaticamente. Essas têm demonstrado um efeito superior na redução de gordura corporal e oferecem maior proteção ao pâncreas endócrino, com preservação da capacidade de secreção de insulina e evitando o "fígado esteatótico". Com a correção da hiperglicemia crônica dos pacientes com diabetes, esses regimes dietéticos desaceleram o processo de perda progressiva da secreção beta pancreática de insulina. Na minha experiência pessoal, o modo mais simples, eficaz e que oferece resultados mais imediatos (semanas a meses) de se colocar em prática qualquer dieta hipocalórica é com a diminuição do tamanho das "porções" de cada refeição. Dentre vários regimes dietéticos propostos, para se tentar reduzir o peso e a gordura corporal, é preciso que a quantidade total de calorias ingeridas nas refeições diárias, quer seja de alimentos com densidade calórica alta ou baixa, ricos em gordura de origem animal ou vegetal, ou mesmo com açúcares em excesso com ou sem adoçantes não calóricos, não deve superar o gasto energético do indivíduo em um período de 24 horas. Com frequência, a quantidade de calorias consumidas em excesso a cada refeição é fruto do simples prazer de comer, atende a satisfação pessoal, social e ajuda a amenizar a tensão (estresse) de cada dia. A grande maioria das pessoas não consegue distinguir a necessidade básica essencial de se nutrir e de se hidratar dos impulsos neuropsicossociais que guiam o consumo alimentar exagerado. Vários recursos cirúrgicos e endoscópicos de redução do estômago, como a gastroplastia e desvios anatômicos do tubo digestivo, a chamada "cirurgia bariátrica" induzem perda rápida e substancial de peso com diminuição enorme de gordura corporal. Porém, esses são procedimentos extremos reservados a pacientes com obesidade grau III ou àqueles obesos com doenças crônicas mais graves. Na realidade, um percentual significativo de indivíduos obesos que sofrem comorbidades não são candidatos à cirurgia bariátrica e, portanto, necessitam de estratégias eficazes para conseguir diminuir o tamanho das porções e refeições por vontade própria. Reduzir (ou forçar a redução com atos cirúrgicos) o tamanho das porções de cada refeição é, a meu ver, um passo fundamental, prioritário e inegociável com pacientes obesos que querem perder peso.

Doenças cardiovasculares, em especial, a arteriosclerose coronariana, cerebrovascular e periférica, são responsáveis por mais de 80% da morbidade e da mortalidade dos pacientes obesos com complicações metabólicas. Uma dieta com restrição de calorias e consumo limitado de carboidratos simples e de gorduras de origem animal, que devem ser substituídos por carboidratos complexos com fibras solúveis e rica em óleos vegetais (frutas, azeite de oliva, castanhas, nozes etc.) é considerada a mais eficiente na prevenção de eventos cardíacos e vasculares.[8,9] Ensaios clínicos demonstraram que indivíduos que seguiram por 5 anos uma dieta rica em óleos vegetais, frutas, nozes, com restrição de carboidratos simples e com redução no consumo de carne vermelha tiveram uma diminuição de cerca de 30% na incidência de infarto agudo do miocárdio e de acidentes vasculares cerebrais. A mortalidade cardiovascular e a mortalidade global foram também reduzidas, ambas em aproximadamente 19%.[10] Acredita-se que a melhora do quadro clínico se deva à adesão desses pacientes obesos diabéticos à dieta "mediterrânea". Segundo o estudo, efeitos benéficos como queda da pressão arterial e da concentração plasmática de partículas de lipídios aterogênicos, ricas em colesterol, somados à redução do excesso de gordura e peso corporal protegem contra o desenvolvimento e progressão de doenças cardiovasculares.

O jejum intermitente

O jejum intermitente é uma intervenção nutrológica desenvolvida mais recentemente que defende mudanças no "padrão alimentar", sem se preocupar com o conteúdo e composição da dieta.[10] O jejum intermitente preconiza ciclos mais prolongados de jejum entre as refeições. Existem diversos regimes de jejum intermitente, como p. ex., adotar períodos de 16 ou 24 horas de completo jejum entre as refeições duas vezes por semana. A recomendação por um padrão alimentar de jejum intermitente se baseia essencialmente no fato de que homens da antiguidade, que eram caçadores por natureza, não tinham acesso à comida com frequência. Cultos religiosos milenares ligados ao Islamismo, Cristandade, Judaísmo e Budismo observam períodos prolongados de jejum sem prejuízo notável à saúde. O método designado 16/8 (protocolo leangains) é bastante popular e recomenda que o indivíduo não coma nada ao acordar e evite completamente o café da manhã. O período de 8 horas de alimentação se restringe ao horário das 13 às 21 horas. O jejum é, portanto, entre o período de 21 horas até 13 horas do dia seguinte (= 16 horas). Um outro padrão alimentar de jejum intermitente, chamado de "Come-Pare-Come" preconiza jejum completo de 24 horas, duas vezes por semana. Esse jejum de 24 horas pode ser alcançado se o indivíduo consome o jantar um dia e não come mais nada até o próximo jantar do dia seguinte (= 24 horas). O regime 5:2 inclui dietas com apenas 500-600 calorias por dia, a serem consumidas em 2 dias da semana, desde que não sejam consecutivos. Nos demais dias da semana volta-se a comer as refeições normais, sem restrições. Cinco dias de alimentação normal alternados com 2 dias de dieta super-hipocalórica (5:2). Qualquer desses métodos induz redução na ingestão total de calorias, o que leva a perda de peso, desde que o indivíduo não procure compensar com ingestão hipercalórica no período de refeições comuns.

Em raros casos, regimes de jejum absoluto ou semijejum com baixo consumo de calorias (cerca de 600 calorias por dia) podem ser necessários. Pacientes com hipertrigliceridemia refratária ou risco de pancreatite aguda precisam de tratamento mais agressivo. As dietas muito hipocalóricas levam a redução muito rápida de peso e queda brusca de níveis plasmáticos de glicose pode acontecer, juntamente com cetonemia. Riscos adicionais são o desequilíbrio hidreletrolítico, desidratação, hipovolemia, hipotensão arterial e a cetoacidose. Queda no peso com redução predominante de massa magra, perda muscular e desidratação extrema não é saudável. Por isso, essas dietas não devem ser praticadas por períodos longos. Regimes de jejum intermitente não devem ser seguidos por indivíduos com história ou diagnóstico de distúrbios alimentares (anorexia nervosa, bulimia etc.). Pessoas com extrema magreza devem consultar um clínico ou nutrólogo, antes de iniciar um jejum prolongado. Mulheres que desenvolvem amenorreia durante regime de jejum intermitente deveriam parar e consultar um médico especialista. Recomenda-se que mulheres que pretendam engravidar não comecem jejum intermitente antes de conceber. Por outro lado, o jejum intermitente pode trazer benefícios metabólicos e hormonais. A mobilização de gordura das reservas do organismo acontece com ajustes na secreção hormonal e melhora na sensibilidade tissular. A concentração de insulina plasmática diminui, o que permite que os ácidos graxos sejam liberados do tecido adiposo mais facilmente. Níveis de hormônio de crescimento aumentam na circulação e estimulam a degradação natural do tecido gorduroso. É possível que as células alterem a expressão genética e os processos de reparo celular, prolongando assim a vida das células saudáveis.[10] Com a perda de peso corporal pode-se retardar o aparecimento de diabetes, reduzir fatores de risco cardiovasculares e até se proteger contra o câncer e a demência (doença de Alzheimer). Nesse aspecto particular, porém, há vários estudos em andamento e muitas teorias precisam ainda serem confirmadas em seres humanos.

Comentários dos autores/*hot points*

- Ganho de peso com a idade é natural e inevitável e se deve a um balanço calórico positivo gradual que gera acúmulo de tecido adiposo e menor massa muscular.
- Todas as dietas hipocalóricas, seja com baixo teor de carboidratos, menor quantidade de gorduras ou "dietas mediterrâneas" (ricas em óleo e gorduras vegetais e com pouca gordura animal) reduzem o peso e o excesso de gordura corporal de forma idêntica.
- No combate à obesidade, dietas hipocalóricas devem se ater aos seguintes princípios básicos:
  – Balanceamento de macronutrientes.
  – Aceitação e anuência do indivíduo interessado.
  – Fatores socioeconômicos e culturais.
  – Traçar objetivos claros com reavaliação periódica.
- Modificações específicas nos macronutrientes e no valor calórico de vários regimes dietéticos têm objetivos diversos. Toda a alteração dietética que leva à perda de peso e redução de gordura corporal também auxiliam na prevenção e tratamento de condições clínico-nutricionais e metabólicas associadas à obesidade.
- Dietas hipocalóricas com baixo teor de carboidratos simples, além de gerar perda de peso, retardam o aparecimento do diabetes, da hiperglicemia crônica e de doenças cardiovasculares.
- Dieta "mediterrânea", que preconiza consumo limitado de carboidratos simples e de gordura animal, que devem ser substituídos por carboidratos complexos com fibras (trigo integral, vegetais, frutas) e alimentos ricos em óleos vegetais (azeite de oliva, castanhas, nozes), reduz o risco de doenças cardiovasculares em indivíduos obesos.
- O jejum intermitente com redução na ingestão total de calorias pode induzir perda de peso, desde que a pessoa não compense com ingestão hipercalórica nos períodos de refeições comuns.
- A maneira mais eficiente e objetiva de se iniciar uma dieta hipocalórica na prática é simplesmente "reduzir o tamanho das porções alimentares, com pratos menores e ingerir pouca quantidade de comida a cada vez". O indivíduo não precisa alterar a dieta ou a qualidade dos alimentos.

Referências bibliográficas

1. Cersosimo, Eugênio. Fisiologia da Nutrição. Rio de Janeiro: Editora Cultura Médica, 1987.
2. Yanovski JA, Yanovski SZ, Sovik KN, Nguyen TT, et al. A Prospective Study of Holiday Weight Gain. N Engl J Med. 2000;342:861-867.
3. Donnelly JE, Pronk NP, Jacobsen DJ, Pronk SJ, Jakicic JM. Effects of a very-low-calorie diet and physical-training regimens on body composition and resting metabolic rate in obese females.The American Journal of Clinical Nutrition. 1991;54(1):56-61.
4. Sweeney ME, Hill JO, Heller PA, Baney R, DiGirolamo M. Severe vs. moderate energy restriction with and without exercise in the treatment of obesity: efficiency of weight loss. The American Journal of Clinical Nutrition.1993;57(2):127-134.
5. Klempel MC, Kroeger CM, Bhutani S, Trepanowski JF, Krista A. Intermittent fasting combined with calorie restriction is effective for weight loss and cardio-protection in obese women. Nutrition Journal 2012; 11:98.
6. Tuomilehto J, Lindström J, Eriksson JG, et al. Finnish Diabetes Prevention Study Group Prevention of type 2 diabetes mellitus by changes in lifestyle among subjects with impaired glucose tolerance. N Engl J Med. 2001;344:1343-1350.
7. Knowler WC, Barrett-Connor E, Fowler SE, et al. Diabetes Prevention Program Research Group Reduction in the incidence of type 2 diabetes with lifestyle intervention or metformin. N Engl J Med. 2002; 346:393-403.
8. Estruch R, Rios E, Salas-Salvado J et al. for the PREDIMED Study Investigators. Primary Prevention of Cardiovascular Disease with a Mediterranean Diet. N Engl J Med. 2013;368:1279-1290.
9. WHO Recommendations "Sugar Intake for Adults and Children". World Health Organiztion 2015 http//apps.who.int/iris/bitstream/10665149782/1/9789241549028_eng.pdf
10. Adrienne R. Barnosky, Kristin K. Hoddy, Terry G. Unterman, Krista A. Varady. Intermittent fasting vs. daily calorie restriction for type 2 diabetes prevention: a review of human findings. Translational Research.2014; 164: 302-311.

Capítulo 102

Quais são os medicamentos disponíveis hoje no Brasil para o tratamento da obesidade?

• Anderson Dietrich • Paula Schmidt Azevedo

A obesidade é uma doença crônica, recorrente e progressiva. Caracterizada por excesso de gordura corporal, que se tornou a doença nutricional mais comum em países desenvolvidos e em nosso meio. Ao longo dos últimos 40 anos, saímos de um mundo em que a prevalência do peso baixo era mais que o dobro da obesidade para um em que mais pessoas estão obesas do que abaixo do peso. Devido às suas características evolutivas, deve igualmente ser tratada de maneira crônica, como tratamos a hipertensão arterial por exemplo.[1-4]

O tratamento da obesidade é complexo e multidisciplinar. Em linhas gerais, o tratamento farmacológico é adjuvante às terapias dirigidas com foco na modificação dos hábitos de vida relacionados com orientações nutricionais para diminuir o consumo de calorias na alimentação e exercícios para aumentar o gasto calórico. Com relação ao tratamento farmacológico, é importante destacar, que o uso de fármacos não cura a obesidade e quando descontinuado, ocorre o reganho de peso.

Indicação do tratamento farmacológico

Deve-se estabelecer o grau de obesidade estando indicado o tratamento medicamentoso quando:
- IMC maior ou igual a 30 kg/m².
- IMC maior ou igual a 25 ou 27 kg/m² na presença de comorbidades (dependendo do medicamento).
- Falha em perder peso com o tratamento não farmacológico. A história prévia de falência com tentativa com dieta com restrição calórica é suficiente.[2]

Existem, atualmente, três medicamentos aprovados para tratamento da obesidade no Brasil: sibutramina, orlistate e liraglutida 3,0 mg.

Sibutramina

A sibutramina é um potente inibidor da recaptação de serotonina (sacietógeno), leve-moderado inibidor da norepinefrina (anorexígeno) e em menor grau da dopamina. Sua meia-vida é de 14-16 horas, com seu pico de concentração sérico em 3-4 horas, estudada inicialmente para uso em casos de depressão. Tem a capacidade de gerar uma perda de peso superior 5% em relação ao peso inicial em pelo menos 75% dos pacientes.[3]

Seus principais efeitos colaterais são: pequena elevação média na pressão arterial (3-5 mmHg), discreto aumento na frequência cardíaca (2-4 bpm), irritabilidade, xerostomia, insônia, aumento da ansiedade, constipação, cefaleia e náuseas. Não causa dependência psíquica ou química.[1-5]

O estudo STORM (*sibutramine trial of obesity reduction and maintenance*) investigou o uso de sibutramina para manutenção da perda de peso após 6 meses iniciais de tratamento com sibutramina em conjunto com uma dieta com déficit calórico de 600 kcal. O desfecho primário do estudo foi mensurar a proporção de pacientes que após 2 anos mantiveram pelo menos 80% do peso perdido entre o início do estudo e os 6 primeiros meses. A conclusão do estudo STORM é que o uso contínuo de sibutramina ajudou a manter a perda de peso por até 2 anos após o início do tratamento.[5-7]

Ficou demonstrado na grande maioria dos estudos com uso da sibutramina, que para os pacientes respondedores, que perdem peso, existe uma significativa redução dos níveis de glicemia, melhora nos valores de pressão arterial, melhora do perfil lipídico e um importante incremento na qualidade de vida dos pacientes estudados. Além de ter sido estudada em ensaio multicêntrico que demonstrou a sua segurança e eficácia para o uso em portadores do transtorno da compulsão alimentar periódica.[3]

O uso intermitente da sibutramina pode também ser utilizado como uma estratégia de manutenção do peso perdido. Como demonstrado por Wirth, realizando uma pausa de 6 semanas para cada 12 semanas de uso do medicamento e obtendo resultados semelhantes aos obtidos com o uso contínuo da sibutramina.[6]

O estudo SCOUT (*sibutramine cardiovascular outcomes trial*) foi um grande estudo multicêntrico, randomizado, placebo-controlado, desenhado para avaliar os efeitos do uso de sibutramina em longo prazo na incidência de eventos cardiovasculares e morte cardiovascular em indivíduos de muito alto risco. Os resultados finais mostraram um aumento de 16% do risco de desfechos cardiovasculares não fatais combinados no grupo sibutramina em relação ao grupo placebo, sem aumento na mortalidade, porém não houve aumento do número de eventos cardiovasculares nos diabéticos sem doença coronariana nem nos diabéticos com um fator de risco cardiovascular. Esse estudo levou precocemente à proibição da sibutramina na Europa, generalizando os resultados dessa população de altíssimo risco (quase todos com contraindicação em bula e que usaram o medicamento independentemente de estar ou não perdendo peso. No Brasil, a ANVISA não proibiu a sibutramina, uma vez que ela é segura na população sem doença cardiovascular estabelecida. Estudos de análise de subgrupos posteriores demonstraram redução do risco nos pacientes que perderam peso durante o estudo SCOUT.[1-3,7]

A dose aprovada de sibutramina é de uma cápsula de 10 mg ou de 15 mg ao dia, é recomendado iniciar o tratamento com sibutramina sempre com a dose de 10 mg por dia, reavaliando após 2 semanas quanto a efeitos adversos, caso não ocorra perda de pelo menos 2 kg nas primeiras 4 semanas de tratamento, pode ser recomendado o aumento da dose para 15 mg por dia, não deve ser recomendada a continuação do tratamento em pacientes que não apresentarem perda de pelo menos 2 kg em 4 semanas de tratamento com a dose de 15 mg. Desde o seu lançamento no Brasil, a sibutramina fazia parte da lista "C1" (outras substâncias sujeitas a controle especial), da mesma maneira que os antidepressivos. Foi então que em setembro de 2007, com a intenção de aperfeiçoar o controle e a fiscalização de substâncias psicotrópicas anorexígenas (RDR 58) a sibutramina passa a ser prescrita em notificação de receita "B2". Com isso, a sibutramina recebeu, sem nenhuma evidência, uma tarja preta com os dizeres: "venda sob prescrição médica – o abuso deste medicamento pode causar dependência". Segundo a agência, a sibutramina é recomendada para pacientes com IMC maior ou igual a 30 kg/m^2, mas considerou, a partir de 28/01/2010, que diabetes associado a um fator de risco cardiovascular é contraindicação ao seu uso, além de doenças cerebrovasculares e cardiovasculares. Em outubro de 2011, a agência passa a exigir que a prescrição de sibutramina passe a ser acompanhada de um "termo de responsabilidade do prescritor", que é entregue na drogaria dispensadora junto com o receituário. A RDC 50/2014 aumentou a possibilidade de prescrição de sibutramina para até 60 cápsulas por receita.[1,2,7]

A eficácia e a segurança da sibutramina em adolescentes (12-16 anos) foram sugeridas em 2 estudos unicêntricos (2003 e 2005), sendo um deles realizado no Brasil. Os resultados e o perfil de efeitos adversos foi semelhante aos encontrados nos demais estudos realizados na população adulta. No Brasil o uso de sibutramina só ser permitido para pacientes acima de 16 anos, em casos de obesidade grave.[2,8]

Algumas revisões sistemáticas de estudos sobre custo-efetividade de tratamento da obesidade indicaram que a sibutramina tem custo-efetividade favorável, especialmente quando se utilizam os critérios recomendados em bula.[9]

Orlistate

O orlistate é um análogo hidrogenado da lipstatina (inibidor de lipases gastrintestinais), produzido pelo *Streptococcus toxytricini*, por ser seletiva não interfere no funcionamento das demais enzimas intestinais. Essa ligação faz com que cerca de um terço dos triglicérides ingeridos permaneçam não digeridos e não sejam absorvidos pelo intestino, sendo eliminados nas fezes.[2,3]

A gordura é o macronutriente de maior densidade calórica (9 kcal/g) e apesar das recomendações nas diretrizes nutricionais em relação ao consumo de gorduras (até 30% do valor energético total), indivíduos com excesso de peso costumam ingerir > 40% das calorias em forma de gorduras. O orlistate não possui atividade sistêmica, tendo absorção desprezível (< 1%).[1,2,4]

Seu uso está associado a reduções significativas da pressão arterial, melhora do perfil lipídico, redução da infiltração gordurosa hepática, além de redução da insulinemia e da glicemia. Pacientes com obesidade, com ou sem fatores de risco definidos, apresentaram perda de peso em todos os estudos realizados, incluindo várias metanálises e estudos com até 4 anos de seguimento (Xendos®). A perda de peso > 5% em relação ao peso inicial ocorreu em mais de 21% dos usuários de orlistate.[1,3,7]

O uso de orlistate foi associado a maior incidência de efeitos secundários gastrintestinais que são relacionados ao mecanismo de ação do orlistate, quando comparado ao grupo placebo, particularmente ligados a esteatorreia, flatos com descarga de gordura e urgência fecal, 15%-30% da população estudada. Não deve ser utilizado em portadores de má absorção crônica, na presença de cálculos renais de oxalato e na presença de colelitíase colestática. Pelo seu efeito de causar disabsorção de gorduras, deve-se ficar atento à possibilidade de deficiência de vitaminas lipossolúveis (A, D, E e K). Estudos mostram que pacientes em uso de orlistate por 1 a 2 anos não tiveram mudanças nas concentrações séricas das vitaminas lipossolúveis, mas após 4 anos de uso, os níveis séricos começaram a diminuir. Portanto, deve-se considerar a suplementação com polivitamínicos em pacientes que fizerem uso dessa medicação a longo prazo.[1-3,7]

A dose de orlistate é uma cápsula de 120 mg, administrada três vezes por dia, junto das principais refeições, também pode ser utilizado em adolescentes acima dos 12 anos de idade (FDA/ABESO).[2-4]

Liraglutida

O GLP-1 é um regulador fisiológico do apetite e ingestão alimentar, é secretado pelas células L intestinais após uma refeição em resposta a ingestão de nutrientes, sua degradação ocorre pela ação da enzima DPP-4. O GLP-1 possui receptores no trato intestinal, pâncreas e várias outras regiões cerebrais, ativando por meio dos GLP-1R (receptores) regiões cerebrais específicas relacionadas a fome e à saciedade.[1,2,4-7]

A liraglutida é um agonista do peptídeo semelhante ao glucagon-1 (GLP-1) que compartilha 97% de homologia com o GLP-1 nativo, produzido por tecnologia de DNA recombinante em *Saccharomyces cerevisiae*. Sua meia-vida de circulação do GLP-1 é aumentada de 1-2 minutos para 13 horas, tem uma ação hipotalâmica em neurônios envolvidos no balanço energético, em centros ligados a prazer e recompensa, além de uma ação menor na velocidade de esvaziamento gástrico. É extensamente ligada às proteínas plasmáticas (> 98%), possuindo consequentemente uma baixa solubilidade em água, endogenamente é metabolizada de uma maneira semelhante às grandes proteínas, sem um órgão específico como via principal de eliminação.[2]

A liraglutida estimula diretamente os neurônios que sintetizam pró-opiomelanocortina e transcrito regulado por cocaína e anfetamina (POMC/CART) e indiretamente inibe a neurotransmissão nos neurônios que expressam neuropeptídeo Y (NPY) e peptídeo relacionado ao agouti (AgRP), vias de sinalização dependentes de gaba. Esses resultados indicam que o GLP-1R está expresso em neurônios do núcleo arqueado do hipotálamo envolvidos na perda de peso. A liraglutida estimula a secreção de insulina e reduz a secreção de glucagon de uma maneira dependente da glicose, o que resulta em uma redução da glicose em jejum e pós-prandial, melhorando e sustentando a função das células beta do pâncreas.[1,2,7]

Em seus estudos de fase 2, a liraglutida foi comparada ao orlistate, apresentando resultados favoráveis em relação a segurança e eficácia na perda de peso, tendo obtido resultados superiores ao seu comparador. Quatro estudos clínicos de fase 3 foram conduzidos, todos duplos-cegos, controlados por placebo e recrutaram um total de 5.358 pacientes, foram os estudos SCALE (*satiety and clinical adiposity liraglutide evidence*), SCALE manutenção, SCALE diabetes, SCALE obesidade e pré-diabetes e SCALE apneia do sono. Em todos os estudos de fase ficou evidenciada eficácia e a segurança do fármaco. No programa SCALE obesidade, com duração de 56 semanas, a perda de peso média foi de 9,2% em relação ao peso inicial. No SCALE manutenção que também teve a duração de 56 semanas, após um período *run-in* de 12 semanas para emagrecimento, os pacientes foram randomizados para receber liraglutida ou placebo, após 56 semanas 81,4% mantiveram a perda de peso no grupo liraglutida, tendo ainda 50,5% dos pacientes que utilizaram a liraglutida uma perda de peso adicional de 5% após o *run-in*. Em todos os estudos ocorreu significativa perda de peso em relação ao placebo e melhora de parâmetros cardiometabólicos.[1,2,7,8]

Em pacientes com comprometimento da função hepática ou renal grave, o uso da liraglutida não é recomendado. Em ratos foi observada uma elevação da incidência de tumores de células C da tireoide, efeito não observado em estudos clínicos em humanos. Nenhum outro tumor teve a sua incidência aumentada em todos os estudos pré-clínicos e clínicos, utilizando a liraglutida. O uso da liraglutida foi associada a uma discreta elevação da incidência de pancreatite aguda nos estudos iniciais, estudos mais recentes, já ajustados pelo natural risco aumentado dos indivíduos obesos de desenvolver pancreatite aguda, não evidenciam essa associação. O uso da liraglutida foi associado a uma significativa elevação da incidência de colelitíase e colecistite, essa incidência elevada está diretamente relacionada à velocidade da perda de peso e não especificamente ao fármaco.[1,2,7,9]

Pacientes tratados com liraglutida devem ser informados do risco potencial de desidratação, situação relacionada aos efeitos gastrintestinais do medicamento, recomendar sempre uma adequada hidratação. A liraglutida estimula a secreção de insulina de uma maneira dependente de glicose, pacientes não diabéticos não apresentam um risco aumentado de hipoglicemia devido ao uso do fármaco. As reações gastrintestinais são os eventos adversos mais relacionados com o uso da liraglutida, geralmente leve e transitória, sendo as principais manifestações náuseas, vômito, diarreia e constipação. Efeitos adversos, como epigastralgia, xerostomia, dispepsia, aumento discreto da frequência cardíaca e elevação das enzimas pancreáticas, também podem ocorrer mas são incomuns. Os efeitos de superdosagens nos estudos clínicos e relatórios pós-comercialização incluíram apenas náuseas e vômitos graves, mesmo com doses de até 72 mg. É relativamente comum uma reação no local de aplicação do medicamento, geralmente leve e transitório.[1,2,7-9]

Com relação à segurança cardiovascular não foram realizados estudos específicos utilizando o Saxenda, porém foram extrapolados os dados do estudo LEADER (*liraglutide effect and action in diabetes: evaluation of cardiovascular outcome results*), do fármaco Victoza® (liraglutida 1,8 mg) utilizado para o tratamento de diabetes *mellitus*, esse estudo teve a duração de 3,8 anos e demonstrou uma redução do risco de morte por eventos cardiovasculares da ordem de 22%.[2,8]

A liraglutida (Saxenda®) é de uso diário e subcutâneo, utiliza um dispositivo do tipo caneta, a caixa do Saxenda® contém 3 canetas, cada caneta possui 3 mL do princípio ativo, sendo que cada mL da solução contém 6 mg de liraglutida. As doses são individualizadas e 'iniciam em 0,6 mg, progredindo em 0,6 mg a mais a cada semana ou quinzena, sendo a dose máxima a de 3,0 mg. As canetas ficam em refrigeração (2-8 ºC) desde a sua compra, após o primeiro uso a caneta deve ser utilizada em até 30 dias, e pode permanecer sob refrigeração ou em temperatura ambiente (até 30 ºC), as demais canetas que não estão sendo utilizadas devem permanecer em refrigeração. O produto não pode ser congelado e não deve ser armazenado com a agulha de uso diário (descartável). As agulhas são compradas separadamente, sendo recomendado pelo fabricante agulhas de 4 mm. Os locais sugeridos para aplicação são o abdômen, coxas e os braços, evitar o uso em regiões muito vascularizadas. Se o paciente não alcançar 5% de perda de peso em 12 semanas em dose de manutenção (3 mg), deve-se descontinuar a medicação. A liraglutida é aprovada pelas agências europeias (EMA), americanas (FDA) e também pela brasileira ANVISA. Os medicamentos Victoza® e Saxenda®, apesar de apresentarem a mesma substância ativa (liraglutida), são medicamentos com indicações distintas que estão de acordo com as exigências regulatórias e possuem aprovações distintas fundamentadas em estudos clínicos robustos.[1,2,7]

Medicações *off-label*

Uma medicação é chamada de *off-label* quando seu uso é aprovado em um país para tratamento de outras doenças. Em geral, quando o tratamento aprovado tem sido insuficiente para o sucesso do tratamento, admite-se o uso de medicações *off-label*, desde que médico e paciente estejam cientes e de acordo com essa premissa.[2] A obesidade é uma dessas situações, pois observa-se que o número de obesos é crescente no mundo e os tratamentos aprovados não são suficientes para controlar a doença. Dessa maneira, no Brasil, medicações aprovadas como antidepressivos como a fluoxetina e bupropiona, medicações antiepilépticas como o topiramato,[2] medicações para diabetes como a semaglutida,[10] entre outras, têm sido usadas de modo *off-label* para o tratamento da obesidade.

O Tabela 102.1 mostra as principais medicações em uso aprovadas ou não no Brasil e suas características em relação à perda de peso, dose e eventos adversos. Vale destacar os efeitos promissores da semaglutida (Ozempic®) que está aprovada no Brasil para tratamento do diabetes.

CAPÍTULO 102. QUAIS SÃO OS MEDICAMENTOS DISPONÍVEIS HOJE NO BRASIL PARA O TRATAMENTO DA OBESIDADE? | 357

Tabela 102.1: Principais medicações aprovadas e off-label para tratamento da obesidade

Medicação	Dose	Perda de peso em 1 ano em relação placebo	Perda de peso em 1 ano > 10%	Efeitos colaterais	Contraindicações	Uso no Brasil
Sibutramina	10 a 15 mg/dia; VO	~4,0%	33%	Boca seca, sudorese, dor de cabeça, insônia. Elevação de pressão arterial, eventos cardiovasculares não fatais em indivíduos de alto risco	Diabetes + 1 fator de risco cardiovascular, doenças cardiovasculares ou cerebrovasculares estabelecidas, hipertensão mal controlada, menores de 18 anos ou maiores de 65 anos, transtornos alimentares, uso de outras medicações de ação central para perda de peso ou transtornos psiquiátricos	Aprovado*
Liraglutida	0,6 mg/dia; SC aumento semanal até 3,0 mg/dia	~5,3%	33%	Náusea, vômitos, constipação, dor de cabeça, fadiga, tontura, dor abdominal	Gravidez, história familiar ou pessoal de neoplasia medular de tireoide ou neoplasia endócrina múltipla tipo 2	Aprovado
Orlistate	120 mg às refeições; VO; 3 ×/dia	2,6%	20%	Flatulência com escape de gordura, esteatorreia e urgência fecal	Gravidez, síndrome de má absorção ou colestase	Aprovado
Semaglutida	0,25 mg/sem; se aumento semanal até 2,4 mg/sem	12,4%	70% perda de 10% 50% perda de 15% 32% perda de mais de 20%	Náuseas, vômitos, fadiga, cálculos biliares e pancreatite leve (poucos casos)	Gravidez, amamentação, menores de 18 anos, alergia aos compostos	Off-label
Fentermina + topiramato	3,75 mg/ 23 mg/dia; VO aumento semanal até 15 mg/92 mg	8,8%	55%	Insônia, constipação, boca seca, parestesia, tontura, disgeusia	Gravidez, hipertireoidismo, glaucoma, uso de inibidores da MAO, glaucoma, hipersensibilidade às aminas simpatomiméticas	Off-label, associação indisponível**
Naltrexone/ Bupropiona	8 mg/90 mg/ 1 cp/dia; VO. Aumentar 1 cp/dia a cada semana até 2 cp 12/12 h	5%	30%	Náuseas, constipação, cefaleia, vômitos, tonturas, insônia, boca seca, diarreia	Gravidez, hipertensão mal controlada, convulsões, anorexia nervosa ou bulimia, síndrome abstinência de álcool ou drogas, uso de inibidores da MAO e uso crônico de opioides	Aprovado***

*Devido aos potenciais riscos cardiovasculares a sibutramina passa a ser permitida mediante prescrição com receituário controlado B2.
** No Brasil, não existe a combinação de topiramato e fentermina.
*** No Brasil, o fármaco com a associação de bupropiona/naltrexone está aprovado, mas ainda não disponível.
Fonte: Elaborada pelos autores e com base nas referências 2, 10, 11.
Em 2020, a ANVISA reavaliou o perfil de segurança da lorcasserina, após o Food and Drug Association (FDA) apontar para riscos para neoplasias ser maior que potenciais benefícios para perda de peso. Dessa maneira, a medicação passou a não ser comercializada no mundo e no Brasil.[12]
Os agentes farmacológicos antiobesidade são aprovados nos diferentes países, de forma variável.[4]

Comentários dos autores/*hot points*

- O tratamento farmacológico é adjuvante às terapias com foco nas mudanças comportamentais e hábitos alimentares.
- O uso de fármacos não cura a obesidade e quando descontinuado, ocorre o reganho, de forma semelhante a outras doenças crônicas não transmissíveis (DCNTs).

Referências bibliográficas

1. Mancini MC, et al. Tratado de Obesidade. Rio de Janeiro, RJ: Ed Guanabara Koogan, 2015.
2. Diretrizes brasileiras de obesidade 2016 ABESO. Associação Brasileira para o Estudo da Obesidade e da Síndrome Metabólica. 4ed São Paulo, SP. https://abeso.org.br/diretrizes.
3. Bouchard C, Bray G. Handbook of obesity: clinical applications, 3rd ed 2008.
4. Ribas-Filho D, Nogueira-de-Almeida CA. Livro Texto de Obesidade, 1ed, Ed. Manole Ltda. São Paulo, 2021.
5. Zhaoping Li, MD, PhD; Margaret Maglione, MPP; Wenli Tu, et al. Meta-Analysis: Pharmacologic Treatment of Obesity Ann Intern Med. 2005;142:532-546.
6. Wirth A, Krause J. Long-term weight loss with sibutramine. JAMA 2001; 286(11):1331-1339.
7. Jensen MD, Ryan DH, Apovian CM, Ard JD, Comuzzie AG, Donato KA. Circulation. American College of Cardiology/American Heart Association Task Force on Practice Guidelines; Obesity Society. 2013 AHA/ACC/TOS guideline for the management of overweight and obesity in adults: a report of the American College of Cardiology/American Heart Association Task Force on Practice Guidelines and The Obesity Society. 2014;129:S102-138.
8. Wadden TA, Hollander P, Klein S, et al. Weigth maitenance and additional weigth loss with liraglutide after low calorie diet: The SCALE maintenance randomizad study. J Obes (Lond). 2013;37(11):1443-51.
9. Galvão-Teles A, Feitas P. Tratamento não cirúrgico da obesidade do adulto, recomendações da Sociedade Portuguesa para o estudo da Obesidade. 2018.
10. Wilding JPH, Batterham RL, Calanna R, et al. Once Weekly semaglutide in adults with overweight and obesity. 2021;384:989-1001.
11. Wirth A, Krause J. Long-term weight loss with sibutramine: a randomized clinical trial. JAMA. 2001;286:1331-39.
12. Resolução VOTO Nº 234/2020/2020/SEI/DIRE5/ANVISA e resolução nº 928, de 31/03/2020 processo-25351929426202040 (anvisa.gov.br).

Capítulo 103

Quais as orientações quanto às mudanças do estilo de vida?

• Eugenio Cersosimo

Mudanças de estilo de vida

Para se alcançar uma vida saudável, além de uma dieta salutar consumindo produtos e alimentos naturais, todo o indivíduo deveria adquirir o hábito de manter atividades físicas e se exercitar regularmente. É preciso criar tempo livre para atividades prazerosas, o simples lazer, diversões, esportes variados e um convívio social em harmonia. Deve-se evitar o tabagismo em suas múltiplas formas e o consumo de bebidas alcoólicas deve ser moderado. Para indivíduos obesos, atividade física regular é mandatório, pois auxilia na manutenção do peso ideal, evita o reganho de peso e preserva a massa muscular.[1] Os indivíduos obesos que sofrem de diabetes devem se manter ativos fisicamente pelas mesmas razões e, também, pelo fato de que níveis plasmáticos de glicose se reduzem naturalmente durante a prática do exercício. Sabe-se que com treinamento físico repetido, a contração e o relaxamento contínuo e alternado das fibras musculares aumentam o consumo de glicose de maneira significativa e essa glicose é extraída da circulação independentemente da ação da insulina. Considerando-se que pacientes obesos diabéticos têm resistência tissular à ação da insulina com deficiência relativa na secreção beta pancreática, remoção com utilização de glicose circulante na ausência de insulina se torna um mecanismo natural de fundamental importância no controle da glicemia. Portanto, pacientes obesos diabéticos podem reduzir a hiperglicemia com concomitante perda ou manutenção de peso corporal adequado com exercícios físicos de rotina. Um benefício adicional, válido não só para pacientes obesos e diabéticos, mas também para a população em geral, se refere ao condicionamento do sistema cardiovascular. Além dos benefícios nutrometabólicos, há também um estímulo à circulação e função cardíaca, o que aumenta a reserva funcional do sistema circulatório. Assim, o exercício físico regular está associado a um retardo no aparecimento e na progressão do processo de arteriosclerose e tende a facilitar a recuperação, em caso de eventuais acidentes cardiovasculares.

O papel do exercício físico

Os efeitos mais imediatos da atividade muscular na composição corporal são a redução na água corporal total e nas reservas do glicogênio muscular e hepático. A perda de peso no período inicial de 2 a 48 horas logo após um episódio de exercício pode ser inteiramente atribuída à diminuição da água corporal total. Nesse mesmo período, há um balanço nitrogenado negativo, refletindo uma degradação transitória de proteínas musculares. Em seguida, com a procura natural e a ingestão de água, líquidos e consumo de refeições ricas em alimentos proteicos, restabelece-se a água corporal total e a composição de proteínas das fibras musculares. Com a repetição, exercícios aeróbicos (caminhadas, corridas, natação, ciclismo) e anaeróbicos de resistência, alongamentos, levantamento de peso promovem mudanças mais radicais e duradouras na composição orgânica. Primeiramente, o indivíduo experimenta um estímulo no apetite e a dieta se torna hipercalórica. A procura e ingestão de alimentos proteicos também tende a aumentar, gerando assim a hipertrofia muscular. A água corporal total e, também, o conteúdo de glicogênio intramuscular e intra-hepático se expandem. Dessa maneira, o treinamento físico regular tende a gerar ganho de peso com crescimento de massa muscular e perda de massa gordurosa. Paralelamente, e de extrema importância, o consumo basal de energia do organismo no repouso, período entre exercícios, se eleva, o que promove produção e liberação de energia maior com utilização e oxidação das reservas de carboidratos e gorduras. O resultado, a médio e longo prazo, é uma diminuição na quantidade de substratos armazenados, especialmente sob a forma de lipídios no tecido adiposo. Em contrapartida, o organismo se adapta e concentra grande quantidade de partículas oxidáveis de gorduras nas regiões em torno das fibras musculares.[2] Nesse processo de adaptação, o apetite em geral está aumentado com especial preferência por produtos ricos em proteínas. Todas essas alterações na composição corporal se acompanham de bem-estar físico e mental, e entre outros benefícios, aumentam o condicionamento do sistema cardiovascular. Aderir a dietas hipocalóricas balanceadas, entretanto, é fundamental para evitar excesso no acúmulo de gordura e manter peso corporal próximo do ideal praticando exercícios físicos repetidos.

Um aspecto de extrema relevância clínica no combate à obesidade é o efeito do exercício físico na prevenção e tratamento do diabetes *mellitus*. Diversos trabalhos científicos já demonstraram que a atividade física repetida (treinamento) melhora o quadro clínico-psicológico, o estado nutricional e metabólico e, também, o condicionamento cardiovascular dos pacientes obesos diabéticos.[3-5] Recomendações específicas para se manter uma rotina de atividade física variam com a faixa etária, antecedentes históricos, condicionamento cardiovascular e respiratório, e a capacidade ou limitação neuromuscular e articular de cada indivíduo. Os objetivos a serem alcançados variam desde a simples preservação do estado de saúde, manutenção do peso e da composição corporal, até a recuperação e reabilitação de pacientes com deficiências físicas, em decorrência de enfermidades crônicas. O tipo de atividade prescrita será mais intenso para um jovem adulto, com ou sem diabetes *mellitus*, do que para um idoso com restrições cardiovasculares ou respiratórias. Em diversas cidades e regiões urbanas, os órgãos governamentais têm-se empenhado e devem ainda fazer mais, para facilitar a prática de exercícios nas comunidades, com execução de projetos públicos visando incentivar o esporte e o lazer. A ampliação da rede de passarelas, áreas de passeio, ciclovias, piscinas públicas e várias outras iniciativas devem ser implementadas para que tanto jovens, adultos como também pessoas idosas possam usufruir de um ambiente propício e saudável para a prática de atividade física regular, sem maiores dificuldades. Escolas primárias e secundárias também devem incentivar atividades físicas e promover uma reestruturação do currículo para que seja dada mais importância a essas aulas.

Tempo e intensidade do exercício físico

O tempo e a intensidade de cada atividade, conforme já mencionado, dependem da capacidade individual e dos objetivos estabelecidos para cada caso. As pessoas com sobrepeso ou obesas, e também pacientes com diabetes *mellitus* devem passar por avaliação clínica cardiovascular antes de iniciar qualquer programa de exercício físico regular. Uma vez estabelecido um programa levando em conta a capacidade individual e com metas traçadas de maneira clara e realista, a repetição se torna essencial para garantir eficiência no que diz respeito ao condicionamento cardiometabólico. Naqueles indivíduos com histórico familiar da doença e que são mais susceptíveis ao diabetes *mellitus*, a atividade física tem dois objetivos principais: i) auxiliar na perda e manutenção do peso corporal; e ii) fortalecer a massa muscular, o que facilita a ação tissular de insulina. Conforme mencionado, a consequente diminuição na demanda de insulina do organismo com exercícios rotineiros, além de prevenir e prolongar o início do diabetes nos indivíduos com pré-diabetes, traz benefícios cardiovasculares e psicológicos. Os idosos podem se exercitar com caminhadas de 30-45 minutos, três a quatro vezes por semana, sempre respeitando períodos de repouso entre as caminhadas e procurando fazer alongamentos músculo articular pré e pós-exercício. Exercícios aquáticos, bicicletas ergométricas etc., são alternativas que podem substituir as caminhadas e a escolha depende, exclusivamente, da capacidade física individual e de preferências pessoais. Pessoas obesas e que também sofrem de diabetes e/ou de doenças cardiovasculares devem procurar aderir a regimes de fisioterapia, com exercícios mais especializados e orientados por profissionais experientes. Todas essas atividades físicas devem se acompanhar de medidas e intervenções dietéticas para que a perda de gordura corporal e aumento da massa muscular sejam alcançados.

A experiência indica que a prática de exercícios alternados aeróbicos (corrida, ciclismo, natação, caminhadas etc.) e anaeróbicos (levantamento de peso, extensão/flexão repetidas, uso de força para vencer resistência e obstáculos etc.) gera resultados superiores. Teoricamente, o exercício anaeróbico com contração e relaxamento da musculatura esquelética consome exclusivamente na fase inicial glicogênio muscular.[6] Com a continuidade, a energia necessária para sustentar o trabalho muscular passa a depender cada vez mais da captação de glicose e de ácidos graxos livres provenientes do sangue circulante. Por essa razão, o débito cardíaco aumenta e o fluxo sanguíneo regional é redirecionado para atender áreas prioritárias de músculos ativos, em contração. Em uma segunda etapa do exercício (após 10-15 minutos) aparecem a taquicardia e a sudorese, indicando liberação de catecolaminas na circulação. Consequentemente, há um aumento na degradação de triglicerídeos armazenados no tecido adiposo (lipólise) mediado pela ação direta das catecolaminas.[6] Assim, a percepção de taquicardia e sudorese durante o exercício anunciam o início da mobilização e da oxidação de gorduras do organismo. Com exercícios repetidos ao longo do tempo haverá uma tendência à perda de gordura corporal com concomitante aumento na massa muscular. O resultado natural é de que a composição corporal passa a ter um maior percentual de massa magra e menor conteúdo de massa gorda, que induz uma melhora significativa da sensibilidade à ação tissular de insulina. A longo prazo, além de manter o peso ideal, as alterações hormonais e metabólicas, que advêm do treinamento auxiliam na prevenção do DM-2. Alguns recomendam que exercícios anaeróbicos precedam os aeróbicos, pois o glicogênio intramuscular se esgota, quase totalmente, quando se inicia o período de exercícios anaeróbicos, e a lipólise com mobilização de ácidos graxos do tecido adiposo pode ser mais eficaz. Caso contrário, se o exercício físico aeróbico precede o anaeróbico, a exaustão do glicogênio intramuscular ocorre de maneira rápida (na fase aeróbica) e, consequentemente, com menor demanda a mobilização e consumo de gordura será menos eficiente. De qualquer maneira, se o objetivo é perder peso com redução de gordura corporal, todo o treinamento físico regular, independentemente da intensidade ou da qualidade, oferece a melhor chance de se evitar o ganho de peso.

Atividade física

A prática de esportes, lazer ou de atividades físicas de rotina promovem um gasto de energia que se soma àquela consumida com exercícios regulares, ampliando-se assim os benefícios à saúde. Muitas pessoas fazem caminhadas mais longas para o trabalho, para a escola ou no lazer. Algumas dão preferência ao uso de escadas com maior frequência, evitando sempre que possível o uso de elevadores ou ascensores automatizados. Passar a carregar seus próprios pertences, bolsas, malas etc., sem o auxílio de artefatos ou de carrinhos com "rodas". Ocasionalmente, é preciso adquirir o hábito de ficar de pé por um tempo mais longo. Esses são exemplos e sugestões de hábitos cotidianos saudáveis que podem ser praticados e, cujos benefícios se somam aos do exercício físico regular. Vale ressaltar, entretanto, que atividade física e exercícios regulares, mesmo intensos, não são capazes por si só de induzir perda de peso, pois há um aumento gradativo e proporcional no apetite. Para se obter perda de peso e de gordura corporal e, também para se preservar perdas adquiridas é necessário associar à atividade física um regime de restrição calórica adequado. Por outro lado, não resta dúvida de que a prática rotineira de exercícios físicos regulares combate o sedentarismo, um dos maiores vilões da vida moderna e que tem recebido pouca atenção nos programas de combate à obesidade e prevenção do DM-2.

Comentários dos autores/*hot points*

- Consumir preferencialmente produtos e alimentos naturais e manter atividade física regular.
- Procurar tempo para exercícios, esportes, lazer e diversão e, conviver socialmente em paz e harmonia.
- Evitar o tabagismo em todas as suas formas e moderar o consumo de bebidas alcoólicas.
- O treinamento físico induz alterações na composição corporal, que são benéficas à saúde em geral e aumentam o condicionamento cardiovascular.
- Obesos que pretendem reduzir excesso de gordura e manter peso corporal adequado com exercícios físicos repetidos precisam aderir a dietas hipocalóricas balanceadas.
- Idosos devem se exercitar com caminhadas de 30-45 minutos, três a quatro vezes por semana, respeitando períodos de repouso, procurando fazer alongamento músculo articular pré e pós-exercício. Intervenções nutrológicas menos agressivas são recomendadas.
- Pessoas obesas, com diabetes e doenças cardiovasculares avançadas devem seguir regimes de fisioterapia, exercícios especializados, gradativos sob orientação de profissionais experientes.

- Os benefícios à saúde da prática de esportes e de atividades físicas de rotina se somam aos exercícios programados, sem necessariamente substituí-los. Pessoas devem adquirir o hábito de fazer caminhadas mais extensas para o trabalho, escola ou no lazer. Usar escadas com maior frequência, evitar elevadores/ascensores automatizados e carregar seus pertences, bolsas, malas etc., sem o auxílio de artefatos ou de carrinhos com "rodas". Ocasionalmente, é preciso adquirir o hábito de ficar de pé por um tempo mais longo.

Referências bibliográficas

1. Centers for Disease Control and Prevention and the American College of Sports Medicine: Physical activity and public health: a recommendation. JAMA 1995; 273:402-407.
2. Exercise and Sports Medicine (eds.William E. Garrett, Jr. and Donald Kirkendall). Lippincott Williams & Wilkins, Philadelphia, PA 2000.
3. Nelson ME, Rejeski WJ, Blair SN, Duncan PW, Judge JO, King AC, Macera CA, Castaneda-Sceppa C. Physical activity and public health in older adults: recommendation from the American College of Sports Medicine and the American Heart Association. Med Sci Sports Exerc. 2007;39:1435-1445.
4. Diabetes Prevention Program Research Group: Reduction in the incidence of type 2 diabetes with lifestyle intervention or metformin. N Engl J Med. 2002;346:393-403.
5. Warburton DER, Nicol CW, Bred SSD. Health Benefits of Physical Activity: The Evidence. Canadian Medical Association Journal 2006;174(6):801-809.
6. Cersosimo E. Fisiologia da Nutrição. Rio de Janeiro: Editora Cultura Médica, 1987.

Capítulo 104

Quais as estratégias para evitar o reganho de peso?

• Eugenio Cersosimo

Perda sustentável de peso

Apesar do enorme esforço individual e com orientação de profissionais das áreas de saúde, nutrição e educação, o índice de fracasso no que diz respeito à perda sustentável de peso corporal entre obesos é elevado. Em geral, cerca de 5%-10% das pessoas com sobrepeso ou obesidade conseguem reduzir o excesso de gordura corporal e manter peso por períodos prolongados.[1] O fator mais importante é a falta de adesão e de continuidade no consumo de dietas hipocalóricas preestabelecidas.

As dietas balanceadas

Todos concordam que não é natural tentar alterar a forma e conteúdo da alimentação na fase adulta e mais avançada da vida. Seguir dieta restritiva por tempo muito longo é quase impossível e, assim sendo, toda dieta deve ser balanceada. Antes de serem implementadas, é preciso que membros da família ou companheiros(a)s e co-habitantes de pessoas obesas diabéticas participem na discussão das mudanças de hábitos alimentares propostas. Isso porque alterações na rotina e no conteúdo das refeições a serem sugeridas para um determinado paciente, certamente afetam todos na família e aqueles que em torno do convívio individual. Os planos de dieta devem ser individualizados, levando-se em consideração a rotina e o ambiente de trabalho de cada um, as preferências étnicas e culturais e, também, os recursos disponíveis para se obter sucesso. Sempre porém respeitando o aspecto essencial na confecção de qualquer dieta hipocalórica, que se refere à preservação do percentual de cada macronutriente com valores próximos dos 30%-35% de gorduras, 45%-55% de carboidratos e cerca de 20% de proteínas. Esse balanceamento de macronutrientes na dieta é de fundamental importância no que diz respeito à aceitação e adesão a longo prazo. Toda manipulação de nutrientes com o objetivo de reduzir o peso e a gordura em excesso que desvia deste princípio tem vida curta. Já está documentado que as pessoas só conseguem seguir dietas hipocalóricas, p. ex., ricas em gordura com baixo conteúdo de carboidratos (Atkins) por apenas alguns meses ou, no máximo por um ano.[2] Também é quase impossível se adaptar por prazo muito longo a dietas hiperproteicas com baixo teor de gorduras e/ou de carboidratos.[2] Para se contornar essas dificuldades, sugere-se fazer alterações na quantidade total de calorias consumidas por dia, juntamente com uma seleção cuidadosa na qualidade dos nutrientes que compõem a dieta, respeitando o balanço de macronutrientes. Envolver os indivíduos que desejam perder peso diretamente na elaboração das dietas e discutir as mudanças propostas tanto na forma como no conteúdo da alimentação escolhida, melhora muito as chances de se alcançar os objetivos traçados.

A substituição de alimentos açucarados e prazerosos com alta densidade calórica por aqueles com fibras e carboidratos complexos, que geram saciedade precoce é útil, muito embora difícil de ser praticado. A adesão a esses novos regimes alimentares deve ocorrer de maneira gradual, paulatina para que seja duradoura. É preciso ter prazer durante as refeições e os produtos e alimentos que compõem a dieta devem ter um apelo ao paladar de cada um. Nesse particular, as substituições dos nutrientes e preferências individuais devem, sempre que possível, evitar desvios culturais extremos. Pode-se alinhar as refeições com as quatro estações do ano: sopas de vegetais e cozidos no inverno e saladas frescas no verão. Às vezes pode ser mais apropriado consumir frutas regionais e pescados durante 1 ou

2 semanas alternando-se com o consumo de refeições contendo carnes magras e legumes frescos. Os doces e alimentos/bebidas açucarados devem ser restritos a ocasiões especiais, como uma vez por mês ou a cada 2 meses. A adesão religiosa às dietas hipocalóricas exige muito sacrifício e será bem-sucedida somente se houver consciência de que os benefícios são permanentes, enquanto o prazer é fugaz, imediato e pode trazer consequências graves para a saúde a médio e longo prazo. Mudanças de hábitos alimentares devem ser acompanhados de mudanças na vida cotidiana, incluindo atividades de esporte, lazer e exercício físico regular.

Dieta associada a atividade física regular

Aqueles indivíduos obesos que pretendem iniciar uma dieta hipocalórica devem estabelecer simultaneamente um programa de atividade física regular. Já está comprovado que exercícios frequentes e repetidos podem auxiliar e manter a perda de peso.[3] Conforme discutido anteriormente, a prática de exercícios e o treinamento físico alteram a composição corporal e evitam o reganho de peso. A atividade física é capaz de atenuar o apetite agudo ("a fome") temporariamente e com balanço energético negativo induzido a médio e longo prazo, pode favorecer a redução de peso, desde que uma dieta qualquer hipocalórica seja seguida à risca. Além disso, há o condicionamento cardiovascular, que promove sentimento de bem-estar e incentiva a movimentação física adicional. Para se obter um balanço energético negativo com redução duradoura do excesso de peso é necessário combinar dietas hipocalóricas com atividade física rotineira. Na ausência de atividades físicas e sem uma motivação adicional, a tendência é que a queda do peso com redução do excesso de gordura não se sustente de maneira adequada. Com frequência, quando há reganho de peso, o risco de se acumular mais gordura corporal do que a quantidade original é grande. A atividade física de rotina pode ser individual ou em grupo. Há os que optam por atividades de esporte e lazer nas ruas, praias, campos e comunidades, enquanto outros preferem exercícios em casa. Independentemente da escolha do tipo de atividade de física, o importante é se exercitar rotineiramente com disposição e procurar extrair algum prazer e, assim, consumir refeições diárias mais saudáveis com alegria.

Atividades físicas em grupo

Pessoas obesas, que sofrem de diabetes ou de outras complicações médicas, têm um incentivo a mais, para perder e manter peso adequado. Além de melhorar a aparência estética e o sentimento de bem-estar, também diminuem as chances de desenvolver eventos clínicos que comprometem a capacidade funcional. Assim, perder peso reduz a possibilidade de ter um episódio de apneia noturna ou evitar acidentes cardiovasculares, cerebrovasculares ou mesmo respiratórios, o que representa sempre uma motivação a mais para se iniciar um programa dietético e mantê-lo a todo o custo. Cabe então aos profissionais da área de saúde chamar a atenção para os benefícios que podem servir como motivação adicional. Por vezes, pessoas obesas que tem necessidade de "entrar em uma dieta" e praticar exercícios físicos com regularidade se convencem mais facilmente quando o programa é feito em grupo. Juntamente com membros da família, amigos e até com outros indivíduos que tenham condições clínico-nutricionais semelhantes, programas em grupo tendem a aumentar a adesão de cada participante. Há também evidência de que a adesão às dietas restritivas, hipocalóricas tende a melhorar.[4] A pesagem periódica (p. ex., uma vez por mês) para se ter uma melhor ideia dos resultados da dieta que vem sendo seguida e também para se reavaliar estratégias traçadas, podem auxiliar na adesão ao regime. Para gerar uma melhor aceitação, discutir abertamente a composição corporal de cada indivíduo predeterminada geneticamente, as características físicas de membros da família e alterações que advêm com a idade pode ser uma estratégia eficiente. Um programa deste tipo bem conhecido e divulgado mundialmente é o chamado "Weight Watchers".[5] Existe uma vontade natural dos participantes em melhorar o aspecto estético mas, também de atingir e manter queda de peso adequada para se obter benefícios clínicos. Essa vontade é cobrada, vigiada e debatida periodicamente por aqueles que frequentam esses grupos de "apoio ao peso ideal". O índice de sucesso nesses grupos é, por vezes, superior àqueles indivíduos que procuram "fazer dieta" com programas de exercício físico regular sozinhos.

Redução das porções dos alimentos

A escolha por pequenas porções alimentares e o uso de pratos pequenos nas refeições diárias tem o efeito de reduzir a ingestão de calorias de maneira despercebida. Come-se menos e, interessante, das mesmas coisas que se comia antes, sem grandes mudanças na qualidade da comida. Assim sendo, os indivíduos obesos devem fazer uma tentativa para simplesmente reduzir o "tamanho do prato de comida", sem alterar o conteúdo da comida. Na minha experiência pessoal, tenho conseguido diminuir a ingestão diária de calorias em alguns indivíduos obesos sugerindo que comam apenas a metade de um hambúrguer" e metade da porção de "batatas fritas". A refeição total pode ser repartida para dois, assim um casal consome no total apenas um hambúrguer e uma porção de batata frita. O mesmo pode ser feito com biscoitos, doces e sobremesas, onde a divisão das porções pode saciar dois ou mais indivíduos. Em alguns casos, há uma nítida perda de peso que pode se manter, pois aqueles que gostam de comer hambúrgueres, batatas fritas, sobremesas e doces aceitam o desafio.

Algumas pessoas, no entanto, relatam que o apetite volta horas depois de refeições com porções reduzidas. Uma recomendação é consumir vegetais crus como cenouras, brócolis ou aipo ou então, frutas frescas de baixo teor glicêmico e ricas em fibras como a maçã, pera ou melancia. Assim pode-se preservar a queda de peso adquirida e/ou evitar reganho do peso original. Em geral, se recomenda que as pessoas deem preferência para comer a maior parte das refeições em casa, evitando comer na rua ou em restaurantes, lanchonetes ou cafés, onde não há muito controle da qualidade e quantidade calórica de cada produto alimentar ou refeição. Na mesma linha de raciocínio, para se manter a perda de peso adquirida é útil limitar o consumo de bebidas alcoólicas. Um indivíduo deve consumir não mais do que uma taça de vinho ou dois copos de cerveja ou então, ingerir apenas uma dose de "destilado", por dia. Lembro que, além das calorias contidas no álcool (1 grama = 7 calorias), bebidas alcoólicas contêm diversos carboidratos que aumentam o valor energético total de cada bebida. Existe ainda o efeito orexigênico das bebidas que contém álcool, que "abrem o apetite", aumentando a sensação de fome com inibição da saciedade. No balanço geral, cada indivíduo precisa encontrar qual é a maneira mais eficaz e menos dolorosa de iniciar e prosseguir em uma dieta hipocalórica balanceada que possa render benefícios a médio e longo prazo.

Comentários dos autores/*hot points*

- A principal estratégia para se evitar o reganho de peso é a adesão religiosa a médio/longo prazo às dietas hipocalóricas, balanceadas, prazerosas e que incluam alternativas de alimentos naturais.
- Todo o indivíduo obeso que planeja perder peso, reduzir excesso de gordura e evitar o reganho de peso seguindo restrição calórica com manipulação de nutrientes na alimentação deve estabelecer simultaneamente uma rotina de atividade física e exercícios regulares.
- Programas em grupo, com a participação de parentes e amigos ou grupos de "apoio ao peso ideal" (Weight Watchers) têm maior índice de adesão, com resultados superiores que programas individuais.
- Escolha por pequenas porções a cada refeição, comer mais em casa e menos na rua e limitar o consumo de bebidas alcoólicas ajudam a perder peso e manter peso mais adequado.

Referências bibliográficas

1. Franz MJ, VanWormer JJ, Crain AL, et al. Weight-loss outcomes: a systematic review and meta-analysis of weight-loss clinical trials with a minimum 1-year follow-up. J Amer Diet Ass. 2007;107:1755-1767.
2. Sacks FM, Bray GA, Carey VJ, et al. Comparison of Weight-Loss Diets with Different Compositions of Fat, Protein, and Carbohydrates. N Engl J Med. 2009;360:859-873.
3. Wing R, Phelan S. Long-term weight loss maintenance. Am J Clin Nutr. 2005;82:S222-225.
4. Hayes JF, Altman M, Coppock JH, Wilfley DE, Goldschmidt AB. Recent Updates on the Efficacy of Group Based Treatments for Pediatric Obesity. Curr Cardiovasc Risk Rep. 2015;9(4):16.
5. Gudzune KA, Doshi RS, Mehta AK, Chaudhry ZW, Jacobs DK, Vakil RM, et.al. Efficacy of Commercial Weight-Loss Programs: An Updated Systematic Review. Ann Intern Med. 2015;162(7):501-512.

Seção 23

Cirurgia Bariátrica

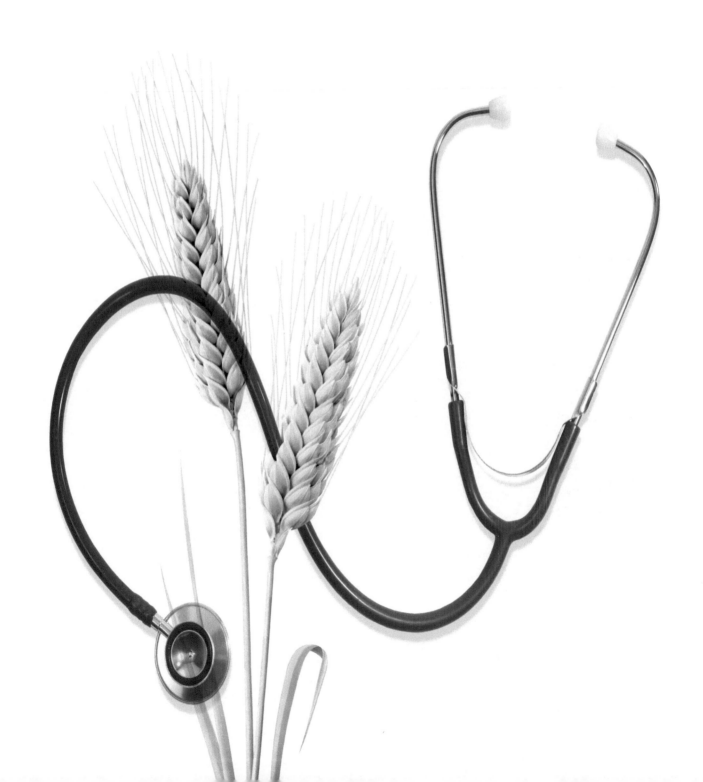

Síntese da Inteligência Didática

Cirurgia bariátrica

Quando indicar?

Indicações:

- Idade entre 18 e 65 anos
- Resultados insatisfatórios no tratamento clínico/medicamentoso por período ≥ 2 anos, com IMC > 40 kg/m² ou IMC entre 35-40 kg/m² associado à comorbidades
- IMC ≥ 50 kg/m², independentemente de tratamento multidisciplinar prévio

Contraindicações:

- Uso de drogas ilícitas ou alcoolismo
- Quadros psicóticos ou demenciais moderados e graves
- Doença cardiopulmonar grave e descompensada
- Hipertensão portal, com varizes esofagogástricas
- Doenças imunológicas ou inflamatórias do trato digestivo
- Síndrome de Cushing
- Limitação intelectual significativa em pacientes sem suporte familiar adequado

Procedimentos disponíveis

Procedimentos restritivos → redução da capacidade gástrica, retardamento do esvaziamento gástrico e saciedade precoce:

- Balão intragástrico (endoscópico)
- Banda gástrica ajustável laparoscópica
- Gastrectomia vertical (*sleeve*)

Procedimentos disabsortivos → exclusão de segmento do intestino delgado, resultando em redução da capacidade de absorção de alimentos e todos os macronutrientes:

- Derivação jejunoileal

Procedimentos mistos → restritivos e disabsortivos:

- *Bypass* gástrico (gastroplastia com derivação intestinal em Y de Roux)
- Derivação biliopancreática (*duodenal switch*)

Orientações pós-cirúrgicas

Acompanhamento pós-cirúrgico deve ser feito por prazo indeterminado, com equipe multidisciplinar

Evolução da dieta:

- Estágio 1 (7 a 14 dias): líquidos claros, sem resíduos, em pequenos volumes e muito fracionado
- Estágio 2 (entre 14 e 20 dias): consistência pastosa, com inclusão de carboidratos e proteínas
- Estágio 3 (entre 20 e 30 dias): consistência sólida, com inclusão de carboidratos, fibras e, principalmente, proteínas

Suplementação de micronutrientes, especialmente vitamina B12, vitamina D e cálcio

Manejo das complicações

Síndrome de Dumping:

- Aumentar frequência e reduzir o volume das refeições
- Evitar a ingestão de líquidos até 30 minutos após as refeições
- Evitar consumo excessivo de carboidratos simples

Diarreia e esteatorreia:

- Evitar alimentos gordurosos ou ricos em carboidratos
- Evitar o uso regular de antibióticos

Deficiência de micronutrientes:

- Reposição via oral ou parenteral, de acordo com a necessidade

Capítulo 105

Tratamento cirúrgico – quando e qual indicar?

- Simone Chaves de Miranda Silvestre • Brenda de Sá Senna Prates
- Eduardo Paulo Coelho Rocha Júnior • Thiago Miranda Rettore

A obesidade é descrita como uma doença crônica não transmissível, inflamatória, endócrino-metabólica, heterogênea e multifatorial, que envolve a interação complexa entre fatores genéticos, ambientais e comportamentais que agem no equilíbrio energético, gerando excesso de gordura corporal.[1] Ela é, atualmente, por sua gravidade e caráter epidêmico, assim como por sua alta e crescente prevalência, um dos maiores problemas atuais de saúde pública nos países industrializados. Nos Estados Unidos, a obesidade é um dos maiores fatores que causam mortes passíveis de prevenção e representa um grande desafio na área da saúde pública.[1,2]

Uma projeção para 2025, é de que cerca de 2,3 milhões de adultos estejam com sobrepeso e mais de 700 milhões, obesos. No Brasil, a obesidade cresce cada vez mais e estudos apontam que mais de 50% da população já está acima do peso, ou seja, com sobrepeso ou obesidade.[3,4]

A obesidade está associada a maior morbidade secundária, ao aumento da resistência insulínica, diabetes, hipertensão e dislipidemias, condições que representam cerca de 8% dos gastos com saúde pública no Brasil, além dos custos indiretos relacionados ao afastamento do trabalho, absenteísmo e aposentadorias precoces secundárias às complicações da obesidade.[3]

A Organização Mundial da Saúde (OMS) descreve o sobrepeso e a obesidade como acúmulo de gordura anormal ou excessivo que pode afetar a saúde. O índice de massa corporal (IMC[a]) é utilizado para classificar adultos de ambos os sexos e considera-se normal o IMC entre 18,5 e 24,9 kg/m².[2,5] Pacientes com IMC maior ou igual a 45 kg/m² apresentam uma diminuição da expectativa de vida e aumento da mortalidade por causa cardiovascular que pode chegar a 190% ou ser até 12 vezes maior que a população geral. Dessa maneira, a cirurgia bariátrica é um recurso consistente nos casos de obesidade grave com falha documentada no tratamento clínico, com o potencial de resolver totalmente as comorbidades médicas associadas.[1-3]

A história da cirurgia bariátrica no Brasil começa na década de 1970, com técnicas de derivações jejunoileais que apresentaram resultados limitados e pouco seguros para o paciente. A partir de 1980, introduziu-se a ideia de restrição gástrica, mas foi, na década de 1990, que as técnicas cirúrgicas se tornaram mais seguras e com melhores resultados a médio e longo prazo. A partir dos anos 2000, as técnicas foram aprimoradas e tornaram-se mais seguras, surgindo a cirurgia por videolaparoscopia, possibilitando maior difusão do procedimento e colocando o Brasil, atualmente, como segundo país no mundo que mais realiza operações deste tipo, ficando apenas atrás dos Estados Unidos. Apesar do crescimento nos últimos 10 anos, o Brasil atende menos de 1% dos pacientes candidatos à cirurgia.[6-7]

Mais recentemente, observou-se que as intervenções cirúrgicas no trato gastrintestinal interferiam na homeostase do metabolismo da glicose (diminuição da resistência hepática e periférica à ação da insulina, aumento da liberação desse hormônio pelas células pancreáticas – em decorrência de mecanismos secundários ao reestabelecimento da fisiologia adequada da secreção de incretinas e de sais biliares e até mesmo mudança positiva na flora bacteriana intestinal). A partir dessas observações, cunhou-se o novo termo "cirurgia metabólica", o qual designa as técnicas de cirurgia bariátrica de derivação gastrojejunal em Y de Roux e gastrectomia vertical.[8,9]

---
[a] IMC = peso (kg)/altura (m)²

Tratamento cirúrgico

Tratamento cirúrgico em adultos

Primeiramente, por se tratar de um tratamento multidisciplinar, recomenda-se que a cirurgia bariátrica seja feita nos centros especializados que contem com uma equipe composta pelos profissionais designados pela resolução do Conselho Federal de Medicina (CFM). Essas equipes devem ter experiência em obesidade e cirurgia bariátrica, e dispor de cirurgião bariátrico, nutrólogo, endocrinologista, psiquiatra, nutricionista, psicólogo, anestesista, enfermeiro, assistente social e eventualmente outros (cardiologista, pneumologista, fisioterapeuta, odontologista etc.).[4,7]

As indicações formais para cirurgia bariátrica incluem idade entre 18 e 65 anos e IMC maior ou igual a 40 kg/m² ou maior ou igual a 35 kg/m² associado a pelo menos uma comorbidade. Além desses critérios, é necessário que os tratamentos clínicos regulares, previamente realizados nos últimos 2 anos e acompanhados pelos profissionais acima citados, não tenham sido efetivos (p. ex.: dietoterapia, psicoterapia, atividade física e tratamento farmacológico). Essa falência ao tratamento clínico deve estar devidamente documentada.[1,3,10,11] Entretanto, de acordo com as prerrogativas do Ministério da Saúde, pacientes com IMC > 50 kg/m² já possuem a indicação da cirurgia independentemente da comprovação de tratamento multidisciplinar prévio.[11]

Na resolução do Conselho Federal de Medicina (CFM) n° 2.131/2015, publicada em 2016, encontramos a lista de comorbidades e de outras doenças que ameaçam a vida ou que sejam agravadas pela obesidade. Essa lista se baseia na premissa de que o tratamento da obesidade por si só impacta positivamente na evolução das mesmas, diminuindo a morbimortalidade (Tabela 105.1).

É imprescindível salientar que, além das indicações clínicas, é imperativa a compreensão por parte do paciente e dos familiares dos riscos e dos cuidados inerentes a uma cirurgia de grande porte do tubo digestivo e da necessidade de acompanhamento pós-operatório a longo prazo com equipe multidisciplinar.[3,10]

Algumas contraindicações devem ser avaliadas no momento da indicação cirúrgica. São elas:[3,10,11]

- Uso de drogas ilícitas ou alcoolismo.
- Quadros psicóticos ou demenciais moderados e graves.

Tabela 105.1: Relação das comorbidades para realização de cirurgia bariátrica em candidatos com IMC maior ou igual a 35 kg/m².[3,10]

Diabetes	Hérnias discais
Apneia do sono	Osteoartrose
Hipertensão arterial	DRGE com indicação cirúrgica
Dislipidemia	Colecistopatia calculosa
Doenças cardiovasculares	Esteatose hepática
Doença arterial coronariana	Pancreatites agudas de repetição
Infarto do miocárdio	Incontinência urinária de esforço na mulher
Angina	Infertilidade masculina e feminina
Insuficiência cardíaca congestiva	Disfunção erétil
Acidente vascular cerebral	Síndrome dos ovários policísticos
Fibrilação atrial	Veias varicosas
Cardiomiopatia dilatada	Doenças hemorroidárias
Cor pulmonale	Hipertensão intracraniana idiopática
Síndrome da hipoventilação	Estigmatização social
Asma grave não controlada	Depressão

- Doença cardiopulmonar grave e descompensada.
- Hipertensão portal, com varizes esofagogástricas.
- Doenças imunológicas ou inflamatórias do trato digestivo superior que venham a predispor o indivíduo a sangramento.
- Síndrome de Cushing em decorrência de hiperplasia na suprarrenal não tratada.
- Limitação intelectual significativa em pacientes sem suporte familiar adequado.

Tratamento cirúrgico em adolescentes e crianças

As diretrizes da Sociedade Americana de Cirurgia Metabólica e Bariátrica (ASMBS) sugerem que as cirurgias bariátrica/metabólica podem ser consideradas para adolescentes com idade maior ou igual a 10 anos de idade.[12,13] No Brasil, segundo resolução do CFM,[10] apenas adolescentes com 16 anos completos e menores de 18 anos podem ser operados. Para esse grupo, a cirurgia deve ser considerada nos mesmos critérios dos adultos, quais sejam, IMC ≥ 35 kg/m² ou ≥ 120% do percentil 95 com comorbidades ou IMC ≥ 40 kg/m² ou ≥ 140% do percentil 95 com ou sem comorbidades.[10,13,14] O Z-score maior que +4 na análise do IMC por idade também pode ser um critério adotado.[11]

Entretanto, deve haver a concordância dos pais ou responsáveis legais, a inclusão de pediatra na equipe multiprofissional e, sobretudo, a consolidação das cartilagens das epífises de crescimento dos punhos.[10]

O CFM e ABESO reforçam que não existem evidências na literatura que respaldem a realização de cirurgia bariátrica em menores de 16 anos, sendo considerada experimental, só podendo ser realizada, portanto, sob as normas do sistema CEP/CONEP.[3,10]

Tratamento cirúrgico em idosos

Pacientes acima de 65 anos, também podem realizar a cirurgia. Os critérios de elegibilidade em relação ao IMC e comorbidades também são os mesmos da população geral, no entanto, uma análise ainda mais criteriosa do risco-benefício pela equipe multidisciplinar é fundamental. Associa-se à avaliação do risco cirúrgico e anestésico, a análise da presença e gravidade das comorbidades, a expectativa de vida, os benefícios da perda de peso e as limitações próprias da idade, como a dismotilidade esofágica, sarcopenia, risco de queda e osteoporose. Nesses casos, se possível, deve-se incluir um geriatra na equipe multidisciplinar.[3,10,15]

Estudos demonstram que as técnicas cirúrgicas de *bypass* gástrico em Y de Roux, *sleeve* e a banda gástrica ajustável são seguras e eficazes para a população idosa sendo que os resultados obtidos na redução de peso, controle de comorbidades e mortalidade secundária são comparáveis ao da população bariátrica em geral. Entretanto, na maioria dos estudos realizados, a mortalidade relacionada à cirurgia foi maior na população idosa, ratificando que a indicação da cirurgia bariátrica em idosos seja criteriosamente indicada.[15-17]

Controle do diabetes *mellitus* tipo 2

Evidências já apontaram que a cirurgia metabólica (derivação gastrojejunal em Y de Roux e gastrectomia vertical) propicia um controle glicêmico superior e redução do risco cardiovascular em pacientes obesos classes II e III em comparação com intervenções medicamentosas e mudanças do estilo de vida.[9,13,19] Sendo assim, uma outra indicação formal da cirurgia bariátrica/metabólica é o tratamento do diabetes *mellitus* (DM) tipo 2 nos obesos. Em consonância com novas diretrizes internacionais, o CFM divulgou no fim de 2017, a resolução n° 2.172, em que reconhece a cirurgia bariátrica para o tratamento de DM tipo 2 em pacientes com IMC entre 30 e 34,9 kg/m². A cirurgia metabólica para paciente com IMC acima de 40 kg/m² e DM tipo 2 com qualquer controle glicêmico já era bem estabelecida.

A indicação cirúrgica para o grupo de obesos classe II deve ser feita obrigatoriamente por dois médicos especialistas em Endocrinologia, que emitam parecer fundamentado, atestando a refratariedade ao tratamento clínico após a adoção de mudanças do estilo de vida e uso de antidiabéticos orais e/ou injetáveis. Outros critérios obrigatórios são: ter idade entre 30 e 70 anos, menos de 10 anos de história da doença e não possuir nenhuma das contraindicações a seguir:[8]

- Abuso de álcool.
- Dependência química.
- Depressão grave com ou sem ideação suicida.
- Psicose grave.
- Outra doença mental grave que, após avaliação psiquiátrica, contraindique a cirurgia.
- Doenças ou condições clínicas que por si só sejam contraindicações ao procedimento cirúrgico.

Tratamento cirúrgico: qual indicar?

As técnicas de cirurgia bariátrica podem ser classificadas segundo três grandes categorias, todas passíveis de serem realizadas em adultos. São elas:

- Restritivas: reduzem capacidade gástrica. Por exemplo: banda gástrica ajustável laparoscópica (BGAL) e gastroplastia vertical por bandagem (GVB) ou em manga/*sleeve*.
- Disabsortivas: que excluem um segmento extenso do intestino delgado do trânsito alimentar e resultam em redução da capacidade de absorção dos alimentos. Por exemplo: derivação jejunoileal (derivação duodenojejunal com desvio biliopancreático).
- Mistas: apresentam os componentes restritivo e disabsortivo. Por exemplo: desvio gástrico em Y de Roux ou Fobi-Capella (DGYR) e derivação biliopancreática (Scopinaro e sua variante Marceau-Hess).

As vias cirúrgicas podem ser: laparotomia ou laparoscopia. Essa última é mais comumente realizada, uma vez que apresenta menores taxas de complicações na ferida operatória, menor pontuação na escala de dor, menor tempo de internação hospitalar e de recuperação pós-operatória.[1-3] Mais informações acerca dos tipos de cirurgia serão abordadas em capítulo posterior.

Cirurgia metabólica em adolescentes

Os métodos cirúrgicos mais realizados em adolescentes obesos que preenchem os critérios para cirurgia bariátrica/metabólica são a DGYR e GVB, seguido da BGAL. Essa última é restrita para os pacientes que tiverem completado 18 anos de idade, segundo a Food and Drug Administration (FDA).[14,20]

Outros dispositivos não cirúrgicos, como bloqueio vagal (modesta perda de peso na população adulta, desvantagem de necessitar anestesia geral na população pediátrica), balão intragástrico (maior necessidade de estudos para resultados mais robustos e limite tempo máximo de 6 meses) e a terapia de aspiração por gastrostomia percutânea (baixa aceitação e aderência ao esvaziamento constante e do conteúdo gástrico) ainda não estão aprovados pelo FDA para execução em pacientes menores de 18 anos.[14-20]

Cirurgia metabólica em idosos

A indicação do tipo de cirurgia a ser realizada na população idosa envolve os mesmos critérios em relação à população adulta, levando em consideração as comorbidades e a expectativa de vida como descrito anteriormente. As técnicas cirúrgicas e seus desfechos clínicos no controle de peso também são as mesmas com relação à população adulta em geral.

Revisões sistemáticas, apesar de envolverem estudos com populações heterogêneas, com faixas etárias e técnicas cirúrgicas diferentes (o que reforça a necessidade de envolver estudos mais homogêneos), têm demonstrado que as taxas de complicações nos idosos podem ser maiores do que na população adulta geral. No entanto, se essa população for bem selecionada, taxas de complicações e mortalidade podem ser comparáveis às de indivíduos mais jovens.[15,16]

Panorama da cirurgia bariátrica no contexto da pandemia de COVID-19

A pandemia de infecção respiratória aguda causada pelo coronavírus SARS-CoV-2, (COVID-19) evidenciou o problema da obesidade como fator de risco para complicações da doença. Ao mesmo tempo, durante a pandemia houve redução expressiva de números de cirurgias bariátricas realizadas. Considerando a relevância do tratamento da obesidade, principalmente no contexto da pandemia de COVID-19, em 2021 o ministério da saúde passou a classificar a cirurgia bariátrica como "eletiva essencial". Ou seja, quando houver indicação, o tempo previsto para realização do procedimento é de 3 a 12 semanas.[21]

Comentários dos autores/*hot points*

- As indicações formais para cirurgia bariátrica incluem idade entre 18 e 65 anos e IMC maior ou igual a 40 kg/m² ou maior ou igual a 35 kg/m² associado a pelo menos uma comorbidade.
- Faz-se necessário avaliar as contraindicações, pois hábitos de vida completamente diferentes terão que ser adquiridos no pós-operatório.
- Diabéticos podem se beneficiar da cirurgia metabólica.
- As técnicas para se realizar a cirurgia bariátrica variam de disabsortiva, restritiva e mistas.

Referências bibliográficas

1. Ross AC, Caballero B, Cousins RJ, Tucker KL, Ziegler, TR. Nutrição Moderna de Shils na Saúde e na Doença, 11. ed. Barueri: Manole. 2016.
2. Ribas-Filho D, Suen VMM. Tratado de Nutrologia, 2. ed. Manole. 2013.
3. Associação Brasileira para o Estudo da Obesidade e da Síndrome Metabólica. Diretrizes brasileiras de obesidade 2016/ABESO - Associação Brasileira para o Estudo da Obesidade e da Síndrome Metabólica. 4. ed. São Paulo, SP.
4. Brasil. Ministério da Saúde. Secretaria de Vigilância em Saúde. Departamento de Vigilância de Doenças e Agravos não Transmissíveis e Promoção da Saúde. Vigitel Brasil 2017: vigilância de fatores de risco e proteção para doenças crônicas por inquérito telefônico: estimativas sobre frequência e distribuição sociodemográfica de fatores de risco e proteção para doenças crônicas nas capitais dos 26 estados brasileiros e no Distrito Federal em 2017. Brasília: Ministério da Saúde, 2018. 130p. http://bvsms.saude.gov.br/bvs/publicacoes/vigitel_brasil_2017_vigilancia_fatores_riscos.pdf
5. Organização Mundial da Saúde. Obesity and Overweight. Fevereiro, 2018. https://www.who.int/en/news-room/fact-sheets/detail/obesity-and-overweight
6. Sociedade Brasileira de Cirurgia Bariátrica e Metabólica. História da Cirurgia Bariátrica no Brasil. https://www.sbcbm.org.br/historia-da-cirurgia-bariatrica-no-brasil. Acesso em 5 jun. 2019.
7. Sociedade Brasileira de Cirurgia Bariátrica e Metabólica. Cirurgia Barátrica: a situação atual do Brasil. https://www.sbcbm.org.br/cirurgia-bariatrica-a-situacao-atual-do-brasil. Acesso em 5 jun. 2019.

8. Conselho Federal de Medicina. Resolução n° 2.172 de 22 de novembro de 2017. Reconhece a cirurgia metabólica para o tratamento de pacientes portadores de diabetes mellitus tipo 2, com IMC entre 30 kg/m2 e 34,9 kg/m2, sem resposta ao tratamento clínico convencional, como técnica não experimental de alto risco e complexidade. Diário Oficial da União, nº 247, dezembro 2017;40-206.

9. American Diabetes Association. Standards of Medical Care in Diabetes – 2017. Diabetes Care. 2017;17(1):135.

10. Conselho Federal de Medicina. Resolução n° 2.131 de 12 de novembro de 2015. Altera o anexo da Resolução nº 1942 de 05 de fevereiro de 2010 que estabelece normas seguras para o tratamento cirúrgico da obesidade mórbida, definindo indicações, procedimentos e equipe. Diário Oficial da União, nº 8, janeiro 2016; 66.

11. Brasil, Ministério da Saúde. Indicações para Cirurgia Bariátrica. http://portalms.saude.gov.br/atencao-especializada-e-hospitalar/especialidades/obesidade/tratamento-e-reabilitacao/indicacoes-para-cirurgia-bariatrica. Acessado em 12/08/2019.

12. Pratt JSA, Browne A, Browne NT, Bruzoni M, Cohen M, Desai A et al. ASMBS pediatric metabolic and bariatric surgery guidelines, 2018. Surg Obes Relat Dis. 2018;14(7): 882-901.

13. Fox CK, Gross AC, Bomberg EM et al. Severe Obesity in the Pediatric Population: Current Concepts in Clinical Care. Curr Obes Rep. 2019; 8:201.

14. Thenappan A, Nadler E. Bariatric Surgery in Children: Indications, Types, and Outcomes. Current Gastroenterology Reports 2019;21: https://doi.org/10.1007/s11894-019-0691-8.

15. Cazzo E, Gestic MA, Utrini MP, Chaim FDM, Callejas-Neto F, Pareja JC, Chaim EA. Bariatric surgery in the elderly: A narrative review. Rev Assoc Med Bras 2017;63(9):787-792.

16. Giordano S, Victorzon M. Bariatric surgery in elderly patients: a systematic review. Clinical Interventions in Aging. 2015;10:1627-1635.

17. Prasad J, Vogels E, Dove JT, Wood C, Petrick AT, Parker DM. Is age a real or perceived discriminator for bariatric surgery? A long-term analysis of bariatric surgery in the elderly. Surg Obes Relat Dis. 2019;15:725-731.

18. Courcoulas AP, Goodpaster BH, Eagleton JK, Belle SH, Kallarchian MA, Lang W et al. Randomized Trial to Compare Surgical and Medical Treatments for Type 2 Diabetes: The Triabetes Study. JAMA Surg. 2014;149(7):707-715.

19. Sociedade Brasileira de Diabetes, Sociedade Brasileira de Endocrinologia e Metabologia, Associação Brasileira para o Estudo da Obesidade e da Síndrome Metabólica. Posicionamento Oficial da Sociedade Brasileira de Diabetes (SBD), da Sociedade Brasileira de Endocrinologia e Metabologia (SBEM) e a da Associação Brasileira para o Estudo da Obesidade e da Síndrome Metabólica (ABESO) sobre a Cirurgia Bariátrica/Metabólica. Abril, 2016. Disponível em: https://www.diabetes.org.br/publico/noticias-destaque/1285-posicionamento-oficial-da-sociedade-brasileira-de-diabetes-sbd-da-sociedade-brasileira-de-endocrinologia-e-metabologia-sbem-e-a-da- associacao-brasileira-para-o-estudo-da-obesidade-e-da-sindrome- metabolica-abeso-sobre-a-cirurgia-bariatrica-metabolica.

20. Ryder JR, Fox CK, Kelly AS. Treatment Options for Severe Obesity in the Pediatric Population: Current Limitations and Future Opportunities. Obesity 2018;26(6), 951-960.

21. Cartilha - Diretrizes da Atenção Especializada no Contexto da Pandemia de COVID 19 — Português (Brasil) [Internet]. [citado 5 de julho de 2022]. Disponível em: https://www.gov.br/saude/pt-br/centrais-de conteudo/publicacoes/cartilhas/2021/diretrizes-da-atencao-especializada-no-contexto-da-pandemia-de-covid-19-30_07_2021-1.pdf/view

Capítulo 106

Quais os tipos de procedimentos disponíveis?

• Simone Chaves de Miranda Silvestre • Alessandra Souza Frade
• Elias José Milagres Reis • Thiago Miranda Rettore

A prevalência de sobrepeso e obesidade vem aumentando em todo o mundo nos últimos anos, ampliando assim as preocupações com os riscos à saúde associados a esses problemas. Estudos epidemiológicos identificaram que o índice de massa corporal (IMC) elevado é um fator de risco para um conjunto crescente de doenças crônicas, incluindo doenças cardiovasculares, diabetes *mellitus*, doença renal crônica, alguns tipos de cânceres e uma série de distúrbios musculoesqueléticos. A obesidade torna-se, portanto, uma doença relacionada com maior morbidade secundária pelas diversas comorbidades associadas.[1-3]

A cirurgia bariátrica tornou-se um tratamento importante para obesidade e, atualmente, é indicada para pacientes com resultados insatisfatórios no tratamento clínico/medicamentoso por 2 anos ou mais, com IMC maior que 40 kg/m^2 ou com IMC entre 35-40 kg/m^2 associado às comorbidades ligadas à obesidade.[1,2,4,5]

Segundo a Sociedade Brasileira de Cirurgia Bariátrica e Metabólica (SBCBM) são autorizados, no Brasil, quatro modalidades diferentes de cirurgia, sendo elas: *bypass* gástrico (gastroplastia com desvio intestinal em Y de Roux), gastrectomia vertical (*sleeve*), banda gástrica ajustável laparoscópica e derivação biliopancreática (*duodenal switch*).[5] Além desses procedimentos cirúrgicos, pode-se utilizar também o balão intragástrico. Ele é indicado no pré-operatório de pacientes superobesos (IMC > 50 kg/m^2) com o objetivo de auxiliar na perda ponderal pré-operatória, visando diminuição de complicações no peri e pós-operatório.[1]

O *bypass* gástrico em Y de Roux tem sido a maneira cirúrgica mais realizada no Brasil e em outras partes do mundo. Há grande interesse nos resultados desse procedimento em relação à evolução da perda de peso, resolução de comorbidades e seu impacto na qualidade de vida do paciente.[6,7]

As técnicas cirúrgicas desenvolvidas são divididas em três categorias de acordo com a característica principal da técnica realizada (Figura 106.1).

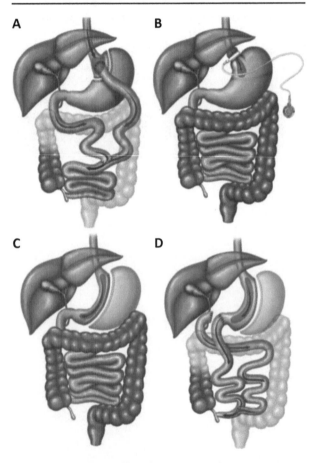

Figura 106.1: Modelos gráficos de cirurgias bariátricas mais comuns. A: derivação gástrica em Y de Roux; B: banda gástrica ajustável; C: gastroplastia vertical (*sleeve*); D: derivação biliopancreática com *duodenal switch* (Fonte: Sljivic & Gusenoff, 2019).

Procedimentos restritivos

Sua característica é a redução da capacidade gástrica, resultando em retardo do esvaziamento gástrico, redução acentuada da ingestão de alimentos e saciedade precoce.[1,3-5,8] Descreveremos conjuntamente nesse item a técnica de balão intragástrico por se tratar de procedimento restritivo.

Balão intragástrico

Trata-se de procedimento feito ambulatorialmente apenas com sedação. A princípio faz-se uma endoscopia digestiva alta (EDA) para observar e comprovar a integridade da mucosa gástrica e identificar lesões que possam contraindicar a colocação do balão. Em seguida, retira-se o endoscópio e procede-se com a introdução do balão ainda vazio com auxílio de uma sonda. O próximo passo é a reintrodução do endoscópio para verificar o posicionamento do balão, que, estando bem inserido, é inflado sob visão direta com 400-700 mL de solução salina e 1 mL de azul de metileno. Retira-se a sonda, que se desprende do balão e, por fim, retira-se o endoscópio.[9,10] A introdução do azul de metileno é feita com o objetivo de monitorar a integridade do balão, uma vez que pode ocorrer a ruptura do mesmo e a coloração ajudaria no diagnóstico.

As complicações mais comuns incluem náuseas e vômitos após colocação do balão, podendo acontecer em cerca de 40% dos casos. A extração prematura do balão ocorre em cerca de 1,5%, segundo dados da literatura. Não há registros de mortalidade.[10] A porcentagem de perda de peso pode variar de 10% a 20% e o uso do balão pode ser uma alternativa intermediária entre o uso de drogas para perda ponderal e a cirurgia.[9]

Banda gástrica ajustável

Trata-se de dispositivo ajustável após a cirurgia que permite apertar ou afrouxar a banda por meio de uma porta subcutânea instalada para injeção de líquidos. O procedimento é realizado por via laparoscópica com a colocação de um anel inflável ao redor do fundo gástrico e cárdia para restringir a ingestão de alimentos e a complacência do estômago. A banda é fixada por meio de sutura para minimizar a possibilidade de herniação ou sua migração.[11,12] A banda permanece vazia por 6 semanas no pós-operatório e o ajuste pode ser feito ambulatorialmente, insuflando soro fisiológico no reservatório.[4,12]

A mortalidade perioperatória e tardia é muito baixa. As complicações mais comuns são intolerância alimentar, sintomas de refluxo, náuseas, vômitos, desidratação grave. Pode haver ainda erosão/ulceração da mucosa gástrica e obstrução pelo deslizamento da banda assim como dilatação do *pouch* gástrico.[11,13]

Apresenta perda de peso inferior às técnicas de gastroplastia vertical e *bypass* gástrico, e tem alta taxa de reabordagem cirúrgica.[11,14]

Gastroplastia vertical (em manga ou *sleeve*)

A gastroplastia vertical é primeiramente realizada dividindo-se os vasos gástricos curtos ao longo da curvatura maior do estômago. Coloca-se uma sonda no estômago que se dirige pela curvatura menor. O estômago é então dividido com um grampo laparoscópico usando a sonda como guia, começando a 6 cm do piloro, no lado da curva maior e seguindo até o ângulo de His. O material/porção menor é removido por meio de um trocater.[12]

Foi inicialmente realizada por Regan *et al.*, em pacientes que estavam em alto risco cirúrgico ou obesos mórbidos antes de um *bypass* gástrico em Y de Roux; esse planejado em um segundo momento. Muitos desses pacientes conseguiram uma perda de peso adequada e melhora das comorbidades, e não necessitaram da segunda etapa para perda ponderal.[15]

Dados de longo prazo dos estudos SLEEVEPASS e SM-BOSS que compararam a gastroplastia vertical com *bypass* gástrico em Y de Roux demonstraram eficácia semelhante em termos de perda de peso, resolução de comorbidades, bem como suas taxas de mortalidade e morbidade; no entanto, o *bypass* gástrico poderia ser mais eficaz que a gastrectomia vertical na redução do excesso de peso em um período maior que 5 anos.[11]

Pela simplicidade técnica em relação ao *bypass* gástrico – pois cria um tempo operatório mais curto – o *sleeve* pode ser benéfico para pacientes cirúrgicos de alto risco.[15]

Mesmo sendo somente restritiva, pacientes submetidos à gastroplastia vertical estão em risco de ter deficiência de ferro, ácido fólico, vitamina B12 e vitamina D devido à redução da ingestão dietética, diminuição da secreção gástrica de ácido clorídrico e fator intrínseco, além das escolhas alimentares inadequadas.[15] Assim, anemia, deficiências de ferro, ácido fólico, vitamina B12 e vitamina D requerem vigilância e suplementações diárias com multivitaminas, minerais (como ferro, cobre, zinco), e, mais especificamente, vitamina B12 e cálcio.[11]

A taxa de sintomas de *dumping* precoce após gastroplastia vertical é semelhante àquela do *bypass* gástrico em Y de Roux, mas os pacientes submetidos à gastroplastia parecem apresentar menos *dumping* tardio. A gastrectomia vertical pode não ser a melhor opção para pacientes com doença do refluxo gastroesofágico (DRGE) ou esôfago de Barrett. O *bypass* gástrico tem sido reconhecido como o procedimento antirrefluxo preferido entre as operações bariátricas.[11,15]

As complicações precoces incluem fístula, hemorragias, estenose, trombose venosa profunda e tromboembolismo pulmonar, trombose venosa porto-mesentérica e desidratação. Complicações tardias incluem estenose, recuperação de peso e desnutrição.[11,15]

Procedimentos disabsortivos

Sua característica é a exclusão de segmento do intestino delgado, resultando em redução da capacidade de absorção de alimentos e todos os macronutrientes. As consequências no pós-operatório incluem desnutrição energético-proteica, redução da absorção de todas as vitaminas (incluindo lipossolúveis), redução da absorção de cálcio e eletrólitos e maior chance de diarreia osmótica. O exemplo dessa técnica é a derivação jejunoileal, muito comum nas décadas de 1960 e 1970, mas, hoje, em desuso devido às taxas de complicações a longo prazo.[1,3-5]

Procedimentos mistos

As técnicas mistas principais são predominantemente restritivas (derivação gástrica em Y de Roux) ou predominantemente disabsortivas (derivação biliopancreática). Elas conseguem grande redução sustentada do peso corporal por longo tempo.[4] São elas:

Derivação gástrica em Y de Roux (Fobi-Capella) – DGYR

Primeiro, a restrição é gerada pelo corte do estômago proximal, reduzindo assim o seu volume e criando uma bolsa de aproximadamente 10 a 25 mL, deixando o resto do estômago excluído. Em seguida, a má absorção é gerada pela exclusão do duodeno com divisão do jejuno a 50 cm abaixo do ligamento duodenojejunal. Cria-se então a alça alimentar (alça de Roux) com a alça distal e a alça biliopancreática com a alça proximal. A alça distal é anastomosada com uma técnica de lado a lado à bolsa gástrica em uma posição antecólica-antegástrica (para evitar hérnias internas). A 150 cm abaixo dessa anastomose, faz-se uma jejunojejunostomia grampeada lado a lado com a extremidade proximal do jejuno seccionado (alça biliopancreática).[12,16]

A cirurgia de derivação em Roux induz perda de cerca de 25% do total e 60% do excesso de peso corporal, bem como redução do IMC de aproximadamente 65%. O peso diminui substancialmente nos primeiros 1 a 2 anos após a cirurgia. A perda ponderal mostrou-se durável em coortes acompanhadas a longo prazo, por cerca de 10 anos ou mais, mas a significativa variabilidade na perda de peso ao longo do tempo entre os pacientes submetidos a essa cirurgia é devida, pelo menos em parte, a fatores comportamentais.[11]

As complicações cirúrgicas precoces incluem fístulas, hemorragia gastrointestinal, obstrução intestinal e reconstrução incorreta da alça em Roux (menos comum).[14,16] Já as principais complicações cirúrgicas a longo prazo são estenose, úlcera marginal, fístula gastro-gástrica, dor abdominal e hérnia interna.[11,17]

Complicações nutricionais incluem síndrome *dumping*, distúrbios micro e macronutricionais em que se destacam a deficiência de vitamina B12 e ferro, anemia e hipovitaminose D. A densidade mineral óssea diminui após a cirurgia colocando os pacientes em risco aumentado de fraturas.[11]

A taxa de mortalidade geral é muito baixa. Em um grande estudo escandinavo, com mais de 25 mil pacientes, que foram submetidos a DGYR, a mortalidade perioperatória, em 30 dias após o procedimento foi de 0,04%. Em outro estudo americano, com mais de 128 mil pacientes, as taxas de mortalidade em 30 dias e 1 ano após a cirurgia foram de 0,13% e 0,23%, respectivamente.[11]

Derivação biliopancreática – *duodenal switch*

O procedimento disabsortivo conhecido como derivação biliopancreática foi introduzido por Scopinaro, em 1979, e depois foi modificado por Hess e Marceau, em derivação biliopancreática com *duodenal switch*. Nesse procedimento, o alimento ingerido passa de um estômago gastrectomizado pela técnica de *sleeve* até o íleo, contornando o duodeno e o jejuno.[18]

Nessa técnica, o íleo é seccionado a 250-300 cm da valva íleo cecal. A alça proximal é chamada de alça biliopancreática e alça distal de alça alimentar. A primeira parte do duodeno é dividida a 2 cm distais do piloro e sua continuidade é estabelecida por uma anastomose com a parte distal do íleo seccionado (alça alimentar), dando continuidade à passagem do alimento. A extremidade proximal do íleo, que se tornou a alça biliopancreática é, então, conectada à alça alimentar a uma distância de 60-100 cm do ceco, formando o canal comum, onde a digestão e a absorção ocorrem.[19]

A derivação biliopancreática com *duodenal switch* apresenta comparativamente à DGYR maior perda de peso e redução do IMC assim como maior resolução dos casos de diabetes *mellitus*; no entanto, essa técnica apresenta maior taxa de complicações perioperatórias. As complicações mais comuns incluem maior chance de fístulas, obstrução intestinal, microdeficiências e desnutrição grave.[18-20]

Comentários dos autores/*hot points*

- Os procedimentos mais comumente realizados no Brasil são a derivação gástrica em Y de Roux e gastroplastia de *sleeve*, com destaque principal ao primeiro.
- Estudos de revisão sistemática sugerem que a DGYR é mais eficaz no desfecho metabólico de curto, médio e longo prazo, quando comparado a gastroplastia de *sleeve*, além de ter resultados superiores nas alterações do peso corporal, níveis lipídicos e homeostase da glicemia.
- Os autores preferem a DGYR, a menos que contraindicado, ao *sleeve* para tratar pacientes com obesidade e DM2 e/ou dislipidemia.
- A banda gástrica ajustável é menos realizada devido ao reganho de peso e a derivação biliopancreática está em desuso devido aos riscos nutricionais.
- O balão intragástrico é, muitas vezes, utilizado como estratégia de emagrecimento nos superobesos (IMC > 50 kg/m^2) a fim de reduzir peso para a cirurgia bariátrica efetiva, posteriormente.
- A técnica de cirurgia bariátrica robótica já tem sido utilizada e é um procedimento seguro, tendo resultados comparáveis à cirurgia laparoscópica.[21]

Referências bibliográficas

1. Diretrizes brasileiras de obesidade/Abeso. Associação Brasileira de Estudo da Obesidade e da Síndrome Metabólica - 4.ed.- São Paulo, SP. 2016.
2. Costa D. Eficiência do acompanhamento nutricional no pré e pós-operatório da cirurgia bariátrica. Revista Brasileira de Obesidade, Nutrição e Emagrecimento. 2013;7(39):57-68.
3. Mancini MC. Bariatric surgery – An update for the endocrinologist. Arq Bras EndocrinolMetab. 2014;58(9):875-888.
4. Ribas-Filho D, Suen VM. Tratado de Nutrologia - Barueri, SP: Manole. 2013.1ed.
5. SociedadeBrasileiradeCirurgiaBariátricaeMetabólica(Internet). História da cirurgia bariátrica no Brasil. Disponível em: <http://www.sbcbm.org.br/historia-da-cirurgia-bariatrica-no-brasil>
6. Christelle H, Thierry H, Aristotle RD, Alain B, Ralph P, Markus Z. Comparison of metabolic outcomes in patients undergoing laparoscopic roux-en-Y gastric bypass versus sleeve gastrectomy - a systematic review and meta-analysis of randomized controlled trials. Swiss Med Wkly. 2018;148:w14633.
7. Costa RCNC, Yamaguchi N, Santo MA, Riccioppo D, Pinto Jr PE. Outcomes on quality of life, weight loss, and comorbidities after Roux-en-Y gastric bypass. ArqGastroenterol. 2014jul/set;51(3).
8. Pareek M, Schauer PR, Kaplan LM, Leiter LA, Rubino F, Bhatt L. Metabolic Surgery: Weight Loss, Diabetes, and Beyond. JAmCollCardiol. 2018;71(6):670-687.
9. Abeid M, Kaddah T, Zaitoun NA, Alsamman MA. Efficacy and Safety of Intragastric Balloon Placements in 1600 Case, an Experience from the Middle East. Obesity Surgery, 2019.
10. Leyva-Alvizo A, González-Gómez E, Treviño-Garza FX, Espino-Rodríguez M. Balón intragástrico para manejo de la obesidad: mejorando la selección de los pacientes. Cirugía e Cirujanos. 2019;87:285-291.
11. Nudel J, Sanchez VM. Surgical Management of Obesity. Metabolism Clinical and Experimental. 2019;92,206-216.
12. Tymitz K, Magnuson T, Schweitzer M. Cirurgia barátrica. In: Ross AC, Caballero B, Cousins RJ, Tucker KL, Ziegler, TR. Nutrição Moderna de Shils na Saúde e na Doença, 11. ed. Barueri: Manole; 2016. p. 805-812.
13. Petcu A. Comprehensive Care for Bariatric Surgery Patients. AACN Adv Crit Care Fall 2017 28:263-274. doi: 10.4037/aacnacc2017410.
14. Kang JH, Le QA. Effectiveness of bariatric surgical procedures: A systematic review and network meta-analysis of randomized controlled trials. Medicine. 2017;96(46):e8632.
15. Chung AY, Thompson R, Overby W, Duke MC, Farrell TM. Sleeve Gastrectomy: Surgical Tips. J Laparoendosc Adv Surg Tech A. 2018;28(8):930-937.
16. Acquafresca PA, Palermo M, Rogula T, Duza GE, Serra E. Early Surgical Complications after Gastric By-pass: A Literature Review. ABCD Arq Bras Cir Dig review article 2015;28(1):74-80.
17. Palermo M, Acquafresca PA, Rogula T, Duza GE, Serra E. Late Surgical Complications after Gastric By-pass: A Literature Review. ABCD Arq Bras Cir Dig. 2015;28(2):139-143.
18. Hedberg J, Sundström J, Sundbom M. Duodenal switch versus Roux-en-Y gastric bypass for morbid obesity: systematic review and meta-analysis of weight results, diabetes resolution and early complications in single-centre comparisons. Obesity reviews, 2014.
19. Shimon O, Keidar A, Orgad R, Yemini R, Carmeli I. Long-Term Effectiveness of Laparoscopic Conversion of Sleeve Gastrectomy to a Biliopancreatic Diversion with a Duodenal Switch or a Roux-en-Y Gastric Bypass due to Weight Loss Failure. Obesity Surgery, 28(6):1724-1730.
20. Sljivic S, Gusenoff JA. The Obesity Epidemic and Bariatric Trends, Clin Plastic Surg. 2019;46:1-7.
21. Elias AA, et al. Cirurgia bariátrica robótico-assistida: análise de série de casos e comparação com via laparoscópica. Rev Col Bras Cir. 2018;45(3):1806.

Capítulo 107

O que é preciso saber e fazer antes da cirurgia bariátrica?

- Simone Chaves de Miranda Silvestre • Alessandra Souza Frade
- Brenda de Sá Senna Prates • Elias José Milagres Reis

O período pré-operatório para a cirurgia bariátrica é um momento crucial para o sucesso do procedimento. Para que seja efetiva, a avaliação pré-operatória deve ser realizada por uma equipe multidisciplinar (EMD), sendo executada de maneira detalhada e completa. A relevância da EMD tornou-se mais premente a partir do entendimento de que o tratamento cirúrgico compreende mais do que o simples ato operatório. As avaliações feitas por profissionais de diferentes áreas da saúde visam assegurar que sejam diagnosticadas quaisquer condições clínicas, emocionais e sociais de risco para o paciente, a fim de reduzir complicações no perioperatório e aumentar o potencial de sucesso no pós-operatório.[1,2] A EMD é composta, segundo o CFM, por cirurgião geral ou do aparelho digestivo, endocrinologista, cardiologista, pneumologista, enfermeiro, psicólogo, fisioterapeuta, nutricionista, nutrólogo, psiquiatra, angiologista, odontologista, geriatra e educadores físicos. A adoção dessa abordagem multidisciplinar pré-operatória integrada tem demonstrado maior adesão ao tratamento e melhores resultados no pós-operatório.[3,4]

Os pacientes indicados à cirurgia bariátrica devem passar por um preparo pré-operatório, não só no âmbito da saúde/doença, mas também no âmbito nutricional, o qual tem como principais objetivos: orientar os benefícios da perda de peso no pré-operatório, explicar quanto às mudanças dietéticas e comportamentais no pós-operatório, motivar e garantir a aderência e comprometimento do paciente no seguimento, assegurar que o paciente entenda os possíveis resultados esperados, além dos riscos, benefícios e possíveis consequências da cirurgia.[5] Nessa fase, é imprescindível o preenchimento do termo de consentimento informado pelo paciente, no qual ele se torna ciente dos riscos e benefícios de todo o procedimento. É interessante, sempre que possível, o paciente participar de encontros e palestras com os profissionais da equipe multidisciplinar com objetivo de ter maior conscientização de todo o processo.[4-6]

A compreensão pelo paciente dos constantes ajustes de comportamento e hábitos necessários ao sucesso da cirurgia bariátrica é fundamental. Deve ser enfatizado que o comprometimento com o tratamento não é somente a curto, mas a médio e longo prazo no que se refere às modificações na dieta e necessidade de suplementação de macronutrientes (proteínas), atividade física, manejo e indicação de medicações, suplementação de micronutrientes, manejo das comorbidades e/ou complicações da cirurgia (intolerâncias alimentares, náuseas, vômitos, síndrome de *dumping*, diarreia ou mesmo eventuais complicações cirúrgicas) e medidas para evitar gestação até 18 meses após o procedimento.[7]

Pré-operatório e particularidades

Indicações e contraindicações da cirurgia bariátrica – ver Capítulo 102

Avaliação psicológica

A avaliação psicológica especializada de fatores comportamentais, nutricionais, familiares e de personalidade é essencial como parte do acompanhamento pré-operatório, com o objetivo de garantir a eficácia do tratamento, identificando possíveis pontos de vulnerabilidade do paciente. Nesse momento, fatores de contraindicação à cirurgia podem ser identificados, como transtorno psicológico e/ou psiquiátrico (doenças psiquiátricas descompensadas, drogadição/adição, incapacidade de compreensão do procedimento). Além disso, aborda a avaliação de personalidade e engloba fatores como expectativas, rotina de dieta, hábitos de vida e suporte social. Alguns pacientes deverão ser assistidos com psicoterapia durante o preparo.[3,5,8]

De 20% a 70% dos pacientes com indicação de cirurgia bariátrica apresentam histórico de algum transtorno mental. Assim sendo, postula-se que é um grupo de risco para diversos transtornos psíquicos. Os transtornos alimentares são comuns nesse grupo, com graves alterações da imagem corporal, comportamento e atitude alimentar. Histórico prévio de anorexia nervosa, bulimia nervosa ou transtorno de compulsão alimentar é encontrado em grande parte dos pacientes com obesidade grave.[8] A relevância do diagnóstico desses transtornos se deve ao fato de que os indivíduos que apresentam compulsão alimentar antes da cirurgia bariátrica apresentam alto risco de comportamento beliscador no pós-operatório, comportamento reconhecidamente relacionado ao reganho de peso. Estudos demonstram que pacientes que desenvolvem transtornos alimentares após a cirurgia, apresentam pior resultado na perda ponderal, além de altas taxas de estresse psicológico. Esse estresse está associado a abuso de álcool/substâncias e outros comportamentos impulsivos.[9]

Avaliação clínico-nutrológica

Do ponto de vista nutricional, a consulta pré-operatória deve servir para incentivar a redução de peso, sendo 5%-10% do peso corporal até IMC 50 kg/m², 15% nos pacientes com IMC entre 50 e 60 kg/m² e para os superobesos, redução de 15%-20% do peso corporal inicial. Há, inclusive, indicação de balão intragástrico em muitos desse último grupo. Outras orientações compreendem: adquirir hábitos saudáveis, prática de atividade física regular e conscientização sobre as mudanças de hábitos alimentares após a cirurgia. O pré-operatório é o momento ideal para explicar e sanar dúvidas com relação a como serão as dietas e progressão de via oral no pós-operatório, bem como possíveis complicações ligadas à nutrição.[1,3,8,10]

Avaliação clínica

A avaliação clínica é ampla e complexa, composta pela anamnese, exame físico e exames complementares. O histórico evolutivo do peso, fatores que contribuem para ganho ponderal, histórico social e prática de atividade física devem ser arguidos. Além disso, investigar criteriosamente as comorbidades e outros sintomas, incluindo os do trato gastrintestinal (disfagia esofágica, dispepsia, azia, queimação, diarreia, constipação etc.). Em mulheres em idade fértil, atentar-se para o histórico ginecológico e descartar possível gravidez. É imprescindível informar a essas pacientes sobre os riscos da gestação tanto para elas mesmas quanto para as crianças geradas durante o período mínimo de 18 meses no pós-operatório, sendo recomendado o uso de métodos contraceptivos.[3,6]

Durante o exame físico, além da avaliação completa dos aparelhos, realiza-se a antropometria, incluindo as circunferências abdominal, cervical e do quadril. Recomenda-se, se possível, a avaliação da composição corporal por sua importância no acompanhamento pós-operatório.[3]

Avaliação laboratorial

Em geral, os exames bioquímicos contemplam avaliações clínicas específicas e de risco cirúrgico. Ressalta-se a avaliação prévia de micronutrientes, uma vez que deficiências específicas tendem a se agravar após a cirurgia. Os exames usuais são: hemograma, coagulograma, função hepática, glicemia jejum, hemoglobina glicada, lipidograma, função da tireoide, vitamina B12, 25-OH-vitamina D, ácido fólico, cálcio iônico, PTH, proteínas totais e frações, ferro sérico, ferritina, função renal.[8,10]

As deficiências nutricionais são relativamente comuns após a cirurgia bariátrica. A deficiência de tiamina pode ocorrer tanto em operações restritivas como disabsortivas, sobretudo após o *bypass* gástrico em Y de Roux. No entanto, atualmente há relatos de que essa deficiência já estaria presente desde o pré-operatório, uma vez que o padrão alimentar desses pacientes é constituído por alimentos com baixíssimo teor dessa vitamina, como carboidratos refinados, arroz branco, gorduras e óleos. Baixos níveis de tiamina pré-operatórios são encontrados predominantemente entre as mulheres.[8,10]

Outros exames subsidiários

Ainda no pré-operatório, o paciente deve realizar:[3,4,6]

- Endoscopia digestiva alta para descartar possíveis doenças esofagoduodenais, bem como a pesquisa de *Helicobacter pylori* para tratamento anterior à cirurgia.
- Ultrassom abdominal para afastar colecistopatia assintomática e para a avaliação de esteatose hepática. Caso haja histórico de hipertensão portal, tromboembolismo pulmo-

nar ou insuficiência venosa grave, indica-se associação com doppler.

- Radiografia de tórax e prova de função respiratória visando detectar doenças pulmonares e como auxílio na indicação de suporte ventilatório adequado. Vale ressaltar que pacientes que possuem apneia do sono grave devem se submeter à polissonografia.

Recomenda-se a cessação do tabagismo entre 8 a 12 semanas anteriores ao procedimento cirúrgico e a interrupção do uso de anticoncepcionais orais 30 dias antes do mesmo devido ao risco de tromboembolismo. Importante salientar o uso de outros métodos contraceptivos nesse período e afastar a possibilidade de gestação previamente à cirurgia.[6]

Ao longo do acompanhamento e avaliações pré-operatórias, a equipe assistencial irá decidir em conjunto o melhor momento cirúrgico do paciente. O conhecimento pela equipe multidisciplinar das complicações mais comuns tanto clínicas quanto as relacionadas à cirurgia é de suma importância visando não só um diagnóstico precoce, como também, o sucesso do tratamento. Do ponto de vista nutricional, além de todo o preparo pré-operatório já citado, ressalta-se a importância de se estabelecer uma boa relação médico-paciente visto que toda a parte inicial de progressão de dieta, bem como o acompanhamento a longo prazo das deficiências de micronutrientes e minerais serão realizadas pelo profissional. Na realidade, o resultado do tratamento reflete diretamente a qualidade do vínculo entre médico e paciente. Quanto melhor o vínculo, melhor o resultado.[6]

Comentários dos autores/*hot points*

- A avaliação psicológica especializada de fatores comportamentais, nutricionais, familiares e de personalidade é essencial como parte do acompanhamento pré-operatório, com o objetivo de garantir a eficácia do tratamento.
- Pacientes com IMC acima de 50 kg/m² serão incentivados a perder peso antes da cirurgia.
- O pré-operatório é o momento ideal para explicar e sanar dúvidas com relação a como serão as dietas e progressão de via oral no pós-operatório, bem como possíveis complicações ligadas à nutrição.
- Exames bioquímicos pré-operatórios devem ser realizados e deve-se iniciar a reposição de micronutrientes, caso haja deficiência.

Referências bibliográficas

1. Chaim ED, Pareja JC, Gestic MA, Utrini MP, Cazzo E. Preoperative multidisciplinary program for bariatric surgery: a proposal for the Brazilian Public Health System. Arq Gastroenterol 2017;54:1-14.
2. Santos HN, Lima JMS, Souza MFC. Estudo comparativo da evolução nutricional de pacientes candidatos à cirurgia bariátrica assistidos pelo Sistema Único de Saúde e pela Rede Suplementar de Saúde. Ciência & Saúde Coletiva. 2014;19:1359-1365.
3. Ribas-Filho D, Suen VM. Tratado de Nutrologia - Barueri, SP: Manole, 2013. 1ed.
4. Sociedade Brasileira de Cirurgia Bariátrica e Metabólica (Internet). pré e pós-operatório. Disponível em: http://www.sbcbm.org.br/pre-e-pos-operatorio.
5. Fried M, Yumuk V, Oppert JM, Scopinaro N, Torres A, Weiner R, et al. Interdisciplinary European Guidelines on Metabolic and Bariatric Surgery. International Federation for the Surgery of Obesity and Metabolic Disorders—European Chapter (IFSO-EC) and European Association for the Study of Obesity (EASO) OBES SURG 2014;24:42-55.
6. Diretrizes brasileiras de obesidade/Abeso. Associação Brasileira de Estudo da Obesidade e da Síndrome Metabólica - 4.ed.- São Paulo, SP. 2016.
7. Busetto et al.: Practical Recommendations of the Obesity Management Task Force of the European Association for the Study of Obesity for the Post-Bariatric Surgery Medical Management. 2017;10:597-632.
8. Mancini MC. Bariatric surgery — An update for the endocrinologist. Arq Bras EndocrinolMetab. 2014;58(9):875-88.
9. Novelle JM, Alvarenga MS. Cirurgia bariátrica e transtornos alimentares: uma revisão integrativa. J Bras Psiquiatr. 2016;65(3):262-85.
10. Costa D. Eficiência do acompanhamento nutricional no pré e pós-operatório da cirurgia bariátrica. Revista Brasileira de Obesidade, Nutrição e Emagrecimento, São Paulo. 2013;7:57-68.

Capítulo 108

Após a cirurgia bariátrica – como orientar a dieta, micronutrientes e mudança de estilo de vida?

• Fernando Bahdur Chueire • Mariana Bordinhon de Moraes

As cirurgias bariátricas produzem modificações anatômicas e funcionais no trato gastrintestinal e induzem mudanças significativas nos hábitos alimentares dos pacientes.[1] Deficiências nutricionais e de micronutrientes são comuns após a cirurgia bariátrica e requerem monitoramento para o resto da vida. Existem vários fatores para que isso aconteça, dentre eles, a redução da ingestão alimentar, má absorção devido a modificações no fluxo de nutrientes, além da não adesão às recomendações de suplementação e ingestão alimentar/nutricional.[2]

A deficiência de nutrientes e a desnutrição podem resultar em consequências graves, como neuropatia periférica, encefalopatia de Wernick, doença óssea metabólica, anemias e diminuição da resposta imunológica.[3,4] Além da deficiência de nutrientes, a síndrome de dumping também pode ocorrer e acarretar consequências graves no paciente. Essa síndrome se caracteriza pela combinação de sintomas pós-prandiais gastrintestinais, vasomotores e neuroglicopênicos como dor abdominal, náuseas, vômitos, diarreia, tontura, rubor, taquicardia e síncope, podendo ser precoce (10 a 30 minutos após a refeição) ou tardio (1 a 3 horas após a refeição), causados por hipoglicemia reativa resultante da liberação excessiva de insulina.[5-7] Diante disso, é de extrema importância enfatizar aos pacientes, em consulta prévia com a equipe multiprofissional de saúde, sobre a dieta e sua progressão com orientações educacionais e de conscientização baseadas no protocolo da instituição.

As diretrizes atuais sugerem recomendações de nutrientes baseadas em evidências por meio de estratégias de planejamento alimentar após a realização da cirurgia bariátrica. O objetivo comum do manejo alimentar é maximizar a perda de peso e a absorção de nutrientes, manter a hidratação adequada e evitar a síndrome de dumping.[5] O plano alimentar pode ser iniciado dentro de 24 horas após o procedimento cirúrgico, variar conforme o protocolo de cada instituição e de cada referência seguida e evoluir por meio de estágios ou fases que acontecerão a partir da consistência dos alimentos e do tempo decorrido da cirurgia.[8]

A fase 1 (1-2 dias) consiste na ingestão de líquidos claros, sem resíduos, com digestão e absorção facilitada, em pequenos volumes (50 a 100 mL por refeição) e fracionada (10 a 12 refeições por dia). Nessa fase pode-se incluir gelatina sem açúcar, chás descafeinados e caldos líquidos. Na fase 2 (10-14 dias) a ingestão de líquidos completos com baixo teor de açúcares, como leites, iogurtes ralos, sopas de creme coadas e sucos reduzidos em açúcares, é iniciada. Nesse momento a suplementação proteica pode ser iniciada. Na fase 3 (10-15 dias) os alimentos apresentam-se na consistência pastosa e são compostos por alimentos liquidificados em forma de purês, molhos, e sopas de caldos a fim de evitar qualquer tipo de irritação na área cirúrgica do trato gastrintestinal manipulado. Na fase 4 (45-60 dias após a cirurgia), os alimentos em sua forma normal (sólida) começam a ser reintroduzidos com o consumo de vegetais, frutas e carnes em sua consistência normal.[8] O paciente deverá observar a ingestão desses alimentos e se necessário abranda-los e/ou umedecê-los. Para todas as fases, os pacientes devem ser incentivados ao consumo fracionado e adequado de líquidos como maneira de prevenção de desidratação.[8]

A ingestão máxima diária na primeira semana após a cirurgia é de 400 kcal/dia com progressão para 600 a 800 kcal/dia nas semanas 3 a 4. Alguns meses após a cirurgia a ingestão pode evoluir para 1.200 a 1.500 kcal/dia e em 6 meses para 1.500 a 1.800 kcal/dia[8].

A suplementação de proteína, em conjunto com treinamento de resistência e exercícios aeróbicos, é sugerida para preservar a massa magra durante a perda de peso pós-operatória. Dependendo do tipo de cirurgia, recomenda-se a ingestão diária de 60 a 120 g de proteína por dia, por meio da ingestão distribuída ao longo do dia, de alimentos ricos em proteínas, como carnes e leguminosas, de acordo com a tolerância de cada indivíduo.[3,5,9] Suplementos proteicos também são recomendados e devem ser escolhidos de acordo com o paladar dos pacientes para maior tolerabilidade a longo prazo.[5] No pós-operatório precoce a ingestão de carboidratos pode ser de até 50 g/dia evoluindo até 130 g/dia conforme progressão da dieta. A ingestão de gorduras deve ser de 20% a 35% da ingestão calórica diária, preferencialmente de gorduras insaturadas, como óleos de peixe, peixes, abacate e óleos vegetais.[8] Além da meta de ingestão calórico-proteica, a quantidade de carboidratos simples e açúcares devem ser limitados (10% da ingestão calórica diária), assim como sucos açucarados, alimentos fritos/gordurosos, bebidas gaseificadas, álcool e cafeína. Os pacientes devem ser orientados a comer de 3 a 6 refeições diárias de modo lento, mastigar muitas vezes pequenos pedaços, não ingerir líquidos durante a refeição (30 minutos antes e/ou 30 minutos depois) e interromperem quando saciados.[5,6,8] Cada refeição deve durar aproximadamente 30 minutos.[5]

O tipo de cirurgia dita a frequência e a gravidade das deficiências vitamínicas e minerais após a cirurgia bariátrica.[1] Dessa maneira, a suplementação a longo prazo deve ser considerada em todos os pacientes. A orientação da ingestão de suplementação de micronutrientes, por meio de vitaminas e minerais, na forma de comprimidos ou soluções deve ser iniciada simultaneamente à introdução dos alimentos de consistência sólida (Tabela 108.1).[10]

Além de considerar as perdas nutricionais e alimentares, todos os pacientes submetidos ao procedimento cirúrgico bariátrico, também, estão susceptíveis à perda de tecido músculo esquelético e sarcopenia que estão associados com diminuição da qualidade de vida e aumento do risco de mortalidade.[8,11] Sendo assim, a menos que contraindicado, os pacientes devem ser encorajados a realizar atividade física regular, composta por 150 minutos/semana de atividade aeróbica moderada e 300 minutos/semana de treinamento de força.[8] Adicionalmente, os transtornos psicológicos identificados como transtorno alimentar (p.ex.: síndrome da alimentação noturna, compulsão alimentar

Tabela 108.1: Suplementação de micronutrientes após cirurgia bariátrica

Nutriente	Suplementação necessária para prevenir deficiência (doses orais/dia)
Ferro	45 a 60 mg
Vitamina B12	350 a 500 mcg
Ácido fólico	400 a 1.000 mcg
Tiamina	12 a 100 mg
Cálcio	1.200 a 2.400 mg
Vitamina D	3.000 UI
Vitamina A	5.000 a 10.000 UI
Vitamina E	15 mg
Vitamina K	90 a 300 mcg
Zinco	8 a 22 mg
Cobre	1 a 2 mg
Selênio	Quantidade contida em um polivitamínico
Magnésio	Quantidade contida em um polivitamínico que contenha magnésio
Outras vitaminas	100% a 200% da dose diária
Elementos traços	Quantidade contida em um polivitamínico completo em minerais

mcg: microgramas; UI: unidades internacionais.
Fonte: Elaborada pelos autores e com base na referência 10.

e anorexia nervosa) e comportamentos relacionados a saúde (p.ex.: tabagismo, abuso de substâncias, alcoolismo, automutilação e suicídio) devem ser abordados pela equipe multidisciplinar e considerados para o tratamento psicológico, com o apoio de serviços especializados e disponíveis para todos os pacientes.[6,8] Esses serviços, também, devem ser considerados para os pacientes que apresentarem algum desequilíbrio emocional e/ou dificuldades em manter as mudanças comportamentais e alimentares.[6,8]

Comentários dos autores/*hot points*

- A equipe multidisciplinar deve estar envolvida na avaliação e planejamento alimentar de cada indivíduo, considerando suas individualidades, tolerâncias e tipo de cirurgia.
- Faz se necessário introduzir a alimentação em fases para melhor tolerância.
- A suplementação de micronutrientes é fundamental para prevenção de deficiências.
- Para o sucesso da cirurgia bariátrica é extremamente importante que o paciente siga as reco-

mendações nutricionais corretamente e faça atividade física regular.

- O acompanhamento psicológico é fundamental para prevenir ou tratar transtornos psiquiátricos.

Referências bibliográficas

1. Busetto L, Dicker D, Azran C, et al. Practical Recommendations of the Obesity Management Task Force of the European Association for the Study of Obesity for the Post-Bariatric Surgery Medical Management. Obes Facts. 2018;10(6):597-632. doi:10.1159/000481825.
2. Montastier E, Chalret du Rieu M, Tuyeras G, Ritz P. Long-term nutritional follow-up post bariatric surgery. Current Opinion in Clinical Nutrition & Metabolic Care. 2018;21(5):388-393. doi:10.1097/MCO.0000000000000490.
3. Mohapatra S, Gangadharan K, Pitchumoni CS. Malnutrition in obesity before and after bariatric surgery. Disease-a-Month. 2020;66(2):100866. doi:10.1016/j.disamonth.2019.06.008.
4. Mehaffey JH, Mehaffey RL, Mullen MG, et al. Nutrient Deficiency 10 Years Following Roux-en-Y Gastric Bypass: Who's Responsible? OBES SURG. 2017;27(5):1131-1136. doi:10.1007/s11695-016-2364-0.
5. Bosnic G. Nutritional Requirements After Bariatric Surgery. Critical Care Nursing Clinics of North America. 2014;26(2):255-262. doi:10.1016/j.ccell.2014.02.002.
6. Handzlik-Orlik G, Holecki M, Orlik B, Wyleżoł M, Duława J. Nutrition Management of the Post-Bariatric Surgery Patient. Nutrition in Clinical Practice. 2015;30(3):383-392. doi:https://doi.org/10.1177/0884533614564995.
7. Heber D, Greenway FL, Kaplan LM, Livingston E, Salvador J, Still C. Endocrine and Nutritional Management of the Post-Bariatric Surgery Patient: An Endocrine Society Clinical Practice Guideline. The Journal of Clinical Endocrinology & Metabolism. 2010;95(11):4823-4843. doi:10.1210/jc.2009-2128.
8. Mechanick JI, Apovian C, Brethauer S, et al. Clinical practice guidelines for the perioperative nutrition, metabolic, and nonsurgical support of patients undergoing bariatric procedures- 2019 update: cosponsored by american association of clinical endocrinologists/american college of endocrinology, the obesity society, american society for metabolic & bariatric surgery, obesity medicine association, and american society of anesthesiologists- executive summary. Endocr Pract. 2019;25(12):1346-1359. doi:10.4158/GL-2019-0406
9. Bal BS, Finelli FC, Shope TR, Koch TR. Nutritional deficiencies after bariatric surgery. Nature Reviews Endocrinology. 2012;8(9):544-556. doi:10.1038/nrendo.2012.48.
10. Parrott J, Frank L, Rabena R, Craggs-Dino L, Isom KA, Greiman L. American Society for Metabolic and Bariatric Surgery Integrated Health Nutritional Guidelines for the Surgical Weight Loss Patient 2016 Update: Micronutrients. Surg Obes Relat Dis. 2017;13(5):727-741. doi:10.1016/j.soard.2016.12.018.
11. Stolberg CR, Mundbjerg LH, Bladbjerg E-M, Funch-Jensen P, Gram B, Juhl CB. Physical training following gastric bypass: effects on physical activity and quality of life – a randomized controlled trial. Qual Life Res. 2018;27(12):3113-3122. doi:10.1007/s11136-018-1938-9.

Capítulo 109

Como manejar as principais complicações da cirurgia bariátrica?

• Fernando Bahdur Chueire • Paula Schmidt Azevedo • Raquel Simões Ballarin

As complicações relacionadas à cirurgia bariátrica podem ser divididas em agudas ou precoces e crônicas ou tardias, sendo que as complicações agudas geralmente ocorrem durante os dois primeiros meses após o procedimento e estão relacionadas ao mesmo, como p. ex., infecções da ferida operatória, estenoses, ulcerações e fístulas gástricas, deiscência de sutura, náuseas e vômitos, pneumonia e embolia pulmonar.

Entre as principais complicações crônicas, podemos destacar: má absorção de vitaminas e minerais, anemias, neuropatias, desnutrição energético-proteica, diarreias e síndrome de Dumping.

Pacientes com sobrepeso e obesidade muitas vezes apresentam deficiências vitamínicas antes mesmo da cirurgia bariátrica, devido ao quadro de inflamação crônica e o consumo de alimentos processados e de baixa qualidade nutricional.

Tais deficiências devem ser avaliadas antes do procedimento.[1]

As características anatômicas e a técnica utilizada em cada tipo de cirurgia bariátrica estão diretamente relacionadas com a frequência e a severidade das deficiências de macro e micronutrientes. Deficiências nutricionais são menos frequentes após procedimentos puramente restritivos e mais comuns após procedimentos onde há reconstrução de trânsito intestinal com componente disabsortivo.[2]

A seguir, apresentaremos as principais deficiências vitamínicas e de micronutrientes apresentadas por pacientes submetidos a cirurgia bariátrica, bem como o quadro clínico, diagnóstico e tratamento delas. As Tabelas 109.1 e 109.2 representam resumo das recomendações para uso de vitaminas e micronutrientes pela via oral. Se optado pela via parenteral, as doses podem ser encontradas no texto a seguir.

Tabela 109.1: Quadro clínico específico de deficiência de vitaminas no contexto da cirurgia bariátrica e doses para reposição, quando a opção for a via oral

Nutriente	Sinais e sintomas	Tratamento (via oral)
B1	Síndrome de beribéri seco, caracterizada por neuropatia periférica, polineurite, ataxia e fraqueza muscular; síndrome de beribéri úmida, caracterizada pela insuficiência cardíaca de alto débito, com edema de membros inferiores, dispneia, taquicardia ou bradicardia, e em casos mais avançados, pode ocorrer a encefalopatia de Wernicke	100 mg, 2 a 3 ×/dia
B12	Anemia megaloblástica, icterícia, glossite (língua magenta ou vermelha intensa), fadiga, parestesia em extremidades, ataxia, alterações dos reflexos, desmielinização de nervos periféricos e outros	1.000 a 2.000 mcg/dia
Ácido fólico	Alterações na pigmentação ou ulceração de pele, unhas ou mucosa oral	1 mg/dia
Vitamina D	Câimbras, formigamento, dor e fraqueza muscular proximal, podendo ocorrer sinais e sintomas de hipocalcemia e a longo prazo, desmineralização óssea	Vitamina D3: 3.000 a 6.000 UI/dia ou vitamina D2 50.000 UI, 2 a 3 ×/semana
Vitamina E	Anemia, oftalmoplegia, neuropatia periférica, hiporreflexia, distúrbios de marcha, propriocepção, vibração e fraqueza muscular	100 a 400 UI/dia
Vitamina K	Sangramentos e hematomas	1 a 10 mg/dia

Fonte: Elaborada pelos autores e com base na referência 3.

Tabela 109.2: Quadro clínico específico de deficiência de micronutrientes no contexto da cirurgia bariátrica e doses para reposição, quando a opção for a via oral

Nutriente	Sinais e sintomas	Tratamento (via oral)
Cálcio	Câimbra nas pernas, tetania, hiperexcitabilidade neuromuscular, fraqueza muscular e osteoporose	1.200-2.400 mg/dia
Ferro	Fadiga, anemia microcítica, redução da função imune, glossite, coiloníquia, aumento da frequência cardíaca	150-300 mg ferro elementar/dia
Zinco	Hipogeusia ou ageusia, infertilidade, retardo do crescimento, alopecia, acrodermatite enteropática, diarreia	120 mg zinco elementar/dia
Cobre	Anemia hipocrômica, neutropenia, pancitopenia, hipopigmentação de cabelos, pele e unhas, marcha anormal, neuropatia periférica e mielopatia	3-8 mg sulfato ou gluconato/dia

Fonte: Elaborada pelos autores e com base na referência 3.

Vitamina B1

A tiamina ou vitamina B1 é uma vitamina hidrossolúvel e sua deficiência pode ocorrer em até 49% dos pacientes após cirurgia bariátrica. O corpo humano tem baixa capacidade de estoque de tiamina e seus níveis podem ser depletados rapidamente se não houver ingestão regular e suficiente. No pós-operatório, situações como vômitos frequentes, ocasionados por mastigação inadequada, distensão da câmara gástrica pela ingestão de grande quantidade de líquidos, grande ingestão de alimentos, intolerância alimentar, estenose, obstrução, síndrome de Dumping, colelitíase sintomática e outros, diminuem a ingestão alimentar e podem levar a um quadro de desidratação e desequilíbrio eletrolítico, esgotando as reservas de tiamina com consequente deficiência vitamínica.

O quadro clínico pode se manifestar por meio da síndrome de beribéri seco caracterizada por neuropatia periférica, polineurite, ataxia e fraqueza muscular; pela síndrome de beribéri úmida, caracterizada pela insuficiência cardíaca de alto débito, com edema de membros inferiores, dispneia, taquicardia ou bradicardia e em casos mais avançados, pode ocorrer a encefalopatia de Wernicke que consiste em polineuropatia e ataxia associada a oftalmoplegia e nistagmo. Quando associada a confabulação e perda de memória a curto prazo, caracteriza a síndrome de Wernicke-Korsakoff. O diagnóstico pode ser confirmado pela dosagem laboratorial de tiamina plasmática, dosagem de transcetolase eritrocitária ou dosagem urinária de tiamina. O tratamento é realizado com a reposição de tiamina, sendo que a via de administração e a dose devem ser avaliadas de acordo com a gravidade dos sintomas. Se optado por via oral, pode ser usado tiamina na dose de 100 mg, de duas a três vezes ao dia, até melhora dos sintomas. Caso optado pela via endovenosa, pode ser usado tiamina na dose de 200 mg, três vezes ao dia, até 500 mg, de uma a duas vezes ao dia, por 3 a 5 dias, seguido de tratamento com 100 mg por dia, até melhora dos sintomas ou resolução dos fatores de risco.[3]

Vitamina B12

A deficiência de vitamina B12 ou cianocobalamina ocorre após procedimentos cirúrgicos que levam a redução da produção gástrica de ácido clorídrico e redução da disponibilidade de fator intrínseco. Como os estoques corporais de cobalamina são usualmente altos, a deficiência é rara no primeiro ano após a cirurgia, mas tende a aumentar após anos, com prevalência de até 20% nos casos de gastrectomia vertical.[2-4] Pode se apresentar por meio de anemia megaloblástica, icterícia, glossite (língua magenta ou vermelha intensa), fadiga, parestesia em extremidades, ataxia, alterações dos reflexos, desmielinização de nervos periféricos e outros. O diagnóstico é feito pela dosagem de vitamina B12, ácido metilmalônico e homocisteína. Em geral, vitamina B12, via oral, na dose de 1.000-2.000 mcg por dia, é eficaz em normalizar e manter as concentrações séricas, aliviando sintomas. Entretanto, em casos mais graves ou não respondedores a via oral, a via intramuscular deve ser considerada. Para via intramuscular recomenda-se 1.000 mcg, uma a duas vezes por semana, completando em torno de oito aplicações e depois manutenção de 1.000 mcg mensalmente. As necessidades podem variar entre as pessoas e tipo de cirurgia, sendo necessário guiar-se pelo hemograma, dosagens séricas acima e quadro clínico.[5] A escolha da via de administração pode ser escolhida baseada na opção do paciente, considerando custo e posologia.

Ácido fólico

Deficiência de ácido fólico também pode ser confirmada pela dosagem sérica e apresenta como sinais e sintomas alterações na pigmentação ou ulceração de pele, unhas ou mucosa oral. O tratamento sugerido é feito com reposição de ácido fólico 1 mg via oral ao dia até alcançar níveis normais. O uso de doses acima de 1 mg por dia, não é recomendado, pois pode mascarar a deficiência de vitamina B12.[3]

Vitamina D

A vitamina D é uma vitamina lipossolúvel que é absorvida preferencialmente no jejuno e no íleo e sua deficiência ocorre em até 100% dos pacientes submetidos a cirurgia bariátrica.[3] O quadro clínico é caracterizado por câimbras, formigamento, dor e fraqueza muscular proximal, podendo ocorrer sinais e sintomas de hipocalcemia e, a longo prazo, desmineralização óssea.[2] O diagnóstico é confirmado por valores séricos de 25OH vitamina D menores que 20 ng/mL. Cálcio e fósforo séricos reduzidos, associados ao aumento de PTH e fosfatase alcalina corroboram o diagnóstico. O tratamento recomendado é a reposição de vitamina D3, na dose de 3.000 a 6.000 UI por dia, ou vitamina D2 na dose de 50.000 UI de uma a três vezes na semana, até que os níveis de 25OH vitamina D estejam adequados, entre 30 e 60 ng/mL.

Vitamina A

A deficiência de vitamina A deve ser pesquisada principalmente nos pacientes que foram submetidos a derivação biliopancreática e *duodenal switch* ou naqueles pacientes com sinais de desnutrição proteico-calórica. A deficiência de vitaminas lipossolúveis ocorre, em grande parte, por alterações na circulação entero-hepática dos sais biliares, dificultando a absorção de gorduras. Os principais sinais e sintomas são: cegueira noturna, endoftalmite, dificuldade de cicatrização de feridas, hiperqueratose cutânea, disgeusia e manchas de Bitot na esclera. O tratamento é feito com reposição de vitamina A de 10.000 a 25.000 UI por dia, se não houver alterações na córnea, até melhora clínica dos sintomas. Caso haja alterações corneanas, é recomendada reposição com vitamina A 50.000 UI a 100.000 UI, intramuscular, por 3 dias, seguidos de dose de 50.000 UI, intramuscular, por dia, por 2 semanas.[3]

Vitamina E

A deficiência de vitamina E é incomum após cirurgia bariátrica, porém deve ser pesquisada se os sintomas forem sugestivos. O quadro clínico é caracterizado por anemia, oftalmoplegia, neuropatia periférica, hiporreflexia, distúrbios de marcha, propriocepção, vibração e fraqueza muscular. O tratamento é feito por meio da reposição vitamínica e a dose ainda não foi claramente definida, porém o potencial efeito benéfico antioxidante é alcançado com suplementação em doses de 100 a 400 UI, por dia.[3]

Vitamina K

A deficiência de vitamina K também é incomum após cirurgia bariátrica, devendo ser pesquisada se os sintomas forem sugestivos, como sangramentos e hematomas. Para pacientes com má absorção aguda, é recomendada reposição parenteral com 10 mg de vitamina K, sendo possível a via oral também. Para pacientes com má absorção crônica, é recomendada a reposição oral de vitamina K, com 1 a 2 mg por dia, ou 1 a 2 mg por semana, por via parenteral.[3]

Ferro

O ferro é absorvido principalmente no duodeno e no jejuno proximal e a sua absorção pode ser prejudicada nas cirurgias em que se realizam *bypass* desses segmentos. Além disso, a redução da produção ácida pelo estômago e o esvaziamento gástrico acelerado comprometem a redução do estado férrico para ferroso, que é a forma de ferro absorvível.[4,6] A deficiência de ferro ocorre em 8%-62% dos pacientes submetidos a cirurgia bariátrica, sendo mais comum em mulheres que menstruam e pode se manifestar por meio de fadiga, perda de concentração, taquicardia, anemia microcítica, glossite e coiloníquia. O diagnóstico é feito por meio do hemograma e da dosagem do perfil de ferro (ferro sérico, ferritina, índice de saturação de transferrina). O tratamento é com base na reposição de ferro 150 a 300 mg de ferro elementar duas a três vezes ao dia. Deve ser realizada em doses divididas, separada de suplementos de cálcio, alimentos ricos em fitatos ou polifenóis e inibidores de bomba de prótons ou antiácidos, para garantir melhor absorção. Caso não haja resposta à reposição via oral, o tratamento parenteral deve ser realizado.[3]

Cálcio

O cálcio é absorvido preferencialmente no duodeno e no jejuno proximal e sua absorção é facilitada pelo ambiente ácido e pela ação da vitamina D no intestino. A deficiência de cálcio é caracterizada por sintomas como câimbras, hiperexcitabilidade neuromuscular, dor e fraqueza muscular, e a longo prazo, pode levar a desmineralização óssea e a osteoporose. O diagnóstico é com base na dosagem sérica de cálcio, PTH e cálcio urinário de 24 horas. O tratamento é realizado com a reposição de cálcio, sendo mais recomendado, o citrato de cálcio, pois é mais bem absorvido na ausência de ácido gástrico, na dose de 1.800 a 2.400 mg por dia, se derivação biliopancreática ou *duodenal switch* e 1.200 a 1.500 mg por dia, se banda gástrica ajustável, gastrectomia vertical ou *bypass* gástrico em Y Roux.[4]

Zinco

A deficiência de zinco pode se manifestar por meio de *rash* cutâneo, acne, hipogeusia ou ageusia, alteração na resposta imune, infertilidade, déficit de crescimento, diarreia, alopecia e hipogonadismo. Pode ser confirmada pela dosagem de zinco plasmática e o tratamento é feito por meio da reposição do micronutriente.[3]

Cobre

Deficiência de cobre pode se manifestar por anemia hipocrômica, neutropenia, pancitopenia, hipopigmentação de pele, cabelos e unhas, hipercolesterolemia, alteração de marcadores do metabolismo ósseo e alteração de marcha. O diagnóstico é feito por meio da dosagem de cobre sérico, plasmático ou ceruloplasmina. Em casos leves pode ser tratado com gluconato ou sulfato de cobre, via oral, 3 a 8 mg por dia, e em casos graves, pode ser tratado com cobre intravenoso, 2 a 4 mg ao dia, por 6 dias ou até os níveis séricos normalizarem.[3]

Outros micronutrientes

Deficiência de outros micronutrientes como selênio, magnésio, potássio e vitamina B6 já foram descritas após cirurgia bariátrica. Entretanto, o uso de suplementos polivitamínicos em pacientes após cirurgia bariátrica geralmente é suficiente para prevenir a deficiência dos mesmos.[2]

Outras complicações associadas a cirurgia bariátrica: diarreia e a síndrome de Dumping

A diarreia e a esteatorreia são frequentes após cirurgias bariátricas com componentes disabsortivos e são em decorrência da má absorção de gorduras e carboidratos e do supercrescimento bacteriano. Para diminuir o número dos episódios, deve-se evitar alimentos gordurosos ou ricos em carboidratos e o uso regular ou intermitente de antibióticos pode ser uma opção.[2]

A síndrome de Dumping pode ser classificada em precoce ou tardia. No Dumping precoce, os sintomas ocorrem em até 1 hora após a alimentação e são caracterizados por hipotensão, síncope, mal-estar, sudorese, palpitações, náuseas e vômitos e ocorrem pelo rápido trânsito de alimentos calóricos no intestino delgado, levando a um aumento de osmolalidade do conteúdo intestinal, aumentando influxo de fluído para o lúmen, levando a distensão abdominal, redução do volume intravascular e hipotensão. No Dumping tardio, os sintomas são relacionados principalmente a hipoglicemia reativa e ocorrem entre 1 a 3 horas após a alimentação. Acredita-se que o aumento na secreção de hormônios gastrintestinais após cirurgias bariátricas (GLP-1, PYY, colecistoquinina) desempenham papel fundamental na patogênese do Dumping tardio.[6,7]

A prevenção é feita por meio de estratégias nutricionais como aumentar frequência e reduzir volume das refeições, evitar a ingestão de líquidos dentro de 30 minutos das refeições, evitar consumo excessivo de carboidratos simples e aumentar ingestão de proteínas, carboidratos complexos e fibras.[2] Caso não haja controle do quadro com modificações dietéticas, medicações como acarbose, diazóxido, verapamil e octreotide podem sem utilizados.[7]

Comentários dos autores/*hot points*

- A cirurgia bariátrica ainda é a opção terapêutica mais eficaz para pacientes obesos, porém associa-se a várias complicações.
- Pacientes submetidos à cirurgia bariátrica devem ser avaliados e instruídos de maneira individualizada antes a após o procedimento.
- A via oral pode ser utilizada para a reposição de micronutrientes, mas em alguns casos a via parenteral será necessária.
- As complicações gastrintestinais em geral respondem a terapia nutricional não farmacológica.

Referências bibliográficas

1. Xanthakos AS. Nutritional defciencies in obesity and after bariatric surgery. Pediatr Clin North Am. 2009; 56(5):1105-1121.
2. Busetto L, Dicker D, Azran C, et al. Practical Recommendations of the Obesity Management Task Force of the European Association for the Study of Obesity for the Post-Bariatric Surgery Medical Management. Obes Facts. 2018;10(6):597-632.
3. Parrott J, Frank L, Rabena R, et al. American Society for Metabolic and Bariatric Surgery Integrated Health Nutritional Guidelines for the surgical weight loss patient 2016 Update: Micronutrients. Surg Obes Relat Dis. 2017;13:727.
4. Aills L, Blankenship J, Buffington C, et al. Allied Health Sciences Section Ad Hoc Nutrition Committee: ASMBS Allied Health Nutritional Guidelines for the Surgical Weight Loss Patient. Surg Obes Related Dis 2008;4(suppl):73-108.
5. Stabler SP. Vitamin B12 Deficiency. N Engl J Med 2013;368:149-60.
6. Mechanick JI, Kushner RF, Sugerman HJ, et al. American Association of Clinical Endocrinologists, The Obesity Society, American Society for Metabolic & Bariatric Surgery: Medical guidelines for clinical practice for the perioperative nutritional, metabolic, and nonsurgical support of the bariatric surgery patient. Endocr Pract 2008;14(suppl 1):1-83.
7. Jammah AA. Endocrine and Metabolic Complications After Bariatric Surgery. Saudi J Gastroenterol. 2015 Sep-Oct; 21(5): 269-277.

Seção 24

Diabetes Tipo 2

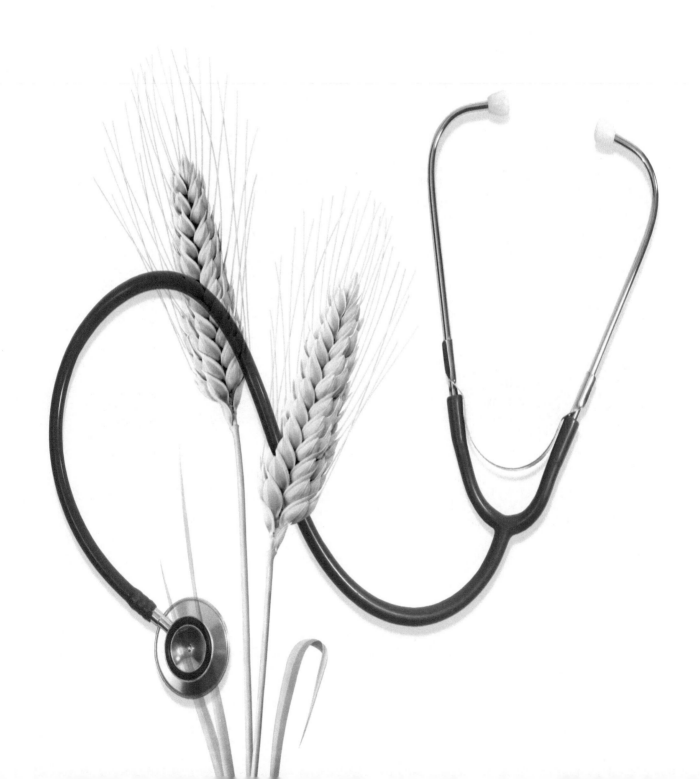

Síntese da Inteligência Didática

Diabetes *mellitus*

Pré-diabetes	Diagnóstico de diabetes	Dieta	Tratamento medicamentoso	Obesidade e diabetes *mellitus*	Insulina
O pré-diabetes é importante fator de risco para o desenvolvimento do diabetes *mellitus*	O rastreio da doença deve ser feito em pacientes com fatores de risco e em indivíduos assintomáticos após os 45 anos	Limitação no consumo de alimentos ricos em amido e grãos refinados e evitar adição de açúcar aos alimentos	A metformina é a medicação de escolha inicial	85% dos diabéticos apresentam sobrepeso ou obesidade	Pode ser usada como opção terapêutica em qualquer fase da doença, embora seja deixada como opção final na maioria dos casos
O rastreio do pré-diabetes é semelhante ao do diabetes *mellitus* e deve ser feito para todos os pacientes com fatores de risco para a doença	Os exames disponíveis para o diagnóstico são a glicemia de jejum, dosagem de hemoglobina glicada ou o teste de tolerância oral após ingestão de 75 g de glicose	Preferência por alimentos *in natura*	Pacientes com hemoglobina glicada > 8,5% costumam necessitar de terapia inicial dupla para controle da glicemia	A perda de peso auxilia o melhor controle glicêmico do paciente	É o tratamento mais efetivo na redução da glicemia, porém apresenta maior risco de hipoglicemia
Tratamento consiste em modificações do estilo de vida objetivando perda de peso de 7%	Nenhum exame é superior ao outro para o diagnóstico de diabetes *mellitus*, porém, a dosagem de hemoglobina glicada não necessita de jejum e reflete a glicemia dos últimos 2 a 3 meses	Estimular ingestão de fibras, especialmente as solúveis	Se não houver controle glicêmico com terapia dupla, pode ser considerada a introdução de terceira classe de antidiabéticos ou associação da terapia dupla com insulina	O tratamento da obesidade inclui mudanças de estilo de vida, também indicadas no tratamento do diabetes *mellitus*	Indicada para pacientes que não obtém controle glicêmico após associação de 2 a 3 classes de drogas
Medicamentos podem ser utilizado em casos de impossibilidade ou falência na realização de mudanças de estilo de vida		Distribuição de calorias dos macronutrientes semelhante à população geral	Pacientes com doença coronariana, doença renal crônica ou insuficiência cardíaca podem ter benefício adicional com o uso de análogos de GLP-1 ou inibidores da SGLT2	Algumas medicações antidiabéticas, como por exemplo, os análogos do GLP-1, tem efeito benéfico sobre a perda de peso e devem ser preferidas nessa situação	Deve ser o tratamento inicial em pacientes com hemoglobina glicada > 10%, glicemia > 300 mg/dL ou pacientes que apresentem manifestações clínicas de glicotoxicidade

Capítulo 110

Como diagnosticar e manejar o pré-diabetes?

• Diego Aparecido Rios Queiróz • Raquel Simões Ballarin
• Roberto Minoru Tani Inoue • Bertha Furlan Polegato

Definição de pré-diabetes

O pré-diabetes é definido como valores de glicemia acima dos valores de normalidade, porém não elevados o suficiente para o diagnóstico de diabetes *mellitus*. Apesar de não constituir uma doença em si, essa condição merece atenção, pois se associa a maior risco para doenças cardiovasculares e diabetes *mellitus* tipo 2 (DM2). Aproximadamente, 70% dos pacientes com pré-diabetes evoluem para DM2 em 10 anos, porém a progressão depende também de outros fatores como presença de obesidade, idade, sexo, etnia, aderência ao tratamento e o grau de alteração glicêmica.[1] Há associação contínua entre o valor da hemoglobina glicada (HbA1c) e o risco do paciente se tornar diabético. O risco relativo pode ser 20 vezes maior em pacientes com HbA1c entre 6% e 6,5% quando se compara com aqueles com HbA1c de 5%.[2]

Como fazer o diagnóstico?

O diagnóstico do pré-diabetes é laboratorial e inclui alteração da glicemia de jejum, da hemoglobina glicada e/ou do teste de tolerância oral à glicose, conforme descrito na Tabela 110.1.

Quem deve realizar o rastreio do pré-diabetes?

O rastreio do pré-diabetes deve ser feito seguindo as mesmas recomendações utilizadas para o rastreio do DM2 na população assintomática, ou seja, para todo indivíduo com 35 anos ou mais, ou naqueles pacientes que tenham diagnóstico de sobrepeso ou obesidade em associação com um ou mais dos seguintes fatores de risco: familiares de primeiro grau com diagnóstico de diabetes *mellitus*, história

Tabela 110.1: Critérios diagnósticos para pré-diabetes

Critério diagnóstico Presença de, pelo menos, um dos critérios a seguir	Valor
Glicemia de jejum American Diabetes Association (ADA) Organização Mundial de Saúde (OMS)	100 a 125 mg/dL* 110 a 126 mg/dL
Teste de tolerância oral à glicose Glicemia 2 horas após ingestão de 75 g de glicose	140 a 199 mg/dL**
Hemoglobina glicada (HbA1c)	5,7% a 6,4%

*Condição anteriormente denominada glicemia de jejum alterada.
**Condição anteriormente denominada tolerância à glicose diminuída.

de doença cardiovascular ou hipertensão arterial sistêmica, HDL colesterol < 35 mg/dL ou triglicérides > 250 mg/dL, história de síndrome do ovário policístico, sedentarismo ou a presença de qualquer situação clínica que esteja associada à resistência à insulina, como acantose *nigricans*, obesidade severa ou uso de determinadas medicações.[2]

O rastreio pode ser feito utilizando-se a glicemia de jejum ou a HbA1c e em casos de dúvida do diagnóstico, pode-se realizar o teste de tolerância oral à glicose. Recomenda-se que o exame deva ser repetido para a definição do diagnóstico.[3] Se o resultado dos exames iniciais for normal, o rastreio deve ser repetido com intervalo mínimo de 3 anos, porém, pode ser realizada em intervalos menores levando-se em consideração a presença e o número de fatores de risco de cada paciente.

Tratamento do pré-diabetes

Após caracterização de condição pré-diabetes, os pacientes devem ser tratados objetivando prevenir ou retardar a evolução para o DM2. O tratamento envolve adoção de medidas não farmacológicas e, eventualmente, também o tratamento farmacológico.

A mudança de estilo de vida constitui medida essencial, uma vez que reduz em 58% o risco de evolução para DM2 em 3 anos.[2] Deve ser instituída para todos os pacientes com pré-diabetes tendo como meta redução de, pelo menos, 5% do peso corporal. É importante salientarmos que os benefícios do controle de peso são proporcionais à perda de peso obtida, sendo que perdas maiores (p. ex.: em torno de 15% do peso inicial) cursam com maiores benefícios. Levando isso em consideração, as atuais diretrizes da American Diabetes Association e da Sociedade Brasileira de Diabetes recomendam perda de 7% do peso inicial.[2,4] No entanto, a meta de perda de peso deve ser definida individualmente e em conjunto com o paciente, devendo ser realistas e plausíveis de serem atingidas.

A perda de peso é mediada por adequações dietéticas e atividade física regular. Com relação à dieta, não existe um único modelo eficaz, nem há obrigatoriedade em se manter determinada distribuição de carboidratos, proteínas e lipídeos, podendo ser adotado vários modelos dietéticos. A combinação de redução da ingestão calórica e escolha por alimentos mais saudáveis é uma estratégia simples e efetiva.

O paciente com pré-diabetes deve ser orientado a manter atividade física regular, de moderada intensidade por, pelo menos, 150 minutos por semana. De maneira geral, pode ser recomendada caminhada rápida como exercício aeróbico.[4] Alternativas à caminhada devem ser oferecidas ao paciente, principalmente àqueles que apresentam alguma limitação física ou mobilidade reduzida, e incluem exercícios em bicicleta, natação ou hidroginástica. Em adição aos exercícios aeróbicos, o programa de exercícios físicos para esses pacientes pode incluir exercícios de resistência.[3]

Até o momento, nenhum tratamento farmacológico se mostrou superior à mudança de estilo de vida na prevenção da progressão para DM2.[1] Portanto, o tratamento medicamentoso deve ser considerado uma opção terapêutica apenas para pacientes não aderentes ou que tenham falha no tratamento não farmacológico e também para pacientes com alto risco de desenvolvimento de DM2, o que inclui pacientes com índice de massa corporal ≥ 35 kg/m ou com diabetes gestacional prévio.[2]

Vários medicamentos têm-se mostrado efetivos em reduzir o peso corporal e prevenir o DM2, no entanto, a metformina é o fármaco que apresenta maior evidência científica para seu uso, apresentado boa relação custo-efetividade e bom perfil de segurança a longo prazo.[2,4] Para a população com índice de massa corporal ≥ 35 kg/m^2 ou com diabetes gestacional prévio, a administração de metformina foi tão efetiva quanto a mudança de estilo de vida, porém em pacientes > 60 anos foi semelhante à administração de placebo.[2]

Por fim, como estratégia para diminuir o risco de eventos cardiovasculares nesses pacientes, deve ser realizado o rastreio de doenças associadas a aumento do risco cardiovascular, como hipertensão arterial sistêmica e dislipidemia, além de orientação de cessação de tabagismo. Se presentes, essas comorbidades devem ser tratadas adequadamente, sendo as metas de tratamento para pacientes com pré-diabetes as mesmas que para a população geral.

Comentários dos autores/*hot points*

- 70% dos pacientes com pré-diabetes evoluem para DM2 em 10 anos.
- A progressão de pré-DM para DM depende também de outros fatores como presença de obesidade, idade, sexo, etnia, aderência ao tratamento e o grau de alteração glicêmica.
- O rastreio para pré-DM deve ser feito em população de risco para DM-2
- A principal estratégia para manejo do pré-DM é a mudança de estilo de vida com redução da ingestão calórica, perda de peso e atividade física.
- Os medicamentos como metformina devem ser considerados na falência, impossibilidade, não aderência ou refratariedade das mudanças de estilo de vida.

Referências bibliográficas

1. Beulens JWJ, Rutters F, Rydén L, Schnell O, Mellbin L, Hart HE, et al. Risk and management of pre-diabetes. European Journal of Preventive Cardiology, 2019;26(2S):47-54.
2. American Diabetes Association. Standards of medical care in diabetes- 2021. Diabetes Care, 2021; 44(S1):S1-S225.
3. Cosentino F, Grant PJ, Aboyans V, Bailey CJ, Ceriello A, Delgado V, et al. 2019 ESC Guidelines on diabetes, pre-diabetes, and cardiovascular diseases developed in collaboration with the EASD. European Heart Journal, 2020;41(2):255-323.
4. Diretrizes da Sociedade Brasileira de Diabetes 2017-2018. Organização José Egídio Paulo de Oliveira, Renan Magalhães Montenegro Junior, Sérgio Vencio. São Paulo: Editora Clannad, 2017.

Capítulo 111

Como diagnosticar diabetes *mellitus* e qual teste diagnóstico devo utilizar?

• Diego Aparecido Rios Queiróz • Raquel Simões Ballarin • Bertha Furlan Polegato

Definição

O diabetes *mellitus* (DM) compreende um grupo de doenças no qual ocorre hiperglicemia em decorrência do comprometimento de produção de insulina pela falência das células beta pancreáticas e/ou resistência periférica à ação da insulina devido a interação de fatores genéticos e ambientais. A hiperglicemia pode levar a complicações agudas e crônicas, que comprometem a qualidade de vida e interferem diretamente no prognóstico dos pacientes diabéticos.

De acordo com dados do Centro de Controle e Prevenção de Doenças (CDC) dos Estados Unidos, em 2015, o diabetes *mellitus* afetava 9,4% da população, sendo que 23,8% não eram diagnosticados. Além disso, estimava-se que 33,9% dos indivíduos maiores de 18 anos tinham pré-diabetes.[1]

Classificação

O DM é dividido em DM tipo 1 (DM1), DM tipo 2 (DM2), diabetes gestacional (DG) e outros tipos específicos (como as doenças do pâncreas e as síndromes genéticas). Essa classificação é importante, pois influencia diretamente o tratamento da doença. O DM1 é responsável por apenas 5% a 10% dos casos de DM, enquanto a grande maioria dos casos (90% a 95%) é atribuída ao DM2. É rara a ocorrência dos outros tipos de diabetes, excetuando-se o DG, que ocorre em população específica e não será abordado neste capítulo.

A diferenciação entre DM1 e DM2 pode ser difícil em algumas situações. A divisão tradicional de que indivíduos jovens têm DM1 e indivíduos adultos têm DM2 não é verdadeira, uma vez que o DM1 pode surgir em qualquer momento da vida adulta e o aumento da prevalência de obesidade em crianças e adolescentes aumenta o risco de DM2 nessa população. A despeito da característica autoimune do DM1, nem sempre a dosagem de autoanticorpos resulta positiva nesses indivíduos e a positividade depende também do estágio evolutivo do DM1.

Sinais e sintomas

Em geral, os sintomas de DM estão presentes de maneira mais pronunciada nos pacientes com DM1. Até um terço dos pacientes com DM1 são diagnosticados após episódio de cetoacidose diabética. Os sintomas mais comuns do DM são descritos na Tabela 111.1. Alguns pacientes com DM2 podem já apresentar, no momento do diagnóstico, sinais e sintomas das complicações crônicas do DM, que podem incluir déficits visuais e neurológicos, além de sinais e sintomas de neuropatia autonômica.

Tabela 111.1: Sinais e sintomas do diabetes *mellitus* e suas complicações

Condição clínica	Sinais e sintomas mais comuns
Relacionados à hiperglicemia	Poliúria, polidipsia, polifagia, perda de peso
Retinopatia	Maioria assintomático; diminuição da acuidade visual, visão embaçada, presença de escotomas
Doença renal do diabetes	Maioria assintomático; urina espumosa, diminuição do débito urinário.
Neuropatia autonômica	Taquicardia, hipotensão postural, plenitude gástrica, disfagia, constipação/diarreia, disfunção erétil
Neuropatia periférica	Parestesias (formigamento, dormência), dor neuropática (em queimação, pontada, lancinante), alodinia, diminuição de sensibilidade

Diagnóstico

Apesar dos sintomas poderem estar presentes, o diagnóstico de DM é feito por meio de testes plasmáticos como a glicemia de jejum (GJ), o teste oral de tolerância à glicose após administração de 75 g de glicose anidra (TOTG) e a hemoglobina glicada (HbA1c), conforme descrito na Tabela 111.2.[2,3]

Tabela 111.2: Critérios diagnósticos de diabetes *mellitus*
Glicemia de jejum ≥ 126 mg/dL
Teste oral de tolerância à glicose (75 g) após 2 horas ≥ 200 mg/dL
Hemoglobina glicada ≥ 6,5%
Glicemia ao acaso ≥ 200 mg/dL + sintomas clássicos de hiperglicemia*

*Os sintomas clássicos de hiperglicemia incluem perda de peso, poliúria, polifagia e polidipsia.

Na ausência de diagnóstico clínico claro com evidência de hiperglicemia, o diagnóstico requer dois resultados de testes anormais, que podem ser em uma mesma amostra ou em amostras diferentes.[2,3] A confirmação diagnóstica em duas dosagens é importante, pois a concordância entre os testes de GJ e TOTG é imperfeita, assim como a concordância entre HbA1c e qualquer teste com base em glicose.

A glicemia de jejum constitui o método mais prático para avaliar o estado glicêmico, sendo um exame de baixo custo e de fácil reprodutibilidade. No entanto, necessita de jejum de, pelo menos, 8 horas para ser realizado.

Já o TOTG é considerado o método mais sensível para diagnóstico de pré-diabetes e DM, porém também exige jejum de 8 horas e ingestão de 75 g de glicose anidra dissolvida em água 2 horas antes da coleta da amostra sanguínea.[4]

A dosagem de HbA1c apresenta como vantagens o fato de não necessitar de jejum, melhor estabilidade pré-analítica e menos alterações em decorrência do dia a dia, como estresse e doenças. Além disso, reflete a média das glicemias diárias durante os últimos 2 a 3 meses. Por outro lado, é um exame mais caro e que pode ser alterado por fatores que afetem a glicação da hemoglobina. Em situações que ocorrem diminuição da sobrevida da hemácia, como em anemias hemolíticas ou estados hemorrágicos, valores inapropriadamente baixos de HbA1c podem ser encontrados. Já em situações que aumentam a sobrevida das hemácias, como nas anemias carenciais, serão encontrados níveis inapropriadamente elevados.[5]

Quando devemos rastrear o DM em pacientes assintomáticos?

Devido à alta prevalência, ao grande impacto socioeconômico do DM e aos inexoráveis benefícios de se realizar o diagnóstico precoce dessa doença, há indicação de rastreio de DM mesmo em indivíduos assintomáticos. As indicações de rastreio de DM na população geral e em populações específicas podem ser encontradas na Tabela 111.3. Caso o resultado do rastreio inicial seja normal, os exames devem ser repetidos com intervalo mínimo de 3 anos. A depender de fatores de risco ou condições específicas de cada paciente, esse intervalo pode ser menor.[2]

Tabela 111.3: Indicações para rastreio de diabetes *mellitus* tipo 2 em indivíduos assintomáticos
Pacientes ≥ 35 anos
IMC > 25 kg/m² com um ou mais dos seguintes fatores de risco: • Familiares de primeiro grau com diabetes • Etnias de alto risco • História de doença cardiovascular • Hipertensão arterial ≥ 140 × 90 mmHg ou em tratamento • Colesterol HDL < 35 mg/dL ou triglicérides > 250 mg/dL • Síndrome do ovário policístico • Sedentarismo • Condições clínicas associadas à resistência insulínica como obesidade severa, acantose nigricans
Pacientes com pré-diabetes devem ser rastreados anualmente
Mulheres com DG devem ser rastreadas a cada 3 anos

O rastreio de pacientes em risco de desenvolver DM1, com dosagem de autoanticorpos, pode ser oferecido para indivíduos que tenham história familiar de familiares de primeiro grau com diagnóstico de DM1. Marcadores de autoimunidade no DM1 incluem anticorpos anti-ilhota, como anti-GAD65, anti-insulina, antitirosina fosfatase e anti-ZnT8 (transportador de zinco 8). O risco de desenvolver DM1 aumenta proporcionalmente ao número de autoanticorpos identificados, sendo que, aproximadamente, 70% dos pacientes com mais de dois autoanticorpos positivos desenvolvem DM1 em 10 anos e 84% em 15 anos.[6]

A dosagem de autoanticorpos não está recomendada para a população geral, uma vez que a prevalência da doença não é alta e, diferentemente, do que ocorre com o DM2, não há tratamento definido que diminua o risco de progressão desses indivíduos para o DM1.[2]

Comentários dos autores/*hot points*

- Devido à alta prevalência, ao grande impacto socioeconômico do DM e aos inexoráveis benefícios de se realizar o diagnóstico precoce dessa doença, há indicação de rastreio de DM mesmo em indivíduos assintomáticos.
- Faz-se necessário estar atento aos sintomas clássicos para que o diagnóstico seja feito antes que ocorra complicações agudas ou crônicas.
- A dosagem de HbA1c apresenta como vantagens o fato de não necessitar de jejum, melhor estabilidade pré-analítica, e menos alterações em decorrência do dia a dia e reflete a glicemia dos últimos 2 a 3 meses.

Referências bibliográficas

1. CDC National Diabetes Statistics Report. National Diabetes Statistics Report 2017. Disponível em: https://dev.diabetes.org/sites/default/files/2019-06/cdc-statistics-report-2017.pdf.
2. American Diabetes Association. Standards of medical care in diabetes- 2021. Diabetes Care, 2021; 44(S1):S1-S225.
3. Sociedade Brasileira de Diabetes. Diretrizes da Sociedade Brasileira de Diabetes 2017-2018. Organização José Egídio Paulo de Oliveira, Renan Magalhães Montenegro Junior, Sérgio Vencio. São Paulo: Editora Clannad, 2017.
4. Meijnikman AS, De Block CEM, Dirinck E, et al. Not performing an OGTT results in significant underdiagnosis of (pre)diabetes in a high risk adult Caucasian population. Int J Obes (Lond), 2017;41(11):1615-20.
5. Selvin E. Are there clinical implications of racial differences in HbA1c? A difference, to be a difference, must make a difference. Diabetes Care, 2016;39:1462-67.
6. Ziegler AG, Rewers M, Simell O, et al. Seroconversion to multiple islet autoantibodies and risk of progression to diabetes in children. JAMA, 2013;309:2473-79.

Capítulo 112

Quais alimentos são recomendados e quais devem ser evitados no diabetes *mellitus*?

• Raquel Simões Ballarin • Diego Aparecido Rios Queiróz
• Nara Aline Costa • Bertha Furlan Polegato

Mudanças do estilo de vida

As medidas de estilo de vida são fundamentais no tratamento do diabetes *mellitus* (DM) e incluem: terapia nutricional, atividade física, cuidados psicossociais e educação e suporte em diabetes.

O aconselhamento e a terapia nutricional são partes integrais do tratamento do DM e tem como objetivos manter ou melhorar a qualidade de vida, a saúde física e a saúde nutricional, prevenir e tratar complicações agudas e crônicas e melhorar o controle glicêmico. O seguimento nutricional regular com nutricionista é associado com redução de HbA1c de 0,3 a 2,0% em pacientes com diabetes *mellitus* tipo 2 (DM2).[1]

Devem ser recomendados aos pacientes com DM: fracionar as refeições, sendo três principais e duas a três compostas por lanches; enfatizar o controle no consumo de alimentos ricos em amido e evitar a adição de açúcar aos alimentos; priorizar a ingestão de legumes (de diferentes tipos e cores), leguminosas, frutas, cereais (principalmente os integrais), carnes magras, aves, peixes, ovos e laticínios. No preparo dos alimentos, deve-se dar preferência aos grelhados, assados, cozidos no vapor ou até mesmo crus. Alimentos diet, light ou zero podem ser indicados, mas não de maneira exclusiva e estimular escolha de alimentos-in natura ao invés de alimentos ultraprocessados.[2]

Entretanto, dentro dos padrões dietéticos que seguem as recomendações acima, não há superioridade de algum deles. Adicionalmente, não há evidência científica de qual seria a melhor distribuição de calorias entre os macronutrientes. Algumas dietas amplamente difundidas, como dieta do Mediterrâneo e DASH (*dietary approaches to stop hypertension*) são exemplos de padrões alimentares saudáveis que mostraram resultados positivos, como melhora de perfil lipídico, glicêmico e redução de hemoglobina glicada (HbA1c).

O paciente deve participar ativamente das escolhas dietéticas. O planejamento das refeições deve ser individualizado, considerando hábitos alimentares, preferências e objetivos metabólicos, levando-se em consideração o balanço energético, quantidade e qualidade dos macronutrientes.[4]

Balanço energético

Reduzir a ingestão de calorias, associado a modificações do estilo de vida, podem beneficiar adultos com sobrepeso ou obesos com DM2 e com pré-diabetes. Foi demonstrado que a redução moderada de peso, definida como a redução sustentada de, no mínimo, 5% do peso corporal inicial, melhora o controle glicêmico e diminui a necessidade de tratamento com antidiabéticos orais. Tal meta pode ser obtida com dietas com déficit energético de 500-700 kcal/dia.[2-5]

Carboidratos

Considerando que são necessárias limitações no consumo de açúcares e grãos refinados, a quantidade total ideal de ingestão de carboidratos para diabéticos, ainda é controversa. Acredita-se que possam ser adotadas recomendações semelhantes às da população geral, correspondendo entre 45% a 60% do valor energético total (VET). Alguns estudos indicam que dietas com pouco carboidrato podem resultar em melhora do controle glicêmico.[6] Entretanto, além das diferentes definições empregadas e a sustentabilidade desafiadora dessas dietas a longo prazo, elas também não são recomendadas para alguns pacientes como pessoas com risco de desordens alimentares, doença renal ou indivíduos em uso de inibidores de cotransportador de sódio e glicose 2 (SGLT2) pelo risco potencial de cetoacidose.[2]

A ingestão de carboidratos deve enfatizar fontes de carboidratos ricos em fibras, incluindo vegetais, frutas, legumes e grãos integrais, evitando-se carboidratos refinados e bebidas açucaradas. Embora alguns estudos tenham mostrado redução da HbA1c em dietas com carboidratos de baixo índice glicêmico, o uso do índice glicêmico em indivíduos com diabetes ainda é controverso.[4]

A sacarose não está proibida para indivíduos com diabetes, uma vez que não aumenta a glicemia mais do que outros carboidratos, quando ingeridos em quantidades equivalentes. Dessa maneira, a sacarose pode ser inserida no contexto de uma alimentação saudável e se adicionada à refeição, no limite máximo de 5% do VET. Além disso, o uso de edulcorantes deve ser encorajado, pois substituem a sacarose com a finalidade de reduzir o valor de energia e a ocorrência de elevações glicêmicas. No Brasil, são aprovados para o consumo a sucralose, estévia, sacarina, ciclamato, aspartame e acessulfame K.[3]

O consumo de bebidas adoçadas pela população geral se relaciona a aumento de peso e do risco de desenvolver DM2, doença cardíaca, doença renal e doença hepática gordurosa. A substituição dessas bebidas por água, sempre que possível, deve ser encorajada.[2,3]

Proteínas

Estudos comparando diferentes quantidades de proteína na dieta do paciente diabético não mostraram diferenças nos desfechos clínicos relacionados ao diabetes para pacientes sem doença renal. No entanto, outros estudos mostram que dieta com maior quantidade de proteínas (30% × 15% da quantidade de calorias) se relaciona a maior perda de peso e melhora discreta no controle glicêmico, por promover maior saciedade.[3]

Dessa maneira, a ingestão proteica usual indicada para a população saudável de 1,0 a 1,5 g/kg/dia, representando 15% a 20% (American Diabetes Association) ou 10% a 35% (Food and Drug Administration) da ingestão total de energia, pode ser mantida para indivíduos com diabetes e função renal preservada.[3] Em casos de doença renal diabética (com albuminúria e/ou taxa de filtração glomerular reduzida estimada), a proteína dietética de boa qualidade deve ser mantida na dose diária em torno de 0,8 g/kg de peso corporal/dia. Maiores restrições proteicas não são recomendadas, pois não alteram as medidas glicêmicas, o risco cardiovascular, tampouco o comprometimento renal, repercutindo apenas na piora do estado nutricional.[3]

Em indivíduos com DM2, a ingestão de proteínas pode aumentar a resposta insulínica aos carboidratos da dieta, não estando recomendado o uso de fontes de carboidratos ricos em proteínas, como leite e nozes, para tratar ou prevenir a hipoglicemia nesses pacientes.[2]

Gorduras

O Instituto de Medicina (IOM) define como ideal um consumo de gorduras que corresponde a 20%-35% da ingestão calórica total para a população em geral.[7] No entanto, da mesma maneira que as proteínas, a quantidade recomendada de gordura na dieta do paciente com DM é controversa. A mesma deve ser individualizada de acordo com o padrão dietético escolhido e as metas metabólicas estabelecidas para cada paciente.[3] O tipo de gordura consumida parece ser mais importante que a quantidade por si só. Considerando o risco de doença cardiovascular, é recomendado evitar a ingestão de gorduras do tipo trans e limitar a quantidade de gorduras saturadas, substituindo essas por gorduras mono e poli-insaturadas.[2]

A quantidade de ácido graxo saturado, com o objetivo de reduzir o LDL-c *(low density lipoprotein)* em indivíduos com alto risco cardiovascular, deve ser inferior a 7% do total de calorias. A recomendação de colesterol alimentar para indivíduos com diabetes é de no máximo 300 mg/dia, evitando-se ao máximo o consumo de gordura trans.[3] Vale destacar que a atualização das Diretrizes Brasileiras de Dislipidemia (2017) com base em evidências recentes, não suportam o estabelecimento de ponto de corte para o consumo de colesterol para prevenção da doença cardiovascular.

Fibras

As fibras dietéticas são encontradas em fontes como frutas, verduras, legumes, leguminosas e grãos. O consumo de fibras está associado à diminuição de mortalidade por todas as causas em pacientes com DM2.[4] Por esse motivo, a recomendação é que o paciente com DM2 deva ingerir cerca de 30 a 50 g de fibra por dia, ou no mínimo 14 g para cada 1.000 kcal de dieta.[3]

A ingestão de quantidades maiores de fibra esteve associada à discreta redução dos valores glicêmicos, porém aumentou o risco de efeitos colaterais como diarreia e flatulência.[4] Os efeitos benéficos são em decorrência, principalmente, da ingestão de fibras solúveis como a aveia, feijão, cevada, *psyllium*, entre outros, que apresentam efeitos benéficos na glicemia e no metabolismo lipídico, enquanto as insolúveis agem contribuindo para a saciedade e para o controle de peso.[8]

Vitaminas e minerais

Para atingir as necessidades diárias de vitaminas e minerais, indivíduos com diabetes devem ter a prescrição dietética variada, com o consumo mínimo de 2 a 4 porções de frutas, sendo pelo menos uma rica em vitamina C (frutas cítricas), e de 3 a 5 porções de hortaliças cruas e cozidas. É importante variar os tipos e as cores desses vegetais, pois cada cor corresponde a um perfil nutricional específico.[3]

Não há evidência de benefício em decorrência da suplementação de vitaminas, minerais, ervas ou especiarias no controle glicêmico e complicações diabéticas, em pacientes que não apresentem deficiência desses nutrientes. A metformina, medicação muito utilizada no tratamento do DM2 é associada à deficiência de vitamina B12. Sugere-se monitoramento periódico de níveis de vitamina B12 em pacientes que utilizam essa medicação, particularmente naqueles com anemia ou neuropatia periférica.[2,4]

Sódio

Recomenda-se que a ingestão de sódio não ultrapasse 2,3 g por dia, assim como é recomendado para a população geral. Restrições severas de sódio dietético podem interferir na palatabilidade dos alimentos e dificultar a adesão à terapêutica dietética.[9]

Bebidas alcoólicas

As recomendações de consumo de álcool para diabéticos são as mesmas aplicadas à população geral. O consumo de bebidas alcoólicas pode levar a hipoglicemia, principalmente em pacientes que fazem tratamento com secretagogos ou insulina, e ganho ponderal naqueles com consumo elevado. A ingestão diária de álcool deve ser limitada a uma dose para mulheres e duas doses para homens.[2] Entende-se por uma dose 150 mL de vinho (uma taça), 360 mL de cerveja (uma lata pequena) ou 45 mL de destilados (uma dose com dosador-padrão), medida equivalente a 15 g de etanol. Quando consumida a bebida, deve ser acompanhado pela ingestão de carboidrato, sendo necessário, por vezes, ajuste na dose da medicação com efeito hipoglicemiante.[3]

Comentários dos autores/*hot points*

- Enfatizar a limitação no consumo de alimentos ricos em amido, minimizar ingestão de grãos refinados, evitar adição de açúcar aos alimentos e estimular escolha de alimentos in natura ao invés de alimentos ultraprocessados.
- Não há evidência científica de qual seria a melhor distribuição de calorias entre os macronutrientes. Por isso, deve-se seguir as mesmas metas estabelecidas para a população saudável.
- Ao definir padrão de dieta e monitorização de micronutrientes, deve-se considerar presença de comorbidades e tipo de medicações em uso.
- Deve-se destacar a importância do consumo de fibras, especialmente as solúveis.

Referências bibliográficas

1. Franz MJ, MacLeod J, Evert A, et al. Academy of Nutrition and Dietetics nutrition practice guideline for type 1 and type 2 diabetes in adults: systematic review of evidence for medical nutrition therapy effectiveness and recommendations for integration into the nutrition care process. J Acad Nutr Diet, 2017;117:1659-79.
2. American Diabetes Association. Standards of medical care in diabetes- 2021. Diabetes Care, 2021; 44(S1):S1-S225.
3. Sociedade Brasileira de Diabetes. Diretrizes da Sociedade Brasileira de Diabetes 2017-2018. Organização José Egídio Paulo de Oliveira, Renan Magalhães Montenegro Junior, Sérgio Vencio. São Paulo: Editora Clannad, 2017.
4. Evert AB, Dennison M, Gardner CD, Garvey WT, Lau KHK, MacLeod J, et al. Nutrition therapy for adults with diabetes or prediabetes: a consensus report. Diabetes Care, 2019;42(5):731-754.
5. Ley SH, Hamdy O, Mohan V, et al. Prevention and management of type 2 diabetes: dietary components and nutritional strategies. Lancet, 2014;383(9933):1999-2007.
6. Hallberg SJ, McKenzie AL, Williams PT, et al. Effectiveness and safety of a novel care model for the management of type 2 diabetes at 1 year: an open-label, non-randomized, controlled study. Diabetes Ther, 2018;9:583-612.
7. Institute of Medicine. Dietary reference intakes for energy, carbohydrate, fiber, fat, fatty acids, cholesterol, protein, and amino acids 2005. Disponível em: http://www.nationalacademies.org/hmd/Reports/2002/Dietary-Reference-Intakes-for-EnergyCarbohydrate-Fiber-Fat-Fatty-Acids-CholesterolProtein-and-Amino-Acids.aspx.
8. Bernaud FS, Rodrigues TC. Fibra alimentar: ingestão adequada e efeitos sobre a saúde do metabolismo. Arq Bras Endocrinol Metab, 2013;57(6):397-405.
9. Maillot M, Drewnowski A. A conflict between nutritionally adequate diets and meeting the 2010 dietary guidelines for sodium. Am J Prev Med, 2012;42:174-179.

Capítulo 113

Medicamentos antigos e novos para diabetes – como agem e como utilizá-los?

• Diego Aparecido Rios Queiróz • Raquel Simões Ballarin • Bertha Furlan Polegato

Diabetes *mellitus* tipo 2 (DM2) é caracterizado por deficiência relativa de insulina causada por disfunção de células beta pancreáticas e resistência insulínica em órgãos-alvos.[1] Considerando a fisiopatologia do DM2, o tratamento atual dessa doença envolve extenso arsenal terapêutico, que inclui medicações via oral e injetáveis.

A escolha dos medicamentos utilizados para o tratamento do DM2 deve levar em conta as indicações e contraindicações de cada classe de drogas, sua potência terapêutica, benefícios adicionais de cada fármaco, comorbidades, efeitos colaterais e também as preferências individuais de cada paciente.[2] De maneira geral, a medicação de escolha para o início do tratamento do DM2 é a metformina.[2,3]

Metformina

A metformina é o fármaco mais utilizado no mundo para o tratamento do DM2, sendo empregado desde a década de 1950, e tem-se mostrado segura e efetiva. O mecanismo de ação da metformina ainda não foi completamente elucidado, mas acredita-se que sua ação principal ocorra no fígado, onde inibe a gliconeogênese. Sua ação, possivelmente, se dá por múltiplos mecanismos, incluindo efeito local no lúmen intestinal.[3] Excetuando-se os efeitos colaterais gastrintestinais, que podem ser evitados com formulações de liberação lenta, introdução gradual e aumento progressivo da dosagem, a metformina apresenta bom perfil de segurança. O mais grave efeito colateral é a acidose lática, porém esse é bastante raro.[3]

Como o DM2 é uma doença progressiva, dificilmente o paciente diabético irá permanecer em monoterapia por muitos anos. Adicionalmente, pacientes com HbA1c ≥ 8,5% costumam necessitar de terapia dupla inicial para controle da glicemia. Além disso, se o controle glicêmico não for obtido com o uso da metformina, um segundo medicamento pode ser introduzido.[2]

Mais recentemente, algumas drogas antidiabéticas têm-se mostrado capazes de reduzir o risco cardiovascular e mortalidade, além de apresentarem benefícios na progressão da doença renal crônica. Esses fármacos são os análogos dos receptores do peptídeo semelhante a glucagon (GLP)-1 e os inibidores do cotransportador de sódio/glicose (SGLT)-2.[4]

Os análogos dos receptores do peptídeo semelhante a glucagon-1

O GLP-1 é uma incretina liberada pelas células intestinais em resposta à ingestão alimentar que atua sistemicamente causando, primariamente, aumento da produção e secreção de insulina pelas células beta pancreáticas. Além disso, promove sensação de saciedade e atraso no esvaziamento gástrico. O GLP-1 é degradado pela enzima dipeptidil-dipeptidase (DPP)-4 rapidamente após a sua liberação, o que confere meia-vida de poucos minutos ao GLP-1. Há indícios de que pacientes com DM2 apresentam ruptura no eixo de regulação das incretinas, com diminuição da secreção e aumento da resistência ao GLP-1.[5,6] O uso dessa classe de drogas parece promover efeito direto na contratilidade cardíaca, além de melhorar a função endotelial, otimizar o consumo de energia pelo miocárdio e proteger o músculo cardíaco da injúria de isquemia-reperfusão.[6] No entanto, os mesmos benefícios não são observados com o uso dos inibidores da DPP-4 que, apesar de aumentarem a meia-vida do GLP-1, não apresentam nenhum benefício adicional do ponto de vista renal ou cardiovascular.[2]

Inibidores do cotransportador de sódio/glicose

Os inibidores do SGLT-2 atuam no rim, impedindo a reabsorção de glicose no túbulo proximal e promovendo glicosúria. Os mecanismos pelos quais essa classe de medicamentos melhora o risco cardiovascular ainda são incertos. Parecem melhorar o metabolismo miocárdico, as condições hemodinâmicas (incluindo redução da pós-carga), a função vascular e atuam na matriz extracelular cardíaca, diminuindo fibrose.[6]

Portanto, para pacientes com presença de doença cardiovascular aterosclerótica (ou alto risco de doença cardiovascular, mesmo na ausência desta) ou presença de doença renal crônica o segundo fármaco a ser adicionado ao tratamento do DM2 deve ser um análogo do GLP-1 ou um inibidor do SGLT-2 com comprovado benefício cardiovascular. Dentre os análogos do GLP-1, podem ser utilizados liraglutide, semaglutide e dulaglutide. Dentre os inibidores do SGLT2, os que apresentam benefícios cardiovasculares são empagliflozina, canagliflozina e dapagliflozina.[7]

Para todos os demais pacientes, não há orientação específica sobre qual antidiabético deve ser adicionado após a metformina, sendo possível a utilização de qualquer um deles, levando-se em consideração as contraindicações, custos, efetividade da medicação, perfil de segurança e preferências do paciente.[1] A Tabela 113.1 traz, de modo resumido, as classes de antidiabéticos disponíveis para o tratamento atual do DM2, incluindo seus mecanismos de ação, e a Tabela 113.2 sumariza os efeitos colaterais e efetividade de cada classe de medicamentos.

Os análogos do GLP-1 estão disponíveis apenas na forma injetável, para uso subcutâneo. As demais classes de fármacos apresentam via de administração oral. Recentemente, o FDA aprovou nos Estados Unidos, o uso do semaglutide, único análogo do GLP-1 oral, porém esse ainda não se encontra disponível para o uso comercial em nosso país.[4]

Se após 3 meses de terapia dupla não houver controle glicêmico adequado, a terapia tripla pode ser considerada ou ainda a associação dos fármacos orais com insulina. Cabe lembrar que a insulina pode ser introduzida a qualquer momento do tratamento,

Tabela 113.1: Medicamentos utilizados no tratamento do diabetes *mellitus* tipo 2 e seus mecanismos de ação

Classe de medicamentos	Medicamentos	Mecanismo de ação
Sulfonilureias	Glibenclamida Gliclazida Glipizida Glimepirida	Atuam na célula beta pancreática, estimulando a secreção de insulina, com tempo de meia-vida longo
Glinidas	Nateglinida Repaglinida	Atuam nas células beta pancreáticas, estimulando a secreção de insulina, com tempo de meia-vida curto
Biguanidas	Metformina	Redução da produção hepática de glicose
Tiazolidinedionas	Pioglitazona	Aumenta a sensibilidade à insulina no fígado, músculo periférico e tecido adiposo
Inibidores da alfalglicosidase	Acarbose	Inibe a absorção de carboidratos no intestino por inibirem a atividade da alfalglicosidase na borda em escova
Inibidores da DPP-4	Sitagliptina Vildagliptina Saxagliptina Linagliptina Alogliptina	Inibem a atividade da dipeptidil-dipeptidase-4, enzima responsável pela degradação do GLP-1, promovendo aumento da insulina e redução do glucagon
Inibidores da SGLT-2	Dapagliflozina Empagliflozina Canagliflozina Ertugliflozina	Inibem o receptor SGLT-2, impedindo a reabsorção renal de glicose no túbulo proximal. Como consequência, ocorre glicosúria
Análogos dos receptores de GLP-1	Exenatide Dulaglutide Semaglutide Liraglutide Lixisenatide	Estimulam os receptores de GLP-1, promovendo aumento de insulina e diminuição de glucagon, além de retardar o esvaziamento gástrico e promover saciedade

DPP: dipeptidil dipeptidase; SGLT: cotransportador sódio/glicose; GLP: peptídeo similar ao glucagon.
Fonte: Autoria própria.

Tabela 113.2: Efetividade das diferentes classes de medicamentos para tratamento do DM2 e efeitos colaterais mais frequentes

Classe de medicamentos	Efetividade (% de redução da HbA1c)	Efeitos colaterais
Insulina	Muito alta	Hipoglicemia, ganho de peso
Sulfonilureias	Alta (1,5% a 2%)	Hipoglicemia, ganho de peso
Metformina	Alta (1,5% a 2%)	Diarreia, náuseas, dor abdominal, deficiência de B12, acidose láctica (rara)
Tiazolidinedionas	Moderada (0,5% a 1,4%)	↑ risco de fraturas e descompensação de insuficiência cardíaca, retenção hídrica, anemia, ganho ponderal
Inibidores do SGLT-2	Moderada (0,5% a 1%)	Infecção urinárias e genitais, desidratação, hipotensão, confusão mental, ↑ LDL, perda de peso
Análogos dos receptores de GLP-1	Moderada (0,8% a 1,2%)	Náuseas, vômitos, diarreia, ↑ frequência cardíaca, pancreatite
Inibidores da DPP-4	Baixa (0,6% a 0,8%)	Angioedema, urticária, pancreatite, ↑ internações por insuficiência cardíaca
Inibidores da alfaglicosidase	Baixa (0,5% a 0,8%)	Diarreia, flatulência, dor abdominal

HbA1c: hemoglobina glicada; SGLT: cotransportador sódio/glicose; GLP: peptídeo similar ao glucagon; DPP: dipeptidil dipeptidase.
Fonte: Adaptada da referência 5.

seja como monoterapia ou como adjuvante a outros fármacos. A insulina deve ser considerada como terapia inicial para pacientes com DM2 sintomático ou evidente catabolismo (caracterizado por perda de peso) e para aqueles com hiperglicemia grave, ou seja, glicose ≥ 300 mg/dL ou HbA1c > 10%.[2]

Após o controle glicêmico inicial, quando a glicotoxicidade encontra-se resolvida, há possibilidade de modificar o esquema de tratamento, inclusive com troca da insulina para medicação oral.

Comentários dos autores/*hot points*

- Pacientes com HbA1c ≥ 8,5% costumam necessitar de terapia dupla inicial para controle da glicemia.
- Além disso, se o controle glicêmico não for obtido com o uso da metformina, um segundo medicamento pode ser introduzido.
- Se após 3 meses de terapia dupla não houver controle glicêmico adequado, a terapia tripla pode ser considerada ou ainda a associação dos fármacos orais com insulina.
- Deve-se monitorar controle glicêmicos, mas também efeitos adversos das medicações.

Referências bibliográficas

1. Chatterjee S, Khunti K, Davies MJ. Type 2 diabetes. Lancet, 2017; 389: 2239-5.
2. American Diabetes Association. Standards of medical care in diabetes- 2021. Diabetes Care, 2021; 44(S1):S1-S225.
3. Flory J, Lipska K. Metformin in 2019. JAMA, 2019;321(19): 1926-1927.
4. Posicionamento Oficial SBD nº 01/2019. Conduta terapêutica no Diabetes tipo 2: Algoritmo SBD. Sociedade Brasileira de Diabetes. Coordenação editorial: Augusto Pimazoni Netto.
5. Diretrizes da Sociedade Brasileira de Diabetes 2017-2018. Organização José Egídio Paulo de Oliveira, Renan Magalhães Montenegro Junior, Sérgio Vencio. São Paulo: Editora Clannad, 2017.
6. Sharma A, Verma S. Mechanisms by which glucagon-like-peptide-1 receptor agonists and sodium-glucose cotransporter-2 inhibitors reduce cardiovascular risk in adults with type 2 diabetes mellitus. Can J Diabetes, 2020;44(1):93-102.
7. Cosentino F, Grant PJ, Aboyans V, Bailey CJ, Ceriello A, Delgado V, et al. 2019 ESC Guidelines on diabetes, pre-diabetes, and cardiovascular diseases developed in collaboration with the EASD. European Heart Journal, 2020;41(2):255-323.

Capítulo 114

Diabetes *mellitus* tipo 2 e obesidade – qual a sequência de tratamento?

• Diego Aparecido Rios Queiróz • Raquel Simões Ballarin • Bertha Furlan Polegato

Existe uma relação direta entre obesidade e diabetes *mellitus* tipo 2 (DM2). De acordo com dados do Centro de Controle e Prevenção de Doenças (CDC), dos Estados Unidos, em 2015, aproximadamente, 87% dos adultos diabéticos apresentavam sobrepeso ou obesidade, sendo que desses, cerca de 60% eram obesos.[1] Considerando a alta prevalência de obesidade dentre os diabéticos e que a obesidade, por si só, se associa a maior risco de doenças cardiovasculares e mortalidade, a aferição de medidas antropométricas a fim de se realizar o diagnóstico de obesidade deve ser empregada para todos os pacientes diabéticos periodicamente.[2]

A obesidade é uma doença metabólica crônica, caracterizada por acúmulo de tecido adiposo e consequente aumento do peso corporal, em decorrência de fatores genéticos, ambientais e comportamentais. O diagnóstico é estabelecido quando o índice de massa corporal (IMC) se encontra ≥ 30 kg/m². Valores de IMC entre 25 e 29,9 kg/m² caracterizam situação denominada sobrepeso. O IMC pode ser obtido dividindo-se o peso corporal pelo quadrado da altura. A despeito das limitações do IMC, como, p. ex., não diferenciar massa magra de massa gorda, ele é um índice fácil de ser obtido, apresenta alta especificidade para o diagnóstico de obesidade e se relaciona a desfechos clínicos desfavoráveis em estudos populacionais.[3]

O tratamento da obesidade evita a progressão do pré-diabetes e é essencial para o controle adequado do DM2. Portanto, o tratamento do DM2 deve incluir, concomitantemente, o tratamento da obesidade. Adicionalmente, algumas estratégias terapêuticas permeiam o tratamento de ambas as situações, como veremos a seguir.

Dieta e exercício físico

O tratamento da obesidade deve ser multidisciplinar e se baseia em mudanças de estilo de vida, como dieta e exercício físico, e mudanças comportamentais. A terapia farmacológica é adjuvante às medidas citadas anteriormente e também pode ser utilizada. Em conjunto, essas terapias têm como objetivo atingir déficit de energia de 500 a 750 kcal/dia.[2] Para isso, as adequações dietéticas são fundamentais.

As dietas devem ser individualizadas, considerando padrões alimentares, hábitos, preferências, contexto cultural, objetivos metabólicos, balanço energético e composição de macro e micronutrientes. O acompanhamento regular com nutricionista, o monitoramento contínuo do peso corporal, o automonitoramento das refeições e do peso e o controle de estímulos são estratégias que foram preditoras de maior perda de peso.

Recomenda-se uma dieta balanceada, composta de 20%-30% de gordura, 55%-60% de carboidratos e 15%-20% de proteínas, como uma dieta regular, porém calculada para promover um déficit calórico. A dieta balanceada permite adequação nutricional e maior aderência e aplicabilidade ao paciente, resultando em perda de peso sustentada.[5] Vários outros padrões dietéticos foram estudados, diferindo entre si na quantidade de macronutrientes ofertada ou restringida, como p. ex., as dietas com baixo teor de carboidratos (*low carb*, Duncan, Paleo), dietas com baixo teor de gordura, dieta do Mediterrâneo, entre outras. Esses padrões também apresentam eficácia comprovada, uma vez que também promovem o déficit calórico necessário.[5]

Dietas muito restritivas, com valor energético < 800 kcal/dia, podem ser utilizadas para pacientes selecionados, que tenham garantia de supervisão, por um período de tempo determinado e são úteis para induzir rápida perda de peso, porém os pacientes devem ser acompanhados proximamente devido a seus efeitos adversos como fadiga, tontura, entre outros. Também deve ser seguida de dieta de manutenção adequada para não haver recuperação do peso perdido.[2]

Terapia medicamentosa

A terapia medicamentosa pode ser utilizada de maneira complementar às medidas de mudança de estilo de vida, em pacientes com IMC ≥ 30 kg/m² ou ≥ 27 kg/m² na presença de ao menos uma comorbidade associada (como diabetes, hipertensão arterial, dislipidemia, apneia obstrutiva do sono) ou se houver falha no tratamento não farmacológico exclusivo.[5] Em asiáticos, o tratamento farmacológico pode ser iniciado para pacientes com IMC ≥ 27,5 kg/m² ou IMC ≥ 23 kg/m² na presença de comorbidades.[2,4,5]

Antes de iniciar tratamento farmacológico específico para obesidade em diabéticos, deve-se priorizar o uso de medicamentos antidiabéticos que tenham ação na perda ponderal, como metformina, inibidores de alfaglicosidase, inibidores do cotransportador de sódio e glicose (SGLT)-2 e de maneira mais importante, os análogos dos receptores do peptídeo semelhante a glucagon (GLP-1).[2] Alguns fármacos como os antipsicóticos, antidepressivos, anticonvulsivantes e glicocorticoides, apresentam como efeito adverso o ganho ponderal, sendo assim, devem ser evitados ou trocados por outras medicações da mesma classe, na tentativa de minimizar esse efeito.[2]

Atualmente, os medicamentos aprovados para tratamento de obesidade no Brasil são sibutramina, orlistate e liraglutida.[5] A escolha por cada medicação deve ser individualizada e levar em consideração contraindicações, custos e preferências do paciente.

A sibutramina age impedindo a recaptação de noradrenalina e serotonina, aumentando níveis desses neurotransmissores a nível hipotalâmico e reduzindo a ingestão alimentar. É contraindicada em casos de doença arterial coronariana, insuficiência cardíaca congestiva, doença arterial obstrutiva periférica, arritmias ou doença cerebrovascular, hipertensão arterial não controlada ou em indivíduos com transtornos alimentares.[5] Os efeitos adversos mais comuns são constipação intestinal, boca seca e insônia.

O orlistate inibe a ação das lipases gastrintestinais, reduzindo a absorção de triglicerídeos no intestino. Sintomas gastrintestinais como esteatorreia, flatulência e urgência fecal são os efeitos colaterais mais comuns. Seu uso pode estar associado à deficiência de vitaminas lipossolúveis devido à alteração na absorção de gorduras.[5]

A liraglutida é uma medicação injetável, de uso subcutâneo, da classe dos análogos de GLP-1. Tem ação nos núcleos hipotalâmicos responsáveis pela fome e apetite, em centros ligados a prazer e recompensa e ação no esvaziamento gástrico. Efeitos adversos relacionados ao trato gastrintestinal como náuseas, diarreia e constipação são os mais comuns.[5]

Todas essas medicações de primeira linha acima descritas ainda apresentam elevado custo, o que impede seu uso por parcela considerável dos pacientes. Devido a isso, outras medicações podem ser utilizadas como alternativa, porém não são aprovadas para essa finalidade em nosso país, como fluoxetina, topiramato e bupropiona associada a naltrexona. Dentre essas medicações, a associação de bupropiona e naltrexone é a única aprovada pela Food and Drugs Administration (FDA) para tratamento de obesidade.[2]

A bupropiona é um inibidor da recaptação de dopamina e noradrenalina e o naltrexone é um antagonista opioide, que agem sinergicamente estimulando a via anorexígena e o aumento do gasto energético.[7] Como efeitos adversos, a constipação, náuseas e a insônia podem ser relatadas. É contraindicada em pacientes com hipertensão arterial não controlada e epilepsia.

O topiramato é uma medicação utilizada para tratamento de enxaqueca e epilepsia com ação em diversos neurotransmissores, com ação anorexígena. Os efeitos colaterais incluem alterações cognitivas, parestesias, alterações de humor, nefrolitíase e teratogenicidade.

Já os inibidores seletivos da recaptação de serotonina, como a fluoxetina, podem apresentar efeito de perda ponderal a curto prazo, porém há recuperação do peso após, não sendo indicada formalmente para tratamento de obesidade.[2]

O acompanhamento dos pacientes em tratamento farmacológico deve ser feito periodicamente e caso a perda ponderal seja inferior a 5% do peso inicial após 3 meses de tratamento, o medicamento utilizado deve ser descontinuado e outras abordagens de tratamento devem ser realizadas.[2,4,5]

Cirurgia metabólica

Outra modalidade de tratamento da obesidade é a cirurgia metabólica. Vários estudos já mostraram o papel benéfico do tratamento cirúrgico em pacientes obesos com DM2, incluindo melhora do controle glicêmico e redução de fatores de risco cardiovascular, quando comparado às intervenções farmacológicas e comportamentais.[8] Entre outros benefícios associados, destacam-se a redução de complicações microvasculares e melhora da qualidade de vida.[9,10]

A cirurgia metabólica é recomendada para pacientes com idade entre 18 e 65 anos, que apresentam IMC ≥ 40 kg/m² (ou ≥ 35 kg/m² com uma ou mais comorbidades graves relacionadas à obesidade) e documentação de que a perda ponderal não foi alcançada após plano terapêutico composto por terapia nutricional, atividade física e terapia comportamental.[2,4,5] Os pacientes candidatos à cirurgia devem ser selecionados após avaliação de equipe multidisciplinar, preferencialmente em centro especializado com experiência no manejo pré e pós-operatório, para assegurar adesão ao tratamento e apoio em longo prazo.[2,4,5]

Tradicionalmente, as cirurgias são classificadas em restritivas, disabsortivas ou mistas, porém sabe-se que a perda de peso em decorrência dos procedimentos cirúrgicos não está relacionada, exclusivamente, à restrição ou a alteração na absorção de nutrientes que eles propiciam. O benefício da perda de peso também está relacionado a alterações na produção e liberação de hormônios em decorrência da modificação do trânsito intestinal, como grelina e o GLP-1. Nas técnicas que envolvem gastrectomia, há redução da produção de grelina, hormônio sintetizado pela mucosa oxíntica do estômago, responsável por estimular fome e apetite nos núcleos hipotalâmicos. Adicionalmente, nas técnicas que envolvem derivação jejunoileal, ocorre aumento dos níveis de GLP-1, que apresenta ação anorexígena e ação nas células beta pancreáticas aumentando a produção e a secreção de insulina, mecanismos esses que colaboram para perda ponderal e benefícios metabólicos.[4]

As cirurgias predominantemente restritivas compreendem as técnicas que envolvem restrição gástrica mecânica, entre elas a banda gástrica ajustável e a gastrectomia vertical. Ambas diminuem o volume gástrico, causando sensação de plenitude gástrica, levando a perda de peso e redução da resistência à ação da insulina.

Dentre as cirurgias predominantemente disabsortivas, a derivação biliopancreática com gastrectomia vertical e o *duodenal switch* são as mais conhecidas. A cirurgia de derivação biliopancreática com gastrectomia vertical compreende gastrectomia parcial associada à exclusão de todo o jejuno, parte do íleo e confecção de alça intestinal comum, a 50 cm da válvula ileocecal. Embora a perda do excesso de peso associado a essa técnica seja de aproximadamente 80%, apresenta maior incidência de desnutrição e deficiência vitamínica.[5] O *duodenal switch* é caracterizado por gastrectomia vertical associada à derivação biliopancreática proximal ao duodeno, alcançando perda de excesso de peso em torno de 75% a 80%.[5]

Entretanto, a técnica cirúrgica mais utilizada nas cirurgias metabólicas é a derivação gástrica em Y de Roux (DRYG), ou *bypass* gástrico. Trata-se de técnica mista, constituída pela confecção de bolsa gástrica, que caracteriza o componente restritivo, associada a desvio intestinal com anastomose gastrojejunal. A perda do excesso de peso é de aproximadamente 70%.[5]

A segurança da cirurgia metabólica melhorou muito devido ao avanço das técnicas minimamente invasivas, treinamento e experiência de cirurgiões e equipes multidisciplinares. Complicações maiores, como tromboembolismo venoso e necessidade de reintervenção cirúrgica, ocorrem em 2%-6% casos e complicações menores podem ocorrer em até 15% dos casos. A taxa de mortalidade varia entre 0,1%-0,5%, comparável a procedimentos mais simples como a colecistectomia.[2]

Complicações crônicas incluem deficiências vitamínicas, minerais e proteicas devido à alteração de trânsito intestinal e absorção de substâncias. Dentre as deficiências mais comuns destacam-se ferro, cálcio, vitamina D, vitamina B12, vitamina A e ácido fólico. Para preveni-las, é fundamental a suplementação vitamínica em pacientes submetidos à cirurgia bariátrica, por meio do uso de compostos polivitamínicos que contenham ferro, cálcio, vitamina D, zinco e complexo B, em quantidades adequadas.

Para pacientes que realizaram a DGYR, gastrectomia vertical e derivação biliopancreática, recomenda-se pelo menos 1.200 mg de cálcio elementar por dia, preferindo suplemento com citrato de cálcio por ser menos dependente do ácido para a sua absorção. A dose de suplementação de vitamina D deve ser, de pelo menos, 3.000 UI, por dia. A vitamina B12 pode ser suplementada via oral ou intramuscular e deve ser prescrita em dose suficiente para que sua concentração sérica se mantenha dentro da normalidade. Da mesma maneira, o ferro deve ser suplementado em dose suficiente para que os valores de hematócrito e ferritina se mantenham dentro da normalidade.[5]

Comentários dos autores/*hot points*

- 87% dos adultos diabéticos apresentavam sobrepeso ou obesidade.
- O benefício da perda de peso também está relacionado a alterações na produção e liberação de hormônios que auxiliam no controle do DM.
- Antes de iniciar tratamento farmacológico específico para obesidade em diabéticos, deve-se priorizar o uso de medicamentos antidiabéticos que tenham ação na perda ponderal.

Referências bibliográficas

1. CDC National Diabetes Statistics Report. National Diabetes Statistics Repor 2017. Disponível em: https://dev.diabetes.org/sites/default/files/2019-06/cdc-statistics-report-2017.pdf.
2. American Diabetes Association. Standards of medical care in diabetes- 2021. Diabetes Care, 2021; 44(S1):S1-S225.
3. Bray GA, Heisel WE, Afshin A, Jensen MD, Dietz WH, Long M, et al. The Science of Obesity Management: An Endocrine Society Scientific Statement. Endocr Ver, 2018;39(2):79-132.
4. Sociedade Brasileira de Diabetes. Diretrizes da Sociedade Brasileira de Diabetes 2017-2018. Organização José Egídio Paulo de Oliveira, Renan Magalhães Montenegro Junior, Sérgio Vencio. São Paulo: Editora Clannad, 2017.
5. Associação Brasileira para o Estudo da Obesidade e da Síndrome Metabólica. Diretrizes Brasileiras de Obesidade 2016. 4.ed. São Paulo, SP.
6. Apovian CM, Aronne LJ, Bessesen DH, et al. Pharmacological management of obesity: an Endocrine Society clinical practice guideline. J Clin Enocrinol Metab, 2015;100:342-62.
7. Halpern B. Combinação de Bupropiona com Naltrexone no Tratamento da Obesidade. ABESO. 2012;56:8-10.
8. Rubino F, Nathan DM, Eckel RH, et al. Delegates of the 2nd Diabetes Surgery Summit. Metabolic surgery in the treatment algorithm for type 2 diabetes: a joint statement by international diabetes organizations. Diabetes Care, 2016;39:861-77.
9. O'Brien R, Johnson E, Haneuse S, et al. Microvascular outcomes in patients with diabetes after bariatric surgery versus usual care: a matched cohort study. Ann Intern Med, 2018;169:300-10.
10. Mingrone G, Panunzi S, De Gaetano A, et al. Bariatric-metabolic surgery versus conventional medical treatment in obese patients with type 2 diabetes: 5 year follow-up of an open-label, single-centre, randomised controlled trial. Lancet, 2015;386:964-73.

Capítulo 115

Quando se deve trocar medicamentos por insulina no tratamento do diabetes *mellitus* tipo 2 e como fazer?

• Diego Aparecido Rios Queiróz • Raquel Simões Ballarin • Bertha Furlan Polegato

Atualmente existem várias opções de drogas antidiabéticas orais e injetáveis que, em muitos pacientes, serão suficientes para o tratamento do diabetes *mellitus* tipo 2 (DM2). Porém, devido ao caráter progressivo dessa doença, com o passar dos anos, ocorre declínio da função da célula beta pancreática e redução da secreção de insulina. É comum durante a evolução do DM2 a ocorrência de falha na terapia medicamentosa oral, tornando-se necessária a introdução de insulina, seja isolada ou em combinação com outros antidiabéticos, para o adequado controle glicêmico.[1] O uso de medicamentos injetáveis torna-se necessário, em geral, após 5 a 10 anos de evolução da doença.[2]

A insulinoterapia é o tratamento mais efetivo no que se refere à redução dos valores de HbA1c e apresenta potência terapêutica superior a qualquer classe de droga antidiabética isoladamente.[3,4] Porém pode apresentar como efeito colateral o ganho de peso e maior risco de hipoglicemia, sendo esse último o efeito colateral mais grave relacionado ao uso dessa droga.

Cabe lembrar que a insulina pode ser usada como opção terapêutica em qualquer fase da doença, embora na maioria das vezes seja deixada como opção final. Também é importante ressaltarmos que o médico não deve utilizar a introdução de insulina como ameaça ao paciente diabético e nem imputar caráter punitivo a essa modalidade de tratamento, como ocorre muitas vezes.

Indicação da insulina

A insulina pode ser indicada como tratamento inicial para pacientes que apresentam manifestações clínicas importantes da glicotoxicidade, catabolismo intenso, HbA1c > 10% e/ou glicemia > 300 mg/dL.

Para alguns desses pacientes, após resolução dos sintomas do DM2 e controle adequado da doença, há possibilidade de troca da insulina pelos antidiabéticos orais.[4] O tratamento inicial com insulina também está indicado para paciente com contraindicações aos antidiabéticos, como doença renal ou hepática avançadas, durante gestação e quando o diagnóstico de diabetes *mellitus* tipo 1 ainda é uma possibilidade. A insulina também é o tratamento de escolha para controle glicêmico de pacientes hospitalizados, incluindo período perioperatório.[4]

Devemos ressaltar que a inércia terapêutica, situação onde as reavaliações e reajustes de doses são distantes, bem como protela-se de maneira recorrente a introdução da insulina, é causa importante de falha terapêutica. Os pacientes devem ser reavaliados, no mínimo, a cada 3 meses, com reorientação e adequação da prescrição médica a cada consulta se não houver controle glicêmico adequado.[5]

Para aqueles pacientes que não obtiverem controle glicêmico com utilização em conjunto de dois ou mais antidiabéticos durante o seguimento, deve ser iniciado o tratamento com insulina. Os análogos dos receptores do peptídeo semelhante a glucagon (GLP)-1 injetáveis podem ser considerados como opção à insulina nesses pacientes. Essa classe de drogas apresenta boa efetividade no controle glicêmico, menor risco de hipoglicemia e contribuem para a redução de peso corporal, ao contrário do que ocorre com a insulina. A escolha pelo uso dos análogos do receptor do GLP-1 deve ser compartilhada com o paciente, levando em consideração os custos ainda elevados desses medicamentos. Se não houver controle da glicemia após a introdução dessa classe, a insulina deve ser adicionada ao esquema terapêutico como habitualmente.[4]

Formas de apresentação

Basicamente, existem quatro formas de apresentações comerciais de insulina no mercado brasileiro: insulinas humanas isoladas, insulinas humanas em pré-mistura, análogos de insulina humana isolados e análogos bifásicos. As insulinas disponíveis em formulações isoladas e suas características específicas podem ser encontradas na Tabela 115.1.

Ainda há grande discussão a respeito do uso de insulinas análogas e humanas. Mesmo em países com poder aquisitivo elevado, há preocupação clara com o preço elevado das insulinas análogas.[4] O custo médio de uma insulina análoga de longa ação é cerca de 10 vezes maior que o preço da NPH[6] e cerca de 25% dos pacientes referem uso incorreto da insulina devido ao custo elevado dessas medicações.[7] Metanálises recentes comparando insulina análoga com humana mostram que o uso de insulinas análogas não melhora desfechos como mortalidade cardiovascular, lesões de órgão-alvo, controle glicêmico ou hipoglicemia ameaçadora à vida.[8,9] Porém, o uso da insulina análoga se relacionou a menor incidência de hipoglicemia noturna, além de apresentar maior facilidade posológica.

A insulinoterapia deve ser instituída com cautela, a princípio com pequenas doses e as titulações devem ser parcimoniosas, visando evitar episódios de hipoglicemia, que podem contribuir com a não adesão ao tratamento por parte do paciente.[10]

Exemplos de insulinização

Como exemplo de insulinização do paciente com DM2, pode ser feita nas seguintes etapas, segundo a Associação Americana de Diabetes (ADA):[4]

- A primeira etapa consiste em iniciar dose única diária de insulina basal, que pode ser análoga ou NPH. A dose deve ser de 0,1 a 0,2 UI/kg/dia ou dose fixa de 10 UI. Se a opção for pela NPH, essa deve ser administrada preferencialmente à noite com o objetivo primário de melhorar a glicemia de jejum. A dose deve ser ajustada a cada 3 dias, com aumento de 2 unidades até atingir glicemia de jejum entre 80 e 130 mg/dL sem episódios de hipoglicemia.

- Se HbA1c persistir acima do alvo, ou seja > 7%, a despeito do controle da glicemia de jejum, há duas opções: adicionar a segunda dose de insulina NPH ou adicionar uma dose de insulina regular (ou rápida) na principal refeição do dia. Se a opção for pela introdução da segunda dose da NPH: prescrição de 80% da dose da insulina NPH em uso, dividida em 2/3 da dose pela manhã e 1/3 antes de dormir. Se opção for pela introdução de dose de insulina regular (ou rápida): prescrição de 4 UI no dia ou 10% da dose da insulina basal em uso. A dose pode ser aumentada em 1 a 2 UI, duas vezes na semana.

- Se HbA1c ainda persistir acima do alvo, pode ser considerada adição da segunda e terceira dose da insulina regular (ou rápida) ou introdução de duas administrações de NPH, se o paciente ainda não estiver em uso.

- Após isso, caso não haja controle adequado, recomenda-se que seja iniciado o regime de insulinização plena, que consiste em insulina basal (NPH em duas a três aplicações ou análoga) associada à insulina rápida em todas as principais refeições.[2-4]

Com relação ao manejo das medicações orais quando se torna necessário introduzir a insulina, essas podem ser mantidas ou não, desde que não haja prejuízo à adesão terapêutica. De modo geral, a recomendação é que a dose de secretagogos seja

Tabela 115.1: Insulinas comercialmente disponíveis e suas principais características

Tipo de insulina	Componente	Início de ação	Pico	Duração de efeito
Análoga ultrarrápida	Asparte (Novorapid®) Glulisina (Aprida®) Lispro (Humalog®)	5-15 minutos	0,5-2 horas	3-5 horas
Humana ação rápida	Insulina humana	30-60 minutos	2-3 horas	5-8 horas
Humana ação intermediária*	Insulina NPH	2-4 horas	4-10 horas	10-18 horas
Análoga ação longa*	Detemir (Levemir®) Glargina 100 (Lantus®)	≈ 2 horas ≈ 2 horas	6-8 horas Não apresenta	18-22 horas 20-24 horas
Análoga ação ultralonga*	Glargina 300 (Toujeo®) Degludeca (Tresiba®)	≈ 2 horas ≈ 2 horas	Não apresenta Não apresenta	36 horas ≈ 40 horas

*São consideradas insulinas basais.

reduzida ou essa classe de medicação seja suspensa conforme se avança na insulinização.[2,4]

Comentários dos autores/*hot points*

- A insulina pode ser usada como opção terapêutica em qualquer fase da doença, embora na maioria das vezes seja deixada como opção final.
- Para aqueles pacientes que não obtiverem controle glicêmico com utilização em conjunto de dois ou mais antidiabéticos, deve ser iniciado o tratamento com insulina.
- A insulina pode ser indicada como tratamento inicial para pacientes que apresentam manifestações clínicas importantes da glicotoxicidade, catabolismo intenso, HbA1c > 10% e/ou glicemia > 300 mg/dL.
- A insulinoterapia é o tratamento mais efetivo no que se refere à redução dos valores de HbA1c, porém, pode apresentar como efeito colateral o ganho de peso e maior risco de hipoglicemia.

Referências bibliográficas

1. Crandall JP, Shamoon H. Diabetes Mellitus in: Goldman-Cecil Medicine 26 ed. Elsevier. 2020;216:1490-1510.
2. Posicionamento Oficial SBD nº 01/2019. Conduta terapêutica no diabetes tipo 2: Algoritmo SBD. Sociedade Brasileira de Diabetes. Coordenação editorial: Augusto Pimazoni Netto.
3. Sociedade Brasileira de Diabetes. Diretrizes da Sociedade Brasileira de Diabetes 2019/2020. Ed. Cannad 2019. São Paulo.
4. American Diabetes Association. Pharmacological Approaches to glycemic treatment: standards of medical care in diabetes 2021. Diabetes Care. 2021;44(Suppl 1):S111-S124.
5. Khunti K, Nikolajsen A, Thorsted BL, et al. Clinical inertia with regard to intensifying therapy in people with type 2 diabetes treated with basal insulin. Diabetes Obes Metab, 2016;18(4):401-409.
6. Lipska KJ, Hirsch IB, Riddle MC. Human insulin for type 2 diabetes: an effective, less-expensive option. JAMA, 2017; 318(1):23-24.
7. Herkert D, Vijayakumar P, Luo J, et al. Cost-related insulin underuse among patients with diabetes. JAMA Intern Med, 2019;179(1):112-114.
8. Neugebauer R, Schroeder EB, Reynolds K, et al. Comparison of Mortality and Major Cardiovascular Events Among Adults with type 2 Diabetes Using Human vs. Analogue Insulins. JAMA Netw Open, 2020;3(1):e1918554.
9. Fullerton B, Siebenhofer A, Jeitler K, et al. Short-acting insulin analogues versus regular human insulin for adult, non-pregnant persons with type 2 diabetes mellitus. Cochrane Database Syst Rev, 2018;12:CD013228.
10. Dalal MR, Kazemi M, Ye F, et al. Hypoglycemia after initiation of basal insulin in patients with type 2 diabetes in the United States: implications for treatment discontinuation and healthcare costs and utilization. Adv Ther, 2017;34(9):2083-2092.

Seção 25
Dislipidemia

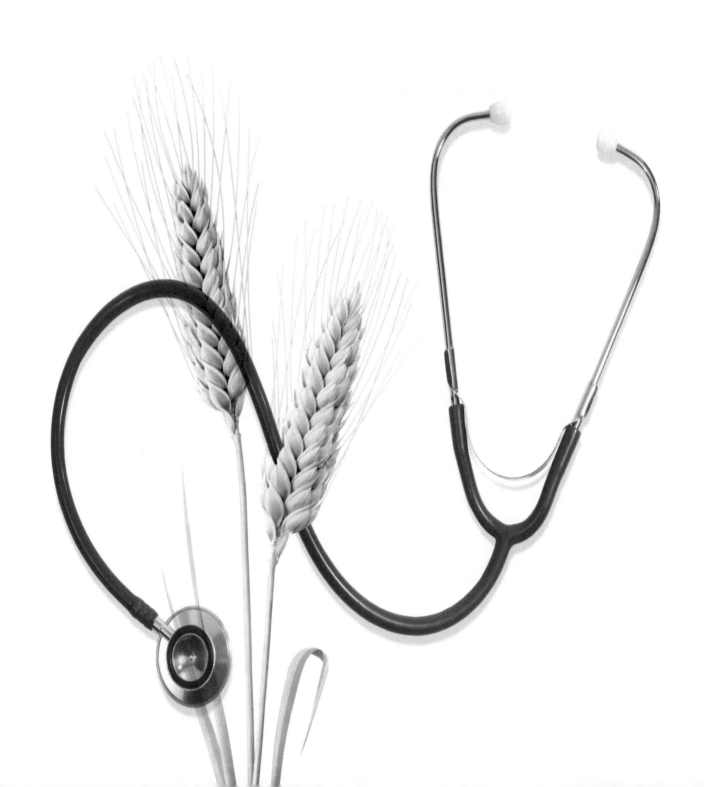

Síntese da Inteligência Didática

Dislipidemia

Como diagnosticar?

A dislipidemia, em geral, é assintomática, entretanto sinais clínicos podem direcionar ao diagnóstico

A avaliação laboratorial é feita pelas dosagens das lipoproteínas séricas: CT, HDL TG. O LDL deve ser calculado

Recomendações recentes dispensam a necessidade de jejum, porém, reforçam a necessidade de manter hábitos alimentares, peso em 15 dias, não realizar atividade física vigorosa nas últimas 24 horas e não ingerir bebida alcoólica nas últimas 72 horas

Como avaliar riscos e definir metas

Ferramentas como o escore de risco global são úteis pois avaliam, não apenas o risco cardíaco, mas também de outros eventos vasculares

Os pacientes de alto risco e muito alto risco devem ser monitorados com maior rigor, consultas mais frequentes e otimização da terapia medicamentosa e comportamental

Papel da terapia nutricional

Os objetivos do tratamento da DLP são principalmente redução de eventos cardiovasculares e a prevenção da pancreatite aguda quando associada à hipertrigliceridemia grave

Compreende mudanças alimentares, a prática de atividade física e mudança de hábitos de vida, além da terapia farmacológica

A alimentação deve conter baixo teor de gordura saturada, recomenda-se evitar gorduras *trans* e hidrogenadas e limitar a ingestão de doces e bebidas açucaradas

Tratamento medicamentoso

Embora a elevação de TG desempenhe um papel central na fisiopatologia, é a redução do LDL o principal objetivo do tratamento

A estatina é a primeira escolha para o tratamento da hipercolesterolemia isolada ou mista com evidências na redução da mortalidade por todas as causas e cardiovasculares

A associação de estatinas com fibratos necessita ser monitorada pelo maior risco de efeitos adversos

Novos medicamentos

Devido à necessidade de reduzir cada vez mais o valor do LDL e o risco cardiovascular, novas medicações vêm sendo desenvolvidas e testadas

O alto custo limita o uso do iPCSK-9, que pode ser considerado nos casos de maior risco cardiovascular e refratariedade à terapia convencional

Capítulo 116

Como diagnosticar a dislipidemia?

• Adriana Lucia Mendes • Renata Giacomini Occhiuto Ferreira Leite

A dislipidemia (DLP) é um dos principais fatores de risco modificáveis para o desenvolvimento da doença cardiovascular, e particularmente, a elevação da lipoproteína de baixa densidade (LDL), a de maior relevância.

O espectro de abrangência da DLP é global. Em estudos multicêntricos, a prevalência em adultos norte-americanos chega a 12,9% para colesterol total (CT) elevado e de 17,4% para HDL baixo.[1] No Brasil, tem prevalência de 43% a 60% da população em estudos observacionais.[1]

História clínica

A avaliação diagnóstica baseia-se em: história clínica, exame físico e laboratorial. Na anamnese devem ser avaliados: idade, sexo, dieta habitual, atividade física, hábitos e vícios, uso de medicamentos regulares, antecedentes pessoais e familiares de DLP, doenças de base, antecedentes pessoais e familiares da doença cardiovascular (DCV) e antecedente de pancreatite (Capítulo 31 – Endocrinologia Pediátrica – Crésio de Aragão Dantes Alves).

Exame físico

Além da doença aterosclerótica e pancreatite, as alterações do exame físico são infrequentes na prática clínica, porém quando presentes devem ser valorizados, pois estão associados a hipercolesterolemia familiar (HF) que está apresentada na Tabela 116.1.

Avaliação laboratorial

Para a avaliação laboratorial são importantes as dosagens das lipoproteínas séricas: colesterol total (CT), colesterol de alta densidade (HDL) e triglicérides (TG).[2] O valor do LDL pode ser obtido por meio da fórmula de Friedewald: LDL = CT – HDL – TG/5, porém a fórmula não deve ser empregada quando os níveis de triglicérides forem maiores que 400 mg/dL, em portadores de hiperlipoproteinemia tipo III (presença de beta-VLDL), hepatopatia colestática crônica ou síndrome nefrótica.[2,3] Nessas situações, utiliza-se o colesterol não HDL (não HDL), cujo cálculo é: não HDL = CT – HDL que representa 30 mg/dL acima do valor do LDL.[2,3] A dosagem por metodologia direta do

Tabela 116.1: Manifestações clínicas presentes na dislipidemia

Lesão	Apresentação clínica	Tipo de dislipidemia
Arco corneal	Halo esbranquiçado ao redor da íris	Hipercolesterolemia
Lipemia *retinalis*	Acúmulo de gordura em vasos sanguíneos da retina (exame de fundo de olho)	Hipertrigliceridemia grave
Xantelasma	Depósitos de gordura sob a pele (pálpebras e região nasal)	Hipercolesterolemia
Xantomas eruptivos	Lesões cutâneas eruptivas, com halo eritematoso, em superfícies extensoras dos membros e região glútea	Hipertrigliceridemia grave
Xantomas tuberosos	Lesões cutâneas nas superfícies extensoras como cotovelos e joelhos	Disbetalipoproteinemia
Xantomas tendinosos	Lesões principalmente no tendão de Aquiles e nos tendões extensores dos dedos	Hipercolesterolemia familiar
Xantomas palmares	Lesões cutâneas, amarelo alaranjadas nos sulcos das mãos	Disbetalipoproteinemia

Fonte: Autoria Adriana Lucia Mendes.

LDL não é recomendada, pois apresenta variação de até 30% nos resultados.[2]

Os pontos de cortes para o diagnóstico encontram-se no próximo capítulo.

Recentemente, novas recomendações desobrigam o paciente de coletar exames no jejum para a dosagem do perfil lipídico, desde que o laboratório esclareça no laudo as diferentes situações.[2] No estado pós-prandial pode haver incremento na dosagem dos TG e quando apresenta elevação maior que 440 mg/dL, nova avaliação deve ser realizada e dessa vez, em jejum.[2]

É orientado para coleta e dosagem dos lipídios séricos manter a dieta habitual e peso estável por pelo menos 2 semanas anteriores ao exame, evitar atividade física vigorosa 24 horas antes do exame, restringir bebida alcoólica nas 72 horas anteriores, respeitar intervalo entre procedimento cirúrgico ou enfermidade aguda e dosagem sérica de no mínimo 8 semanas e evitar estase venosa maior que um minuto durante a coleta. Particularidades sobre alguns exames específicos estão relacionadas no Tabela 116.2.

Tabela 116.2: Exames específicos para avaliação da dislipidemia

Lipoproteína (a) Formatação placa de aterosclerose	• Dosagem recomendada para avaliação de adultos com história familiar de doenças cardiovasculares prematuras e hipercolesterolemia familiar.[2-8]
Apoproteína B Apoproteína parte das principais frações lipoproteicas consideradas aterogênicas (LDL, IDL, VLDL)	• É essencial para ligação das partículas de LDL aos receptores celulares, permitindo a entrada de LDL nas células. • Apo B = aterogênese.[6] • É recomendada para avaliação de risco para indivíduos portadores de obesidade, síndrome metabólica, diabetes, hipertrigliceridemia.[8]

LDL: colesterol da lipoproteína de baixa densidade; IDL: lipoproteína de densidade intermediária; VLDL: lipoproteína de densidade muito baixa; Apo B: apoproteína B.
Fonte: Autoria Renata Occhiuto Leite.

Em pacientes com sinais clínicos de hipercolesterolemia, dosagem de colesterol acima do percentil 90, história de HF e/ou doença aterosclerótica prematura (antes dos 65 anos para mulheres e dos 55 anos para homens), devem ser consideradas para o diagnóstico de HF.[3]

Comentários dos autores/*hot points*

- A dislipidemia em geral é assintomática, entretanto sinais clínicos podem direcionar ao diagnóstico.
- A avaliação laboratorial é feita pelas dosagens das lipoproteínas séricas: CT, HDL TG, sendo que o LDL deve ser calculado.
- Recomendações recentes dispensam a necessidade de jejum, porém reforçam a necessidade de manter hábitos alimentares, peso em 15 dias, não realizar atividade física vigorosa nas últimas 24 horas e não ingerir bebida alcoólica nas últimas 72 horas.

Referências bibliográficas

1. Garcez MR, Pereira JL, Fontanelli M de M, Marchioni DML, Fisberg RM. Prevalence of dyslipidemia according to the nutritional status in a representative sample of São Paulo. Arq Bras Cardiol. 2014;103(6):476-84.
2. Faludi AA, Izar MCO, Saraiva JFK, Chacra APM, Bianco HT, Afiune Neto A, et al. Atualização da Diretriz Brasileira de Dislipidemias e Prevenção da Aterosclerose – 2017. Arq Bras Cardiol. 2017;109(Supl.1):1-76 (citado 29 de setembro de 2019). In: http://publicacoes.cardiol.br/2014/diretrizes/2017/02_DIRETRIZ_DE_DISLIPIDEMIAS.pdf.
3. Précoma DB, Oliveira GMM, Simão AF, Dutra OP, Coelho OR, Izar MCO, et al. Atualização da Diretriz de Prevenção Cardiovascular da Sociedade Brasileira de Cardiologia – 2019. Arq Bras Cardiol. 2019; (online). ahead print, PP.0-0.
4. Mach F, Baigent C, Catapano AL, Koskinas KC, Casula M, Badimon L, et al.; ESC Scientific Document Group. 2019 ESC/EAS Guidelines for the management of dyslipidaemias: lipid modification to reduce cardiovascular risk. Eur Heart J. 2019;00:1-78.
5. Grundy SM, Stone NJ, Bailey AL, Beam C, Birtcher KK, Blumenthal RS, et al. 2018 AHA/ACC/ AACVPR/AAPA/ABC/ACPM/ADA/AGS/APhA/ ASPC/NLA/PCNA guideline on the management of blood cholesterol: executive summary: a report of the American College of Cardiology/ American Heart Association Task Force on Clinical Practice Guidelines. J Am Coll Cardiol 2019;73:3168-209.
6. Santos RD, Gagliardi ACM, Xavier HT, Magnoni CD, Cassani R, Lottenberg AM, et al. Sociedade Brasileira de Cardiologia. I Diretriz sobre o consumo de Gorduras e Saúde Cardiovascular. Arq Bras Cardiol. 2013;100(1Supl.3):1-40.
7. Hunter PM, Hegele RA. Functional foods and dietary supplements for the management of dyslipidaemia. Nat Rev Endocrinol. 2017;13:278-88.
8. Brum J, Ramsey D, McRorie J, Bauer B, Kopecky SL. Meta-Analysis of Usefulness of Psyllium Fiberas Adjuvant Antilipid Therapy to Enhance Cholesterol Lowering Efficacy of Statins. Am J Cardiol. 2018;122:1169-74.
9. Navarese EP, Robinson JG, Kowalewski M, Kolodziejczak M, Andreotti F, Bliden K, et al. Association between baseli-

ne LDL-C level and total and cardiovascular mortality after LDL-C lowering: a systematic review and meta-analysis. JAMA 2018;319:1566-79.
10. Karlson BW, Palmer MK, Nicholls SJ, Lundman P, Barter PJ. A VOYAGER meta-analysis of the impact of statin therapy on low density lipoprotein cholesterol and triglyceride levels in patients with hypertriglyceridemia. Am J Cardiol. 2016;117:1444-8.
11. Karatasakis A, Danek BA, Karacsonyi J, Rangan BV, Roesle MK, Knickelbine T, et al. Effect of PCSK9 inhibitors on clinical outcomes in patients with hypercholesterolemia: a meta-analysis of 35 randomized controlled trials. J Am Heart Assoc. 2017;6(12):e006910.
12. Ray KK, Bays HE, Catapano AL, Lalwani ND, Bloedon LT, Sterling LR, et al.; CLEAR Harmony Trial. Safety and efficacy of bempedoic acid to reduce LDL cholesterol. N Engl J Med 2019;380:1022-32.

Capítulo 117

Como identificar os riscos? E como definir as metas?

• Adriana Lucia Mendes • Renata Giacomini Occhiuto Ferreira Leite

A identificação do risco cardiovascular, em pacientes assintomáticos, a partir da presença de morbidade e incapacidade ajustadas pelos anos de vida é essencial para a prevenção e a definição das metas terapêuticas.

A estratificação de risco é uma ferramenta empregada para se estabelecer metas para valores de LDL e não HDL conforme a gravidade do risco cardiovascular. O escore de risco global (ERG) estima o risco de eventos coronarianos, cerebrovasculares, doença arterial periférica ou insuficiência cardíaca em 10 anos, a partir de dados como idade, sexo, a presença de tabagismo e doenças consideradas agravantes ao risco cardiovascular.[1,2]

A Tabela 117.1 apresenta a estratificação de risco CV, conforme o sexo, associada a metas terapêuticas.[2,3]

Comentários dos autores/*hot points*

- Ferramentas como o escore de risco global são úteis pois avaliam não apenas o risco cardíaco, mas também de outros eventos vasculares.
- Os pacientes de alto risco e muito alto risco devem ser monitorados com maior rigor, consultas mais frequentes e otimização da terapia medicamentosa e comportamental.

Referências bibliográficas

1. Faludi AA, Izar MCO, Saraiva JFK, Chacra APM, Bianco HT, Afiune Neto A, et al. Atualização da Diretriz Brasileira de Dislipidemias e Prevenção da Aterosclerose – 2017. Arq Bras Cardiol. 2017; 109(Supl.1):1-76 (citado 29 de setembro de 2019). In: http://publicacoes.cardiol.br/2014/diretrizes/2017/02_DIRETRIZ_DE_DISLIPIDEMIAS.pdf
2. Précoma DB, Oliveira GMM, Simão AF, Dutra OP, Coelho OR, Izar MCO, et al. Atualização da Diretriz de Prevenção Cardiovascular da Sociedade Brasileira de Cardiologia – 2019. Arq Bras Cardiol. 2019; (online). ahead print, PP.0-0.

Tabela 117.1: Estratificação de risco cardiovascular com as respectivas metas para perfil lipídico

Escore de risco global (%)			Metas para perfil lipídico		
Estratificação de risco	Homens	Mulheres	% redução LDL	LDL (mg/dL)	Não HDL (mg/dL)
Baixo risco	< 5	< 5	> 30	< 130	< 160
Risco intermediário	5-20	5-10	30-50	< 100	< 130
	Pacientes com DM Sem DASC Ou ER				
Alto risco	> 20	> 10	> 50	< 70	< 100
	Pacientes com DASC, AAA, DRC, LDL > 190 mg/dL				
Risco muito alto	Aterosclerose significativa (obstrução > 50%) coronariana, cerebrovascular e periférica		> 50	< 50	< 80

LDL: lipoproteína de baixa densidade; Não HDL: colesterol não HDL; DM: diabetes *mellitus*; DASC: doença aterosclerótica subclínica; ER: estratificação de risco; AAA: aneurisma de aorta abdominal; DRC: doença renal crônica.
Para todos os riscos: colesterol total < 190 mg/dL; HDL: > 40 mg/dL e triglicérides < 150 mg/dL.
Fonte: Adaptada de Atualização da Diretriz de Prevenção Cardiovascular da SBC – 2019.

Capítulo 118

Qual o papel da terapia nutricional no controle da hipercolesterolemia e da hipertrigliceridemia?

• Adriana Lucia Mendes • Renata Giacomini Occhiuto Ferreira Leite

O tratamento da dislipidemia (DLP) objetiva a redução de eventos cardiovasculares e a prevenção da pancreatite aguda quando associada à hipertrigliceridemia grave. Compreende mudanças alimentares, a prática de atividade física, mudança de hábitos de vida e a farmacoterapia.

Mudança do estilo de vida

A mudança do estilo de vida é responsável pela prevenção, tratamento e/ou controle de situações consideradas agravantes ao risco cardiovascular.[1-4] Dentre essas mudanças encontram-se o combate enfático ao tabagismo e a observação do consumo moderado de álcool.[1] A prática de atividade ou exercícios físicos são coadjuvantes da terapia nutricional, principalmente no tratamento da hipertrigliceridemia associada à obesidade.[3,4] Recomenda-se o mínimo de 150 minutos semanais de exercícios regulares com intensidade moderada a vigorosa, de 3-6 vezes/semana.[1,2]

Alimentação

A influência da alimentação no risco cardiovascular é bem conhecida e diversos *guidelines* concordam em orientar uma dieta saudável. Para isso, deve-se levar em consideração o ajuste das necessidades calóricas apropriadas para perda ou manutenção do peso, preferências alimentares pessoais e culturais e a terapia nutricional para controle de outras enfermidades, como o DM.[1-5]

Recomenda-se que a alimentação seja com baixo teor de gordura saturada, evitar gorduras trans e hidrogenadas e limitar a ingestão de doces e bebidas açucaradas. Além disso, priorizar o consumo de vegetais, frutas, legumes, grãos integrais, fontes de proteínas saudáveis (laticínios, aves e peixes com pouca gordura) além de nozes e azeite de oliva.

Para a redução do consumo de ácidos graxos saturados por volta de 7% do total calórico consumido, aconselha-se reduzir o consumo de gordura animal, de polpa e leite de coco e de alguns óleos vegetais ricos em gordura saturada (óleo de palma, de coco e de dendê). Também se recomenda a exclusão completa dos ácidos graxos trans, provenientes dos alimentos industrializados ultraprocessados.[2] Como substituição, a ingestão de gordura deve vir predominantemente de fontes de ácidos graxos monoinsaturados e poli-insaturados. A ingestão de colesterol na dieta deve ser reduzida (< 300 mg/dia).[5]

O carboidrato da dieta tem um efeito "neutro" sobre o LDL, embora o consumo em excesso apresente alterações indesejáveis nos TG e HDL.[2-4] A ingestão de carboidratos deve variar entre 45% a 55% da ingestão total diária.[1] A adição de açúcar não deve exceder 10% da energia total, além da quantidade presente nos alimentos naturais, como frutas e laticínios.

A fibra dietética, particularmente do tipo solúvel, como aveia, psyllium, pectina e goma guar, podem potencializar os efeitos da dieta sobre o LDL e outras lipoproteínas.[1,6] Revisão sistemática que comparou o uso do *psyllium* associado a estatina *vs.* estatina mostrou que a adição da fibra resultou em reduções no LDL-C equivalente à duplicação da dose de estatina.[7] A recomendação diária para ingestão de fibras, solúvel e insolúvel, é de 28-34 gramas.[1]

Tratamento

O tratamento da hipertrigliceridemia pode ser orientado pelo valor do TG sérico e pelo risco de pancreatite. Pacientes com níveis de triglicérides maiores que 1.000 mg/dL, devem reduzir enfaticamente a gordura na dieta, devendo atingir, no máximo, 10% do valor calórico total.[1,5] Quando estão abaixo desse valor, geralmente a elevação do TG está associada ao consumo excessivo de carboidratos, obesidade ou DM e recomendam-se restrição de carboidratos simples, dieta hipocalórica e redução das gorduras da dieta e abstenção ao consumo de álcool.[1] Quando é necessário o emagrecimento, orienta-se diminuir o consumo de alimentos densos em energia e ter um déficit calórico de 300- 500 kcal/dia.[3]

Alguns alimentos funcionais também podem ter efeitos benéficos nas lipoproteínas aterogênicas. Entre eles estão a proteína da soja, chá verde, fito esteróis, iogurte probiótico, ômega-3 e a levedura de arroz vermelho.[7]

Comentários dos autores/*hot points*

- Os objetivos do tratamento da DLP são principalmente redução de eventos cardiovasculares e a prevenção da pancreatite aguda quando associada à hipertrigliceridemia grave.
- Compreende mudanças alimentares, a prática de atividade física, mudança de hábitos de vida são fundamentais, além da terapia farmacológica.
- A alimentação deve conter baixo teor de gordura saturada, recomenda-se evitar gorduras trans e hidrogenadas e limitar a ingestão de doces e bebidas açucaradas.

Referências bibliográficas

1. Faludi AA, Izar MCO, Saraiva JFK, Chacra APM, Bianco HT, Afiune Neto A, et al. Atualização da Diretriz Brasileira de Dislipidemias e Prevenção da Aterosclerose – 2017. Arq Bras Cardiol. 2017; 109(Supl.1):1-76 (citado 29 de setembro de 2019). In: http://publicacoes.cardiol.br/2014/diretrizes/2017/02_DIRETRIZ_DE_DISLIPIDEMIAS.pdf
2. Précoma DB, Oliveira GMM, Simão AF, Dutra OP, Coelho OR, Izar MCO, et al. Atualização da Diretriz de Prevenção Cardiovascular da Sociedade Brasileira de Cardiologia – 2019. Arq Bras Cardiol. 2019; (online). ahead print, PP.0-0
3. Mach F, Baigent C, Catapano AL, Koskinas KC, Casula M, Badimon L, et al.; ESC Scientific Document Group. 2019 ESC/EAS Guidelines for the management of dyslipidaemias: lipid modification to reduce cardiovascular risk. Eur Heart J. 2019;00:1-78.
4. Grundy SM, Stone NJ, Bailey AL, Beam C, Birtcher KK, Blumenthal RS, et al. 2018 AHA/ACC/AACVPR/AAPA/ ABC/ACPM/ADA/AGS/APhA/ ASPC/NLA/PCNA guideline on the management of blood cholesterol: executive summary: a report of the American College of Cardiology/ American Heart Association Task Force on Clinical Practice Guidelines. J Am Coll Cardiol. 2019;73:3168-209.
5. Santos RD, Gagliardi ACM, Xavier HT, Magnoni CD, Cassani R, Lottenberg AM, et al. Sociedade Brasileira de Cardiologia. I Diretriz sobre o consumo de Gorduras e Saúde Cardiovascular. Arq Bras Cardiol. 2013;100(1Supl.3):1-40.
6. Hunter PM, Hegele RA. Functional foods and dietary supplements for the management of dyslipidaemia. Nat Rev Endocrinol.2017;13:278-88.
7. Brum J, Ramsey D, McRorie J, Bauer B, Kopecky SL. Meta-Analysis of Usefulness of Psyllium Fiberas Adjuvant Antilipid Therapy to Enhance Cholesterol Lowering Efficacy of Statins. Am J Cardiol. 2018;122:1169-74.

Capítulo 119

Quais as medicações disponíveis para o manejo da dislipidemia e como agem?

- Adriana Lucia Mendes • Renata Giacomini Occhiuto Ferreira Leite

A dislipidemia pode vir associada a outras condições clínicas, como obesidade, síndrome metabólica e DM, e muitas vezes, exacerbada pelo aumento da ingestão calórica e sedentarismo. Esses pacientes tendem a apresentar além da elevação do LDL, cujas moléculas são pequenas, densas e de maior potencial aterogênico, aumento de TG e redução do HDL.

O aumento dos TG é a alteração lipídica prevalecente e tem a resistência insulínica como pano de fundo. A hipertrigliceridemia resulta do aumento da produção e diminuição da depuração de lipoproteínas ricas em triglicerídeos, derivadas do intestino e do fígado, nos estados de jejum e pós-prandial.

Embora a elevação de TG desempenhe um papel central na fisiopatologia, é a redução do LDL o principal objetivo do tratamento.[1,2] A estratégia terapêutica está na intervenção do estilo de vida, mudanças na dieta e na farmacoterapia.

Como a obesidade e a resistência à insulina estão intimamente ligadas, a perda de peso é uma das metas do tratamento e a perda ponderal moderada promove aumento do HDL e diminui os níveis de TG.[3,4]

À medida que conhecemos melhor a fisiopatologia da DCV, aparece o conceito de "menor é melhor" para os valores de LDL, e portanto, a uma abordagem terapêutica farmacológica mais agressiva "mais é melhor".[5] Assim, não existe um valor limítrofe para introdução da terapia farmacológica, vai depender do risco CV de cada paciente.[9]

As estatinas

A estatina é a primeira escolha para o tratamento da hipercolesterolemia isolada ou mista com evidências na redução da mortalidade por todas as causas e cardiovasculares.[9] Seu potencial de reduzir o LDL varia de 30% a 63%[1-4] e as mais eficazes na redução de TG são a atorvastatina e a rosuvastatina.[1-4,6]

O mecanismo de ação está na inibição competitiva e reversível da enzima HMG CoA Redutase, a qual é limitadora da biossíntese do colesterol.[1] A restrição da síntese de novo colesterol nos hepatócitos, promovem o aumento da expressão de receptores de LDL e consequentemente, maior captação do LDL e seus precursores (IDL e VLDL).[1] Embora a eficácia e a segurança do tratamento com as estatinas seja comprovada, uma proporção significativa dos pacientes apresentam algum grau de intolerância, o que, por sua vez, pode resultar na descontinuação ou no uso irregular da estatina. Os principais efeitos adversos são:

- Miopatia: caracterizada por dores musculares, fraqueza e cãibras, geralmente é bilateral, envolve músculos proximais, pode começar em 2 semanas ou meses após a introdução e desaparecer com a descontinuação. A miopatia grave é incomum, afetando talvez 0,1% dos pacientes.[1-4,6] Às vezes podem cursar com elevação da CPK.
- Hepatoxicidade: a presença de fadiga, fraqueza, inapetência, dor abdominal e icterícia e pode cursar com aumento das transaminases.

Outras alterações de menor evidência: DM (descontrole ou desenvolvimento), alteração cognitiva.[1-4,6]

Os fibratos

Para a redução de TG, a melhor classe de hipolipemiante são os fibratos. Estão indicados em pacientes com TG > 500 mg/dL, TG > 200 mg/dL e refratários ao tratamento com estatinas e não respondedores ao tratamento dietético por pelo menos 3 meses. A associação com as estatinas pede cautela devido a possibilidade de miopatia.

Tabela 119.1: Hipolipemiantes, seus respectivos mecanismos de ação e porcentagem de alteração das lipoproteínas

Fármaco	Mecanismo de ação	Alteração do perfil lipídico		
		LDL-C (%)	HDL-C (%)	TG (%)
Fibratos	Estímulo PPAR-α levando ao ↑ da produção e da ação da LPL e estímulo da lipólise dos TG das VLDL e dos QM	Variável	15	30-60
Ezetimibe	Inibe seletivamente a absorção intestinal de colesterol	18-21	3	8
Colestiramina[A]	Interrompe a reabsorção de ácidos biliares, exigindo a síntese de ácidos biliares a partir do colesterol	5-28	3-9	Aumento variável
Ácido nicotínico	Em grande parte desconhecido; reduz a produção hepática de lipoproteínas contendo apo B. Aumenta o colesterol HDL	10-30	25-35	10-30

[A] – contraindicado se TG > 300 mg/dL; TG: triglicérides; LDL: lipoproteína de baixa densidade; HDL: lipoproteína de alta densidade; PPAR-α: receptores nucleares ativados de proliferação dos peroxissomas-alfa; LPL: lípase lipoproteica; VLDL: lipoproteína de muito baixa densidade; QM: quilomícron.
Fonte: Adaptada de Atualização da Diretriz Brasileira de Dislipidemias e Prevenção da Aterosclerose – 2017.

Outras medicações para controle do perfil lipídico, diferentes das estatinas, já descritas anteriormente, estão na Tabela 119.1.

Comentários dos autores/*hot points*

- Embora a elevação de TG desempenhe um papel central na fisiopatologia, é a redução do LDL o principal objetivo do tratamento.
- A estatina é a primeira escolha para o tratamento da hipercolesterolemia isolada ou mista com evidências na redução da mortalidade por todas as causas cardiovasculares.
- A associação de estatinas com fibratos necessita ser monitorada pelo maior risco de efeitos adversos.

Referências bibliográficas

1. Faludi AA, Izar MCO, Saraiva JFK, Chacra APM, Bianco HT, Afiune Neto A, et al. Atualização da Diretriz Brasileira de Dislipidemias e Prevenção da Aterosclerose – 2017. Arq Bras Cardiol. 2017; 109(Supl.1):1-76 (citado 29 de setembro de 2019). In: http://publicacoes.cardiol.br/2014/diretrizes/2017/02_DIRETRIZ_DE_DISLIPIDEMIAS.pdf

2. Précoma DB, Oliveira GMM, Simão AF, Dutra OP, Coelho OR, Izar MCO, et al. Atualização da Diretriz de Prevenção Cardiovascular da Sociedade Brasileira de Cardiologia – 2019. Arq Bras Cardiol. 2019; (online). ahead print, PP.0-0.

3. Mach F, Baigent C, Catapano AL, Koskinas KC, Casula M, Badimon L, et al.; ESC Scientific Document Group. 2019 ESC/EAS Guidelines for the management of dyslipidaemias: lipid modification to reduce cardiovascular risk. Eur Heart J. 2019;00:1-78.

4. Grundy SM, Stone NJ, Bailey AL, Beam C, Birtcher KK, Blumenthal RS, et al. 2018 AHA/ACC/AACVPR/ AAPA/ABC/ACPM/ADA/AGS/APhA/ ASPC/NLA/PCNA guideline on the management of blood cholesterol: executive summary: a report of the American College of Cardiology/ American Heart Association Task Force on Clinical Practice Guidelines. J Am Coll Cardiol. 2019;73:3168-209.

5. Navarese EP, Robinson JG, Kowalewski M, Kolodziejczak M, Andreotti F, Bliden K, et al. Association between baseline LDL-C level and total and cardiovascular mortality after LDL-C lowering: a systematic review and meta-analysis. JAMA 2018;319:1566-79.

6. Karlson BW, Palmer MK, Nicholls SJ, Lundman P, Barter PJ. A VOYAGER meta-analysis of the impact of statin therapy on low density lipoprotein cholesterol and triglyceride levels in patients with hypertriglyceridemia. Am J Cardiol. 2016;117:1444-8.

Capítulo 120

Novos medicamentos – para quem?

• Adriana Lucia Mendes • Renata Giacomini Occhiuto Ferreira Leite

Devido a necessidade de reduzir cada vez mais o valor do LDL, nem sempre as medicações usuais em monoterapia ou associadas, conseguem obter o efeito desejado. Assim novas classes terapêuticas são desenvolvidas com o intuito de atingir as metas de LDL e reduzir o risco cardiovascular.

Inibidores do PCSK-9

Uma nova classe de hipolipemiante são os inibidores do PCSK-9 (iPCSk-9), tem entre seus representantes o evolocumabe e o alirocumabe. A proteína convertase subtilisina cexina 9 (PCSK9) é uma enzima responsável por promover a reciclagem de receptores de LDL, levando à sua degradação dentro dos hepatócitos resultando na menor captação e depuração do colesterol LDL.[1-4] A introdução de um anticorpo monoclonal que inibe a PCSK9 reduz os níveis de LDL em até 70%.[3,4] Uma recente metanálise[5] examinou 35 ensaios clínicos randomizados com 45.539 pacientes e seguimento médio de 84,5 semanas e embora não tenha observado diferença na mortalidade por todas as causas ou cardiovascular, mostrou redução no infarto do miocárdio, e acidente vascular cerebral.

Contudo, pelos elevados custos do tratamento com iPCSK-9, segundo as diretrizes mais recentes,[1,2,4] iPCSK-9 pode ser indicado para pacientes que não alcançaram as metas de LDL-C ou não HDL e apresentam:

- Alto risco, em tratamento otimizado com estatinas na maior dose tolerada, associado ou não à ezetimiba.
- Hipercolesterolemia primária grave (LDL > 190 mg/dL) ou hipercolesterolemia familiar.
- Tratamento da "prevenção primária" associada a múltiplos fatores de risco e intolerância significativa à estatina mesmo em doses baixas.
- Evidências de aterosclerose coronariana significativa em testes invasivos ou não.

O ácido bempedoico

O ácido bempedoico é uma nova molécula oral que inibe a síntese do colesterol por meio da inibição da ação da ATP citrato-liase, uma enzima anterior a HMG CoA redutase.[3] Estudos de fase III, em pacientes diabéticos com ou sem "intolerância" à estatina, mostraram em monoterapia, redução do LDL-C em 30% e quando combinado ao ezetimiba ou estatina na maior dose tolerada, ocorre a queda de até 50%.[6] Os eventos adversos mais comuns foram mialgia, infecção do trato respiratório superior e do trato urinário, artralgia, tontura e diarreia.

Comentários dos autores/*hot points*

- Devido a necessidade de reduzir cada vez mais o valor do LDL, novas medicações vêm sendo desenvolvidas e testadas.
- O alto custo limita o uso do iPCSK-9, podendo ser considerado nos casos de maior risco cardiovascular e refratariedade à terapia convencional.

Referências bibliográficas

1. Faludi AA, Izar MCO, Saraiva JFK, Chacra APM, Bianco HT, Afiune Neto A, et al. Atualização da Diretriz Brasileira de Dislipidemias e Prevenção da Aterosclerose – 2017. Arq Bras Cardiol. 2017; 109(Supl.1):1-76 (citado 29 de setembro de 2019). In: http://publicacoes.cardiol.br/2014/diretrizes/2017/02_DIRETRIZ_DE_DISLIPIDEMIAS.pdf
2. Précoma DB, Oliveira GMM, Simão AF, Dutra OP, Coelho OR, Izar MCO, et al. Atualização da Diretriz de Prevenção Cardiovascular da Sociedade Brasileira de Cardiologia – 2019. Arq Bras Cardiol. 2019; (online). ahead print, PP.0-0.

3. Mach F, Baigent C, Catapano AL, Koskinas KC, Casula M, Badimon L, et al.; ESC Scientific Document Group. 2019 ESC/EAS Guidelines for the management of dyslipidaemias: lipid modification to reduce cardiovascular risk. Eur Heart J. 2019;00:1-78.

4. Grundy SM, Stone NJ, Bailey AL, Beam C, Birtcher KK, Blumenthal RS, et al. 2018 AHA/ACC/AACVPR/AAPA/ABC/ACPM/ADA/AGS/APhA/ ASPC/NLA/PCNA guideline on the management of blood cholesterol: executive summary: a report of the American College of Cardiology/ American Heart Association Task Force on Clinical Practice Guidelines. J Am Coll Cardiol 2019;73:3168-209.

5. Karatasakis A, Danek BA, Karacsonyi J, Rangan BV, Roesle MK, Knickelbine T, et al. Effect of PCSK9 inhibitors on clinical outcomes in patients with hypercholesterolemia: a meta-analysis of 35 randomized controlled trials. J Am Heart Assoc. 2017;6(12):e006910.

6. Ray KK, Bays HE, Catapano AL, Lalwani ND, Bloedon LT, Sterling LR, et al.; CLEAR Harmony Trial. Safety and efficacy of bempedoic acid to reduce LDL cholesterol. N Engl J Med. 2019;380:1022-32.

Seção 26

Doenças Cardiovasculares

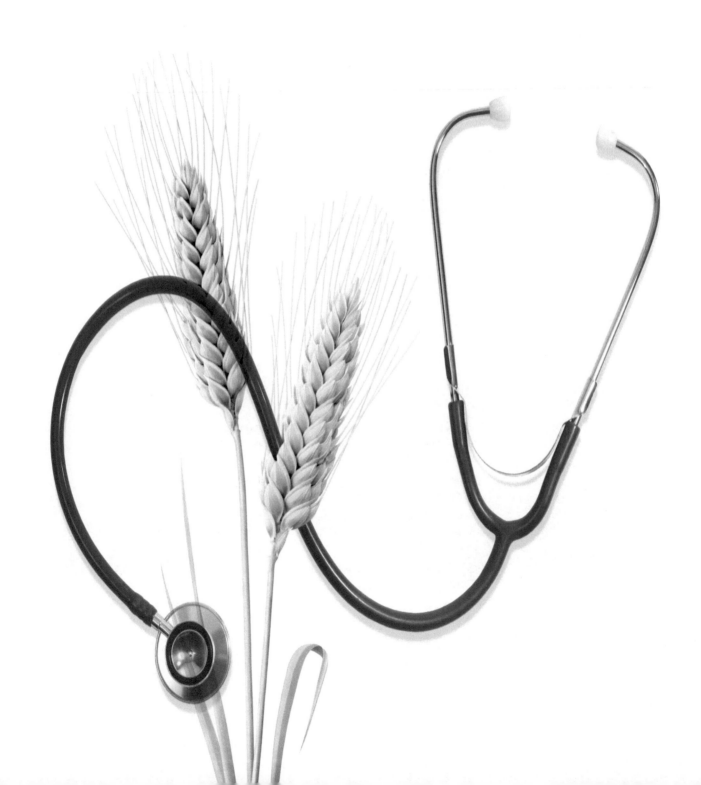

Síntese da Inteligência Didática

Cardiovascular

Estatinas: prevenção primária e secundária

Prevenção primária: a recomendação é controversa e depende da diretriz a ser seguida O uso em idosos é ainda mais controverso e depende da análise individual da relação custo/risco/benefício

Prevenção secundária: indicadas na prevenção secundária de eventos cardiovasculares e os objetivos do tratamento são controversos (LDLc < 70 mg/dL; redução de > 50% no LDLc ou LDLc < 50 mg/dL)

Álcool

Considera-se consumo leve a moderado de álcool doses de 2,5 a 14,9 g/dia (cerca de 1 dose ou menos de bebida)

Informações sobre efeitos benéficos do consumo moderado de álcool sobre doenças cerebrovasculares e mortalidade global não se confirmaram em dados de estudos atuais

O nível de segurança para o consumo diário de álcool é incerto e ainda não pode ser mensurado com base nos dados de pesquisa disponíveis até o momento

Hábitos alimentares

Alguns hábitos alimentares são protetores para a doença cardiovascular

A ingestão de flavonoides parece conferir proteção cardiovascular

Não tomar café da manhã e o hábito de jantar tarde, antes de dormir, estão associados com doença cardiovascular

O consumo de grãos e cereais, legumes, frutos do mar, azeite de oliva, feijão e iogurte deve ser estimulado e o de carne processada, gordura trans, refrigerantes, energéticos, arroz branco, doces e bolos, biscoitos, batata e pão branco deve ser desestimulado

Incentivar consumo de peixes 2 ×/sem

Ômega-3: individualizar suplementação: considerando risco cardiovascular, doença aterosclerótica e perfil metabólico

Sódio e potássio em insuficiência cardíaca

Recomenda-se que pacientes com insuficiência cardíaca crônica evitem ingestão de sódio acima de 7 g/dia

A restrição do sódio deve ser individualizada e considerar qualidade de vida e ingestão alimentar

Pacientes com IC estão sujeitos a variações na concentração sérica de potássio devido ao uso de medicações que interferem em sua homeostasia

A hipocalemia e a hipercalemia podem induzir arritmias cardíacas

A dieta DASH foi planejada para reduzir a hipertensão arterial e pode fornecer a quantidade recomendada de potássio

Via de alimentação e reabilitação após acidente vascular cerebral

A triagem para a disfagia deve ser realizada em todos os pacientes com AVC, o mais rápido possível e antes da ingestão oral. Caso haja falha na triagem, a avaliação completa da função da deglutição por profissional capacitado deve ser feita

O diagnóstico pode ser feito, a princípio, pelo teste de ingestão da água e/ou teste de múltiplas consistências

Textura modificada e líquidos espessados podem ser recomendados e existem evidências de que o risco de aspiração pode ser reduzido quando existe o aumento da viscosidade dos líquidos

Caso não seja possível uso da via oral a dieta enteral deve ser iniciada nas primeiras 72 horas após o AVC

Reabilitação física, associada a TN com foco em complicações e comorbidades: dieta DASH, do mediterrâneo, hiperproteica e rica em leucina, vitamina D, cálcio e outros micronutrientes

Capítulo 121

Qual o papel da estatina na prevenção primária e secundária da doença cardiovascular?

- Diego Aparecido Rios Queiróz • Nádia Rahmeh de Paula
- Leonardo Rufino Garcia • Leonardo Antônio Mamede Zornoff

Quando a estatina é indicada?

As doenças cardiovasculares (DCV) representam a principal causa de morte no mundo. Estimativas de 2015 apontavam 420 milhões de casos e aproximadamente, 18 milhões de mortes por DCV, com a doença cardíaca isquêmica sendo a primeira causa, seguida por doença cerebrovascular.[1]

Mundialmente, altos níveis de colesterol respondem por 56% da doença cardíaca isquêmica e 18% da doença cerebrovascular, somando 4.4 milhões de mortes, anualmente. A identificação dos inibidores enzima 3-hidroxi-3-metilglutaril-coenzima A redutase (HMG-CoA) levou à classe de drogas hoje conhecida como estatinas. Esses agentes tornaram-se uma das mais importantes descobertas já feitas no esforço para reduzir o impacto da doença cardiovascular aterosclerótica.[2]

O uso de estatinas na prevenção secundária está bem consolidado. Em termos de prevenção primária, no entanto, alguns aspectos permanecem controversos. A seguir, serão abordadas as recomendações nesses diferentes cenários clínicos.

Prevenção secundária

De maneira consensual, preconiza-se a utilização de estatinas, independentemente de cálculos de risco, idade ou valor de lipoproteína de baixa densidade (LDLc), para pessoas que tenham doença aterosclerótica clínica. Essa situação se caracteriza por síndrome coronária aguda, angina estável, revascularização coronária ou outro leito arterial, acidente vascular cerebral ou ataque isquêmico transitório, doença arterial periférica, incluindo lesões de carótidas e aneurisma aórtico aterosclerótico.[3-8] No entanto, os objetivos do tratamento permanecem controversos. Algumas diretrizes indicam valores absolutos de LDLc (p.ex.: LDLc < 70 mg/dL) enquanto outras orientam quanto a valores relativos (redução de > 50% no LDLc inicial). Mais recentemente, documento brasileiro de elaboração conjunta da Sociedade Brasileira de Cardiologia, Sociedade Brasileira de Diabetes e Sociedade Brasileira de Endocrinologia e Metabologia traz a meta de LDLc < 50 mg/dL em todo paciente diabético com doença aterosclerótica clinicamente manifesta.[8] Adicionalmente, em 2021, a Sociedade Europeia de Cardiologia recomenda valores de LDLc < 70 mg/dL de modo geral, mas valores de LDLc < 55 mg/dL em pacientes de alto risco para futuros eventos.[9]

Na situação de prevenção secundária, preconizam-se altas doses de estatina (atorvastatina 80 mg/dia ou rosuvastatina 40 mg/dia). Importante salientar, no entanto, que não existem registros com uma comparação *head-to-head* proporcional (p. ex.: atorvastatina 80 mg *vs.* sinvastatina 80 mg) na avaliação de desfechos cardiovasculares relevantes, nesse cenário clínico.

Prevenção primária

Ao contrário da prevenção secundária, existe grande controvérsia sobre as indicações de estatinas para a prevenção primária. Pode-se perceber que as interpretações particulares de cada grupo de *experts* criam distintos posicionamentos entre as principais sociedades mundiais. Esse fenômeno ocorre, às vezes, com base nos mesmos estudos, o que reflete as diferentes práticas adotadas em diferentes lugares, incluindo o aspecto socioeconômico.

Portanto, é possível que um paciente seja elegível para uso de estatina para prevenção primária considerando-se determinada diretriz, enquanto não fechará critérios para recomendação a partir de outro *guideline* (Tabela 121.1).

Tabela 121.1: Elegibilidade para prevenção primária com estatinas

	NICE-UK 2014/2016	CCS 2016	USPSTF 2016	ESC/EAS 2016	ACC/AHA 2018
Indicação por alto risco estimado em 10 anos					
Idade (anos)	30-84	30-75	40-75	40-65	40-75
Modelo de risco	QRISK2	Escore de Framingham modificado	Equação de coorte agrupada	Score	Equação de coorte agrupada
Desfechos preditos	DAC, AVC/AIT (fatal ou não)	IAM, angina, morte CV, IC, AVC/AIT, DAOP	IAM não fatal, DAC, morte CV, AVC	DCV aterosclerótica fatal	IAM não fatal, DAC, morte CV, AVC
Limiar de risco para terapia	≥ 10%	10% a 19% (moderado risco) ≥ 20% (alto risco)	≥ 10%	5% a < 10% (alto risco) ≥ 10% (muito alto risco)	≥ 7,5% a < 20% (intermediário risco) ≥ 20% (alto risco)
Outros fatores necessários	Não	Sim, caso risco intermediário	≥ 1 fator	Não	Sim, se risco *borderline* ou intermediário: intensificadores de risco
LDLc (mg/dL) antes do tratamento	Não	≥ 135 caso risco intermediário. Não requer caso alto risco	≤ 190	≥ 155 se alto risco ≥ 100 se muito alto risco	70-189
LDLc alvo	Alta intensidade redução > 40%	< 77 mg/dL > 50% redução	Não	< 100 mg/dL/≥ 50% redução se alto risco < 70 mg/dL/≥ 50% redução se muito alto	≥ 50% redução se alto risco 30% a 49% redução se intermediário risco
Indicação por condições de alto risco					
HF e/ou altos níveis de colesterol	Não	LDLc ≥ 190 mg/dL	Não	HF ou CT > 310 mg/dL	LDLc ≥ 190 mg/dL ≥ 21 anos de idade
DM	DM1 de alto risco	≥ 40 anos de idade	Não	> 40 anos de idade	40-75 anos de idade e LDLc ≥ 70 mg/dL
DRC (TFG estimada)	< 60	< 60	Não	30-59 = alto risco < 30 = muito alto risco	Não

AHA/ACC: American College of Cardiology/American Heart Association; AVC/AIT: acidente vascular cerebral/ataque isquêmico transitório; CCS: Canadian Cardiovascular Society; CT: colesterol total; CV: cardiovascular; DM: diabetes *mellitus*; DAC: doença arterial coronariana; DAOP: doença arterial obstrutiva periférica; DRC: doença renal crônica; ESC/EAS: European Society of Cardiology/European Atherosclerosis Society; HF: história familiar; IAM: infarto agudo do miocárdio; IC: insuficiência cardíaca; NICE-UK: National Institute for Health and Care Excellence; TFG: taxa de filtração glomerular; USPSTF: U.S. Preventive Services Task Force. Adaptada de Mortensen MB, Falk E.[10]

Classicamente, descreve-se que apenas a rosuvastatina 20-40 mg e atorvastatina 80 mg (alguns consideram 40-80 mg) seriam medicações capazes de reduzir o LDLc em > 50% e que, portanto, devem ser as drogas de escolha quando objetivam-se tais reduções. A diretriz brasileira, também adiciona, como opção, nesse grupo, a combinação sinvastatina 40 mg + ezetimiba 10 mg.[8] Entretanto, essa afirmação do grau de redução tem sido colocada em xeque após a publicação de revisão sistemática com análise quantitativa englobando mais de 250 mil pacientes de 171 estudos (Figura 121.1). Nesse trabalho, os autores concluem que ocorre mudança nas potências classicamente descritas para cada tipo/dose de estatina, uma vez que se considerou para o cálculo, o intervalo de confiança nos valores de redução relativa do LDLc. Assim, p. ex., a capacidade de redução da atorvastatina 80 mg seria semelhante à sinvastatina 80 mg, com nenhuma estatina alcançando a média de redução LDLc de > 50%.[11]

Outro aspecto a ser considerado é que o tema estatinas para prevenção primária em idosos (especialmente > 75 anos) é ainda mais controverso. Aqueles que se posicionam contra a adoção em larga escala de estatinas em idades mais avançadas, especialmente quando o limiar de risco calculado é atingido

CAPÍTULO 121. QUAL O PAPEL DA ESTATINA NA PREVENÇÃO PRIMÁRIA E SECUNDÁRIA... | 425

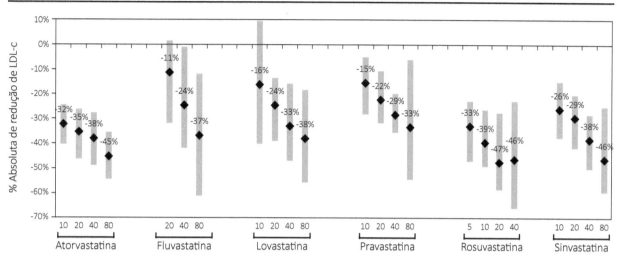

Figura 121.1: Efeitos doses-comparadas de estatinas sobre concentrações de LDLc (Fonte: Adaptada de Naci et al., 2013).[11]

principal/exclusivamente pela idade, ponderam que efeitos colaterais, interações e até o recrutamento em estudos insuficiente traz pouco embasamento para justificar o seu uso em prevenção primária em pessoas nessas faixas etárias.

Por outro lado, a diretriz americana AHA/ACC 2018 de segurança das estatinas refere que grandes estudos randomizados para desfechos cardiovasculares têm avaliado pessoas com ≥ 65 anos, incluindo aqueles com 80 anos, para períodos de tratamento entre 3-5 anos. Com base nesses dados, não há evidência que estatinas sejam inseguras em idosos, embora o risco de miopatia/rabdomiólise possa ser aproximadamente o dobro que em pessoas jovens. Isso, entretanto, permanece um evento adverso raro.[12]

Finalmente, devido ao fato de pessoas idosas frequentemente terem múltiplas comorbidades, usarem mais medicações concomitantes e serem mais vulneráveis a eventos adversos, os médicos devem avaliar cuidadosamente a relação risco-benefício da terapia com estatina, inclusive o potencial de interação medicamentosa, prioridades de cuidado e preferências do paciente. Adicionalmente, deve-se considerar que os potenciais benefícios são limitados por declínio funcional (físico e cognitivo), multimorbidades, fragilidade ou expectativa de vida reduzida, onde pode ser razoável interromper a terapia com estatina.[12]

Comentários dos autores/*hot points*

- Estatinas estão indicadas para a prevenção secundária de eventos cardiovasculares.
- Para prevenção secundária, os objetivos do tratamento são controversos (LDLc < 70 mg/dL; redução de > 50% no LDLc ou LDLc < 50 mg/dL).
- Para prevenção primária, a recomendação de estatina é controversa e depende da diretriz a ser seguida.
- O uso de estatina na prevenção primária em idosos é ainda mais controversa e depende da análise individual da relação custo-risco-benefício.

Referências bibliográficas

1. Roth GA, Johnson C, Abajobir A, et al. Global, regional, and national burden of cardiovascular diseases for 10 causes, 1990 to 2015. JACC 2017; 70:1-25.
2. Davidson MH, Toth PP. Low-density lipoprotein cholesterol: role in atherosclerosis and approaches to therapeutic management. In: Braunwald's Heart Disease: A Textbook of Cardiovascular Medicine, 10 ed: Elsevier 2018. Cap 14.
3. National Clinical Guideline Centre. Lipid modification: cardiovascular risk assessment and the modification of blood lipids for the primary and secondary prevention of cardiovascular disease. National Institute for Health and Care Excellence (NICE) July 2014.
4. Anderson TJ, Grégoire J, Pearson GJ, et al. Canadian cardiovascular society guidelines for the management of dyslipidemia for the prevention of cardiovascular disease in the adult. Can J Cardiol 2016; 32:1263-82.
5. US preventive services task force. Statin use for the primary prevention of cardiovascular disease in adults: us preventive services task force recommendation statement. JAMA 2016; 316:1997-2007.
6. Piepoli MF, Hoes AW, Agewall S, et al. European Guidelines on cardiovascular disease prevention in clinical practice. Eur Heart J. 2016; 37:2315-81.

7. Grundy SM, Stone NJ, Bailey AL, et al. 2018 AHA/ACC/AACVPR/AAPA/ABC/ACPM/ADA/AGS/ APhA/ASPC/NLA/PCNA Guideline on the management of blood cholesterol, JACC 2019; 73(24):e285-e350.

8. Faludi AA, Izar MCO, Saraiva JFK, et al. Atualização da Diretriz Brasileira de Dislipidemias e Prevenção da Aterosclerose – 2017. Arq Bras Cardiol 2017; 109(2Supl.1):1-76.

9. Visseren FLJ, Mach F, Smulders YM, et al. 2021 ESC Guidelines on cardiovascular disease prevention in clinical practice. ESC National Cardiac Societies; ESC Scientific Document Group. Eur Heart J 2021; 42:3227-3337.

10. Mortensen MB, Falk E. Primary Prevention With Statins in the Elderly. JACC 2018;71(1);85-94.

11. Naci H, Brugts JJ, Fleurence R, et al. Dose-Comparative Effects of Different Statins on Serum Lipid Levels: A Network Meta-Analysis of 256,827 Individuals in 181 Randomized Controlled Trials. Eur J Prev Cardioly 2013; 20:658-70.

12. Newman CB, Preiss D, Tobert JA, et al. Statin safety and associated adverse events: a scientific statement from the American Heart Association. Arterioscler Thromb Vasc Biol 2019; 39:e38-e81.

Álcool com moderação – protetor ou prejudicial?

- Nádia Rahmeh de Paula • Leonardo Rufino Garcia
- Diego Aparecido Rios Queiróz • Leonardo Antônio Mamede Zornoff

O álcool e a saúde

O consumo de álcool possui complexa relação com a saúde, sendo grande motivo de discussão. Pesquisas prévias encontraram associação da exposição ao álcool com cerca de 60 doenças agudas ou crônicas,[1] levando em consideração os níveis e padrões de consumo.

A complexidade do tema e os frequentes questionamentos se justificam pela ausência de literatura extensa e concreta em ensaios clínicos, já que grande parte das pesquisas disponíveis são revisões sistemáticas e metanálises de estudos observacionais.

Malefícios do uso crônico e abusivo

Adicionalmente, há os múltiplos mecanismos de ação do álcool sobre a saúde humana, como efeito cumulativo de uso crônico sobre órgãos e tecidos, intoxicação aguda, alterações comportamentais e de lesão por violência relacionada ao abuso de álcool, entre outros. Por fim, há que se considerar as características de cada pessoa, bem como os diferentes padrões de consumo.

Efeito cardioprotetor em baixas doses

Apesar do conhecimento sedimentado de que o abuso de álcool está associado a maior mortalidade e incapacitação, até recentemente pesquisas enalteciam o consumo leve a moderado de álcool e seu efeito protetor cardiovascular.[2,3] Relevante exemplo é a revisão sistemática e metanálise publicada em 2011, pelo British Medical Journal (BMJ), em que Ronksley et al. revisaram 84 estudos sobre o consumo de álcool e sua relação com doenças cardiovasculares.[2] Essa revisão encontrou que o consumo de álcool entre 2,5 e 14,9 g/dia (cerca de 1 dose ou menos de bebida) estava consistentemente associado a uma redução de 14% a 25% no risco de desfechos cardiovasculares avaliados, comparado ao risco daqueles pacientes sob abstenção total do consumo de álcool. Entre os desfechos, destaca-se a mortalidade por doenças cardiovasculares, incidência e mortalidade por doença arterial coronariana (DAC) e acidente vascular cerebral (AVC).

Mecanismos associados ao efeito benéfico do álcool

Os mecanismos que possivelmente suportam esse efeito benéfico do álcool sobre eventos cardiovasculares são o aumento das lipoproteínas de alta densidade (HDL – da sigla em inglês *high density lipoprotein*) e da fibrinólise, bem como redução da agregação plaquetária e fatores de coagulação.[4] Outros estudos trouxeram possíveis efeitos benéficos sobre função endotelial e inflamação.[5]

Vieses nos estudos observacionais

Todavia, em agosto de 2018, a revista The Lancet publicou análise sistemática realizada pelo GBD (*global burden of diseases), injuries and risk factors study 2016,* que analisou o consumo de álcool, como carga para doenças, em 195 países, de 1990 a 2016.[6]

A princípio foram verificados graves vieses nos estudos observacionais e até mesmo pequenos ensaios clínicos usados como substratos para as revisões anteriores. Dentre eles, se destacam a presença de outros fatores individuais (protetores ou hábitos sabidamente maléficos), além da dificuldade de estimativa real da quantidade de consumo de álcool (por meio de auto questionários). Adicionalmente, na análise de quantidade de consumo de álcool, não foram consideradas vendas para turistas e acesso a bebidas alcoólicas caseiras. Cabe criticar, inclusive, a ausência de correção para a influência da idade das pessoas estudadas nos desfechos.

A escassez dessas e outras informações fizeram com que os autores do estudo pelo GBD 2016 questionassem até que ponto as informações sobre proteção cardiovascular associada ao consumo moderado de álcool eram verdadeiras.

Após múltiplas correções de análise estatística e possíveis fatores de confusão sobre o impacto do uso de álcool com extensa base de dados, o estudo encontrou que em 2016, 32,5% da população mundial era etilista habitual, o que corresponde a 2,4 bilhões de pessoas, com 25% das mulheres e 39% dos homens, no total, enquadrados nessa "categoria". Concluiu-se, ainda, que o consumo de álcool varia de acordo com a localidade geográfica, sendo maior quanto mais distante da linha do equador.

Com relação aos padrões globais de carga de doença e mortes atribuídas ao uso de álcool, em 2016, o número de mortes foi de 2,8 milhões, o que corresponde a 2,2% do total das mortes em mulheres e 6,8% do total de mortes em homens, com as devidas correções para idades. Adicionalmente, o uso de álcool foi elencado como o décimo sétimo principal fator de risco global sobre morte e incapacidade no mundo em 2016.

Na análise corrigida por idade, localização geográfica e padrão de consumo de álcool, o referido estudo apenas encontrou, com significância estatística, o padrão de curva em "J" sobre a doença isquêmica cardíaca (redução do risco com pequeno consumo e elevação no caso de abuso de álcool). Contudo, o dado não se manteve estatisticamente significativo após correção por idade. Ademais, além de não ter sido encontrado efeito benéfico sobre a incidência de diabetes de maneira geral ou AVC isquêmico, ratificou-se a maior incidência de outras doenças relacionadas ao consumo de álcool, especialmente câncer.

Com base nesses resultados, é possível afirmar que os dados disponíveis até então eram limitados por pequenas amostras, fatores de confusão e até mesmo dificuldade de análise de categorias para cálculos. Recentemente, surgiram pesquisas com randomização mendeliana, agrupamentos de estudos de coorte e metanálises com ajustes de múltiplas variáveis que mostram cada vez menos efeitos protetores do uso de álcool em qualquer dose.[7-9]

Efeitos benéficos superados pelos malefícios

Assim, o estudo realizado pelo GDB conclui que, apesar de certo efeito protetor do consumo moderado de álcool (até 2 doses por dia) sobre doença cardíaca isquêmica, esse é facilmente superado por todos os efeitos maléficos, como cânceres, sociais, psicológicos etc. Adicionalmente, sugere que não existe nível seguro para o consumo de álcool, com seu uso sendo responsável por cerca de 10% do total de mortes na faixa etária entre 15 a 49 anos, principal população economicamente ativa. Além disso, quando analisadas e feitos os ajustes para mais variáveis confundidoras, o consumo de álcool, ainda que moderadamente, é prejudicial à saúde.

Entretanto, é importante ressaltar que, apesar do GBD ser bem desenhado e frisando a importância das correções matemáticas, também se trata de pesquisa com suas falhas e vieses, incluindo o fato de ser observacional e utilizar dados de estudos prospectivos e retrospectivos.

Por fim, com base na literatura e pesquisas disponíveis até o momento, torna-se evidente a necessidade de grandes estudos controlados para avaliação e conclusão definitiva sobre se os efeitos do consumo de álcool com moderação são prejudiciais ou protetores. Até o momento, no entanto, é possível afirmar que o consumo em demasia é indubitavelmente prejudicial e não deve ser estimulado.

Comentários dos autores/*hot points*

- Considera-se consumo leve a moderado de álcool doses de 2,5 a 14,9 g/dia (cerca de 1 dose ou menos de bebida).
- Há evidências suportando que o consumo até moderado tenha efeito sobre o aumento de HDL e fibrinólise, bem como redução da agregação plaquetária e efeito anti-inflamatório; com efeito protetor sobre doença isquêmica do coração.
- Os estudos que evidenciaram efeito protetor cardiovascular têm sido questionados por diversos vieses em relação à análise de dados.
- Informações sobre efeitos benéficos do consumo moderado de álcool sobre doenças cerebrovasculares e mortalidade global não se confirmaram em dados de estudos atuais.
- O nível de segurança para o consumo diário de álcool é incerto e ainda não pode ser mensu-

rado com base nos dados de pesquisa disponíveis até o momento.

- São necessários grandes estudos controlados sobre o assunto para a resposta definitiva sobre se o consumo de álcool se associa com prejuízo ou proteção para a saúde.

Referências bibliográficas

1. Rehm J, Room R, Graham K, et al. The relationship of average volume of alcohol consumption and patterns of drinking to burden of disease: an overview. Addiction. 2003;98:1209-28.
2. Ronksley PE, Brien SE, Turner BJ, et al. Association of alcohol consumption with selected ardiovascular disease outcomes: a systematic review and meta-analysis. BMJ. 2011;342:d671.
3. de Castelnuovo A, Costanzo S, Bagnardi V, Donati MB, Iacoviello L,de Gaetano G. Alcohol dosing and total mortality in men and women: an updated meta-analysis of 34 prospective studies. Arch Intern Med. 2006;166:2437-45.
4. Rimm EB, Williams P, Fosher K, Criqui M, Stampfer MJ. Moderate alcohol intake and lower risk of coronary heart disease: meta-analysis of effects on lipids and haemostatic factors. BMJ. 1999;319:1523-8.
5. Estruch R, Sacanella E, Badia E, et al. Different effects of red wine and gin consumption on inflammatory biomarkers of atherosclerosis: a prospective randomized crossover trial: effects of wine on inflammatory markers. Atherosclerosis. 2004;175:117-23.
6. GBD 2016 Alcohol Collaborators. Alcohol use and burden for 195 countries and territories, 1990-2016: a systematic analysis for the Global Burden of Disease Study 2016. Lancet. 2018;6736:31310-2.
7. Holmes MV, Dale CE, Zuccolo L, et al. Association between alcohol and cardiovascular disease: Mendelian randomisation analysis based on individual participant data. BMJ. 2014;349:g4164.
8. Knott CS, Coombs N, Stamatakis E, et al. All cause mortality and the case for age specific alcohol consumption guidelines: pooled analyses of up to 10 population based cohorts. BMJ. 2015;350:h384.
9. Stevens GA, Alkema L, Black RE, et al. Guidelines for accurate and transparent health estimates reporting: the GATHER statement. Lancet. 2016;388:e19-23.

Capítulo 123

Quais hábitos alimentares se mostram protetores?

• Leonardo Rufino Garcia • Diego Aparecido Rios Queiróz
• Nádia Rahmeh de Paula • Leonardo Antônio Mamede Zornoff

As doenças cardiovasculares contribuem de maneira significativa para a morbimortalidade no Brasil e no mundo.[1] Estima-se que no Brasil um terço dos óbitos se deve a essas doenças.[2] Nesse sentido, a adoção de hábitos alimentares protetores é passo crucial para a prevenção desse tipo de enfermidade.

Hábitos alimentares protetores

Dieta variada

Dentre os hábitos alimentares com potencial para proteção cardiovascular, destaca-se a dieta variada. Inicialmente, acreditava-se que a ingestão de dieta variada seria saudável, adequada do ponto de vista nutricional e capaz de reduzir o risco de doenças crônicas não transmissíveis. Entretanto, evidências recentes de estudos observacionais sugerem que uma grande diversidade dietética se associa com a não ingestão de quantidades diárias recomendadas de frutas, vegetais, peixes e laticínios,[3] ou seja, um padrão dietético que não é satisfatório. Adicionalmente, pacientes que ingerem grande diversidade dietética tiveram maior ingestão de alimentos processados, grãos refinados e refrigerantes, em detrimento de consumo adequado de vegetais, fontes proteicas, laticínios com baixo teor de gordura, óleos vegetais, grãos e castanhas. Nesse sentido, existe associação prejudicial da dieta variada com ganho de peso, diabetes e doença cardiovascular em populações adultas.[3]

Outro aspecto a ser considerado em relação à dieta variada é que vários estudos avaliaram os efeitos sobre a saciedade, considerando-se as características de vários alimentos, incluindo sabor, textura e aparência. A maioria concluiu que a exposição a uma ampla variedade de alimentos se relacionou com aumento da ingestão alimentar em comparação com a ingestão de alimento único.[4] Dessa maneira, em relação à diversidade dietética, recomenda-se a ingestão de quantidades adequadas de vegetais, proteínas, laticínios que contenham pouca gordura, óleos vegetais, castanhas e grãos, associada com limitação do consumo de doces com alta carga glicêmica, refrigerantes e bebidas similares e carne vermelha processada.

Os flavonoides

O segundo hábito relevante que tem recebido ênfase em muitos estudos é a ingestão de flavonoides. Constituem-se de moléculas polifenólicas divididas em várias classes, incluindo as flavonas (presentes na salsinha e salsão), antocianinas (presentes nas frutas vermelhas) e isoflavonas (presentes na soja).

A diversidade estrutural dos flavonoides se relaciona com sua capacidade de modular vias metabólicas específicas. Já a interação dessas moléculas com a microbiota colônica gera metabólitos com efeitos benéficos.[5] Assim, em estudos randomizados, a ingestão de flavonoides presentes no cacau, chá e frutas vermelhas resultou em diminuição dos níveis pressóricos, melhora da função endotelial com aumento da produção de óxido nítrico (NO), da resistência insulínica e dos lipídios plasmáticos.[6] Revisão sistemática e metanálise de 22 estudos controlados evidenciou que a ingestão de frutas vermelhas induziu melhora nos níveis de pressão arterial, no controle glicêmico, no índice de massa corpórea e em marcadores inflamatórios (principalmente o fator de necrose tumoral alfa – TNF-α).[7] Devemos considerar, contudo, que são estudos pequenos e de duração inferior a 6 meses.

Padrões e hábitos alimentares

Outro aspecto alimentar que merece ser destacado quanto aos benefícios em relação às doenças cardiovasculares refere-se a alguns padrões de alimentação, uma vez que podem ter diferentes efeitos sobre marcadores cardiometabólicos, obesidade, perfil lipídico, resistência insulínica e pressão arterial.[8-10]

O primeiro padrão alimentar a ser considerado é não ingerir o café da manhã. Alguns fatores associados a essa prática incluem idade jovem, tabagismo, grande consumo de álcool, dietas hipercalóricas e pouca prática de exercício físico. Epidemiologicamente, existe associação entre não ingerir café da manhã e ter dieta pobre do ponto de vista nutricional, ganho de peso e consequente aumento do índice de massa corporal (IMC). Pequenos estudos clínicos de intervenção,[8-10] em linhas gerais, mostraram que o consumo diário dessa primeira refeição do dia, definida como a ingestão de cerca de 700 calorias até as 11 horas da manhã, diminuiu o risco de efeitos adversos relacionados ao metabolismo da glicose e à resistência insulínica, o que pode melhorar o perfil cardiovascular. Entretanto, apesar dessas evidências, a ingestão de café da manhã como medida única visando proteção de doenças cardiovasculares parece não ser suficiente.[8-10]

Outro padrão alimentar a ser considerado é a prática de jejum. Trata-se de medida muito praticada para a perda de peso. Sabe-se que períodos intencionais de jejum podem ser efetivos para diminuir o IMC e os níveis plasmáticos de triglicérides, sem efeito, porém, sobre níveis de colesterol e suas frações. O jejum também pode contribuir para diminuição dos níveis de pressão arterial. No entanto, um mínimo de 6% de perda de peso é necessário para que tal fato ocorra.[8-10]

Mais um padrão alimentar que merece destaque é a prática de refeições noturnas. Estudos epidemiológicos sugerem potencial efeito negativo de refeições noturnas muito tarde, o que foi associado com ganho de peso[9] e obesidade.[10] Estudos clínicos de intervenção sinalizaram que a promoção de ingestão regular de calorias ao longo do dia, com proporção maior de energia sendo ingerida durante café da manhã e almoço, teve efeitos positivos sobre fatores de risco para doenças cardiovasculares e diabetes.[8-10]

Consumo de alimentos específicos

Finalmente, o consumo de alimentos específicos também está associado com o aparecimento e a gravidade da doença aterosclerótica. Dessa maneira, conforme mencionado anteriormente, o consumo de alguns alimentos deve ser incentivado, pela associação com menor frequência de eventos cardiovasculares, incluindo grãos e cereais, legumes, frutos do mar, óleos vegetais (principalmente o azeite de oliva), feijão e iogurte. Alguns alimentos devem ser consumidos com moderação, incluindo carne vermelha, ovos, leite, queijo, aves domésticas e batata-doce. Por outro lado, o consumo de alguns alimentos deve ser desestimulado, pela sua forte associação com doença cardiovascular, incluindo carne processada, gordura trans, refrigerantes, energéticos, arroz branco, doces e bolos, biscoitos, batata e pão branco.[11]

Dessa maneira, conclui-se que algumas alterações sobre hábitos e padrões alimentares, associadas com a introdução de alguns nutrientes, têm baixo custo e podem ter efeito benéfico sobre diferentes fatores de risco cardiovascular, com todas as suas consequências.

Comentários dos autores/*hot points*

- Alguns hábitos alimentares são protetores para a doença cardiovascular.
- A dieta variável tem sido questionada nos últimos anos.
- A ingestão de flavonoides parece conferir proteção cardiovascular.
- Não tomar café da manhã e o hábito de jantar tarde, antes de dormir, estão associados com doença cardiovascular.
- O consumo de grãos e cereais, legumes, frutos do mar, azeite de oliva, feijão e iogurte deve ser estimulado.
- O consumo de carne processada, gordura trans, refrigerantes, energéticos, arroz branco, doces e bolos, biscoitos, batata e pão branco deve ser desestimulado.

Referências bibliográficas

1. Fortes JVS, Barbosa e Silva MG, Baldez TE, et al. Mortality risk after cardiac surgery: application of inscor in a university hospital in Brazil's Northeast. Braz J Cardiovasc Surg. 2016;31:396-9.
2. Santos CA, Oliveira MA, Brandi AC, et al. Risk factors for mortality of patients undergoing coronary artery bypass graft surgery. Rev Bras Cir Cardiovasc. 2014;29:513-20.
3. de Oliveira Otto MC, Anderson CAM, Dearborn JL, et al. Dietary diversity: implications for obesity prevention in adult populations. Circulation. 2018;138:160-8.
4. Sørensen LB, Møller P, Flint A, et al. Effect of sensory perception of foods on appetite and food intake: a review of studies on humans. Int J Obes Relat Metab Disord. 2003;27:1152-66.

5. Mozaffarian D, Wu JHY. Flavonoids, dairy foods, and cardiovascular and metabolic health. a review of emerging biologic pathways. Circ Res. 2018;369-84.

6. Corti R, Flammer AJ, Hollenberg NK, et al. Cocoa and cardiovascular health. Circulation. 2009;119:1433-41.

7. Huang H, Chen G, Liao D, et al. Effects of berries consumption on cardiovascular risk factors: a meta-analysis with trial sequential analysis of randomized controlled trials. Sci Rep. 2016;6:23625.

8. St-Onge MP, Ard J, Baskin ML, et al. American Heart Association Obesity Committee of the Council on Lifestyle and Cardiometabolic Health; Council on Cardiovascular Disease in the Young; Council on Clinical Cardiology; and Stroke Council. Meal timing and frequency: implications for cardiovascular disease prevention: a scientific statement from the American Heart Association. Circulation. 2017;135:96-121.

9. Berg C, Lappas G, Wolk A, et al. Eating patterns and portion size associated with obesity in a Swedish population. Appetite 2009;52:21-6.

10. Wang JB, Patterson RE, Ang A, et al. Timing of energy intake during the day is associated with the risk of obesity in adults. J Hum Nutr Diet. 2014;27(suppl 2):255-62.

11. Mozaffarian D. Dietary and policy priorities for cardiovascular disease, diabetes, and obesity: a comprehensive review. Circulation. 2016;133:187-225.

Capítulo 124

Há espaço para ômega-3?

• Ana Paula Mena Lousada • Karina Nogueira Dias Secco • Katashi Okoshi

Os ácidos graxos poli-insaturados

Ômega-3 e ômega-6 são subtipos de ácidos graxos poli-insaturados essenciais ao funcionamento do organismo, pois são componentes estruturais importantes das membranas fosfolipídicas de vários tecidos, especialmente na retina, cérebro e espermatozoides.[1]

Os ácidos graxos ômega-3 mais importantes clinicamente são o ácido α-linolênico (ALA-C18:3), encontrados na chia, nozes, linhaça, e seus derivados ácido eicosapentaenoico (EPA–C20:5) e ácido docosahexaenoico (DHA-C22:6), encontrado em peixes, principalmente aqueles de águas marinhas profundas como sardinha, salmão, atum, arenque etc. O ácido α-linolênico (ALA-C18:3) é um precursor e precisa ser convertido em ácido eicosapentaenoico (EPA–C20:5) e ácido docosahexaenoico (DHA-C22:6), que são as formas biodisponíveis. A conversão de ALA é baixa, sendo que pouca parcela do que se ingere acaba sendo biodisponível.[2]

Já os ácidos graxos ômega-6 são representados pelo ácido araquidônico (AA-C20:4) e ácido linoleico (LA–C18:2) presente em óleos vegetais como óleo de girassol, algodão, milho e soja.[2,3] Os ácidos graxos derivados de ômega-6 tem efeitos pró-inflamatórios, aumentando a agregação plaquetária e a vasoconstrição. Ao passo que, derivados ômega-3 inibem esse efeito deletério.[4] Com a industrialização e processamento dos alimentos, houve um desbalanço na relação consumo ômega-6 e ômega-3, predominando o consumo de óleos vegetais ricos em ômega-6 e efeitos pró inflamatórios no organismo.[2]

Suplementação dietética

Quando se trata de suplementação dietética de ômega-3, os resultados dos estudos são um tanto quanto controversos. Muito se tem discutido na literatura sobre o benefício da suplementação farmacológica desses derivados, devido ao aumento do consumo desses suplementos pela população.

Suplementação farmacológica

Estudos iniciais revelaram impacto na administração sintética de ômega-3 na diminuição do risco cardiovascular, sobretudo de doença coronariana. O seu papel na prevenção de doença cardiovascular foi com base em alguns estudos de coorte e pequeno número de ensaios clínicos. Houve uma tendência mundial de suplementação de EPA e DHA como prevenção de doença cardiovascular. No entanto, ao longo dos anos, surgiram metanálises e ensaios clínicos randomizados que mostram controvérsias no impacto na mortalidade e no risco cardiovascular, e o resultado é dependente da dose administrada.[5-7]

Efeitos benéficos do ômega-3

Ao longo dos anos, observou-se que o ômega-3 apresenta alguns efeitos clínicos, bastante citados na literatura, que fomentaram esses estudos. Como p. ex., em relação à pressão arterial, o ômega-3, reduz discretamente os níveis pressóricos de maneira dose dependente, porém, devido a necessidade de altas doses (> 3 g/dia) e a melhor eficácia de outras medicações anti-hipertensivas disponíveis atualmente, o seu uso como agente hipotensor é bastante limitado.[8]

É bem estabelecido na literatura, que em altas doses (> 4 g/dia), o ômega-3 atua na prevenção da obesidade, na redução de proteína C reativa e de triglicerídeos e eleva discretamente os níveis de HDL.[4,5] Os mecanismos fisiopatológicos decorrem da diminuição da atividade inflamatória, da diminuição da disfunção endotelial e da agregação plaquetária e potencialização do efeito vasodilatador induzido pelo óxido nítrico.[4,8]

Para indivíduos saudáveis, é recomendado a ingestão de, pelo menos, duas porções por semana de peixes e seus derivados para prevenção primária de eventos cardiovasculares. Para indivíduos de alto risco cardiovascular, recomenda-se a ingestão de peixe equivalente a 500 mg de EPA e DHA para prevenção primária e secundária de eventos cardiovasculares fatais.[4]

Estudos recentes

Um ensaio clínico randomizado publicado em 2019, o VITAL Trial, avaliou o efeito da suplementação de ômega-3, na dose de 1 g/dia, como prevenção primária de doença cardiovascular e câncer. Randomizou-se 25.871 pacientes, entre homens com mais de 50 anos de idade e mulheres com mais de 55 anos de idade. Durante seguimento de 5,3 anos, não houve diferença estatística entre eventos cardiovasculares maiores, como infarto agudo do miocárdio, AVC isquêmico, morte cardiovascular (p = 0,24; IC 95%) e incidência de câncer invasivo (p = 0,56; IC 95%).[9]

O REDUCE-IT *trial*,[6] ensaio clínico randomizado, comparou o ácido eicosapentaenoico (EPA–C20:5) na dose de 2 gramas de 12/12 horas, associado a dieta, totalizando 4 gramas ao dia, com placebo. Foram randomizados 8.179 pacientes, sendo 70,7% portadores de doença cardiovascular estabelecida e 29,3% pacientes diabéticos com fator de risco adicional. Todos os pacientes estavam em uso de estatina. Em um seguimento de 4,9 anos, houve queda de 18%, em 1 ano, no valor dos triglicérides nos pacientes do grupo EPA, comparados a 2,2% no grupo placebo (p < 0,001). Morte cardiovascular, evento isquêmico coronariano ou acidente vascular encefálico foram estatisticamente menores no grupo que recebeu EPA 2 gramas de 12/12 horas (*hazard ratio* 0,75; IC 95%; p < 0,001; NNT: 21) comparados ao placebo. Esse estudo mostrou que pacientes, portadores de doença cardiovascular ou diabéticos, com fator de risco adicional, que utilizaram EPA, na dose de 4 g/dia, tiveram menor incidência de eventos cardiovasculares ou morte de causa cardiovascular, independentemente do valor absoluto dos triglicérides, o que sugere que o efeito benéfico do EPA vai além de sua ação metabólica, mas, decorre de sua ação anti-inflamatória e estabilizadora de membrana. É importante ressaltar que esse benefício se deu com o uso exclusivo do EPA e não deve ser generalizado para outras preparações de ômega-3, que sabidamente não mostram benefícios clínicos.

Tendo em vista a grande heterogeneidade dos estudos, recentemente foi publicado uma metanálise[7] incluindo 40 estudos, com doses variando de 440 mg/dia a 5.500 mg/dia, totalizando 5 estudos (n = 8.036) com doses < 800 mg/dia, 10 estudos (n = 94.936) com doses entre 800 a 1.200 mg/dia e 20 estudos (n = 32.295) com doses > 1.200 mg/dia. A conclusão mostrou que a suplementação de EPA e DHA foi associado a redução de risco de doença coronariana e infarto agudo do miocárdio. Entretanto, a redução foi maior sobretudo em doses acima de 1.000 mg/dia e é mais significativa nos pacientes de alto risco cardiovascular. Um dado adicional da metanálise é que para se atingir esse efeito positivo, precisa-se de um grande número de pacientes para que um único paciente tenha benefício em redução de risco cardiovascular (NNT > 150).

Outra metanálise que sugeriu que a suplementação de ômega-3 pode prevenir morte por doença arterial coronariana, em pacientes com diagnóstico recente de infarto agudo do miocárdio. Nesses casos, segundo a Sociedade Americana de Cardiologia (AHA), a recomendação de suplementação de ômega-3 tem grau de recomendação IIa.[10] A Sociedade Brasileira de Cardiologia (SBC) mantém a orientação de suplementação de ômega-3 apenas como prevenção secundária em doentes com doença arterial coronariana (grau de recomendação IIa e nível de evidência A).

Efeitos colaterais

Vale atentar para o fato de que os estudos que mostraram benefícios do ômega-3 utilizaram altas doses deste ácido graxo, que só podem ser obtidas por meio de suplementação. Em 2002, a Food and Drug Administration (FDA) publicou algumas particularidades em relação à suplementação de ômega-3 em altas doses (> 3 g/dia) pelos possíveis efeitos no descontrole glicêmico de pacientes diabéticos, tendência a sangramentos em alguns indivíduos e no aumento de LDL.[11] Uma recente revisão sistemática e metanálise de ensaios clínicos randomizados publicada, em outubro de 2021, avaliou se a suplementação de ômega-3 está associada a um risco aumentado de fibrilação atrial (FA) em comparação com o placebo. Foram incluídos sete estudos com 81.210

pacientes, sendo que 58.939 (72,6%) foram inscritos em ensaios que testam ≤ 1 grama por dia, e 22.271 (27,4%), em ensaios que testam > 1 grama por dia (g/d), de ácidos graxos ômega-3. Concluiu-se que o uso de suplementos de ômega-3 foi associado a um risco aumentado de FA (n = 2.905; HR 1,25, IC de 95%, 1,07-1,46, P = 0,013). Em análises estratificadas por dose, o HR foi maior no grupo que recebeu > 1 g/d (HR 1,49, IC 95% 1,04-2,15, P = 0,042) em comparação com aqueles de ≤ 1 g/d (HR 1,12, IC 95% 1,03-1,22, p = 0,024, P para interação < 0,001) um risco que deve ser considerado ao se prescrever suplementação de ômega-3.[12]

Apesar de ter sido considerado como seguro pela FDA, estudos descrevem como principais efeitos colaterais para a ingestão de > 3 g/dia de ômega-3: intolerância gastrointestinal, elevação dos níveis de LDL (observado principalmente em paciente com hipertrigliceridemia), além do referido sabor residual de peixe na boca, que muitas vezes leva à descontinuidade do uso do suplemento.[8]

Portanto, a suplementação de ômega-3 e a dosagem recomendada ainda é discutível na literatura, com estudos recentes sugerindo benefício como prevenção secundária de doença cardiovascular com doses acima de 1.000 mg/dia em doentes com doença aterosclerótica manifesta ou de alto risco cardiovascular. Para prevenção primária, seu efeito é discutível e associado a altas doses de suplementação (há poucos dados na literatura de grandes estudos para prevenção primária, pois a maioria dos estudos é em população de alto risco e prevenção secundária). Por outro lado, está bem estabelecido o papel do ômega-3, na dose de 4 a 10 g/dia, na redução dos níveis séricos de triglicerídeo e de proteína C reativa (sem impacto na mortalidade e desfecho cardiovascular). A orientação dietética de consumo de ômega-3 em alimentos ricos dessas substâncias se mantém indiscutível sob o ponto de vista de cardioproteção.

Comentários dos autores/*hot points*

- Para indivíduos saudáveis, é recomendado a ingestão de, pelo menos, duas porções por semana de peixes e seus derivados para prevenção primária de eventos cardiovasculares.
- Para indivíduos de alto risco cardiovascular, recomenda-se a ingestão de peixe equivalente a 500 mg de EPA e DHA para prevenção primária e secundária de eventos cardiovasculares fatais.
- Está bem estabelecido o papel do ômega-3, na dose de 4 a 10 g/dia, na redução dos níveis séricos de triglicerídeo e de proteína C reativa (sem impacto na mortalidade e desfecho cardiovascular).
- A Sociedade Brasileira de Cardiologia mantém a orientação de suplementação de ômega-3 apenas como prevenção secundária em doentes com doença arterial coronariana (grau de recomendação IIa e nível de evidência A).
- A suplementação de ômega-3 deve ser individualizada, levando em consideração o risco cardiovascular, a presença de doença aterosclerótica manifesta e o perfil metabólico e dietético do paciente.
- Os efeitos adversos descritos são: intolerância gastrointestinal, maior risco de indução de fibrilação atrial, elevação dos níveis de LDL (observado principalmente em paciente com hipertrigliceridemia), além de sabor residual de peixe na boca.

Referências bibliográficas

1. Simopoulos AP. Symposium: role of poultry products in enriching the human diet with N-3PUFA: human requirement for N-3 polyunsaturated fatty acids. Poult Sci. 2000;79:961-70.
2. Braunwald E, Bonow RO, Mann DL, Zipes DP, Libby P. Tratado de Doenças Cardiovasculares. Elsevier, 9ª edição, 2013:p.1009,1010, 1021, 2013.
3. Novello D, Franceschini P, Quintiliano DA. A importância dos ácidos graxos ω-3 e ω-6 para a prevenção de doenças e na saúde humana. Salus, Guarapuava. 2008;2(1):p.80.
4. Faludi AA, Izar COM, Saraiva JFK, et al. Atualização da Diretriz Brasileira de Dislipidemias e Prevenção da Aterosclerose. Arq Bras Cardiol. 2017;109(2 supl)1:1-76.
5. Calder PC, Deckelbaum RJ. Omega-3 fatty acids and cardiovascular outcomes: an update. Curr Opin Clin Nutr Metab Care. 2019;22:97-102.
6. Bhatt DL, Steg PG, Miller M, Brinton EA, et al. Cardiovascular Risk Reduction with Icosapent Ethyl for Hypertriglyceridemia. N Engl J Med. 2019;380(1):11-22.
7. Bernasconi AA, Wiest MM, Lavie CJ, Milani RV, Laukkanen JA. Effect of Omega-3 Dosage on Cardiovascular Outcomes: An Updated Meta-Analysis and Meta-Regression of Interventional Trials. Mayo Clin Proc. 2021;96(2):304-313.
8. Kris-Etherton P, Harris WS, Appel LJ. Fish consumption, fish oil, omega-3 fatty acids, and cardiovascular disease. Circulation. 2002;106:2747-57.
9. The VITAL Trial Investigators. Marine n–3 fatty acids and prevention of cardiovascular disease and cancer. N Engl J Med. 2019;380:23-32.
10. Stone NJ, Robinson JG, Lichtenstein AH, et al. Guideline on the treatment of blood cholesterol to reduce atherosclerotic

cardiovascular risk in adults. A report of the American College of Cardiology/American Heart Association Task Force on Practice Guidelines. Circulation. 2014;129(Suppl 2):S1-S45.

11. Office of Nutritional Products, Labeling, and Dietary Supplements, Center for Food Safety and Applied Nutrition, US Food and Drug Administration. Letter responding to a request to reconsider the qualified claim for a dietary supplement health claim for omega-3 fatty acids and coronary heart disease. Docket No. 91N-0103. February 8, 2002. Available at: http:// www.cfsan.fda.gov/~dms/ds-ltr28.html.

12. Gencer B, Djousse L, Al-Ramady OT, Cook NR, Manson JE, Albert CM. Gencer B, Djousse L, Al-Ramady OT, Cook NR, Manson JE, Albert CM. Circulation 6 Oct 2021. https://doi.org/10.1161/CIRCULATIONAHA.121.055654.

Capítulo 125

Como orientar o consumo de sódio e potássio em pacientes com insuficiência cardíaca?

• Marina Politi Okoshi • Amanda Gomes Pereira • Bertha Furlan Polegato

Como orientar o consumo de sódio

A insuficiência cardíaca (IC) é uma síndrome clínica complexa, na qual o coração é incapaz de bombear sangue de acordo com as necessidades do organismo, ou somente pode fazê-lo com elevada pressão de enchimento ventricular. Pode ser em decorrência de defeitos estruturais e/ou funcionais do miocárdio, que resultam em sinais e sintomas de baixo débito cardíaco e/ou congestão pulmonar ou sistêmica, em repouso ou aos esforços.[1]

Um importante mecanismo envolvido na fisiopatologia da insuficiência cardíaca é a ativação neuro-hormonal sistêmica, caracterizada, principalmente, pelo aumento da atividade do sistema nervoso simpático e do sistema renina-angiotensina-aldosterona.[1] Quando excessivamente ativados, esses sistemas causam efeitos deletérios no próprio coração e em diversos órgãos e sistemas. Nos túbulos renais, induzem aumento da reabsorção de água e sódio, o que predispõe a hipervolemia com congestão venosa sistêmica e pulmonar, e aumento do risco de descompensação da insuficiência cardíaca e hospitalização.[2,3] Outros neuro-hormônios como a vasopressina e os peptídeos natriuréticos também atuam na reabsorção de sódio e água pelos rins.[1]

Tanto em condições fisiológicas como patológicas, a ingestão de sódio está associada a retenção de volume.[3] Portanto, há muito tempo, profissionais envolvidos no cuidado da insuficiência cardíaca consideraram que a restrição de sódio seria benéfica e, portanto, deveria ser preconizada para tratamento e prevenção de congestão. Entretanto, esse conceito teve origem em observações clínicas mais antigas, quando ainda não era realizado bloqueio adequado dos sistemas neuro-hormonais acima descritos. Até o momento, nenhum estudo avaliou de modo sistemático e controlado os efeitos da restrição de sódio na ativação neuro-hormonal e em desfechos clínicos de pacientes tratados com todo o arsenal farmacoterápico atualmente disponível.[4] Além disso, os poucos estudos publicados analisaram, em sua maioria, pacientes brancos. Considerando-se as diferenças na fisiopatologia cardiovascular e renal entre raças, os efeitos da restrição de sódio em pacientes não brancos não podem ser extrapolados daqueles obtidos em outras populações.[2,3]

Em recente metanálise, Mahtani et al.[4] identificaram apenas nove estudos randomizados e controlados, totalizando 479 participantes, que avaliaram os efeitos da redução da ingestão de sódio na insuficiência cardíaca. Os autores não observaram benefícios clínicos em pacientes hospitalizados e verificaram apenas limitada evidência de melhora naqueles tratados ambulatorialmente. Além da falta de evidência clara sobre efeitos benéficos, estudos clínicos de pequeno porte sugeriram que menor ingestão de sódio está associada à piora do perfil neuro-hormonal na insuficiência cardíaca com fração reduzida.[2]

Portanto, conforme salientado na Diretriz Americana para o Tratamento da Insuficiência Cardíaca (2013 ACCF/AHA *guideline for the management of heart failure*),[2] a falta de estudos adequados dificulta recomendações para a ingestão diária de sódio ou se essa deve variar de acordo com características específicas como o tipo da insuficiência cardíaca (fração de ejeção preservada *vs*. reduzida), gravidade da doença, presença de comorbidades, idade e raça.

A última Diretriz Brasileira de Insuficiência Cardíaca Crônica e Aguda foi publicada em 2018.[1] Nela, os autores consideram que, devido ao fato da restrição da ingestão de sal ter diminuído sintomas congestivos e reinternações na insuficiência cardíaca avançada, deve-se recomendar que pacientes com insuficiência cardíaca crônica evitem ingestão excessiva de sódio (acima de 7 g de cloreto de sódio ao dia). Nesse caso, é importante conhecer alimentos que são naturalmente ricos em sódio (Quadro 125.1).

Quadro 125.1: Alimentos ricos em sódio

- Carnes processadas e embutidos como salsicha, salame, mortadela, presunto
- Defumados e peixes enlatados como sardinha e atum
- Queijos como parmesão, cheddar, roquefort, provolone
- Produtos industrializados prontos para o consumo como salgadinhos, bolachas, bolos, sopas
- Temperos prontos

Fonte: Autoria própria.

O sal de cozinha é a fonte habitual de sal. Cada g de sal contém 0,4 g de sódio. O Ministério da Saúde recomenda que pessoas saudáveis devam limitar sua ingestão de sal a 5 g/dia, ou 2 g/dia de sódio, para evitar doenças cardiovasculares como a hipertensão arterial sistêmica. A ingestão habitual de sal do brasileiro é de 10 g. Nos Estados Unidos, essa varia entre 8,5 g e 9,25 g ao dia.[3]

Uma vez que a dieta hipossódica é pouco palatável, sua indicação pode ter repercussões clínicas consideráveis sobre o estado nutricional e o desenvolvimento de caquexia e desnutrição. A caquexia é complicação frequente da insuficiência cardíaca avançada e tem implicações prognósticas, uma vez que constitui importante fator preditivo de redução da sobrevida, independentemente da classe funcional, fração de ejeção, e idade.[5] Um pequeno estudo mostrou que a restrição da ingestão de sódio para alvo inferior a 2 g/dia por uma semana resultou em diminuição da ingestão calórica de aproximadamente 20%.[6]

Considerando o sacrifício que a restrição da ingestão de sal pode impor aos pacientes, é importante esclarecer seus efeitos em diferentes aspectos da doença, incluindo a qualidade de vida. Na prática clínica, os pacientes devem ser orientados a não utilizar saleiro à mesa, evitando assim consumo acima do recomendado. Restrição mais severa de sódio deve ser individualizada.[7] Espera-se que os estudos em andamento em pacientes com insuficiência cardíaca estável (NCT02012179) ou após alta hospitalar (NCT02148679 e NCT02467296) possam esclarecer o assunto.

Como orientar o consumo de potássio

Potássio é o cátion mais abundante do corpo humano; 98% do pool corporal total encontra-se no compartimento intracelular e somente 2% no extracelular.[8] A manutenção da homeostasia normal do potássio e seu balanço apropriado entre membranas são essenciais para as funções celulares. O conteúdo de potássio e sua distribuição entre compartimentos corporais dependem da ingestão, dos sistemas neuro-hormonais, do equilíbrio ácido-básico e, principalmente, da função renal.[8] Concentrações séricas anormais de potássio são incomuns na população geral.

Pacientes com insuficiência cardíaca estão sujeitos a variações na concentração sérica de potássio devido ao uso de medicações que interferem em sua homeostasia. Medicamentos comumente utilizados no tratamento da doença como os inibidores do sistema renina-angiotensina-aldosterona (SRAA), incluindo inibidores da enzima conversora de angiotensina (IECA), bloqueadores dos receptores da angiotensina (BRA) e antagonistas dos receptores da aldosterona, betabloqueadores e diuréticos poupadores de potássio podem aumentar a reabsorção renal de potássio e elevar sua concentração sérica.[9] Por outro lado, diuréticos de alça e tiazídicos, largamente utilizados para alívio da congestão, aumentam a excreção de potássio pelo rim.[9]

Como o potássio tem importante função na repolarização celular tanto a hipo como a hipercalemia pode induzir arritmias cardíacas, principalmente quando há tratamento concomitante com digital ou fármacos antiarrítmicos ou quando outras anormalidades de eletrólitos como cálcio e magnésio ou distúrbios do equilíbrio ácido-básico estão presentes.[8]

Distúrbios da concentração do potássio estão associados a pior evolução clínica. Estudo recente mostrou que mesmo concentrações séricas que se encontram dentro dos extremos dos limites da normalidade já se associam com aumento no risco de morte na insuficiência cardíaca aguda.[10] A hipercalemia pode ser bem tolerada e quando induzida por antagonistas dos receptores da aldosterona, parece melhorar a sobrevida desde que cuidadosamente monitorizada.[10]

De acordo com dados americanos, a ingestão média de potássio varia entre 2,4 a 3,2 mg/dia.[8] Devido à relação inversa entre ingestão de potássio e pressão arterial sistêmica, o Institute of Medicine (US) recomenda ingestão de 4,7 g/dia, o que equivale a 120 mmol/dia.[8] Esse valor é compatível com o fornecido pela dieta DASH (*dietary approaches to stop hypertension*), uma dieta rica em frutas, vegetais e cálcio, planejada para reduzir a hipertensão arterial. Em pessoas saudáveis, o excesso de potássio ingerido é facilmente excretado pelos rins. Entretanto, em pacientes com doença renal avançada, como a excreção de potássio é prejudicada, recomenda-se ingestão inferior a 4,7 g/dia para evitar hipercalemia.[8]

Tratamento da hipocalemia

Na insuficiência cardíaca, ainda há dúvida se o valor alvo para a concentração sérica de potássio deve ser maior que 3,5 ou 4,0 mmol/L. A concentração deve ser rigorosamente monitorizada, principalmente se estiver inferior a 3,0 mmol/L. Quando diuréticos são prescritos, quanto maior sua dose e tempo de ação, maior a probabilidade de ocorrer hipocalemia. Portanto, pacientes com tendência a esse distúrbio devem ser tratados com a menor dose de diurético possível e receber dieta rica em potássio (ver Tabela 125.1 para alimentos ricos em potássio). Se essas estratégias não forem efetivas, suplementação oral com cloreto de potássio ou fármacos poupadores de potássio como a amilorida ou o trianterenо devem ser prescritos. A suplementação com cloreto de potássio pode ser iniciada na dose de 20 a 60 mmol/dia. IECA, BRA ou antagonistas da aldosterona, que têm indicações precisas no tratamento da insuficiência cardíaca, também auxiliam no tratamento da hipocalemia.[8]

Tratamento da hipercalemia

O tratamento a longo prazo da hipercalemia inclui um quelante de potássio e/ou diuréticos que levem à perda do potássio corporal. Entretanto, a opção preferida é a suspensão ou redução da dose de fármacos relacionados à hipercalemia. Dois novos agentes quelantes de potássio encontram-se em fase de estudos clínicos. Pacientes em risco para hipercalemia ou com potássio sérico acima de 5,0 mmol/L devem ser aconselhados a evitar alimentos ricos em potássio e o consumo de substitutos de sal que contenham potássio, popularmente conhecidos como sal *light*.[9]

Comentários dos autores/*hot points*

- Tanto em condições fisiológicas como patológicas, a ingestão de sódio está associada a retenção de volume.
- A última Diretriz Brasileira de Insuficiência Cardíaca Crônica e Aguda foi publicada em 2018, deve-se recomendar que pacientes com insuficiência cardíaca crônica evitem ingestão excessiva de sódio (acima de 7 g de cloreto de sódio ao dia).
- A restrição da ingestão de sal impõe sacrifícios aos pacientes, portanto é importante considerar seus efeitos em diferentes aspectos da doença, incluindo a qualidade de vida.
- Na prática clínica, os pacientes devem ser orientados a não utilizar saleiro à mesa, evitando assim consumo acima do recomendado. Restrição mais severa de sódio deve ser individualizada.
- Pacientes com insuficiência cardíaca estão sujeitos a variações na concentração sérica de potássio devido ao uso de medicações que interferem em sua homeostasia.
- Como o potássio tem importante função na repolarização celular tanto a hipo como a hipercalemia pode induzir arritmias cardíacas
- A dieta DASH (*dietary approaches to stop hypertension*), uma dieta rica em frutas, vegetais e cálcio, planejada para reduzir a hipertensão arterial fornece quantidade recomendada de potássio.

Tabela 125.1: Quantidade de potássio (mg) por 100 g de alimento	
Banana nanica	376
Morango	184
Melão	236
Maracujá	338
Merluza	364
Salmão	518
Sardinha	536
Carne bovina	386
Filé de frango	408
Leite em pó	1.556
Couve	403
Alface	349
Cenoura	315
Beterraba	375
Castanha do Brasil	651
Feijão	265
Extrato de tomate	680

Fonte: Tabela Brasileira de Composição de Alimentos, 2011.

Referências bibliográficas

1. Comitê Coordenador da Diretriz de Insuficiência Cardíaca. Diretriz Brasileira de Insuficiência Cardíaca Crônica e Aguda. Arq Bras Cardiol. 2018;111:436-539.
2. Yancy CW, Jessup M, Bozkurt B, et al. 2013 ACCF/AHA Guideline for the Management of Heart Failure: Executive summary: A report of the American College of Cardiology Foundation/American Heart Association task force on practice guidelines. Circulation. 2013;128:1810-52.
3. Yancy CW. Sodium restriction in heart failure: Too much uncertainty-do the trials. JAMA Intern Med. 2018;178:1700-1.
4. Mahtani KR, Heneghan C, Onakpoya I, et al. Reduced salt intake for heart failure: A systematic review. JAMA Intern Med. 2018;178:1693-700.
5. Okoshi MP, Capalbo RV, Romeiro FG, et al. Cardiac cachexia: Perspectives for prevention and treatment. Arq Bras Cardio.l 2017;108:74-80.
6. Vest AR, Chan M, Deswal A, et al. Nutrition, obesity, and cachexia in patients with heart failure: A consensus statement from the Heart Failure Society of America Scientific Statements Committee. J Card Fail. 2019;in press.
7. DiNicolantonio JJ, Chatterjee S, O'Keefe JH. Dietary salt restriction in heart failure: Where is the evidence? Prog Cardiovasc Dis. 2016;58:401-6.
8. Kovesdy CP, Appel LJ, Grams ME, et al. Potassium homeostasis in health and disease: A scientific workshop cosponsored by the National Kidney Foundation and the American Society of Hypertension. J Am Soc Hypertens. 2017;11:783-800.
9. DeFilippis EM, Desai AS. Treatment of hyperkalemia in heart failure. Curr Heart Fail Rep. 2017;14:266-74.
10. Aldahl M, Jensen AC, Davidsen L, et al. Associations of serum potassium levels with mortality in chronic heart failure patients. Eur Heart J. 2017;38:2890-6.

Capítulo 126

Como escolher a via de alimentação e melhorar a recuperação após o acidente vascular cerebral?

• Juli Thomaz de Souza • Rodrigo Bazan

O acidente vascular cerebral (AVC) é definido como síndrome neurológica com rápido desenvolvimento de sinais clínicos de distúrbios focais com apresentação de sintomas com duração de mais de 24 horas, caracterizado pela interrupção sanguínea no cérebro causada tanto pela oclusão de uma artéria cerebral quanto pela sua ruptura levando a extravasamento sanguíneo no encéfalo. É um importante problema de saúde pública, sendo a segunda causa de morte no Brasil e no mundo.[1]

Para escolha da melhor via de alimentação do paciente é necessário observar alguns aspectos nos primeiros momentos após o AVC, como: presença de disartria, afasia, paralisia facial, diminuição do nível de consciência, comprometimento cognitivo, gravidade do AVC e principalmente, a presença de disfagia.

A disfagia orofaríngea após AVC tem uma alta incidência na fase aguda da doença, aproximadamente 50%-91% dos casos e está intimamente associada ao aparecimento de pneumonia aspirativa nesses pacientes, aumentando assim, o risco de mortalidade, maior grau de dependência e tempo de internação hospitalar.[2]

É recomendado que a triagem para a disfagia seja realizada em todos os pacientes com AVC o mais rápido possível e antes da ingestão oral. O diagnóstico pode ser feito inicialmente pelo teste de ingestão de água e/ou teste de múltiplas consistências.[3-5]

Os pacientes que apresentarem falha na triagem ou sinais de disfagia (tosse, voz molhada, resíduo alimentar na boca, asfixia e/ou pneumonia) devem ser submetidos a avaliação completa da função da deglutição por profissional treinado no intuito de verificar o grau da disfunção na deglutição. Essa avaliação pode ser feita por meio da avaliação clínica da biomecânica da deglutição realizada por fonoaudiólogo e/ou aplicação de instrumentos de avaliação, como o exame videofluoroscópico (VFS) e avaliação endoscópica da deglutição por fibroscopia (FEES).[5]

Após realização do exame específico, é possível detectar qual a via mais adequada ao paciente. Caso a via oral seja viável, deve-se levar em consideração a consistência mais segura. Dietas com textura modificada e líquidos espessados podem ser recomendados e existem evidências de que o risco de aspiração pode ser reduzido quando existe o aumento da viscosidade dos líquidos. Assim, é possível sugerir consistência de líquidos, néctar, mel e pudim.

Após os testes para detecção da disfagia, na impossibilidade de utilização da via oral, mesmo com a alteração da consistência, é recomendada alimentação enteral precoce (até 72 horas após o AVC) por sonda nasoenteral (SNE). Os pacientes devem ser reavaliados por fonoaudiólogo periodicamente durante internação para verificar se houve melhora do quadro de disfagia e se existe a possibilidade de evolução da via de alimentação para oral.[5]

Caso o paciente necessite da via alternativa de alimentação por um período maior que 28 dias, existe a indicação de gastrostomia endoscópica percutânea no intuito de reduzir os riscos de complicações geradas pelo uso prolongado de SNE.[5]

Estratégias para melhorar a recuperação

O acidente vascular cerebral (AVC) é uma das principais causas de incapacidade na vida adulta. O primeiro passo para evitar ou minimizar as sequelas após o evento é o reconhecimento dos sintomas e rápido encaminhamento ao hospital para que o paciente consiga receber, em tempo hábil, o tratamento mais adequado à sua situação.

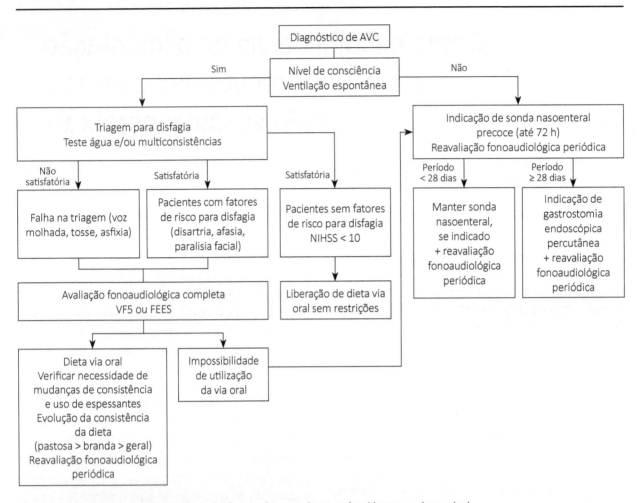

Figura 126.1: Fluxograma da indicação da via de alimentação em pacientes após acidente vascular cerebral.

Nos casos de AVC isquêmico, o tempo é fundamental para o que o indivíduo receba o tratamento de reperfusão cerebral (trombólise e/ou trombectomia mecânica). O paciente que recebe esse tratamento tem melhores resultados ao longo do tempo, como menores taxas de incapacidade funcional e redução da área de lesão isquêmica.[6,7]

O segundo passo para o sucesso na recuperação do paciente é o início precoce da reabilitação. Em ambiente hospitalar que tenha equipe interdisciplinar treinada em atendimento ao AVC, a reabilitação deve ser iniciada após as primeiras 24 horas do ictus e a intensidade deve ser proporcional ao benefício e tolerância previstos a cada indivíduo. O acompanhamento deve ser realizado durante toda internação e após a alta o paciente deve ser acompanhado para que sejam evitadas algumas complicações como, aparecimento de lesão por pressão, espasticidade, trombose venosa profunda, hemiplegia, ombro doloroso e quedas eventuais.[8]

Outro ponto importante a ser tratado após o AVC, além da reabilitação é a questão nutricional. Em geral, o indivíduo que desenvolve o AVC pela primeira vez é hígido até o momento do evento e provavelmente portador de alguns fatores de risco (hipertensão, diabetes, dislipidemia, sedentarismo, abuso de álcool e cigarro) e esses fatores podem estar diretamente ligados a hábitos alimentares inadequados durante a vida.[9] Após o ictus os indivíduos são propensos à desnutrição e desidratação, principalmente devido à disfagia. Levando em consideração a importância do monitoramento adequado é recomendado que seja realizada triagem nutricional nas primeiras 48 horas em todos os indivíduos que tiveram AVC.[10]

Após detecção do risco nutricional, o paciente deve ser avaliado por profissional nutricionista, um plano dietoterápico deve ser estipulado e o monitoramento deve ser realizado para evitar prejuízo nutricional durante internação e após alta. Independentemente da via alimentar escolhida, o indivíduo deverá receber o aporte energético-protéico adequado: 25 a 35 kcal/kg para pacientes que deambulam e 20 a 25 kcal/kg para aqueles restritos á cadeira ou leito, associado a 1,0 a 1,5 g de proteína/kg.[11]

Deve-se estar atento à deficiência de micronutrientes, como ferro, B12, folato, entre outros.[12] Os mesmos parâmetros são recomendados quando houver necessidade de suplementos nutricionais ou dieta enteral complementar para aqueles pacientes que estejam malnutridos e que não consigam atingir suas necessidades com ingestão de alimentos.[10]

Importante destacar que algumas comorbidades são comuns no cenário o pós-AVC como as citadas na Tabela 126.1.[12]

Tabela 126.1: Algumas comorbidades comuns no pós-AVC

Condição	Orientação para prevenção ou tratamento
Hipertensão	Dieta DASH ou do Mediterrâneo
Dislipidemia/hiperglicemia	Dieta do Mediterrâneo
Osteoporose	Vitamina D, cálcio
Sarcopenia Anemia	Dieta hiperproteica e rica em leucina Avaliar necessidade de Ferro, B12 e ácido fólico

Por fim, deve-se levar em consideração que o AVC tem uma grande taxa de recorrência, portanto, um trabalho interdisciplinar de prevenção de novos eventos é primordial para assegurar uma boa recuperação após o primeiro evento.[9]

Comentários dos autores/*hot points*

- É recomendado que a triagem para a disfagia seja realizada em todos os pacientes com AVC o mais rápido possível e antes da ingestão oral.
- O diagnóstico pode ser feito inicialmente pelo teste de ingestão de água e/ou teste de múltiplas consistências.
- Os pacientes que apresentarem falha na triagem ou sinais de disfagia devem ser avaliação completa da função da deglutição por profissional.
- Textura modificada e líquidos espessados podem ser recomendados e existem evidências de que o risco de aspiração pode ser reduzido quando existe o aumento da viscosidade dos líquidos.
- Caso não seja possível uso da via oral a dieta enteral deve ser iniciada nas primeiras 72 horas.
- Reabilitação com fisioterapia é sempre um ponto central na recuperação do paciente.
- A avaliação das necessidades energético-proteicas e carência de micronutrientes deve estar presente na alta do paciente.
- As recomendações de terapia nutricional específica para prevenção e manejo de comorbidades que comumente acompanham o paciente com AVC deve ser consideradas.

Referências bibliográficas

1. Brasil. Ministério da Saúde. Secretaria de Atenção à Saúde. Departamento de Atenção Especializada. Manual de rotinas para atenção ao AVC. Brasília: Ministério da Saúde, 2013.
2. Ribeiro PW, Cola PC, Gatto AR, da Silva RG, Luvizutto GJ, Braga GP et al. Relationship between Dysphagia, National Institutes of Health Stroke Scale Score, and Predictors of Pneumonia after Ischemic Stroke. J Stroke Cerebrovasc Dis. 2015 Sep;24(9):2088-94.
3. Osawa A, Maeshima S, Tanahashi N. Water-swallowing test: screening for aspiration in stroke patients. Cerebrovasc Dis. 2013;35(3):276-81.
4. Clavé P, Arreola V, Romea M, Medina L, Palomera E, Serra-Prat M. Accuracy of the volume-viscosity swallow test for clinical screening of oropharyngeal dysphagia and aspiration. Clin Nutr. 2008 Dec;27(6):806-15.
5. Burgos R, Bretón I, Cereda E, Desport JC, Dziewas R, Genton L et al. ESPEN guideline clinical nutrition in neurology. Clin Nutr. 2018;Feb;37(1):354-396.
6. Campbell BC. Thrombolysis and Thrombectomy for Acute Ischemic Stroke: Strengths and Synergies. Semin Thromb Hemost. 2017;43(2):185-190. DOI: 10.1055/s-0036-1585078.
7. National Institute of Neurological Disorders and Stroke rt-PA Stroke Study Group. Effect of Intravenous Recombinant Tissue Plasminogen Activator on Ischemic Stroke Lesion Size Measured by Computed Tomography. Stroke. 2000; 31:2912-2919. DOI: 10.1161/01.STR.31.12.2912.
8. Winstein CJ, Stein J, Arena R, Bates B, Cherney LR, Cramer SC et al. Guidelines for adult stroke rehabilitation and recovery: A guideline for healthcare professionals from the American Heart Association/American Stroke Association. Stroke. 2016 Jun;47(6):e98-e169. DOI: 10.1161/STR.0000000000000098.
9. O'Donnell M, Xavier D, Diener C, Sacco R, Lisheng L, Zhang H et al. INTERSTROKE investigators. Rationale and design of INTERSTROKE: a global case-control study of risk factors for stroke. Neuroepidemiology. 2010;35(1):36-44. DOI: 10.1159/000306058.
10. Burgos R, Bretón I, Cereda E, Desport JC, Dziewas R, Genton L et al. ESPEN guideline clinical nutrition in neurology. Clin Nutr. 2018 Feb;37(1):354-396. DOI: 10.1016/j.clnu.2017.09.003.
11. Gong L, Wang Y, Shi J. Enteral nutrition management in stroke patients: a narrative review. Ann Palliat Med 2021;10(10):11191-11202
12. Zielińska-Nowak E, Cichon N, Saluk-Bijak J, Bijak M, Miller E. Nutritional Supplements and Neuroprotective Diets and Their Potential Clinical Significance in Post-Stroke Rehabilitation. Nutrients. 2021;Aug 5;13(8):2704.

Seção 27

Osteoporose e Vitamina D

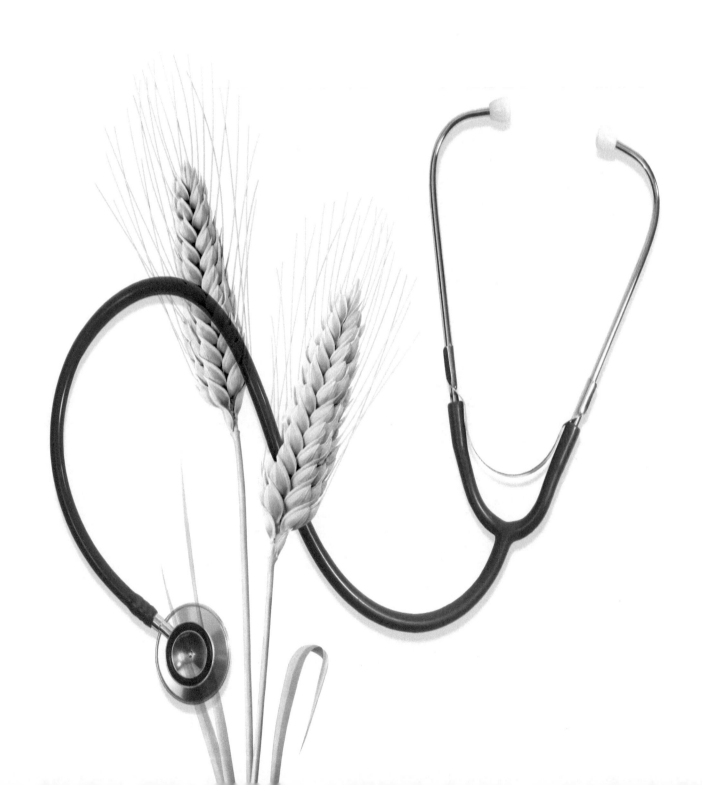

Síntese da Inteligência Didática

Osteoporose

Como investigar a osteoporose e interpretação da densitometria óssea

Idosos, pessoas com fraturas de fragilidade, perda de estatura, cifose torácica e aquelas com fatores de risco para osteoporose devem ser investigadas

A investigação ocorre com avaliação clínica, densitometria óssea duo energética de raios X (DXA), exames laboratoriais e RX coluna para pacientes com osteoporose diagnosticada ou suspeita de fraturas

A DXA é o exame padrão ouro para diagnóstico de osteoporose e os sítios estabelecidos para esse diagnóstico são coluna lombar (L1-L4) e quadril (fêmur total ou colo femoral)

Avaliação do perfil de cálcio e suplementação

O metabolismo do Ca^{2+} compreende um delicado equilíbrio entre processos bioquímicos e hormonais que ocorrem, principalmente, nos tecidos intestinal, renal e ósseo

A solicitação de um painel básico de exames, conhecido como "perfil do cálcio", pode auxiliar na detecção de alterações no equilíbrio do metabolismo do Ca^{2+}, evidenciando doenças subjacentes ou osteoporose secundária a outros distúrbios

Caso não seja possível atingir as necessidades diárias de cálcio pela alimentação, os suplementos são necessários. Os mais utilizados são o carbonato de cálcio e o citrato de cálcio

Deficiência de vitamina D e como tratar

As principais diretrizes da atualizada recomendam que o ponto de corte mínimo para concentrações séricas de 25(OH)-vitamina D seja 20 ng/mL

Algumas sociedades recomendam que para populações de risco esse valor seja acima de 30 ng/mL

A reposição de vitamina D é apenas indicada em casos de deficiência estabelecida

Os principais esquemas terapêuticos envolvem uso de doses de manutenção entre 1.000 e 2.000 UI/dia para concentrações séricas abaixo de 20 ng/mL

Vitamina D diária ou semanal?

As fontes de vitamina D incluem a dieta e a luz solar e, quando necessário, os suplementos devem ser utilizados

No Brasil, o colecalciferol é o suplemento mais utilizado

A frequência da suplementação de vitamina D é controversa, devendo-se considerar a população analisada e individualizar o intervalo da dose que promova melhor aderência em longo prazo

Concentrações séricas de 25(OH)D acima de 100 ng/mL associam-se a risco de toxicidade e hipercalcemia

Bifosfonados e biológicos. Quando e como prescrever?

Recomenda-se tratamento medicamentoso para pacientes com escore T (densitometria óssea) igual ou inferior a-2,5 desvios-padrão em coluna lombar, colo femoral, fêmur total ou radio 33%, além da história prévia de fratura por fragilidade

Quando não preenchidos os critérios acima, a indicação do tratamento deve ser com base na avaliação da probabilidade de fratura em 10 anos, de acordo com o FRAX Brasil e as recomendações do UK National Osteoporosis Guideline Group – NOGG

Os bisfosfonatos representam medicações de primeira linha no tratamento da osteoporose

Denosumabe poderia ser utilizado na falha, intolerância ou contraindicação aos bisfosfonatos orais e como primeira linha de tratamento em algumas situações específicas, como na disfunção renal

Capítulo 127

Osteoporose – quando e como deve ser investigada?

• Monise da Silva Pechutti • Fernanda Bolfi • Gláucia Maria Ferreira da Silva Mazeto

Definição

A osteoporose é caracterizada pela redução da resistência do esqueleto, devido à perda de massa óssea por alterações sofridas na microarquitetura, levando à maior risco de fraturas de baixo impacto.[1] Essas fraturas se associam com aumento da morbimortalidade nos acometidos, em especial os idosos, população na qual a incidência da doença aumenta.[1] No Brasil, estima-se que cerca de 35% das mulheres com mais de 45 anos de idade sejam afetadas, sendo que 50% das mulheres e 20% dos homens acima de 50 anos apresentarão fratura osteoporótica em algum momento da vida. Uma vez que ocorra fratura de quadril, cerca de 5% dos pacientes falecem durante a internação, 12% nos 3 meses seguintes e 20% no primeiro ano após o evento.[2]

A identificação precoce dos indivíduos em risco constitui-se em estratégia fundamental para a prevenção de fraturas.[1] Existem vários fatores associados ao maior risco para osteoporose, sendo o principal a idade avançada. O envelhecimento do esqueleto é um fenômeno fisiológico. Porém, a perda óssea excessiva é influenciada por questões genéticas, hormonais, ambientais e comportamentais (Tabela 127.1).

Alterações genéticas e ambientais

Entre os aspectos genéticos envolvidos, podem ser citados os polimorfismos do gene *CYP19A1*, da família do citocromo P450 e dos genes codificadores do receptor da vitamina D e da proteína de ligação à vitamina D. Além disso, o encurtamento de telômeros e o estresse oxidativo têm sido associados à osteoporose.[3] Entre os fatores ambientais/comportamentais podem ser citados o consumo de álcool acima de 10 doses por semana e o tabagismo, levando à inibição da proliferação de osteoblastos; o consumo de cafeína e o excesso de sódio, com aumento da excreção de cálcio urinário; o sedentarismo, pela menor fixação do cálcio aos ossos; a desnutrição, pela baixa ingestão e as dietas com excessos de proteínas e de fibras, as quais dificultam a absorção do cálcio pelo intestino.[3] Além dos fatores citados, algumas medicações, como os glicocorticoides, são associadas à osteoporose, sendo que os pacientes usuários crônicos devem ser monitorados para prevenção e tratamento adequados. O mecanismo envolvido na osteoporose associada aos corticosteroides é complexo. A droga apresenta tanto ação óssea direta, com aumento de expressão de RANK-L (*receptor activator of nuclear factor kappa B ligand*) e da apoptose de osteoblastos, como indireta, por mecanismos hormonais e ligados à redução do calci-

Tabela 127.1: Principais fatores de risco para osteoporose

Fatores de risco	
Idade avançada	Sedentarismo
Álcool (> 10 doses/semana)	Tabagismo
Dieta: • Excessos: cafeína, sódio, fibras, proteínas • Desnutrição • Baixo peso	Medicações: • Glicocorticoides • Anticonvulsivantes • Benzodiazepínicos
Em mulheres: • Nuliparidade • Menopausa precoce • Amenorreia por exercícios	Comorbidades: • Acidente vascular encefálico prévio • Diabetes *mellitus* • Endocrinopatias
Etnia: mulheres brancas e hispânicas > risco que negras e asiáticas	

Fontes: Júnior, 2014; Albergaria, 2010.[2,4]

triol e aumento de paratormônio (PTH).[4] Outras medicações associadas à redução da massa óssea são os anticonvulsivantes e os benzodiazepínicos. Ainda, alguns antecedentes mórbidos associados à osteoporose incluem o baixo peso (índice de massa corpórea abaixo de 20 kg/m[2] ou peso inferior a 58 kg), história de acidente vascular encefálico, diabetes, nuliparidade, amenorreia por exercícios, menopausa precoce e endocrinopatias.[3,5] A etnia também parece influenciar na ocorrência de osteoporose. Estudo americano (National Osteoporosis Risk Assessment Cohort) observou que mulheres negras e asiáticas teriam menores riscos de desenvolvimento do quadro que brancas e que essas apresentariam risco similar às hispânicas e nativas americanas.[3]

Classificação

A osteoporose pode ser classificada como primária e secundária. A primária, por sua vez, é subclassificada em tipo I (ou pós-menopausa) e tipo II (ou senil). Na tipo I, ocorre perda óssea rápida, associada à privação estrogênica que ocorre na menopausa, enquanto a tipo II é encontrada em pacientes mais idosos e, em geral, está associada à deficiência crônica de vitamina D e/ou à insuficiência na ingestão de cálcio.[6] A osteoporose secundária é em decorrência de outras doenças (Tabela 127.2), como p. ex., as inflamatórias crônicas, endocrinopatias e o uso de medicamentos.

Tabela 127.2: Algumas condições associadas à osteoporose secundária

Condições	
Doenças da tireoide: • Hipertireoidismo	Insuficiência ovariana ou testicular
Doenças disabsortivas • Doença celíaca • Pós-operatório de gastroplastia • Pós-operatório de gastrectomia	Doenças da Hipófise: • Hipogonadismo • Hipercortisolismo • Hiperprolactinemia
Doença gastrintestinais: • Doença hepática crônica • Pancreatites	Doenças inflamatórias crônicas • Artrite reumatoide • Lúpus
Cânceres	Pós-transplante de órgãos
Medicamentos: • Glicocorticoides • Antiepilépticos • Heparina • Agonistas de gonadotrofinas • Desogestrel	

Fontes: Júnior, 2014; Albergaria, 2010.[2,4]

Quando investigar?

Uma dúvida frequente na prática clínica é quando investigar o paciente quanto à presença de osteoporose. Nesse sentido, deve-se considerar o caráter silencioso da doença, a qual, quando se manifesta, muitas vezes o faz de modo dramático, como nos casos de fratura de fêmur e quadril. Assim, o clínico deve estar atento aos pacientes de maior risco para o quadro (Tabela 127.1) e, portanto, candidatos à investigação diagnóstica. Os idosos devem ser alvo de particular preocupação. A maioria dos consensos considera investigação para todas as mulheres e os homens após os 65 e 70 anos de idade, respectivamente, por meio da densitometria óssea. No entanto, todas as mulheres menopausadas acima dos 50 anos deveriam ser clinicamente avaliadas, por meio de história e exame físico cuidadosos, além do uso de ferramentas como o FRAX (fracture risk assessment tool), sendo então submetidas à densitometria em caso de risco de fratura aumentado.[7] Em geral, nos indivíduos mais jovens, a presença de fatores de risco tanto para osteoporose primária (Tabela 127.1) como secundária (Tabela 127.2), deve alertar o clínico para a necessidade de investigação mais precoce.[2-4]

Outro ponto-chave é a investigação etiológica de fraturas em adultos acima dos 50 anos. Aquelas que se correlacionam mais fortemente com osteoporose, em mulheres idosas, são: vértebras, costelas, quadril, perna, punho, úmero e clavícula. Uma fratura de fêmur por baixo impacto, como na queda da própria altura, p. ex., é quase patognomônico de osteoporose. Outra fratura comum, a de corpo vertebral, ocorre de modo assintomático em torno de 66% dos pacientes e apresenta, como sinal indireto, o aumento da cifose torácica, que decorre do achatamento anterior dos corpos vertebrais. Essas alterações levam à redução da capacidade ventilatória, compressão intestinal e perda da prensa abdominal, com consequente constipação, além de deslocamento anterior do centro de gravidade, tornando o idoso ainda mais propenso a quedas. Outro sinal sugestivo é a redução estatural relatada maior ou igual a 4 centímetros em relação àquela apresentada quando jovem, ou caso o paciente possua aferição confiável daquela época, com redução de 2 ou mais centímetros, ou ainda quando houver redução aferida ao longo de 1 ano de acompanhamento.[4] Estudos apontam que, após a ocorrência de uma fratura vertebral, o risco de sofrer nova fratura de qualquer região, em 5 anos, é de 18,1% para homens e 33,3% para mulheres acima dos 65 anos de idade.[4]

Além das condições citadas acima, todos os pacientes em risco para osteoporose secundária (Tabela 127.2) devem ser considerados quanto à investigação de redução da massa óssea, independentemente da idade.[2,3] Em suma, existe uma série de situações em que a investigação quanto à presença de osteoporose estaria indicada.

Como investigar?

Outra dúvida frequente na prática clínica é como investigar os pacientes quanto à osteoporose. Levando-se em consideração o exposto acima, essa investigação deve iniciar-se com realização de história clínica minuciosa, com foco especial em alguns dados, como época da menopausa, histórico de medicações, de doenças crônicas e hábitos de vida, além de exame físico buscando sinais como fraturas prévias e cifose.[2,7,8]

A densitometria óssea

A osteoporose é essencialmente diagnosticada e acompanhada pela densitometria óssea duo-energética de raios X (DXA), a qual está bem estabelecida como padrão-ouro no diagnóstico da doença.[7] A técnica permite que, por meio de dois feixes de raios X, incidentes sobre regiões ósseas, preferencialmente coluna lombar e fêmur proximal, a absorbância seja medida pelo aparelho de densitometria, sendo calculada a densidade mineral óssea (DMO).[8] A DXA permite identificar pacientes já com doença estabelecida ou em risco, e nesse sentido, os consensos, em geral, recomendam que o exame tenha sua realização indicada para todas as mulheres com 65 anos ou mais e todos os homens com idade igual ou superior a 70 anos, além de outras situações (Tabela 127.3).[2,4]

Em indivíduos mais jovens, deve-se considerar a avaliação da DMO antes e durante o tratamento com medicações que possam repercutir sobre a saúde óssea. Em caso de doenças ósseas primárias, como osteogênese imperfeita, ou no caso de doenças crônicas, endocrinológicas, câncer ou transplante, entre outras situações associadas à perda óssea secundária, a DXA pode ser realizada no momento do diagnóstico ou no início do seguimento clínico. Na talassemia maior, a DXA está indicada na ocorrência de fratura ou após os 10 anos de idade. Em crianças imobilizadas, como na paralisia cerebral, sugere-se

Tabela 127.3: Principais situações em que a solicitação de densitometria óssea estaria indicada para investigação diagnóstica quanto à presença de osteoporose

Principais indicações
Todas as mulheres ≥ 65 anos e homens ≥ 70 anos
Mulheres na perimenopausa (≥ 40 anos) e homens ≥ 50 anos com fatores de risco: • IMC < 20 kg/m² • Menopausa precoce < 40 anos • História familiar de fratura osteoporótica • Tabagismo ativo • Etilismo importante
Adultos com fatores de risco para osteoporose secundária
Adultos em uso de glicocorticoide • Equivalente à prednisona 5 mg/dia por tempo ≥ 3 meses
Adultos com fratura prévia de baixo impacto (por fragilidade)
Adultos com: • Condições clínicas • Uso de medicações associadas a perda de massa óssea • Alterações radiológicas sugestivas de osteopenia • Fraturas vertebrais
Mulheres pós-menopausa: • Em fase de interrupção de terapia de reposição hormonal

Fonte: Adaptada de: The International Society for Clinical Densiometry (ISCD) 2007; Sociedade Brasileira de Densitometria Clínica (SBDENS) 2008; Federação Brasileira das Associações de Ginecologia e Obstetrícia (FEBRASGO) 2010; Ministério da Saúde – Brasil, 2014; American Association of Clinical Endocrinologists and American College of Endocrinology (AACE/ACE), 2020.[2,4,7,8]

a DXA no caso de ocorrência de fratura.[9] Deve-se lembrar que a avaliação da DMO, na maioria dessas situações, visa monitorar a saúde óssea da criança e adolescente, uma vez que o diagnóstico de osteoporose na população infantil não pode ser estabelecido exclusivamente pelo exame. Nesses casos, faz-se necessária a avaliação quanto a antecedente de fratura de baixo impacto de osso longo de membro inferior, ou compressão vertebral ou ainda duas ou mais fraturas de membros superiores.[9]

É possível também avaliar a massa óssea por meio de outras ferramentas. Entre outros métodos de imagem para essa finalidade, há o ultrassom quantitativo, que apresenta as vantagens de não utilizar radiação e poder ser realizado em ossos periféricos. Porém, apesar da capacidade do método em estimar o risco de fratura por fragilidade, em mulheres no período pós-menopausa e homens acima dos 65 anos de idade, apresentando correlação moderada com a DXA, o único sítio validado é o calcâneo. Assim, não apresenta utilidade no monitoramento de pacientes em tratamento medicamentoso para osteoporose.[3,9] Outras possibilidades são a tomografia computadorizada e a radiografia de absorbância, que necessitam de *softwares* para cálculo da DMO a partir das imagens obtidas através da incidência de radiação por tomógrafo ou aparelho de RX.[3]

Outro exame importante na avaliação de pacientes com osteoporose é o exame radiográfico simples (RX simples) de coluna, que visa, principalmente, a detecção de fraturas, em especial as silenciosas. O exame está indicado para todos os pacientes com diagnóstico de osteoporose e, em especial, naqueles casos com sinais clínicos sugestivos de fratura vertebral, conforme citado anteriormente. O RX é de fácil realização e interpretação, uma vez que o principal diagnóstico diferencial, as fraturas secundárias à malignidade, terão aspecto lítico.[4,9]

O índice FRAX

Mais recentemente, ferramentas para avaliar o risco de fraturas têm sido propostas como estratégias para identificar pacientes que se beneficiariam do tratamento da osteoporose. Essas ferramentas podem ser usadas mesmo sem exame de DMO disponível, apenas levando em consideração fatores de risco e histórico de fraturas. Nesse sentido foi desenvolvida a ferramenta FRAX que, por meio de um algoritmo, prediz o risco de fratura osteoporótica de fêmur ou outras fraturas maiores (coluna, punho, ombro ou quadril) nos próximos 10 anos. Os parâmetros utilizados para esse cálculo incluem fatores de risco clínicos, além de idade, sexo, peso, altura e DXA do colo de fêmur, quando essa estiver disponível. O FRAX pode ser aplicado tanto em homens como em mulheres, de 40 a 90 anos de idade, sem tratamento farmacológico prévio para osteoporose.[2-4] Essa ferramenta tem sido amplamente utilizada em vários países. No Reino Unido, o National Osteoporosis Guidelines Group considera que a realização do FRAX deva se constituir na abordagem inicial dos pacientes. Os casos com resultado compatível com alto risco de fraturas já deveriam ser tratados, enquanto os de baixo risco deveriam ser mantidos em acompanhamento. Para os pacientes com risco intermediário, é indicada a realização de densitometria.[3,8] Nos Estados Unidos, o US National Osteoporosis Foundation (NOF) recomenda o uso do FRAX em pacientes com osteopenia à DXA e o tratamento seria indicado para os casos cujo FRAX indique elevado risco de fratura (igual ou superior a 20% para fratura maior e/ou igual ou superior a 3% para fratura de fêmur), a American Association of Clinical Endocrinologists (AACE) concorda com essa conduta.[3,7,8] Já o US Preventive Services Task Force (USPSTF) recomenda o uso de ferramentas como o FRAX para os pacientes mais jovens, indicando a DXA para os casos que pontuarem como alto risco.[3,8] No Brasil, o FRAX foi validado em 2013, e a partir de 2017, várias sociedades médico-científicas nacionais passaram a aconselhar seu uso na prática clínica. No entanto, ainda existem alguns pontos a serem esclarecidos quanto ao uso da ferramenta no país. Há questões especialmente relacionadas ao tamanho amostral e heterogeneidade dos estudos que serviram como banco de dados, além de que não estaria totalmente definido para qual porcentagem de risco de fratura haveria indicação de intervenção.[10]

Além dos procedimentos descritos acima, os marcadores bioquímicos de remodelação óssea (Tabela 127.4) também podem ser utilizados na investigação da osteoporose. Esses marcadores poderiam ser úteis na avaliação do aumento do *turnover* ósseo, bastante frequente no período pós-menopausa, e associado a risco aumentado para fraturas.[4]

Tabela 127.4: Marcadores bioquímicos de remodelação óssea
Marcadores de formação óssea
• Fosfatase alcalina total/fosfatase alcalina fração óssea
• Osteocalcina
• Proteídeos do colágeno tipo 1
Marcadores de reabsorção óssea
• Hidroxiprolina
• Telopeptídeos do colágeno: – N-telopeptídeo – C-telopeptídeo
• Fosfatase ácida tártaro resistente

Fontes: Albergaria, 2010.[4]

Uma vez diagnosticada a osteoporose, alguns outros exames laboratoriais devem ser solicitados, com o objetivo de excluir doenças que possam mimetizar o quadro, como osteomalacia e mieloma múltiplo, p. ex., e outras que possam ser causa de osteoporose secundária (Tabela 127.2). O perfil básico sugerido inclui hemograma, proteína C-reativa (PCR) ou velocidade de hemossedimentação (VHS), cálcio, albumina, fósforo, fosfatase alcalina, enzimas hepáticas, creatinina, vitamina D, função tireoidiana e calciúria, com indicação de mais exames conforme suspeita clínica (Tabela 127.5).[2,8]

Tabela 127.5: Sugestão de exames laboratoriais a serem solicitados na presença de osteoporose

Exames sugeridos	
Hemograma	25-hidroxi-vitamina D
Velocidade de hemossedimentação (VHS) ou proteína C-reativa (PCR)	Creatinina
Cálcio sérico	Enzimas hepáticas
Albumina	Hormônio estimulador da tireoide (TSH)
Fósforo	Hormônio da paratireoide (PTH)
Magnésio	Cálcio urinário
Fosfatase alcalina	
Exames adicionais, na suspeita de causas secundárias	
Hormônio folículo-estimulante (FSH), hormônio luteinizante (LH), estradiol ou testosterona	Prolactina
Fator antinuclear (FAN), anticorpo anti-DNA	Cortisol urinário, teste de supressão com dexametasona

Fontes: Júnior, 2014; Compston et al., 2019.[2,8]

Comentários dos autores/hot points

- A osteoporose leva ao aumento do risco de fraturas com elevada morbimortalidade.
- Os fatores de risco incluem idade, estilo de vida, fatores hormonais e uso de medicações.
- A osteoporose primária ocorre devido ao envelhecimento e à privação hormonal da menopausa.
- As causas de osteoporose secundária incluem as doenças inflamatórias crônicas, endocrinopatias, doenças disabsortivas e uso de medicações.
- Devem ser investigados quanto à presença de osteoporose: idosos, pessoas com fraturas de fragilidade, perda de estatura, cifose torácica e aquelas com fatores de risco para osteoporose primária ou secundária.

- A investigação é realizada por meio de avaliação clínica, DXA, exames laboratoriais básicos e RX coluna para pacientes com osteoporose diagnosticada ou suspeita de fraturas.
- A avaliação quanto ao risco de fraturas por meio do FRAX pode auxiliar na decisão quanto ao tratamento.

Referências bibliográficas

1. Figliomeni A, Signorini V, Mazzantini M. One year in review 2018: progress in osteoporosis treatment. Clin Exp Rheumatol 2018;36(6):948-58.
2. Júnior HMM. Protocolo clínico e diretrizes terapêuticas da Osteoporose. Brazil; 2014 p. 4. http://portalarquivos2.saude.gov.br/images/pdf/2014/abril/02/pcdt-osteoporose-2014.pdf
3. Berkman N, Cullen K. Screening to Prevent Osteoporotic Fractures: An Evidence Review for the U. S. Preventive Services Task Force. JAMA; 2018;319(24):25322551.
4. Albergaria BHBMCEJM. Manual de Orientação Osteoporose [Internet]. 1o ed. Albergaria BH, organizador. São Paulo: Federação Brasileira das Associações de Ginecologia e Obstetrícia; 2010 [citado 5 de fevereiro de 2019]. 127 p. https://www.febrasgo.org.br/images/arquivos/manuais/Manuais_Novos/ManualOsteoporose.pdf
5. Rita M, Silva DS, Rosa S, Andrade DS. Fisiopatologia da osteoporose: uma revisão bibliográfica. FEMINA. 2015;43(6):241-4.
6. Gali JC. Osteoporose. ACTA ORTOP BRAS. 2001;92:1-10.
7. Camacho PM, Petak SM, Binkley N, et al. American Association of Clinical Endocrinologists/American College of Endocrinology Clinical Practice Guidelines for the diagnosis and treatment of postmenopausal osteoporosis- 2020 update. Endocr Pract 2020;26(Suppl 1):1-46.
8. Compston JE, Mcclung MR, Leslie WD. Osteoporosis. Lancet. 2019;393:364-76.
9. Brandão CMA, Camargos BM, Zerbini CA, Grinberg Plapler P, Maria De Carvalho Mendonça L, Albergaria B-H, et al. Posições oficiais 2008 da Sociedade Brasileira de Densitometria Clínica (SBDens) 2008. Arq Bras endocrinol metab. 2009;531:107-12.
10. Pedro AO. FRAX BRASIL: O ginecologista deve usar na prática clínica? Febrasgo web page. 2017, https://www.febrasgo.org.br/pt/noticias/item/154-frax-brasil-o-ginecologista-deve-usar-na-pratica-clinica.

Capítulo 128

Como interpretar a densitometria óssea?

• Monise da Silva Pechutti • Fernanda Bolfi • Gláucia Maria Ferreira da Silva Mazeto

Densidade é a relação entre a massa e o volume de um corpo, e para a avaliação dessa relação no tecido ósseo, ou seja, da densidade mineral óssea (DMO), a primeira técnica desenvolvida, ainda na década de 1960, foi a absorciometria, ou densitometria por um único fóton de raios γ (SPA). Nessa técnica, a radiação ionizante atravessava um osso periférico e por utilizar fóton único, era incapaz de distinguir a atenuação do tecido ósseo daquela das partes moles.[1] Com o advento da densitometria por dois fótons de raios γ (DPA) foi possível fazer a distinção entre a atenuação promovida pelo tecido ósseo e pelas partes moles, porém ainda com uso de altas doses de radiação e emprego de isótopos radioativos.[1] Com o desenvolvimento da absorciometria por um único fóton de raios X (SXA) houve evolução do método de avaliação óssea, culminando na densitometria central (DXA) e periférica (pDXA) por dois fótons de raios X, já com menores doses de radiação e excelente definição técnica.[1]

A pDXA avalia apenas ossos periféricos como antebraço, enquanto a DXA é capaz de estudar também o esqueleto axial (fêmur e vértebras).[1,2] Apesar de a pDXA apresentar a vantagem de poder ser realizada com o uso de aparelhos portáteis, a DXA já está bem estabelecida como padrão-ouro no diagnóstico da osteoporose.[3]

Os densitômetros analisam as imagens recebidas por meio de *softwares* e o resultado pode ser expresso em gramas (g) por centímetro (cm), refletindo o conteúdo mineral ósseo (CMO), ou do inglês, *bone mineral content* (BMC), ou ainda em g/cm², fornecendo a densidade mineral óssea (DMO), do inglês *bone mineral density* (BMD). Pode ser também expresso como desvios-padrão (DP) da massa óssea analisada em relação à do adulto jovem (T-score), ou ainda em relação a pessoas da mesma faixa etária (Z-score). Além disso, pode trazer valores referentes à porcentagem da DMO para adulto jovem (%T) e para pessoas da mesma faixa etária (%Z) (Tabela 128.1).[4,5]

Tabela 128.1: Informações que podem estar disponíveis no laudo densitométrico

Informações da DXA	Unidades de referência
CMO ou BMC	g/cm
DMO ou BMD	g/cm²
T-score	desvio-padrão
Z-score	desvio-padrão
%T	%
%Z	%

DXA: densitometria óssea duo-energética de raios X; BCM: *bone mineral content* (BMC); BMD: *bone mineral density*; CMO: conteúdo mineral ósseo; DMO: densidade mineral óssea; (%T): porcentagem da DMO para adulto jovem; (%Z): porcentagem da DMO para pessoas da mesma faixa etária; T-score: desvios-padrão da DMO em relação a do adulto jovem; Z-score: desvios-padrão da DMO em relação a pessoas da mesma faixa etária.
Fonte: Adaptada da referência 5.

Critério diagnóstico da osteoporose

Apesar de todos os resultados possíveis apresentados pelo exame, em 1994, a Organização Mundial da Saúde (OMS) definiu, como critério diagnóstico para osteoporose, em mulheres menopausadas ou na transição menopausal, e homens com idade acima de 50 anos, o T-score.[3,5-7] Assim, foi considerado como normal resultado igual ou superior a -1,00 DP em relação ao adulto jovem, enquanto, resultado entre -1,00 e -2,50 DP foi considerado como osteopenia ou baixa massa óssea (esse último deve ser o termo preferido), e igual ou inferior a -2,5 DP como osteoporose (Tabela 128.2).[3,5-7]

Tabela 128.2: Critérios para o diagnóstico densitométrico em mulheres menopausadas, ou na transição menopausal, e homens com idade acima de 50 anos

Sítio ósseo	T-score	Classificação
Fêmur proximal • Colo de fêmur ou; • Fêmur total Coluna lombar • L1-L4 Rádio 33%	≥ -1,0	Normal
	Entre -1,01 e -2,49	Osteopenia
	≤ -2,5	Osteoporose

T-score: desvios-padrão da massa óssea em relação a do adulto jovem.
Nota 1: um sítio ósseo ou mais com T-score ≤ 2,5 faz diagnóstico de osteoporose. Admite-se uso dos valores da diáfise do rádio (rádio 33%) quando o quadril e/ou coluna lombar não puderem ser mensurados, ou no hiperparatireoidismo e em grandes obesos.[3]
Nota 2: o termo "osteopenia" foi mantido mas "baixa massa óssea" ou "baixa densidade óssea" deve ser preferido.[6]
Fonte: Adaptada das referências 3, 6 e 7.

Para homens abaixo dos 50 anos e mulheres no menacme, deve-se utilizar o Z-score (Tabela 128.3), sendo considerado como baixa massa óssea um Z-score igual ou inferior a-2,0 DP. No entanto, em geral, não se pode fazer o diagnóstico de osteoporose para esses indivíduos, fundamentando-se isoladamente nos critérios densitométricos, a não ser nos casos onde haja uma causa secundária clara (como uso crônico de corticosteroides).[3]

Tabela 128.3: Critérios densitométricos para homens abaixo dos 50 anos e mulheres abaixo de 40 anos de idade

Sítio ósseo	Z-score	Classificação
Fêmur proximal • Colo de fêmur ou; • Fêmur total	> -2,0	Dentro do esperado para a idade
Coluna lombar • L1-L4 Rádio 33%	≤ -2,0	Abaixo do esperado para a idade

Z-score: desvios-padrão da DMO em relação a pessoas da mesma faixa etária.
Nota 1: osteoporose não pode ser diagnosticada nesse grupo de indivíduos com base na densitometria óssea duo-energética de raios X (DXA) isoladamente.[3]
Nota 2: nos casos claros de osteoporose secundária (p. ex.: uso crônico de corticoide), os termos osteoporose e osteopenia poderiam ser utilizados mesmo em adultos jovens.[3]
Nota 3: em crianças, o diagnóstico de osteoporose também não pode ser feito exclusivamente pela DXA, sendo necessário o antecedente de uma fratura de osso longo de membro inferior, compressão vertebral ou duas ou mais fraturas de extremidades superiores associado a Z-score abaixo do esperado para a idade.[3]
Fonte: Adaptada das referências 3 e 6.

As regiões ósseas estabelecidas para o diagnóstico e acompanhamento da DMO são, preferencialmente, coluna lombar (CL), em incidência póstero anterior, e quadril. Entretanto, admite-se o uso dos valores da diáfise do rádio (rádio 33% ou 1/3 distal do rádio) quando o quadril e/ou CL não puderem ser mensurados, ou ainda, nos casos de hiperparatireoidismo e em pacientes muito obesos, sem condições de serem posicionados no densitômetro.[3,6,8]

Regiões de interesse para realização do exame

As regiões de interesse (ROI) da CL são as vértebras L1 a L4.[6] Caso uma ou mais vértebras apresentem alterações estruturais como fraturas, ou grandes variações entre si no T-score (maior que 1 desvio padrão tanto para mais como para menos em relação ao padrão exibido pelas demais), essas podem ser excluídas da avaliação. No entanto, quando apenas uma vértebra é disponível para avaliação, não é possível fazer a análise densitométrica, sendo necessário considerar outro sítio ósseo para o diagnóstico.[6] As ROI do quadril são o fêmur total (FT) e o colo de fêmur (CF), sendo válido, para diagnóstico, aquele com menor valor de T-score. No antebraço, a diáfise do rádio (1/3 ou 33%), na qual predomina osso cortical, representa a área de interesse.[3,6]

T-score, Z-score e BMD

A base de dados para análise do T-score é derivada do estudo NHANES III (*National Health and Nutrition Examination Survey III*), preferencialmente para o fêmur, sendo também possível, especialmente para a coluna, criar bases de dados a partir do *pool* de indivíduos caucasianos atendidos para cada aparelho de DXA, sem ajuste para etnia.[3,6] Já para cálculo do Z-score, bases de dados população-específicas devem ser preferencialmente empregadas, levando-se em conta ainda, a raça referida pelo paciente.[6]

Enquanto, para o diagnóstico de osteoporose e osteopenia/baixa massa óssea, são utilizados T e Z-score, a avaliação seriada da BMD permite o acompanhamento da evolução da massa óssea tanto em indivíduos de risco para a doença como naqueles que necessitam de monitoramento quanto ao tratamento instituído. Assim, os valores da BMD (em g/cm^2) de um paciente, quando comparados após certo período de tempo, podem indicar estabilidade, ganho ou perda de massa óssea.[3,4,6] Habitualmente, repete-se o exame após 1 ano do início ou da mudança de tratamento e quando a eficácia já estiver estabelecida, pode-se aumentar o intervalo de tempo entre os exames. Porém, o julgamento clínico é fundamental e na presença de condições associadas à rápida perda óssea, como osteoporose secundária ao uso de corticoides, p. ex., intervalos menores podem ser necessários.[3]

Há diversas marcas de aparelhos de DXA disponíveis no mercado. Porém, não é possível comparar, quantitativamente, a densidade óssea obtida por aparelhos diferentes, sem a realização de calibração cruzada entre as máquinas. Dessa maneira, sugere-se que, nos casos de DXA seriadas, as mesmas sejam realizadas sempre com o mesmo aparelho.[3,6] Além disso, considerando-se que os densitômetros são operados por seres humanos, esses aparelhos precisam ter seus erros de precisão (EP) e mínima variação significativa (MVS) determinados, especialmente quando há mais de um operador do equipamento, devendo-se estimar as médias do EP e da MVS entre eles. Em geral, a MVS aceitável varia em torno de 5%-7% (Tabela 128.4).[6] Assim, na avaliação seriada da BMD, para não incorrer em erro de interpretação, deve-se sempre ser considerada a MVS do aparelho utilizado.[3,4,6]

Tabela 128.4: Precisão mínima aceitável para um operador (intervalo de confiança de 95%)

Local	Precisão mínima aceitável	MVS aceitável
Coluna lombar	1,9% × 2,77	5,3%
Fêmur total	1,8% × 2,77	5,0%
Colo de fêmur	2,5% × 2,77	6,9%

MVS: mínima variação significativa.
Fonte: Adaptada da referência 6.

Outra função da DXA é avaliação de fratura vertebral (VFA), na qual imagens densitométricas da coluna são obtidas a fim de detectar fraturas vertebrais, sendo baseada em análise semiquantitativa desenvolvida por Genant et al., de acordo com publicação do ano de 2000.[3,9] Nessa função, o diagnóstico de fratura é com base em avaliação visual e inclui o grau ou gravidade desta.[3,6] A solicitação de VFA é recomendada nos casos de osteopenia em mulheres acima de 70 anos, e homens com mais de 80 anos, assim como na presença de redução estatural, entre outras condições (Tabela 128.5).[6] Levando-se em conta o resultado da VFA e a suspeita clínica (Tabela 128.6), o médico pode ainda solicitar exames complementares.[3,6]

Tabela 128.5: Condições clínicas nas quais se sugere a solicitação da avaliação de fratura vertebral (VFA)

Condições
Mulheres na pós-menopausa com osteopenia
+1 fator:
Idade ≥ 70 anos
Redução estatural • Histórica ≥ 4 cm • Documentada ≥ 2 cm
Relato de fratura vertebral (sem documentação prévia)
+2 fatores
Idade 60 a 69 anos
Fratura não vertebral
Redução estatural • Histórica de 2 a 4 cm
Doenças sistêmicas crônicas (com risco de fraturas vertebrais) • DPOC • Artrite reumatoide • Doença de Crohn
Homens com osteopenia à DXA
+ 1 fator
Idade ≥ 80 anos
Redução estatural • Histórica ≥ 6 cm • Documentada ≥ 3 cm
Relato de fratura vertebral (sem documentação prévia)
+2 fatores
Idade 70 a 79 anos
Fratura não vertebral
Redução estatural • Histórica de 3 a 6 cm
Deprivação androgênica: • Fármaco-induzida ou • Pós-orquiectomia
Doenças sistêmicas crônicas (com risco de fraturas vertebrais) • DPOC • Artrite reumatoide • Doença de Crohn
Mulheres ou homens
Em terapia crônica por glicocorticoides • Prednisona ≥ 5 mg/d ou equivalente ≥ 3 meses
Com osteoporose a DXA

DPOC: doença pulmonar obstrutiva crônica; DXA: densitometria óssea duo-energética de raios X.
Fonte: Adaptada da referência 6.

Tabela 128.6: Situações nas quais se sugere a realização de exames de imagem complementares à avaliação de fratura vertebral (VFA)

Situações
Presença de alterações à VFA
Deformidades: • Leves (grau 1): 2 ou + • Moderadas ou severas (graus 2 ou 3): 1 ou +
Lesões: • Que não possam ser atribuídas a causas benignas ou • Paciente com história de malignidade
Vértebras não identificáveis: • Entre T7 e L4
Alterações: • Escleróticas, ou • Líticas, ou • Sugestivos de outras condições que não osteoporose

VFA: avaliação de fratura vertebral.
Fonte: Adaptada da referência 6.

Comentários dos autores/*hot points*

- A densitometria óssea duo-energética de raios X (DXA) é o exame padrão-ouro para diagnóstico de osteoporose e os sítios estabelecidos para esse diagnóstico são coluna lombar (L1-L4) e quadril (fêmur total ou colo femoral). Em determinadas condições clínicas ou quando não for possível mensurar os sítios preferenciais, pode-se avaliar a diáfise do rádio (rádio 33%).

- Para homens acima de 50 anos e mulheres após a menopausa ou em transição menopausal, utiliza-se o resultado do T-score, o qual é considerado normal quando ≥ -1,00 DP, enquanto, quando entre -1,00 e -2,50 DP define osteopenia ou baixa massa óssea, e quando ≤ -2,5 DP indica osteoporose.

- Para homens abaixo dos 50 anos e mulheres no menacme utiliza-se o Z-score, o qual é considerado normal quando > 2,0 DP e diagnóstico de baixa massa óssea quando ≤ -2,0 DP.

- A avaliação seriada da BMD (em g/cm^2) permite o acompanhamento da evolução da massa óssea e deve ser realizada, preferencialmente, com o mesmo aparelho.

- A avaliação de fratura vertebral (VFA), durante o exame de DXA, permite detectar fraturas vertebrais.

Referências bibliográficas

1. Santiago RC, Farinazzo Vitral RW. Método de avaliação da densidade mineral óssea e seu emprego em odontologia. Pesqui Bras Odonto pediatria Clin Integr UEPB; 2006;6(3):289-94.
2. Berkman N, Cullen K. Screening to Prevent Osteoporotic Fractures: An Evidence Review for the U. S. Preventive Services Task Force. JAMA. 2018;319(24):25322551.
3. Brandão CMA, Camargos BM, Zerbini CA, Grinberg Plapler P, Maria De Carvalho Mendonça L, Albergaria B-H, et al. Posições oficiais 2008 da Sociedade Brasileira de Densitometria Clínica (SBDens) 2008. Arq Bras endocrinol metab. 2009;53(1):107-12.
4. Silva MC. Densitometria Óssea [Internet]. Curitiba; 2012 Recuperado de: http://rle.dainf.ct.utfpr.edu.br/hipermidia/images/documentos/Densitometria_ossea.pdf
5. Sampaio Netto O, Coutinho L de OL, Souza DC de. Análise da nova classificação de laudos de densitometria óssea. Radiol Bras [Internet]. Colégio Brasileiro de Radiologia e Diagnóstico por Imagem; fevereiro de 2007;40(1):23-5.
6. Posições Oficiais ISCD 2007 Indicações para avaliação da Densidade Mineral Óssea (DMO) Banco de Dados de Referência para T Scores DXA Central para Diagnóstico. The International Society for Clínical Densitometry. 2007:1-16.
7. Camacho PM, Petak SM, Binkley N, et al. American Association of Clinical Endocrinologists/American College of Endocrinology Clinical Practice Guidelines for the diagnosis and treatment of postmenopausal osteoporosis- 2020 update. Endocr Pract 2020;26(Suppl 1):1-46.
8. Albergaria BH, Camrgos BM, Moana EJ. Manual de Orientação Osteoporose [Internet]. 1o ed. Albergaria BH, organizador. São Paulo: Federação Brasileira das Associações de Ginecologia e Obstetrícia; 2010 127.https://www.febrasgo.org.br/images/arquivos/manuais/Manuais_Novos/ManualOsteoporose.pdf
9. Genant HK, Li J, Wu CY, Shepherd JA. Vertebral fractures in osteoporosis: a new method for clinical assessment. J Clin Densitom. 2000;3(3):281-90.

Como avaliar o perfil do cálcio?

• Monise da Silva Pechutti • Fernanda Bolfi • Gláucia Maria Ferreira da Silva Mazeto

O cálcio no organismo

O cálcio (Ca^{2+}) é um elemento extremamente abundante no corpo humano, representando constituinte fundamental do esqueleto. O tecido ósseo é constituído por matriz orgânica (20%), água (10%) e minerais (70%), especialmente Ca^{2+} e fósforo (P), na forma de cristais de hidroxiapatita [Ca10(PO4)6(OH)2]. Aproximadamente 99% do Ca^{2+} corporal encontra-se depositado nos ossos, representando em torno de 2% do peso do indivíduo, ou seja, cerca de 1.000 a 1.500 g.[1,2] O restante do Ca^{2+} corporal encontra-se nos dentes, tecidos moles e fluido extracelular, sendo 50% sob a forma ionizada (biologicamente ativa), 40% ligado a proteínas, principalmente albumina e 10% formando complexos com íons bicarbonato, citrato, fosfato, lactato e sulfato.[1,3]

Funções

O Ca^{2+} desempenha importantes funções na divisão e secreção celular, na transmissão nervosa, na contração muscular e na coagulação sanguínea, além do seu papel estrutural, contribuindo para a rigidez óssea.[2] Atua a nível celular, principalmente pela estabilização das membranas e no transporte de sódio e potássio, essencial para a propagação do potencial de ação e contração da musculatura.[4] Na cascata de coagulação, estimula a liberação de tromboplastina das plaquetas e age como cofator para conversão da protrombina em trombina, que atuará na polimerização do fibrinogênio em fibrina.[2]

O metabolismo do cálcio

A absorção intestinal do Ca^{2+} é dependente do teor deste elemento na dieta, com a alta concentração dietética do íon estimulando o transporte passivo, e da presença de calcitriol, a forma ativa da vitamina D, que estimula o transporte ativo. A parte não absorvida é eliminada nas fezes.[3-5] Nos rins, o Ca^{2+} ionizado e aquele ligado a outros íons (constituindo 60% do total) é filtrado e a reabsorção dar-se-á principalmente no túbulo contorcido proximal, ramo ascendente espesso da alça de Henle e no túbulo contorcido distal. Assim, no túbulo proximal, cerca de 60% do Ca^{2+} será reabsorvido, em conjunto com o sódio. Por esse motivo, em situações como na desidratação, como ocorrerá maior absorção de sódio, também será estimulada a de Ca^{2+}. Outros 20% a 25% do Ca^{2+} será reabsorvido na alça de Henle e drogas como a furosemida, que atuam nessa porção, podem aumentar a excreção do cátion. Finalmente, o restante da reabsorção do Ca^{2+} ocorrerá no túbulo distal, onde atuam o hormônio da paratireoide (PTH) e o calcitriol, por meio do estímulo à bomba de Ca^{2+}, com troca deste por sódio.[4] Dessa maneira, a vitamina D e o PTH representam importantes reguladores da calcemia. Já a calcitonina, hormônio produzido pelas células parafoliculares da tireoide, apresenta uma atividade reguladora menos expressiva.[4,6]

A vitamina D pode ser obtida pela ingestão de alimentos ou suplementos vitamínicos, embora a maior parte provenha da conversão cutânea da pró-vitamina D (7-deidrocolesterol) em pré-vitamina D, pela ação da luz solar. A seguir, no sistema microssomal do fígado, essa sofre 25-hidroxilação e é convertida em 25-hidroxi-vitamina D [25(OH)D]. A dosagem de 25(OH)D pode ser realizada com certa facilidade e em pessoas com função hepática normal, reflete o conteúdo de vitamina D do organismo. A 25(OH)D é então convertida, nas mitocôndrias do túbulo contorcido distal dos rins e sob a ação da 1α-hidroxilase, em sua forma com atividade biológica, a 1,25 hidroxivitamina D [1,25(OH)$_2$D] ou calcitriol. A atividade da 1α-hidroxilase é influenciada por diversos fatores. Assim, a formação de 1,25(OH)$_2$D é estimulada pela hipocalcemia, pela hipofosfatemia e pelo PTH. O calcitriol, por sua vez, aumenta a absorção intestinal de Ca^{2+} e a reabsorção pelo túbulo contorcido distal, além de atuar nos ossos, aumentando a mobilização do íon.[4,5]

O PTH é produzido nas paratireoides e atua sobre os ossos aumentando a atividade de osteoclastos e assim mobilizando mais Ca^{2+} e P para a corrente sanguínea. Atua também, conjuntamente ao calcitriol, no túbulo contorcido distal aumentando a reabsorção do cátion.[4,6] O reflexo do maior metabolismo ósseo em decorrência da ação do PTH pode ser observado pela elevação dos marcadores de reabsorção óssea (hidroxiprolina e interligados do colágeno), enquanto a vitamina D atua sobre os osteoblastos aumentando a produção de matriz colágena e mineralização, com maior expressão de fosfatase alcalina, osteocalcina e osteopontina. Já na deficiência de vitamina D, ocorrerá alteração na diferenciação dos osteoblastos com aumento desproporcional de fosfatase alcalina.[5,7] Em situações de hipocalcemia, ocorrerá maior produção de PTH para manutenção da homeostase eletrolítica, enquanto na hipercalcemia, será estimulada a produção de calcitonina, cujo mecanismo de ação inclui inibição sobre a 1α-hidroxilase, com redução na formação de calcitriol. Da mesma maneira, a hiperfosfatemia, comum na doença renal crônica, tem efeito semelhante sobre a enzima.[4-6]

Em resumo, o metabolismo do Ca^{2+} compreende um delicado equilíbrio entre processos bioquímicos e hormonais que ocorrem, principalmente, nos tecidos intestinal, renal e ósseo, conforme explicitado anteriormente. Em pacientes com osteoporose, é recomendado que sejam solicitados exames para a eventual detecção de alterações nesse metabolismo, que possam indicar doença subjacente, ou mesmo causadora da diminuição da massa óssea (osteoporose secundária).

Exames laboratoriais relacionados ao metabolismo do cálcio

Esse grupo de exames, solicitado inicialmente, poderia ser chamado de "perfil do Ca^{2+}" e compreende uma série de dosagens séricas, bioquímicas e hormonais, além de urinárias. Esse perfil apresenta extensão e profundidade variáveis, dependendo de eventuais suspeitas clínicas, mas, classicamente, é composto por exames séricos como Ca^{2+}, P, magnésio (Mg^{2+}), albumina, fosfatase alcalina, 25(OH)D e PTH, além de Ca^{2+} urinário.[2,4,8] Os valores de referência usuais para esses exames encontram-se na Tabela 129.1.

Tabela 129.1: Valores de referência usuais para alguns exames regularmente incluídos no perfil do cálcio

Exame	Valores de referência*	Metodologia
Cálcio total	8,5 a 10,5 mg/dL (2,12 a 2,62 mmol)	Colorimétrico
Cálcio ionizado	Adultos: 4,65 a 5,25 mg/dL (1,16 a 1,31 mmol)	Elétrodo seletivo com correção automática para variação do pH
Albumina	4,0 a 5,5 g/dL	Colorimétrico Verde de bromocresol
Fósforo	2,5-4,5 mg/dL	
Magnésio	1,8-2,2 mg/dL (0,74-0,90 mmol/L)	Colorimétrico
Fosfatase alcalina	Adultos: 36-126 U/L	Colorimétrico enzimático
25-hidroxi-vitamina D	Deficiência < 20 ng/mL Intoxicação > 100 ng/mL	Radioimunoensaio (RIA) Enzimaimunoensaio (ELISA) Quimiluminescência (CLIA) Eletroquimiluminescência (ECL)
Hormônio da paratireoide	18,5 a 88,0 pg/mL	Quimiluminescência
Cálcio urinário	Inferior a 300 mg/24 horas	Colorimétrico

*Na maioria dos laboratórios.
Fonte: Resende et al., 2010.[10]

Em geral, outras dosagens bioquímicas e hormonais (hemograma, velocidade de hemossedimentação, creatinina, enzimas hepáticas e hormônio estimulador da tireoide), não necessariamente incluídas no chamado "perfil do Ca^{2+}", são também solicitadas na avaliação inicial dos pacientes com osteoporose, conforme citado em capítulo anterior. Dependendo dos resultados dessa avaliação inicial, bem como dos achados clínicos, outros exames podem ser solicitados, objetivando o aprofundamento da investigação quanto à osteoporose secundária. Além disso, exames que também possibilitem o acompanhamento do tratamento, como no caso dos marcadores de remodelação óssea, p. ex., poderiam ser solicitados.

Em geral, o primeiro passo na avaliação do "perfil do Ca^{2+}" é a análise da calcemia em si. A maior parte do Ca^{2+} circulante encontra-se ligado a proteínas, particularmente à albumina (90%), o que implica em interferência das variações na concentração dessa nos resultados de dosagem do Ca^{2+} total.[2,4] Nessas situações, o Ca^{2+} pode ser corrigido pela seguinte fórmula: Cálcio corrigido = Cálcio encontrado + (4 − albumina encontrada) × 0,8.[9] Uma alternativa à realização dessa correção seria a dosagem do Ca ionizado, cuja confiabilidade do resultado depende, todavia, da metodologia utilizada. Alterações nas globulinas levam a variações menores nos valores de Ca total (para cada 1,0 g/dL de globulina, ocorre variação em 0,12 mg/dL de Ca^{2+} total), e variações de 0,1 unidade no pH sérico modifica a ligação proteína-cálcio em 0,12 mg/dL.[4] Tanto hipo como hipercalcemias podem ser detectadas nessa investigação inicial, podendo estar associadas a vários distúrbios ligados à diminuição da massa óssea (Tabelas 129.2 e 129.3).

Uma vez detectadas alterações na calcemia, os demais exames constituintes do "perfil do Ca^{2+}" podem auxiliar no raciocínio diagnóstico quanto às possíveis etiologias do quadro (Tabelas 129.4 e 129.5). Nesse sentido, é relativamente frequente encontrar, nas pacientes idosas em seguimento para osteoporose, o hiperparatireoidismo primário (HPTP), a causa mais comum de hipercalcemia ambulatorial. O HPTP é mais frequente entre os 40 e 65 anos de idade e acomete 3 mulheres para cada homem.[6]

Tabela 129.2: Principais causas e mecanismos de hipocalcemia

Causa	Mecanismo
Pós-cirurgia cervical	Devido à tireoidectomia, com lesão das paratireoides ou de sua vasculatura, ou pós-paratireoidectomia.
Hipoparatireoidismo congênito	Ausência das paratireoides (síndrome de Di George) ou associado a síndromes poliglandulares (insuficiência adrenal, hipogonadismo, diabetes *mellitus*, hepatite, má absorção intestinal e anemia perniciosa).
Pseudo-hipoparatireoidismo	Resistência periférica ao PTH (rins e ossos) com hipocalcemia e PTH normal ou elevado (Tipo 1 ou osteodistrofia hereditária de Albright, com alterações fenotípicas características e tipo 2).
Hipomagnesemia	Níveis séricos de Mg menores que 0,8 mg/dL tem efeito negativo sobre as paratireoides, diminuindo ação e produção de PTH, com menor mobilização óssea e maior perda renal.
Pancreatite aguda	Mecanismo complexo que inclui a lesão renal aguda, comum no quadro, aumento na calcitonina e necrose gordurosa do pâncreas com saponificação.
Hiperfosfatemia	Inibe a atividade da 1α-hidroxilase, com menor formação de calcitriol.
Má absorção	Pacientes com esteatorreia, etilistas e idosos apresentam absorção diminuída de vitamina D.
Doença hepática	Ocorre deficiência na 25-hidroxilação da vitamina D.
Tubulopatias renais	Dificuldades na reabsorção do Ca.
Anticonvulsivantes	Ocorre inibição da 1α-hidroxilase e maior degradação enzimática da 25(OH)D no hepatócito.
Drogas	Rifampicina, isoniazida e cetoconazol diminuem a síntese de calcitriol. Gentamicina leva a perda de Mg pela urina. Furosemida, por efeito calciúrico renal direto.
Raquitismo dependente de vitamina D	Tipo 1 – por deficiência na 1α-hidroxilase. Tipo 2 – por resistência ao calcitriol. Ocorre hiperparatireoidismo secundário com fosfatúria e hipofosfatemia grave, por diminuição da absorção intestinal de P.

Ca: cálcio; Mg: magnésio; P: fósforo; PTH: hormônio da paratireoide, 25(OH)D: 25-hidroxi-vitamina D.

Fonte: Nascimento *et al.*, 2003; Vilar *et al.*, 2013.[4,6]

Tabela 129.3: Principais causas e mecanismos de hipercalcemia

Causa	Mecanismo
Hiperparatireoidismo primário	Em 85%, é em decorrência de um adenoma de paratireoide, em 14% de hiperplasia e menos de 1% de carcinoma.
Hiperparatireoidismo terciário	Na doença renal crônica, ocorre perda da capacidade renal em converter calcitriol, além da dificuldade de excreção de P, que reduz ainda mais a ação da 1α-hidroxilase. Ocorre *feedback* positivo para maior produção de PTH, que com o tempo leva à hiperplasia das paratireoides e hipercalcemia.
Malignidade	Por produção de PTHrP, substância semelhante ao PTH, que se liga aos seus receptores, imitando a ação do hormônio endógeno. Comum nos tumores de células escamosas do pulmão, pescoço e carcinoma de células renais. Por produção de fatores que estimulam osteoclastos, como citocinas e prostaglandinas, comuns em tumores hematológicos como o mieloma e tumores de mama ou por produção de análogos da vitamina D, como nos linfomas de células T, que podem produzir calcitriol.
Hipertireoidismo	Devido aumento no *turnover* ósseo por ação de T4.
Doenças granulomatosas	Mais comumente associada à hipercalcemia temos a sarcoidose, mas ocorre também na tuberculose, histoplasmose, candidíase e coccidioidomicose. O mecanismo é devido a conversão de vitamina D em calcitriol pelos macrófagos nos granulomas.
Intoxicação por vitamina D	Hipercalcemia ocorre tanto pelo aumento na absorção óssea, como pela maior absorção intestinal de Ca.
Imobilização prolongada	Ocorre hipercalcemia e hipercalciúria devido à perda de massa óssea (osteoporose de desuso). Ocorre supressão do PTH e calcitriol, promovendo a hipercalciúria e, comumente, nefrolitíase.
Drogas	Diuréticos tiazídicos: são os principais, pelo mecanismo de ação renal. Outras drogas: aspirina, estrógenos e antiestrógenos.
Hipercalcemia hipocalciúrica familiar	Ocorre hipercalcemia com fração excretada de Ca < 100 mg/g de creatinina. Em geral assintomática, e de cunho genético (autossômico dominante), cursa com níveis normais de PTH.

Ca: cálcio; Mg: magnésio; P: fósforo; PTH: hormônio da paratireoide, PTHrP: peptídio relacionado ao paratormônio; T4: tiroxina.
Fonte: Nascimento *et al.*, 2003; Vilar *et al.*, 2013.[4,6]

Tabela 129.4: Resultados de exames regularmente incluídos no perfil do cálcio e principais causas de hipocalcemia

Exame	Resultado	Possibilidade etiológica
PTH	Baixo	Hipoparatireoidismo Pós-cirúrgico Hipomagnesemia
	Elevado, normal	Pseudo-hipoparatireoidismo
25(OH)D	Baixo	Doença hepática, má absorção, anticonvulsivantes
	Normal, alto	Raquitismo hipocalcêmico dependente de vitamina D tipo 1
Mg	Baixo	Má absorção, etilismo, diabetes *mellitus*, gentamicina
P	Alto	Doença renal crônica
Ca urinário	Elevado	Furosemida, tubulopatias

Ca: cálcio; Mg: magnésio; P: fósforo; PTH: hormônio da paratireoide.
Fonte: Nascimento *et al.*, 2003; Vilar *et al.*, 2013.[4,6]

Tabela 129.5: Resultados de exames regularmente incluídos no perfil do cálcio e principais causas de hipercalcemia

Exame	Resultado	Possibilidade etiológica
PTH	Baixo	Intoxicação por vitamina D, malignidade, imobilidade
	Elevado	Hiperparatireoidismo primário ou terciário
25(OH)D	Alto	Intoxicação, doenças granulomatosas
Ca urinário	Elevado	Imobilidade
	Baixo	Hipercalcemia hipocalciúrica familiar
Marcadores de *turnover* ósseo	Elevados	Imobilidade, hipertireoidismo, intoxicação por vitamina D

Ca: cálcio; Mg: magnésio; P: fósforo; PTH: hormônio da paratireoide.
Fonte: Nascimento *et al.*, 2003; Vilar *et al.*, 2013.[4,6]

Entretanto, devido ao rígido controle hormonal da calcemia, nem sempre é possível evidenciar alterações nas concentrações de Ca^{2+}, mesmo na presença de doença osteometabólica e causas secundárias de osteoporose. Nessas situações, outros componentes do "perfil do cálcio" podem alertar para o distúrbio. Dessa maneira, concentrações reduzidas de 25(OH)D, algumas vezes acompanhadas de elevação do PTH, indicam não suficiência de vitamina D, a qual pode agravar a osteoporose. A detecção de hipomagnesemia, que pode acarretar em maior perda renal de Ca^{2+}, agravando quadros de baixa massa óssea, poderia indicar perda excessiva do elemento, como a que ocorre, p. ex., no diabetes *mellitus* e em síndromes de má absorção.[2,6] Já a elevação isolada da fosfatase alcalina poderia sugerir a presença de doença de Paget, na qual a elevação da enzima seria resultante do aumento caótico da atividade osteoblástica, formando lesões em algumas regiões do esqueleto.[6] A presença de hipercalciúria, sem demais alterações no "perfil do cálcio" e em outros exames, por sua vez, sugeriria a presença de hipercalciúria idiopática.

Comentários dos autores/*hot points*

- O metabolismo do Ca^{2+} compreende um delicado equilíbrio entre processos bioquímicos e hormonais que ocorrem, principalmente, nos tecidos intestinal, renal e ósseo.

- Na avaliação inicial da osteoporose, a solicitação de um painel básico de exames, comumente conhecido como "perfil do cálcio", pode auxiliar na detecção de alterações no equilíbrio do metabolismo do elemento, evidenciando doenças subjacentes ou osteoporose secundária a outros distúrbios.

- Sugerimos, como "perfil do cálcio" inicial, a dosagem sérica de cálcio, fósforo, magnésio, albumina, fosfatase alcalina, 25-hidroxi-vitamina D e hormônio da paratireoide, além de cálcio urinário. Além desses exames, hemograma, velocidade de hemossedimentação, creatinina, enzimas hepáticas e hormônio estimulador da tireoide (TSH) podem ser úteis nessa avaliação inicial.

- Caso o "perfil do cálcio" inicial esteja alterado, ou existam evidências clínicas de outros distúrbios que cursem com diminuição da massa óssea, outros exames podem ser necessários.

Referências bibliográficas

1. Henn JD. Bioquímica do tecido ósseo [Internet]. Porto Alegre RS: UFRGS; 2010 [citado 23 de janeiro de 2019]. p. 19. Recuperado de: https://www.ufrgs.br/lacvet/restrito/pdf/osso_henn.pdf.

2. França NAG, Matini LA. Funções Plenamente Reconhecidas de Nutrientes: Cálcio. Vol. 1, Série de Publicações ILSI Brasil. Sao Paulo: International Life Sciences Institute do Brasil. 2014;1-24.

3. Oguido AK, Pereira AD. Metabolismo do cálcio: Revisão e perspectivas. Semina [Internet]. 1981;7(2):153-9. Recuperado de: http://www.uel.br/revistas/uel/index.php/seminasoc/article/view/7258.

4. Nascimento MM do Riella MC, Vieira MA. Metabolismo do Cálcio, Fósforo e Magnésio. In: Riella, organizador. Princípios de Nefrologia e Distúrbios Hidroletrolíticos. 4a ED. Rio de Janeiro: S.A. Editora Guanabara Koogan. 2003;214-36.

5. Moreira RO, Farias MLF. Distúrbios do Eixo Cálcio-PTH-Vitamina D nas Doenças Hepáticas Crônicas. Arq Bras Endocrinol Metab. 2004;48(4):443-50.

6. Vilar L, Kater CE, Naves LA, Freitas MC, Bruno OD. Endocrinologia Clínica. 5o ed. Vilar L, organizador. Rio de Janeiro: Guanabara Koogan; 2013;1114.

7. Vieira JGH. Considerações Sobre os Marcadores Bioquímicos do Metabolismo Ósseo e sua Utilidade Prática. Arq Bras Endocrinol Metab. 1999;43(6):415-22.

8. Quarles LD. Role of FGF23 in Vitamin D and Phosphate Metabolism: Implications in Chronic Kidney Disease. NIH Public Access. 2013;318(9):1040-8.

9. Figge J, Jabor A, Kazda A, Fencl V. Anion gap and hypoalbuminemia. Crit Care Med [Internet]. novembro de 1998 [citado 1 de março de 2019];26(11):1807-10. Recuperado de: http://www.ncbi.nlm.nih.gov/pubmed/9824071

10. Resende LMH, Viana LG, Vidigal PG. Protocolos clínicos dos exames laboratoriais [Internet]. Belo Horizonte: Secretaria de Estado de Saúde de Minas Gerais; 2009. p. 1-294. Recuperado de: http://www.uberaba.mg.gov.br/portal/acervo/saude/arquivos/oficina_10/protocolos_exames_laboratoriais.pdf

Capítulo 130

Leite ou suplemento de cálcio?

• Fernanda Bolfi • Monise da Silva Pechutti • Gláucia Maria Ferreira da Silva Mazeto

O primeiro passo na prevenção ou tratamento da osteoporose é assegurar nutrição adequada, particularmente mantendo ingestão satisfatória de cálcio (Ca^{2+}) e vitamina D.[1,2]

O metabolismo do cálcio

O Ca^{2+} é um nutriente essencial na regulação da homeostase do tecido ósseo, sendo que o esqueleto, por sua vez, representa um reservatório do mineral, o qual é o constituinte básico dos cristais de hidroxiapatita, que compõem a matriz óssea. De fato, o elemento presente nos ossos encontra-se intrinsecamente envolvido na manutenção das concentrações plasmáticas de Ca^{2+} ionizado dentro da faixa de normalidade. Se o nível plasmático diminui, a reabsorção óssea aumenta para restaurá-lo. Assim, a ingestão e absorção adequadas de Ca^{2+} são necessárias para manter esse equilíbrio osteometabólico. O elemento é absorvido no intestino delgado, com o auxílio da vitamina D, e excretado, principalmente, pelos rins. Apenas 30% do Ca^{2+} ingerido é absorvido pelo intestino. Por exemplo, um adulto normal, ao ingerir 1.000 mg de Ca^{2+} por dia, absorverá, aproximadamente, 300 mg do elemento. Quando o aporte de Ca é insuficiente, ocorre mineralização inadequada e pico de massa óssea abaixo do ideal, favorecendo assim o surgimento da osteoporose e a ocorrência de fraturas.[1,3]

Qual a ingestão diária adequada de cálcio?

Embora a ingestão ideal de Ca^{2+} ainda seja incerta, vários autores e entidades têm publicado orientações a respeito. Em 2011, o Institute of Medicine (IOM) publicou recomendações quanto às necessidades diárias do elemento, por faixa etária (Tabela 130.1). Para mulheres a partir de 50 anos e homens acima de 70 anos de idade, a ingestão diária recomendada é de 1.200 mg, contemplando tanto o Ca^{2+} proveniente apenas da dieta como também o associado a suplementos (em casos de ingestão alimentar deficiente).[4,5]

Tabela 130.1: Ingestão diária de cálcio recomendada, de acordo com idade e sexo

Idade (anos)	Sexo	Ingestão de cálcio (mg/dia)
19-50	Homens e mulheres	1.000
51-70	Homens	1.000
51-70	Mulheres	1.200
71 ou mais	Homens e mulheres	1.200

Fonte: Adaptada de Ross et al., 2011.[4]

O consumo dietético de Ca^{2+} pode ser estimado na prática clínica, com o objetivo de adequação do mesmo. Essa estratégia permite a abordagem de pacientes com ingestão dietética inadequada e evita a suplementação excessiva em pacientes com consumo adequado. A quantificação da ingestão dietética diária de Ca^{2+} poderia começar com a detecção das principais fontes alimentares do elemento, as quais incluem os produtos lácteos (p. ex.: leite, queijo e iogurte) e alguns vegetais (Tabela 130.2). Os produtos lácteos bovinos são as melhores fontes devido ao seu alto teor de Ca^{2+} elementar, alta taxa de absorção e baixo custo relativo. Uma porção de laticínios, como, p. ex., uma xícara de leite de vaca de 200 mL, contém aproximadamente 240 mg do elemento. É importante ressaltar, entretanto, que esse teor pode variar de acordo com eventuais processos de enriquecimento nutricional. Embora seja possível estimar a quantidade de Ca^{2+} proveniente de outras fontes alimentares, como, p. ex., o feijão branco, o brócolis e a couve, a absorção do elemento dessas fontes é variável. Dessa maneira, tais alimentos poderiam ser utilizados em associação com produtos de maior teor/biodisponibilidade, com o objetivo de atingir metas dietéticas adequadas de Ca^{2+}, nos indivíduos que não querem ou não podem ingerir derivados lácteos. De maneira mais sistematizada, a quantificação do Ca^{2+} dietético pode ser realizada por meio de recordatórios alimentares e questionários de frequência alimentar. Com o uso desses instrumentos, após a coleta de dados alimentares do indivíduo, o consumo do elemento pode ser quantificado com o auxílio de programas específicos. Também existem algumas ferramentas que auxiliam no reconhecimento de alimentos ricos no elemento e na quantificação da ingestão diária (p. ex.: como disponível em https://www.iofbonehealth.org/calcium-calculator).[3,6,7]

Tabela 130.2: Tamanho da porção de vários alimentos, necessário para substituir 240 gramas de leite, em relação ao teor de cálcio

Alimento	Tamanho da porção (g) necessária para substituir 240 g de leite
Queijo branco	30
Leite integral	240
Iogurte	240
Couve	275,1
Brócolis	321
Feijão branco	437,7
Espinafre	1.375,7
Batata-doce	1.605

Fonte: Adaptada de: Buzinaro et al., 2006.[6]

Ingestão dietética ou por meio de suplementos?

Para alcançar um aporte adequado de Ca^{2+}, as fontes dietéticas são as preferidas. Assim, uma vez detectada ingestão insuficiente, o aumento do consumo de produtos lácteos e outros alimentos ricos em Ca^{2+} deve ser incentivado. Porém, existem situações em que essa intervenção dietética não surte o efeito desejado ou não é possível, como, p. ex., no caso de pacientes intolerantes à lactose, alérgicos à proteína do leite de vaca ou que apresentem aversão aos derivados lácteos. Além disso, padrões comportamentais e culturais arraigados, além de dificuldade de acesso a determinados alimentos, podem dificultar a mudança de determinados hábitos alimentares. Nesse sentido, ainda são observadas populações com consumo inadequado de cálcio. No Brasil, p. ex., a ingestão dietética diária do elemento está abaixo das recomendações do IOM (400 mg, em média, independentemente da região, sexo e idade). Caso não seja possível a ingestão adequada de Ca^{2+} por meio da dieta, os suplementos são boas opções e poderiam ser associados.[1,3,5,8]

Suplementação de cálcio

Existem vários suplementos de Ca^{2+} disponíveis. No entanto, é importante ressaltar que, para essa suplementação, deve ser considerada a quantidade de Ca^{2+} elementar e não o teor de Ca^{2+} total dos suplementos (Tabela 130.3). O carbonato e o citrato de Ca^{2+} são os suplementos mais utilizados. Como o carbonato de Ca^{2+} é mais barato, apresenta maior percentual de Ca^{2+} elementar e requer menor número de comprimidos ao dia, torna-se, muitas vezes, a primeira escolha. No entanto, existem algumas dificuldades com seu uso como, p. ex., maior associação com queixas gastrintestinais (como constipação, por exemplo), suposta melhor absorção relacionada à ingestão com as refeições e menor absorção em usuários de inibidores da bomba de prótons ou bloqueadores H_2. O citrato de Ca^{2+}, por sua vez, é bem absorvido no jejum e é uma opção para os pacientes com antecedentes de cirurgia gástrica (gastrectomias) ou bariátrica, pois sua absorção não depende do ácido gástrico, ou ainda com nefrolitíase. Porém, apresenta menor percentual de Ca^{2+} elementar e são necessários mais comprimidos para se atingir a dose desejada. Independentemente do sal utilizado, a suplementação de Ca^{2+} não deve exceder 500 a 600 mg por dose, visto que o fracionamento aumenta a absorção. É importante ressaltar que, apesar do uso complementar de Ca^{2+} e vitamina D ser fundamental para a mineralização óssea adequada, esses suple-

Tabela 130.3: Porcentagem de cálcio elementar presente nos principais sais de cálcio disponíveis

Sais de cálcio	Cálcio elementar (%)
Carbonato	40
Fosfato tribásico de cálcio	38
Citrato	21
Lactato	13
Gluconato	09

Fonte: Adaptada de: Sunyecz, 2008.[3]

mentos, isoladamente, não são suficientes para prevenir fratura.[1,3,5,9]

Recomenda-se não exceder a dose diária de Ca^{2+} elementar (dieta mais suplementos) devido à possibilidade de efeitos colaterais como cálculos renais. Antes do início da terapia farmacológica para osteoporose, recomenda-se que seja realizada avaliação laboratorial do perfil do cálcio e vitamina D. A coleta do cálcio em urina de 24 horas pode ser utilizada para avaliar a adequação da ingestão e absorção de cálcio. Além disso, na suspeita de hipercalciúria, recomenda-se dosar a excreção urinária de sódio de 24 horas, pois a alta ingestão de sódio pode aumentar o cálcio urinário.[5]

Outros efeitos adversos potenciais da ingestão de Ca^{2+} incluem dispepsia e constipação. Além disso, os suplementos de Ca^{2+} interferem com a absorção de ferro e hormônio tireoidiano, e, portanto, esses medicamentos devem ser tomados em momentos diferentes.[1,10] Com relação ao risco de doença cardiovascular, particularmente infarto do miocárdio, o efeito da suplementação de Ca^{2+} é controverso. No entanto, em 2016, foi emitida declaração pela National Osteoporosis Foundation e American Society for Preventive Cardiology indicando que a ingestão de Ca^{2+}, seja proveniente de dieta ou de suplementos, não tem qualquer efeito aparente sobre o risco de doenças cardiovasculares ou cerebrovasculares. Chung et al. evidenciaram, em revisão sistemática e metanálise, que a ingestão de Ca^{2+} (de qualquer alimento ou suplemento) que não exceda o nível superior tolerável (de 2.000 a 2.500 mg ao dia, definido pela National Academy of Medicine) não é associada a riscos de doença cardiovascular em adultos saudáveis. Nesse estudo, embora alguns ensaios e estudos de coorte tenham relatado aumento dos riscos com a maior ingestão de Ca^{2+}, o risco relativo era baixo e não foi considerado clinicamente significante.[5,11,12]

Comentários dos autores/*hot points*

- A ingestão diária de cálcio varia conforme idade e sexo. Para mulheres a partir de 50 anos e homens acima de 70 anos de idade, a ingestão diária recomendada é de 1.200 mg, incluindo cálcio da dieta, associado (em casos de ingestão alimentar deficiente) ou não a suplementos.
- Os produtos lácteos são as melhores fontes de cálcio.
- Caso não seja possível atingir as necessidades diárias de cálcio por meio da dieta, os suplementos são necessários. Os mais frequentemente utilizados são o carbonato de cálcio (40% de cálcio elementar) e o citrato de cálcio (21% de cálcio elementar).
- Os principais efeitos colaterais da suplementação incluem constipação e nefrolitíase. Eventos cardiovasculares não parecem associados ao uso de cálcio, quando utilizadas as doses diárias recomendadas.

Referências bibliográficas

1. Cano A, Chedraui P, Goulis DG, et al. Calcium in the prevention of postmenopausal osteoporosis: EMAS clinical guide. Maturitas 2018;107:7-12.
2. Radominski SC, Bernardo W, Paula AP, et al. Brazilian guidelines for the diagnosis and treatment of postmenopausal osteoporosis. Rev Bras Reumatol Engl Ed. 2017;57:452-66.
3. Sunyecz JA. The use of calcium and vitamin D in the management of osteoporosis. Ther Clin Risk Manag. 2008;4(4):827-36.
4. Ross AC, Manson JE, Abrams SA, et al. The 2011 report on dietary reference intakes for calcium and vitamin D from the Institute of Medicine: what clinicians need to know. J Clin Endocrinol Metab. 2011;96(1):53-8.
5. Camacho PM, Petak SM, Binkley N, et al. American Association of Clinical Endocrinologists/American College of Endocrinology Clinical Practice Guidelines for the diagnosis and treatment of postmenopausal osteoporosis- 2020 update. Endocr Pract. 2020;26(Suppl 1):1-46.
6. Buzinaro EF, Almeida RNA, Mazeto GMFS. Biodisponibilidade do Cálcio Dietético. Arq Bras Endocrinol Metab. 2006;50(5):852-61.
7. International Osteoporosis Foundation. Disponível em: https://www.iofbonehealth.org/calcium-calculator. Acesso em 13 de março de 2019, as 11:10 hs.
8. Pinheiro MM, Schuch NJ, Genaro GS, et al. Nutrient intakes related to osteoporotic fractures in men and women: The Brazilian Osteoporosis Study (Brazos). Nutrit J. 2009;8:6.
9. US Preventive Services Task Force, Grossman DC, Curry SJ, Owens DK, et al. Vitamin D, Calcium, or Combined Supplementation for the Primary Prevention of Fractures in Community-Dwelling adults: US Preventive Services Task Force Recommendation Statement. JAMA. 2018;319(15):1592-9.
10. Compston JE, McClung MR, Leslie WD. Osteoporosis. Lancet 2019;393:364-76.
11. Kopecky SL, Bauer DC, Gulati M, et al. Lack of evidence linking calcium with or without vitamin D supplementation to cardiovascular disease in generally healthy adults: a clinical guideline from the National Osteoporosis Foundation and the American Society for Preventive Cardiology. Ann Intern Med. 2016;165:867-8.
12. Chung M, Tang AM, Fu Z, et al. Calcium Intake and Cardiovascular Disease Risk: An Updated Systematic Review and Meta-analysis. Ann Intern Med. 2016;165:856-66.

Capítulo 131

Vitamina D – quais as populações de risco e limites para o diagnóstico?

- Sean Hideo Shirata Lanças • Filipe Welson Leal Pereira
- Fernanda Bolfi • Gláucia Maria Ferreira da Silva Mazeto

A deficiência de vitamina D tem sido amplamente estudada por sua influência conhecida na saúde óssea e muscular e por seu potencial efeito extraósseo. Estudos observacionais têm mostrado associação entre menor concentração sérica de vitamina D e doenças cardiovasculares, diabetes, câncer, infecção respiratória, mortalidade, entre outros. No entanto, a relação causa-efeito entre deficiência e suplementação de vitamina D para causas extraósseas é considerada controversa.[1-3]

Sendo assim, recomenda-se que se identifique populações de risco que se beneficiam da avaliação quanto ao estado nutricional de vitamina D.

Mesmo em um país tropical como o Brasil, a prevalência de deficiência de vitamina D, detectada pela concentração sérica de 25-hidroxivitamina D (25(OH)D) < 50 nmol/L ou 20 ng/mL) foi de aproximadamente 28%.[4]

Populações de risco

As principais indicações para dosagem da vitamina D são elencadas pela suspeita de deficiência em determinados grupos de risco, nos quais há custo-benefício bem documentado. Não há evidências de benefícios de sua dosagem em caráter de triagem populacional nos indivíduos adultos saudáveis e sem comorbidades, recomendação recentemente ratificada pela Sociedade Brasileira de Endocrinologia e Metabologia (SBEM) e pela US Preventive Services Task Force (USPSTF), em conformidade com outras entidades internacionais.[5-8]

De acordo com posicionamento de 2020, que incluiu a Sociedade Brasileira de Patologia Clínica/Medicina Laboratorial (SBPC/ML) e a SBEM, explicita as principais indicações para essa investigação,[7] como mostra a Tabela 131.1.

Tabela 131.1: Grupos de risco e condições clínicas nos quais a vitamina D deve ser mantida acima de 30 ng/mL

Grupos de risco e condições clínicas
Idosos – acima de 60 anos Gestantes
Indivíduos com fraturas ou quedas recorrentes
Osteoporose (primária e secundária), fratura de fragilidade
Doenças osteometabólicas (raquitismo, osteomalacia, hiperparatireoidismo)
Doença renal crônica
Síndromes de má absorção (cirurgia bariátrica, doença inflamatória intestinal)
Medicações (terapia antirretroviral, glicocorticoides e anticonvulsivantes)
Sarcopenia
Diabetes

Fonte: Elaborada pelos autores e adaptada de Moreira et al., 2020.[7]

Dessa maneira, ela deve ser realizada principalmente para os indivíduos que apresentem doenças osteometabólicas, como osteoporose, raquitismo, osteomalacia e hiperparatireoidismo secundário, ou mesmo pacientes que apresentem história de quedas ou fraturas recorrentes. Algumas condições fisiológicas também são apontadas como de risco para deficiência, como idosos (acima de 60 anos), gestantes, lactantes, indivíduos que não se expõem ao sol ou apresentam alguma contraindicação à exposição solar e aqueles com pele escura.[6-8]

Algumas doenças crônicas como síndromes de má absorção, presente nos pacientes submetidos a cirurgia bariátrica ou naqueles portadores de doenças inflamatórias intestinais, também apresentam risco, assim como a doença renal crônica. Por fim, usuários de medicamentos que possam interferir com a produção ou degradação da vitamina D, como no caso dos antirretrovirais, glicocorticoides e anticonvulsivantes.[7] Obesos, portadores de doenças granulomatosas e linfomas também apresentam indicação de avaliação quanto às concentrações séricas de vitamina D.[7]

Por outro lado, vale destacar que no Brasil, existem populações que apresentam menor risco: jovens, residentes em áreas litorâneas, ensolaradas e em latitudes mais baixas, praticantes de atividade física, principalmente durante as estações do ano primavera e verão.[4]

Dosagem

A dosagem da 25(OH)D pode ser feita por métodos imunométricos automatizados com o uso de proteínas ligadoras da vitamina D (VDBP) ou anticorpos anti-25(OH)D, como radioimunoensaios e ensaios enzimáticos (quimio ou eletroquimiluminescentes). Tais métodos não dependem de tecnologia avançada e são amplamente disponíveis, porém apresentam várias limitações técnicas em decorrência da diferença de reatividade de seus ligantes, dissociação incompleta da 25(OH)D das suas proteínas ligadoras e presença de anticorpos heterofilos nas amostras.[6-8]

O padrão-ouro atual para a dosagem da 25(OH)D compreende os métodos cromatográficos (imunocromatografia líquida de alta performance acoplada à espectrofotometria de massa – Tandem), com sua determinação direta e menor interferência analítica. Entretanto, esses apresentam limitações relacionadas ao custo e menor disponibilidade. Tais métodos também podem sofrer interferência do metabólito 3-epímero, levando a valores falsamente elevados.[6-8]

Há variação significativa entre os valores de 25(OH)D mensurados pelos diferentes métodos citados, o que dificulta a comparação sistemática entre os estudos. A ausência de padronização para dosagem da vitamina D é um dos fatores que levam a dificuldade de construção de uma definição universal sobre os valores de referência e monitorização do tratamento.[8]

Com o objetivo de contornar esse problema, em 2010, foi criado o *vitamin D standardization program* (VDSP), um órgão de iniciativa público-privada com colaboração de diversas instituições internacionais, dentre elas, o Centers of Disease Control and Prevention (CDC), o National Institute for Standards and Technology (NIST), o programa *vitamin D external quality assesment scheme* (DEQAS) e os programas de *national health survey* de diversos países. Esse órgão possui o intuito de promover a padronização das dosagens da 25(OH)D, além de aprimorar a sua reprodutibilidade.[9]

Diagnóstico

A definição dos valores de normalidade para a vitamina D ainda não possui consenso. Apesar das variações, há concordância entre vários especialistas de que valores de 25(OH)D acima de 30 ng/mL (75 nmol/L) estão associados a diminuição do risco de quedas, prevenção de fraturas e correção do hiperparatireoidismo secundário, principalmente em grupos de risco.[10]

O documento da SBEM e da SBPC/ML orienta que a população saudável abaixo dos 60 anos deve ter concentrações séricas acima de 20 ng/mL (50 nmol/L), enquanto pacientes em grupos de risco para hipovitaminose D devem ter concentrações entre 30 e 60 ng/mL. Esse posicionamento ainda define faixa de risco para toxicidade e hipercalcemia como concentrações séricas acima de 100 ng/mL (250 nmol/L).[7]

Comentários dos autores/hot points

- A investigação de deficiência de vitamina D deve ser realizada em pessoas de risco (Tabela 131.1).
- Para população saudável sem risco, recomenda-se concentrações séricas de 25(OH)D acima de 20 ng/mL.
- Para populações de risco esse valor deve ficar entre 30 ng/mL e 60 ng/mL.

Referências bibliográficas

1. Azevedo PS, Fock RA, Pereira FL, et al. The evident and the hidden factors of vitamin D status in older people during COVID-19 pandemic. Nutrire. 2021:46,1:1-8.
2. Pittas AG, Dawson-Hughes B, Sheehan P, Ware JH, Knowler WC, Aroda VR, et al. Vitamin D Supplementation and Prevention of Type 2 Diabetes. N Engl J Med. 2019;381(6):520-30.
3. Manson JE, Cook NR, Lee I-M, Christen W, Bassuk SS, Mora S, et al. Vitamin D Supplements and Prevention of Cancer and Cardiovascular Disease. N Engl J Med. 2019 Jan 3;380(1):33-44.
4. Pereira-Santos M, Santos JYG dos, Carvalho GQ, Santos DB dos, Oliveira AM. Epidemiology of vitamin D insufficiency and deficiency in a population in a sunny country:

Geospatial meta-analysis in Brazil. Crit Rev Food Sci Nutr. 2019;59(13):2102-9.

5. Bikle D. et al. Vitamin D metabolism, mechanism of action and clinical applications. Chem Biol. 2014; 21(3): 319-329.

6. Holick M. et al. Evaluation, treatment and prevention of vitamin D deficiency: Endocrine Society clinical practice guideline.- J Clin Endocrinol Metab. 2011, 96(7):1911-1930.

7. Moreira CA, Ferreira CES, Madeira M, et. al. Reference values of 25-hydroxyvitamin D revisited: a position statement from the Brazilian Society of Endocrinology and Metabolism (SBEM) and the Brazilian Society of Clinical Pathology/Laboratory Medicine (SBPC). Arch Endocrinol Metab. 2020;64(4):462-78.

8. Maeda T. et al. Recomendações da Sociedade Brasileira de Endocrinologia e Metabologia (SBEM) para o diagnóstico e tratamento da hipovitaminose D. - Arq Bras Endocrinol Metab. 2014;58:5.

9. Taylor C. et al. Vitamin D: Moving Forward to Address Emerging Science. Nutrients 2017; 9: 1308.

10. US Preventive Task Force- USPSTF Recommendation: Vitamin D, Calcium, or Both for Primary Prevention of Fractures. JAMA. 2018;319(15):1592-1599.

Capítulo 132

Deficiência de vitamina D – quando e como tratar?

• Filipe Welson Leal Pereira • Sean Hideo Shirata Lanças
• Marcos Ferreira Minicucci • Sergio Alberto Rupp de Paiva

Suplementação de vitamina D

A suplementação de vitamina D 25(OH)D é realizada nos casos confirmados de hipovitaminose D. Não há evidências que apontem a necessidade de suplementação de vitamina D na população em geral.[1-4] Da mesma maneira, não existem, até o momento, evidências que indiquem essa suplementação para prevenção de neoplasias ou controle de doenças crônicas, como diabetes *mellitus*, demências ou doenças cardiovasculares.[5]

Além disso, as recomendações sobre a suplementação de cálcio e vitamina D da US Preventive Services Task Force (USPSTF) mostram que não há evidências de que a suplementação de vitamina D, isolada ou em combinação com cálcio, previna a perda de massa óssea ou fraturas em homens e mulheres pós-menopausa saudáveis e assintomáticos, sem deficiência comprovada de vitamina D ou sem a presença de fatores de risco.[3]

No Brasil, a principal maneira de suplementação da vitamina D ocorre por meio do colecalciferol, devido à sua maior meia-vida, comodidade posológica, maior disponibilidade no mercado e experiência em estudos clínicos, além de maior eficácia. Outra vantagem desse uso é que alguns dos métodos de análise avaliam apenas os metabólitos do colecalciferol, podendo gerar erros em caso de suplementação com ergocalciferol.[1,2] A suplementação com calcitriol não é recomendada para tratamento em casos de deficiência de vitamina D. Seu uso é indicado em situações específicas, como tratamento dos distúrbios ósseos relacionados à doença renal crônica, algumas formas de raquitismo ou casos de má absorção intestinal extrema.[1]

Indicações terapêuticas

O tratamento da hipovitaminose D é recomendado nas situações de osteopenia, osteoporose ou fraturas por fragilidade óssea, bem como em populações de risco.[1,5] O valor alvo para população em geral é 20 ng/mL. Para populações de risco, é estabelecido como alvo terapêutico concentrações séricas de 25-hidroxivitamina D 25(OH)D entre 30 e 50 ng/mL.[1,2,6,7]

Doses

Quando em situações de deficiência (valores menores do que 20 ng/dL), é recomendada a realização inicial de uma dose de ataque. Existem diversos esquemas terapêuticos possíveis, sendo proposto pela Sociedade Brasileira de Endocrinologia e Metabologia (SBEM) a realização de dose de 50.000 UI/semana (7.000 UI/dia) por 6 a 8 semanas.[2,7] Nesse caso, deverá ser realizada a monitorização das concentrações séricas de 25(OH)D, principalmente nos casos de graves deficiências, com possibilidade de novo esquema de ataque caso não se alcance a meta desejada.

As doses de manutenção de 25(OH)D variam conforme o grau de deficiência, características individuais específicas e metas estabelecidas. Alguns estudos mostraram benefícios de doses vitamina D, em diversas populações, variando de 1.000 a 2.000 UI/dia, conforme faixa etária e condições de risco associadas.[1] A Endocrine Society recomenda doses de manutenção entre 600 a 2.000 UI/dia para adultos e 800 a 2.000 UI/dia para idosos acima de 70 anos, gestantes e lactantes.[7] Essas doses podem ser administradas semanalmente, como p. ex., 7.000 a 14.000 UI/semana.[8]

Para seguimento terapêutico, não é necessária a dosagem de rotina das concentrações séricas de 25(OH)D, ficando essa reservada para casos de hipovitaminose grave ou risco de sua persistência (doenças renal ou hepática crônicas, osteometabólicas ou disabsortivas, obesidade grave, hipogonadismo, ou tratamento prolongado com glicocorticoides). Outras indicações ocorrem em casos de maior risco para hipercalcemia, como em doenças granulomatosas ou linfoproliferativas, além de sinais ou suspeita de intoxicação por vitamina D.[6]

Os maiores benefícios e incrementos das concentrações séricas de 25(OH)D são observadas em populações com deficiências graves e doses elevadas de suplementação. Tais benefícios, porém, são possivelmente perdidos após interrupção da suplementação, destacando a importância da dose de manutenção.[2]

Casos especiais

Grande parte dos benefícios relacionados à suplementação da vitamina D no tratamento da osteoporose estão associados a adequada ingestão de cálcio, seja por via dietética ou por suplementação com sais de cálcio. Nesse cenário também há a recomendação de meta terapêutica acima de 30 ng/mL para a suplementação de vitamina D, a fim de se evitar a progressão da reabsorção óssea, risco de quedas e o hiperparatireoidismo secundário. O tratamento inadequado da hipovitaminose D configura um dos principais motivos para a falha do tratamento medicamentoso da osteoporose, bem como de suas consequências.[2]

Portadores de obesidade possuem concentrações mais baixas de vitamina D em comparação a não obesos, fato que pode ser agravado mediante as condutas cirúrgicas durante seu manejo (componente disabsortivo das cirurgias bariátricas). Portanto é recomendada a correção de eventual hipovitaminose no período pré-operatório. Em populações obesas ou pacientes submetidos a cirurgia bariátrica, a doses necessárias para suplementação de vitamina D podem chegar até 10 vezes às recomendadas para outros grupos de risco. A SBEM recomenda que o manejo das doses de ataque, bem como as doses de manutenção sejam individualizadas conforme dosagens seriadas da 25(OH)D.[2] Outras situações que podem necessitar de maiores doses incluem doenças disabsortivas e uso de medicações que interferem com o metabolismo da vitamina D.[7]

A hipovitaminose D durante a gestação apresenta relação de risco com morbidades gestacionais como diabetes gestacional, pré-eclâmpsia e parto cesáreo, além de desfechos relacionados ao recém-nascido, como baixo peso ao nascer, parto pré-termo, baixa densidade mineral óssea e marcadores de risco cardiovascular em idade escolar.[1,6,9] Diretrizes recomendam uma ingestão de pelo menos 600-1.000 UI/dia de vitamina D durante a gestação. Em casos de deficiência, o tratamento recomendado varia com doses entre 1.500-2.000 UI/dia, em tomadas diárias, devendo-se evitar doses maiores. Tal fato se deve a íntima correlação entre as concentrações de 25(OH)D da mãe e do feto, além da presença da enzima 1-alfa-hidroxilase placentária, capaz de convertê-la na sua forma ativa, com possíveis consequências deletérias ao desenvolvimento do bebê.[1,9]

Toxicidade

Os riscos de intoxicação e efeitos colaterais com as doses de suplementação de vitamina D recomendadas nos principais documentos de recomendações de sociedades médicas (entre 1.500-2.000 UI/dia) são baixos. Estudos de Heaney e Vieth *et. al.* demonstraram que doses diárias de até 10.000 UI/dia (limite superior de tolerabilidade) de vitamina D não apresentaram efeitos de toxicidade, nem concentrações de 25(OH)D superiores a 90 ng/mL em populações habituais.[9] Seriam necessários concentrações séricas superiores a 150 ng/mL para que se houvesse sinais de intoxicação.[8,9]

Em contrapartida, alguns estudos, incluindo o relatório do Institute of Medicine (IOM) de 2011, mostraram aumento no risco de mortalidade quando em concentrações de 25(OH)D superiores a 50 ng/mL, configurando um aspecto de curva em "U" ou "J". Outras possíveis consequências são o aumento do risco de doenças cardiovasculares, quedas, fraturas e alguns tipos de câncer.[8,10]

Atenção deve ser dada ao crescente aumento do número de casos de prescrição de doses elevadas e automedicação. Dados atuais apontam um crescimento expressivo na porcentagem da população em uso de suplementos de vitamina D: de < 0,1% em 2013 para 3,3% em 2014. Tais práticas podem contribuir para a hipervitaminose D com consequente hipercalcemia e hipercalciúria, além de maior risco de nefroesclerose, nefrolitíase e aterosclerose acelerada, principalmente se em associação com suplementação de cálcio.[8,10]

Comentários dos autores/*hot points*

- A reposição de 25(OH)D é apenas indicada em casos de deficiência estabelecida. A reposição para a população geral não é recomendada, incorrendo em riscos de toxicidade em alguns casos.

- Os principais esquemas terapêuticos envolvem uso de doses de manutenção entre 1.000 e 2.000 UI/dia para valores abaixo de 20 ng/mL. Casos especiais podem necessitar de doses de ataque e atenção especial deve ser dada a populações de risco, como pacientes portadores de osteoporose, submetidos a cirurgia bariátrica ou gestantes.

Referências bibliográficas

1. Maeda SS, Borba VZC, Camargo MBR et al. Recomendações da Sociedade Brasileira de Endocrinologia (SBEM) para o diagnóstico e tratamento da hipovitaminose D. Arq Bras Endocrinol Metab. 2014;58(5):411-33.
2. Moreira CA, Ferreira CES, Madeira M et. al. Reference values of 25-hydroxyvitamin D revisited: a position statement from the Brazilian Society of Endocrinology and Metabolism (SBEM) and the Brazilian Society of Clinical Pathology/Laboratory Medicine (SBPC). Arch Endocrinol Metab. 2020;64(4):462-78.
3. Grossman DC, Curry SJ, Owens DK et al. Vitamin D, calcium, or combined supplementation for the primary prevention of fractures in Community-dwelling adults. JAMA. 2018;319(15):1592-1599.
4. Taylor CL, Sempos CT, Davis CD et.al. Vitamin D: moving forward to address emerging Science. Nutrients.2017;9:1308.
5. Heath AK, Kim IY, Hodge AM et al. Vitamin D status and mortality: a systematic review of observational studies. Int. J. Environ. Res. Public Health. 2019;16:383.
6. Cesareo R, Attanasio R, Caputo M et al. Italian Association of Clinical Endocrinologists (AME) and Italian Chapter of the American Association of Clinical Endocrinologists (AACE) Position Statement: clinical management of vitamin D deficiency in adults. Nutrients. 2018;10(5):546.
7. Holick MF, Binkley NC, Bischoff-Ferrari HA et al. Evaluation, treatment and prevention of vitamin D deficiency: Endocrine Society clinical practice guideline. J Clin Endocrinol Metab. 2011;96(7):1911-1930.
8. Pludowski P, Holick MF, Grant WB et.al. Vitamin D supplementation guidelines. J Steroid Biochem Mol Biol. 2018;175:125-35.
9. Heaney RP. Vitamin D in health and disease. Clin J Am Soc Nephrol. 2008;3(5):1535-41.
10. Ross AC, Manson JE, Abrams AS et al. The 2011 Report on dietary reference intakes for calcium and vitamin D from the Institute of Medicine: what clinicians need to know. J Clin Endocrinol Metab. 2011;96(1): 53-58.

Capítulo 133

Esquemas terapêuticos e vitamina D diária ou semanal?

• Fernanda Bolfi • Monise da Silva Pechutti
• Filipe Welson Leal Pereira • Gláucia Maria Ferreira da Silva Mazeto

A vitamina D

Para tomada de decisão terapêutica, é necessária a análise prévia da fisiologia da síntese e metabolismo da vitamina D à luz das evidências atuais. A vitamina D é um hormônio que atua como regulador da homeostase do cálcio (Ca^{2+}) e do metabolismo ósseo. As principais funções osteometabólicas da vitamina D são a regulação da absorção intestinal de Ca^{2+} e a estimulação da reabsorção óssea, com o objetivo de manter a concentração sérica de Ca^{2+}. As fontes de vitamina D incluem a síntese cutânea, os suplementos e a dieta. As fontes alimentares são escassas e, em geral, pouco consumidas em nosso meio. São exemplos de alimentos fonte da vitamina os peixes gordurosos como salmão, atum e cavala, e o óleo de fígado de bacalhau. Já a síntese cutânea endógena, estimulada pela exposição à luz solar, se constitui na principal fonte, estimada em mais de 80%.[1-3]

A vitamina D pode ser encontrada sob as formas de ergocalciferol (vitamina D_2), obtida a partir de fontes vegetais da dieta e de colecalciferol (vitamina D_3), obtida pela ingestão de alimentos de origem animal e, principalmente, pela exposição solar da pele. O 7-dehidrocolesterol, presente na pele, sofre a ação da radiação solar ultravioleta B (UVB), originando o colecalciferol, lipossolúvel, que fica armazenado no tecido adiposo e é transportado para o fígado onde, por ação da enzima 25-hidroxilase, é transformado em 25-hidroxivitamina D (25(OH)D), o metabólito circulante mais abundante da vitamina. Após a etapa hepática, a 25(OH)D é transportada para os rins, onde ocorre a conversão em seu metabólito mais ativo, o calcitriol ou 1,25-di-hidroxi-vitamina D [1,25(OH)$_2$D]. Esse último é o responsável pelo aumento da reabsorção óssea e da absorção intestinal de Ca^{2+}, e pela diminuição da excreção renal de Ca^{2+}.[1-5]

A manutenção da suficiência de vitamina D apenas pela dieta fica evidentemente difícil. Além disso, a exposição solar, particularmente em um país com o nível de insolação do Brasil, carreia riscos, como neoplasias de pele. Dessa maneira, a Sociedade Brasileira de Dermatologia (SBD) incentiva a exposição solar, com a finalidade de síntese de vitamina D, de áreas como pernas, costas, barriga ou ainda palmas e plantas, por apenas 5 a 10 minutos, todos os dias. Áreas cronicamente expostas ao sol não deveriam ser sobrecarregadas quanto à exposição e caso as concentrações de 25(OH)D não se encontrem na faixa recomendada, a vitamina deveria ser suplementada sob supervisão médica.[6]

O colecalciferol ou vitamina D_3 é a forma da vitamina mais utilizada no Brasil para tratamento ou suplementação. A vitamina D é mais fácil de ser absorvida do que o Ca^{2+}, e pode ser ingerida com ou sem alimentos. Existem várias preparações disponíveis tanto para uso diário como para uso semanal, o que é possível devido sua lipossolubilidade. Em gotas, com 200, 400 ou 500 unidades por gota e cápsulas contendo 1.000, 2.000, 5.000, 7.000, 50.000 unidades por cápsula.[1]

Qual é a frequência de suplementação?

Com relação à frequência de suplementação, os dados são controversos. Ish-Shalom *et al.* realizaram estudo com o objetivo de determinar se a mesma dose cumulativa de vitamina D3 produziria efeitos diferentes se administrada diariamente, semanalmente ou mensalmente. Durante 2 meses, foi ofertada a mesma dose cumulativa de colecalciferol diariamente (1.500 UI), semanalmente (10.500 UI) ou mensalmente (45.000 UI), para mulheres idosas com fratura de quadril. Aqueles autores observaram que os três esquemas resultaram em iguais elevações nos níveis séricos de 25(OH)D, concluindo que a suplementação de vitamina D diária, semanal ou mensal eleva igualmente a 25(OH)D e que a melhor abordagem seria aquela que proporciona melhor aderência em longo prazo. Da mesma maneira, Takacs et al., em estudo clínico randomizado, realizado com pacientes deficientes em vitamina D, compararam o uso de 1.000 UI diária, 7.000 UI semanal e 30.000 UI mensal, concluindo que os tratamentos proporcionavam eficácia e segurança semelhantes. No entanto, esses achados consistentes diferem do relatado por Chel et al. que, por meio de ensaio clínico randomizado, realizado em população de idosos institucionalizados, no qual foram suplementadas doses totais equivalentes de vitamina D_3 de 600 UI/dia, 4.200 UI/semana e 18.000 UI/mês, concluíram que a dose diária foi mais eficaz do que a semanal. Além disso, esses autores observaram que a dose mensal foi a menos eficaz nessa população.[7-9]

De qualquer maneira, mais importante do que a escolha do esquema posológico, é a adesão à terapia em longo prazo, principalmente em uma população idosa, muitas vezes com polifarmácia. Ainda, para essa escolha, devem ser considerados os possíveis interferentes como, p. ex., a presença de disabsorção intestinal.[10]

Durante a gestação, em casos de deficiência de vitamina D, a reposição com doses diárias desse suplemento deve ser priorizada em relação a doses semanais ou mensais, pois a produção placentária de calcitriol é substrato-dependente.[1]

Concentrações séricas de 25(OH)D acima de 100 ng/mL associam-se a risco de toxicidade. A exposição prolongada da pele à luz solar não produz quantidades tóxicas de colecalciferol, devido à fotoconversão de pré-vitamina D_3 e vitamina D_3 a metabólitos inativos. Assim, a intoxicação por vitamina D geralmente ocorre após o uso inadequado de suplementos dessa vitamina. Quando grandes quantidades de vitamina D são ingeridas, parte do excesso é armazenado no tecido adiposo e à medida que esses locais se tornam saturados, a vitamina permanece no soro e é convertida em níveis tóxicos de 25(OH)D. Os sintomas de toxicidade aguda ocorrem devido a hipercalcemia e incluem confusão mental, poliúria, polidipsia, anorexia, vômito e fraqueza muscular. Segundo dados do IOM (2011), seriam causados por doses de vitamina D provavelmente superiores a 10.000 UI/dia. Esse nível é maior do que a dose máxima recomendada pelo próprio IOM, que é de 4.000 UI/dia. A toxicidade crônica, que pode causar nefrocalcinose, desmineralização óssea e dor, resultaria de uso de doses acima de 4.000 UI/dia por períodos prolongados, possivelmente por anos.[5,11]

Comentários dos autores/*hot points*

- Embora as fontes de vitamina D incluam a dieta, a luz solar e os suplementos, devido às dificuldades com a primeira e os riscos com a segunda fonte, quando necessário, os suplementos devem ser utilizados.
- No Brasil, o colecalciferol é o suplemento mais utilizado.
- A frequência da suplementação de vitamina D ainda é controversa, devendo-se considerar a população analisada e individualizar-se o intervalo da dose que promova melhor aderência em longo prazo.
- Concentrações séricas de 25(OH)D acima de 100 ng/mL associam-se a risco de toxicidade e hipercalcemia.

Referências bibliográficas

1. Maeda SS, Borba VZ, Camargo MB, et.al. Recommendations of the Brazilian Society of Endocrinology and Metabolism (SBEM) for the diagnosis and treatment of hypovitaminosis D. Arq Bras Endocrinol Metabol 2014;58(5):411-33.
2. Radominski SC, Bernardo W, Paula AP, et al. Brazilian guidelines for the diagnosis and treatment of postmenopausal osteoporosis. Rev Bras Reumatol Engl Ed. 2017;57:452-66.
3. Bouillon R. Comparative analysis of nutritional guidelines for vitamin D. Nat Rev Endocrinol 2017;13(8):466-79.
4. Heaney RP, Horst RL, Cullen DM, et al. Vitamin D3 distribution and status in the body. J Am Coll Nutr 2009;28(3):252-6.
5. Moreira CA, Ferreira CES, Madeira M, et. al. Reference values of 25-hydroxyvitamin D revisited: a position statement from the Brazilian Society of Endocrinology and Metabolism (SBEM) and the Brazilian Society of Clinical Pathology/Laboratory Medicine (SBPC). Arch Endocrinol Metab. 2020;64(4):462-78.
6. Disponível em: http://www.sbd.org.br/noticias/comunicado-da--sociedade-brasileira-de-dermatologia-sobre-cancer-da-pele--protecao-solar-e-vitamina-d/. Publicado em 24/02/2017 03:44.
7. Ish-Shalom S, Segal E, Salganik T, et. al. Comparison of daily, weekly, and monthly vitamin D3 in ethanol dosing protocols for two months in elderly hip fracture patients. J Clin Endocrinol Metab 2008;93(9):3430-5.
8. Takács I, Tóth BE, Szekeres L, et. al. Randomized clinical trial to comparing efficacy of daily, weekly and monthly administration of vitamin D3. Endocrine 2017;55(1):60-5.
9. Chel V, Wijnhoven HA, Smit JH, et al. Efficacy of different doses and time intervals of oral vitamin supplementation with or without calcium in elderly nursing home residents. Osteoporos Int 2008;19(5):663-71.
10. Minisola S, Ferrone F, Danese V, et al. Controversies Surrounding Vitamin D: Focus on Supplementation and Cancer. Int J Environ Res Public Health. 2019;16(2):189.
11. Ross AC, Manson JE, Abrams SA, et al. The 2011 report on dietary reference intakes for calcium and vitamin D from the Institute of Medicine: what clinicians need to know. J Clin Endocrinol Metab 2011;96(1):53-8.

Capítulo 134

Bisfosfonatos e biológicos, quando e como prescrever?

• Gláucia Maria Ferreira da Silva Mazeto • Fernanda Bolfi • Monise da Silva Pechutti

Tratamento da osteoporose

Os medicamentos disponíveis para o tratamento da osteoporose, no Brasil, incluem a terapia de reposição hormonal (TRH), o raloxifeno, a teriparatida, os bisfosfonatos (BFF) e o medicamento imunobiológico denosumabe.[1] Recentemente, a Agência Nacional de Vigilância Sanitária (ANVISA) aprovou outro imunobiológico, o romosozumabe. Apesar dessas várias alternativas terapêuticas, do caráter potencialmente grave e da elevada prevalência da osteoporose, ainda persistem dificuldades com a identificação dos pacientes que se beneficiariam da terapia medicamentosa.[1] Nesse sentido, várias sociedades científicas têm publicado recomendações abordando grupos específicos de pacientes. Recentemente, as "Diretrizes Brasileiras para o Diagnóstico e Tratamento da Osteoporose em Mulheres na Pós-Menopausa" recomendaram que deveriam ser considerados para o tratamento farmacológico os casos com T-score, de acordo com o exame de densitometria óssea (DO), igual ou inferior a-2,5 desvios-padrão (DP) em coluna lombar (CL), colo femoral (CF), fêmur total ou rádio 33%, além daqueles com história prévia de fratura por fragilidade. Nesses últimos, o tratamento não dependeria do resultado do exame de DO, embora a realização deste fosse apropriada, com o objetivo de monitorar o tratamento.[1] Também de acordo com o "Protocolo Clínico e Diretrizes Terapêuticas para Fratura de Colo de Fêmur em Idosos", da Comissão Nacional de Incorporação de Tecnologias no SUS, de 2017, o paciente com fratura de colo de fêmur por fragilidade óssea deveria receber tratamento, no caso, com BFF.[2] Nos casos não contemplados acima, a indicação do tratamento medicamentoso deveria ser baseada na avaliação da probabilidade de fratura em 10 anos, de acordo com o FRAX Brasil e as recomendações do UK National Osteoporosis Guideline Group (NOGG).[1,3] Para os usuários de glicocorticoides, as diretrizes de 2017, do American College of Rheumatology (ACR) recomendam tratamento farmacológico para evitar novas fraturas em qualquer paciente com fratura osteoporótica prévia (dose de prednisona > 2,5 mg por dia) e para homens com 50 anos de idade ou mais e para mulheres na pós-menopausa com T-score menor ou igual a-2,5 em CL ou CF. Naqueles com 40 anos de idade ou mais, que não satisfaçam esses critérios, a ACR recomenda tratamento farmacológico se o risco em 10 anos de uma fratura osteoporótica maior for maior ou igual a 20% ou se o risco de fratura de quadril for maior ou igual a 3%, de acordo com a ferramenta FRAX (aumentar o risco em 15% e 20%, respectivamente, para uma dose de prednisona > 7,5 mg por dia). O tratamento deveria ainda ser considerado para: adultos com 40 anos ou mais, com risco FRAX de 10%-19% para grandes fraturas osteoporóticas ou maior que 1%-2,9% para fraturas de quadril; adultos abaixo dos 40 anos com T-score inferior a -3 e mais que 7,5 mg de prednisona/dia, adultos com perda maior que 10%/ano de osso no quadril ou na coluna; e adultos com 30 anos ou mais, recebendo doses elevadas de glicocorticoides (maiores ou iguais a 30 mg/dia) ou com dose acumulada elevada (mais que 5 g em 1 ano).[4,5]

Bisfosfonatos

Considerando-se que a terapia farmacológica seja indicada, os BFF têm sido as drogas mais frequentemente prescritas para o tratamento da osteoporose.[1,3] Os BFF são análogos sintéticos do pirofosfato, caracterizados por uma ligação P-C-P,[6] que apresentam forte afinidade pela hidroxiapatita e elevada capacidade de inibição da reabsorção óssea. Atuam reduzindo o recrutamento e a atividade dos osteoclastos e aumentando sua apoptose.[6]

A eficácia dos BFF na redução de fraturas tem sido evidenciada por ensaios clínicos randomizados, com o alendronato, o risedronato e o ácido zoledrônico tendo sido associados à redução no risco de fraturas não vertebrais e de quadril,[1,3] enquanto todos os BFF reduzem o risco de fraturas vertebrais.[1] Além disso, metanálise recente, que comparou várias drogas anti-osteoporóticas, concluiu que os BFF foram uma das classes de drogas mais efetivas também na prevenção de fraturas não vertebrais secundárias.[7] Assim, os BFF são considerados como terapia de primeira linha para o tratamento da osteoporose tanto em mulheres como em homens.[1,3]

Os vários BFF disponíveis apresentam afinidade química e potência variáveis, essa última podendo variar, *in vitro*, em até 10.000 vezes. Dessa maneira, as doses desses medicamentos, utilizadas na prática clínica, também variam bastante.[6] Alguns BFF, como o alendronato e o risedronato são administrados por via oral, enquanto o ácido zoledrônico é utilizado por via intravenosa (IV). Já o ibandronato pode ser utilizado pelas duas vias (Tabela 134.1).[1] Quando utilizado por via oral, a biodisponibilidade dos BFF é de cerca de 1% da dose ingerida. O medicamento é rapidamente eliminado do plasma, com cerca de 50% da droga sendo depositada no tecido ósseo, onde sua meia-vida é prolongada. O restante da medicação é excretado na urina.[6]

Tabela 134.1: Doses e vias de administração dos bisfosfonatos para tratamento da osteoporose

Bisfosfonato	Dose	Via de administração
Alendronato	70 mg/semana	Oral
Risedronato	35 mg/semana	Oral
	150 mg/mês	Oral
Ibandronato	150 mg/mês	Oral
	3 mg, a cada 3 meses	Intravenoso
Ácido zoledrônico	5 mg/ano	Intravenoso

Fonte: Radominski *et al.*, 2017.[1]

Alguns cuidados são necessários quando os BFF são administrados por via oral. Como a absorção é prejudicada por alimentos, suco de laranja, chá, café e sais de ferro e cálcio, a tomada deve ocorrer em jejum, com um copo cheio (180-240 mL) de água filtrada e deve se aguardar de 30 a 60 minutos para qualquer refeição. Não se deve deitar após a ingestão para prevenir danos esofágicos.[6] É importante ressaltar que os pacientes em uso de BFF devem estar repletos de cálcio e vitamina D.[1]

Os efeitos adversos (EA) associados ao uso de BFF orais incluem azia, irritação do esôfago e disfagia, com as formulações semanais/mensais sendo associadas a taxas mais baixas de efeitos gastrintestinais do que a dose diária. BFF IV também são associados a menos efeitos gastrintestinais, embora diarreia, náuseas e vômitos possam ocorrer. Dores óssea, articular e muscular, têm sido associadas ao uso de BFF tanto orais como IV, sendo mais frequentes com o uso pela última via.[6] BFF IV também estão associados a sintomas *flu-like* (mialgia, artralgia, dor de cabeça e febre) que, geralmente, aparecem 24 e 48 horas após administração e se resolvem dentro de 48 horas. A administração de paracetamol antes do BFF IV parece reduzir a probabilidade desses sintomas *flu-like*.[6] Casos de osteonecrose da mandíbula foram relatados com o uso de BFF, particularmente no tratamento de metástases ósseas. Além disso, em pacientes expostos a BFF orais, também foram relatados raros casos de câncer esofágico.[6]

Fraturas de fêmur subtrocantéricas, de baixo impacto, têm sido relatadas em pacientes tratados com BFF. Alguns desses casos apresentam pródromo de dor na coxa no período que antecede a fratura. Embora haja uma associação com a duração do uso de BFF, fraturas atípicas também podem ser observadas em pacientes não tratados. Apesar de possível que a exposição ao BFF, superior a 5 anos, represente fator de risco, geralmente não é recomendado que os pacientes com maior risco de fraturas interrompam seu tratamento.[6] Porém, reavaliação quanto à manutenção do uso dessas medicações, após 3-5 anos de tratamento, tem sido proposta, levando-se em conta os riscos e benefícios para cada paciente.[1]

As contraindicações aos BFF orais incluem distúrbios do trato gastrintestinal superior, como estenose esofágica, acalasia ou doença do refluxo gastroesofágico mal controlada.[6] Os BFF tanto orais como IV, estão contraindicados para pacientes com insuficiência renal crônica, com *clearence* de creatinina menor ou igual a 30-35 mL/minuto (min).[2]

Denosumabe

Outro medicamento disponível no Brasil, para o tratamento da osteoporose, é o imunobiológico denosumabe. Trata-se de um anticorpo monoclonal totalmente humano, que apresenta grande afinidade e especificidade ao ligante do receptor ativador do fator nuclear kappa B (RANK-L), citocina pertencente à família do fator de necrose tumoral (TNF).[1,3] O denosumabe bloqueia a ligação do RANK-L com seu receptor natural, o receptor ativador do fator nuclear kappa B (RANK). Esse bloqueio resulta em inibição da formação, da ativação e da sobrevivência dos osteoclastos, levando à redução da reabsorção óssea, aumento da densidade mineral óssea (DMO) e consequente redução de fraturas.[1] De fato, o medicamento tem sido associado à elevação contínua da DMO, mesmo após 10 anos de tratamento, e à diminuição de fraturas vertebrais, não vertebrais e de quadril.[1] O aumento da DMO vertebral e femoral, associado ao uso do denosumabe, tem sido relatado mesmo em homens com osteoporose, osteopenia, com fratura osteoporótica prévia ou em tratamento de privação androgênica para câncer de próstata não metastático.[3] O denosumabe é utilizado por via subcutânea, na dose de 60 mg, cada 6 meses.[1]

Mas, considerando-se que os BFF representam as medicações de primeira linha no tratamento da osteoporose, qual seria o papel do denosumabe na abordagem terapêutica da doença? Estudo recente, de 24 meses de duração, randomizado, controlado, duplo-cego, de não inferioridade, realizado com 795 pacientes, em 79 centros na Europa, América Latina, Ásia e América do Norte, comparou denosumabe e risedronato, na osteoporose induzida por glicocorticoides. O denosumabe foi superior ao risedronato, aos 12 meses de tratamento, em relação ao efeito sobre a DMO de CL.[8] Da mesma maneira, uma recente metanálise de 11 estudos controlados randomizados, que comparou denosumabe e BFF, concluiu que o denosumabe associou-se a maior aumento da DMO no quadril total, no CF, na CL e no terço distal do rádio, sem diferença significativa entre os medicamentos quanto ao risco de fratura.[9] Por outro lado, metanálise que avaliou a eficácia do tratamento da osteoporose em homens, concluiu que os BFF, mas não o denosumabe, reduziram o risco de fraturas vertebrais.[10] Além disso, apesar dos efeitos positivos relatados, a suspensão do denosumabe tem sido associada à rápida elevação do *turnover* ósseo, podendo chegar a níveis maiores que os pré-tratamento, à redução da DMO e a aumento acentuado na taxa de fraturas vertebrais, incluindo o risco de fraturas vertebrais múltiplas.[6] Dessa maneira, com o objetivo de evitar o rebote no *turnover* e, se possível, a introdução de BFF poderia ser considerada na retirada do denosumabe.[6] Assim, segundo as "Diretrizes Brasileiras para o Diagnóstico e Tratamento da Osteoporose em Mulheres na Pós-Menopausa", o denosumabe poderia ser utilizado na falha, intolerância ou contraindicação aos BFF orais. Além disso, poderia ser utilizado como primeira linha de tratamento em algumas situações específicas, como na disfunção renal.[1] Já o *guideline* publicado em 2020, pela American Association of Clinical Endocrinologists (AACE) e pelo American College of Endocrinology (ACE) coloca que tanto o denosumabe como os BFF são apropriados como terapia inicial para a maioria dos casos de osteoporose com elevado risco de fratura.[11] Esse último *guideline* recomenda ainda que o denosumabe deveria ser considerado como uma das opções terapêuticas para os pacientes com incapacidade de utilização da terapia oral.[11]

Particularmente nos casos com disfunção renal, mas também nos pacientes em geral, deve ser avaliada a presença de concentrações séricas reduzidas de cálcio, as quais devem ser corrigidas antes do tratamento com denosumabe.[1] Nesse sentido, especial atenção deve ser prestada aos pacientes que fazem uso de múltiplas medicações que poderiam potencializar a ocorrência de hipocalcemia.

Com relação aos EAs associados ao denosumabe, dor nas costas, artralgia, nasofaringite e constipação têm sido relatados.[3] Também têm sido citados alguns casos de osteonecrose da mandíbula, celulite e outras infecções.[1,6] Estudo recente, que comparou denosumabe e risedronato, na osteoporose induzida por glicocorticoides, relatou que a incidência de EAs, EAs graves (incluindo infecções) e fraturas foi semelhante entre os grupos de tratamento. Os EAs mais comuns foram dor nas costas e artralgia. Infecção grave ocorreu em 4% dos pacientes.[8] Em metanálise recente, comparando denosumabe e BFF, não foram relatadas diferenças quanto aos EAs e à retirada devido a esses EAs. Os autores concluíram que mais estudos de acompanhamento em longo prazo são necessários para identificar as possíveis complicações do denosumabe.[9]

Romosozumabe

Recentemente, a ANVISA aprovou o uso de um novo medicamento imunobiológico para o tratamento da osteoporose no Brasil, o romosozumabe. Trata-se de um anticorpo monoclonal direcionado contra a esclerostina. Essa glicoproteína, secretada pelos osteócitos, liga-se a células precursoras de osteoblastos e por meio da inibição da via de sinalização Wnt, reduz a diferenciação dessas células em osteoblastos maduros.[11,12] Assim, o bloqueio da esclerostina pela ligação ao romosozumabe apresenta efeito anabólico sobre o tecido ósseo pois evita a inibição da via Wnt, promovendo maior atividade osteoblástica, com consequente osteogênese.[11,12] Além disso, embora em menor intensidade, resulta também em redução da reabsorção óssea.[12]

O uso do romosozumabe tem sido associado a aumento substancial da DMO no quadril e na coluna, com redução de fraturas nesses sítios, sendo principalmente indicado para mulheres com osteoporose pós-menopausa com muito alto risco de fratura.[12] De fato, o último *guideline* da AACE/ACE recomenda que esse medicamento deveria ser considerado como uma das opções medicamentosas para pacientes com risco de fratura muito elevado, bem como para os casos com incapacidade para utilização da terapia oral.[11]

O romosozumabe é aplicado por via subcutânea, na dose de 210 mg, uma vez por mês, durante 12 meses. O *guideline* da AACE/ACE recomenda que, depois desse período, seja substituído por um BFF ou pelo denosumabe.[11] Para a utilização da medicação, é importante que os pacientes apresentem ingestão adequada de cálcio e estejam suficientes em vitamina D, visando mineralização óssea adequada e para prevenir a hipocalcemia.[12]

Quanto aos possíveis EAs associados ao romosozumabe, trata-se de medicação relativamente recente, talvez sujeita a eventos ainda não previstos ou desconhecidos. Alguns EAs têm sido citados como mais frequentes, como infecção viral do trato respiratório superior, cefaleia e artralgia. Menos frequentemente, poderiam ocorrer hipersensibilidade, reações no local de aplicação, edema periférico, tosse, cervicalgia e espasmos musculares. Embora a hipocalcemia não seja uma reação comum, ela pode ocorrer e cautela é necessária com o uso concomitante de outras medicações que reduzam a calcemia.[12] Caso essa combinação não possa ser evitada, a monitorização das concentrações séricas de cálcio deve ser realizada.[12] Outras preocupações com o uso da medicação poderiam incluir ainda a fratura atípica de fêmur e a osteonecrose de mandíbula. Dessa maneira, antes de iniciar a medicação, seria aconselhável a realização de exame oral adequado.[12] Além disso, ainda há dúvidas quanto a eventuais riscos cardiovasculares com o uso do medicamento, tendo sido colocado um *boxed warning* na bula, alertando sobre o aumento de risco de infarto e acidente vascular encefálico, com orientações quanto à não utilização ou suspensão da medicação em determinadas situações cadiovasculares.[12]

Comentários dos autores/*hot points*

- O tratamento medicamentoso da osteoporose primária, em geral, é recomendado para pacientes com T-*score*, ao exame de densitometria óssea, igual ou inferior a -2,5 desvios-padrão em coluna lombar, colo femoral, fêmur total ou rádio 33%, além daqueles com história prévia de fratura por fragilidade.

- Na osteoporose primária, quando não preenchidos os critérios acima, a indicação do tratamento deveria ser baseada na avaliação da probabilidade de fratura em 10 anos, de acordo com o FRAX Brasil e as recomendações do UK National Osteoporosis Guideline Group (NOGG).

- Pacientes em uso de glicocorticoides apresentam indicações específicas para terapia medicamentosa, a ser consultadas no texto.

- Os bisfosfonatos representam medicações de primeira linha no tratamento da osteoporose.

- Denosumabe poderia ser utilizado na falha, intolerância ou contraindicação aos bisfosfonatos orais e como primeira linha de tratamento em algumas situações específicas, como na disfunção renal. Além disso, poderia representar uma opção aos bisfosfonatos como terapia inicial nos casos de osteoporose com elevado risco de fratura.

- Romosozumabe seria uma opção terapêutica para o tratamento da osteoporose em mulheres no período pós-menopausa que apresentam risco de fraturas muito elevado e que não apresentam alto risco de doença cardiovascular ou acidente vascular cerebral.

Referências bibliográficas

1. Radominski SC, Bernardo W, Paula AP, Albergaria BH, Moreira C, Fernandes CE, Castro CHM, Zerbini CAF, Domiciano DS, Mendonça LMC, Pompei LM, Bezerra MC, Loures MAR, Wender MCO, Lazaretti-Castro M, Pereira RMR, Maeda SS, Szejnfeld VL, Borba VZC. Brazilian guidelines for the diagnosis and treatment of postmenopausal osteoporosis. Rev Bras Reumatol Engl Ed. 2017;57(Suppl 2):452-66.

2. Comissão Nacional de Incorporação de Tecnologias no SUS – Ministério da Saúde. Protocolo clínico e diretrizes terapêuticas para fratura de colo de fêmur em idosos. 2017. Disponível em: http://conitec.gov.br/images/Consultas/Relatorios/2017/Relatorio_PCDT_Fratura_Colo_Femur_em_idosos_CP_29_2017.pdf; acesso em 03 de fevereiro de 2019 às 11:16 hs.

3. Loures MAR, Zerbini CAF, Danowski JS, Pereira RMR, Moreira C, Paula AP, Castro CHM, Szejnfeld VL, Mendonça LMC, Radominiski SC, Bezerra MC, Simões R, Bernardo WM. Guidelines of the Brazilian Society of Rheumatology for the diagnosis and treatment of osteoporosis in men. Rev Bras Reumatol Engl Ed. 2017;57(Suppl 2):497-514.

4. Buckley L, Guyatt G, Fink HA, Cannon M, Grossman J, Hansen KE, Humphrey MB, Lane NE, Magrey M, Miller M, Morrison L, Rao M, Robinson AB, Saha S, Wolver S, Bannuru RR, Vaysbrot E, Osani M, Turgunbaev M, Miller AS, McAlindon T. 2017 American College of Rheumatology Guideline for the Prevention and Treatment of Glucocorticoid-Induced Osteoporosis. Arthritis Rheumatol. 2017; Aug;69(8):1521-37.

5. Buckley L, Humphrey MB. Glucocorticoid Induced Osteoporosis. N Engl J Med. 2018 Dec 27;379(26):2547-56.

6. Rizzoli R. Postmenopausal osteoporosis: Assessment and management. Best Pract Res Clin Endocrinol Metab. 2018 Oct;32(5):739-57.

7. Saito T, Sterbenz JM, Malay S, Zhong L, MacEachern MP, Chung KC. Effectiveness of anti-osteoporotic drugs to prevent secondary fragility fractures: systematic review and meta-analysis. Osteoporos Int. 2017 Dec;28(12):3289-300.

8. Saag KG, Wagman RB, Geusens P, Adachi JD, Messina OD, Emkey R, Chapurlat R, Wang A, Pannacciulli N, Lems WF. Denosumab versus risedronate in glucocorticoid-induced osteoporosis: a multicentre, randomised, double-blind, active-controlled, double-dummy, non-inferiority study. Lancet Diabetes Endocrinol. 2018 Jun;6(6):445-54.

9. Wu J, Zhang Q, Yan G, Jin X. Denosumab compared to bisphosphonates to treat postmenopausal osteoporosis: a meta-analysis. J Orthop Surg Res. 2018 Aug 2;13(1):194.

10. Nayak S, Greenspan SL. Osteoporosis Treatment Efficacy for Men: A Systematic Review and Meta-Analysis. J Am Geriatr Soc. 2017 Mar;65(3):490-5.

11. Camacho PM, Petak SM, Binkley N, et al. American Association of Clinical Endocrinologists/American College of Endocrinology Clinical Practice Guidelines for the diagnosis and treatment of postmenopausal osteoporosis- 2020 update. Endocr Pract 2020;26(Suppl 1):1-46.

12. Miller SA, St Onge EL, Whalen KL. Romosozumab: A Novel Agent in the Treatment for Postmenopausal Osteoporosis. J Pharm Technol. 2021 Feb;37(1):45-52.

Seção 28

Microbiota Intestinal

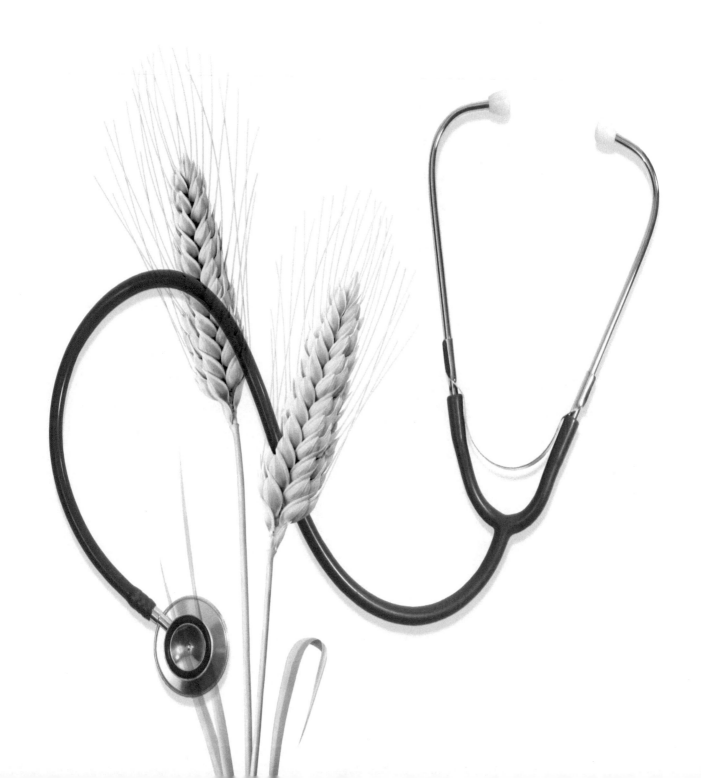

Síntese da Inteligência Didática

Microbiota

Formação da microbiota intestinal

Ao nascimento, a diversidade da microbiota intestinal depende do tipo de parto (normal ou cesárea), do tipo de aleitamento (materno ou artificial) e da introdução alimentar

Ao longo da vida, fatores como idade, teor de fibras da dieta, peso corporal, uso de medicamentos, infecções, cirurgias e doenças podem alterar a composição da microbiota

Influência da saúde e na doença

Existe uma escala considerável, mas ainda indefinida, de diversidade microbiana não classificada dentro do ecossistema intestinal

O microbioma intestinal apresenta efeitos sobre órgãos distais, por meio de vias dependentes do metabolismo, funcionando como um órgão endócrino, neural e imunológico

A relação microbiota-hospedeiro evoluiu para beneficiar ambas as partes e mudanças que possam levar a doenças, se devem principalmente a mudanças ambientais (dieta, infecção) ou genéticas do hospedeiro

Modulação

Baixa diversidade da microbiota intestinal é comum nas disbioses e ao estilo de vida ocidental

A restauração/fortalecimento da microbiota por melhora da alimentação e uso de probióticos tem sido proposta como um meio de melhorar as atribuições essenciais do trato gastrintestinal, modelar o metabolismo e o microbioma intestinal. Assim, recursos em biologia de sistemas fornecem um oportuno entendimento sobre esse amplo tema

Microbiota × obesidade

Bactérias disbióticas em indivíduos com obesidade amplificam a eficiência da contribuição da energia da dieta, os processos de acúmulo e as vias inflamatórias, funcionando como um "gerador de energia de alta eficiência

A microbiota intestinal do indivíduo com obesidade pode ser modulada pelo emagrecimento, atividade física, ingestão de fibras alimentares, uso de probióticos e simbióticos, pela cirurgia bariátrica e pelo transplante de microbiota fecal

Probióticos

São microrganismos vivos que quando administrados em doses apropriadas estabelecem melhorias à saúde do hospedeiro

Embora os estudos encorajem a utilização de probióticos, existem falhas na escolha de qual a melhor cepa, doses adequadas e duração do tratamento

Recomenda-se cautela na prescrição de probióticos em terapia intensiva

Prebióticos

A ingestão adequada recomendada de fibra dietética é de 25 a 38 g/dia (14 g/1.000 kcal/dia) para todos os adultos e de 25 a 50 g/dia para indivíduos com diabetes *mellitus* tipo 2

Os prebióticos são indicados em terapia nutrológica enteral, para pacientes com diarreia persistente (fórmulas com fibras mistas ou solúveis), desde que não sejam criticamente enfermos, com alto risco de isquemia intestinal ou grave dismotilidade

Capítulo 135

Como é formada a microbiota intestinal?

• Isolda Prado de Negreiros Nogueira Maduro

A microbiota intestinal

Um intestino humano adulto contém cerca de aproximadamente 10^{14} bactérias, a maioria das quais não pode ser cultivada pelos métodos convencionais.[1,2]

O equilíbrio e a diversidade entre espécies de bactérias endógenas proporcionam estabilidade da população microbiana e manutenção da saúde dentro de um indivíduo sob condições normais. Distorções na composição dessa comunidade bacteriana ou homeostase prejudicada são frequentemente associadas a condições patológicas no hospedeiro (disbiose) e alterações na composição do microbioma.[3,4]

A microbiota intestinal humana é, portanto, um complexo ecossistema diversificado e dinâmico, no qual a população de microrganismos mantém uma estreita relação simbiótica com o hospedeiro, desempenhando um papel crítico em funções que sustentam a saúde e regulam a defesa, como a digestão do alimento, a modulação do metabolismo, a produção de neurotransmissores, a proteção contra organismos patogênicos e a regulação do sistema imunológico.

Como consequência, o sistema imunitário desenvolve estratégias para manter esse contato simbiótico com um grande número de micróbios, participando dessa relação mutualista:[1,4]

- **O epitélio intestinal:** com a produção de peptídios antimicrobianos em resposta aos estímulos inflamatórios (interleucinas, inflamassomas); controle da permeabilidade intestinal, por ativação de células auxiliares (monócitos, macrófagos, células dendríticas) e pelas junções firmes do epitélio intestinal, controlando a barreira frente à translocação bacteriana (migração de bactérias, produtos de seu metabolismo, toxinas, ou de sua estrutura, no interior da mucosa intestinal), reconhecendo nutrientes ou bioprodutos.

- **A microflora:** pelo auxílio no trofismo, integridade epitelial e secreção de muco, por meio da síntese de biomoléculas ou metabólitos ativos; vitaminas, os ácidos graxos de cadeia curta (AGCC), a partir de carboidratos não digeríveis pelo hospedeiro. Os principais AGCC são o butirato, o acetato e o propionato. A subsistência da produção fermentativa da microbiota, guarda estreita relação com a ingestão de nutrientes pelo hospedeiro, particularmente uma dieta rica em fibras e polifenóis (leguminosas, frutas, hortaliças e legumes).

- **O tecido linfoide associado ao intestino:** pela expressão de receptores de reconhecimento de padrões (PRP), que mediam interações entre os antígenos secretados pelas células comensais – moléculas microbianas únicas (*pathogen-associated molecular patterns* – PAMP, lipolissacarídeos – LPS, moléculas de RNA e DNA, flagelos, peptidioglicanos) e a resposta inata pelas células do sistema imunológico (recrutamento celular, produção de imunoglobulinas).

Assim, o trato digestivo humano é o *habitat* de trilhões de parceiros, compostos por bactérias, vírus, fungos e arqueias, cuja amplitude e diversidade podem ser influenciadas por múltiplos fatores – internos, dependentes do hospedeiro; e externos, dependentes, p. ex., do microbioma materno, tipo de parto (parto normal ou cesárea), a diversidade alimentar, aleitamento materno, contaminação ambiental, vacinação, convívio com animais de estimação, uso de antibióticos. Esses fatores podem determinar tanto a diversidade bacteriana quanto interferir ao longo prazo no desequilíbrio de funções essenciais para a sobrevivência humana.[4,7]

No meio interno, a competição para a permanência da microbiota em determinada parte do trato

Tabela 135.1: Composição usual do microbioma intestinal e alguns fatores relacionados[1-4]

Fatores modificadores do microbioma intestinal		Principais espécies
Pré-natal	Modulação imunológica e metabólica do neonato, início na gestação (colonização intraútero)	*Enterococcus, Streptococcus, Bifidobacterium, Lactobacillus*
Parto normal	Estímulo à diversidade pelo parto normal, contato com o microbioma materno	*Lactobacillus, Prevotella*
Parto cesariana	Microbioma associado ao ambiente (pele, hospitalar)	*Staphylococcus, Propionebacterium*
Leite materno	Quantidades maiores no microbioma da criança	*Lactobacillus, Bifidobacterium*
Fórmula infantil	Reduzida colonização por bactérias lácticas	Menos *Lactobacillus, Bifidobacterium* Predominância *Clostridium difficile, C. perfringens, Bacterioides*, enterobactérias
Estômago/duodeno	pH baixo, limitando a colonização a 10^3 UFC/mL de suco gástrico	*Lactobacillus, Streptococcus Helicobacter pylori* (oportunista)
Jejuno	Colonização de 10^5 a 10^7 UFC/mL. Diversidade estimulada por dieta rica em fibras, aleitamento materno	*Streptococcus, Lactobacillus, Haemophillus, Veilonella, Bacteroides, Corynebacterium, Actinomyces*
Íleo	Anaeróbios facultativos, enterobactérias. 10^7 a 10^8 UFC/mL	Anaeróbios obrigatórios – *Bacteroides, Veionella, Clostridium, Lactobacillus* e *Enterococcus*
Cólon	Maior densidade e diversidade de microrganismos, na ordem de 10^{10} a 10^{14}	*Bacteroides, Bifidobacterium, Clostridium, Eubacterium, Bacillus, Peptostreptococcus, Fusobacteruim, Ruminococcus*

UFC = unidades formadoras de colônias.

gastrointestinal, envolve as questões individuais do hospedeiro, anatômicas e fisiológicas – o pH do trato digestivo, a anatomia, peristaltismo, secreção de ácidos biliares e a resposta imunológica pelo epitélio intestinal.[4] Na Tabela 135.1, a composição usual do microbioma intestinal e alguns fatores relacionados.[1-4]

Comentários dos autores/hot points

- O intestino humano, ao nascimento, já entrou em contato com o microbioma materno, quer pela ligação intrauterina (pré-natal) ou pelo parto propriamente dito. Entretanto é rapidamente colonizado por bactérias, cuja diversidade é determinada inicialmente pelo tipo de parto (normal ou cesariana), tipo de aleitamento (materno ou artificial) e introdução alimentar.
- No microbioma intestinal em adultos, além das bactérias, coexistem fungos, vírus e arqueias. Das 500 a 1.000 espécies diferentes de bactérias, cerca de 60% a 80% pertencem ao filo Firmicutes, enquanto, aproximadamente, 20% a 40%, ao Bacteroidetes.
- Ao longo da vida, a composição intestinal da microbiota pode ser alterada pela alimentação (teor de fibras na dieta ou dieta ocidental), idade (indivíduos idosos, com menor diversidade), peso corporal, uso de medicamentos (particularmente antibióticos), infecções, cirurgias intestinais e doenças hepáticas.
- A interação genética entre o microbioma/hospedeiro e os diversos fatores que determinam a manutenção deste ecossistema caracterizam a variabilidade interpessoal, como uma "impressão digital" que pode ser diferente durante a vida, entre membros de uma mesma família ou dentre um mesmo país.

Referências bibliográficas

1. Min YW, Rhee P. The Role of Microbiota on the Gut Immunology. Clin Ther. 2015;37:968-975.
2. Blackhed F, Fraser CM, Ringel Y, et al. Defining a heathy human gut microbiome: current concepts, future directions, and clinical applications. Cell Host Microbe. 2012;12:611-22.
3. Malys MK, Campbell L, Malys N. Symbiotic and antibiotic interactions between gut commensal microbiota and host immune system. Medicina. 2015;51:69-75.
4. Neves CTC. O microbioma da infância à idade adulta. Microbioma, disbiose, probióticos e bacteriorapia. Faintuch J. Baueri, SP. Manole; 2017:88-96.
5. Rutayisire E, Huang K, Liu Y, et al. The mode of delivery affects the diversity and colonization pattern of the gut microbiota during the first year of infants' life: a systematic review. BMC Gastroenterology; 2016:16-86.
6. Yang J, Rose D. The impact of long-term dietary pattern of fecal donor on in vitro fecal fermentation properties of inulin. Food Funct. 2016 Apr;7(4):1805-13.
7. Shimizu K, Ogura H, Asahara T et al. Probiotic/Synbiotic Therapy for Treating Critically Ill Patients from a Gut Microbiota Perspective. Dig Dis Sci. 2013; 58:23-32.

Capítulo 136

Qual a influência da microbiota intestinal na saúde e na doença?

• Isolda Prado de Negreiros Nogueira Maduro

O trato gastrintestinal (TGI) humano abriga uma enorme população de microrganismos que interagem entre si e mutuamente sobre o epitélio e o sistema imunitário do hospedeiro, o microbioma intestinal humano (MIH). Entretanto, estimam-se que o atributo genético e metabólico codificado nos genes hospedados por nosso microbioma, sejam pelo menos 50 a 150 vezes maiores que nossos próprios genes humanos, produzindo tanto uma variabilidade interpessoal quanto ações na fisiologia normal do TGI, sendo considerado atualmente como outro órgão do corpo humano ou uma "caixa preta".[1-4]

Dessa maneira, alterações nas quantidades relativas à população e à diversidade microbiana intestinal podem romper as interações benéficas entre a microbiota e o hospedeiro (disbiose), apresentando um efeito direto na saúde humana.[1]

Nos últimos 10 anos, o desenvolvimento de plataformas de sequenciamento de DNA e o estudo de animais experimentais isentos de germes (sistema imunitário imaturo e TGI defeituoso), estenderam uma compreensão das populações microbianas que habitam não apenas o intestino, mas outras localizações corporais (pele, vias aéreas superiores, boca, vagina etc.), assim como das ações do microbioma em situações fisiológicas (Figura 136.1) e patológicas humanas. Entre elas:[1-7]

Eixo intestino-cérebro

Os efeitos moduladores do eixo intestino-cérebro, compreendendo a produção de neurotransmissores, citocinas e hormônios com interferência direta central pelas vias neurais vagal, toracolombar e lombossacral. Dessa maneira, os estímulos ou os transtornos deste eixo tanto interferem na fisiologia neural quanto na intestinal de maneira recíproca, podendo haver regulação da saciedade ou interferência na adição; alteração do comporta-

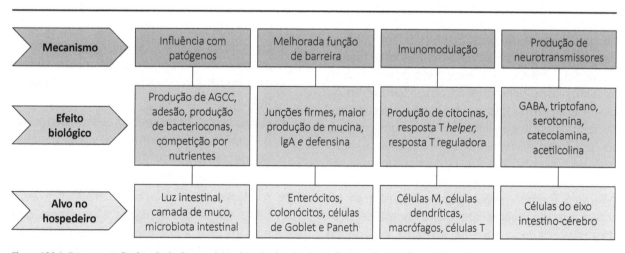

Figura 136.1: Representação do principal mecanismo de ação da microbiota (Fonte: Adaptada da referência 1).

mento, como depressão, ansiedade, superposição de alterações de humor; menor ou maior produção de serotonina pelas células cromafins do epitélio intestinal; diarreia, dor, relacionadas ao microbioma alterado.[1-3]

Microestrutura cerebral e perfis do MIH

A relação entre a microestrutura cerebral e perfis específicos do MIH – caracterizando enterótipos *diferentes*, com características de conexões neurais semelhantes, como exemplo – sociabilidade, medo, temperamento extrovertido. Em indivíduos portadores de transtorno do espectro autista, com ansiedade e depressão, foram identificados padrões de disbiose intestinal, com aumento da permeabilidade intestinal.[1-3]

Conexão entre alterações endócrinas e imunomoduladoras

A conexão entre alterações endócrinas e imunomoduladoras – alterações no eixo hipotálamo-hipófise-suprarrenal (HHS), estimulados por situações de estresse metabólico, físico (disbiose provocada pelo agente infeccioso) ou emocional (pós-traumático), com liberação de glicocorticoides com ação sobre o epitélio intestinal, quebra da barreira intestinal e hipersensibilidade à dor visceral.[1-3]

Moléculas sinalizadoras

Interação do microbioma intestinal com órgãos e sistemas através de moléculas sinalizadoras – um componente estrutural da microbiota (lipopolissacarídeos e peptidoglicanos) – que se comunica com as células do hospedeiro, através dos receptores de reconhecimento padrão (PRR), estimulando e instruindo a resposta do hospedeiro. Dessa maneira, podem desencadear processos de sinalização a jusante com receptores do hospedeiro tanto na borda epitelial quanto dentro da vasculatura, especialmente sob condições de comprometimento da função de barreira. Algumas dessas moléculas (via trimetilamina, N-óxido de trimetilamina, a via dos ácidos graxos de cadeia curta, e vias de ácidos biliares primários e secundários) demonstraram interagir funcionalmente com outros hormônios endócrinos, incluindo a grelina, a leptina, o peptídeo semelhante ao glucagon (GLP-1) e o peptídeo YY (PYY); estimulando o sistema nervoso parassimpático, alterando assim outros processos metabólicos ligados a homeostase da glicose e ao desenvolvimento da síndrome metabólica.[5]

Microbiota e alterações epigenéticas do sistema imune

Relação da microbiota no desenvolvimento, função e regulação epigenética do sistema imunológico. Os ácidos graxos de cadeia curta (AGCC) são produtos metabólicos cruciais da microbiota intestinal, responsáveis pelos efeitos protetores contra a alergia alimentar. Tem sido especulada a ativação da sinalização pela microbiota na lâmina própria das células dendríticas foliculares, com produção de imunoglobulina A (IgA) secretora. O desenvolvimento tardio de células produtoras de IgA ou a função dependente de sIgA insuficiente na barreira de superfície intestinal parece contribuir substancialmente para a alergia alimentar.[6,8]

Comentários dos autores/*hot points*

- O desenvolvimento de plataformas colaborativas (*MetaHit Project* –http://www.metahit.eu/; *Human Microbiome Project* – http://hmpdacc.org/; *MyNewGut Project* – http://www.mynewgut.eu/) tem contribuído para o entendimento sobre a associação das diversas comunidades microbianas e as doenças humanas, os fatores ambientais que afetam sua dinâmica e um catálogo genético que compila os dados de referência de origem microbiana. Apesar disso, existe uma escala considerável, mas ainda indefinida, de diversidade microbiana não classificada dentro do ecossistema intestinal.

- Enterótipos são padrões de agrupamentos – *clusters* – na composição do microbioma intestinal, devido à variabilidade e amplitude detectada entre as pessoas.

- O microbioma intestinal apresenta efeitos sobre órgãos distais, por meio de vias dependentes do metabolismo, funcionando como um órgão endócrino, neural e imunológico.

- A relação microbiota-hospedeiro evoluiu para beneficiar ambas as partes e mudanças que possam levar a doenças, se devem principalmente a mudanças ambientais (dieta, infecção) ou genéticas do hospedeiro.

Referências bibliográficas

1. Sanchez B, Susana Delgado S, Blanco-M´ıguez A, et al. Probiotics, gut microbiota, and their influence on host health and disease. Mol. Nutr. Food Res. 2017;6:2-15.
2. Blackhed F, Fraser CM, Ringel Y, et al. Defining a heathy human gut microbiome: current concepts, future directions, and clinical applications. Cell Host Microbe. 2012;12: 611-22.
3. Hoffmann C, Hoffmann-Sardá FA. Enterótipos: interesse e aplicações. Microbioma, disbiose, probióticos e bacteriorapia. Faintuch J. Baueri, SP. Manole. 2017:25-30.
4. Mosca A, Leclerc M, Hugot JP. Gut Microbiota Diversity and Human Diseases: Should We Reintroduce Key Predators in Our Ecosystem? Microbiol. 7:455.
5. Tang WHW, Kitai T, Stanley L Hazen SL. Gut Microbiota in Cardiovascular Health and Disease . Circ Res. 2017;120(7): 1183-1196.
6. Aitoro R, Paparo L, Amoroso A, et al. Gut Microbiota as a Target for Preventive and Therapeutic Intervention against Food Allergy. Nutrients. 2017;9:2-12.
7. Almeida A, Mitchell AL, Forster SC, et al. A new genomic blueprint of the human gut microbiota. Nature. 2019;568: 499-504.
8. Malys MK, Campbell L, Malys N. Symbiotic and antibiotic interactions between gut commensal microbiota and host immune system. Medicina. 2015;51:69-75.

Capítulo 137

É possível modular a microbiota intestinal?

• Isolda Prado de Negreiros Nogueira Maduro

O conceito de modulação

O conceito da palavra **modulação** parece seguir um neologismo semântico da palavra *modulation*, em inglês, que quer dizer o exercício de uma influência modificadora ou controladora em alguma coisa **ou** o processo de mudar de uma forma ou condição para outra.[1,2]

Por outro lado, a grande variação da composição e da diversidade do microbioma humano, mesmo em indivíduos saudáveis, pode ser explicada por influências ambientais, como a dieta; a genética do hospedeiro ou a exposição microbiana precoce. Dessa maneira, a microbiota pode ser modulada *quantitativamente* e *qualitativamente*, tanto quanto, a interação mútua benéfica passe a ter um desequilíbrio estável e prejudicial (disbiose) quanto possa ser novamente restabelecida a amplitude e a diversidade do microbioma comensal.[3,4]

O modo de vida ocidentalizado e as doenças humanas associadas estão relacionados à disbiose, particularmente ao amplo uso de antibióticos, estilo de vida, comportamentos alimentares, perturbações do relógio biológico e à redução do número de predadores bacterianos. A propósito, esse pressuposto sugere que a reintrodução de predadores bacterianos no ecossistema digestivo pode ser uma opção para melhorar/restaurar a diversidade da microbiota intestinal e para tratar pessoas em risco de disbiose. A efetividade do transplante de microbiota fecal frente à colite por *Clostridium difficile* suporta essa concepção.[4,5]

Nos últimos anos, houve um rápido crescimento de doenças, um fenômeno inicialmente percebido em sociedades desenvolvidas e mais tarde, nas em desenvolvimento. A prevalência de doenças complexas associadas a alterações genéticas e ao sistema imunológico, como alergia, doenças inflamatórias intestinais (DII), diabetes *mellitus* tipos 1 e 2, esclerose múltipla, mas também câncer colorretal ou distúrbios metabólicos como obesidade e síndrome metabólica, estão associadas à baixa diversidade da microbiota (BDM) – entretanto, essas associações podem ser a consequência e não a causa da doença.[5]

O objetivo final da modulação da microbiota deve envolver um efeito positivo na saúde da população-alvo. Isso poderia ser conseguido por meio de diferentes ações, como:[5-7]

A imunomodulação

A imunomodulação – na vigência do consumo de probióticos, evidências reportam o fortalecimento da defesa imunológica, redução de infecções da mucosa, abrangendo o intestino e o trato respiratório, assim como são registradas respostas na alergia, DII e distúrbios autoimunes. Acreditam-se que tal desempenho se efetue especialmente por meio da indução de citocinas por parte dos fagócitos, macrófagos e células dendríticas após a transferência dos probióticos para o hospedeiro, a partir do intestino.[6]

Melhora do estado nutricional

Melhora do estado nutricional do hospedeiro – a dieta é um dos primeiros mecanismos para intermediar o microbioma, sobretudo a partir da infância, quando a microbiota é mais instável e suscetível a falhas. Entre os nutrientes da dieta humana, as fibras merecem destaque, dependendo do tipo de fibra ingerida (absorção da água, formação do bolo fecal, metabolização e fermentação), particularmente à suplementação de prebióticos, como a inulina, pelo maior crescimento de *Bifidobacterium*. Por outro lado, a alimentação rica em gorduras e produtos animais, estimulam níveis elevados de ácidos biliares secundários, os quais ativam receptores presentes no epitélio intestinal e no fígado (Farsenoide X, TGR5). Frente a uma dieta pouco saudável, **na presença de disbiose,** há redução de bactérias que desconjugam os ácidos biliares (*Bifidobacterium* e *Lactobacillus*). Os ácidos biliares primários passariam a ser predominantes, com quebra da barreira intestinal, aumento da permeabilidade e endotoxemia metabólica. A atividade física também incrementa a produção de butirato, pelo aumento de bifidobactérias e lactobacilos.[6]

Mudanças ecológicas no intestino

Mudanças ecológicas no intestino, a partir de técnicas metabolômicas e metagenômicas, do sequenciamento do microbioma intestinal a ser modulado, com manipulação de probióticos, transplante de microbiota fecal e cirurgia bariátrica (alterações no microbioma). Esse último tópico envolve linhas de estudos sobre a reconstrução de modelos metabólicos em escala genômica e a comprovação das malhas de interação entre o hospedeiro e a microbiota.[7]

Comentários dos autores/*hot points*

- BDM aparece como uma característica comum da maioria das disbioses e ao estilo de vida ocidentalizado, amplo uso de antibióticos, comportamentos alimentares não saudáveis (*fast-foods*, baixa ingestão de alimentos ricos em fibras) e perturbações do relógio biológico.
- Experimentalmente, a diversidade de espécies pode ser mantida por predação. Na ausência de predadores, algumas espécies dominantes podem crescer rapidamente e depois suplantar outras, limitando a quantidade de seus recursos disponíveis. Por outro lado, a presença de predadores limita a população de espécies dominantes.
- Probióticos podem ser definidos pela Food and Agriculture Organization – United Nations/World Health Organization (FAO/WHO, 2011), como "organismos vivos que, quando administrados em quantidades adequadas conferem um benefício para a saúde do hospedeiro".
- A restauração ou fortalecimento da microbiota intestinal por meio de abordagens baseadas na melhora da alimentação, utilização de probióticos, tem sido proposta como um meio de melhorar as atribuições essenciais do trato gastrintestinal, modelar o metabolismo e o microbioma intestinal. Assim, recursos em biologia de sistemas fornecem um oportuno entendimento sobre esse amplo tema.

Referências bibliográficas

1. Cited 2019 May 16. Available from: https://en.oxforddictionaries.com/definition/modulation.
2. Cited 2019 May 16. Available from: https://www.figuradelinguagem.com/gramatica/o-que-e-neologismo/
3. The Human Microbiome Project Consortium. Structure, Function and Diversity of the Healthy Human Microbiome. Nature. 2012; 486 (7402): 207-214.
4. Almeida A, Mitchell AL, Forster SC, et al. A new genomic blueprint of the human gut microbiota. Nature. 2019; 568: 499-504.
5. Mosca A, Leclerc M, Hugot JP. Gut Microbiota Diversity and Human Diseases: Should We Reintroduce Key Predators in Our Ecosystem? Microbiol. 2016; 7:455.
6. Shida k. Probióticos, imunomodulação e saúde: resultados atuais e perspectivas. Microbioma, disbiose, probióticos e bacterioriapia. Faintuch J. Baueri, SP. Manole; 2017:73-81.
7. Sa´nchez B, Susana Delgado S, Blanco-M´ıguez A, et al. Probiotics, gut microbiota, and their influence on host health and disease. Mol. Nutr. Food Res. 2017;6: 2-15.

Capítulo 138

Qual a relação entre microbiota e obesidade?

• Isolda Prado de Negreiros Nogueira Maduro

Microbiota e obesidade

A obesidade é uma condição mórbida epidêmica em escalada, que de acordo com cenários recentes, acomete mais de um em cada 20 adultos.[1] Os humanos (Homo sapiens) evoluíram enfrentando um ambiente com disponibilidade esporádica de alimentos, favorecendo a seleção de genes "poupadores", que incrementam o armazenamento e a subsistência dos nutrientes existentes; mais abundantes, diversificados e relativamente menos complexos, na atualidade.[1-3]

Em paralelo, há cerca de cem mil anos, a coevolução com micróbios, a primeira forma de vida a habitar na terra, originou uma inter-relação simbiótica entre o hospedeiro e o microbioma intestinal (MI), com possíveis interferências bilaterais, particularmente na saúde e na doença humana.[3]

O conjunto terapêutico envolvendo a modificação do estilo de vida, com alimentação mais saudável e exercícios físicos, embora presumivelmente de simples execução, além de ser um grande desafio ao longo prazo, não tem-se mostrado eficiente no controle crescente da incidência da doença. Os panoramas multifatoriais por trás do desenvolvimento da obesidade incluem um complexo encadeamento de fatores ambientais obesogênicos e o perfil genético do indivíduo, assim como os fatores para a reversão do quadro deveriam abordar tal correlação. Nessa circunstância, a microbiota intestinal participa, como um dos fatores desencadeadores ambientais, quer como causa ou consequência de interferências diversas, que serão abordadas a seguir.[4-6]

A abundância, variedade e composição do MI permitem a absorção de nutrientes, processamento de vitaminas, hormônios e neurotransmissores, entretanto, o bloqueio da relação simbiótica saudável resulta em disbiose intestinal (DI), que é proposta como um fator contribuinte aos processos fisiopatológicos da obesidade e suas consequências, como a síndrome metabólica, diabetes *mellitus* tipo 2, doença hepática gordurosa não alcoólica (DHGNA) ou esteato-hepatite não alcoólica (EHNA).[1,2,4,6]

Essas condições são associadas ao potencial do MI participar nos seguintes pontos:

Liberação de lipopolissacarídeo

Bactérias disbióticas desencadeiam a liberação de lipopolissacarídeo (LPS), uma molécula endotóxica da membrana externa de bactérias Gram-negativas. Associa-se a isso a interrupção dos processos usuais da imunidade intestinal e quebra da barreira mucosa, gerando o aumento da permeabilidade, em outras palavras, o intestino "vaza para dentro" (*leaky-gut*), ativando vias inflamatórias e imunidade sistêmica. Dessa maneira, as alterações inflamatórias subclínicas podem sustentar esse circuito defeituoso, com duplo impacto no acúmulo de gordura ectópica, a exemplo, esteatose hepática, assim como, esteato-hepatite. Por sua vez, uma dieta hiperlipídica favorece a absorção das LPS, uma vez que elas são incorporadas às micelas, absorvidas via epitélio intestinal, ligadas aos quilomícrons, introduzindo-se, dessa maneira, na circulação sistêmica, mantendo esse ciclo vicioso.[2,4,6]

Hipoxia tecidual e inflamação

A amplificação do tecido adiposo gera hipoxia tecidual, com consequente ativação da imunidade inata, desencadeando inflamação de baixo grau, com liberação de mediadores pró-inflamatórios, como ácidos graxos livres (AGL), que por interferência nos receptores TRL-4, induzem a liberação de citocinas pró-inflamatórias (TNF-α), com um sistema de retroalimentação cíclico, perpetuando o estado inflamatório.[2,4,6]

Resistência insulínica

Tanto a hipoxia do tecido adiposo quanto a liberação de LPS pelo epitélio intestinal medeiam a fosforilação do substrato do receptor da insulina (IRS-1), podendo-se seguir a resistência insulínica, acréscimo de tecido gorduroso no fígado e corporal.[2,4,6]

Com relação às diferenças da microbiota em indivíduos obesos, estudos relevantes demonstraram a afinidade entre o metabolismo energético do hospedeiro, nesse grupo. Em uma comparação experimental com animais isentos de germes (axênicos), os animais convencionais apresentavam 42% a mais de gordura corporal, apesar dos animais axênicos apresentarem maior consumo de açúcar e gordura alimentar. Em outro momento, a colonização da microbiota dos animais axênicos, pelos animais tradicionais, aumentou o peso corporal em aproximadamente 60%, dos colonizados, em 2 semanas da introdução da microbiota, apesar da redução do consumo de alimentos. Isso pode ser explicado pela contribuição das bactérias na absorção de monossacarídeos no intestino, com estímulo a jusante de resistência insulínica e produção de triglicerídeos no fígado *de novo*.[2,4,6]

Ainda sob esse aspecto, um dos fatores relacionados à composição do MI que diferencia indivíduos obesos e eutróficos é a mudança na proporção da flora microbiana intestinal pertinente aos filos Firmicutes e Bacteroidetes, que juntos compõem cerca de 90% do MI adulto. Nesse quesito, estudos de sequenciamento do gene 16S rRNA da microbiota intestinal distal de camundongos ob/ob, demonstraram uma redução na abundância de *Bacteroidetes*, com similar aumento do filo Firmicutes e Achaea. Entretanto, estudos posteriores verificaram alterações mais complexas no MI de obesos, do que apenas as alterações na proporção e/ou interação dos filos citados, como as relações genéticas e do estilo de vida. De toda maneira, experimentalmente, a colonização de animais axênicos com a microbiota de camundongos ob/ob, aumentou em mais 20% a gordura corporal dos animais colonizados, do que quando utilizados animais convencionais, magros. Em humanos, alterações do filo, com aumento de Bacteroidetes, foram demonstradas em estudos com abordagem de restrição dietética, e perda de peso. Nesse particular, a dieta (alimentação) representa o principal substrato para o metabolismo da microbiota, desempenhando papel fundamental na modulação do MI individual.[2,4,6] A questão do "ovo ou a galinha" pode ser exemplificado pela influência da alimentação, desde o início da vida, na questão da composição do MI. Crianças amamentadas apresentam maior predominância de Bacteroidetes, enquanto os que usam fórmulas infantis, apresentam predominância de Firmicutes e Verrucomicrobia, o que pode ser rapidamente alterado, pela introdução alimentar. O impacto da dieta rica em fibras, em oposição ao estilo alimentar ocidental (rico em carboidratos simples e gorduras) também demonstrou aumento da predominância dos *Bacteroidetes*, com diminuição de Firmicutes, assim como de bactérias que degradam fibras, como *Prevotella* e *Xylanibacter*.[2,4,6]

Por outro lado, a cirurgia bariátrica, tratamento cirúrgico da obesidade, evidencia alterações da composição do MI após o procedimento, com diminuição de Firmicutes, quando comparado com indivíduos eutróficos e não operados.[1,2,6] O *bypass* em Y de Roux (RYGB), por apresentar particularidades associadas à menor produção ácida pelo estômago e a maior possibilidade de modulação pelo uso de probióticos, após o procedimento cirúrgico, apresenta o MI único. Na Tabela 138.1, fatores que podem influenciar na modulação e desenvolvimento da obesidade e síndrome metabólica.[1,2,6]

Tabela 138.1: Fatores que influenciam na modulação do microbioma intestinal na obesidade/síndrome metabólica[2]

Fatores modificadores do microbioma intestinal		Principais alterações
Dieta	Fibra alimentar	Bacteroidetes, Firmicutes
	Dieta ocidental	Firmicutes, Proteobacteria
	Gorduras	*Bacteroidetes, Ruminococcus,* Verrucomicrobia, Proteobacteria
Antibióticos	Penicilina	De peso em camundongos
	Vancomicina, gentamicina	De peso em humanos

Continua...

Tabela 138.1: Fatores que influenciam na modulação do microbioma intestinal na obesidade/síndrome metabólica[2] – continuação

Fatores modificadores do microbioma intestinal		Principais alterações
Probióticos/ prebióticos	Suplementação de *Lactobacillus*, *Bifidobacterium*, espécies de *Enterococcus*	De peso em animais
Cirurgia e transplante fecal	Cirurgia bariátrica	↑ Bacteroidetes ↓ Firmicutes
	Suplementação de *Lactobacillus* pós-*bypass* em Y de Roux	↓ de peso
	Transplante de microbiota fecal (doador com sobrepeso/obeso)	↑ de peso após o transplante

Comentários dos autores/*hot points*

- Bactérias disbióticas em indivíduos obesos mantêm um ciclo vicioso, amplificando a eficiência da contribuição da energia da dieta, os processos de acúmulo e as vias inflamatórias, funcionando como um "gerador de energia de alta eficiência".
- Os indivíduos pós-bariátricos, pela técnica RYGB, podem ser modulados com probióticos, com maior emagrecimento, do que seu grupo controle e apresentam o MI único, pela limitação ácida do estômago.
- A MI do indivíduo obeso pode ser modulada pelo emagrecimento, atividade física, ingestão de fibras alimentares, utilização de probióticos e simbióticos, pela cirurgia bariátrica e pelo transplante de microbiota fecal.

Referências bibliográficas

1. Dimitrios E, Magouliotis DE, Tasiopoulou VS, Sioka E, et al. Impact of Bariatric Surgery on Metabolic and Gut Microbiota Profile: a Systematic Review and Meta-analysis. Obes Surg. 2017 May;27(5):1345-1357.
2. John GK, Mullin GE. The Gut Microbiome and Obesity. Curr Oncol Rep. 2016;18(7):45.
3. Manheimer ER, Zuuren EJV, Fedorowicz Z, et al. Paleolithic nutrition for metabolic syndrome: systematic review and meta-analysis. Am J Clin Nutr. 2015;102:922-32.
4. Souza CB, Venema K. Microbiota intestinal em indivíduos eutróficos e obesos. Microbioma, disbiose, probióticos e bacterioterapia. Faintuch J. Baueri, SP. Manole; 2017:164-177.
5. Barengolts E. Gut microbiota, prebiotics, probiotics, and synbiotics in management of obesity and prediabetes: Review of randomized controlled trials. Endocrine Practice: 2016; 22 (10):1224-1234.
6. Khan MJ, Gerasimidis K, Edwards CA, et al. Role of Gut Microbiota in the Aetiology of Obesity: Proposed Mechanisms and Review of the Literature. Journal of Obesity. 2016; Article ID 7353642, 27.

Capítulo 139

Pré e probióticos – o que dizem as evidências?

• Isolda Prado de Negreiros Nogueira Maduro

Diversas anormalidades fisiológicas ou patológicas apontam a possibilidade para o emprego de prebióticos e probióticos e em conjunto, simbióticos.[1,2]

Historicamente, em 1908, o imunologista russo, Iliá Metchnikoff, ganhou o Prêmio Nobel por seus estudos com imunidade celular, contudo, seu pioneirismo em trabalhos com a flora bacteriana, sugeriram, inicialmente, que o intestino era habitado por bactérias tóxicas, responsáveis pela putrefação dos alimentos, o que poderia ser atenuado, pela ingestão de ácido lático, produzido pelos lactobacilos do iogurte natural (leite fermentado), aumentando assim a longevidade de quem o consumisse. Isso pode ser considerado como a primeira referência ao nosso atual entendimento do conceito de probiótico.[1-3]

Nesse cenário, a ciência microbiológica tem avançado, principalmente desde o início do século XX, e a quantidade e qualidade de informações abordando a utilização de probióticos, prebióticos, simbióticos ou parabióticos na saúde humana é ampla.[1-4]

A definição de probiótico como "fatores promotores de crescimento produzidos por microrganismos", parece ter sido atribuída a Lilly e Stillwell, que em um artigo publicado no periódico Science em, 1965, usaram essa expressão para estabelecer as substâncias produzidas por um microrganismo que fomenta o crescimento de outras substâncias. Assim, uma outra definição consensual proposta em 1998, na Europa, pelo International Life Sciences Institute (ILSI), foi "suplemento alimentar microbiano viável que influencia a saúde do hospedeiro", sendo especificamente considerado com propriedades funcionais, se além de seus objetivos nutricionais, fossem também alcançados melhora potencial à saúde, ou redução dos riscos de doenças.[2]

O fato é que atualmente, esse tema, além de ser alvo de extensos estudos clínicos e experimentais, tem sido objeto de questionamentos sobre sua segurança, eficácia e custo.[1-4]

Primeiramente, alguns conceitos

- **Probióticos:** a mais ampla definição engloba a relação entre o potencial dos microrganismos vivos em conferir benefícios ao hospedeiro frente a mecanismos celulares e moleculares. Entre esses recursos estão a resistência à adesão ao epitélio intestinal de germes patogênicos, redução da inflamação intestinal, melhora da imunidade inata, função protetora e de barreira intestinal. Entretanto, nem todos os probióticos comercialmente disponíveis apresentam todas as ações da classe, alguns exercem determinadas atividades, outros não; e isso pode gerar divergências e obstáculos na análise dos resultados clínicos frente a sua indicação.[2-4]

- **Prebióticos:** podem ser definidos como ingrediente que permite alterações específicas tanto na composição, como na atividade da microflora gastrintestinal (fermentabilidade, absorção, metabolização, entre outros), conferindo benefícios ao bem-estar e à saúde do hospedeiro. Estudos abordando os prebióticos apontam resultados na redução da constipação intestinal, na melhora do perfil lipídico, ganho ou perda de peso, melhora da glicemia e efeito anticarcinogênico, entre outras ações.[1]

- **Simbióticos:** podem ser definidos quando um probiótico e um prebiótico estão combinados e sua interação *in vivo* pode ser amparada por um ajuste do probiótico ao seu substrato (prebiótico).[6]

- **Parabióticos:** podem ser definidos como padrões moleculares associados a microrganismos. Essas estruturas são encontradas na parede celular de bactérias, que ao serem reconhecidas pelos receptores das células de defesa (NOD), provocam a imunomodulação. A preocupação emergente com relação a possíveis problemas de segurança em decorrência do uso extensivo de células microbianas vivas, foi dramaticamente validada pela comunicação científica sobre os efeitos dos probióticos em pacientes criticamente enfermos e imunoincompetentes. Assim, o interesse em microrganismos não viáveis ou extratos celulares microbianos aumentou, com o intuito de reduzir as adversidades de validade e eliminar os riscos de translocação e infecção microbiana para o consumidor.[7]

Embora várias dessas novas associações tenham trazido encadeamentos favoráveis para possíveis tratamentos, numerosos desafios necessitam ser superados no campo da pesquisa para aproveitar a nova riqueza de informações sobre diferentes estados do ecossistema microbiano e seu papel no desenvolvimento de doenças.[8]

De maneira geral, ensaios abordando as conexões complexas entre o microbioma intestinal (MI) e células humanas, podem ser agrupados da seguinte maneira, de acordo com a temática (revisões sistemáticas e metanálises):

- **Prevenção de diarreia** (convencional, consequente a antibióticos, a C. difficile, rádio ou quimioterapia):[2-4] mesclas aprovadas de probióticos – *L. rhamnosus* e *S. boulardii*, com resultados na prevenção de diarreia pediátrica por antibióticos, porém foram contraindicados em imunossuprimidos. Metanálises estudando mesclas de *Lactobacillus, Saccharoyces,* apresentaram desfechos de redução de infecção por *C. difficile* em adultos e crianças. Estudos abordando utilização de múltiplas mesclas, com duração de 3 a 21 dias, resultaram em prevenção de diarreia em adultos, porém sem efeito em idosos. Estudos com utilização de únicas ou múltiplas mesclas, para diarreia secundária a quimio ou radioterapia, resultaram em redução de 53% nos episódios de diarreia, com ocasionais efeitos adversos. Em 12 diretrizes avaliadas para gastrenterite aguda convencional, os probióticos foram recomendados em 5, não havendo, portanto, consenso.

- **Tratamento sintomatológico da síndrome do cólon irritável, doença diverticular, obstipação intestinal:**[2-4] para cólon irritável, metanálises com 21 artigos, com duração entre 4 a 24 semanas, resultaram favoráveis para melhora dos sintomas gerais e qualidade de vida, com a utilização de probióticos únicos, e tratamento curto. Para doença diverticular, os benefícios foram heterogêneos e inconstantes, não havendo consenso. Para obstipação crônica, metanálises com 15 artigos resultaram favoráveis principalmente em idosos e mulheres, a mescla relevante foi *Bifidobaterium lactis*.

- **Infecção por *H. pylori*:**[2-4] os probióticos foram associados com a terapêutica tríplice, porém em alguns estudos os probióticos falharam; em 4 estudos melhoraram a erradicação do *H. pylori*, em 5 reduziram os efeitos adversos e atenuaram as náuseas e diarreia.

- **Infecções pós-operatórias:**[1-4] metanálises avaliando probióticos e simbióticos, para a profilaxia de infecções pós-operatórias, mesclas únicas ou múltiplas, utilizadas tanto no pré-operatório quanto no pós, ou em ambos (perioperatório), resultaram em redução de sepse pós-operatória em 38% (simbióticos, com resultados semelhantes); redução de infecções, menor utilização de antibióticos, menor hospitalização, porém não alteraram a mortalidade.

- **Profilaxia de alergias e atopias, na infância:**[2,4,9] melhora de rinite e dermatite atópica. Mesclas com melhores resultados: *L. paracasei, Bifidobacterium*. Prevenção e tratamento eficaz de atopia após, no mínimo 8 semanas, recomendado simbióticos, em crianças maiores que 1 ano.

- **Manejo de hiperglicemia e diabetes tipo 2:**[1,2,4,6,10,11] os pacientes incluídos nas metanálises variaram a ingestão de mesclas únicas ou múltiplas, por períodos que variaram entre 3 a 24 semanas. Os resultados foram redução da glicemia, elevação do HDL-colesterol, redução da insulina e HOMA-IR; redução da hemoglobina glicada nos diabéticos, sobretudo com a utilização maior que 8 semanas.

- **Tratamento da obesidade, síndrome metabólica e dislipidemia:**[1,2,4,6,10,11] Melhores resultados com duração longa para utilização de probióticos (maior que 4 a 8 semanas). Para obesidade, metanálises com múltiplas ou únicas mesclas e duração de 2 a 24 semanas, resultaram e redução média de 0,6 kg (somente probióticos múltiplos atuaram). Para dislipidemia, metanálises com 41 estudos, resultaram em redução do colesterol total e LDL-colesterol. Para esteatose hepática, os desfechos foram melhora do perfil lipídico, HOMA e menor TNF-α, porém, nenhum benefício para índice de massa corporal (IMC), glicemia e insulina. Para os prebióticos, os resultados de vários estudos foram confirmados por uma metanálise, que incluiu 13 ensaios, representando 513 adultos com IMC $\geq$ 25 kg/m^2, nos quais a suplementação de prebióticos reduziu o colesterol total, LDL-colesterol e triglicerídeos, com aumento da fração HDL-colesterol. A suplementação de simbióticos, nessa mesma metanálise, reduziu a insulina plasmática de jejum. Os autores concluíram que os dados apoiavam a suplementação de prebióticos e simbióticos como terapia adjuvante em comorbidades relacionadas à obesidade, como dislipidemia e resistência à insulina.

Comentários dos autores/*hot points*

- Probiótico é uma palavra originária do grego, e quer dizer – "em prol da vida".
- Na sua definição integral (Organização Mundial da Saúde, Organização da Nações Unidas para Agricultura e Alimentação e Associação Científica Internacional para Probióticos e Prebióticos), são microrganismos vivos que quando administrados em doses apropriadas, estabelecem melhorias à saúde do hospedeiro.
- A recomendação da Agência Nacional de Vigilância Sanitária (ANVISA) determina a quantidade mínima viável para os probióticos entre 10^8 e 10^9 unidades formadoras de colônias (UFC) na recomendação diária do produto pronto para o consumo, conforme indicação do fabricante (exemplos de probióticos, na Tabela 139.1).
- Embora os estudos possam aparentar um encorajamento frente à maioria dos resultados para a utilização de probióticos, há também falhas, no que compete à complexidade de escolher e definir qual o melhor produto (cepas, doses, duração).
- As recomendações para uso de probióticos frente à terapia intensiva são cautelosas, pois embora pareçam ser seguras, as mesclas podem ser indicadas para pacientes cirúrgicos, ou em populações seletivas de pacientes (como exemplo, transplante de fígado, trauma, pancreatectomia, prevenção de pneumonia associada a ventilação mecânica, colite pseudomembranosa e diarreia associada a antibióticos), quadros nos quais os estudos documentaram benefícios de segurança nos resultados.
- A ingestão adequada recomendada de fibra dietética é de 25 a 38 g/dia (14 g/1.000 kcal/dia) para todos os adultos e de 25 a 50 g/dia para indivíduos com diabetes *mellitus* tipo 2. Sugere-se que o consumo diário de 4 a 10 g de prebióticos seja benéfico (em torno de 6 de fibras fermentáveis), isso pode ser alcançado pela alimentação (exemplos, na Tabela 139.1) ou com suplementação.

Tabela 139.1: Espécies comuns de probióticos e prebióticos em alimentos/porções[1,5]

Gênero de probiótico	Espécies de probiótico
Saccharomyces	S. cerevisiae
Bifidobacterium	B. animalis, B. brevis, B. bifidum, B. longum
Lactobacillus	L. acidophilus, L. casei, L. delbrueckii ssp. Bulgaricus, L. gasseri, L. johnsonii, L. pentosus, L. plantarum, L.reuteri, L. rhamnosus
Streptococcus	Sc. thermophiles

Exemplos de alimentos com 6 g de fibras solúveis (prebióticos)*	Porção (g)	Energia (kcal)
Alho cru	34,5	45
Alcachofra crua	19	15
Alho-poró cru	51,3	32
Cebola crua	70	20
Cebola cozida	120	55
Farinha de trigo integral cozida	125	410
Banana crua	600	525

*O aumento dietético na ingestão de prebióticos pode associar-se à distensão abdominal e aumento de movimentos intestinais, pela maior fermentação e produção de ácidos graxos de cadeia curta (AGCC). Esses sintomas podem ou não desaparecer após alterações induzidas por prebióticos na MI.[1]

- Os prebióticos são indicados em terapia nutrológica enteral, para pacientes com diarreia persistente (fórmulas com fibras mistas ou fibras solúveis), desde que não sejam pacientes criticamente enfermos, com alto risco de isquemia intestinal ou grave dismotilidade. Além disso, diretrizes baseadas em consensos de especialistas recomendam adição de fibra solúvel fermentável, p. ex., frutoligossacarídeos (FOSs) e inulina, para serem administrados de maneira habitual nos pacientes criticamente enfermos, hemodinamicamente estáveis ou colocados em uma formulação padrão – 10 a 20 g ao longo de 24 horas – como terapia adjuvante, caso a pessoa apresente diarreia.

Referências bibliográficas

1. Barengolts E. Gut microbiota, prebiotics, probiotics, and synbiotics in management of obesity and prediabetes: Review of randomized controlled trials. Endocrine Practice: 2016; 22 (10):1224-1234.
2. Sa´nchez B, Susana Delgado S, Blanco-M´ıguez A, et al. Probiotics, gut microbiota, and their influence on host health and disease. Mol. Nutr. Food Res. 2017;6: 2-15.
3. Shida K. Probióticos, imunomodulação e saúde: resultados atuais e perspectivas. Microbioma, disbiose, probióticos e bacteriorapia. Faintuch J. Baueri, SP. Manole; 2017:73-81.
4. Faintuch J, Faintuch JJ.Introdução aos probióticos. Microbioma, disbiose, probióticos e bacteriorapia. Faintuch J. Baueri, SP. Manole; 2017:64-72.
5. Shimizu K, Ogura H, Asahara T, et al. Probiotic/Synbiotic Therapy for Treating Critically Ill Patients from a Gut Microbiota Perspective. Dig Dis Sci. 2013; 58:23-32.
6. Saad SMI. Probióticos e prebióticos: o estado da arte. Brazilian Journal of Pharmaceutical Sciences. 2006; 42: 1-16.
7. Taverniti V, Guglielmetti S. The immunomodulatory properties of probiotic microorganisms beyond their viability (ghost probiotics: proposal of paraprobiotic concept). Genes Nutr. 201; 6:261-274.
8. Levy M, Kolodziejczyk AA, Thaiss CA, et al. Dysbiosis and the immune system. Nat Rev Immunol. 2017; 17(4):219-232.
9. Aitoro R, Paparo L, Amoroso A, et al. Gut Microbiota as a Target for Preventive and Therapeutic Intervention against Food Allergy. Nutrients. 2017; 9: 672.
10. John GK, Mullin GE. The Gut Microbiome and Obesity. Curr Oncol Rep. 2016;18(7):45.
11. Khan MJ, Gerasimidis K, Edwards CA, et al. Role of Gut Microbiota in the Aetiology of Obesity: Proposed Mechanisms and Review of the Literature. Journal of Obesity. 2016; Article ID 7353642, 27.
12. McClave AS, Taylor BE, Martindale RG, et al. Guidelines for the Provision and Assessment of Nutrition Support Therapy in the Adult Critically Ill Patient: Society of Critical Care Medicine (SCCM) and American Society for Parenteral and Enteral Nutrition (A.S.P.E.N.). Journal of Parenteral and Enteral Nutrition. 2016; 40 (2): 159-211.
13. Blanco AC, López MTF, Gloria Lugo Rodríguez GL, et al. Utilidad en la clínica de la goma guar parcialmente hidrolizada: revisión de la evidencia y experiência. Nutr Hosp. 2017;34:216-223.
14. Cahova M, Bratova M, Wohl P. Parenteral Nutrition-Associated Liver Disease: The Role of the Gut Microbiota. Nutrients. 2017;9:987.
15. Oliveira L. Probióticos, prebióticos e simbióticos: definição, benefícios e aplicabilidade industrial – Dossiê Técnico. Serviço Brasileiro de Respostas Técnicas – SBRT. 2014.

Seção 29

Esteatose Hepática

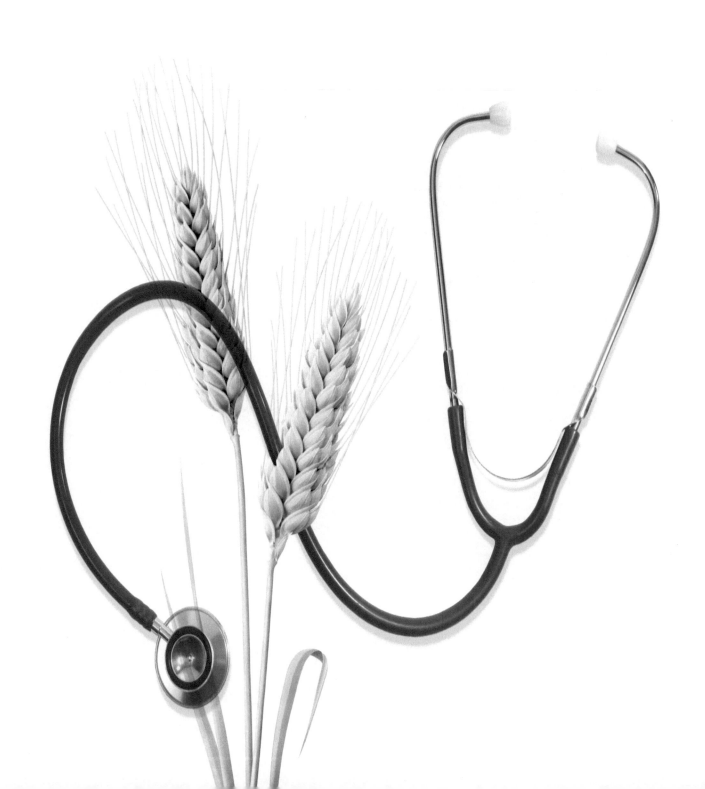

Síntese da Inteligência Didática

Esteatose hepática (NAFLD) e esteato-hepatite não alcoólica (NASH)

Investigação	Exames bioquímicos	Manejo nutricional	Manejo medicamentoso
NAFLD: acúmulo de gordura hepática em pacientes com baixo consumo de álcool NASH: se além da esteatose houver sinais de inflamação hepática (maior risco de cirrose) Fatores de risco: diabetes, obesidade, dislipidemia, síndrome metabólica Nem sempre há sintomas, mas deve se suspeitar quando houver fadiga, desconforto ou plenitude em hipocôndrio direito, aumento do fígado, alterações das transaminases ou aspecto sugestivo em exames de imagem Elastografia e outros testes não invasivos podem mostrar se há cirrose e auxiliam a estimar o risco de NASH com evolução para cirrose, mas nem sempre estão disponíveis Biópsia hepática é um dos exames mais utilizados para confirmar NAFLD e NASH, embora seja um exame invasivo	Enzimas hepáticas podem servir como triagem inicial se houver fatores de risco Doença inicial: razão ALT/AST menor que 1 Cirrose: razão geralmente maior que 1 Níveis séricos de gama-glutamiltransferase também podem estar aumentados Bilirrubina total e tempo e atividade de protrombina aumentados, bem como plaquetas e albumina sérica reduzidas, sugerem maior risco de fibrose hepática Níveis séricos de ferritina são maiores na NASH do que na NAFLD Pacientes com NAFLD possuem perfil lipídico mais aterogênico Nenhum desses exames isoladamente determina o diagnóstico de cirrose	Excesso de ácidos graxos livres (palmitato e estearato) na dieta favorecem a morte dos hepatócitos, e a frutose tem efeito lipogênico ESPEN: - Recomenda perda de peso de 7% a 10% com dieta hipocalórica para obesos/sobrepesos - Perda de peso > 10% melhora também a fibrose - Evitar consumo de bebidas alcoólicas - Uso de prebióticos, probióticos e simbióticos podem melhorar enzimas hepáticas EASL: - Sugere perda de 0,5 a 1 kg por semana para pacientes acima do peso - Evitar consumo de alimentos processados e bebidas com frutose Os dois consensos recomendam dieta do mediterrâneo, consumo de café, e estimulam a prática de atividade física	EASL: - Tratamento medicamentoso: doença progressiva ou com fator de risco para fibrose - A prescrição medicamentosa para NASH é considerada *off-label*, mas há medicamentos eficazes ESPEN: - Recomenda a vitamina E (800 UI de alfa-tocoferol/dia) para pacientes com NASH comprovada por biópsia EASL: - Reconhece benefícios da vitamina E, mas destaca efeitos colaterais a longo prazo - Recomenda uso de estatinas para NAFLD e NASH Tiazolidinedionas (especialmente a pioglitazona), metformina, aspirina e liraglutida podem ser usados em casos específicos

Capítulo 140

Quando e como investigar?

• Lívia Alves Amaral Santos • Fernando Gomes Romeiro

A esteatose hepática: definição

A esteatose, comumente abreviada por sua sigla NAFLD (do inglês *non-alcoholic fatty liver disease*), é definida pelo acúmulo de gordura hepática acima de 5,5% ou quando há macrovesículas de gordura em mais de 5% dos hepatócitos em pacientes que fazem uso de álcool em quantidades abaixo de 20 gramas/dia para mulheres e 30 gramas/dia para homens.[1-3] É uma causa de estresse metabólico que está associada ao maior risco de doenças cardiovasculares e câncer.[4] Apesar dos limites descritos acima, que quando superados definiriam a esteatose como alcoólica, é importante lembrar que o consumo moderado de álcool também pode predispor pessoas a terem esteatose hepática se elas tiverem fatores de risco metabólicos, como a obesidade.[3] Apenas 7% dos casos de esteatose são de pessoas com peso dentro dos limites normais.[3]

A esteato-hepatite não alcoólica

A esteatose causa inflamação hepática em mais de 25% dos casos, sendo então chamada de esteato-hepatite não alcoólica (NASH, do inglês *nonalcoholic steatohepatitis*), quando o paciente tem lesões de hepatócitos e infiltrado inflamatório hepático.[4] Pode haver relato de fadiga, desconforto no hipocôndrio direito ou plenitude epigástrica, mas a maioria dos pacientes só descobre a doença após passar por consultas em que são constatados aumento do fígado ou alterações em exames de sangue ou imagem (p. ex.: transaminases e/ou ultrassonografia hepática).

A presença de NASH é um indicativo de doença hepática progressiva, pois 25% desses casos já se encontram acometidos por fibrose hepática avançada na primeira consulta.[4] Portanto, a investigação deve ser feita justamente com o objetivo de promover o tratamento e evitar que os pacientes tenham cirrose ou outras doenças graves. Porém, o fato de a doença causar poucos sintomas dificulta sua investigação, por isso muitos estudos se baseiam em dados epidemiológicos. Algumas informações que podem auxiliar o diagnóstico são que 44% dos pacientes com NASH também são diabéticos, 72% são dislipidêmicos e mais de 80% são obesos ou apresentam sobrepeso.[4]

Os pacientes obesos ou com sobrepeso que também tenham síndrome metabólica e alteração de transaminases hepáticas devem ser submetidos a investigação clínica inicial por meio de exames para outras doenças hepáticas, e se essa investigação for negativa para outras doenças o paciente provavelmente tem NASH.[4] Dentro desse grupo de pacientes, os com mais de 45 anos e os diabéticos apresentam maior risco de fibrose hepática avançada (incluindo a cirrose) já no momento do diagnóstico.[4]

Como investigar?

O exame mais utilizado para confirmar o diagnóstico, classificar a esteatose, diferenciar NAFLD de NASH e estadiar a fibrose hepática é a biópsia do fígado.[3] Entretanto, vários testes não invasivos estão sendo desenvolvidos para que a biópsia possa ser evitada quando possível. Grande parte desses testes é capaz de mostrar com segurança quando há doença hepática avançada (principalmente cirrose), e também quando a doença está em fase inicial, com pouca fibrose hepática. Porém a maioria dos testes não invasivos perde sensibilidade e especificidade quando o paciente se encontra em estágios intermediários entre esses dois extremos.[4]

Quando há dúvida diagnóstica ou sinais de doença hepática avançada, como plaquetopenia ou redução dos níveis de albumina sérica, a biópsia hepática continua sendo uma boa opção, e é bastante utilizada no mundo todo, mesmo tendo limitações e riscos de complicações por ser um exame invasivo.[3]

Estudos com biópsias hepáticas seriadas têm mudado inclusive o conceito de NAFLD e NASH como alterações separadas, sugerindo que em certos casos possam ser estágios diferentes da mesma doença. Alguns pacientes com NAFLD também desenvolvem doença hepática grave, embora isso possa levar mais tempo quando de fato não há nenhum sinal de inflamação.[5] Portanto, embora a inflamação observada na biópsia seja sinal de progressão mais rápida, ambas as condições podem progredir para cirrose.

Como fazer o rastreamento?

Ainda não existem recomendações claras sobre como fazer o rastreamento adequado de esteatose hepática na população em geral, mesmo para casos de alto risco.[5] Apesar de baixa sensibilidade e especificidade, a dosagem sérica de transaminases ainda é a mais usada e parece ser uma estratégia racional para pacientes com diabetes ou síndrome metabólica, embora resultados normais não excluam a presença de NAFLD ou NASH.[5] Entre os exames de imagem, a ultrassonografia (USG) tem sido o mais recomendado para rastreamento em casos com suspeita de esteatose, por não envolver radiação ionizante nem custo elevado.[3] Uma vez que a esteatose tenha sido identificada pela USG, a elastografia hepática e outros testes não invasivos podem ser usados como uma etapa anterior à biópsia, para avaliar se o paciente tem baixo risco de fibrose hepática ou se já tem sinais de cirrose. Nos casos de baixo risco a biópsia poderia ser evitada ou postergada, entretanto a biópsia hepática é a melhor maneira de diferenciar NAFLD e NASH e deve ser realizada em todos os casos em que haja suspeita de doença avançada.[3]

Comentários dos autores/*hot points*

- A esteatose é uma causa de estresse metabólico e está associada a risco aumentado de doenças cardiovasculares e câncer.
- A esteato-hepatite não alcoólica vem crescendo entre as causas de cirrose, e ocorre quando além da esteatose também há sinais de inflamação hepática, que aumenta o risco de progressão para a fibrose avançada e a cirrose.
- Os pacientes mais atingidos são os diabéticos, obesos ou com síndrome metabólica, e o risco de doença hepática avançada é maior nos pacientes com mais de 45 anos e nos diabéticos.
- A esteatose pode causar fadiga, desconforto em hipocôndrio direito e plenitude epigástrica, mas mesmo sem esses sintomas deve-se suspeitar da doença quando há aumento do fígado, aumento de transaminases ou achados sugestivos em exames de imagem (ultrassonografia ou ressonância magnética, por exemplo). A elastografia e outros testes não invasivos podem ser usados para identificar casos de cirrose e até mesmo para estimar o risco de esteato-hepatite, mas não estão disponíveis em todos os serviços de saúde.
- Por isso, mesmo sendo um exame invasivo e com algumas limitações, a biópsia hepática continua sendo bastante utilizada e na maioria dos casos ainda é a única maneira segura de diferenciar a esteatose simples da esteato-hepatite não alcoólica.

Referências bibliográficas

1. Firneisz G. Non-alcoholic fatty liver disease and type 2 diabetes mellitus: the liver disease of our age? World J Gastroenterol. 2014 Jul 21;20(27):9072-89. doi: 10.3748/wjg.v20.
2. Tsai E, Lee TP. Diagnosis and Evaluation of Nonalcoholic Fatty Liver Disease/Nonalcoholic Steatohepatitis, Including Noninvasive Biomarkers and Transient Elastography. Clin Liver Dis. 2018 Feb;22(1):73-92. doi: 10.1016/j.cld.2017.08.004.
3. Marchesini G, Day ChP, Dufour JF, Canbay A, Nobili V, Ratziu V, Tilg H, Roden M, Gastaldelli A, Yki-Järvinen H, Schick F, Vettor R, Frühbeck G, Mathus-Vliegen L. European Association for the Study of the Liver (EASL); European Association for the Study of Diabetes (EASD); European Association for the Study of Obesity (EASO). Clinical Practice Guidelines for the management of non-alcoholic fatty liver disease. J Hepatol. 2016 Jun;64(6):1388-402. doi: 10.1016/j.jhep.2015.11.004
4. Diehl AM, Day C. Cause, Pathogenesis, and Treatment of Nonalcoholic Steatohepatitis. N Engl J Med. 2017 Nov 23;377(21):2063-2072. doi: 10.1056/NEJMra1503519.
5. Spengler EK, Loomba R. Recommendations for Diagnosis, Referral for Liver Biopsy, and Treatment of Nonalcoholic Fatty Liver Disease and Nonalcoholic Steatohepatitis. Mayo Clin Proc. 2015 Sep;90(9):1233-46. doi: 10.1016/j.mayocp.2015.06.013. Review.

Capítulo 141

Como interpretar os achados bioquímicos como elevação de ferritina e lípides e enzimas hepáticas?

• Lívia Alves Amaral Santos • Fernando Gomes Romeiro

Aumento das transaminases

Conforme comentado no capítulo anterior, o aumento de transaminases (ALT e AST) é uma das alterações laboratoriais que comumente leva os pacientes com esteatose ou esteato-hepatite não alcoólica a procurarem tratamento. Normalmente o aumento da ALT é maior, mantendo razão AST/ALT inferior a 1 na doença inicial, porém essa razão pode ser invertida na presença de doença avançada, já com cirrose.[1] Pode haver um discreto aumento de enzimas canaliculares (fosfatase alcalina e gama-glutamiltransferase), porém a dosagem sérica de bilirrubinas permanece normal, exceto na presença de cirrose.[1] Aumento do tempo e atividade de protrombina, redução de plaquetas e da albumina sérica também sugerem a presença de cirrose hepática, embora nenhum desses exames isoladamente possa firmar o diagnóstico de cirrose.

Em 2015, um estudo envolvendo 1.249 pacientes com diabetes e esteatose hepática propôs um modelo matemático para o diagnóstico de esteato-hepatite não alcoólica (presente em 69,2% da amostra) e outro modelo para o diagnóstico de fibrose hepática avançada (presente em 41% da amostra). O modelo para o cálculo da probabilidade de esteato-hepatite não alcoólica foi feito utilizando informações como a presença de raça branca, o índice de massa corporal (IMC), a medida da circunferência da cintura e os valores de albumina, transaminases, hemoglobina glicada e ferritina. O modelo criado pelos autores permitiu o diagnóstico correto de esteato-hepatite não alcoólica em 67% dos casos.[2]

O modelo para o cálculo da probabilidade de fibrose hepática avançada utilizava informações como idade, IMC, razão cintura/quadril, fosfatase alcalina, razão AST/ALT, albumina, globulina, hematócrito, plaquetas, bilirrubina direta, bilirrubina total e razão normalizada internacional (INR, referente ao tempo de protrombina). O modelo proposto permitiu o diagnóstico correto de fibrose hepática avançada em 76,6% dos casos.[2] Portanto é possível usar exames simples para estimar o risco de cirrose entre pacientes diabéticos que sabidamente tenham esteatose hepática.

Existem modelos mais simples em que a acurácia tende a ser menor, enquanto outros testes não invasivos têm boa acurácia mas envolvem exames que não são facilmente encontrados, por isso o custo tende a ser maior do que o dos modelos propostos no estudo citado acima.

Aumento da ferritina

Em geral, os níveis de ferritina sérica são maiores na esteato-hepatite do que na esteatose, e maiores na esteatose do que em indivíduos controles.[3] Estudo realizado por nossa equipe mostrou associação inversa entre ferritina sérica e depósitos de ferro intra-hepáticos em biópsias de pacientes obesos com esteatose, mostrando que o caráter de marcador inflamatório da ferritina é mais relevante do que seu papel como indicador da presença de ferro no fígado.[4]

Presença de dislipidemia

Nesse mesmo estudo a presença de dislipidemia foi nitidamente associada à presença de fibrose hepática.[4] Pacientes com esteatose possuem perfil lipídico mais aterogênico, independentemente de outras alterações como a obesidade.[5] Embora o acúmulo de triglicerídeos nos hepatócitos seja um achado clássico na esteatose, atualmente é considerado um fator protetor contra a inflamação local, enquanto o excesso de ácidos graxos livres como palmitato e estearato favorece a inflamação e o desenvolvimento de esteato-hepatite.[6] O colesterol livre é particularmente tóxico e pode se acumular nas mitocôndrias dos hepatócitos, causando morte celular nos casos de esteato-hepatite não alcoólica.[6] Outros marcadores como a proteína C-reativa e a homocisteína também podem estar aumentados na esteatose e esteato-hepatite.[7,8]

Portanto, pode-se dizer que de maneira geral as enzimas hepáticas (principalmente AST, ALT e gama-glutamil transferase) tendem a estar normais na esteatose e aumentadas na esteato-hepatite.[4,7] Entretanto, resultados normais não excluem a presença dessas alterações, por isso esses exames servem apenas como triagem inicial em pacientes de risco, mas não para diagnóstico nem para serem usados como meta de tratamento.[9] O mesmo se aplica à ferritina e à proteína C reativa, mas a dislipidemia pode ser um sinal de lipotoxicidade, associada a maior progressão para inflamação e fibrose hepática.[4,6,9]

Comentários dos autores/*hot points*

- Enzimas hepáticas servem como triagem inicial em pacientes com síndrome metabólica, obesidade ou diabetes. Não devem ser usadas para o diagnóstico mas podem levar à suspeita de esteatose ou esteato-hepatite não alcoólica.
- Níveis de ferritina sérica são maiores na esteato-hepatite do que na esteatose, e maiores na esteatose do que em indivíduos controles, mas isoladamente também são muito limitados para diagnóstico ou manejo da esteatose ou da esteato-hepatite não alcoólica.
- Exames de sangue ou outros exames não invasivos podem ser usados para diagnóstico em grupos de risco, mas normalmente perdem acurácia quando comparados à biópsia hepática e por isso é importante conhecer as limitações e vantagens de cada teste diagnóstico para que o paciente conheça as opções disponíveis.
- A maioria dos pacientes com esteato-hepatite não alcoólica tem dislipidemia e perfil lipídico mais aterogênico que a população normal. A dislipidemia é um indicador de lipotoxicidade e está associada a maior progressão da esteatose para esteato-hepatite e fibrose hepática.

Referências bibliográficas

1. Spengler EK, Loomba R. Recommendations for Diagnosis, Referral for Liver Biopsy, and Treatment of Nonalcoholic Fatty Liver Disease and Nonalcoholic Steatohepatitis. Mayo Clin Proc. 2015;90(9):1233-46.
2. Bazick J, Donithan M, Neuschwander-Tetri BA, Kleiner D, Brunt EM, Wilson L, Doo E, Lavine J, Tonascia J, Loomba R. Clinical Model for NASH and Advanced Fibrosis in Adult Patients With Diabetes and NAFLD: Guidelines for Referral in NAFLD. Diabetes Care. 2015;38(7):1347-55.
3. Du SX, Lu LL, Geng N, Victor DW, Chen LZ, Wang C, Yue HY, Xin YN, Xuan SY, Jin WW. Association of serum ferritin with non-alcoholic fatty liver disease: a meta-analysis. Lipids Health Dis. 2017;16(1):228.
4. da Silva MP, Caramori CA, Kurokawa CS, Corrente JE, Romeiro FG, Rodrigues MA. Relationship among biomarkers of iron metabolism and severity of underlying nonalcoholic steatohepatitis (NASH). AME Med J. 2018;3:58.
5. Bril F, Sninsky JJ, Baca AM, Superko HR, Portillo Sanchez P, Biernacki D, Maximos M, Lomonaco R, Orsak B, Suman A, Weber MH, McPhaul MJ, Cusi K. Hepatic Steatosis and Insulin Resistance, But Not Steatohepatitis, Promote Atherogenic Dyslipidemia in NAFLD. J Clin Endocrinol Metab. 2016;101(2):644-52.
6. Marra F, Svegliati-Baroni G. Lipotoxicity and the gut-liver axis in NASH pathogenesis. J Hepatol. 2018;68(2):280-295.
7. Tsai E, Lee TP. Diagnosis and Evaluation of Nonalcoholic Fatty Liver Disease/Nonalcoholic Steatohepatitis, Including Noninvasive Biomarkers and Transient Elastography. Clin Liver Dis. 2018;22(1):73-92.
8. de Carvalho SC, Muniz MT, Siqueira MD, Siqueira ER, Gomes AV, Silva KA, Bezerra LC, D'Almeida V, de Oliveira CP, Pereira LM. Plasmatic higher levels of homocysteine in non-alcoholic fatty liver disease (NAFLD). Nutr J. 2013;12:37.
9. Spengler EK, Loomba R. Recommendations for Diagnosis, Referral for Liver Biopsy, and Treatment of Nonalcoholic Fatty Liver Disease and Nonalcoholic Steatohepatitis. Mayo Clin Proc. 2015;90(9):1233-46.

Capítulo 142

Qual o manejo nutricional?

• Lívia Alves Amaral Santos • Fernando Gomes Romeiro

Tratamento da esteatose ou esteato-hepatite não alcoólica

Conforme comentado no capítulo anterior, a lipotoxicidade tem papel relevante na esteatose, pois o excesso de ácidos graxos livres como palmitato e estearato, provenientes da lipólise (na resistência insulínica), da dieta ou da síntese no fígado, exercem efeito lipotóxico, levando a disfunção e morte de células hepáticas.[1] Além disso, entre diversos tipos de açúcar, a frutose tem papel relevante na esteatose por seu poder altamente lipogênico.[1] Essas informações mostram que a dieta pode ser a origem de moléculas relevantes para o processo de esteatose hepática, seja como fonte de lipídios, de carboidratos, ou como uma das causas da resistência insulínica.

Perda de peso e exercício físico

De acordo com as recomendações da European Society for Parenteral and Enteral Nutrition (ESPEN) publicadas em 2019, o paciente com esteatose ou esteato-hepatite não alcoólica que seja obeso ou tenha sobrepeso deve ser tratado de maneira a perder entre 7% e 10% do peso, com o objetivo de melhorar a esteatose e os exames relacionados à inflamação hepática, e se o objetivo for também a obtenção de melhora da fibrose hepática a perda de peso deve ser acima de 10%.[2] A European Association for the Study of the Liver (EASL) também recomenda a perda de 7% a 10% do peso, e ambas as diretrizes recomendam que além da dieta o paciente também faça atividade física, que parece trazer benefícios adicionais na melhora da resistência insulínica e pode ser a única mudança de estilo de vida necessária para os pacientes que não estão acima do peso.[2,3] A EASL ainda sugere que a perda de peso seja de 500 a 1.000 gramas por semana para pacientes acima do peso, recomendando que alimentos processados e bebidas com frutose sejam evitados.[3]

Considerando que apenas 7% dos pacientes com esteatose estão dentro da faixa de peso normal,[3] a ESPEN propõe que para atingir esse objetivo de perda ponderal nos casos de obesidade e sobrepeso esses pacientes recebam dieta hipocalórica da mesma maneira que a indicada nos consensos sobre obesidade, mas deixa claro que ainda não há uma recomendação clara sobre restrições severas de macronutrientes.[2] O consenso comenta sobre estudos em que a restrição de carboidratos obteve mais sucesso na redução de triglicerídeos hepáticos e na perda de peso durante as primeiras duas semanas de intervenção, enquanto outros mostraram benefício na restrição de gorduras saturadas ou de frutose, mas afirma que ainda não há evidências suficientes para generalizar essas recomendações, pois todos esses nutrientes parecem seguros quando a dieta é normocalórica.[2] Entretanto, devido ao número de estudos mostrando melhora da esteatose e da sensibilidade à insulina, a ESPEN e a EASL recomendam a dieta do Mediterrâneo, que reduz não só a resistência insulínica como o risco de doenças cardiovasculares, e promove maior mobilização de gordura visceral nesses pacientes.[2,3] As duas diretrizes também comentam que algumas evidências apontam para o benefício do consumo de café entre pacientes com esteatose, e que o consumo dessa bebida não deve ser restringido, mas sim estimulado.[2,3]

Abstinência do álcool

Outro ponto comentado pela ESPEN é a importância da abstinência do álcool, pois o consumo alcoólico em casos de esteatose pode não conferir benefício cardiovascular nessa população.[2] Já o consenso da EASL não indica abstinência completa, mas sim o consumo moderado.[3] Considerando que esse último consenso deixa claro que o consumo moderado de álcool pode predispor pessoas a terem esteatose hepática se elas tiverem fatores de risco metabólicos, nossa opinião é que o consumo de álcool por pessoas com esteatose deve ser evitado na presença de qualquer um desses fatores.

Ômega-3, pré e probióticos

As recomendações atuais também não se mostram favoráveis ao uso de ômega-3,[2,3] mas o consenso da ESPEN sugere que o uso de probióticos, prebióticos e simbióticos pode melhorar os valores de enzimas hepáticas em pacientes com esteatose ou esteato-hepatite não alcoólica.[2]

Recomendações para perda de peso na obesidade incluem a participação do paciente em programas de pelo menos 6 meses, com no mínimo 14 sessões de aconselhamento com profissionais treinados para atingir esse objetivo.[4,5] Para prevenção quanto à recuperação do peso perdido, recomenda-se que o paciente permaneça pelo menos 1 ano em programas de manutenção com aconselhamento no mínimo mensal.[4,5] Além disso, tem sido enfatizada a importância de se medir a circunferência abdominal e não só o índice de massa corporal dos pacientes.[5]

A primeira coisa a deixar claro sobre a dieta é que não existem dietas mágicas, visto que até o momento todos os estudos com diferentes tipos de dieta foram incapazes de mostrar superioridade absoluta de algum deles.[5] Em vez disso, o maior preditor de sucesso na perda de peso é a adesão do paciente à dieta recomendada, portanto a opinião do paciente precisa ser avaliada antes da escolha da dieta.[5] O conteúdo exato de carboidratos, gorduras e proteínas parece ser menos importante do que a adesão do paciente, desde que a dieta seja hipocalórica e suficiente para promover a perda de peso.[5,6]

Sobre componentes específicos da dieta, um estudo retrospectivo vem sendo muito comentado por ter mostrado associação entre a esteatose e o conteúdo de proteínas de origem animal na dieta de pacientes obesos.[7] Os resultados não mostraram relação entre a esteatose e a quantidade de açúcares ou gorduras ingeridos por esses pacientes, o que foi considerado inesperado e até surpreendente. O estudo foi feito a partir de uma grande população de pacientes e ampliou o foco das dietas na esteatose, que agora inclui observação cuidadosa não só sobre os carboidratos e gorduras, mas também sobre o conteúdo de proteínas de origem animal (especialmente as processadas). Mesmo assim, os consensos atuais não incluem recomendações para que esses alimentos sejam reduzidos, deixando os profissionais livres quanto ao conteúdo de macronutrientes desde que a dieta seja hipocalórica e promova a perda de peso nos casos de obesidade ou sobrepeso.[2,3]

Comentários dos autores/*hot points*

- Apesar dos estudos sobre o excesso de ácidos graxos livres, o papel da frutose e o consumo aumentado de proteínas de origem animal em casos de esteatose, os consensos deixam claro que não existem dietas milagrosas e que a melhor dieta é aquela que consegue adesão por parte do paciente e promove a perda de peso. Um dos consensos recomenda que alimentos processados e bebidas com frutose sejam evitados.

- A dieta deve ser acompanhada de atividades físicas e promover perda de peso entre 7% e 10% do peso inicial. Casos de fibrose hepática avançada podem se beneficiar de perdas ainda maiores.

- A dieta hipocalórica deve ser proposta da mesma maneira que a indicada nos consensos sobre obesidade, sem restrições severas de macronutrientes, pois todos eles parecem seguros dentro de limites normais. A perda de peso deve ser de 0,5 a 1 kg por semana.

- Sobre dietas específicas, a do Mediterrâneo tem sido mais estudada e é a recomendação principal dos atuais consensos. Existem divergências entre as recomendações sobre abstinência alcoólica completa e consumo moderado de álcool, assim como sobre o papel de probióticos.

- Os pacientes devem participar de programas específicos para perda de peso, com profissionais capacitados e experientes e por tempo suficiente para evitar que recuperem o peso inicialmente perdido.

Referências bibliográficas

1. Marra F, Svegliati-Baroni G. Lipotoxicity and the gut-liver axis in NASH pathogenesis. J Hepatol. 2018;68(2):280-295. doi: 10.1016/j.jhep.2017.11.014.

2. Plauth M, Bernal W, Dasarathy S, Merli M, Plank LD, Schütz T, Bischoff SC. ESPEN guideline on clinical nutrition in liver disease. Clin Nutr. 2019;38(2):485-521. doi: 10.1016/j.clnu.2018.12.022.

3. Marchesini G, Day ChP, Dufour JF, Canbay A, Nobili V, Ratziu V, Tilg H, Roden M, Gastaldelli A, Yki-Järvinen H, Schick F, Vettor R, Frühbeck G, Mathus-Vliegen L. European Association for the Study of the Liver (EASL); European Association for the Study of Diabetes (EASD); European Association for the Study of Obesity (EASO). Clinical Practice Guidelines for the management of non-alcoholic fatty liver disease. J Hepatol. 2016;64(6):1388-402. doi: 10.1016/j.jhep.2015.11.004

4. Wadden TA, Tronieri JS, Butryn ML. Lifestyle modification approaches for the treatment of obesity in adults. Am Psychol. 2020;75(2):235-251. doi: 10.1037/amp0000517.

5. Ryan DH, Kahan S. Guideline Recommendations for Obesity Management. Med Clin North Am. 2018;102(1):49-63. doi: 10.1016/j.mcna.2017.08.006.

6. Sacks FM, Bray GA, Carey VJ, Smith SR, Ryan DH, Anton SD, McManus K, Champagne CM, Bishop LM, Laranjo N, Leboff MS, Rood JC, de Jonge L, Greenway FL, Loria CM, Obarzanek E, Williamson DA. Comparison of weight-loss diets with different compositions of fat, protein, and carbohydrates. N Engl J Med. 2009;360(9):859-73. doi: 10.1056/NEJMoa0804748.

7. Alferink LJ, Kiefte-de Jong JC, Erler NS, Veldt BJ, Schoufour JD, de Knegt RJ, Ikram MA, Metselaar HJ, Janssen H, Franco OH, Darwish Murad S. Association of dietary macronutrient composition and non-alcoholic fatty liver disease in an ageing population: the Rotterdam Study. Gut. 2019;68(6):1088-1098. doi: 10.1136/gutjnl-2017-315940.

Capítulo 143

Qual o manejo medicamentoso?

• Lívia Alves Amaral Santos • Fernando Gomes Romeiro

Tratamento medicamentoso

O tratamento da esteatose e da esteato-hepatite não alcoólica envolve principalmente a mudança de estilo de vida, que muitas vezes pode ser atingida apenas com dieta e atividade física. Essa mudança pode ser suficiente quando o paciente mantinha estilo de vida inadequado apenas por falta de conhecimento, e a seguir passa a aderir bem às alterações dietéticas e à atividade física. Mas há casos em que as limitações do paciente dificilmente serão transpostas sem tratamento medicamentoso, sendo fundamental entender a diferença entre essas duas situações para escolher o melhor tratamento ou combiná-los de modo eficaz.

Indicação do tratamento medicamentoso

De acordo com o consenso da European Association for the Study of the Liver (EASL), o tratamento medicamentoso deve ser indicado quando a doença é progressiva, com fibrose em ponte ou cirrose no exame de biópsia hepática, ou quando a doença está em estágio inicial se houver a presença de fatores de risco para progressão: idade acima de 50 anos, diabetes, síndrome metabólica, alanina-aminotransferase (ALT) aumentada em exames de sangue, ou esteato-hepatite não alcoólica com atividade necroinflamatória intensa no exame histológico.[1] Entretanto, o consenso deixa claro que não existe um medicamento específico para a esteato-hepatite não alcoólica atualmente aprovado pelas agências regulatórias, e que toda prescrição nesse sentido é considerada "off-label".

Vitamina E

As recomendações de 2019, da European Society for Parenteral and Enteral Nutrition (ESPEN), incluem a prescrição de vitamina E, na dose de 800 UI de alfa-tocoferol por dia, para pacientes com esteato-hepatite não alcoólica comprovada por biópsia, devido aos efeitos na redução de enzimas hepáticas em exames laboratoriais e na melhora na inflamação hepática, mas com pouco ou nenhum efeito sobre a fibrose.[2] O consenso da EASL reconhece esses benefícios da vitamina E, mas deixa clara a importância de se conhecer também os efeitos colaterais, pois seu uso por muito tempo parece aumentar a mortalidade, o risco de acidente vascular cerebral hemorrágico e a incidência de câncer de próstata em homens acima de 50 anos.[1]

Tiazolidinedionas

Tiazolidinedionas são agonistas dos receptores PPAR-gama (*peroxisome proliferator-activated receptor gamma*) e fazem com que o paciente se torne mais sensível à insulina, reduzindo a resistência insulínica, as enzimas hepáticas e o processo inflamatório no fígado, sendo portanto uma opção considerável na esteato-hepatite não alcoólica associada à presença de diabetes.[1] Esses medicamentos também não são isentos de efeitos colaterais, como o ganho de peso, o aumento do risco de fraturas ósseas em mulheres e, raramente, de insuficiência cardíaca congestiva.[1] Três trabalhos com pioglitazona nas doses de 30 a 45 mg observaram melhora histológica obtida pelo medicamento.[3-5] Dois deles indicam inclusive melhora da fibrose,[3,4] que não foi observada no maior estudo.[5]

Estatinas

O consenso da EASL também sugere que o uso de estatinas pode ser útil para pacientes com esteatose ou esteato-hepatite não alcoólica, por reduzir valores de enzimas hepáticas e de lipídios séricos em exames de sangue, mas não recomenda doses específicas nem outros detalhes dessas medicações.[1]

Metformina

Algumas recomendações adicionais podem ser feitas baseadas em trabalhos relevantes que por enquanto ainda não foram incorporados aos consensos internacionais. Em estudo com 84.434 pacientes em uso de metformina ou sulfonilureias, o uso de metformina foi associado ao menor risco de câncer hepático.[6] Sabendo-se que mais de 90% dos casos desse tipo de câncer ocorrem em pacientes com cirrose,[7] o uso de metformina em casos de esteato-hepatite não alcoólica com fibrose hepática avançada é bastante atrativo, visto que essa medicação tem poucos efeitos colaterais quando comparada à pioglitazona e à vitamina E.

Aspirina

Outra medicação que parece oferecer boa razão risco-benefício é a aspirina tanto em estudos experimentais como clínicos.[8,9] Em estudo prospectivo com 361 pacientes com esteato-hepatite não alcoólica comprovada por biópsia, o uso de aspirina se mostrou associado ao menor risco de progressão da doença.[9] O uso do medicamento foi reportado pelos próprios pacientes, por isso uma limitação do trabalho é não poder recomendar doses específicas, mas a segurança da droga em termos de efeitos colaterais e o potencial benefício mostrado no estudo fazem da aspirina uma opção atraente para evitar a progressão da fibrose hepática na esteato-hepatite.

Liraglutida

Por fim, um último medicamento a ser comentado brevemente neste capítulo é a liraglutida, análogo do hormônio GLP-1 (*glucagon-like peptide* 1) que reduz o apetite e retarda o esvaziamento gástrico, sendo aprovada para controle glicêmico. A liraglutida foi comentada no consenso da EASL devido aos benefícios observados em um trabalho multicêntrico de 48 semanas com 26 pacientes recebendo injeções diárias de 1,8 mg de liraglutida comparados a outros 26 casos no grupo placebo.[1,10] As vantagens foram significativas no grupo que recebeu a droga, embora os efeitos colaterais, principalmente gastrintestinais, também tenham sido mais relevantes nesse grupo. É importante lembrar que nesse estudo não foram incluídos pacientes com cirrose, e também que a medicação foi introduzida lentamente, começando com 0,6 mg por dia, na primeira semana e subsequentes aumentos semanais de 0,6 mg, até chegar à dose total. Todos os pacientes incluídos foram orientados a fazer dieta e atividades físicas, mas os que receberam a medicação tiveram perda de peso, controle glicêmico e índice de fibrose hepática melhores após 48 semanas de tratamento, entre outros benefícios.[10]

Comentários dos autores/*hot points*

- O tratamento da esteatose e da esteato-hepatite não alcoólica envolve principalmente a mudança de estilo de vida, muitas vezes obtida apenas com dieta e atividade física. O tratamento medicamentoso deve ser indicado quando a doença é progressiva, com fibrose em ponte ou cirrose, ou com doença está em estágio inicial se houver a presença de fatores de risco para progressão, como idade acima de 50 anos, diabetes, síndrome metabólica, ALT elevada ou esteato-hepatite não alcoólica com atividade necroinflamatória intensa no exame histológico.

- Não existe um medicamento especificamente aprovado para tratamento da esteato-hepatite não alcoólica pelas agências regulatórias, portanto todas as prescrições de fármacos são consideradas "off-label". Mesmo assim, existem medicamentos com eficácia comprovada em estudos bem delineados e que podem ser prescritos para esses pacientes.

- A pioglitazona (30 mg/dia) pode ser utilizada para os casos de pacientes diabéticos e a vitamina E (800 UI/dia) para os não diabéticos, mas sempre na presença de doença progressiva de acordo com os critérios explicados acima. Estatinas também podem ser usadas, embora os consensos não estabeleçam indicações precisas ou doses. Os efeitos colaterais de todos esses medicamentos devem ser explicados aos pacientes, assim muitos deles entenderão que a dieta e a atividade física são mais seguros e aumentarão sua adesão à mudança no estilo de vida, usando os medicamentos por menos tempo e reduzindo assim o risco de eventos adversos.

- A metformina não é recomendada nos consensos, porém seu suposto efeito protetor contra o carcinoma hepatocelular torna essa medicação atrativa para a prevenção do câncer em casos de fibrose hepática avançada, especialmente a cirrose.

- A aspirina também não está nas recomendações atuais, mas seu potencial efeito em retardar a progressão da esteato-hepatite não alcoólica torna seu uso atrativo, inclusive pelo baixo risco de efeitos colaterais.
- A liraglutida foi avaliada em um único estudo em pacientes com esteato-hepatite não alcoólica. Não faz parte das recomendações atuais, mas parece ser uma opção promissora, principalmente para casos de esteato-hepatite não alcoólica associada a diabetes e obesidade.

Referências bibliográficas

1. Marchesini G, Day ChP, Dufour JF, Canbay A, Nobili V, Ratziu V, Tilg H, Roden M, Gastaldelli A, Yki-Järvinen H, Schick F, Vettor R, Frühbeck G, Mathus-Vliegen L. European Association for the Study of the Liver (EASL); European Association for the Study of Diabetes (EASD); European Association for the Study of Obesity (EASO). Clinical Practice Guidelines for the management of non-alcoholic fatty liver disease. J Hepatol. 2016;64(6):1388-402. doi: 10.1016/j.jhep.2015.11.004
2. Plauth M, Bernal W, Dasarathy S, Merli M, Plank LD, Schütz T, Bischoff SC. ESPEN guideline on clinical nutrition in liver disease. Clin Nutr. 2019;38(2):485-521. doi: 10.1016/j.clnu.2018.12.022.
3. Belfort R, Harrison SA, Brown K, Darland C, Finch J, Hardies J, Balas B, Gastaldelli A, Tio F, Pulcini J, Berria R, Ma JZ, Dwivedi S, Havranek R, Fincke C, DeFronzo R, Bannayan GA, Schenker S, Cusi K. A placebo-controlled trial of pioglitazone in subjects with nonalcoholic steatohepatitis. N Engl J Med. 2006;355(22):2297-307.
4. Aithal GP, Thomas JA, Kaye PV, Lawson A, Ryder SD, Spendlove I, Austin AS, Freeman JG, Morgan L, Webber J. Randomized, placebo-controlled trial of pioglitazone in nondiabetic subjects with nonalcoholic steatohepatitis. Gastroenterology. 2008;135(4):1176-84. doi: 10.1053/j.gastro.2008.06.047.
5. Sanyal AJ, Chalasani N, Kowdley KV, McCullough A, Diehl AM, Bass NM, Neuschwander-Tetri BA, Lavine JE, Tonascia J, Unalp A, Van Natta M, Clark J, Brunt EM, Kleiner DE, Hoofnagle JH, Robuck PR; NASH CRN. Pioglitazone, vitamin E, or placebo for nonalcoholic steatohepatitis. N Engl J Med. 2010;362(18):1675-85. doi: 10.1056/NEJMoa0907929.
6. Murff HJ, Roumie CL, Greevy RA, Hackstadt AJ, McGowan LED, Hung AM, Grijalva CG, Griffin MR. Metformin use and incidence cancer risk: evidence for a selective protective effect against liver cancer. Cancer Causes Control. 2018;29(9):823-832. doi: 10.1007/s10552-018-1058-4.
7. Hartke J, Johnson M2, Ghabril M. The diagnosis and treatment of hepatocellular carcinoma. Semin Diagn Pathol. 2017;34(2):153-159. doi: 10.1053/j.semdp.2016.12.011.
8. Han YM, Lee YJ, Jang YN, Kim HM, Seo HS, Jung TW, Jeong JH. Aspirin Improves Nonalcoholic Fatty Liver Disease and Atherosclerosis through Regulation of the PPARδ-AMPK-PGC-1α Pathway in Dyslipidemic Conditions. Biomed Res Int. 2020 Mar 19;2020:7806860. doi: 10.1155/2020/7806860.
9. Simon TG, Henson J, Osganian S, Masia R, Chan AT, Chung RT, Corey KE. Daily Aspirin Use Associated With Reduced Risk For Fibrosis Progression In Patients With Nonalcoholic Fatty Liver Disease. Clin Gastroenterol Hepatol. 2019;17(13):2776-2784.e4. doi: 10.1016/j.cgh.2019.04.061.
10. Armstrong MJ, Gaunt P, Aithal GP, Barton D, Hull D, Parker R, Hazlehurst JM, Guo K; LEAN trial team, Abouda G, Aldersley MA, Stocken D, Gough SC, Tomlinson JW, Brown RM, Hübscher SG, Newsome PN. Liraglutide safety and efficacy in patients with non-alcoholic steatohepatitis (LEAN): a multicentre, double-blind, randomised, placebo-controlled phase 2 study. Lancet. 2016;387(10019):679-90. doi: 10.1016/S0140-6736(15)00803-X.

Seção 30

Cirrose Hepática e Suas Complicações

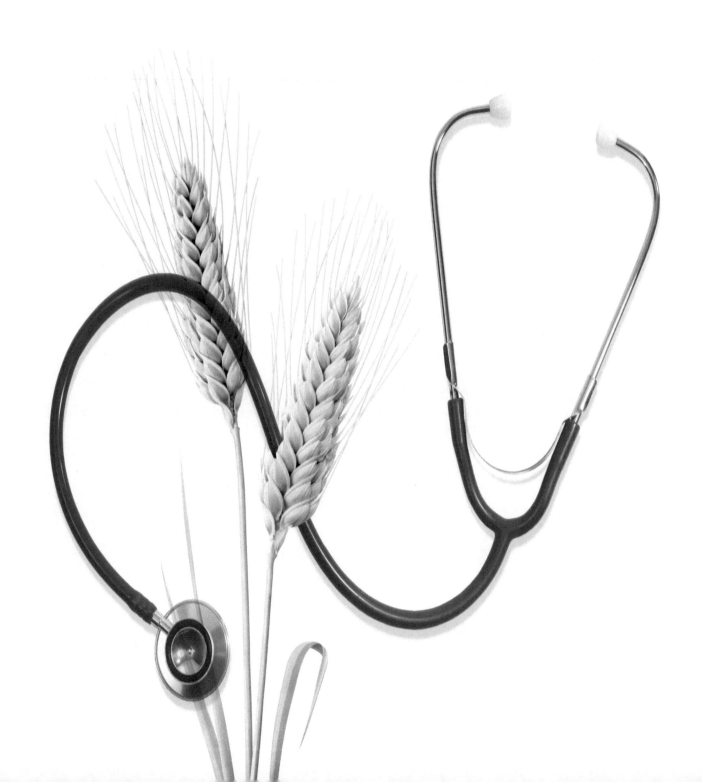

Síntese da Inteligência Didática

Cirrose hepática

Definição e complicações	Desnutrição/ sobrepeso	Restrição e suplementação de nutrientes	BCAA
CIRROSE: substituição de parte do parênquima hepático por nódulos de regeneração	Desnutrição: 20% a 50% dos pacientes com cirrose, sendo mais comum na doença avançada	Evitar longos períodos de jejum	BCAA: é o nome dado ao conjunto de aminoácidos de cadeira ramificada, ou seja, leucina, isoleucina e valina
Principais causas: hepatites virais crônicas, uso abusivo do álcool, NASH	Epidemia mundial de obesidade tem aumentado a proporção de casos de cirrose com obesidade ou sobrepeso, principalmente na cirrose compensada	Restringir sódio em cirróticos com ascite	São aminoácidos essenciais que podem ser adquiridos pela dieta ou suplementos
Complicações: ascite, icterícia, hemorragia digestiva, encefalopatia hepática e carcinoma hepatocelular, entre outras	Ascite e/ou edema: utilizar o peso seco na avaliação nutricional. Na cirrose avançada ou IMC < 18,5 kg/m² : avaliar a massa muscular, por meio de exames de imagem, antropometria e força de aperto de mão. Também deve ser feita avaliação global específica, em intervalos de 1 a 6 meses	Abstinência alcoólica	A cirrose prejudica a conversão da amônia a ureia, que só pode ser feita no fígado. A metabolização extra-hepática da amônia causa depleção dos níveis séricos de BCAA nesses pacientes
Geralmente, as complicações envolvem a hipertensão portal e indicam descompensação da cirrose		Não restringir proteínas	
A classificação de Child-Pugh e o escore MELD permitem classificar a gravidade da cirrose. O MELD também é usado para pacientes em lista de transplante hepático	Atenção especial deve ser dada à presença de sarcopenia, obesidade sarcopênica e fragilidade, que comprometem a sobrevida dos pacientes	Ofertar proteína entre 1,2 e 1,5 g/kg	Suplementação é recomendada na cirrose descompensada, quando o aporte proteico não é atingido. Requer suplementos de BCAA ou de leucina
	Na obesidade ou sobrepeso, deve ser estimulada a perda de 5% a 10% do peso	Energia: 30 a 35 kcal/kg	São capazes de melhorar a encefalopatia hepática e inibem a perda muscular

O que é cirrose hepática e quais as principais complicações?

• Fernando Gomes Romeiro

O que é cirrose?

Cirrose é o estágio mais avançado das doenças hepáticas crônicas, no qual o tecido hepático foi progressivamente substituído por nódulos regenerativos. As maiores causas de cirrose são as hepatites virais crônicas, como a hepatite B, a hepatite C e a hepatite D. Felizmente, a vacinação contra a hepatite B vem diminuindo a prevalência das hepatites B e D e a alta eficácia dos tratamentos contra hepatite C também está reduzindo drasticamente a prevalência dessa doença. Portanto, no futuro, o uso abusivo do álcool e a esteato-hepatite não alcoólica tendem a ser as causas principais de cirrose, acompanhadas por outras doenças menos comuns, como a hepatite autoimune, a colangite esclerosante primária, a colangite biliar primária e outras doenças raras.

O termo cirrose teve origem grega e significa "doença amarelada".[1] Sua definição é basicamente histológica, e deve ser usada quando há presença de nódulos de regeneração envolvidos em septos fibrosos densos, que substituem o parênquima hepático e levam ao colapso das estruturas normais do fígado, causando distorção de toda arquitetura vascular do órgão.[2] Essa distorção e substituição das estruturas normalmente observadas ocorre de maneira progressiva e muitas vezes contínua, mas pode ser artificialmente dividida em estágios para facilitar a comunicação entre profissionais de saúde. Exames de imagem mostrando retração do parênquima hepático são bastante úteis para levantar a suspeita de cirrose, mas nem sempre o diagnóstico pode ser confirmado apenas por exames não invasivos.

Hipertensão portal e disfunção hepática

Existe um momento na cirrose hepática que é especialmente importante, pois a partir dele os riscos de complicações clínicas aumentam consideravelmente. Por definição, esse momento surge quando a resistência ao fluxo de sangue proveniente da veia porta e suas tributárias se torna excessiva, fazendo com que a pressão intravenosa portal supere o limite de 5 mmHg. A partir de então, a cirrose passa a coexistir com a hipertensão portal.[2] Entretanto, na maioria dos casos, as manifestações da hipertensão portal só se tornam evidentes quando essa pressão atinge valores acima de 10 mmHg, quando também pode ocorrer a disfunção dos processos de síntese hepática, manifestada pela redução da albumina sérica e de vários fatores de coagulação. Alterações estruturais como depósitos de tecido fibroso, microtrombos, colapso do parênquima e alterações vasculares são responsáveis por aproximadamente 70% da resistência hepática nos casos de hipertensão portal associada a cirrose, e portanto apenas os 30% restantes seriam funcionais e passíveis de algum tipo de controle.[2,3]

As complicações da cirrose são geralmente associadas à hipertensão portal e chamadas de descompensação da cirrose. O curso clínico da cirrose é silencioso e muitas pessoas só descobrem a doença quando passam a ter alguma dessas descompensações, principalmente a ascite, a icterícia e a hemorragia digestiva pela rotura de varizes esofágicas ou gástricas.

A definição de ascite é a presença de líquido livre na cavidade abdominal, e tem como principal causa a cirrose hepática, podendo levar a outras complicações como a peritonite bacteriana espontânea (infecção do líquido ascítico) e a síndrome hepatorrenal (perda de função renal sem lesão dos rins, mas sim por vasodilatação esplâncnica). A icterícia ocorre pelo aumento das bilirrubinas séricas, causando a coloração amarelada da pele e/ou das mucosas, mas também ocorre em outras situações clínicas além da insuficiência hepática. Outras manifestações tendem a ser mais tardias, como a encefalopatia hepática, que cursa com sinais e sintomas neuropsiquiátricos em decorrência da disfunção hepática. Algumas das complicações da cirrose podem surgir até mesmo na ausência de hipertensão portal, como o carcinoma hepatocelular, tipo histológico mais comum de câncer primário do fígado e que atinge principalmente os portadores de cirrose.

Classificações da cirrose

Entre várias classificações da cirrose, uma das mais recentes e com diferenças bem documentadas entre cada estágio é justamente baseada em achados clínicos envolvendo a presença ou o risco de descompensação. Pacientes com cirrose sem varizes esofágicas ou outros sinais de hipertensão portal estão no estágio 1, no qual a mortalidade estimada é de apenas 1,5% em 5 anos. No estágio 2, os pacientes têm varizes esofágicas ou gástricas sem sinal de qualquer tipo de descompensação, quando então a presença de hipertensão portal já aumenta a mortalidade em 5 anos para 10%. Pacientes que tiveram hemorragia digestiva por varizes esofagogástricas compõem o estágio 3, com mortalidade em 5 anos de 20%. Após qualquer descompensação que não seja a hemorragia digestiva, a mortalidade em 5 anos no estágio 4, atinge 30%. Finalmente, no estágio 5 estão os casos em que já ocorreram dois tipos diferentes de descompensação da cirrose, com mortalidade em 5 anos estimada em 88%.[4]

Outras classificações mais antigas e mais comumente usadas são a de Child-Pugh e o escore MELD (do inglês *model for end-stage liver disease*), que é utilizado inclusive para inclusão e alocação do paciente em lista de transplante hepático.[5-7] Essas classificações se baseiam em exames laboratoriais, mas a de Child-Pugh também utiliza a presença de ascite e encefalopatia hepática. Ambas podem ser facilmente calculadas por meio de aplicativos para computadores ou para celulares.

Tratamento

O tratamento da cirrose envolve o controle ou erradicação da causa inicial e, em casos graves, o transplante hepático, que foi um grande avanço no manejo da doença. Como nem todas as causas podem ser adequadamente erradicadas, no passado era comum o diagnóstico de cirrose ser visto como motivo para que a equipe de saúde desistisse de buscar tratamentos que curassem o paciente, limitando-se a proporcionar medidas paliativas. Atualmente isso vem sendo feito apenas em casos de gravidade extrema, como na presença de câncer avançado associado a cirrose descompensada, ou quando há disfunção não apenas hepática mas também de outros órgãos e sistemas, com baixa resposta a medidas terapêuticas. Nos demais casos a perspectiva de transplante hepático mantém viva a esperança do paciente e da equipe que o assiste, pois é a única maneira definitiva de cura da cirrose.

Comentários dos autores/*hot points*

- A cirrose ocorre quando há substituição de grande parte do parênquima hepático por nódulos de regeneração.

- As maiores causas de cirrose são as hepatites virais e o uso abusivo do álcool, mas nos últimos anos tem havido grande aumento dos casos de cirrose causados por esteato-hepatite não alcoólica, doença intimamente associada à obesidade e a outros componentes da síndrome metabólica.

- As principais complicações da cirrose são causadas pela hipertensão portal, como a ascite, a hemorragia digestiva por varizes esofagogástricas, e a encefalopatia hepática. Essas complicações, quando presentes, são chamadas de descompensação da cirrose, ou seja, o paciente passa a ter cirrose descompensada se tiver qualquer uma delas. O impacto dessas complicações sobre a mortalidade é alto, por isso sua presença é utilizada em classificações de gravidade da cirrose.

Referências bibliográficas

1. Barnett R. Liver cirrhosis. Lancet. 2018;392(10144):275.
2. Tsochatzis EA, Bosch J, Burroughs AK. Liver cirrhosis. Lancet 2014; 383(9930):1749-1761.
3. Kibrit J, Khan R, Jung BH, Koppe S. Clinical Assessment and Management of Portal Hypertension. Semin Intervent Radiol. 2018;35(3):153-159.
4. D'Amico G, Pasta L, Morabito A, D'Amico M, Caltagirone M, Malizia G, Tinè F, Giannuoli G, Traina M, Vizzini G, Politi F, Luca A, Virdone R, Licata A, Pagliaro L. Competing risks and prognostic stages of cirrhosis: a 25-year inception cohort study of 494 patients. Aliment Pharmacol Ther. 2014;39(10):1180-93.
5. Child CG, Turcotte JG. Surgery and portal hypertension. In: Child CG, editor. The liver and portal hypertension. Philadelphia: Saunders; 1964. p.50-64.
6. Pugh RNH, Murray-Lyon IM, Dawson JL, Pietroni MC, Williams R. Transection of the esophagus in bleeding oesophageal varices. Br J Surg. 1973;60:648-52.
7. https://unos.org/transplantation/allocation-calculators/

Capítulo 145

Qual o fenótipo mais comum – desnutridos ou sobrepeso?

• Lívia Alves Amaral Santos • Fernando Gomes Romeiro

Desnutridos ou sobrepeso?

A proporção de indivíduos com cirrose com desnutrição ou sobrepeso depende principalmente da população avaliada. Em crianças, a cirrose geralmente causa ganho de peso insuficiente e pode evoluir para desnutrição.[1] Já em pacientes adultos atendidos em ambulatórios, a desnutrição atinge cerca de 20% dos casos de cirrose compensada, e essa população tem de 20% a 35% de casos de obesidade, mostrando que nesses pacientes o sobrepeso e a obesidade são ainda mais comuns e podem ser diagnosticados em conjunto com a desnutrição e a sarcopenia, também frequentes na cirrose.[2]

Em estudo feito nos ambulatórios de Hepatologia, da Universidade Estadual Paulista (UNESP), com 261 pacientes com cirrose, nenhum deles tinha índice de massa corporal (IMC) abaixo de 18,5 kg/m², enquanto, 106 tinham IMC entre 25 e 30 kg/m² e 91 tinham valores acima de 30 kg/m². A amostra estudada teve apenas 23 casos de ascite e edema, e foi utilizado o peso seco para o cálculo do IMC (uma das formas de estimar o peso seco é mostrada no final do capítulo). Portanto os valores não foram superestimados pela retenção hídrica, comumente observada na cirrose. Quatorze pacientes com IMC acima de 18,5 kg/m² tinham sarcopenia ou obesidade sarcopênica, mostrando que nem sempre as classificações pelo IMC são suficientes na avaliação nutricional de pacientes com cirrose.[3]

Associação de NAFLD e obesidade

O grande número de casos de sobrepeso e obesidade na cirrose se deve à doença hepática mais comum atualmente, chamada doença hepática gordurosa não alcoólica, comumente abreviada por sua sigla NAFLD (do inglês *non-alcoholic fatty liver disease*), que atinge um terço das pessoas nos Estados Unidos.[4,5] O crescimento mundial da NAFLD está visivelmente ligado à pandemia da obesidade.[4,5]

A maioria dos pacientes com NAFLD permanece apenas com acúmulo de gordura hepática, sem chegar a ter cirrose, porém alguns desenvolvem esteato-hepatite crônica, cuja abreviação mais usada é NASH (do inglês *non-alcoholic steatohepatitis*). Estima-se que a NASH será a causa principal de cirrose e transplante hepático na próxima década[4-6], mostrando novamente que o fenótipo mais comum na cirrose é atualmente o sobrepeso, especialmente entre pacientes sem manifestações clínicas.

No Brasil e em outros países da América Latina, a hepatite C e a cirrose por álcool ainda são as causas de cirrose mais comuns, mas a prevalência da NASH também tem aumentado como causa de transplante hepático nesses países.[7] A obesidade exerce efeitos indesejáveis na cirrose, independentemente da causa inicial, aumentando o risco de complicações.[2,8]

Associação de cirrose avançada e desnutrição

A proporção de casos de desnutrição é mais alta em pacientes com cirrose avançada (chegando até a 50%), mas com certas diferenças entre os sexos, por causar mais perda de massa muscular nos homens e maior redução de depósitos de gordura nas mulheres, aumentando o risco de infecções, encefalopatia hepática e ascite em ambos os sexos.[2] As recomendações atuais são que todos os pacientes com cirrose recebam avaliação nutricional, inicialmente por meio de métodos simples e de fácil aplicação, exceto nos casos considerados de risco para desnutrição, como os de IMC < 18,5 kg/m² ou com doença avançada (classificação de Child-Pugh = C), que devem receber avaliação mais detalhada.[2]

Métodos para avaliação nutricional

Para a avaliação inicial, dois métodos são recomendados apesar de suas limitações: o *royal free hospital-nutritional prioritizing tool* (RFH-GA) e o *liver disease undernutrition screening tool*. Se alguma alteração for observada, a massa muscular, a avaliação global e a ingestão de nutrientes devem ser analisadas detalhadamente em intervalos de 1 a 6 meses.[2]

A massa muscular pode ser analisada por exames de imagem (seja por tomografia computadorizada ou por *dual energy x ray absorptiometry*), por medidas antropométricas (principalmente a circunferência muscular do braço, área muscular do braço e dobra cutânea tricipital), ou por outras técnicas como a bioimpedância elétrica tetrapolar e a força do aperto de mão (*handgrip strength*), com o objetivo de detectar a presença de sarcopenia ou obesidade sarcopênica, condições que reduzem a sobrevida dos pacientes.[2] A avaliação global pode ser feita pelo próprio RFH-GA, que se baseia no peso seco e na circunferência muscular do braço, e a ingestão de nutrientes pode ser feita por recordatórios alimentares de 3 dias ou mesmo de 24 horas.[2] Como a desnutrição e a sarcopenia são associadas a complicações da cirrose, especialmente a encefalopatia hepática, a avaliação nutricional desses pacientes tem recebido atenção especial e recomendações ainda mais específicas.[2-10]

A presença da cirrose e o receio de que os pacientes tenham desnutrição pode dificultar o tratamento da obesidade e do sobrepeso nesses pacientes. A obesidade deve ser diagnosticada com o cuidado de não superestimar o peso por conta da retenção hídrica na forma de ascite ou edema, lembrando ainda que a obesidade não afasta a presença de desnutrição.[2] Já existem recomendações específicas para casos de cirrose associados a sobrepeso/obesidade, em que a dieta hipercalórica é substituída por dietas moderadamente hipocalóricas, objetivando a perda progressiva de 5% a 10% do peso.[2]

Os benefícios da perda de peso na obesidade associada à cirrose foram bem documentados em um ensaio clínico com 16 semanas de dieta e exercícios em portadores de cirrose que também tinham sobrepeso ou obesidade.[9] Os participantes tiveram não apenas perda de peso, mas também redução da pressão portal, mantendo-se livres de qualquer descompensação da cirrose e conservando a perda de peso obtida mesmo após 6 meses.[9]

Comentários dos autores/*hot points*

- A desnutrição atinge de 20% a 50% dos pacientes com cirrose, sendo o perfil mais comum nos casos de doença avançada, geralmente observada entre pacientes internados ou em lista de transplante hepático. Porém a epidemia mundial de obesidade tem aumentado a proporção de pacientes com cirrose que também tenham obesidade ou sobrepeso, sendo esse o perfil mais comum em pacientes atendidos em ambulatórios e com doença compensada. A desnutrição e a obesidade podem inclusive coexistir no mesmo paciente.

- Na cirrose com ascite e/ou edema, deve-se usar o peso seco, em que são descontados 5%, 10% ou 15% do peso aferido se o paciente tiver ascite discreta, moderada ou grave, respectivamente. Também são descontados mais 5% se houver edema de membros inferiores. Apesar de ter pouca acurácia, o peso seco pode ser útil para evitar que a desnutrição deixe de ser diagnosticada. Outras medidas antropométricas e exames específicos também podem ser utilizados para melhorar a acurácia na avaliação de pacientes com retenção hídrica.

- Todo paciente com cirrose deve receber avaliação nutricional, inicialmente por meio de métodos simples e de fácil aplicação, com o objetivo de identificar os casos de maior risco nutricional. Os que tiverem cirrose avançada ou IMC < 18,5 kg/m² devem ser submetidos a métodos diagnósticos mais especializados, com ênfase em três aspectos:
  – Massa muscular.
  – Avaliação global (específica para casos de cirrose).
  – Recordatório alimentar detalhado.

- Atenção especial deve ser dada à presença de sarcopenia, bem como da obesidade sarcopênica e da fragilidade, que comprometem a sobrevida dos pacientes.

Referências bibliográficas

1. Pinto RB, Schneider AC, da Silveira TR. Cirrhosis in children and adolescents: An overview. World J Hepatol. 2015; 27;7(3):392-405.

2. Merli M, Berzigotti A, Zelber-Sagi S, Dasarathy S, Montagnese S, Genton L, Plauth M, Parés A. EASL Clinical Practice Guidelines on nutrition in chronic liver disease. J Hepatol. 2018; 22. pii: S0168-8278(18)32177-9.
3. Santos LAA, Lima TB, Ietsugu MDV, Nunes HRC, Qi X, Romeiro FG. Anthropometric measures associated with sarcopenia in outpatients with liver cirrhosis. Nutr Diet. 2019;76(5):613-619.
4. Loomba R, Sanyal AJ. The global NAFLD epidemic. Nat Rev Gastroenterol Hepatol. 2013;10(11):686-90.
5. Corey KE, Kaplan LM. Obesity and liver disease: the epidemic of the twenty-first century. Clin Liver Dis. 2014;18(1):1-18.
6. Quillin RC 3rd, Wilson GC, Sutton JM, Hanseman DJ, Paterno F, Cuffy MC, Paquette IM, Diwan TS, Woodle ES, Abbott DE, Shah SA. Increasing prevalence of nonalcoholic steatohepatitis as an indication for liver transplantation. Surgery. 2014;156(4):1049-56.
7. Piñero F, Costa P, Boteon YL, Duque SH, Marciano S, Anders M, Varón A, Zerega A, Poniachik J, Soza A, Padilla Machaca M, Menéndez J, Zapata R, Vilatoba M, Muñoz L, Maraschio M, Podestá LG, McCormack L, Gadano A, Boin ISFF, García P, Silva M; Latin American Liver Research, Education, Awareness Network (LALREAN). A changing etiologic scenario in liver transplantation for hepatocellular carcinoma in a multicenter cohort study from Latin America. Clin Res Hepatol Gastroenterol. 2018;42(5):443-452.
8. Berzigotti A, Garcia-Tsao G, Bosch J, Grace ND, Burroughs AK, Morillas R, Escorsell A, Garcia-Pagan JC, Patch D, Matloff DS, Groszmann RJ; Portal Hypertension Collaborative Group. Obesity is an independent risk factor for clinical decompensation in patients with cirrhosis. Hepatology. 2011;54(2):555-61.
9. Berzigotti A, Albillos A, Villanueva C, Genescá J, Ardevol A, Augustín S, Calleja JL, Bañares R, García-Pagán JC, Mesonero F, Bosch J; Ciberehd SportDiet Collaborative Group. Effects of an intensive lifestyle intervention program on portal hypertension in patients with cirrhosis and obesity: The SportDiet study. Hepatology. 2017;65(4):1293-1305.
10. Romeiro FG, Augusti L. Nutritional assessment in cirrhotic patients with hepatic encephalopathy. World J Hepatol. 2015;7(30):2940-54.

Capítulo 146

Há necessidade de se restringir ou suplementar algum nutriente específico?

• Lívia Alves Amaral Santos • Fernando Gomes Romeiro

As recomendações para portadores de cirrose são da European Association for the Study of the Liver (EASL), de 2018,[1] e da European Society for Parenteral and Enteral Nutrition (ESPEN) publicadas em 2019, 2009 e 2006.[2-4] Todas merecem ser lidas, mas para responder à questão deste capítulo serão utilizadas principalmente as mais recentes.

Evitar longos períodos de jejum

A resposta a essa pergunta exige o conhecimento de outras recomendações e também de uma particularidade sobre a cirrose, que é a redução da quantidade de glicogênio armazenada no fígado, fazendo com que nos períodos entre refeições os pacientes tenham maior ativação do processo de gliconeogênese a partir do catabolismo muscular, levando à proteólise que por sua vez contribui para o desenvolvimento da sarcopenia.[1,2,5,6] No paciente com cirrose, o jejum durante as horas de sono pode ser equivalente a 2 ou 3 dias de jejum em uma pessoa saudável.[5,6] Por isso, os períodos de jejum devem ser minimizados durante o dia, por meio de várias refeições, dentre as quais, o café da manhã e o lanche noturno antes de dormir, que devem ser especialmente recomendados nos casos de cirrose descompensada ou desnutrição.[1,2] Quando os períodos de jejum forem necessários para exames de pacientes internados, deve ser mantida infusão intravenosa de glicose, e se esses períodos durarem mais de 72 horas pode ser introduzida a nutrição parenteral,[3] sempre avaliando a razão risco-benefício em cada caso (p. ex.: a necessidade de permanecer internado ou de acesso venoso central). Todas essas medidas são usadas para evitar o catabolismo proteico excessivo e a sarcopenia.

Quantidade de calorias e proteínas

Quanto ao total de proteínas, o paciente deve receber 1,2 a 1,5 gramas/kg/dia, com valores mais próximos de 1,5 em casos de desnutrição e/ou sarcopenia, mas mantendo 1,2 gramas/kg/dia na cirrose compensada.[1,2] As recomendações quanto ao conteúdo calórico diário de acordo com a EASL e a ESPEN são um pouco diferentes: a EASL propõe o valor de 35 kcal/kg/dia[1], enquanto a ESPEN sugere valores de 30 a 35 kcal/kg/dia e propõe que a dieta hipercalórica seja usada apenas durante a descompensação aguda, ascite refratária ou desnutrição.[2] Não deve haver restrição proteica na encefalopatia hepática e a única restrição a ser feita é o uso de álcool, que é sabidamente hepatotóxico.[1,2,6] Nos casos de ascite e/ou edema, todos os cálculos devem ser feitos com o valor do peso seco, conforme explicado no capítulo anterior, para que a retenção hídrica não resulte em recomendações dietéticas excessivas pelo peso superestimado.[1] Da mesma maneira, o peso aferido também não deve ser usado para o cálculo da ingestão de calorias e proteínas em casos de obesidade.[1] Mesmo assim, muitas vezes o paciente não consegue atingir os valores recomendados.

Suplementação proteica

Quando o total de calorias e proteínas não é atingido e o paciente é desnutrido algumas estratégias podem ser úteis. Pacientes que, aparentemente, não conseguem ingerir o total de proteínas prescrito por dia, podem tolerar maior aporte proteico, se esse total tiver proteínas de origem vegetal e/ou aminoácidos de cadeia ramificada, que podem ser prescritos na dose de 0,25 gramas/kg/dia.[2] Outros suplementos também podem ser utilizados, mas os níveis de evidência científica sobre o benefício real variam para cada um deles.[1,4] Se nem usando suplementos o aporte adequado for atingido, deve ser iniciada a nutrição enteral.[1,2] Os suplementos para pacientes com cirrose compensada não são especificados nas recomendações da EASL.[1] Na cirrose descompensada (termo explicado em capítulo anterior), se o paciente não conseguir atingir o aporte proteico necessário, deve ser iniciada a suplementação com aminoácidos de cadeia ramificada (leucina, isoleucina e valina), ou com suplementos contendo apenas leucina.[1] De acordo com a ESPEN, aminoácidos de cadeia ramificada (na dose descrita acima) devem ser usados em casos de cirrose avançada para evitar complicações.[2]

Outras recomendações

Se a descompensação for por ascite, o paciente deve receber dieta hipossódica, contendo apenas 80 mmol de sódio por dia, o que equivale a 2 gramas de sódio ou 5 gramas de sal de cozinha.[1] Se for por encefalopatia hepática, o paciente deve ser incentivado a dividir o total de proteínas entre todas as refeições, incluindo o café da manhã e o lanche noturno, ingerido próximo ao horário de dormir, e nesses casos deve ser estimulado o consumo de vegetais, proteínas provenientes de produtos lácteos, e aminoácidos de cadeia ramificada.[1,2] Havendo sonolência ou estado de coma (encefalopatia hepática grau III ou IV), deve ser introduzida a sonda enteral, ou mesmo a nutrição parenteral se houver risco de aspiração brônquica.[1] Além disso, a presença de desnutrição e sarcopenia deve ser investigada em pacientes com encefalopatia hepática, ou que sejam considerados como críticos, ou ainda que estejam em programação de transplante hepático ou outra cirurgia.[1,2]

Pacientes obesos são cada vez mais comuns entre os portadores de cirrose e devem receber dieta com reduções de 500 a 800 kcal por dia, aumentando o total de proteínas para acima de 1,5 gramas/kg/dia com o objetivo de redução de 5% a 10% do peso.[1] Os benefícios da perda de peso nesses casos são evidentes e foram comentados no capítulo anterior.

Micronutrientes e vitaminas

Micronutrientes e vitaminas devem ser suplementados com base em deficiências registradas em exames ou mesmo frente à suspeita clínica de deficiência[1,2], com atenção especial para a vitamina D, que deve ser dosada em todos os pacientes com cirrose buscando o diagnóstico precoce da necessidade de reposição.[1] A vitamina D tem papel especial na cirrose e se os níveis séricos estiverem abaixo de 20 ng/mL deve ser feita a reposição até atingir níveis acima de 30 ng/mL.[1] Atenção especial também deve ser dada à deficiência de vitamina K nos portadores de doenças colestáticas (que prejudicam o fluxo da bile) e de tiamina nos casos de cirrose por álcool ou desnutrição grave.

Alterações ósseas

O diagnóstico de alterações ósseas associadas à cirrose também deve ser buscado assim que possível e faz parte das recomendações atuais, pois as fraturas agravam o prognóstico desses pacientes.[7] Todos os pacientes com cirrose devem ser submetidos a avaliação óssea, particularmente aqueles com doenças colestáticas, os que receberam corticoides por longos períodos e os que estão em programação de transplante hepático.[1,7] Pacientes com T-score abaixo de -1,5 devem receber suplementos de cálcio na dose de 1.000 a 1.500 mg/dia e vitamina D, na dose de 400 a 800 UI/dia ou 260 µg, a cada 2 semanas.[1,7]

Em pacientes críticos e aqueles submetidos a transplante hepático ou outras cirurgias, não se deve contraindicar a passagem de sondas nasogástricas ou nasoentéricas por causa de varizes esofágicas sem sangramento, devendo-se evitar apenas a realização de gastrostomia.[1,2] Pacientes submetidos a transplante hepático devem receber também a passagem da sonda durante ou após a cirurgia, para que seja iniciada a dieta enteral dentro de 12 a 24 horas após o transplante, ou o mais breve possível, porque isso reduz o risco de infecções.[1,2] Nas primeiras 48 horas após o transplante, o conteúdo calórico ofertado pode ser inferior a 18 kcal/kg/dia, devido a alterações metabólicas, e em casos de obesidade pode ser utilizado conteúdo calórico de 25 kcal/kg/dia, associado a aporte ainda maior de proteínas (2 g/kg/dia).[1]

Comentários dos autores/hot points

- Não se deve restringir proteínas na encefalopatia hepática nem contraindicar o uso de sondas para nutrição enteral em casos de varizes esofágicas sem sangramento, pois essas medidas só pioram as condições nutricionais dos pacientes com cirrose. A única restrição em todos os casos é a de não consumir bebidas alcoólicas. Na presença de ascite deve ser recomendada a redução da ingestão de sódio, com cuidado para evitar que o paciente passe a ingerir menos proteínas que o recomendado. Ademais, deve ser estimulada a dieta variada, fracionada e sem grandes restrições.

- Medidas para reduzir o tempo de jejum dos pacientes devem ser incentivadas, reduzindo assim a gliconeogênese a partir de proteínas musculares, comum na cirrose e que contribui para a sarcopenia.
- Pacientes com cirrose devem receber aconselhamento nutricional multiprofissional, e casos de cirrose descompensada ou que serão submetidos a cirurgia devem ser investigados quanto à presença de sarcopenia, que piora o prognóstico nessa população. O mesmo se aplica a pacientes com encefalopatia hepática, que merecem atenção especial quanto ao estado nutricional.
- A maioria dos pacientes deve receber 30 a 35 kcal/kg/dia e 1,2 a 1,5 gramas de proteínas por kg/dia, considerando-se o peso seco conforme explicado no capítulo anterior. Pacientes obesos devem ter reduções calóricas de 500 a 800 kcal/dia, mantendo aporte proteico ainda maior, sem restrições que coloquem seu estado nutricional em risco.
- Todos os pacientes devem ser submetidos a exames de vitamina D sérica e avaliação óssea, pois na cirrose a deficiência dessa vitamina e a perda de massa óssea são comuns e altamente prejudiciais.

Referências bibliográficas

1. Merli M, Berzigotti A, Zelber-Sagi S, Dasarathy S, Montagnese S, Genton L, Plauth M, Parés A. EASL Clinical Practice Guidelines on nutrition in chronic liver disease. J Hepatol. 2018 . pii: S0168-8278(18)32177-9.
2. Plauth M, Bernal W, Dasarathy S, Merli M, Plank LD, Schütz T, Bischoff SC. ESPEN guideline on clinical nutrition in liver disease. Clin Nutr. 2019;38(2):485-521.
3. Plauth M, Cabré E, Campillo B, Kondrup J, Marchesini G, Schütz T, Shenkin A, Wendon J; ESPEN. ESPEN Guidelines on Parenteral Nutrition: hepatology. Clin Nutr. 2009;28(4):436-44.
4. Plauth M, Cabré E, Riggio O, Assis-Camilo M, Pirlich M, Kondrup J; DGEM (German Society for Nutritional Medicine), Ferenci P, Holm E, Vom Dahl S, Müller MJ, Nolte W; ESPEN (European Society for Parenteral and Enteral Nutrition). ESPEN Guidelines on Enteral Nutrition: Liver disease. Clin Nutr. 2006;25(2):285-94.
5. Cheung K, Lee S, Raman M. Prevalence and mechanisms of malnutrition in patients with advanced liver disease, and nutrition management strategies. Clin Gastroenterol Hepatol 2012 Feb;10(2):117-25.
6. Romeiro FG, Augusti L. Nutritional assessment in cirrhotic patients with hepatic encephalopathy. World J Hepatol. 2015 Dec 28;7(30):2940-54.
7. Santos LA, Romeiro FG. Diagnosis and Management of Cirrhosis-Related Osteoporosis. Biomed Res Int. 2016;2016:1423462.

Capítulo 147

Qual o papel do BCAA nas doenças hepáticas?

• Lívia Alves Amaral Santos • Fernando Gomes Romeiro

Aminoácidos de cadeia ramificada

Aminoácidos de cadeia ramificada (abreviados por BCAA, que significa *branched-chain aminoacids*) é o nome dado ao conjunto dos aminoácidos leucina, isoleucina e valina. Esses aminoácidos não são produzidos pelos seres humanos e precisam ser adquiridos por meio da dieta. Além de estarem presentes em alimentos, também são amplamente utilizados como suplementos alimentares, principalmente por atletas.

A quantidade desses aminoácidos no sangue de pacientes com cirrose é inferior à de indivíduos sem a doença, e a principal hipótese para explicar essa diferença é que na cirrose a demanda por BCAA é maior. O fígado desses pacientes sofre substituição do parênquima hepático por tecido fibroso, conforme explicado em capítulo anterior, fazendo com que o órgão deixe de realizar satisfatoriamente algumas de suas funções, entre elas a conversão da amônia a ureia, que só pode ser feita no fígado e é a principal via de metabolização da amônia.[1] A falta de conversão a ureia faz com que o nível sérico de amônia aumente e passe a exigir maior quantidade desses aminoácidos para metabolização de amônia a glutamina, que pode ser feita fora do fígado.[2]

BCAA na cirrose

Para manter níveis séricos suficientes de BCAA para serem usados na conversão da amônia a glutamina em tecidos extra-hepáticos, como o sistema nervoso central (SNC) e a musculatura esquelética, esses pacientes acabam desenvolvendo catabolismo muscular excessivo, por isso a ingestão de BCAA torna-se mais necessária na cirrose do que em outras condições clínicas, especialmente se houver encefalopatia hepática, que é uma complicação grave da cirrose em que o SNC é afetado e os níveis séricos de amônia estão aumentados em mais de 80% dos casos.[2]

Diversos estudos têm mostrado benefícios em pacientes com cirrose que recebem suplementos de BCAA, mas o assunto ainda é tema de muita discussão. As vantagens são mais evidentes em casos de cirrose que também tenham encefalopatia hepática, e menos evidentes nas análises em que todos os pacientes com cirrose são incluídos.[3,4] O uso de BCAA também parece reduzir a mortalidade em casos de carcinoma hepatocelular.[5]

Recomendações de suplementação

As recomendações atuais são que suplementos contendo BCAA ou suplementos de aminoácidos contendo leucina devem ser usados na cirrose descompensada quando o aporte proteico necessário não for atingido pela via oral.[6] A dose utilizada é a descrita no capítulo anterior: 0,25 gramas/kg/dia.[7]

Pacientes com cirrose avançada muitas vezes não conseguem ou nem podem ingerir a quantidade de proteínas recomendadas para portadores da doença, por terem ascite, encefalopatia hepática, insuficiência renal não dialítica ou outras complicações da cirrose.

Além disso, nos casos de ascite, a recomendação de dieta hipossódica compromete a palatabilidade das refeições, por isso durante as consultas os pacientes referem reduzir a ingestão de alimentos proteicos, dizendo que preferem se alimentar de frutas e outros alimentos ricos em carboidratos, mas que em sua maioria são pobres em proteínas. A quantidade de proteínas ingerida por pacientes com cirrose já é inferior à recomendada, e diminui ainda mais nos casos de encefalopatia hepática.[1]

Estudos recentes sugerem que níveis séricos baixos de BCAA, juntamente com o aumento da miostatina e da proteólise muscular, são fatores que contribuem com a perda de massa muscular observada na cirrose, muitas vezes levando esses pacientes a desenvolverem sarcopenia.[6] A sarcopenia tem grande impacto sobre a mortalidade e a incidência de complicações nessa população, por isso deve ser sempre evitada e diagnosticada o mais breve possível.

Entre outras medidas, a suplementação de BCAA está entre as estratégias para melhora da massa muscular na cirrose descritas no consenso sobre esse assunto.[6] Essa recomendação é ainda mais clara na presença de encefalopatia hepática.[3,8] Nesses casos o uso de BCAA pode trazer melhora da encefalopatia, promovendo inclusive o aumento da perfusão cerebral e da qualidade de vida dos pacientes.[2] O mecanismo proposto é a melhora do metabolismo da amônia, substância que na cirrose pode comprometer o ciclo do ácido tricarboxílico (ciclo de Krebs), trazendo graves repercussões ao SNC e possivelmente a outros órgãos e sistemas.[2]

Comentários dos autores/*hot points*

- A cirrose prejudica a conversão da amônia a ureia, que só pode ser feita no fígado. A metabolização extra-hepática da amônia causa depleção dos níveis séricos de BCAA nesses pacientes.
- Níveis de BCAA baixos parecem contribuir para a perda de massa muscular nos casos de cirrose, aumentando o risco de sarcopenia e agravando a mortalidade.
- Fatores como a gravidade da cirrose, a presença de complicações e a recomendação de dieta hipossódica pelos profissionais de saúde podem dificultar a ingestão proteica adequada, sendo então necessário o uso de suplementos.
- A suplementação recomendada na cirrose descompensada, quando o aporte proteico não é atingido, envolve os suplementos de BCAA (0,25 gramas/kg/dia) e os de aminoácidos ricos em leucina (que também é um dos BCAA). Esses suplementos são ainda mais importantes se o paciente também tiver encefalopatia hepática.

Referências bibliográficas

1. Romeiro FG, Augusti L. Nutritional assessment in cirrhotic patients with hepatic encephalopathy. World J Hepatol. 2015 Dec 28;7(30):2940-54.
2. Romeiro FG, Ietsugu MDV, Franzoni LC, Augusti L, Alvarez M, Santos LAA, Lima TB, Koga KH, Moriguchi SM, Caramori CA, Silva GF, Betting LEGG. Which of the branched-chain amino acids increases cerebral blood flow in hepatic encephalopathy? A double-blind randomized trial. Neuroimage Clin. 2018;19:302-310.
3. Gluud LL, Dam G, Les I, Marchesini G, Borre M, Aagaard NK, Vilstrup H. Branched-chain amino acids for people with hepatic encephalopathy. Cochrane Database Syst Rev. 2017;5:CD001939.
4. Ooi PH, Gilmour SM, Yap J, Mager DR. Effects of branched chain amino acid supplementation on patient care outcomes in adults and children with liver cirrhosis: A systematic review. Clin Nutr ESPEN. 2018;28:41-51.
5. Tada T, Kumada T, Toyoda H, Kiriyama S, Tanikawa M, Hisanaga Y, Kanamori A, Kitabatake S, Yama T. Impact of the branched-chain amino acid to tyrosine ratio and branched-chain amino acid granule therapy in patients with hepatocellular carcinoma: A propensity score analysis. J Gastroenterol Hepatol. 2015;30(9):1412-9.
6. Merli M, Berzigotti A, Zelber-Sagi S, Dasarathy S, Montagnese S, Genton L, Plauth M, Parés A. EASL Clinical Practice Guidelines on nutrition in chronic liver disease. J Hepatol. 2018;pii: S0168-8278(18)32177-9.
7. Plauth M, Bernal W, Dasarathy S, Merli M, Plank LD, Schütz T, Bischoff SC. ESPEN guideline on clinical nutrition in liver disease. Clin Nutr. 2019;38(2):485-521.
8. Plauth M, Cabré E, Riggio O, Assis-Camilo M, Pirlich M, Kondrup J; DGEM (German Society for Nutritional Medicine), Ferenci P, Holm E, Vom Dahl S, Müller MJ, Nolte W; ESPEN (European Society for Parenteral and Enteral Nutrition). ESPEN Guidelines on Enteral Nutrition: Liver disease. Clin Nutr. 2006;25(2):285-94.

Seção 31

Doença de Crohn

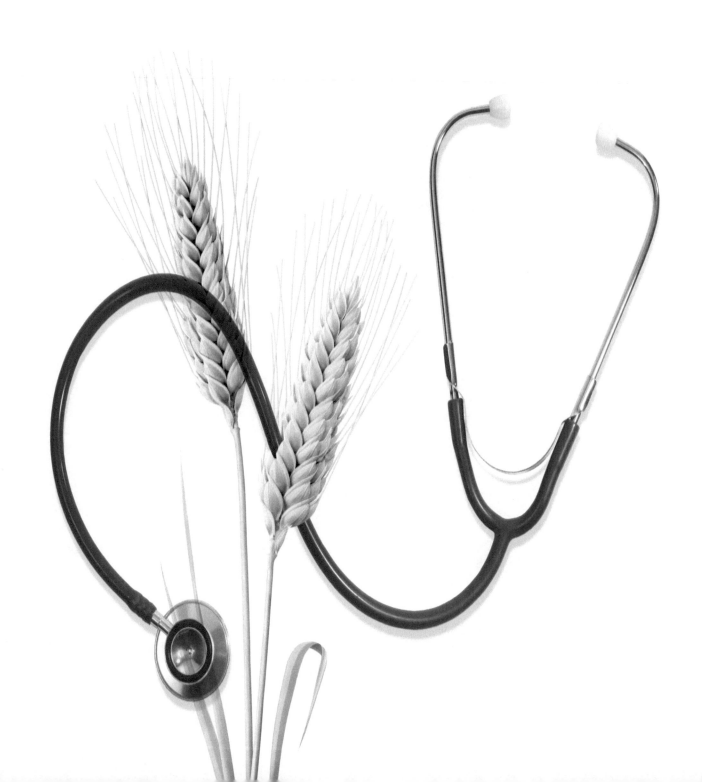

Síntese da Inteligência Didática

Doença de Crohn

O que é doença de Crohn e quais as principais complicações?

A doença de Crohn é uma doença crônica, de etiologia não completamente definida, com sintomas heterogêneos que cursa com períodos de atividade e remissão e pode acometer qualquer área do trato gastrointestinal

O não controle adequado do processo inflamatório pode levar ao surgimento de complicações como estenoses, fístulas e abscessos, além do acometimento perianal

A terapia biológica revolucionou o tratamento da doença e tem impactado na redução do uso de corticoides e das taxas de hospitalizações e cirurgias

Qual o fenótipo mais comum: desnutridos ou sobrepeso?

Portadores de doença de Crohn frequentemente possuem alteração da composição corporal ou déficit nutricional

Há prevalência de desnutrição em pacientes hospitalizados e sobrepeso/obesidade em pacientes ambulatoriais

Alimentação saudável e balanceada deve ser recomendada para todos os pacientes, independentemente da localização da doença ou da presença de atividade ou remissão clínica

Restrições alimentares devem seguir as intolerâncias individuais dos pacientes

Há necessidade de se restringir ou suplementar algum nutriente específico?

Recomenda-se a ingestão de fibras alimentares, especialmente frutas e legumes

Dieta pobre em FODMAP pode ser recomendada para o manejo de sintomas funcionais

Dieta mediterrânea parece apresentar efeito anti-inflamatório e efeitos benéficos sobre a microbiota intestinal

As dietas de exclusão não devem ser recomendadas, exceto para tratamento de intolerâncias individuais

Deve-se monitorar os níveis séricos de vitamina D e a suplementação deve ser realizada nos casos de deficiência ou insuficiência

Dietas imunomoduladoras: o que dizem as evidências?

Não há evidências científicas que suportem a suplementação de TGF-β, ômega-3 ou glutamina nos portadores de doença de Crohn

O que é doença de Crohn e quais as principais complicações?

• Julio Pinheiro Baima • Rogério Saad-Hossne • Ligia Yukie Sassaki

A doença de Crohn

A doença de Crohn é uma doença inflamatória crônica, que acomete preferencialmente adultos jovens, caracterizada por períodos de atividade e remissão. É desencadeada pela interação entre fatores genéticos, imunológicos e ambientais, porém sua etiologia precisa ainda não está definida e, portanto, não dispõe de tratamento curativo.[1] Predomina em países desenvolvidos, embora a incidência em países em desenvolvimento esteja aumentando nos últimos anos.[2]

Os sintomas da doença são heterogêneos, entre outros motivos, pela característica peculiar de acometimento de qualquer parte do trato gastrointestinal, da boca ao ânus. Os locais mais acometidos são o íleo terminal, a válvula ileocecal e o ceco, porém outros segmentos podem estar acometidos, como o cólon e o reto, o intestino delgado e a região perianal. Os sintomas mais comuns são dor abdominal, diarreia crônica, perda ponderal, fadiga, mal-estar, anorexia, anemia e febre.[3,4]

Manifestações extraintestinais podem estar presentes em até 40% dos pacientes e inclusive podem anteceder os sintomas intestinais. As manifestações mais comuns incluem artropatias axial e periférica; manifestações dermatológicas como eritema nodoso e pioderma gangrenoso; manifestações oculares como uveíte, esclerite e episclerite; manifestações tromboembólicas arterial e venosa; doença óssea metabólica e osteonecrose; colelitíase, nefrolitíase, entre outras.[3,4]

Diagnóstico

O diagnóstico da doença é um desafio aos clínicos, os quais devem integrar história clínica e exame físico, testes laboratoriais, achados endoscópicos e histopatológicos, além de exames de imagem. Não há, portanto, achado patognomônico da doença. Lesões salteadas, acometimento do íleo terminal, presença de úlceras profundas, lineares ou serpiginosas, estenose e fístula são alguns dos achados endoscópicos típicos, enquanto processo inflamatório crônico focal, distorção de criptas e granulomas não caseosos são comuns às descrições dos laudos histopatológicos. Vale a pena lembrar que a presença do granuloma não caseoso, marco da doença de Crohn, é encontrado na minoria dos pacientes.[3,4]

A inflamação crônica que ocorre na doença de Crohn é caracteristicamente transmural, englobando toda a parede do segmento acometido. Assim, com o passar dos anos de doença não controlada, surgem complicações como estenoses, fístulas e abscessos, que muitas vezes necessitam de tratamento cirúrgico.[3,4] Essas complicações, embora ausentes na maioria dos pacientes à apresentação clínica inicial, desenvolver-se-ão em mais da metade dos pacientes dentro do período de 20 anos, após o diagnóstico da doença.[5]

As estenoses ocorrem nos segmentos acometidos pela inflamação que evolui com fibrose e estreitamento luminal. Além da estenose, a piora do processo inflamatório pode levar à perfuração da parede intestinal com formação de trajetos fistulosos entre órgãos adjacentes, incluindo vagina, bexiga e outras áreas do intestino. Quando os trajetos não são completos, pode ocorrer a formação de abscessos intra-abdominais.[6]

Alguns fatores estão associados a maior risco de doença grave e complicada, a saber: idade jovem ao diagnóstico (< 40 anos), envolvimento intestinal extenso (acima de 70 cm), acometimento ileal ou ileocolônico, doença retal grave ou doença perianal, tabagismo ativo e apresentação fenotípica de doença estenosante ou penetrante.[7]

Uma complicação marcante e manifestada em mais de um quarto dos pacientes com doença de Crohn no momento do diagnóstico ou ao longo do curso clínico é o acometimento perianal. As fístulas perianais, geralmente complexas, além de representarem fator de risco para evolução desfavorável, respondem por número importante dos procedimentos cirúrgicos implicados no tratamento dessa entidade.[3,5]

Tratamento

O tratamento clínico é com base no uso de imunossupressores como a azatioprina e o metotrexate e o uso de terapia biológica, como as drogas anti-TNF (infliximabe, adalimumabe, certolizumabe pegol), anti-integrina (vedolizumabe) e anti-interleucina (ustequinumabe). Enfatiza-se que o tratamento foi drasticamente modificado nos últimos anos com a intensificação do uso da terapia imunossupressora e com o advento da terapia biológica. Com isso, observou-se grande impacto na queda das taxas de complicações da doença. Na ausência de tratamento adequado, o uso de corticoides atinge cerca de 50% dos pacientes, com dependência ou refratariedade em mais da metade dos mesmos. O número de cirurgias e necessidade de hospitalizações atingia aproximadamente 80% dos pacientes em algum estágio da doença, em especial no primeiro ano após o diagnóstico.[8] Dados recentes de trabalho retrospectivo que avaliou 1.393 pacientes tratados com terapia biológica com tempo de seguimento de 1.064 dias demonstraram redução nas taxas de cirurgias em 27%, hospitalizações por atividade da doença em 45%, necessidade de uso de antibióticos em 31% e do uso de corticosteroides em 35%, quando comparados aos dados anteriores ao uso da terapia biológica.[9]

A recorrência é outro marco da doença. O paciente, quando submetido a ressecção do segmento acometido, classicamente apresenta recidiva clínica em 40% a 50% em 5 anos e recidiva endoscópica em até 90% dos casos. Os fatores de risco para recorrência da doença de Crohn pós-operatória são a presença de tabagismo ativo, a duração curta da doença antes da cirurgia, presença de mais de uma ressecção intestinal e presença de doença penetrante.[3,8,9]

O envolvimento colônico da doença aumenta o risco de câncer colorretal. Os fatores de risco mais importantes para essa complicação são a duração da doença, a maior extensão do acometimento do cólon, presença de colangite esclerosante primária, história familiar de câncer colorretal e grau de inflamação do cólon. Pacientes com envolvimento do intestino delgado estão em maior risco relativo de adenocarcinoma deste órgão, embora o risco absoluto dessa complicação permaneça baixo.[1,3]

Por fim, a mortalidade na doença de Crohn está discretamente aumentada, com metanálise determinando risco cumulativo de 1,38 (IC 95%: 1,23-1,55) em comparação com a população geral. Em geral, a mortalidade está relacionada à presença de complicações, como complicações da própria doença ou em decorrência da terapia imunossupressora.[10]

Comentários dos autores/*hot points*

- A doença de Crohn é uma doença crônica, de etiologia não completamente definida, com sintomas heterogêneos que cursa com períodos de atividade e remissão, podendo apresentar manifestações extraintestinais.
- O diagnóstico é muitas vezes um desafio, pois não há achado patognomônico da doença.
- O acometimento pode ocorrer em qualquer área do trato gastrointestinal, e o padrão de inflamação é caracteristicamente transmural.
- Com a progressão da doença, é comum o surgimento de complicações como estenoses, fístulas e abscessos, além do acometimento perianal.
- O tratamento da doença de Crohn foi drasticamente modificado nas últimas décadas e tem impactado na redução do uso de corticoides e nas taxas de hospitalizações e cirurgias.
- A recorrência clínica e endoscópica é um marco da doença.
- Há risco aumentado de câncer colorretal e de adenocarcinoma do intestino delgado, a depender do local de acometimento da doença.
- A mortalidade na doença de Crohn está discretamente aumentada.

Referências bibliográficas

1. Gomollón F, Dignass A, Annese V, Tilg H, Van Assche G, Lindsay JO, et al. ECCO Guideline/Consensus Paper - 3rd European Evidence-based Consensus on the Diagnosis and Management of Crohn's Disease 2016: Part 1: Diagnosis and Medical Management. Journal of Crohn's and Colitis. 2017;3-25.
2. Kaplan GG, Ng SC. Understanding and Preventing the Global Increase of Inflammatory Bowel Disease. Gastroenterology. 2017; 152:313-321.

3. Lichtenstein GR, Loftus EV Jr, Isaacs KL, Regueiro MD, Gerson LB, Sands BE. ACG Clinical Guideline: Management of Crohn's Disease in Adults. American Journal of Gastroenterology. 2018;113:481-517.

4. Yamamoto-Furushoa JK, Bosques-Padillab F, de-Paulad J, Galiano MT, Ibañez P, Juliao F, et al. Diagnosis and treatment of inflammatory bowel disease: First Latin American Consensus of the Pan American Crohn's and Colitis Organisation. Revista de Gastroenterología de México. 2017;82:46-84.

5. Peyrin-Biroulet L, Loftus EV Jr, Colombel JF, Sandborn WJ. The natural history of adult Crohn's disease in population-based cohorts. American Journal of Gastroenterology. 2010 Feb;105(2):289-97.

6. Feuerstein JD, Cheifetz AS. Crohn Disease: Epidemiology, Diagnosis and Management. Mayo Clinic Proceedings. 2017 Jul;92(7):1088-1103.

7. Dias CC, Rodrigues PP, Costa-Pereira A, Magro F. Clinical prognostic factors for disabling Crohn's disease: A systematic review and meta-analysis. World Journal of Gastroenterology. 2013 Jun;19(24):3866-71.

8. Burisch J, Jess T, Martinato M, Lakatos PL, on behalf of ECCO-EpiCom. The burden of inflammatory bowel disease in Europe. Journal of Crohn's and Colitis. 2013 May;7(4): 322-37.

9. Holko P, Kawalec P, Pilc A. Impact of Biologic Treatment of Crohn's Disease on the Rate of Surgeries and Other Healthcare Resources: An Analysis of a Nationwide Database From Poland. Frontiers in Pharmacology. 2018 Jun;9:621.

10. Bewtra M, Kaiser LM, TenHave T, Lewis JD. Crohn's disease and ulcerative colitis are associated with elevated standardized mortality ratios: a meta-analysis. Inflammatory Bowel Diseases. 2013;19(3):599-613.

Capítulo 149

Qual o fenótipo mais comum – desnutridos ou sobrepeso?

• Letícia Patrocínio de Oliveira • Rogério Saad-Hossne • Ligia Yukie Sassaki

O envolvimento do trato gastrintestinal na doença inflamatória intestinal tem incentivado a investigação da sua relação com a nutrição tanto para prevenção como para suporte no tratamento da doença.[1] Alterações da composição corporal como a desnutrição e o sobrepeso/obesidade parecem ser comuns nesses pacientes. Sabe-se que a maioria dos pacientes tem distribuição alterada de massa livre de gordura e massa gorda,[2] mais frequentemente observado nos pacientes com doença de Crohn, dentre os quais 80%-90% dos pacientes hospitalizados e 50%-60% dos pacientes ambulatoriais apresentam algum déficit nutricional.[3]

Desnutrição

A definição da desnutrição é extremamente ampla, e deve levar em consideração o envolvimento de diversos fatores. De maneira geral, a desnutrição é causada por aporte de nutrientes inferior ao suprimento adequado, sendo complicação observada em algumas doenças crônicas, e relativamente frequente na doença de Crohn. A classificação mais utilizada para desnutrição segue o recomendado pela Organização Mundial da Saúde (OMS) (1995), a qual utiliza o índice de massa corporal (IMC), e considera desnutrição quando IMC < 18,5 kg/m².

Na doença de Crohn a desnutrição é consideravelmente frequente devido ao acometimento do trato gastrointestinal[1] e está associada principalmente com a presença de atividade da doença. O comprometimento do estado nutricional pode variar de acordo com o grau de inflamação e com a duração e extensão da doença; porém, também pode ocorrer nos pacientes com a doença em remissão.[2] Um dos fatores que mais contribui para o quadro de desnutrição na doença de Crohn é a restrição e/ou redução da ingestão alimentar, seja por orientação equivocada fornecida pelos profissionais de saúde para melhora dos sintomas como dores abdominais, náuseas, vômitos, distensão abdominal e diarreia, ou resultante da autoimposição do paciente pelo receio da piora da doença e da piora dos sintomas associado à ingestão alimentar.[2]

O aumento da necessidade energética dos pacientes pela presença de doença ativa é relatado como uma das causas de desnutrição, porém é pouco estudada. A presença de inflamação, úlceras e fístulas pode levar a perdas gastrintestinais e a presença de má absorção intestinal pela diminuição da superfície absortiva, a deficiência de absorção de sais biliares, a presença de supercrescimento bacteriano e estenoses inflamatórias ou fibróticas podem favorecer e/ou acentuar o quadro de desnutrição observado na doença de Crohn. Além disso, a interação medicamentosa pode levar à alteração na absorção de micronutrientes como cálcio, folato e vitaminas lipossolúveis (A, D, E e K).[1]

A desnutrição é preditor de prognóstico negativo na doença inflamatória intestinal e está associada ao aumento da mortalidade (p < 0,0001), hospitalização prolongada (p < 0,00001) e altos custos de internação (p < 0,0001).[5] A adequada avaliação nutricional e a identificação de pacientes em risco nutricional e desnutrição são de grande importância para a identificação precoce do problema e a pronta instalação de suporte nutricional, melhorando assim, o prognóstico dos pacientes.

Sobrepeso e obesidade

Segundo a Organização Mundial da Saúde (OMS, 1995), a obesidade é um dos principais problemas de saúde pública no mundo, e estima-se que mais de 50% da população mundial esteja acima do peso. O estado nutricional dos pacientes com doença inflamatória intestinal vem sendo modificado nos últimos anos e atualmente sobrepeso (20%-40%) e obesidade (15%-40%) são as desordens nutricionais mais frequentes nessa população, em taxas similares às taxas da população geral.[2]

Os fatores associados ao ganho de peso dos pacientes com doença de Crohn incluem o tabagismo, melhoria dos níveis de higiene, alterações no microbioma intestinal e mudanças dietéticas associadas a um estilo de vida industrializado, incluindo aumento da ingestão de ácido linoleico, aumento da ingestão de gordura e proteína animal e diminuição da ingestão de fibras.[6]

Diferentemente do que é observado na desnutrição, a obesidade acomete principalmente os pacientes em remissão ou em atividade clínica leve da doença.[1] A longo prazo, o excesso de peso nos portadores de doença de Crohn pode aumentar o risco de outras doenças, como diabetes, doenças cardiovasculares e câncer,[7] além de apresentar associação com a progressão e com a gravidade da doença, como exacerbação da atividade inflamatória, aumento do risco de recidiva, aumento das complicações no pré e pós-cirúrgico, aumento do tempo e do custo de hospitalização, necessidade de aumento da dose da medicação para controle do processo inflamatório e menores taxas de resposta aos tratamentos instituídos.[8] Pacientes com doença de Crohn classificados como sobrepeso ou obeso necessitaram de cirurgia precoce em comparação ao pacientes com baixo peso.

Na população geral, a obesidade é caracterizada pelo acúmulo de gordura sistêmica com maior teor de proteína C-reativa e fator de necrose tumoral-alfa (TNF-α). Os mecanismos e efeitos em decorrência da obesidade na doença de Crohn ainda não são totalmente conhecidos, embora exista ligação estabelecida entre a gordura intra-abdominal (gordura mesentérica) e a inflamação, supostamente a gordura agindo como uma fonte de adipocitocinas e estando implicada na patogênese da inflamação intestinal.[7] Deve-se lembrar que o aumento da gordura intra-abdominal pode ocorrer independentemente da presença de sobrepeso e obesidade, e não está necessariamente associado ao IMC.[7]

Avaliação nutricional nos pacientes com doença de Crohn

Atualmente existe número expressivo de ferramentas disponíveis para avaliação do estado nutricional e da composição corporal da população como um todo. As ferramentas mais utilizadas são: massa corporal, estatura, dobras cutâneas, perímetros corporais e o índice de massa corporal. Embora o IMC seja amplamente utilizado para avaliar a gordura corporal, sua principal desvantagem é a falta de distinção dos tecidos analisados. Observam-se valores de IMC dentro da normalidade em alta proporção de pacientes com doença inflamatória intestinal com composição corporal alterada.[2]

A análise por bioimpedância elétrica é um método simples, rápido e não invasivo capaz de estimar a composição corporal. Baseia-se na oposição ao fluxo de uma corrente elétrica através dos tecidos do corpo, que pode ser usado para cálculo da água corporal total e para a estimativa da massa livre de gordura (massa magra) e da massa gorda. É mais acurado para classificação da composição corporal de pacientes com doença de Crohn, quando comparado ao IMC.[2]

A análise por bioimpedância elétrica demonstra boa correlação com a absorciometria radiológica de dupla energia (DEXA). A DEXA é o exame padrão-ouro para essa finalidade, que permite a medição direta e não invasiva da massa óssea, massa livre de gordura e massa gorda. No entanto, requer pessoal qualificado, é pouco acessível, apresenta alta exposição à radiação e custo moderado para ser utilizado na prática clínica.

Independentemente do fenótipo nutricional apresentado, o aconselhamento nutricional individualizado nos pacientes com doença de Crohn tem como objetivos a melhora do estado nutricional e o correto manejo dos sintomas. A utilização de dietas específicas visando o controle da atividade da doença apresenta resultados conflitantes e o assunto é apresentado no próximo capítulo. Recomenda-se a limitação do consumo de alimentos descritos pelos pacientes como possíveis agravantes dos sintomas.[9]

As quantidades recomendadas de energia, carboidratos, proteínas, lipídios e fibras devem ser mantidas nas mesmas proporções que para população saudável, exceto para pacientes desnutridos que necessitam de modificações da dieta para restabelecimento do estado nutricional.[1] Dietas com alto teor de fibras alimentares advindas de frutas e vegetais devem ser encorajadas, assim como a limitação do consumo de alimentos com alto teor de carboidratos refinados. Laticínios e derivados devem ser orientados conforme a tolerância do paciente.[10]

O cuidado nutricional é claramente importante no tratamento de pacientes com doença inflamatória intestinal e inclui a prevenção e o tratamento da desnutrição e das deficiências de micronutrientes. A redução de peso nos pacientes obesos deve ser aconselhada na fase de remissão clínica da doença e deve ser realizada de acordo com as recomendações das diretrizes atuais de obesidade.[1]

Conclusão

Alterações do estado nutricional são de grande impacto no tratamento e na evolução dos pacientes com doença de Crohn. A desnutrição aguda se manifesta com a perda de peso, anemia e hipoalbuminemia, podendo se associar à desnutrição crônica, resultando em caquexia e deficiências nutricionais múltiplas, contribuindo para a piora do prognóstico, aumento das taxas de complicações, mortalidade e pior qualidade de vida. Por outro lado, atualmente sobrepeso e obesidade são as desordens nutricionais mais frequentes nessa população e o acúmulo de gordura intra-abdominal tem sido associado ao desenvolvimento e à progressão da doença. A avaliação nutricional deve ser realizada rotineiramente para identificação precoce dos pacientes em risco nutricional e a terapia nutricional deve ser prontamente instituída nos casos indicados.

Comentários dos autores/*hot points*

- Portadores de doença de Crohn frequentemente possuem alterações de composição corporal.
- Aproximadamente 80%-90% dos pacientes portadores de doença de Crohn apresentam algum déficit nutricional.
- Há prevalência de desnutrição em pacientes hospitalizados e sobrepeso/obesidade em pacientes ambulatoriais.
- Desnutrição e obesidade podem trazer desfechos negativos para pacientes com doença de Crohn.
- Alimentação saudável e balanceada deve ser recomendada.
- Restrições alimentares devem seguir as intolerâncias individuais dos pacientes.

Referências bibliográficas

1. Forbes A, Escher J, Hébuterne X, Kłęk S, Krznaric Z, Schneider S, et al. ESPEN guideline: Clinical nutrition in inflammatory bowel disease. Clinical Nutrition. 2017;36(2):321-347.
2. Casanova MJ, Chaparro M, Molina B, Merino O, Batanero R, Dueñas-Sadornil C, et al. Prevalence of Malnutrition and Nutritional Characteristics of Patients With Inflammatory Bowel Disease. Journal of Crohn's and Colitis. 2017;1430-1439.
3. Brazilian Study Group of Inflammatory Bowel Diseases. Consensus guideline for the management of inflammatory bowel disease. Arq Gatroenterol. 2010;47(3):313-325.
4. Organização Mundial de Saúde – OMS. Physical status: the use and interpretation of anthropometry. Geneva: WHO 1995.
5. Nguyen GC, Munsell M and Harris ML. Nationwide prevalence and prognostic significance of clinically diagnosable protein-calorie malnutrition in hospitalized inflammatory bowel disease patients. Inflamm Bowel Dis. 2008;14:1105-11.
6. Harper JW, Zisman TL. Interaction of obesity and inflammatory bowel disease. World J Gastroenterol. 2016;22(35):7868-81.
7. Suibhne TN, Raftery TC, McMahon O, Walsh C, O'Morain C, O'Sullivan M. High prevalence of overweight and obesity in adults with Crohn's disease: Associations with disease and lifestyle factors. Journal of Crohn's and Colitis. 2013;7(7):241-48
8. Singh S, Dulai PS, Zarrinpar A, Ramamoorthy S, Sandbord W J. Obesity in IBD: epidemiology, pathogenesis, disease course and treatment outcomes. Nat Rev Gastroenterol Hepatol. 2017;14(2):110-121.
9. Shah ND, Parian AM, Mullin GE, Limketkai BN. Oral diets and nutrition support for inflammatory bowel disease: what is the evidence? Nutrition in Clinical Practice. 2015;30(4):462-73.
10. Haskey N, Gibson DL. An examination of diet for the maintenance of remission in inflammatory bowel disease. Nutrients. 2017;9:259.

Capítulo 150

Há necessidade de se restringir ou suplementar algum nutriente específico?

• Ligia Yukie Sassaki • Julio Pinheiro Baima • Rogério Saad-Hossne

As doenças inflamatórias intestinais (DII), que compreendem a doença de Crohn e a retocolite ulcerativa, são doenças imunomediadas de caráter recidivante do trato gastrointestinal. A etiologia é multifatorial e acredita-se que a doença se origina da interação entre a predisposição genética, o microbioma intestinal e a exposição aos fatores ambientais.

Como os nutrientes desempenham papel importante na modulação do microbioma intestinal e podem modificar a resposta inflamatória, vários componentes da dieta têm sido associados com o risco de desenvolvimento ou de exacerbação dos sintomas da DII, como observado nas dietas ocidentais. As dietas ocidentais consistem em alimentos processados ricos em açúcar e gorduras, altamente calóricos, com baixa quantidade de frutas, vegetais, leguminosas e grãos integrais. Além disso, incluem adoçantes artificiais não calóricos, álcool, conservantes e estabilizantes, carboidratos refinados e grande quantidade de produtos de origem animal processados, especialmente carne. De maneira oposta, o consumo de fibra alimentar tem sido associado com o menor risco de desenvolvimento de doença de Crohn (HR 0,59; IC 95% 0,39-0,90).[1]

Com relação à interferência da dieta nos sintomas intestinais, estudos demonstram que até 71% dos pacientes com DII acreditam que a dieta afeta os sintomas da doença e grande parte desses pacientes recorre a dietas restritivas, mesmo na fase de remissão da doença.[2,3] Porém, deve-se lembrar que a restrição dietética pode levar ao desenvolvimento de deficiências nutricionais, assim como ao comprometimento do estado nutricional e sua indicação deve ser acompanhada por especialistas.

Profissionais de saúde devem rotineiramente perguntar sobre a alimentação dos pacientes e questionar sobre o uso de restrição dietética. Além disso, devem fornecer orientação nutricional baseada em evidências para prevenir complicações resultantes da restrição ou suplementação dietética inadequada.

Este capítulo tem como objetivo discutir os dados disponíveis sobre a restrição de nutrientes específicos no manejo dietético da doença de Crohn, como a dieta restrita em fibras, dieta com restrição de FODMAP, dieta mediterrânea, dieta semivegetariana, dieta isenta de glúten, dieta paleolítica, dieta rica em ômega-3, entre outras, mostradas a seguir.

Dieta pobre em resíduos e dieta pobre em fibras

Dieta com poucos resíduos é frequentemente recomendada para pacientes com doença em atividade, especialmente na presença de estenose intestinal.[4] O principal objetivo da dieta com baixo teor de resíduos é reduzir a frequência e o volume das fezes e reduzir o risco de obstrução intestinal.[4] A composição da dieta pobre em resíduos é diferente da dieta pobre em fibras. Uma dieta pobre em resíduos requer a eliminação de grãos integrais, legumes, frutas e vegetais na sua maioria, laticínios e carnes fibrosas. A dieta pobre em fibras exclui apenas a fibra insolúvel. Não há evidências que a restrição de resíduos ou a restrição de fibras diminua a necessidade de hospitalização ou cirurgia, ocorrência de novas complicações ou recorrência pós-operatória. No entanto, pacientes com sintomas obstrutivos e pacientes com estenoses relatam melhora dos sintomas quando seguem dieta reduzida em fibras (ingestão diária total de fibra < 10 g).[4]

Com relação ao desencadeamento da doença, a dieta rica em frutas e vegetais, rica em ácidos graxos n-3 e pobre em ácidos graxos n-6 está associada a uma redução do risco de desenvolvimento de doença de Crohn.[5,6] O efeito protetor foi observado com alta ingestão de fibras (mais de 22,1 g/d), e a alta ingestão de frutas está associada ao risco diminuído de doença de Crohn em 73% a 80%.[5] Porém, deve-se lembrar que geralmente a dieta rica em frutas está associada à baixa ingestão de gorduras e carnes, o que pode ser considerado um viés e pode ter contribuído para o efeito protetor das fibras.

Dieta restrita em FODMAP

A dieta restrita em FODMAP consiste na eliminação de alimentos ricos em carboidratos e polióis fermentáveis, e mal absorvidos.[4] Os FODMAPs incluem frutose, lactose, fruto e galacto-oligossacarídeos (frutanos e galactanos) e polióis (sorbitol, manitol, xilitol e maltitol).[4] As fontes alimentares comuns de alimentos contendo FODMAPs são: (a) frutanos: cebola, alho, alcachofra e trigo; (b) frutose: frutas e produtos à base de frutas, mel e alimentos com adoçantes ricos em frutose; (c) lactose: produtos lácteos, leite e derivados; (d) oligossacarídeos: leguminosas, feijão, nozes, sementes, frutas oleaginosas; e (e) polióis: frutas, legumes e produtos sem açúcar. Após a resolução dos sintomas, os pacientes são orientados a reintroduzir gradualmente os alimentos ricos em carboidratos fermentáveis para se avaliar a tolerância individual a FODMAPs específicos.[4]

A dieta restrita em FODMAP melhora os sintomas funcionais dos pacientes com DII, como distensão abdominal, dor, diarreia e flatulência, além da melhora da consistência das fezes. Portanto, essa dieta tem sido proposta para o tratamento dos sintomas gastrintestinais nos pacientes com sobreposição DII e síndrome do intestino irritável.[4] Contudo, esses benefícios devem ser equilibrados com os potenciais efeitos adversos, como o comprometimento do estado nutricional como consequência da restrição alimentar; a diminuição da ingestão de fibras e os possíveis efeitos deletérios na microbiota intestinal.[7]

Apesar da falta de ensaios prospectivos de intervenção realizados nos pacientes com DII em uso de dieta restrita em FODMAP, os dados retrospectivos sugerem que a dieta pobre em FODMAP pode ser uma estratégia eficaz para o manejo de sintomas intestinais funcionais nessa população. Os pacientes devem realizar o acompanhamento nutricional adequado para avaliar os riscos-benefícios dessa intervenção.

Dieta mediterrânea

A dieta mediterrânea é uma dieta rica em alimentos vegetais ricos em fibras, como cereais, frutas, legumes, vegetais, castanhas, sementes e azeitonas; rica em azeite de oliva; caracterizada pela ingestão moderada a alta de peixes e frutos do mar, moderado consumo de ovos, aves, produtos lácteos (queijo e iogurte) e vinho; e baixo consumo de carne vermelha.[4] Especula-se que a dieta mediterrânea constitui-se em fator protetor para o aparecimento da DII, uma vez que a incidência da doença no sul da Europa é menor em comparação à região norte europeia.[4]

Evidências recentes têm apontado para efeitos benéficos da dieta do Mediterrâneo, como diminuição de marcadores inflamatórios nos pacientes com DII e provável restabelecimento da microbiota intestinal.[4] Especula-se que o efeito protetor seja derivado do equilíbrio na proporção ômega-6/ômega-3. Embora seja necessário melhor entendimento do papel da dieta mediterrânea no processo inflamatório presente nos pacientes com DII, essa intervenção dietética pode tornar-se uma abordagem promissora no futuro, resultado com base na redução dos marcadores inflamatórios e normalização da microbiota intestinal dos pacientes.

Dieta semivegetariana

Estudo prospectivo conduzido no Japão avaliou os efeitos da dieta semivegetariana na manutenção da remissão em pacientes hospitalizados com doença de Crohn.[8] A dieta era ovolactovegetariana, ou seja, ovos e leite eram permitidos, peixe semanalmente e pequenas porções de carne oferecidas uma vez a cada 2 semanas. As taxas de remissão foram de 100% após 1 ano e 92% após 2 anos, mostrando que a dieta semivegetariana pode ser efetiva na manutenção da remissão da doença de Crohn.[8] Apesar dos resultados promissores, estudos randomizados e controlados são necessários para a confirmação desses resultados.

Dietas de exclusão

Não há nenhuma recomendação para restrição dietética durante a fase de remissão da doença.[5,6] A deficiência de lactase é particularmente prevalente em pacientes com doença de Crohn e recomenda-se dieta restrita em lactose.[5] Limitados dados suportam a eliminação de lactose, produtos lácteos em geral, especiarias, ervas, alimentos fritos, produtos geradores de gases e ricos em fibras, mas apenas quando são mal tolerados pelos pacientes.[5,6] Há poucas evidências que suportam que a nutrição enteral pode reduzir a taxa de recaída de pacientes com DC em remissão, mas não suficientes o bastante para justificar sua recomendação.[5,6]

Dietas de exclusão não devem ser recomendadas para indução da remissão nos pacientes com doença de Crohn em atividade.[5,6] As dietas de exclusão são trabalhosas e complexas, desafiadoras e, na maioria das vezes, desagradáveis.[5,6] Apesar disso, um ensaio clínico duplo-cego randomizado e controlado por placebo[9] avaliou a eficácia de dieta de exclusão guiada pela dosagem de IgG4 e mostrou resultados interessantes. Os autores levantam a hipótese que os antígenos proteicos da dieta perpetuam a inflamação intestinal como resultado de sensibilização prévia. Os títulos de IgG4 foram testados contra 16 tipos de alimentos. Indivíduos do grupo de tratamento removeram os quatro tipos de alimentos com o maior título de anticorpos por período de 4 semanas, enquanto indivíduos do grupo controle removeram os quatro tipos de alimentos com o menor título de anticorpos. Houve melhora significativa da qualidade de vida e da atividade da doença.[9] A exclusão de leite, carne de porco, carne bovina e ovos foi associada com melhora clínica na maioria dos pacientes.[9]

Dieta específica de carboidratos

A dieta específica de carboidratos é uma das dietas mais populares utilizada pelos pacientes com DII.[4] Com base no livro *Breaking the Viscous Cycle*, a dieta propõe uma dieta livre de carboidratos e grãos.[4] Os únicos carboidratos permitidos são os monossacarídeos: glicose, frutose e galactose.[10] Frutas e vegetais frescos são aceitos, com exceção de batata e inhame. Algumas leguminosas (lentilhas e ervilhas) são permitidas, no entanto grão-de-bico e soja não são permitidos.[10] Sacarina e mel são permitidos além do uso moderado de sorbitol e xilitol. Carnes não processadas são permitidas sem limitação.[10] Carnes processadas, enlatadas e defumadas são restritas.[10] Leite não é permitido devido ao teor de lactose,[10] no entanto, certos queijos sem lactose e iogurte caseiro sem lactose são permitidos.[10]

A teoria que embasa a dieta específica de carboidratos propõe que os carboidratos dissacarídeos e polissacarídeos são pouco absorvidos no trato gastrointestinal, resultando em supercrescimento bacteriano e crescimento de leveduras com subsequente superprodução de muco e injúria intestinal.[10,11] Acredita-se que esses efeitos resultem em lesão do intestino delgado, perpetuando assim o ciclo de má absorção de carboidratos e lesões intestinais.[10]

Resultados de estudos retrospectivos e relatos de casos mostram melhora dos sintomas intestinais como dor abdominal, diarreia e sangramento nas fezes e até mesmo remissão clínica da doença sem uso de medicação.[4] Porém, ensaios clínicos prospectivos e randomizados são necessários para determinar os méritos dessa dieta para o tratamento do DII.[4]

Dieta isenta de glúten

A dieta isenta de glúten tem sido cada vez mais utilizada pelos pacientes com DII, porém não há evidências científicas suficientes que suportem essa intervenção, exceto nos casos diagnosticados como portadores de doença celíaca.[6]

Dieta paleolítica

A dieta paleolítica é mais uma dieta popular entre os pacientes com DII e recomenda a ingestão de carnes magras, não domesticadas (caça) ou produzidas a pasto, peixe selvagem e alimentos à base de plantas (exceto cereais) como frutas, raízes, legumes e castanhas.[4,10] Recomenda-se que a proteína magra seja a fonte de 30% a 35% da ingestão calórica diária e que haja equilíbrio entre os subtipos de ácidos graxos poli-insaturados (n-6/n-3) de 2:1.[10] Além das carnes magras, a dieta paleolítica defende uma dieta rica em fibras de fontes vegetais não baseadas em cereais, até 45-100 g/dia.[10] Baseia-se na teoria que a exposição do trato digestivo humano a alimentos que não estavam presentes no momento da evolução pode ter contribuído para o aparecimento das doenças modernas.[10] Porém, faltam explicações sobre os efeitos dos alimentos rústicos no processo inflamatório, além da falta de evidências dos benefícios da dieta nos pacientes com DII.[4]

Dieta anti-inflamatória

A dieta anti-inflamatória restringe a ingestão de carboidratos específicos (lactose, carboidratos complexos refinados e processados), inclui a ingestão de alimentos prebióticos e probióticos e modifica a ingestão de ácidos graxos na dieta, diminuindo a gordura total, gorduras saturadas, a eliminação de óleos hidrogenados, além de incentivar o aumento da ingestão de alimentos ricos em n-3 PUFA.[4] Apesar do relato de efeitos benéficos da dieta, faltam estudos de intervenção que avaliem a eficácia da mesma.

Vitamina D

A deficiência de vitamina D é comum entre os pacientes[4] e está associada com o risco aumentado de atividade clínica da doença, hospitalização, cirurgia, e desenvolvimento de câncer.[4] Portanto, recomenda-se o monitoramento dos níveis de cálcio sérico e de 25 (OH) vitamina D nos pacientes com DII, principalmente naqueles com doença ativa ou em uso de corticosteroides.[5] Recomenda-se a suplementação da vitamina D nos pacientes com quadro de deficiência ou insuficiência.

Considerações finais

Ultimamente discute-se a importância da dieta na prevenção e no manejo terapêutico dos pacientes com doença de Crohn, porém faltam estudos randomizados e controlados que avaliem os reais benefícios das recomendações dietéticas. Os pacientes tipicamente selecionam uma dieta pobre em fibras e vegetais, e frequentemente hipocalórica, muitas vezes associada a deficiências de micronutrientes. Dietas de exclusão específicas são consideradas eficazes para manejo de intolerâncias alimentares individuais e devem ser personalizadas para evitar deficiências nutricionais. Os dados controlados limitados suportam a eliminação de lactose, produtos lácteos em geral, especiarias, ervas, alimentos fritos, produtos geradores de gás e ricos em fibras, mas apenas quando são mal tolerados. Uma dieta saudável deve ser recomendada para todos os pacientes e deficiências específicas como a deficiência de vitamina D devem ser investigadas e tratadas de acordo com as recomendações atuais.

Comentários dos autores/*hot points*

- Recomenda-se a ingestão de fibras alimentares, especialmente frutas e legumes para os pacientes com doença de Crohn.
- Dieta pobre em FODMAP pode ser recomendada para o manejo de sintomas intestinais funcionais.
- Dieta mediterrânea parece apresentar efeitos anti-inflamatórios e efeitos benéficos sobre a microbiota intestinal.
- As dietas de exclusão não devem ser recomendadas, exceto para tratamento de intolerâncias individuais.
- Dieta isenta de glúten não deve ser recomendada para pacientes com doença de Crohn, exceto se portador de doença celíaca.
- Deve-se monitorar os níveis séricos de vitamina D e a suplementação deve ser realizada nos casos de deficiência ou insuficiência.

Referências bibliográficas

1. Ananthakrishnan AN, Khalili H, Konijeti GG, et al. A Prospective Study of Long-term Intake of Dietary Fiber and Risk of Crohn's Disease and Ulcerative Colitis. Gastroenterology. 2013;145(5):970-7.
2. Holt DQ, Strauss BJ, Moore GT. Patients with inflammatory bowel disease and their treating clinicians have different views regarding diet. J. Hum. Nutr. Diet. 2016, 30, 66-72.
3. Owczarek D, Rodacki T, Domagała-Rodacka R, et al. Diet and nutritional factors in inflammatory bowel diseases. World J. Gastroenterol. 2016;22:895-905.
4. Haskey N, Gibson DL. An Examination of Diet for the Maintenance of Remission in Inflammatory Bowel Disease. Nutrients 2017;9:259
5. Forbes A, Escher J, Hébuterne X, et al. European Society for Clinical Nutrition and Metabolism. ESPEN guideline: Clinical Nutrition in Inflammatory Bowel Disease. Clin Nutr, 2017;36:321-347.
6. Bischoff SC, Escher J, Hébuterne X, Kłęk S, Krznaric Z, Schneider S, Shamir R, Stardelova K, Wierdsma N, Wiskin AE, Forbes A. ESPEN practical guideline: Clinical Nutrition in inflammatory bowel disease. Clin Nutr. 2020 Mar;39(3):632-653. doi: 10.1016/j.clnu.2019.11.002. Epub 2020 Jan 13. PMID: 32029281.
7. Gibson PR. Use of the low-FODMAP diet in inflammatory bowel disease. Journal of Gastroenterology and Hepatology 2017;32(Suppl. 1):40-42.
8. Chiba M, Abe T, Tsuda H, et al. Lifestyle-related disease in Crohn's disease: Relapse prevention by a semi-vegetarian diet. World. J. Gastroenterol. 2010;16:2484-2495.
9. Gunasekeera V, Mendall MA, Chan D, et al. Treatment of Crohn's Disease with an IgG4-Guided Exclusion Diet: A Randomized Controlled Trial. Dig. Dis. Sci. 2016;61:1148-1157.
10. Hou JK, Lee D, Lewis J. Diet and Inflammatory Bowel Disease: Review of Patient-Targeted Recommendations. Clin Gastroenterol Hepatol. 2014;12(10):1592-1600.
11. Sigall-Boneh R, Levine A, Lomeret M, et al. Research Gaps in Diet and Nutrition in Inflammatory Bowel Disease. A Topical Review by D-ECCO Working Group [Dietitians of ECCO]. Journal of Crohn's and Colitis, 2017;1407-1419.

Capítulo 151

Dietas imunomoduladoras – o que dizem as evidências?

• Francielen Furieri Rigo • Ligia Yukie Sassaki

Apesar da existência de inúmeras hipóteses sobre a etiologia e a patogenia da doença de Crohn, muito ainda permanece sem resposta definitiva. Sabe-se, contudo, que a resposta inflamatória é o marco da doença e, atualmente, já se conhecem diversos mecanismos, assim como células, citocinas e outras substâncias pró-inflamatórias envolvidas na sua fisiopatologia.[1-3]

Recentemente, diversos estudos têm demonstrado que alguns nutrientes, por ação direta ou indireta, são capazes de modular o sistema imunológico e de interferir na resposta inflamatória, pois atuam no organismo causando redução de mediadores pró-inflamatórios, produção de substâncias vasodilatadoras, melhora da barreira intestinal, ativação de linfócitos e macrófagos, entre outras ações.[4] Esse conceito tem conduzido à utilização desses imunonutrientes no arsenal terapêutico para tratamento de condições cuja fisiopatologia envolve resposta inflamatória e resposta imune, como é observado no câncer, nas cirurgias de grande porte, nos doentes críticos e nas doenças inflamatórias intestinais.

O que são dietas imunomoduladoras?

As dietas imunomoduladoras são, portanto, formulações de administração enteral ou parenteral, enriquecidas com um ou mais imunonutrientes, que incluem ácidos graxos, aminoácidos, nucleotídeos, fibras e vitaminas. Dentre os principais imunonutrientes estudados na doença de Crohn e nas doenças inflamatórias intestinais podemos citar o fator transformador de crescimento beta (TGF-β), os ácidos graxos ômega-3, a glutamina e a arginina, contemplados neste capítulo.

Fator transformador de crescimento beta (TGF-β)

O TGF-β é um polipeptídeo presente no leite que apresenta ação oposta ao fator de necrose tumoral-alfa (TNF-α). O TNF-α é um dos mediadores inflamatórios envolvidos na fisiopatologia das doenças inflamatórias intestinais, cuja ação leva à ativação de neutrófilos e promoção da expressão de moléculas de adesão no endotélio dos vasos intestinais, atuando fundamentalmente na ativação e na perpetuação da resposta inflamatória. Essa molécula, inclusive, é o alvo terapêutico dos primeiros medicamentos biológicos aprovados para tratamento da doença, as medicações anti-TNF, que revolucionaram o tratamento da doença de Crohn.[1] Assim, foram realizados estudos para avaliar os efeitos da suplementação dietética com TGF-β, o peptídeo "anti-TNF", na melhora da qualidade de vida, na redução de sintomas intestinais e na cicatrização de mucosa nos portadores de doença inflamatória intestinal. Houve redução dos níveis de citocinas pró-inflamatórias e melhora clínica relatada pelos pacientes, porém os estudos foram retrospectivos e não apresentavam comparação com grupo controle. O único estudo prospectivo, controlado e randomizado comparou o uso da dieta enriquecida com TGF-β com o uso de metilprednisolona, foi realizado com crianças portadoras de doença de Crohn e não mostrou diferença entre os tratamentos.[5] Desse modo, não há evidências científicas que a suplementação com TGF-β seja indicado no tratamento da doença de Crohn, tampouco que seja superior ou inferior à dieta polimérica padrão.[3]

Ômega-3

O ômega-3 é um ácido graxo de cadeia longa componente da membrana celular e precursor na produção de eicosanoides, tromboxanos e leucotrienos, substâncias que reduzem a resposta inflamatória por diminuição da ação dos leucócitos e das citocinas inflamatórias TNF-α e interleucina-1.[6] Revisão recente realizada pela Cochrane evidencia que os trabalhos de alta qualidade com suplementação de ômega-3 mostram ineficácia desse nutriente na indução de remissão ou na manutenção da remissão na doença de Crohn e seu uso não é recomendado.[2,6,7]

Glutamina

A glutamina é o aminoácido não essencial presente em maior quantidade no corpo e é a principal fonte de energia para células de rápida proliferação como macrófagos, linfócitos e células do trato digestivo, sendo o intestino delgado responsável pelo consumo de cerca de 30% desse aminoácido.[4,7] Além disso, é substrato para a síntese da glutationa, o antioxidante intracelular mais abundante no organismo. Hipoteticamente, a suplementação de glutamina traria benefícios à saúde dos enterócitos, contudo, estudos mostram que a suplementação desse nutriente em portadores de doença de Crohn em atividade, não melhora a permeabilidade intestinal, não diminui a inflamação de mucosa e não reduz os níveis de proteína C-reativa; e, portanto, não deve ser recomendada.[3,6]

Arginina

A arginina é um aminoácido essencial para a manutenção da integridade e do funcionamento das células imunes, é precursor na síntese do óxido nítrico e fundamental na reparação de tecidos e na cicatrização de feridas.[4] Apesar de ser um imunonutriente estudado e indicado em diversas condições inflamatórias, como no pré-operatório de cirurgias abdominais de grande porte,[4] os estudos realizados são geralmente em associação com outros imunonutrientes, o que inviabiliza sua indicação como suplementação dietética. Não há indicação de suplementação de arginina na doença de Crohn com base em evidências de revisões, metanálises ou consensos da especialidade.

Conclusões

Em conclusão, apesar de existirem no mercado diversas formulações dietéticas enriquecidas com imunonutrientes e apesar dessas formulações apresentarem excelente ação teórica na modulação da resposta inflamatória e na resposta imune, os estudos em doença inflamatória intestinal ainda apresentam metodologia e desenho insuficientes para indicação de seu uso na prática clínica. Desse modo, enquanto não existirem dados científicos que demonstrem, de maneira inequívoca e com alto nível de qualidade, os reais benefícios do uso dos imunonutrientes, as dietas imunomoduladoras não devem ser recomendadas como terapia nutricional no paciente portador de doença de Crohn.

Comentários dos autores/*hot points*

- Apesar de alguns resultados iniciais terem sido animadores quando avaliada a suplementação de TGF-β, a falta de mais estudos sobre o assunto ainda não permite a indicação do seu uso na doença de Crohn.

- A suplementação com ômega-3 não confere benefícios na indução ou manutenção da remissão nas doenças inflamatórias intestinais e, desse modo, deve ser desencorajada.

- Devido a sua importância metabólica a suplementação de glutamina tem sido alvo de diversos estudos nas doenças cuja fisiopatologia envolve a cascata imune e inflamatória, contudo, visto a ausência de evidências que mostrem real benefício, seu uso não é recomendado na doença de Crohn.

Referências bibliográficas

1. Sands BE, Siegel CA. Crohn's Disease. In: Mark Feldman, Lawrence S. Friedman, Marvin H. Sleisenger. Sleisenger & Fordtran's Gastrointestinal and Liver Disease: Pathophysiology, Diagnosis, Management. 9.ed. Philadelphia: Saunders/Elsevier. 2010;1941-1974.
2. European Crohn's and Colitis Organization (ECCO). 3rd European Evidence-based Consensus on the Diagnosis and Management of Crohn's Disease 2016: Part 1: Diagnosis and Medical Management. J Crohn's and Colitis. 2017;3-25.
3. European Society for Clinical Nutrition and Metabolism. ESPEN guideline: Clinical Nutrition in Inflammatory Bowel Disease. Clin Nutr. 2017;36:321-347.
4. Hegazi RA, Hustead DS, Evans DC. Preoperative Standard Oral Nutrition Supplements vs. Immunonutrition: Results of a Systematic Review and Meta-Analysis. J Am Coll Surg. 2014;219(5):1078-1087.
5. Borrelli O, Cordischi L, Cirulli M, et al. Polymeric diet alone versus corticosteroids in the treatment of active pediatric Crohn's disease: a randomized controlled open-label trial. Clin Gastroenterol Hepatol. 2006;4(6):744-53.
6. Santos LAA, Dorna MS, Vulcano DSB, et al. Terapia Nutricional nas Doenças Inflamatórias Intestinais: Artigo de Revisão. Nutrire. 2015;40(3):383-396.
7. Limketkai BN, Wolf A, Parian AM. Nutritional Interventions in the Patient with Inflammatory Bowel Disease. Gastroenterol Clin N Am 2018 47:155-177.

Seção 32

Doença Pulmonar Obstrutiva Crônica

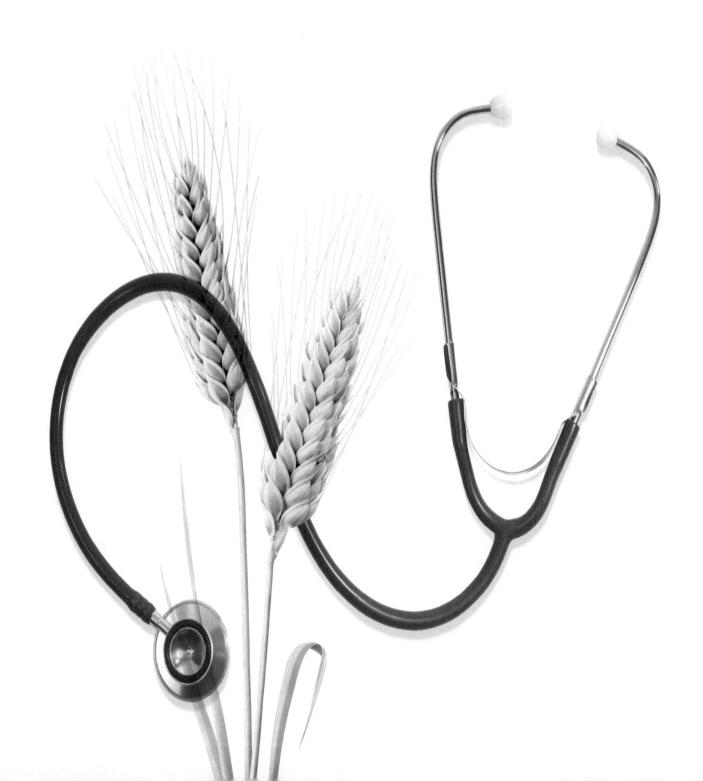

Síntese da Inteligência Didática

Doença pulmonar obstrutiva crônica

Definição e prevalência	Manifestações sistêmicas	Alterações nutricionais	Intervenções não farmacológicas
Obstrução progressiva do fluxo aéreo pelas exposições às partículas e gases tóxicos	Inflamação sistêmica	Depleção nutricional com baixo peso considerado pelo índice de massa corporal < 21 kg/m²	Reabilitação pulmonar
Outros fatores etiológicos: aspectos socioeconômicos, genéticos, história de infecções e crescimento pulmonar	Redução de função muscular respiratória e periférica		Procurar avaliar e adequar a ingestão alimentar de acordo com a necessidade
	Depleção musculoesquelética	Sobrepeso e obesidade representam até um terço da população de portadores de DPOC, está associado ao maior risco de desfechos negativos	
Prevalência mundial de 7% a 12%	Intolerância ao exercício		
	Alteração de composição corporal		
	Comorbidades: osteoporose, hipertensão arterial sistêmica, diabetes *mellitus*		

Capítulo 152

O que é DPOC e quais as principais complicações?

• André Luís Bertani • Robson Prudente
• Mariana de Souza Dorna • Suzana Erico Tanni

O que é a doença pulmonar obstrutiva crônica?

A doença pulmonar obstrutiva crônica (DPOC) é definida como doença comum, tratável e que pode ser prevenida. Caracterizada pela obstrução progressiva do fluxo aéreo em decorrência das alterações das vias aéreas e/ou alveolares e que se associam com sintomas respiratórios persistentes. A etiologia é multifatorial e envolvem aspectos socioeconômicos, genéticos, história de infecções, crescimento pulmonar e, principalmente, à exposição a gases ou partículas nocivas.[1]

A prevalência global varia de 7% a 12%, de acordo com o país,[2] sendo considerada como a quarta causa de morte no mundo e com estimativa que será a terceira causa de morte em 2020. Além disso, foi causa de morte em mais de três milhões de pessoas em 2012.[1] A prevalência no Brasil ainda não é totalmente conhecida, mas estudo realizado na área metropolitana de São Paulo mostrou valor de 15,7%.[3] Ainda, a DPOC causou mais de 180 mil internações em 2003[4] e dados recentes mostram que a taxa de mortalidade por DPOC, nos últimos 25 anos no Brasil, teve curva ascendente na década de 1990, com pico de 71,3/100 mil habitantes, em 1997. Após esse crescimento, houve decréscimo até 2012, com redução para 43,4/100 mil habitantes.[5]

Sinais e sintomas

Os sintomas respiratórios como dispneia, tosse crônica e produção de escarro são característicos da doença e limitam as atividades durante o dia e piora a qualidade de vida.[1] Além da obstrução ao fluxo aéreo, os indivíduos com DPOC apresentam manifestações sistêmicas possivelmente associadas ao processo inflamatório sistêmico como alterações na composição corporal, depleção musculoesquelética, redução de função muscular respiratória e periférica e intolerância ao exercício.[6,7] As manifestações sistêmicas se apresentam de modo variável e nos modos mais graves são associadas com piores prognósticos.

A disfunção muscular periférica é a maior manifestação sistêmica da DPOC. As mudanças estruturais das fibras musculares ocorrem principalmente pelo descondicionamento físico. No entanto, vários mecanismos relacionados à DPOC como inflamação sistêmica, estresse oxidativo, hipoxemia e má nutrição, também contribuem para a disfunção muscular nesses pacientes.[8] A depleção da massa muscular ocasionada por essas mudanças estruturais dos músculos periféricos, especialmente observadas em membros inferiores, geram diminuição na tolerância ao exercício, redução na qualidade, aumento da dispneia e da mortalidade.[8-10] A musculatura de membros superiores, apesar de não apresentar mesmo nível de redução de massa muscular, impõe limitações aos pacientes, principalmente no que se refere a atividades realizadas com os braços acima da linha dos ombros.[9-11]

A inclusão da composição corporal na avaliação nutricional tem ajudado a compreender melhor a fisiopatologia sistêmica da DPOC e, o potencial nutricional requerido para o manejo dos pacientes. Embora, inicialmente, seja considerado um indicador da progressão inevitável da doença, os estudos atuais evidenciam que a perda de peso não intencional não é um mecanismo adaptativo do aumento da taxa metabólica na DPOC, mas, um determinante independente de sobrevivência, o que torna a manutenção do peso e massa magra esquelética cuidados imprescindíveis.[12]

Fenótipos metabólicos

No entanto, há várias apresentações nutricionais e a estratificação dos pacientes, de acordo com fenótipos metabólicos específicos é requerida no sentido de desenvolver estratégias de prevenção e intervenção mais efetivas. Definições mais claras, valores de referência para definição de fenótipos, que possam atuar como preditores de resposta ao tratamento, estão sendo desenvolvidos na última década. Essas condições refletem a complexa interação entre os efeitos da genética, estilo de vida e fatores desencadeantes da doença no músculo, osso e tecido adiposo.[13,14]

Além disso, a dificuldade na mastigação e deglutição em decorrência da dispneia, tosse, secreção e fadiga são os principais fatores em decorrência da ingestão inadequada de alimentos em pacientes com DPOC.[15] Já o gasto energético aumentado desses pacientes pode estar associado ao aumento do trabalho dos músculos respiratórios, que leva a maior demanda de oxigênio.[16,17]

Essas características clínicas de disfunção e perda de massa muscular são associadas com pior prognóstico na doença, e que se relacionam com a gravidade de obstrução da via aérea, que pode ser avaliada pelo volume expiratório no primeiro segundo (VEF1). Ainda, correlacionado com a história de exacerbações no último ano e impacto dos sintomas na atividade física formam classificações de riscos futuros de exacerbações e de mortalidade.[1] Existe também o sistema multidimensional chamado de BODE, que inclui presença de desnutrição (B), obstrução de via aérea (O), magnitude de dispneia (D) e distância percorrida em 6 minutos (E). O índice BODE também é utilizado como ferramenta para avaliar características associadas que elevam o risco de mortalidade.[18]

Comorbidades

As comorbidades em pacientes com DPOC, também apresentam riscos prognósticos diferentes e podem ser avaliados pelo índice COTE.[19] Pacientes com DPOC apresentam elevada proporção de comorbidades associadas, 94% dos pacientes apresentam pelo menos uma comorbidade e até 46% apresentam três ou mais.[20,21] Além disso, até dois terços desses pacientes morrem de causas não pulmonares,[22] sendo as doenças cardiovasculares as mais prevalentes. Estudo de metanálise mostrou que pacientes com DPOC apresentam em média, duas vezes mais risco para terem qualquer tipo de doença cardiovascular. Também apresentam em média, maior risco para apresentarem concomitantemente fatores de risco relacionados com doenças cardiovasculares como HAS, DM, obesidade e dislipidemia.[23] A hipertensão arterial sistêmica (HAS) é a comorbidade mais frequentemente observada, o que causa implicações negativas para o desfecho clínico, pois a disfunção diastólica está associada com a intolerância ao exercício e piora da dispneia, o que aumenta o risco de exacerbações e hospitalização.[24,25]

Dentre as comorbidades, a perda da massa óssea também relaciona-se com a DPOC. A osteoporose se associa com o baixo índice de massa corporal, tabagismo, alteração nutricional, atividade física limitada e uso frequente de corticosteroides.[26] As fraturas ósseas em decorrência à osteoporose ocorrem na maioria dos casos no colo do fêmur, vértebras e antebraço. O risco pode ser maior nos pacientes acima de 50 anos, com prevalência de até 50% nas pessoas do sexo feminino.[27] De fato, pacientes com fraturas relacionadas a osteoporose aumentam o risco de morte tanto em relação ao procedimento cirúrgico imediato e também após um ano de seguimento após cirurgia.[27]

Exacerbações

As exacerbações da doença são caracterizadas como piora aguda dos sintomas respiratórios, que podem ser desencadeados por exposições ambientais, vírus e bactérias.[1] Esses pacientes apresentam deterioração da função pulmonar e com repercussão sistêmica, ou seja, piora da qualidade de vida e capacidade funcional de exercício.[28] Aqueles que apresentam necessidade de hospitalização, apresentam maior risco de mortalidade (20%-82%), principalmente os que necessitam de suporte ventilatório,[29,30] com manutenção de mortalidade alta após um ano da alta hospitalar (11%-39%).[31-34]

Estratégias para reduzir a frequência das exacerbações, hospitalizações em pacientes com DPOC e também analisar as associações entre as comorbidades, manifestações sistêmicas e mortalidade são importantes para o manejo adequado da doença. Entretanto, faltam estudos na literatura que analisem essas estratégias, com a consideração das diversas classes de comorbidades e as gravidades das manifestações clínicas. Assim, é recomendado que as diferentes abordagens sejam revistas, considerando-se o conjunto de comorbidades e manifestações da doença, para que possa efetivamente ser controlado as complicações da DPOC.

Comentários dos autores/*hot points*

- DPOC é caracterizada pela obstrução progressiva do fluxo aéreo em decorrência às alterações das vias aéreas e/ou alveolares e que se associam com sintomas respiratórios persistentes.
- A inclusão da composição corporal na avaliação nutricional tem ajudado a compreender melhor a fisiopatologia sistêmica da DPOC e, o potencial nutricional requerido para o manejo dos pacientes.
- As exacerbações da doença são caracterizadas como piora aguda dos sintomas respiratórios, que podem ser desencadeados por exposições ambientais, vírus e bactérias.

Referências bibliográficas

1. GOLD. Global Strategy for the diagnosis, management, and prevention of chronic obstructive pulmonar disease: GOLD Executive Summary update 2018.
2. Landis SH, Muellerova H, Mannino DM, Menezes AM, Han MK, van der Molen T, et al. Continuing to Confront COPD International Patient Survey: methods, COPD prevalence, and disease burden in 2012-2013. Int J Chron Obstruct Pulmon Dis. 2014;9:597-611.
3. Menezes AM, Muiño A, López-Varela MV, Valdivia G, Lisboa C, Jardim JR, et al. A population-based cohort study on chronic obstructive pulmonary disease in Latin America: methods and preliminary results. The PLATINO Study Phase II. Arch Bronconeumol. 2014;50(1):10-7.
4. Bagatin E, Jardim JR, Stirbulov R. [Occupational chronic obstructive pulmonary disease]. J Bras Pneumol. 2006;32 Suppl 2:S35-40.
5. José BPS, Corrêa RA, Malta DC, Passos VMA, França EB, Teixeira RA, et al. Mortality and disability from tobacco-related diseases in Brazil, 1990 to 2015. Rev Bras Epidemiol. 2017;20Suppl 01(Suppl 01):75-89.
6. Boyer L, Bastuji-Garin S, Chouaid C, Housset B, Le Corvoisier P, Derumeaux G, et al. Are Systemic Manifestations Ascribable to COPD in Smokers? A Structural Equation Modeling Approach. Sci Rep. 2018;8(1):8569.
7. Liang JB, Liu LJ, Fang QH. Clinical characteristics of patients with chronic obstructive pulmonary disease overlapped with bronchial asthma. Ann Allergy Asthma Immunol. 2017;118(5):564-9.
8. Maltais F, Decramer M, Casaburi R, Barreiro E, Burelle Y, Debigaré R, et al. An official American Thoracic Society/European Respiratory Society statement: update on limb muscle dysfunction in chronic obstructive pulmonary disease. Am J Respir Crit Care Med. 2014;189(9):e15-62.
9. Barreiro E, Jaitovich A. Muscle atrophy in chronic obstructive pulmonary disease: molecular basis and potential therapeutic targets. J Thorac Dis. 2018;10(Suppl 12):S1415-S24.
10. Fisk M, Cheriyan J, Mohan D, Forman J, Mäki-Petäjä KM, McEniery CM, et al. The p38 mitogen activated protein kinase inhibitor losmapimod in chronic obstructive pulmonary disease patients with systemic inflammation, stratified by fibrinogen: A randomised double-blind placebo-controlled trial. PLoS One. 2018;13(3):e0194197.
11. Porto EF, Castro AA, Velloso M, Nascimento O, Dal Maso F, Jardim JR. Exercises using the upper limbs hyperinflate COPD patients more than exercises using the lower limbs at the same metabolic demand. Monaldi Arch Chest Dis. 2009;71(1):21-6.
12. Schols AM, Ferreira IM, Franssen FM, Gosker HR, Janssens W, Muscaritoli M, et al. Nutritional assessment and therapy in COPD: a European Respiratory Society statement. Eur Respir J. 2014;44(6):1504-20.
13. Evans WJ, Morley JE, Argilés J, Bales C, Baracos V, Guttridge D, et al. Cachexia: a new definition. Clin Nutr. 2008;27(6):793-9.
14. Muscaritoli M, Anker SD, Argilés J, Aversa Z, Bauer JM, Biolo G, et al. Consensus definition of sarcopenia, cachexia and pre-cachexia: joint document elaborated by Special Interest Groups (SIG) "cachexia-anorexia in chronic wasting diseases" and "nutrition in geriatrics". Clin Nutr. 2010;29(2):154-9.
15. Nordén J, Grönberg AM, Bosaeus I, Forslund HB, Hulthén L, Rothenberg E, et al. Nutrition impact symptoms and body composition in patients with COPD. Eur J Clin Nutr. 2015;69(2):256-61.
16. Ramires BR, de Oliveira EP, Pimentel GD, McLellan KC, Nakato DM, Faganello MM, et al. Resting energy expenditure and carbohydrate oxidation are higher in elderly patients with COPD: a case control study. Nutr J. 2012;11:37.
17. Kao CC, Hsu JW, Bandi V, Hanania NA, Kheradmand F, Jahoor F. Glucose and pyruvate metabolism in severe chronic obstructive pulmonary disease. J Appl Physiol (1985). 2012;112(1):42-7.
18. Celli BR, Cote CG, Marin JM, Casanova C, Montes de Oca M, Mendez RA, et al. The body-mass index, airflow obstruction, dyspnea, and exercise capacity index in chronic obstructive pulmonary disease. N Engl J Med. 2004;350(10):1005-12.
19. Divo M, Cote C, de Torres JP, Casanova C, Marin JM, Pinto-Plata V, et al. Comorbidities and risk of mortality in patients with chronic obstructive pulmonary disease. Am J Respir Crit Care Med. 2012;186(2):155-61.
20. Schnell K, Weiss CO, Lee T, Krishnan JA, Leff B, Wolff JL, et al. The prevalence of clinically-relevant comorbid conditions in patients with physician-diagnosed COPD: a cross-sectional study using data from NHANES 1999-2008. BMC Pulm Med. 2012;12:26.
21. Hillas G, Perlikos F, Tsiligianni I, Tzanakis N. Managing comorbidities in COPD. Int J Chron Obstruct Pulmon Dis. 2015;10:95-109.
22. Divo MJ, Casanova C, Marin JM, Pinto-Plata VM, de-Torres JP, Zulueta JJ, et al. COPD comorbidities network. Eur Respir J. 2015;46(3):640-50.

23. Chen W, Thomas J, Sadatsafavi M, FitzGerald JM. Risk of cardiovascular comorbidity in patients with chronic obstructive pulmonary disease: a systematic review and meta-analysis. Lancet Respir Med. 2015;3(8):631-9.
24. SBC. Sociedade Brasileira de Cardiologia. 7ª Diretriz Brasileira de Cardiologia.: Revista da Sociedade Brasileira de Cardiologia. 2016.
25. Bhatt SP, Dransfield MT. Chronic obstructive pulmonary disease and cardiovascular disease. Transl Res. 2013;162(4):237-51.
26. Mohan A, Prasad D, Sharma A, Arora S, Guleria R, Sharma SK, et al. Delayed resolution of inflammatory response compared with clinical recovery in patients with acute exacerbations of chronic obstructive pulmonary disease. Respirology. 2012;17(7):1080-5.
27. Gupta A, Greening NJ, Evans RA, Samuels A, Toms N, Steiner MC. Prospective risk of osteoporotic fractures in patients with advanced chronic obstructive pulmonary disease. Chron Respir Dis. 2018:1479972318769763.
28. Pitta F, Troosters T, Spruit MA, Decramer M, Gosselink R. Activity monitoring for assessment of physical activities in daily life in patients with chronic obstructive pulmonary disease. Arch Phys Med Rehabil. 2005;86(10):1979-85.
29. Steer J, Gibson GJ, Bourke SC. Predicting outcomes following hospitalization for acute exacerbations of COPD. QJM. 2010;103(11):817-29.
30. Jezler S, Holanda MA, José A, Franca S. [Mechanical ventilation in decompensated chronic obstructive pulmonary disease (COPD)]. J Bras Pneumol. 2007;33 Suppl 2S:S111-8.
31. Ai-Ping C, Lee KH, Lim TK. In-hospital and 5-year mortality of patients treated in the ICU for acute exacerbation of COPD: a retrospective study. Chest. 2005;128(2):518-24.
32. Raurich JM, Pérez J, Ibáñez J, Roig S, Batle S. In-hospital and 2-year survival of patients treated with mechanical ventilation for acute exacerbation of COPD. Arch Bronconeumol. 2004;40(7):295-300.
33. Groenewegen KH, Schols AM, Wouters EF. Mortality and mortality-related factors after hospitalization for acute exacerbation of COPD. Chest. 2003;124(2):459-67.
34. Connors AF, Dawson NV, Thomas C, Harrell FE, Desbiens N, Fulkerson WJ, et al. Outcomes following acute exacerbation of severe chronic obstructive lung disease. The SUPPORT investigators (Study to Understand Prognoses and Preferences for Outcomes and Risks of Treatments). Am J Respir Crit Care Med. 1996;154(4 Pt 1):959-67.

Capítulo 153

Qual o fenótipo mais comum – desnutridos ou sobrepeso?

• André Luís Bertani • Robson Prudente
• Mariana de Souza Dorna • Suzana Erico Tanni

Qual o fenótipo mais comum?

A DPOC possui seus desafios quanto a melhor maneira de descrever apresentações tão heterogêneas. A literatura sugere agrupar pacientes de acordo com o conjunto de características semelhantes e que possam apresentar desfechos clínicos importantes para a doença. Nesse contexto, definir fenótipos pode ser utilizado para determinar intervenções específicas para cada tipo de paciente. Por outro lado, dados científicos mostram que pacientes com DPOC apresentam características diversas que se correlacionam e atribuem riscos diferentes.[1-5]

Desnutrição

Especificamente, com relação à desnutrição dessa população, sabe-se que entre 25% a 40% dos pacientes com DPOC apresentam redução do peso corporal e desnutrição calórica e proteica. Os valores espirométricos daqueles que apresentam desnutrição e índice de massa corporal (IMC) baixo são significativamente menores.[6-8] Entretanto, sabidamente a proporção de pacientes com depleção de massa magra varia de acordo com a literatura estudada. Conforme o estudo realizado, a prevalência de desnutrição observada foi de 17%, 20% e até mesmo de 30%, quando analisados aqueles indivíduos que fazem uso de oxigenoterapia domiciliar prolongada (ODP).[8-10]

Não se sabe ao certo quais são os mecanismos que levam à redução do peso, contudo, acredita-se que além da inflamação sistêmica, a redução da ingestão ou o aumento do gasto energético são os fatores que se relacionam com a maior parte dos casos.[2-4,11,12]

Além disso, pacientes com depleção nutricional, particularmente de massa magra, apresentam maior prevalência de comorbidades como osteoporose, disfunção musculoesquelética e doenças cardiovasculares em comparação com pacientes obesos. As comorbidades cardiovasculares mais associadas são: doença arterial coronariana (DAC), insuficiência cardíaca congestiva (ICC), hipertensão arterial sistêmica (HAS), diabetes *mellitus* (DM) e dislipidemia.[13,15]

Ainda com relação às doenças cardiovasculares, pacientes com DPOC apresentam duas vezes mais chance de desenvolvimento das mesmas e, consequentemente, maior risco de mortalidade, haja vista que a redução de 10% no VEF_1 aumenta em 28%, o risco de morte por evento cardiovascular nessa população.[16,17] Além disso, estudo epidemiológico antigo de Tucson mostrou que as doenças cardiovasculares foram causas primárias de cerca de 50% das mortes nos EUA em que houve menção da DPOC.[18]

Obesidade

Por outro lado, contraditoriamente, há dados que confirmam a coexistência de DPOC e obesidade.[19,20] Estudo canadense envolvendo 650 mil indivíduos apontou que a prevalência de obesidade foi de aproximadamente 25% nos pacientes com diagnóstico de DPOC e, naqueles sem a doença, de apenas 17%, com diferença significativa entre as duas populações.[21]

Outros autores afirmam que mais de um terço dos pacientes com DPOC são obesos e, dentre as consequências da obesidade nessa população, destacam-se o aumento do uso de ventilação mecânica invasiva e não invasiva, maior tempo de internação hospitalar e maior propensão à DM e à ICC. Além disso, sugere-se ainda que a obesidade está relacionada à redução da capacidade física e da qualidade de vida, piora da sensação de dispneia e aumento do risco de hospitalização por exacerbação da DPOC.[22-25]

Todavia, paradoxalmente, um dos maiores estudos que analisou o papel da composição corporal em pacientes internados por exacerbação da DPOC observou que os pacientes obesos, mesmo com maior tempo de internação, reduziram a mortalidade intra-hospitalar significativamente. Esse paradoxo pode ser explicado, p. ex., por tratamento mais intenso, por assim dizer, desses pacientes acima do peso (o que levaria a maior tempo de internação), ou ao fato de que maior IMC pode ser resultado do aumento de massa magra e não necessariamente de tecido adiposo.[24-26] Tal constatação faz com que fatores confundidores, como massa muscular, devam ser considerados ao realizar análises que associam o aumento do IMC com a sobrevida e mortalidade de pacientes com DPOC.[26,27]

Comentários dos autores/*hot points*

- Embora as diretrizes para o tratamento da DPOC se concentrem, principalmente, na prevenção da perda de peso, observa-se que o sobrepeso e a obesidade são altamente prevalentes nessa população.
- Não é possível afirmar o predomínio de um fenótipo mais comum da doença, mas, sim, as possíveis comorbidades e desfechos relacionados a esses fenótipos.

Referências bibliográficas

1. Landbo C, Prescott E, Lange P, et al. Prognostic value of nutritional status in chronic obstructive pulmonary disease. Am J Respir Crit. Care Med. 1999;160:1856-61.
2. Schols AM. Nutrition in chronic obstructive pulmonary disease. Curr Opin Pulm Med. 2000;6:110-5.
3. Ferreira I, Brooks D, Lacasse Y, et al. Nutrition intervention in COPD; a systematic overview. Chest. 2001;119:353-63.
4. Dourado VZ, Tanni SE, Vale SA, et al. Manifestações sistêmicas na doença pulmonar obstrutiva crônica. J Bras Pneumol. 2006;32:161-71.
5. Maters GA, de Voogd JN, Sanderman R, et al. Predictors of all-cause mortality in patients with stable COPD: medical co-morbid conditions or high depressive symptoms. CPOD. 2014;11:468-74.
6. Schols AM, Soeters PB, Dingemans AM, Mostert R, Frantzen PJ, Wouters EF. Prevalence and characteristics of nutritional depletion in patients with stable COPD eligible for pulmonary rehabilitation. Am Rev Respir Dis. 1993;147:1151-56.
7. Vermeeren MA, Creutzberg EC, Schols AM, Postma DS, Pieters WR, Roldaan AC, Wouters EF. Prevalence of nutritional depletion in large out-patient population of patients with COPD. Respir Med. 2006;100:1349-55.
8. Mete B, Pehlivan E, Gülbaş G, Günen H. Prevalence of malnutrition in COPD and its relationship with the parameters related to disease severity. Int J Chron Obstruct Pulmon Dis. 2018;13:3307-12.
9. de Blasio F, Di Gregorio A, de Blasio F, Bianco A, Bellofiore B, Scalfi L. Malnutrition and sarcopenia assessment in patients with chronic obstructive pulmonary disease according to international diagnostic criteria, and evaluation of raw BIA variables. Respir Med. 2018;134:1-5.
10. Chailleux E, Laaban JP, Veale D. Prognostic value of nutritional depletion in patients with COPD treated by long-term oxygen therapy: data from the ANTADIR observatory. Chest. 2003;123(5):1460-6.
11. Broekhuizen R, Wouters EF, Creutzberg EC, et al. Raised CRP levels mark metabolic and functional impairment in advanced COPD. Thorax. 2006;6117:22.
12. Hallin R, Koivisto-Hursti UK, Lindberg E, et al. Nutritional status, dietary energy intake and the risk of exacerbations in patients with chronic obstructive pulmonary disease (COPD). Respir Med. 2006;100:561-7.
13. Vanfleteren LE, Spruit MA, Groenen M, Gaffron S, van Empel VP, Bruijnzeel PL, Rutten EP, Op 't Roodt J, Wouters EF, Franssen FM. Clusters of comorbidities based on validated objective measurements and systemic inflammation in patients with chronic obstructive pulmonary disease. Am J Respir Crit Care Med. 2013;187(7):728-35.
14. Agusti A, Calverley PM, Celli B, Coxson HO, Edwards LD, Lomas DA, et al. Characterisation of COPD heterogeneity in the ECLIPSE cohort. Respir Res. 2010;11:122.
15. Almagro P, López García F, Cabrera F, Montero L, Morchón D, Díez J, et al. Comorbidity and gender-related differences in patients hospitalized for COPD. The ECCO study. Respir Med. 2010;104(2):253-9.
16. Sin DD, Man SF. Chronic Obstructive Pulmonary Disease as a Risk Factor for Cardiovascular Morbidity and Mortality, Proceedings of the American Thoracic Society, Vol. 2, Symposium: Chronic obstructive pulmonary disease: A disorder of the cardiovascular and respiratory systems. 2005;8-1.
17. Chen W, Thomas J, Sadatsafavi M, FitzGerald JM. Risk of cardiovascular comorbidity in patients with chronic obstructive pulmonary disease: a systematic review and meta-analysis. Lancet Respir Med. 2015;3(8):631-9.
18. Camilli AE, Robbins DR, Lebowitz MD. Death certificate reporting of confirmed airways obstructive disease. Am J Epidemiol 1991;133:795-800.
19. Franssen FM, O'Donnell DE, Goossens GH, Blaak EE, Schols AM. Obesity and the lung: 5. Obesity and COPD. Thorax. 2008;63(12):1110-17.
20. Hanson C, Rutten EP, Wouters EFM, Rennard S. Influence of diet and obesity on COPD development and outcomes. Int J Chron Obstruct Pulmon Dis. 2014;9:723-33.
21. Vozoris NT, O'Donnell DE. Prevalence, risk factors, activity limitation and health care utilization of an obese, population-based sample with chronic obstructive pulmonary disease. Can Respir J. 2012;19(3):e18-e24.
22. Cecere LM, Littman AJ, Slatore CG, Udris EM, Bryson CL, Boyko EJ, et al. Obesity and COPD: associated symptoms,

health-related quality of life, and medication use. COPD 2011;8:275-84.
23. Yamauchi Y, Hasegawa W, Yasunaga H, Sunohara M, Jo T, Takami K, et al. Paradoxical association between body mass index and in-hospital mortality in elderly patients with chronic obstructive pulmonary disease in Japan. Int J Chron Obstruct Pulmon Dis 2014;9:1337-46.
24. Lambert AA, Putcha N, Drummond MB, Boriek AM, Hanania NA, Kim V, et al.; COPDGene Investigators. Obesity is associated with increased morbidity in moderate to severe COPD. Chest 2017;151:68-77.
25. Iyer AS, Dransfield MT. The "Obesity Paradox" in Chronic Obstructive Pulmonary Disease: Can It Be Resolved? AnnalsATS 2018;15(2):158-59.
26. Marquis K, Debigaré R, Lacasse Y, LeBlanc P, Jobin J, Carrier G, et al. Midthigh muscle cross-sectional area is a better predictor of mortality than body mass index in patients with chronic obstructive pulmonary disease. Am J Respir Crit Care Med. 2002;166:809-13.
27. Galesanu RG, Bernard S, Marquis K, Lacasse Y, Poirier P, Bourbeau J, Maltais F. Obesity and chronic obstructive pulmonary disease: Is fatter really better? Can Respir J. 2014;21(5):297-301.

Capítulo 154

Há necessidade de se restringir ou suplementar algum nutriente específico?

• Mariana de Souza Dorna • Suzana Erico Tanni

A má nutrição pode comprometer a função da musculatura esquelética tanto em indivíduos saudáveis quanto naqueles com comprometimento respiratório. Esse quadro, geralmente, resulta em redução da massa diafragmática bem como diminuição da força e performance do músculo respiratório. Em metanálise publicada por Ferreira et al. (2012) foi avaliado o efeito da suplementação nutricional em indivíduos com DPOC estável. Foram avaliados 14 ensaios clínicos randomizados e controlados, com inclusão de 487 pacientes estáveis, em que 75% deles apresentavam DPOC. Entre as intervenções nutricionais foram avaliados sujeitos que receberam dieta via oral, enteral ou parenteral vs. placebo ou dieta habitual. Os autores concluíram não haver evidência consistente acerca dos benefícios da suplementação nutricional nessa população, nos desfechos de função pulmonar (VEF$_1$; SMD-0,01;95% IC:-0,31-0,30) ou em qualidade de vida relacionada à saúde (SMD-36;95% IC:-0,77-0,06) respectivamente. Ainda assim, a necessidade de suplementação de substratos específicos permanece conflitante.[2]

Suplementação de carboidratos

Por muito tempo prevaleceu a máxima de que pacientes com DPOC deveriam evitar suplementos ricos em carboidratos devido ao aumento de produção de gás carbônico (CO_2), resultante da oxidação de carboidrato, que aumentaria a sobrecarga na ventilação, o que pioraria o principal sintoma de dispneia na DPOC. Por outro lado, esse fato não foi corroborado pela literatura.[2,3] Alguns indivíduos com DPOC, em especial, os com capacidade reduzida de atividade física, podem não conseguir utilizar a gordura como substrato energético primário, dependendo então de carboidrato como sua principal fonte de energia.[4] Portanto, recomenda-se avaliar a clínica e capacidade funcional do paciente para que a indicação de suplementação seja acertada no sentido de recuperação e/ou manutenção de massa muscular. Nesse contexto, os suplementos específicos com restrição de carboidratos para sujeitos com DPOC não são recomendados.

Suplementação de proteínas e aminoácidos

Enfraquecimento, fragilidade e depleção de massa magra são fatores comumente encontrados nesses indivíduos. Assim sendo, aumentar a síntese proteica muscular, via suplementação, configura estratégia interessante dietética para essa população.[5,6] Dados da literatura sugerem aporte > 1,5 g/kg/dia para aumento de massa muscular, mas ainda não definido como recomendação generalizada para todos os pacientes como quantidade ideal.[7,8]

Recentemente, aumentou-se o interesse pela suplementação de aminoácidos (AA) como maneira de suprimir a perda de massa magra. Em indivíduos com DPOC e atrofia muscular foi observada redução das concentrações séricas de aminoácidos de cadeia ramificada (AACR), em especial a leucina. Esse aminoácido tem conhecido papel na ativação da sinalização das vias do anabolismo proteico independente de insulina, que apresenta correlação positiva com massa livre de gordura.[9] A glutamina, AA condicionalmente essencial, mas que se torna essencial em vigência de depleção ou aumento de demanda proteica, possui importante papel na via metabólica da musculatura esquelética, e, portanto, frequentemente diminuída nessa população. Ainda assim, a suplementação rotineira desses nutrientes com o objetivo de manutenção ou recuperação da massa muscular não é consensual.[10,11]

Suplementação de ácidos graxos poli-insaturados

O ácido graxo ômega-3 possui diferentes funções em humanos e entre as mais estudadas está seu potencial papel anti-inflamatório.[12] A ingestão de ácidos graxos poli-insaturados, especialmente ômega-3, está associada a baixos níveis séricos de fator de necrose tumoral-alfa (TNF-α), enquanto a de ômega-6 está relacionada ao aumento sérico de citocinas inflamatórias como interleucina (IL) 6 e proteína C-reativa (PCR).[13] No entanto, dados da literatura são conflitantes sobre os benefícios da suplementação desse ácido graxo, em pacientes não caquéticos, não exacerbadores e com doença moderada a grave, nos desfechos como diminuição de citocinas inflamatórias, desaceleração do declínio do VEF1, bem como tempo de dosagem da suplementação.[14-17]

Suplementação de vitamina D

Deficiência de vitamina D é um achado clínico comum na população com DPOC e, geralmente, associada ao comprometimento do sistema imunológico, maior frequência de infecções de vias aéreas e redução da capacidade física. Além disso, foi sugerido efeito deletério na força e função muscular.[17-19] Jolliffe *et al.* (2019) conduziram metanálise e revisão sistemática sobre a suplementação de vitamina D na prevenção da exacerbação no DPOC. Foram selecionados quatro ensaios clínicos controlados e randomizados (n = 560) e foi observado que a suplementação não influenciou nas taxas de exacerbação de DPOC moderada/grave (RR: 0,94; IC95%: 0,78-1,13). No entanto, a suplementação mostrou efeito protetor para aqueles com níveis de 25-hidroxivitamina D < 25 nmol/L (RR: 0,55; IC95%: 0,36-0,84), mas não para aqueles com níveis basais ≥ 25 nmol/L.[20] Apesar desses resultados, mais ensaios clínicos controlados e randomizados são necessários para atestar a segurança e eficácia da suplementação rotineira de vitamina D tanto para prevenção de exacerbação quanto para melhoria de desempenho em treinamento físico para esse público.

Suplementação de antioxidantes

O processo de estresse oxidativo é bem descrito na literatura e está associado, também, à disfunção da musculatura periférica e intolerância ao exercício.[21,22] Níveis séricos de vitaminas antioxidantes, selênio, cálcio, cloro, carotenoides e ferro foram associados a maior valor de VEF1.[23,24] Boa ingestão alimentar de frutas, vegetais, peixes, alimentos fontes de vitamina E, e grãos integrais pela dieta foram associadas ao menor risco de desenvolvimento de DPOC em tabagistas e não tabagistas, e diminuição da mortalidade no longo prazo. Apesar dos resultados otimistas, faltam dados consistentes que corroborem sua suplementação rotineira na prática clínica.

Referências bibliográficas

1. Ferreira IM, Brooks D, White J, Goldstein R. Nutritional supplementation for stable chronic obstructive pulmonary disease. Cochrane Database Sys Rev. 2012;12: CD000998.
2. van de Bool C, Steiner MC, Schols AM. Nutritional targets to enhance exercise performance in chronic obstructive pulmonary disease. Curr Opin Clin Nutr Metab Care. 2012 Nov;15(6):553-60.
3. Vermeeren MA, Wouters EF, Nelissen LH, van Lier A, Hofman Z, Schols AMI. Acute effects of different nutritional supplements on symptoms and functional capacity in patients with chronic obstructive pulmonary disease. Am J Clin Nutr 2001 Fev;73 (2):295-301.
4. Remels AH, Gosker HR, Schrauwen P, Langen RC, Schols AM. Peroxisomeproliferator-activated receptors: a therapeutic target in COPD? Eur Respir J 2008;31(3):502-508.
5. Engelen MP, Deutz NE, Wouters EF, Schols AM. Enhanced levels of wholebody protein turnover in patients with chronic obstructive pulmonary disease. Am J Respir Crit Care Med.2000;162 (4 Pt 1):1488-1492.
6. Kao CC, Hsu JW, Bandi V, Kheradmand F, Jahoor F. Resting energy expenditure and protein turnover are increased in patients with severe chronic obstructive pulmonary disease. Metabolism. 2011;60(10):1449-1455.
7. Engelen MP, Wouters EF, Deutz NE, Does JD, Schols AM. Effects of exercise on amino acid metabolism in patients with chronic obstructive pulmonary disease. Am J Respir Crit Care Med. 2001;163(4):859-864.
8. Op den Kamp CM, Langen RC, Haegens A, Schols AM. Muscle atrophy in cachexia:can dietary protein tip the balance? Curr Opin Clin NutrMetab Care. 2009;12(6):611-616.
9. Engelen MP, Wouters EF, Deutz NE, Menheer PP, Schols Am. Factors contributing to alterations in skeletal muscle and plasma amino acid profiles in patients with chronic obstructive pulmonary disease. Am J Clin Nutr. 2000;72(6):1480-1487.
10. Engelen MP, Rutten EP, De Castro CL, Wouters EF, Schols AM, Deutz NE. Supplementation of soy protein with branched-chain amino acids alters protein metabolism in healthy elderly and even more in patients with chronic obstructive pulmonary disease. Am J Clin Nutr. 2007;85(2):431-439.
11. Marwood S, Jack S, Patel M, Walker P, Bowtele J, Calverley P. No effect of glutamine ingestion on indices of oxidative metabolism in stable COPD. Respir Physiol Neurobiol.2011;177(1):41-46.
12. Pizzini A, Lunger L, Sonnweber T, Weiss G, Tanevski I. The role of omega-3 fatty acids in the setting of coronary artery disease and COPD: a review. Nutrients. 2018;10(12): piiE1864.

13. Barr RG, Mesia-Vela S, Austin JH, Basner RC, Keller BM, Reeves AP, et al. Impaired flow-mediated dilation is associated with low pulmonary function and emphysema in ex-smokers: The Emphysema and Cancer Action Project (EMCAP) Study Am J Respir Crit Care Med. 2007;176(12):1200-7.

14. Matsuyama W, Mitsuyama H, Watanabe M, Oonakahara K, Higashimoto I, Osame M, et al. Effects of omega-3 polyunsaturated fattyacids on inflammatory markers in COPD.Chest. 2005;128(6):3817-27.

15. DeBatlle J, Sauleda J, Balcells E, Gomez FP, Mendez M, Rodriguez E, et al. Association between Omega3 and Omega6 fatty acid intakes and serum inflammatory markers in COPD. J Nutr Biochem. 2012;23(7): 817-21.

16. Broekhuizen R, Wouters EF, Creutzberg EC, Weling-Scheepers CA, Schols A M. Polyunsaturated fatty acids improve exercise capacity in chronic obstructive pulmonary disease. Thorax. 2005;60(5):376-82.

17. Piepoli MF, Hoes AW, Agewall S, Albus C, Brotons C, Catapano AL, et al. 2016 European Guidelines on cardiovascular disease prevention in clinical practice: The Sixth Joint Task Force of the European Society of Cardiology and Other Societies on Cardiovascular Disease Prevention in Clinical Practice (constituted by representatives of 10 societies and by invited experts) Developed with the special contribution of the European Association for Cardiovascular Prevention & Rehabilitation (EACPR).Eur Heart J. 2016;37(29): 2315-81.

18. Dirks-Naylor AJ, Lennon-Edwards S. The effects of vitamin D on skeletal muscle function and cellular signaling. J Steroid Biochem Mol Biol. 2011;125(3-5):159-68.

19. Calder PC, Laviano A, Lonnqvist F, Muscaritoli M, Ohlander M, Schols AM.Targeted medical nutrition for cachexia in chronic obstructive pulmonary disease: A randomized, controlled trial. J Cachexia Sarcopenia Muscle. 2018;9(1):28-40.

20. Jolliffe DA, Greenberg L, Hooper RL, Mathyssen C, Rafiq R, Jongh RT et al. Vitamin D to prevent exacerbations of COPD: systematic review to prevent exacerbations of individual participant data from randomised controlled trials. Thorax.2019;74:337-345.

21. Barreiro E, Schols AM, Polkey MI,Galdiz JB, Gosker HR, Swallow EB et al. Cytokine profile in quadriceps muscles of patients with severe COPD. Thorax. 2008 Fev;63(2):100-107.

22. Gosker HR, Bast A, Haenen GR, Fischer MA, van der Vusse GJ, Wounters EF et al. Altered antioxidant status in peripheral skeletal muscle of patients with COPD. Respir Med. 2005;99(1):118-125.

23. McKeever TM, Lewis SA, Smit HA, Burney P, Cassano PA, Bretton J. A multivariate analysis of serum nutrient levels and lung function. Respir Res.2008;9 (7):67.

24. Hanson C, Rutten EP, Wouters EF, Rennard S. Diet and vitamin D as risk factors for lung impairment and COPD. Transl Res. 2013;162(4):219-36.

Capítulo 155

Hormônios – o que dizem as evidências?

• Mariana de Souza Dorna • Suzana Erico Tanni

Depleção muscular

A depleção muscular, que é consequência comum dos estados avançados da DPOC, pode contribuir para o comprometimento físico. Como já dito em outros capítulos, a perda de massa corporal é multifatorial[1-7] e está associada ao baixo condicionamento físico e diminuição da capacidade de exercício.[8-10] Por outro lado, a reversão do quadro de depleção está associada a melhores desfechos, como menor tempo de internação hospitalar, melhora de qualidade de vida, recuperação de força e capacidade funcional e aumento de sobrevida.[11-15]

Os esteroides anabólicos androgênicos

Uma das alternativas hipotetizadas para reduzir a perda proteica é a utilização de hormônios esteroides anabólicos androgênicos (EAA). Essa teoria surgiu quando estudos demonstraram que a recuperação do balanço energético e do catabolismo muscular foi pouco efetiva apenas com o uso de suplementação nutricional oral. Entre as formas humanas circulantes estão: testosterona, diidrotestosterona (DHI), androstenediona e deidroepiandrosterona (DHEA).[11,16]

Em atletas os EAAs começaram a ser utilizados pela sua capacidade de aumento de massa muscular e melhorar o desempenho por efeito anabólico proteico, pela via dos receptores androgênicos e por inibição da via catabólica, por supressão dos receptores de glicocorticoides.[17] O mesmo princípio fora utilizado para pacientes com DPOC sem evidência de benefícios.

Uso de esteroides na DPOC

Ensaio clínico com uso de megestrol por dois meses em pacientes com DPOC e desnutrição, caracterizada pelo índice de massa do corpo inferior a 21 kg/m², mostrou ganho de peso por aumento de massa gorda e também reduziu os valores séricos de testosterona.[18,19] Pacientes com DPOC podem apresentar valores baixos de testosterona que podem estar associados ao mecanismo de desnutrição dos pacientes. Nesse sentido, ensaio clínico conduzido em pacientes homens, que apresentavam valores de testosterona abaixo de 400 ng/dL, utilizou por 10 semanas, testosterona 100 mg/semana adicionado ou não a treinamento físico de resistência. Esse estudo mostrou que ambos os grupos de intervenção tiveram ganho de massa muscular e foi superior no grupo que realizou treinamento físico.[20] Semelhantemente, estudo que utilizou oxandrolona também apresentou ganho de massa muscular, mas com muitos efeitos adversos associados, o que fez 18% dos pacientes descontinuaram o estudo.[21] Por outro lado, análise crítica desses estudos se referem a diferentes gravidades da doença que não podem ser generalizadas, ao tamanho amostral pequeno, a não sustentabilidade dos ganhos ao longo prazo e a associação com efeitos adversos. Nesse sentido, estudo de revisão mostrou que a utilização de hormônios esteroides, em pacientes desnutridos com DPOC, não mostrou benefício quando comparado a reabilitação pulmonar.[22]

Assim seu uso com a finalidade de promover crescimento ou recuperação tecidual e melhor ingestão alimentar, permanece pouco explorado e controverso.[18-23]

Comentários dos autores/*hot points*

- A depleção muscular, que é consequência comum dos estados avançados da DPOC, pode contribuir para o comprometimento físico.

- Os estudos clínicos existentes são pequenos, realizados em estádios diferentes da doença e com resultados controversos. Embora alguns mostrem ganho de massa magra, os efeitos colaterais limitam o uso.
- A reabilitação pulmonar exibe menos efeitos colaterais e mesmos resultados que hormônios esteroides.

Referências bibliográficas

1. Rabe K.F, Hurd S, Anzueto A, Barnes PJ, Buist SA, Calverley P, et al. Global strategy for the diagnosis, management, and prevention of chronic obstructive pulmonary disease: GOLD executive summary. Am J Respir Crit CareMed. 2007;176(6): 532-55.
2. Vestbo J ,Hurd SS, Agustí AG,Jones PW, Vogelmeier C, Anzueto, A, et al. Global strategy for the diagnosis, management, and prevention of chronic obstructive pulmonary disease GOLD executive summary. Am J Respir Crit Care Med. 2013;187(4): 347-365.
3. Buist AS, McBurnie MA, Vollmer WM, Gillespie S, Burney P, Mannino D, Menezes,et al. International variation in theprevalence of COPD (The BOLD Study): A population-based prevalence study. Lancet 2007;370: 741-50.
4. Afonso AS, Verhamme KM, Sturkenboom MC, Brusselle GG. COPD in the general population: prevalence, incidence and survival. Respir Med 2011;105(12):1872-84.
5. Wilson DO, Rogers RM, Wright EC, Anthonisen NR. Body weight in chronic obstructive pulmonary disease. The National Institutes of Health Intermittent Positive-Pressure Breathing Trial. Am Rev Respir Dis 1989;139(6):1435-8.
6. Engelen MP, Schols AM, Baken WC,Wesseling GJ, Wouters EF. Nutritional depletion in relation to respiratory and peripheral skeletal muscle function in out-patients with COPD. Eur Respir J 1994;7(10):1793-97.
7. Vandenbergh E, van de Woestijne KP, Gyselen A. Weight changes in the terminal stages of chronic obstructive pulmonary disease. Am Rev Respir Dis 1967;95(4):556-66.
8. Morley JE, Thomas DR, Wilson MM. Cachexia: pathophysiology and clinical relevance. Am J Clin Nutr 2006;83(4):735-43.
9. Tisdale MJ. Mechanisms of cancer cachexia. Physiol Rev 2009;89(2):381-410.
10. Durham WJ, Dillon EL, Sheffield-Moore M. Inflammatory burden and amino acid metabolism in cancer cachexia. Curr Opin Clin Nutr Metab Care 2009;12(1):72-7.
11. Rogers RM, Donahoe M, Costantino J. Physiologic effects of oral supplemental feeding in malnourished patients with chronic obstructive pulmonary disease: a randomized control study. Am Rev Respir Dis 1992;146(6):1511-7.
12. Lewis MI, Belman MJ, Dorr-Uyemura L. Nutritional supplementation in ambulatory patients with chronic obstructive pulmonary disease. Am Rev Respir Dis 1987;135(5):1062-8.
13. Knowles JB, Farbarne MS, Wiggs DJ, Chan-Yan C, Pardy RL. Dietary supplementation and respiratory muscle performance in patients with COPD. Chest 1988;93(5):977-83.
14. Goldstein RS, Lacasse Y. Elements in the design of rehabilitation efficacy in chronic obstructive pulmonary disease. Monaldi Arch Chest Dis 1998;53(4):460-5.
15. Efthimiou J, Fleming J, Gomes C, Spiro SG. The effect of supplementary oral nutrition in poorly nourished patients with chronic obstructive pulmonary disease. Am Rev Respir Dis 1988;137(5):1075-1082.
16. Shridhar MK, Galloway A, Lean MEJ, Banham SN. An out-patient nutritional programme in COPD patients. Eur Resp J. 1994;7(4):720-4.
17. Wilson ID. Androgen abuse by atheletes. Endocr Rev. 1998;9(2):181-99.
18. Weisberg J, Wanger J, Olson J, Streit B ,Fogarty C, Martin T, et al. Megestrol acetate stimulates weight gain and ventilation in underweight COPD patients. Chest. 2002;121(4):1070-8.
19. Casaburi R, Nakata J, Bistrong L, Torres E, Rambod M, Porszasz J. Treatment with megestrol acetate and testosterone increases body weight and muscle mass in COPD cachexia. Eur Respir J. 2015;3(1):389-97.
20. Casaburi R, Bhasin S, Cosentino L.Prazasz J, Somfay A, Lewis MI, et al. Effects of testosterone and resistance training in men with chronic obstructive pulmonary disease. Am J Respir Crit Care. 2004;170(8):870-8.
21. Yeh SS, DeGuzman B, Kramer T. M012 Study Group. Reversal of COPD associated weight loss using anabolic agent oxandrolone. Chest. 2002;122(2):421-8.
22. Sharma S, Arneja A. McLean L, Duerksen D, Leslie W, Sciberras D, et al. Anabolic steroids in COPD: a review and preliminary results of a randomized trial. Chronic Respiratory Disease. 2008. 5(3): 169-76.
23. Creutzberg EC, Wouters EFM, Mostert R, Pluymers RJ, Schols AMWJ. A role of anabolic steroids in the rehabilitation of patients with COPD. Chest. 2003;124(6):1733-42.
24. Ferreira IM, Verreschi IT, Nery LE , Goldstein RS, Zamen N, Brooks D,et al. The influence of 6 months of oral anabolic steroids on body mass and respiratory muscles in undernourished COPD patients. Chest. 1998;114(1):19-28.

Qual o papel da reabilitação física?

• Thaís Garcia • Suzana Erico Tanni

A reabilitação física é destinada ao reestabelecimento das funções corporais prejudicadas em detrimento de doenças, agravos ou outras condições, e proporciona à pessoa os meios para integrar ou reintegrar-se ao meio ambiente físico, cultural, familiar e social.[1]

Um dos mais importantes objetivos da reabilitação física na DPOC é proporcionar melhora na capacidade física e psicológica desses pacientes.[2] O papel da reabilitação física está relacionado com a melhora da tolerância ao esforço, amenizar os sintomas respiratórios e melhorar a qualidade de vida. Além disso, é capaz de proporcionar integração social.[2-4]

A redução da capacidade funcional nessa população pode ser atribuída não somente às alterações da mecânica respiratória e aos distúrbios das trocas gasosas pulmonares, mas também à fadiga de membros inferiores (MMII), alterações e redução das fibras musculares.[2,5,6]

A disfunção muscular ocorre principalmente nas áreas dos braços e coxas, pela atrofia e mudança na distribuição das fibras musculares oxidativas tipo I (contração lenta) e pelas fibras glicolíticas tipo II (contração rápida). Pode ocorrer também aumento da porcentagem de fibras tipo II, e, diminuição de contato entre capilares e fibras tipo I e tipo IIa. Essas modificações se relacionam com a diminuição da resistência muscular, o predomínio do sistema anaeróbico láctico e a fadiga muscular.[5-7] O diafragma também sofre alterações com o progresso da doença na função contrátil estrutural e bioquímico devido alterações celulares e moleculares o que provoca fraqueza muscular. Essa cascata de alterações compromete as trocas gasosas, piora a hiperinsuflação pulmonar e aumenta o sintoma de dispneia.[5]

Essas alterações repercutem na dificuldade de executar tarefas de atividade de vida diária (AVD), imposta pela dispneia quando os movimentos estão relacionados à elevação do ombro acima de 90º, tarefas realizadas sem apoio dos MMSS[6,7] e caminhada em pequenas distâncias. O conjunto de modificações na doença fazem parte do quadro cíclico de descondicionamento físico, que piora a sensação de dispneia e se relaciona com maior inatividade do paciente.[7] Desse modo, a reabilitação pulmonar tem como objetivo reduzir os sintomas presente nos doentes, que limitam o desempenho, interrompe o ciclo das manifestações sistêmicas, otimiza atividades sociais e físicas e promove independência funcional.[7]

Qual o melhor tipo de reabilitação física?

As reabilitações individuais ou em grupo irão proporcionar benefícios. A escolha é feita a partir da anamnese realizada durante a avaliação do paciente, no qual deve-se considerar o estágio da doença, segundo GOLD, e a presença de limitações funcionais, como a dispneia relacionada com a magnitude de exercício físico, que pode ser avaliada pelo questionário *medical research council* modificado (mMRC).[10,11]

Pacientes com estágio I e II do GOLD (doença leve a moderada) e comprometimento leve da capacidade de exercício (mMRC < 2) podem ser beneficiados com a reabilitação física em grupo. Àqueles que apresentam estágio mais avançado da doença, como GOLD III e IV, devem ter acompanhamento fisioterapêutico individual e multidisciplinar.[10]

Em que consiste o programa de reabilitação física?

O programa consiste na atenção priorizada, com reeducação de técnicas respiratórias como respiração diafragmática e expiração com lábios semicerrados ou freno labial (utilizada para facilitar a saída de ar e trocas gasosas no pulmão, que devido ao colabamento de pequenas vias aéreas durante a expiração colaboram com o aprisionamento de ar) são técnicas utilizadas para a conservação de energia, além do treinamento da força muscular periférica e o relaxamento.[3,5,8]

No treinamento de membros superiores, pode ser utilizado exercícios ativos assistidos de cadeia cinética fechada, como p. ex., uso de cicloergômetro. Esse treinamento proporcionar segurança e eficácia, pois o segmento distal é fixo e com uma superfície sustentadora, a resistência pode ser aplicada tanto distal quanto proximal. Desse modo, o movimento exige integração concomitante de várias articulações para que ele se complete.[10,11] Outra maneira de realizar treinamento é a utilização de exercícios de cadeia cinética aberta, com a utilização de pesos ou bastões.[7,10,11] Esse exercício ocorre em apenas uma articulação e sem a sustentação do peso corporal. O segmento distal estará livre para se mover e a resistência é aplicada nele.[10,11] No entanto, ambos treinamentos irão proporcionar melhora no condicionamento físico. A escolha deverá ser realizada a partir da capacidade funcional do paciente.

Revisão sistemática recente, que comparou a eficácia da reabilitação pulmonar caracterizada por treinamento físico, por 4 semanas, em comparação a grupo de pacientes que não receberam treinamento físico, mostrou que os pacientes que receberam treinamento físico melhoraram a qualidade de vida e a capacidade física do exercício, e reduziu a sensação de dispneia e da fadiga.[10] Nesse contexto, a reabilitação pulmonar é indicada para pacientes com sintomas respiratórios com impacto positivo na melhora de características da doença.

No mesmo contexto, pacientes que tiveram exacerbação da doença, também existe recomendação para que realizem para melhora significativa na qualidade de vida, na capacidade física do exercício e redução de readmissões hospitalares.[1]

A prescrição da frequência, tipo, intensidade e duração será de acordo com a tolerância e evolução do paciente durante o treinamento físico.[8] Sugere-se que haja, no mínimo, três séries e de 7 a 12 repetições, com intensidade de 50% a 80%, do máximo avaliado pelo teste de uma repetição máxima.[9]

Para o treinamento de MMII é ideal que o paciente realize exercícios aeróbicos com frequência, como caminhadas e fortalecimento de quadríceps femoral. O treinamento de MMII aumenta a concentração de enzimas oxidativas mitocondriais, a capilarização dos músculos treinados, o limiar anaeróbio, o consumo máximo de oxigênio e diminui o tempo de recuperação da creatina fosfato, o que resultam na melhora na capacidade do exercício.[1] O exercício deve ser progressivo, ou seja, inicia-se duas vezes na semana e pode evoluir para quatro a cinco vezes na semana. A utilização de esteira ou bicicleta ergométrica também é muito utilizada, quando realizado com equipe treinada, recomenda-se intensidade de esforço de aproximadamente 80% da carga de consumo máximo de oxigênio ou da frequência cardíaca alcançada pelo teste máximo.[10]

Já o relaxamento pode ser realizado no intervalo dos exercícios com duração de 5 minutos, ou uma vez por semana, com duração de 30 minutos.[10] É realizado ao final da reabilitação, e, tem como objetivo reduzir características que possam estar relacionados com a ansiedade e pode piorar o sintoma de dispneia. O paciente poderá ficar sentado ou deitado, olhos fechados e respirações profundas. A utilização de musicoterapia também beneficia o relaxamento após a reabilitação.

Assim, a reabilitação física na DPOC tem grande impacto na recuperação de qualidade de vida, na melhora da capacidade física e redução de desfechos negativos da doença.

Comentários dos autores/*hot points*

- O papel da reabilitação física está relacionado com a melhora da tolerância ao esforço, amenizar os sintomas respiratórios e melhorar a qualidade de vida. Além disso, é capaz de proporcionar integração social.
- Pacientes com estágio I e II do GOLD (doença leve a moderada) e comprometimento leve da capacidade de exercício (mMRC < 2) podem ser beneficiados com a reabilitação física em grupo.
- Àqueles que apresentam estágio mais avançado da doença, como GOLD III e IV, devem ter acompanhamento fisioterapêutico individual e multidisciplinar.

Referências bibliográficas

1. Puhan MA, Gimeno-Santos E, Cates CJ, Troosters T. Pulmonary rehabilitation following exacerbations of chronic obstructive pulmonary disease. Cochrane Database Syst Rev. 2016;12:CD005305

2. Spruit MA, Pitta F, McAuley E, ZuWallack RL, Nici L. Pulmonary rehabilitation and physical activity in patients with COPD. Am J Respir Crit Care Med. 2015;192(8):924-933.

3. Gimeno-Santos E, Frei A, Steurer-Stey C, de Baetlle J, Rabinovich RA, Raste Y, et al. Determinants and outcomes of physical activity in patients with COPD: a systematic review. Thorax. 2014;69(8):731-9.

4. Mantoani LC, Dell'Era S, MacNee W, Rabinovich RA. Physical activity in patients with COPD: the impact of comorbidities. Expert Rev Respir Med. 2017;11(9):685-698.

5. Cutrim ALC, Duarte AAM, Silva-Filho AC, Dias CJ, Urtado CB, Ribeiro RM, et al. Inspiratory muscle training improves autonomic modulation and exercise tolerance in chronic obstructive pulmonary disease subjects: a randomized-controlled trial. Chron Respir Dis. 2015;12(4):305-12.

6. Porto EF, Castro AA, Velloso M, Nascimento O, Dal Maso F, Jardim JR. Exercises using the upper limbs hyperinflated COPD patients more than exercises using the lower limbs at the same metabolic demand. Monaldi Arch Chest Dis. 2009;71(1):21-6.

7. Oliveira GSO, Antunes MD, Leme DEC, Oliveira DV. Quais tipos de exercícios físicos devem ser prescritos na doença pulmonar obstrutiva crônica? Ver Med Saúde Brasília. 2018;7(1):61-68.

8. Storer TW. Exercise in chronic obstructive pulmonary disease: resistance exercise prescription. Med Sci Sports Exerc. 2001;33:S680-6.

9. Kisner C, Colby LA. Exercícios terapêuticos: fundamentos e técnicas. 4a ed. Barueri. Manole. 2005.

10. McCarthy B, Casey D, Devane D, Murphy K, Murphy E, Lacasse Y. Pulmonary rehabilitation for chronic obstructive pulmonary disease. Cochrane Database Syst Rev. 2015;(2):CD003793. doi: 10.1002/14651858.CD003793.pub3.

11. Moser ADL, Malucelli MF, Bueno NA. Cadeia cinética aberta e fechada: uma reflexão crítica. Fisioter Mov. 2010;23(4):641-650.

Seção 33

Doença Renal

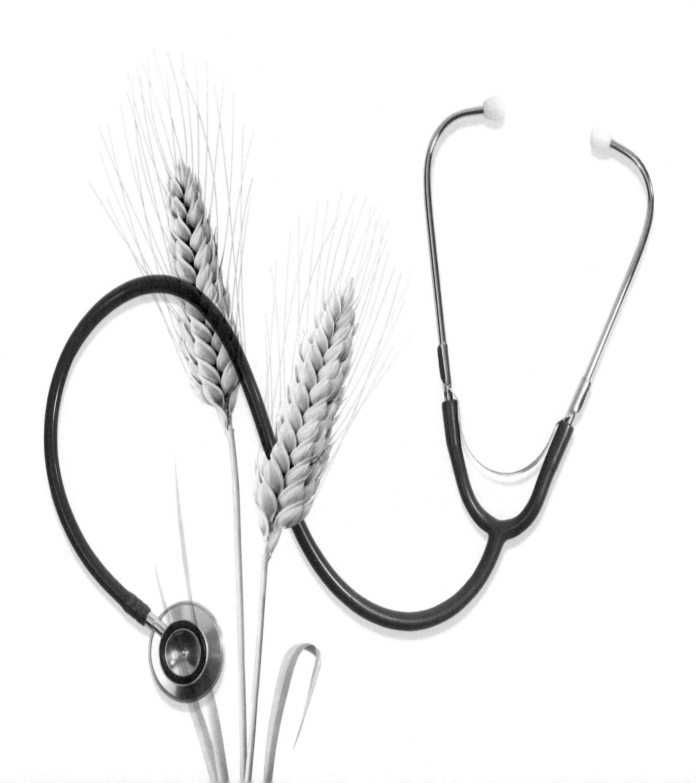

Síntese da Inteligência Didática

Injúria renal aguda e doença renal crônica

Como caracterizar injúria renal aguda e doença renal crônica

IRA: aumento maior que 0,3 mg/dL na creatinina basal em 48 horas; aumento 1,5 vezes a creatinina basal em até 7 dias; e/ou redução do débito urinário para < 0,5 mL/kg/h em 6 horas

DRC: diminuição da função renal (TFG < 60 mL/min/1,73 m^2), ou presença de marcadores de lesão renal (pelo menos um), ou ambos, por no mínimo, 3 meses, independentemente da causa e é irreversível

A terapia reno-substitutiva pode ser iniciada antes dos sintomas de urgência e ser pautada em avaliação pré-dialítica

Qual o fenótipo mais comum?

Importante a avaliação nutricional e antropométrica completa e precisa, que não se baseie apenas no IMC

Equipes multidisciplinares devem reforçar a prevenção da obesidade e preservação de massa muscular, com orientação nutricional adequada, prática regular de atividade física e controle dos exames laboratoriais

Tanto a desnutrição quanto o sobrepeso na DRC envolvem conceitos complexos que dificultam sua definição e prevalência

Oferta e restrição de macro e micronutrientes na IRA

As necessidades calóricas podem ser estimadas pela formula de bolso: 20-30 kg/kg/d. Dois terços das calorias diárias com o carboidrato (não passando de 5 g/kg/d de glicose, considerando os carboidratos presentes em soluções de dialisato

Os lipídios devem representar de 30% a 35% do total de oferta de energia não proteica

Ingestão proteica de 0,8-1,0 g/kg/d para pacientes não catabólicos. Catabolismo moderado a grave 1,5-2,5 g sugerida/kg/d. Utilizar cálculo do balanço nitrogenado

A suplementação de vitaminas e minerais apenas em casos de deficiência

Oferta e restrição de macro e micronutrientes na DRC

Restrições excessivas podem levar a menor sobrevida pela deterioração do estado nutricional e da qualidade de vida

As orientações nutricionais devem ser feitas com cautela e com abordagem equilibrada

Energia: 25 a 35 kcal/kg

Recomenda-se dieta normoproteica para DRC em tratamento conservador (I e II: 0,8 a 1,0g/kg). Restrição proteica somente em casos mais avançados

Para os pacientes com DRC em terapia substitutiva, a oferta proteica deve ser maior, considerando as perdas de proteína durante a diálise

Avaliação da água por bioimpedância elétrica

A avaliação nutricional periódica para ajustar o peso seco e realizar as intervenções necessárias é imprescindível

Recomendar e preservar um volume ideal representa um dos pilares no cuidado e manejo de pacientes em diálise

Não há até o momento evidências científicas que comprovem a superioridade do uso da bioimpedância quando comparada à avaliação clínica para a prescrição de diálise. Entretanto, o uso da bioimpedância pode auxiliar na avaliação clínica

O ângulo de fase reduzido tem se mostrado o marcador de pior prognóstico e relaciona-se com a água corporal

Capítulo 157

Como caracterizar a injúria renal aguda e a doença renal crônica?

• Welder Zamoner • Vanessa Burgugi Banin • Edwa Bucuvic • Daniela Ponce

Injúria renal aguda

Introdução

A injúria renal aguda (IRA) é definida como uma redução abrupta e sustentada da função renal, resultando em acúmulo de resíduos nitrogenados e não nitrogenados. É uma síndrome clínica frequente, com repercussão multiorgânica, que pode ocorrer tanto na comunidade (0,4% a 0,9%) quanto em ambiente hospitalar (4,9% a 7,2%). Estima-se que 36% a 67% dos pacientes criticamente enfermos apresentam um episódio de IRA durante o curso de sua doença, com mortalidade hospitalar de cerca de 50%, a despeito dos avanços terapêuticos das últimas décadas. Dos pacientes admitidos em unidade de terapia intensiva (UTI), que desenvolvem IRA, cerca de 13% necessitam de suporte renal agudo (SRA), com mortalidade que pode alcançar 80%.[1]

Fatores de risco

Vários fatores podem predispor um paciente a evoluir com quadro de IRA. Dentre eles, destacam-se idade, sepse, cirurgias, estadia prolongada em hospital e presença de comorbidades como hipertensão arterial (HA), diabetes *mellitus* (DM), cardiopatias, neoplasias e doença renal crônica (DRC).[1]

Segundo a Acute Disease Quality Initiative (ADQI),[2] que considera cinco dimensões de risco, além desses fatores de risco inerentes ao indivíduo, somando-se a eles outras doenças crônicas, consideram-se ainda os fatores relacionados a: exposição, como infecções, intoxicações, nefrotoxinas, trauma, choque, realização de procedimentos cirúrgicos e acidente por animais peçonhentos; ambientais, associados a saneamento básico, desastres naturais, zonas de guerra e qualidade de água; socioculturais: moradia, nutrição, saúde pública, acesso ao cuidado, acesso a informação; e de processo de cuidado: nível primário ou terciário, tempo para início dos cuidados, presença de protocolos e acesso a prontuários eletrônicos.

Identificar pacientes sob risco de desenvolver IRA auxilia na implementação de intervenções preventivas para evitar a instalação do insulto, reduzir os efeitos da injúria e limitar as consequências.[2]

Critérios diagnósticos

A piora da função renal pode ser definida de acordo com os critérios mais atuais para injúria renal aguda (IRA) pelo *kidney disease improving global outcomes* (KDIGO)[3] como aumento maior que 0,3 mg/dL na creatinina basal em 48 horas; aumento 1,5 vezes a creatinina basal em até 7 dias; e/ou redução do débito urinário para < 0,5 mL/kg/h em 6 horas.

Os pacientes com diagnóstico de IRA podem ainda ser classificados em três estádios, com diferentes prognósticos, a depender da proporção de aumento do valor de creatinina em relação ao basal ou redução do débito urinário.[3]

- **Estádio I:** aumento da Cr sérica em até 200% do valor basal ou DU < 0,5 mL/kg/h por 6 a 12 horas.
- **Estádio II:** aumento da Cr sérica de 200% a 300% ou DU < 0,5 mL/kg/h por mais que 12 horas.
- **Estádio III:** aumento da Cr sérica maior que 300% ou aumento da Cr para valor > que 4,0 mg/dL ou DU < 0,3 mL/kg/h por mais de 24 horas ou anúria por 12 horas ou necessidade de suporte renal agudo (SRA).

Apesar de alterações na creatinina sérica e no débito urinário ainda serem o padrão para o reconhecimento da IRA, sabidamente recebem influência de fatores como massa muscular, hipercatabolismo, drogas, estado de hidratação, sexo e idade, podendo retardar o diagnóstico. Ainda, a IRA pode estar presente mesmo sem alterações na creatinina (IRA subclínica), devido à reserva funcional renal ou à secreção tubular de creatinina. Essas limitações impulsionaram estudos nos últimos anos para a descoberta de novos biomarcadores, séricos e urinários, cada qual com suas vantagens e desvantagens, com maior sensibilidade e especificidade, mais precoces no diagnóstico e prognóstico da IRA, como *neutrophil gelatinase-associated lipocalin* (NGAL), *kidney injury molecule 1* (KIM-1), *interleukin-18* (IL-18), *liver-type fatty acid-binding protein* (L-FABP), *tissue inhibitor of metalloproteinase-2* (TIMP-2), *insulin-like growth factor-binding protein 7* (IGFBP7) e *calprotectin*. A utilização ainda se mostra limitada, com a identificação dos melhores biomarcadores para cada proposta (avaliação de risco, diagnóstico, etiologia, diagnóstico diferencial e prognóstico), bem como reconhecimento de que os níveis podem ser diferentes em cada cenário. Tem sido proposta a combinação dos biomarcadores, incluindo aqueles que avaliam função e dano celular, conforme ilustra a Figura 157.1.[4]

Etiologias

A IRA pode ser classificada, de acordo com sua fisiopatologia, por três mecanismos principais: hipoperfusão renal (pré-renal), lesão do parênquima renal (renal ou intrínseca) e obstrução do sistema excretor (obstrução).[1]

A IRA pré-renal é considerada uma alteração funcional, com acúmulo de produtos nitrogenados secundário a redução de fluxo plasmático, seja absoluto ou relativo, e diminuição da taxa de filtração glomerular (TFG). É o modo mais comum de IRA (40%-60%) e reversível quando é tratada sua causa de base.[1]

A IRA intrínseca compreende diferentes insultos às estruturas do néfron, como vascular (trombose de vasos, microangiopatias trombóticas), intersticial (nefrite intersticial aguda), glomerular (glomerulonefrite rapidamente progressiva) e tubular (insulto nefrotóxico, séptico, isquêmico), sendo esse último, o mais comum.[1]

IRA pós-renal (até 10%) é secundária a uma obstrução (intrínseca ou extrínseca) do trato urinário, causada por cálculos, coágulos, neoplasias ou fibrose retroperitoneal, por exemplo.[1]

Em algumas situações, apenas a história clínica, exame físico e laboratoriais não são suficientes para identificar o insulto renal, podendo ser necessária a complementação com análise histopatológica. Assim, a biópsia renal pode estar indicada em situações de etiologia indeterminada ou quando a evolução clínica mostra-se incompatível com a história natural, em casos de IRA intersticial, vascular ou glomerular.[1,3]

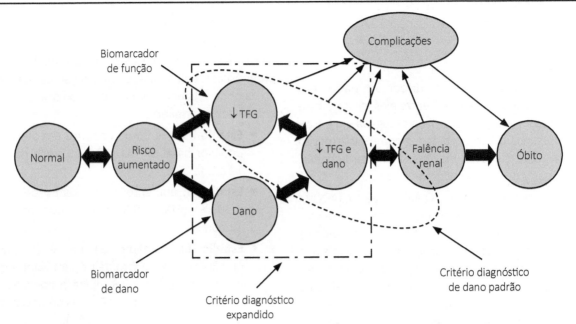

Figura 157.1: Modelo conceitual da injúria renal aguda. TFG: taxa de filtração glomerular (Fonte: Adaptada de Murray *et al.*, Kidney Int. 2014;85(3):513-21[4]).

Contínuo IRA – doença renal crônica

Desde o KDIGO (2012),[3] foi proposto o termo *doença renal aguda* para unificar e estabelecer os conceitos de IRA e DRC. Em 2016, o ADQI[5] definiu esse termo como perda de função renal aguda ou subaguda e/ou dano de início ou reconhecimento em até 90 dias, incluindo os desfechos renais recuperação, recorrência e/ou progressão, conforme Figura 157.2.

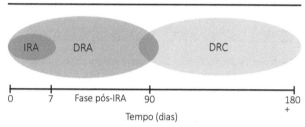

Figura 157.2: Contínuo entre IRA-DRC. IRA: injúria renal aguda; DRA: doença renal aguda; DRC: doença renal crônica (Fonte: Adaptada de Silver *et al*., Kidney Int Rep. 2017;2:579-93[5]).

Doença renal crônica

O impacto da doença renal crônica (DRC) na mortalidade, qualidade de vida e no custo dos cuidados médicos está aumentando exponencialmente em todo o mundo, de maneira que, atualmente, a DRC afeta 8%-16% da população mundial. A prevalência de DRC no Brasil é elevada. Estima-se que 11 a 22 milhões de habitantes adultos apresentem algum grau de disfunção renal, em uma população com cerca de 200 milhões de habitantes e 70% de população adulta. Número impossível de ser tratado por especialistas, denotando a imperiosa necessidade de programas epidemiológicos específicos e informação ao médico generalista sobre meios de tratamentos preventivos de progressão da DRC.[6]

A DRC pode surgir em decorrência da atuação de várias doenças heterogêneas que alteram o funcionamento e estrutura do rim ao longo de meses ou anos. O diabetes *mellitus* e a hipertensão arterial são as principais causas da DRC. Outras causas incluem doenças inflamatórias como a glomerulonefrite, uropatia obstrutiva como a litíase, infecções crônicas (pielonefrite) e doenças genéticas como o rim policístico.[7]

A definição e classificação da DRC evoluíram ao longo do tempo. Atualmente, *guidelines* internacionais como *kidney disease quality outcome initiative* (K/DOQI) definem essa condição como uma diminuição da função renal evidenciada pela taxa de filtração glomerular (TFG) inferior a 60 mL/min/1,73 m², ou pela presença de marcadores de lesão renal (pelo menos um), ou ambos, por um período de no mínimo 3 meses, independentemente da causa.[8]

A seguir estão os marcadores de lesão renal:

- Albuminúria, definida como razão albuminúria/creatininúria superior ou igual a 30 mg/g.
- Anormalidades no sedimento urinário.
- Alterações eletrolíticas secundárias a distúrbios de funcionamento tubular.
- Anormalidades histológicas (avaliadas em estudo anatomopatológico de biópsia).
- Anormalidades estruturais detectadas por exames de imagem.
- Antecedente de transplante renal prévio.

A DRC está classificada em cinco níveis de gravidade crescente. O estádio três é subdividido em outros dois (IIIa e IIIb). A fundação KDIGO[7] propôs o estadiamento atual da DRC considerando a TFG e os níveis de albuminúria (Figura 157.3), além de, quando possível, incluir também a etiologia da doença. As complicações da DRC bem como suas recomendações de tratamento estão relacionadas com cada estágio.[8]

De acordo com essa classificação é possível avaliar, também, o prognóstico da DRC (risco de evolução para falência renal grave) por meio das cores: verde, risco baixo (se não existirem outros marcadores de doença renal); amarelo, risco moderadamente aumentado; laranja, risco alto; vermelho, risco muito alto. Além disso, há a recomendação de referenciar a um tratamento com nefrologista ou a possibilidade de o próprio clínico monitorizar e realizar o seguimento clínico do paciente – em estágios menos avançados da DRC.[9]

A melhor avaliação da TFG é baseada na medida de depuração glomerular de substâncias exógenas (isso porque a creatinina além de filtrada também é secretada pelos túbulos renais e o uso de alguns medicamentos modificam as taxas de secreção tubular de creatinina), como a inulina e o iohexol. A inulina é um polímero da frutose e preenche todos os critérios de um marcador ideal, mas sua medida requer infusão contínua. O iohexol é um contraste radiológico e mostra alta correlação com a inulina, contudo há o risco da nefrotoxicidade. Dessa maneira, o uso desses marcadores não é recomendado de rotina.[10]

			A1	A2	A3
			Normal para ligeiro aumento	Aumento moderado	Aumento grave
			< 30 mg/g < 3 mg/mmol	30-300 mg/g 3-30 mg/mmol	> 30 mg/g > 3 mg/mmol
Estágios de TFG (mL/min/1,73 m²)	G1	Normal ou alto	≥ 90		Monitorizar	Referenciar*
	G2	Diminuição ligeira	60-89		Monitorizar	Referenciar*
	G3a	Diminuição moderada	45-59	Monitorizar	Monitorizar	Referenciar
	G3b	Diminuição pouco severa	30-44	Monitorizar	Monitorizar	Referenciar
	G4	Diminuição grave	15-29	Referenciar*	Referenciar*	Referenciar
	G5	Falência renal	< 15	Referenciar	Referenciar	Referenciar

Figura 157.3: Classificação da DRC conforme a TFG e albuminúria. Recomendação de monitorização ou encaminhamento do paciente ao nefrologista. DRC: doença renal crônica; TFG: taxa de filtração glomerular. *Os clínicos que procedem ao encaminhamento podem querer discutir com o serviço de nefrologia de referência, dependendo das condições locais sobre monitorização ou encaminhamento (Fonte: Adaptada de KDIGO, Kidney Int Suppl. 2013;3:1-150[7]).

Na prática clínica as concentrações de creatinina sérica são utilizadas, comumente, para o cálculo da estimativa da TFG. O uso das equações, atualmente disponíveis para estimar a TFG elimina os erros causados pela coleta da urina de 24 horas, pois são ajustadas para as variáveis que interferem na produção de creatinina: sexo, idade, superfície corporal e raça, apesar de ainda existirem algumas imprecisões associadas ao uso dessas fórmulas.[8] As equações baseadas no estudo *modification of diet in renal disease* (MDRD) e a do grupo *chronic kidney disease epidemiology collaboration* (CKD-EPI) são as equações que apresentam a maior acurácia e maior precisão, por isso são as mais utilizadas atualmente, apesar de também apresentarem limitações. Um exemplo é que a equação MDRD subestima a TFG quando em níveis superiores de 60 mL/min/1,73 m².[10] Além dessas, também existe a equação de Cockcroft-Gault, que superestima a TFG, porque não considera a secreção tubular de creatinina e o aumento do peso em pessoas obesas, por isso tem baixa acurácia.[8] As equações para determinar a TFG estão disponíveis on-line em http://www.kidney.org ou em http://www.sbn.org.br (Sociedade Brasileira de Nefrologia).

Portadores de DRC apresentam uma predisposição para o desenvolvimento de diversas complicações, que refletem perda da função endócrina e/o exócrina dos rins. A incidência e prevalência dessas complicações aumentam com a gravidade da DRC, conforme a classificação exposta acima. Anemia, doença mineral e óssea, acidose metabólica, calcificação vascular, doença arterial periférica e doença cardiovascular são complicações frequentemente encontradas em pacientes com DRC.[7]

Comentários dos autores/*hot points*

- IRA caracteriza-se por aumento maior que 0,3 mg/dL na creatinina basal em 48 horas; aumento 1,5 vezes a creatinina basal em até 7 dias; e/ou redução do débito urinário para < 0,5 mL/kg/h em 6 horas, pode ser reversível ou evoluir para DRC.

- DRC caracteriza-se pela diminuição da função renal evidenciada pela taxa de filtração glomerular (TFG) inferior a 60 mL/min/1,73 m², ou pela presença de marcadores de lesão renal (pelo menos um), ou ambos, por um período de no mínimo 3 meses, independentemente da causa e é irreversível.

Referências bibliográficas

1. Yokota LG, Sampaio BM, Rocha EP, Balbi AL, Prado IRS, Ponce D. Acute kidney injury in elderly patients: narrative review on incidence, risk factors, and mortality. Int J Nephrol Renovasc Dis 2018;11:217-24. doi: 10.2147/IJNRD.S170203.

2. Kashani K, Macedo E, Burdmann EA, Hooi LS, Khullar D, Bagga A, Chakravarthi R, Mehta RL. Acute Kidney Injury Risk Assessment: Differences and Similarities Between Resource-Limited and Resource-Rich Countries. Kidney Int Rep 2017;2:519-29. doi: 10.1016/j.ekir.2017.03.014.

3. Kidney Disease: Improving Global Outcomes (KDIGO) Acute Kidney Injury Work Group. KDIGO Clinical Practice Guideline for Acute Kidney Injury. Kidney Int Suppl 2012;2:1-138. doi:10.1038/kisup.2012.

4. Murray PT, Mehta RL, Shaw A, Ronco C, Endre Z, Kellum JA, Chawla L, Cruz D, Ince C, Okusa M. Current Use of Biomarkers in Acute Kidney Injury: Report and Summary of Recommendations from the 10th Acute Dialysis Quality Initiative Consensus Conference. Kidney Int. 2014;85(3): 513-21. doi:10.1038/ki.2013.374.

5. Silver SA, Adu D, Agarwal S, Gupta KL, Lewington AJP, Pannu N, Bagga A, Chakravarthi R, Mehta RL. Strategies to Enhance Rehabilitation After Acute Kidney Injury in the Developing World. Kidney Int Rep 2017;2(4):579-93. doi: 10.1016/j.ekir.2017.04.005.

6. Lotufo PA. Renal disease screening: a potential tool for reducing health inequity. Sao Paulo Med J 2016;134:1-2.

7. Kidney Disease: Improving Global Outcomes (KDIGO) Acute Kidney Injury Work Group. KDIGO Clinical Practice Guideline for the evaluation and management of chronic kidney disease. Kidney Int Suppl 2013;3:1-150. doi:10.1038/kisup.2012.73.

8. Devey AS, Eckardt K, Tsukamoto Y, Levin A, Coresh J, Rossert J, Zeeuw D, Hostetter TH, Lameire N, Eknoyan G. Definition and classification of chronic kidney disease: A position statement from Kidney Disease: Improving Global Outcomes (KDIGO). Kidney Int 2005;67(6): 2089-100. doi: 10.1111/j.1523-1755.2005.00365.x

9. Levey AS, de Jong PE, Coresh J et al. The definition, classification, and prognosis of chronic kidney disease: a KDIGO controversies conference report. Kidney Int 2011;80(1): 17-28. doi: 10.1038/ki.2010.483.

10. Florkowski CM, Chew-Harris JS. Methods of Estimating GFR: Different Equations including CKD-EPI. Clin Biochem Rev 2011;32 (2): 75-9. PMID: 21611080.

Capítulo 158

Como caracterizar a doença renal crônica dialítica e não dialítica?

• Dayana Bitencourt • Jacqueline Costa Teixeira Caramori
• Daniela Ponce • Luís Cuadrado Martim

Epidemiologia

A doença renal crônica (DRC) é um problema de saúde pública mundial. A prevalência da DRC é estimada em torno de 11% da população em países desenvolvidos como Estados Unidos e Austrália.[1] Dados americanos apontam um aumento crescente no número de portadores dessa condição, sobretudo em seu estádio final. Nos Estados Unidos, em 1983 existiam 86.354 pacientes em programa de terapia renal substitutiva (TRS) e em 2011, já se contabilizavam 615.899 pacientes em programa de tratamento dialítico.[2]

No Brasil, o censo da Sociedade Brasileira de Nefrologia (SBN), em 2005, apontou 65.121 pacientes em tratamento dialítico crônico, enquanto em 2013 eram 100.397 e, em 2017, 126.583 pacientes.[3]

Conceitos iniciais

A DRC por definição corresponde ao dano renal estrutural ou funcional persistente. A presença, por mais de três meses, ainda que isolada, de qualquer um dos seguintes marcadores de acometimento renal caracteriza DRC: taxa de filtração glomerular (TFG) inferior a 60 mL/min/1,72 m² de superfície corporal; albuminúria (≥ 30 mg/g); anormalidades do sedimento urinário; distúrbios eletrolíticos secundários a desordens tubulares; alteração na estrutura renal diagnosticada por exames de imagem; antecedente de transplante renal.[1,4]

A DRC é classificada em estádios segundo a TFG e albuminúria como mostra a Figura 157.3 do Capítulo 157, quando a TFG encontra-se inferior a 15 mL/min/1,73 m² é considerada DRC estádio V ou terminal, sob risco de necessidade breve de TRS.[4]

A manifestação histológica comum da DRC terminal é a fibrose renal caracterizada por glomeruloesclerose, atrofia tubular e fibrose intersticial. Ao longo do período de instalação dessas alterações estruturais no parênquima renal, a maioria dos pacientes é completamente assintomático.[1]

Com o efetivo declínio da função renal ocorre o acúmulo de um conjunto de substâncias denominadas coletivamente como toxinas urêmicas. Os efeitos biológicos adversos causados por essas substâncias são responsáveis pelos sintomas apresentados pelos pacientes.[1,5]

A magnitude da sintomatologia dos pacientes em virtude do acúmulo de compostos urêmicos é muito variável. Alguns pacientes com TFG ao redor de 10 mL/min/1,73 m² podem não manifestar sintomas como náusea, vômito, encefalopatia ou hipervolemia severa, contudo, se já apresentarem queda do estado nutricional, fadiga, dificuldade de controle pressórico ou hipercalemia não responsiva a medidas conservadoras, indica-se o início de TRS. Em fases com TFG discretamente mais elevadas, por vezes, os sintomas urêmicos podem ser confundidos como secundários a outras complicações da DRC ou da própria doença de base. Por exemplo, náuseas frequentes podem ser atribuídas à gastroparesia diabética ou à uremia; fadiga pode ser interpretada como consequente à anemia; neuropatia e distúrbios do sono também podem ser atribuídos a outras causas. Portanto, é fundamental o acompanhamento prévio com nefrologista para a detecção precoce desses sintomas, com base no raciocínio médico documentado e longitudinal.[5]

Manifestações clínicas da DRC

Somente a partir do estádio 3, é que os pacientes com DRC começam a apresentar complicações sistêmicas secundárias ao acúmulo de toxinas urêmicas e ao declínio das funções endócrinas e parácrinas efetuadas pelos rins.[1,4]

Dentre as principais complicações da DRC estão: complicações hematológicas, distúrbios minerais e ósseos e desordens cardiovasculares.[4]

A prevalência de anemia aumenta a partir de TFG inferior a 60 mL/min/1,73 m² em homens e a 45 mL/min/1,73 m² em mulheres e à medida que ocorre redução da filtração glomerular, aumenta progressivamente a incidência e gravidade da anemia. A anemia na DRC está associada tanto à redução da sobrevida das hemácias quanto ao declínio na produção de glóbulos vermelhos, o que se traduz clinicamente em grande comprometimento da qualidade de vida e sobrevida dos pacientes. Se unicamente as células vermelhas apresentassem menor sobrevida na circulação sanguínea, os mecanismos compensatórios como liberação de Fator induzido por hipóxia (FIH) 1 e 2 e Eritropoetina, seriam suficientes para estimular a eritropoiese e corrigir o déficit da massa eritrocitária. Contudo, essas substâncias estão relativamente reduzidas nos pacientes com DRC, ou seja, são produzidas, mas não com a elevação exponencial que é necessário frente ao declínio da oxigenação tecidual. Além disso, o estado inflamatório sistêmico inerente à DRC e liberação hepática de hepcidina bloqueiam a absorção e biodisponibilidade do ferro para a produção de novas hemácias.[4,6]

Os distúrbios do metabolismo mineral e ósseo associados à DRC têm em sua gênese complexos mecanismos fisiopatológicos que incluem: anormalidades na concentração de cálcio sérico, fosfato e magnésio; desordens no hormônio paratireoideano (PTH), no fator de crescimento fibroblático-23 (FGF-23) e no metabolismo da vitamina D. Normalmente, a secreção de PTH é determinada pelo percentual de cálcio livre (não ligado à proteína), contudo em pacientes com DRC outras vias metabólicas também alteram a regulação dos níveis de PTH.[4]

Com a diminuição da TFG, ocorre retenção de fosfato, o qual leva ao decréscimo da fração livre de cálcio, aumento dos níveis de FGF-23 (que reduz a atividade da 1-α-hidroxilase renal) e declínio por ação direta na produção de calcitriol (1,25-OH-vitamina D). Esses mecanismos estimulam em conjunto a secreção pelas glândulas paratireoides. Na DRC, a produção de calcitriol não é comprometida apenas pela hiperfosfatemia, o próprio decréscimo da TFG limita o fornecimento de 25-OH-vitamina D ao sítio da 1-α-hidroxilase no túbulo proximal. O baixo nível de calcitriol promove *downregulation* dos receptores de vitamina D no tecido paratireoideano, redução na absorção de cálcio intestinal e resistência esquelética às ações calcêmicas do PTH. De maneira cíclica, o declínio na fração livre de cálcio perpetua a estimulação da secreção de PTH.[4,7]

Estima-se que a mortalidade cardiovascular seja 57% maior em pessoas com TFG inferior a 60 mL/min/1,73 m² e 63% maior em pessoas com micralbuminúria associada em comparação com pessoas sem DRC.[1] Nos pacientes com DRC, assim como na população geral, também estão presentes os fatores de risco cardiovascular tradicionais como: idade, tabagismo, diabetes *mellitus*, hipertensão arterial sistêmica, dislipidemia e ateroesclerose.[4] Ademais, o ambiente urêmico pode acelerar o processo aterosclerótico devido a presença de vários fatores de risco não tradicionais presentes na DRC: estresse oxidativo, inflamação, calcificação vascular, aumento dos produtos avançados de glicação, anemia e hiperparatireoidismo. Na DRC tanto a qualidade quanto a quantidade das plaquetas ateroscleróticas são afetadas e as lesões coronarianas dos pacientes são caracterizadas por aumento da espessura da camada média e acentuada calcificação.[4]

Início de terapia renal substitutiva

Em pacientes com DRC, a necessidade de iniciar terapia dialítica frente a situações de urgência (edema agudo de pulmão, hipercalemia ou acidose metabólica refratárias, encefalopatia urêmica) é indiscutível.[4] No entanto, na prática clínica, há considerável discussão sobre o momento exato para iniciar terapia dialítica planejada, na ausência de situações de urgência.[8] Em 2010 foi publicado o único estudo controlado e randomizado que comparou a eventual necessidade de diálise frente a um determinado limiar da TFG com o início de TRS iniciado com o aparecimento de sintomas atribuíveis à uremia (não necessariamente sintomas de urgência). Realizado em 32 centros da Austrália e Nova Zelândia, comparou grupos de pacientes (n = 828) que iniciaram TRS quando TFG encontrava-se entre 10 e 14 mL/min/1,73 m² (grupo precoce) e entre 5 e 7 mL/min/1,73 m² (grupo tardio). Os resultados mostraram que o início antecipado planejado de diálise em pacientes com DRC estádio 5 não foi associado à melhor sobrevida e, além disso, associou-se a pior qualidade de vida. Esse achado é particularmente importante pois mostra que, desde que haja uma adequada monitorização médica e multiprofissional prévia, não há necessidade de indicar TRS baseando-se exclusivamente em valores de TFG, como outrora preconizado.[8]

O início da TRS não necessita aguardar o surgimento de sintomas de urgência, mas ser pautada em avaliação pré-dialítica rigorosa e indicada na presença de sintomas sutis em decorrência do declínio da TFG. Deve-se estar atento principalmente ao comprometimento do estado nutricional dos pacientes observados, p. ex., por queda progressiva dos níveis de albumina sérica, declínio dos parâmetros antropométricos, piora da distribuição dos compartimentos corporais avaliados na bioimpedância.[4,8,9]

Hemodiálise

Apesar da disponibilidade de outras modalidades de TRS, como diálise peritoneal (DP) e transplante renal, a hemodiálise (HD) persiste como a principal modalidade de TRS utilizada na maioria dos países. Apesar de muitos avanços tecnológicos nessa terapia, a expectativa de vida média dos pacientes em programa de HD crônica é estimada em 5 a 7 anos, com taxa de mortalidade anual de 13% a 20%.[4]

O princípio da terapia hemodialítica convencional é a remoção de toxinas urêmicas e excesso de fluidos por meio de um sistema extracorpóreo. Os principais componentes do sistema de hemodiálise são: o sistema de circulação extracorpórea, o dialisador e o circuito de purificação (tratamento) da água.[10]

O fluido de diálise ou dialisato utilizado nos sistemas modernos de HD é composto da mistura de dois concentrados diluídos em água tratada. Um dos concentrados contendo bicarbonato (na forma líquida ou seca em pó) e o outro contendo eletrólitos e/ou glicose, conforme a Tabela 158.1:[10]

Tabela 158.1: Composição do dialisato utilizado nos sistemas de hemodiálise

Componente	Variação (mEq/L)
Sódio	135-145
Potássio	1,0-2,0
Cálcio	2,5-3,5
Magnésio	0,5-1,0
Cloreto	87-124
Bicarbonato	20-40
Glicose	0-200 (mg/dL)

Fonte: Kidney Disease Improving Global Outcomes (KDIGO). Clinical Practice Guideline for the Evaluation and Management of Chronic Kidney Disease. Kidney Int Suppl. 2013;3:S19-75.

O controle do balanço de sódio é fundamental para manutenção da pressão arterial.[4,10] Em sessões de HD convencional (4 horas), o sódio é removido principalmente por meio da ultrafiltração. Contudo, caso seja prescrita concentração de sódio excessiva no dialisato, ele poderá ser até ofertado inadvertidamente ao paciente por intermédio de *clearance* difusivo importante (que se contrapõe ao *clearance* convectivo da ultrafiltração).

Com relação ao potássio, a prescrição desse eletrólito deve ter por objetivo evitar a hipercalemia no período interdialítico assim como a hipocalemia intradialítica, o que pode desencadear arritmias durante a HD.[4,10]

Quanto ao cálcio da solução de diálise, deve-se ter como alvo o balanço negativo de cálcio no intuito de evitar a calcificação vascular acelerada como fator de risco cardiovascular. Por outro lado, prescrições de cálcio muito baixos estimularão a secreção de PTH, além de causarem instabilidade hemodinâmica durante a sessão.[4,10]

O alvo de bicarbonato no período pré-HD encontra-se entre 20 e 23 mmol/L. A acidose metabólica crônica deve ser criteriosamente controlada pois se associa com aumento do catabolismo proteico e contribui para distúrbios minerais e ósseos.[4,10]

Diálise peritoneal

A diálise peritoneal (DP) já foi amplamente utilizada na Nefrologia, contudo nas últimas décadas um percentual cada vez menor de pacientes vem sendo tratado com essa terapia. Atualmente, do total de pacientes em TRS em todo mundo, apenas 6,9% encontram-se em DP.[10]

A DP consiste na troca de solutos e água através da membrana peritoneal que funciona como dialisador.[10] Essa opção terapêutica representa um modo fisiológico, contínuo e lento de remoção de pequenos solutos e excesso de água.[10] Pode ser realizada de maneira manual, com quatro a cinco trocas (volume médio de dois litros) durante o dia. Enquanto o paciente permanece com líquido de diálise na cavidade, pode realizar suas atividades habituais normalmente. A diálise peritoneal automatizada (DPA) é feita com uso de cicladora elétrica, pelo período de 8 a 11 horas, durante a noite. Na DPA, o paciente pode permanecer o dia com a "cavidade seca ou úmida", ou seja, com ou sem fluido de diálise.[10]

O líquido de diálise peritoneal é composto por eletrólitos (sódio, cálcio, magnésio e cloreto), agente osmótico (glicose) e solução tampão (lactato ou bicarbonato), conforme mostrado na Tabela 158.2. O uso de bicarbonato somente é possível com uso de sistema de dupla câmara.[10]

Tabela 158.2: Composição do dialisato utilizado na diálise peritoneal

Componente	Variação (mEq/L)
Sódio	132
Cálcio	2,5-3,5
Magnésio	0,5
Cloreto	96
Lactato	40
Glicose	1,5-2,5-4,25 (g/100 mL)

Fonte: Kidney Disease Improving Global Outcomes- KDIGO. Clinical Practice Guideline for the Evaluation and Management of Chronic Kidney Disease. Kidney Int Suppl. 2013;3:S19-75.

Quando comparados os métodos dialíticos, não há diferença entre HD e DP no que se refere a mortalidade.

Comentários dos autores/*hot points*

- Em pacientes com DRC, a necessidade de iniciar terapia dialítica frente a situações de urgência é indiscutível.
- O início da TRS não necessita aguardar o surgimento de sintomas de urgência, mas ser pautada em avaliação pré-dialítica rigorosa e indicada na presença de sintomas sutis em decorrência do declínio da TFG.
- Hemodiálise, diálise peritoneal e transplante renal são as opções terapêuticas reno-substitutivas.

Referências bibliográficas

1. Webster AC, Nagler EV, Morton RL, Masson P. Chronic kidney disease. Lancet. 2017;389:1238-52.
2. Bethesda MD. United States Renal Data System. USRDS 2013 Annual Data Report: Atlas of Chronic Kidney Disease and End-Stage Renal Disease in the United States. National Institutes of Health. National Institute of Diabetes and Digestive and Kidney Diseases, 2013.
3. Brazilian Society of Nephrology [homepage on the internet]. São Paulo: Census of the Brazilian Society of Nephrology. 2017 [updated 2018 Jul 28;cited 2018 Jul 30]. Available from: www.sbn.org.br.
4. Kidney Disease Improving Global Outcomes - KDIGO. Clinical Practice Guideline for the Evaluation and Management of Chronic Kidney Disease. Kidney Int Suppl, 2013;3: S19-75.
5. Agarwal R. Defining end-stage renal disease in clinical trials: aframework for adjudication. Nephrol Dial Transplant, 2016;31:864-7.
6. Cernaro V et al. Erythropoiesis and chronic kidney disease-related anemia: From physiology to new therapeutic advancements. Med Res Ver, 2018;1-34.
7. Beto J et al. Overview of the 2017 KDIGO CKD-MBD Update: Practice Implications for Adult Hemodialysis Patients. Journal of Renal Nutrition, 2019;29: 2-15.
8. Cooper BA et al. A Randomized, Controlled Trial of Early versus Late Initiation of Dialysis. N Engl J Med, 2010;363:609-19.
9. Iklizer TA et al. Prevention and treatment of protein energy wasting in chronic kidney disease patients: a consensus statement by the International Society of Renal Nutrition and Metabolism. Kidney Int, 2013;84(6):1096-107.
10. Johnson JR, Feehally J, Floege J. Nefrologia clínica – Abordagem abrangente. 5ª ed. Rio de Janeiro: Elsevier;2016.

Capítulo 159

Qual o fenótipo mais comum – desnutridos ou sobrepeso?

• Barbara Perez Vogt • Mariana Clementoni Costa Borges Ribeiro
• Daniela Ponce • Jacqueline Costa Teixeira Caramori

Na doença renal crônica (DRC), diversos fatores relacionados à própria doença ou ao seu tratamento afetam o estado nutricional dos pacientes.

Nessa população a ampla avaliação nutricional, antropométrica, aplicando escores e marcadores laboratoriais, deve ser realizada e não baseada apenas no IMC.

Especificidades da desnutrição no renal crônico

A ingestão alimentar insuficiente, resultante da diminuição do apetite, devido a sintomas em decorrência do acúmulo de toxinas urêmicas e imposição de restrições alimentares, é um desses fatores. Porém, no doente renal crônico, a depleção do estado nutricional não está associada somente com a diminuição da ingestão alimentar e/ou absorção de nutrientes, como na desnutrição energético-proteica pura e simples.

O termo que melhor descreve esse estado de depleção do estado nutricional associado à DRC é *protein energy wasting* (PEW), proposto pela International Society of Renal Nutrition and Metabolism (ISRNM). Trata-se de um estado de desarranjos metabólicos e nutricionais com depleção das reservas corporais tanto proteicas como energéticas. Além de resultar da dieta inadequada, PEW tem como causas o processo inflamatório crônico, perda de nutrientes pelo processo dialítico, acidose metabólica, desordens metabólicas como resistência à insulina e hiperparatireoidismo secundário, entre outros. Situações como PEW não podem ser corrigidas apenas pelo aumento da ingestão dietética. Além disso, PEW está intimamente relacionada a piores desfechos, como redução da capacidade funcional e qualidade de vida, aumento do risco de infecções, hospitalizações e mortalidade.[1]

Em recente revisão sistemática, Carrero et al.[2] mostraram grande variabilidade na prevalência de PEW entre pacientes com DRC estádios 3 a 5 e diálise. Com base em 90 estudos, a prevalência de PEW variou de 28% a 54% em pacientes em diálise, enquanto em pacientes com DRC estádios 3 a 5, cinco estudos mostraram prevalência de 11% a 54%. Tal variabilidade não foi explicada por diferenças entre os países, mas pela falta de um método padrão-ouro para o diagnóstico de PEW, bem como os diferentes pontos de corte e métodos para sua avaliação. Nessa metanálise, foram incluídos estudos que utilizaram avaliação subjetiva global e *malnutrition inflammation score*.[2]

Especificidades da gordura corporal no renal crônico

A presença de obesidade é frequente entre os doentes renais crônicos. Além de estar intimamente associada com as principais causas de DRC no mundo (hipertensão arterial e diabetes), a obesidade está independentemente associada ao desenvolvimento da DRC, devido ao seu perfil inflamatório e suas consequências na hemodinâmica sistêmica e glomerular. Em uma metanálise recém-publicada somando mais de cinco milhões de participantes da população geral, Chang et al. mostraram que, quando comparados ao índice de massa corporal (IMC) de 25 kg/m², IMC de 30, 35 e 40 kg/m² foram associados a aumento de 18%, 69% e 102% no risco de declínio da taxa de filtração glomerular, respectivamente.[3] Esse mesmo estudo mostrou que a circunferência abdominal maior do que 92 cm em homens e 78 cm em mulheres aumentou o risco de diminuição da taxa de filtração glomerular em 50%.

Compreender os diferentes tipos de gordura existentes e sua localização é essencial para a análise da influência da obesidade no estado de saúde e desfechos. A gordura pode ser classificada de acordo com sua localização em subcutânea ou visceral.

Comparado ao tecido adiposo subcutâneo, o tecido adiposo visceral apresenta maior quantidade de células inflamatórias infiltradas, é mais vascularizado, suas células são mais resistentes à ação da insulina e apresentam maior atividade lipolítica e é responsável pela liberação de maior quantidade de adipocinas pró-inflamatórias. O sangue venoso da gordura visceral é drenado diretamente para o fígado através da veia porta, fornecendo assim, ácidos graxos livres e adipocinas diretamente para o tecido hepático. Por esses motivos, o acúmulo de gordura abdominal é associado com resistência à insulina, inflamação, eventos cardiovasculares e mortalidade cardiovascular e por todas as causas.[4]

Por isso, para a avaliação da obesidade é importante determinar não só a quantidade de gordura, mas também sua distribuição. Para avaliação da obesidade visceral, métodos mais acurados, como tomografia computadorizada, ressonância magnética e ultrassom são recomendadas. Entretanto, essas técnicas são muitas vezes indisponíveis na prática clínica. Medidas antropométricas, como a circunferência abdominal, podem ser utilizadas para essa avaliação por apresentar forte associação com o conteúdo de gordura visceral.

Na DRC, obesidade abdominal parece ser um preditor de morbidade e mortalidade tanto cardiovascular quanto por todas as causas. A gordura visceral agrava o estado inflamatório crônico sistêmico, que já é acentuado nos pacientes renais, com a liberação das adipocinas. O acúmulo de adiposidade abdominal é associado ainda à resistência à insulina e dislipidemia, que desempenham papéis essenciais na patogênese da doença cardiovascular nesses pacientes. Em uma coorte de 5.805 pacientes com DRC estádios 1 a 4, Kramer et al.[5] mostraram que 56,9% dos indivíduos apresentou a circunferência abdominal acima dos pontos de corte de 88 cm para mulheres e 102 cm para homens. Com relação à obesidade global, avaliada pelo IMC, a prevalência encontrada foi de 78,4% de sobrepeso (IMC > 25 kg/m^2) e 43,6% de obesidade (IMC > 30 kg/m^2).[5] Em pacientes em diálise, Postorino et al.[6] encontraram 39% de pacientes com circunferência abdominal acima dos mesmos pontos de corte. O clássico estudo de Kramer et al.[7] foi o primeiro a avaliar as tendências no aumento do IMC de pacientes em hemodiálise. Utilizando dados do United States Renal Data System (USRDS) verificaram que aproximadamente um terço dos pacientes em diálise apresentava IMC ≥ 30 kg/m^2.[7]

Importância da avaliação da massa muscular no renal crônico

Atualmente, a teoria de epidemiologia reversa da obesidade, proposta por Kalantar-Zadeh, em 2003,[8] é analisada mais detalhadamente, do ponto de vista que não seria a massa corporal total aumentada, avaliada pelo IMC, que oferece proteção contra mortalidade, mas maior massa muscular e menor acúmulo de gordura visceral.[9] Por isso a importância de se avaliar o estado nutricional dos indivíduos com DRC considerando também a composição corporal além da distribuição de gordura.

Estudos mais recentes mostram a importância, não só do tamanho muscular, mas também, força e funcionalidade como importantes fatores que influenciam no prognóstico dos pacientes. Com isso, outros conceitos começaram a ser estudados na população com DRC, como dinapenia, sarcopenia e fragilidade.

Enquanto a dinapenia compreende a redução de força muscular, sarcopenia engloba a combinação de redução de massa e função muscular. Anteriormente, era relacionada com o avanço da idade, mas hoje também é reconhecida pela sua associação a doenças crônicas e catabólicas, como a DRC. Por fim, fragilidade compreende um estado de maior vulnerabilidade à má resolução da homeostase após um evento estressor, o que aumenta o risco de resultados adversos, incluindo quedas, delírio e incapacidade.

A prevalência de sarcopenia foi verificada em diversos estudos em DRC em tratamento conservador, hemodiálise e diálise peritoneal. A prevalência apresenta grande variação devido a existência de diferentes critérios e diferentes pontos de corte, porém, nenhum deles específico para a DRC. Além disso, alguns estudos consideraram apenas a massa muscular para o diagnóstico. No entanto, a avaliação da massa magra isolada não reflete a sarcopenia, já que se trata de uma síndrome que engloba redução de massa, força e função muscular. A caracterização por meio de apenas um componente poderia levar à confusão dos dados da literatura.

Devido às dificuldades existentes na avaliação tanto da obesidade quanto da depleção de reservas corporais, e à falta de métodos padrão-ouro e pontos de corte específicos para a população, a avaliação da prevalência de desnutrição e sobrepeso apresenta grande variabilidade. Além disso, essas condições podem coexistir no mesmo indivíduo. Por isso, um último conceito proposto é a obesidade sarcopênica, na qual a diminuição de massa muscular e obesidade coexistem (Figura 159.1).

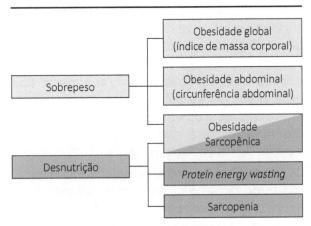

Figura 159.1: Avaliação do sobrepeso e da desnutrição na doença renal crônica (Fonte: Autoria própria).

Poucos estudos avaliaram a presença da obesidade sarcopênica na DRC, bem como sua associação com desfechos. Malhotra et al.[10] encontraram prevalência que variou de 8% a 57%, dependendo do critério utilizado em uma coorte de pacientes em hemodiálise. Não foi encontrada associação da obesidade sarcopênica com mortalidade, mas a existência de diferentes critérios para esse diagnóstico poderia influenciar os resultados. Além disso, somente a porcentagem de gordura corporal foi avaliada por esse estudo, e não a distribuição de gordura. Esses resultados poderiam afetar o risco de mortalidade, já que a gordura visceral está relacionada com a mortalidade, como discutido anteriormente neste capítulo.

Comentários dos autores/hot points

- Ressalta-se a importância de uma avaliação nutricional e antropométrica completa e precisa, que não se baseie apenas no IMC, visto o impacto negativo da adiposidade visceral, e em contrapartida, a ação protetora do músculo, com massa e função muscular, no metabolismo da doença renal e suas consequências.
- Considerando o papel da obesidade no desenvolvimento da DRC, e seus efeitos deletérios no paciente renal crônico, equipes médicas e multidisciplinares devem reforçar ações de prevenção da obesidade, bem como de preservação de massa muscular, com orientação nutricional adequada, prática regular de atividade física e controle dos exames laboratoriais.
- Os diversos estudos existentes mostram prevalências variadas de desnutrição e sobrepeso, principalmente devido às diversas metodologias existentes e à escassez de estudos que relacionem todas elas a desfechos clínicos.
- Tanto a desnutrição quanto o sobrepeso na DRC envolvem conceitos complexos que dificultam sua definição e prevalência. Além disso, essas condições podem coexistir no paciente com DRC, dificultando o diagnóstico nutricional e a determinação do fenótipo mais comum.

Referências bibliográficas

1. Fouque D, Kalantar-Zadeh K, Kopple J, et al. A proposed nomenclature and diagnostic criteria for protein-energy wasting in acute and chronic kidney disease. Kidney Int. 2008;73, 391-398.
2. Carrero JJ, Thomas F, Nagy K, et al. Global Prevalence of Protein-Energy Wasting in Kidney Disease: A Meta-analysis of Contemporary Observational Studies from the International Society of Renal Nutrition and Metabolism. J Renal Nutr. 2018;28(6): 380-392.
3. Chang AR, Grams ME, Ballew SH et al. Adiposity and risk of decline in glomerular filtration rate: meta-analysis of individual participant data in a global consortium. BMJ 2019;364:k5301.
4. Ibrahim MM. Subcutaneous and visceral adipose tissue: structural and functional differences. Obes Rev 2010;11:11-18.
5. Kramer H, Shoham D, McClure LA. Association of Waist Circumference and Body Mass Index with All-Cause Mortality in CKD: The REGARDS (Reasons for Geographic and Racial Differences in Stroke) Study. Am J Kidney Dis. 2011;58: 177-185.
6. Postorino M, Marino C, Tripepi G et al. Abdominal Obesity and All-Cause and Cardiovascular Mortality in End-Stage Renal Disease. J Am Coll Cardiol 2009;53:1265-72.
7. Kramer HJ, Saranathan A, Luke A et al. Increasing Body Mass Index and Obesity in the Incident ESRD Population. J Am Soc Nephrol. 2006;17: 1453-1459.
8. Kalantar-Zadeh K, Block G, Humphreys MH, et al. Reverse epidemiology of cardiovascular risk factors in maintenance dialysis patients. Kidney Int. 2003;63(3):793-808.
9. Kalantar-Zadeh K, Streja E, Molnar MZ, et al. Mortality prediction by surrogates of body composition: an examination of the obesity paradox in hemodialysis patients using composite ranking score analysis. Am J Epidemiol. 2012;175(8):793-803.
10. Malhotra R, Deger SM, Salat H, et al. Sarcopenic Obesity Definitions by Body Composition and Mortality in the Hemodialysis Patients. J Ren Nutr. 2017;27(2):84-90.

**Capítulo 160**

Como orientar a oferta ou a restrição de macro e micronutrientes na injúria renal aguda?

• Cassiana Regina Góes • Nara Aline Costa • André Luís Balbi • Daniela Ponce

Injúria renal aguda (IRA) engloba, não apenas insuficiência renal, mas um amplo espectro de lesões nos rins. É caracterizada por uma rápida redução da função renal, resultando em falha em manter a homeostase de líquidos, eletrólitos e ácido-base. A deterioração da função renal pode ser grave, levando o paciente a necessitar de suporte renal agudo (SRA).[1]

A IRA está associada à morbidade e mortalidade significativas e o estado nutricional depletado é apontado como contribuinte para morbidade e mortalidade. Vários fatores podem afetar o estado nutricional desse paciente, como o alto catabolismo, o estado nutricional preexistente, a presença de comorbidades crônicas e a presença de complicações (sepse) ou situações inerentes à doença de base (trauma, queimaduras, oferta inadequada de nutrientes).[2]

Dessa maneira, as necessidades nutricionais dos pacientes com IRA podem variar significativamente, requerendo uma abordagem dietética individualizada, com monitoramento e revisão rigorosos.[2]

Macronutriente na IRA

Necessidade energética

Embora a IRA grave seja acompanhada por alterações no metabolismo e um processo catabólico, ela por si só não parece aumentar o gasto energético (GE) significativamente. Quando a IRA é monofatorial e não complicada o metabolismo, medido por calorimetria, raramente excede 1,3 vezes o GE basal medido pela equação Harris-Benedict.[3]

É importante lembrar que o GE nesses pacientes pode ser afetado pelas condições coexistentes como febre e sepse, e pelo tratamento. Estudos que mediram o GE em repouso, por calorimetria indireta, em pacientes com IRA grave, observaram que o GE não alterou devido ao tratamento dialítico (hemodiálise convencional, estendida e diálise peritoneal de alto volume), mostrando associação somente com parâmetros ventilatórios, dose de droga vasoativa e temperatura corporal.[4,5] Portanto, esses parâmetros precisam ser levados em consideração no cálculo das necessidades energéticas desses pacientes.

Guidelines indicam a utilização de calorimetria indireta para estimar o gasto energético com mais acurácias, nesses pacientes.[1,6,7] Na ausência dessa ferramenta, pode-se utilizar a fórmula de bolso. A diretriz do *kidney disease: improving global outcomes* (KDIGO, 2012) sugere o aporte de 20-30 kcal/kg/dia, mesmo na IRA grave.[5]

Carboidratos

A gliconeogênese hepática em pacientes com IRA não pode ser suprimida pela infusão de glicose exógena. O rim é o principal órgão para o *clearance* da insulina, portanto sua degradação encontra-se diminuída. Além disso, o metabolismo hepático da insulina também é diminuído.[2,8]

A contribuição exata do metabolismo alterado de carboidratos na IRA não é clara; no entanto, a gravidade da resistência à insulina está correlacionada com a mortalidade.[9]

Assim, os requisitos de carboidratos ainda não foram estabelecidos com precisão para esses pacientes. A estimativa teórica da taxa máxima de oxidação da glicose é de 4-7 mg/kg/minuto (ou 400-700 g/dia para um paciente de 70 kg). Para atender aos requisitos do cérebro, a necessidade diária mínima de glicose é estimada em 100-120 g por dia. Assim, se preconiza a ingestão de 2/3 das calorias diárias com o carboidrato (não passando de 5 g/kg/dia de glicose).[7,10]

Carboidratos, sob a forma de citrato, glicose e lactato de fluidos intravenosos, bem como de soluções de dialisato ou hemofiltração, também precisam ser consideradas com relação à ingestão diária total de carboidratos e energia.[8]

Lipídios

Alterações profundas do metabolismo lipídico ocorrem em pacientes com LRA, e a principal causa é o comprometimento da lipólise. Isso juntamente com uma redução de até 50% na eliminação, principalmente de triglicérides, aumentando o risco de hiperglicemia, particularmente em pacientes alimentados parenteralmente.[7]

Com isso, os lipídios devem representar de 30% a 35% do total de oferta de energia não proteica.[8] No caso do NP, os lipídios contribuirão com 1/3 das calorias totais não proteicas (0,8-1,2 g/kg/dia não mais do que 1,5 g/kg/dia), preferencialmente por emulsões de triglicerídeos de cadeia média (TCM) e triglicerídeos de cadeia longa (TCL).[1,7,11]

Os lipídios devem ser administrados por infusão durante 18 a 24 horas, e os triglicerídeos séricos devem ser monitorados, interrompendo a administração de lipídios quando os triglicerídeos excedem 400 mg/dL. Como a oxidação do TCM é mais rápida em comparação com o TCL, as emulsões parenterais contendo tanto TCM quanto TCL podem, teoricamente, resultar em níveis mais baixos de triglicerídes em comparação com emulsões contendo exclusivamente TCL. No entanto, em pacientes com IRA, não há diferença na depuração entre os dois tipos de emulsões.[11]

Proteínas

A recomendação para as necessidades proteicas varia na literatura. É essencial que seja dada atenção à condição individual do paciente. Para pacientes com IRA em estágio 1 que não estão recebendo TRS, o turnover de proteína parece não estar aumentado. Nesses pacientes foi sugerido um consumo de proteína de 0,8-1,0 g/kg/dia.[1,2,10] Pacientes com IRA fase 2 e 3 necessitam de uma ingestão de proteína mais elevada, com um intervalo de 1,5-2,5 g sugerida/kg/dia.[6,7]

A ingestão excessivamente alta de nitrogênio não produz grandes vantagens na IRA. Preocupações têm sido levantadas em relação às ingestões de proteína superiores a 2,5 g/kg/dia, com temores de que o nitrogênio administrado possa ser usado como fonte de energia ou possa até ter um efeito pró-inflamatório.[2]

Para adequar a ingestão proteica, a avaliação do catabolismo pode ser utilizada. Para isso é utilizado o cálculo do aparecimento de nitrogênio ureico (ANU) e do balanço nitrogenado. Essa medida possibilita estimar a quantidade de equivalente proteico "gerada/consumida" pelo paciente.

O cálculo é feito da seguinte forma:

ANU (g/dia) = excreção de nitrogênio ureico urinário (NUU) + variação do nitrogênio ureico sérico

$$ANU = NUU \times V + (NUS2 - NUS1) \times 0,006 \times peso (kg) + (PC2 - PC1) \times NUS2/100$$

Onde:
NUU = nitrogênio ureico urinário (g/L)
V = volume urinário em litros
NUS = nitrogênio ureico sérico (mg/dL)
PC = peso corporal (kg)
1 = dia referente ao cálculo
2 = dia seguinte ao cálculo

Consumo proteico total = ANU × 6,25. Para a conversão da ureia em nitrogênio, é necessário multiplicar o valor de ureia por 0,467.

Pacientes em diálise, as perdas de nitrogênio ureico contidas no dialisato devem ser adicionadas no ANU.

Para estimativa do grau de catabolismo dos pacientes, calcula-se o balanço nitrogenado a partir da fórmula a seguir:

Balanço nitrogenado = *Nitrogênio dietético ingerido − (ANU + **Perdas insensíveis + 2 g/N de perdas fecais)

*Nitrogênio dietético ingerido = proteína ingerida (g)/6,25.

**Perdas insensíveis = 0,031 × Peso

O grau de catabolismo pode ser classificado de acordo com o excesso de aparecimento de nitrogênio ureico: leve, moderado ou grave. A Tabela 160.1 apresenta os graus de catabolismo de acordo com a avaliação do BN. O aparecimento de nitrogênio ureico excedendo a ingestão de nitrogênio em mais de 10 gramas/dia, é considerado catabolismo grave, e esses pacientes parecem ter maior mortalidade.[4,12,13]

Tabela 160.1: Classificação do catabolismo de acordo com o cálculo do balanço nitrogenado[11]

Grau do catabolismo	Balanço nitrogenado
Anabolismo	> 0
Leve	0 a -5
Moderado	-5 a -10
Grave	Maior que -10

Fonte: Adaptada de Druml, 2005.

Estudos em pacientes com IRA mostraram benefícios do acompanhamento do BN na sobrevida. Ponce et al.,[12] observaram uma maior redução na mortalidade para cada aumento do BN (para cada aumento de 1 g/dia, redução de 31% no risco de mortalidade), em pacientes submetidos à diálise peritoneal de alto volume. Berbel-Bufarah et al.[13] em pacientes em TRS ou não, identificaram que o BN foi significativamente associado à mortalidade. Parece claro na literatura que a inadequação proteica, identificada por BN negativo, tem consequências adversas no prognóstico de pacientes com IRA.

Deficiência de alguns aminoácidos específicos estão sendo estudadas na IRA. As concentrações séricas de fenilalanina, metionina, taurina e cisteína, são elevadas, enquanto a valina e leucina estão diminuídas. Além disso alguns aminoácidos não essenciais (p. ex.: tirosina, arginina) tornam-se condicionalmente essenciais. A concentração plasmática de glutamina é baixa em pacientes com IRA, porém sua suplementação não é indicada. O tipo de SRA também terá impacto na perda de aminoácidos.[6]

Micronutrientes na IRA

Nos pacientes com IRA, a concentração de micronutrientes costuma ser reduzida, em decorrência das perdas que ocorrem durante a TRS e ao comprometimento das funções antioxidantes e imunológicas do organismo. Por outro lado, é imprescindível ter cautela na interpretação dos resultados, visto que a resposta inflamatória de fase aguda interfere nos parâmetros séricos de grande parte dos nutrientes.

Dessa maneira, acredita-se que as necessidades de micronutrientes na IRA sejam maiores quando comparado aos indivíduos saudáveis, entretanto, não há níveis de ingestão recomendados específicos nessa situação. Entre os nutrientes comprometidos, destacam-se as vitaminas hidrossolúveis e entre os minerais, o selênio e o cobre.[7]

Apesar do intenso estresse oxidativo observado em pacientes em estado crítico, é consenso na literatura atual, que a suplementação de elementos antioxidantes como selênio, zinco, vitaminas E e C devam ser indicadas apenas em situações de comprovada deficiência.[7] Tal fato se justifica pela ausência de resultados positivos e até pela presença de negativos, sobre o efeito da suplementação de antioxidantes na redução de complicações infecciosas e na mortalidade.

A dificuldade na interpretação dos resultados para o estabelecimento de recomendações, atribui-se ao fato dos estudos serem ainda muito divergentes em relação à dose, tempo, via de suplementação, combinação de nutrientes e pela diversidade das patologias incluídas. Até o momento, na IRA não se sabe se a suplementação de micronutrientes para compensar as perdas durante a SRA proporciona melhora nos desfechos clínicos.[14]

Ademais, é comumente observado o distúrbio de eletrólitos na IRA, sendo tanto o excesso quanto a depleção, extremamente prejudiciais. A ASPEN recomenda que em situações específicas de importante alteração hidreletrolítica, podem ser utilizadas formulações de dieta enteral especializadas, com reduzido teor de potássio e fósforo.[6] Entretanto, devido à complexidade da IRA tanto a hiperfosfatemia quanto a hiperpotassemia são consequências do quadro clínico alterado e facilmente revertido pelo manejo clínico do nefrologista. A indicação de dietas especializadas com reduzido teor de eletrólitos é inviável em boa parte dos casos, pois possuem menor teor proteico e elevado custo. Já em situações de hipofosfatemia e hipopotassemia, devido ao risco inerente ao paciente, a correção dos níveis séricos é realizada via parenteral, de maneira mais agressiva e com o intuito de reverter rapidamente o estado depletado tanto no plasma quanto no intracelular.

Comentários dos autores/*hot points*

- A IRA, por si só, não altera o gasto energético, podendo as necessidades de calorias serem estimadas pela *fórmula* de bolso: 20-30 kg/kg/d.
- Dois terços das calorias diárias com o carboidrato (não passando de 5 g/kg/dia de glicose, considerando os carboidratos presentes em soluções de dialisato.
- Os lipídios devem representar de 30% a 35% do total de oferta de energia não proteica. Com observação cuidadosa dos triglicerídeos

séricos, principalmente em paciente em uso de nutrição parenteral.
- Ingestão proteica de 0,8-1,0 g/kg/dia para pacientes não catabólicos. Catabolismo moderado a grave 1,5-2,5 g sugerida/kg/dia.
- Avaliar a ingestão proteica pelo cálculo do balanço nitrogenado.
- A suplementação de vitaminas e minerais deve ser realizada apenas em casos comprovados de deficiência.

Referências bibliográficas

1. Kidney Disease IGO (KDIGO) AKIWG. KDIGO Clinical Practice Guideline for Acute Kidney Injury. Kidney Int. 2012;(2):1-138.
2. Fiaccadori E, Sabatino A, Barazzoni R, Carrero JJ, Cupisti A, De Waele E et al.. ESPEN guideline on clinical nutrition in hospitalized patients with acute or chronic kidney disease. Clinical Nutrition 40 (2021) 1644-1668.
3. Scheinkestel CD, Kar L, Marshall K, Bailey M, Davies A, Nyulasi I, et al. Prospective randomized trial to assess caloric and protein needs of critically Ill, anuric, ventilated patients requiring continuous renal replacement therapy. Nutr. 2003;19(11-12):909-16.
4. Góes CR de, Vogt BP, Sanches ACS, Balbi AL, Ponce D. Influence of different dialysis modalities in the measurement of resting energy expenditure in patients with acute kidney injury in ICU. Clin Nutr. 2017;36(4):1170-4.
5. Góes CR de, Balbi AL, Ponce D. Evaluation of Factors Associated with Hypermetabolism and Hypometabolism in Critically Ill AKI Patients. Nutrients. 2018;10(4):505.
6. McClave SA, Taylor BE, Martindale RG, Warren MM, Johnson DR, Braunschweig C, et al. Guidelines for the Provision and Assessment of Nutrition Support Therapy in the Adult Critically Ill Patient: Society of Critical Care Medicine (SCCM) and American Society for Parenteral and Enteral Nutrition (A.S.P.E.N.). JPEN J Parenter Enteral Nutr. 2016;40(2):159-211.
7. Singer P, Blaser AR, Berger MM, Alhazzani W, Calder PC, Casaer MP, et al. ESPEN guideline on clinical nutrition in the intensive care unit. Clin Nutr. 2018 in press.
8. Downs J. Nutritional management of acute kidney injury in the critically ill: a focus on enteral feeding. South Afr J Clin Nutr. 2014;27(4):187-93.
9. Gervasio JM, Garmon WP, Holowatyj M. Nutrition support in acute kidney injury. Nutr Clin Pract. 2011;26(4):374-81.
10. 10.Druml W. Nutritional management of acute renal failure. J Ren Nutr. 2005;15(1):63-70.
11. Fiaccadori E, Regolisti G, Cabassi A. Specific nutritional problems in acute kidney injury, treated with non-dialysis and dialytic modalities. NDT Plus. 2010;3(1):1-7.
12. Ponce D, Berbel MN, Regina de Goes C, Almeida CTP, Balbi AL. High-volume peritoneal dialysis in acute kidney injury: indications and limitations. Clin J Am Soc Nephrol CJASN. 2012;7(6):887-94.
13. Bufarah MNB, Costa NA, Losilla MPRP, Reis NSC, Silva MZC, Balbi AL, et al. Low caloric and protein intake is associated with mortality in patients with acute kidney injury. Clin Nutr ESPEN. 2018;24:66-70.
14. Oh WC, Gardner DS, Devonald MAJ. Micronutrient and amino acid losses in acute renal replacement therapy. Curr Opin Clin Nutr Metab Care. 2015;18(6):593-8.

Capítulo 161

Como orientar a oferta ou a restrição de macro e micronutrientes na doença renal crônica?

- Maryanne Zilli Canedo da Silva • Karina de Jesus Antonio
- Paula Torres Presti • Jacqueline Costa Teixeira Caramori

O aconselhamento nutricional é etapa importante no tratamento da doença renal crônica, seja no tratamento conservador ou na terapia renal substitutiva (hemodiálise e diálise peritoneal), podendo prevenir ou atenuar complicações da doença, além de manter o estado nutricional adequado.

Orientações nutricionais para esse grupo de pacientes abrangem a adequação no consumo de alimentos fonte de proteína, fósforo, potássio e sódio, principalmente. Além disso, a oferta de energia, carboidratos e lipídios deve ser observada de maneira criteriosa[1] e devem ser individualizadas, considerando o estádio da doença renal, valores séricos dos exames laboratoriais e presença de comorbidades.

Tratamento conservador

A terapia nutricional no tratamento conservador tem como objetivo melhorar a qualidade de vida dos pacientes, manter o estado nutricional adequado, prevenir ou atenuar sinais, sintomas e complicações relacionadas à doença renal crônica, como sintomas urêmicos em decorrência do acúmulo de escórias nitrogenadas, distúrbios eletrolíticos, desequilíbrios ácidos-básicos, retenção hídrica e desordens minerais e ósseas, permitindo aumentar a longevidade e retardar a progressão da doença renal e o início da diálise.[2]

As abordagens nutricionais devem ser implementadas desde as fases precoces até a pré-dialítica e incluem a adequação da ingestão calórica e proteica, controle no consumo de sódio e se necessário, restrição de fósforo e potássio, reduzindo assim o risco de complicações associadas à doença.[1]

Com a progressão da doença renal há acúmulo de produtos do metabolismo proteico, que podem contribuir para a presença de alguns sintomas como anorexia, náusea e vômito, com consequentes alterações no estado nutricional, que podem resultar em maiores taxas de hospitalização e mortalidade.[2] Nesse sentido, intervenção nutricional baseada em recomendações proteicas e energéticas adequadas pode minimizar as alterações no estado nutricional.[3]

Recomendações de energia e macronutrientes

A recomendação calórica de acordo com a diretriz da National Kidney Foundation – Kidney Disease Outcomes Quality Initiative (KDOQI) anteriormente considerava diferentes valores de acordo com a faixa etária,[4] atualmente, recomenda-se de 25 a 35 kcal/kg/dia, independentemente da idade, sendo esses valores semelhantes à de indivíduos saudáveis com nível de atividade leve.[5] É importante salientar que na presença de condições clínicas adversas pode haver aumento do gasto energético de repouso, como na presença de infecções, inflamações, acidose metabólica, descontrole glicêmico e hiperparatireoidismo secundário.[1]

Para os carboidratos, a oferta assemelha-se a de indivíduos saudáveis, ou seja, o consumo de carboidratos complexos correspondendo 50% do valor energético total.[2]

Com relação à ingestão proteica, recomenda-se para os estádios iniciais da doença (1 e 2) de 0,8 a 1,0 g/kg/dia. Já nos estádios 3, 4 e 5 da doença renal crônica, a recomendação é de 0,55 a 0,6 g/kg/dia.[5] No entanto, para pacientes diabéticos, a indicação é de 0,6 a 0,8 g/kg/dia a fim de compensar o aumento do catabolismo como resultado do descontrole glicêmico.[5] Para o cálculo das necessidades proteicas, o peso ajustado deve ser utilizado com os pacientes que estejam acima ou abaixo do peso recomendado.[1] Além disso, uma dieta com 0,28 a 0,43 g/kg/dia suplementada com uma mistura de cetoácidos e aminoácidos essenciais, pode ser recomendada para alguns pacientes, sendo prescrito um comprimido a cada 5 kg de peso corporal ideal.[3,5]

Não existem evidências suficientes para recomendar um determinado tipo de proteína (animal ou vegetal) em termos de efeitos no estado nutricional, níveis de cálcio ou fósforo sérico e perfil lipídico.[5] E a adequação no consumo proteico é fundamental, visto que elevada ingestão leva ao aumento da taxa de filtração glomerular e essa hiperfiltração danifica os glomérulos remanescentes. Dessa maneira, a dieta hipoproteica é recomendada por seu efeito protetor com diminuição da pressão intraglomerular, redução no consumo renal de oxigênio e do estresse oxidativo renal. Além disso, a adesão a essa conduta promove redução das toxinas provenientes do metabolismo proteico e melhor controle da acidose metabólica.[2]

Já para os lipídios, o consumo deve ser inferior a 30% do valor energético total, sendo priorizado o consumo de ácidos graxos insaturados (mono e poli-insaturados).[1]

Recomendações de micronutrientes

A restrição de fósforo é recomendada na presença de hiperfosfatemia, pois sua retenção é fator de risco para a calcificação vascular e contribui para o desenvolvimento do hiperparatireoidismo secundário, dessa maneira, o ideal é uma ingestão que não exceda 700 mg/dia.[3] Embora a redução na ingestão proteica também diminua a ingestão de fósforo orgânico, deve-se reconhecer detalhadamente a dieta para observar a biodisponibilidade e absorção gastrintestinal desse nutriente, que varia de 40% a 60% em alimentos de origem animal, 20% a 50% em alimentos de origem vegetal.[5-7]

A absorção do fósforo proveniente dos alimentos de origem vegetal, como as leguminosas, é menor devido à presença dos fitatos. Já nos alimentos de origem animal, como produtos lácteos, carnes, aves, peixes e ovos, a absorção é de aproximadamente 60%. Enquanto os alimentos processados com aditivos alimentares são ricos em fósforo inorgânico e apresentam absorção em torno de 90% a 100%.[5-7] Assim, abordagem dietética individualizada e que incorpore o uso de quelantes de fósforo pode ser considerada.[2,5]

A restrição de potássio em pacientes com hiperpotassemia ocorre especialmente nos estádios mais avançados da doença renal. A recomendação é de 50 a 75 mEq/dia, sendo necessária adequação no consumo das principais fontes: frutas, hortaliças, leguminosas e oleaginosas. Deve-se atentar para o consumo de alimentos industrializados que possuam em sua composição os aditivos alimentares à base de potássio. Além disso, o método de cocção adequado deve ser empregado, visto que, por meio dessa técnica há a remoção de cerca de 60% do teor de potássio dos alimentos fonte.[1]

A ingestão de sódio inferior a 2.300 mg/dia também deve ser incentivada, o que corresponde a 5-6 g de sal e auxilia na diminuição da pressão intraglomerular e da proteinúria, retardando a progressão da doença renal.[3,5] Além disso, o consumo de alimentos industrializados ricos em sódio deve ser limitado, aliado a redução do sal de adição. O sal dietético não é recomendável para esses pacientes, visto que possui cloreto de potássio em sua composição. Como alternativa, recomenda-se o incentivo ao uso de temperos naturais para aumentar a palatabilidade das preparações alimentares.[1]

Terapia renal substitutiva

A prescrição dietética de calorias e proteínas de pacientes com doença renal crônica que iniciam o tratamento dialítico requer individualização. Deve ser baseada na idade, presença de comorbidades, alterações no estado nutricional, inflamação, presença de infecções e adequação da diálise.[8] Também deve-se levar em consideração os outros macro e micronutrientes.

A diálise peritoneal é uma terapia dialítica que compreende a troca de solutos e fluido entre o sangue dos capilares peritoneais e a solução de diálise na cavidade peritoneal por meio de um cateter, utilizando a membrana peritoneal como superfície dialisadora. Apresenta absorção contínua de glicose por meio do dialisato, podendo haver saciedade precoce e sensação de plenitude gástrica, com menor ingestão alimentar, além de perda de proteínas.[1]

Já a hemodiálise realiza a depuração do sangue por meio de filtros artificiais, sendo o acesso vascular feito por cateter ou fístula arteriovenosa. Esse procedimento é responsável pela remoção dos solutos e líquidos, mantendo o controle da pressão arterial e equilíbrio de substâncias como fósforo, potássio, sódio, ureia e creatinina.[9]

O estado nutricional pode ser alterado devido às perdas de nutrientes na diálise, alterações metabólicas, mudanças comportamentais, estilo de vida, sedentarismo e ingestão alimentar deficiente.[9]

Recomendações de energia e macronutrientes

A recomendação de ingestão diária de energia para pacientes em diálise é de 25-35 kcal/kg/dia.[5] Para os pacientes em diálise peritoneal é necessário contabilizar a quantidade de glicose absorvida e as calorias provenientes do dialisato no plano alimentar.[4] Assim, a recomendação é que os carboidratos sejam complexos e que forneçam cerca de 35% do total das calorias estimadas para o dia, com restrição dos carboidratos simples.[9] Nos pacientes em hemodiálise, a oferta dos carboidratos varia de 50% a 60% do valor energético total.[1] Em ambas as situações, a oferta dos carboidratos deve ser adequada para que as proteínas ingeridas não sejam utilizadas como fonte energética.[9]

Com relação à proteína, a recomendação para pacientes em diálise (hemodiálise e diálise peritoneal) é superior à de indivíduos saudáveis, 1,0 a 1,2 g/kg/dia.[5] É necessário considerar na diálise peritoneal a perda proteica pelo dialisato que varia de 5 a 15 g/24 horas e durante episódios de peritonite a perda pode ser maior, consequentemente, a oferta desse nutriente deve ser aumentada, além disso, pode haver anorexia devido a absorção constante de glicose pelo dialisato, contribuindo para menor ingestão proteica.[4] Na hemodiálise ocorre perda de peptídeos e aminoácidos (10 a 12 g por sessão).[9]

Embora haja maior necessidade proteica quando comparado aos indivíduos saudáveis, na prática clínica, observa-se que a ingestão nos pacientes em diálise é consideravelmente inferior a recomendada.[1]

Já para os lipídios, a recomendação é de 35% do total das calorias estimadas para o dia nos pacientes em diálise peritoneal, com preferência para os mono e poli-insaturados e consumo limitado dos ácidos graxos saturados.[8] Na hemodiálise, o consumo de lipídios deve ser entre 25%-35% do total das calorias, com preferência para os monoinsaturados e polinsaturados, sendo de até 20% e 10%, respectivamente, além de consumo limitado dos ácidos graxos saturados (inferior a 7%) e colesterol inferior a 200 mg/dia.[1]

Outro aspecto importante a ser considerado é o consumo de fibras pelos pacientes em tratamento dialítico, sendo recomendado 20 a 25 g/dia. A obstipação intestinal é comum nesse grupo de pacientes devido à baixa ingestão de fibras, uso de quelantes de fósforo, inatividade física e suplementação de ferro, podendo resultar em aumento do desconforto abdominal e problemas mecânicos com o cateter nos pacientes em diálise peritoneal.[9]

Recomendações de micronutrientes

Com relação aos micronutrientes, é comum a presença de hiperfosfatemia, sendo necessário o controle no consumo de alimentos ricos em fósforo, nos pacientes em diálise peritoneal, a recomendação é de 800 a 1.000 mg/dia, e para pacientes em hemodiálise até 800 mg/dia.[1] A terapia nutricional na hiperfosfatemia deve ser baseada na restrição de alimentos fonte, uso de quelantes e diálise adequada.[7] A redução na ingestão dietética de fósforo não deve afetar a ingestão proteica e o consumo de alimentos com aditivos de fósforo devem ser evitados.[6] Destaca-se a importância do conhecimento sobre a quantidade desse micronutriente nos alimentos e do aconselhamento nutricional. O processo de cozimento pode ajudar a diminuir os níveis de fosfato tanto em alimentos de origem vegetal como animal.[7]

A quantidade de porções de alimentos fontes de potássio a serem consumidas deve ser individualizada de acordo com o nível sérico de potássio, considerando o hábito alimentar do paciente. A hiperpotassemia não é frequente nos pacientes em diálise peritoneal, visto que a remoção desse eletrólito pela diálise é contínua. Em hemodiálise, as desordens no metabolismo do potássio são comuns. A oferta deve ser de 50 a 70 mEq/dia, que corresponde a 1.950 a 2.730 mg e caso haja hiperpotassemia, a restrição no consumo dos alimentos ricos em potássio deve ser feita.[1,10]

Na diálise, os pacientes podem apresentar diminuição progressiva da função renal residual e consequente oligúria ou anúria. A restrição do sódio dietético aliada ao controle de fluidos é fundamental para o controle do volume extracelular e pressão arterial. Nos pacientes em hemodiálise essas medidas também são vitais para prevenir o ganho de peso interdialítico, que não deve exceder 4%-4,5% do peso seco. O uso de dialisato com baixo teor de sódio também pode ser uma estratégia. Ao reduzir a carga de sódio da dieta e dialisato, os pacientes apresentam menor necessidade de saciar a sede, com melhora na adesão à restrição de líquidos. A ingestão diária de líquidos varia de 500 a 1.000 mL e deve somada a diurese de 24 horas.[10]

Dessa maneira, a quantidade de sódio nos pacientes em diálise deve ser individualizada, dependendo da pressão arterial, condição cardiovascular

Tabela 161.1: Recomendações de vitaminas e minerais para pacientes com doença renal crônica

Vitaminas e minerais	Recomendação diária		
	Tratamento conservador	Diálise peritoneal	Hemodiálise
Ácido fólico (mg)	1	1	1
Ácido pantotênico (mg)	5	5	5
Biotina (mcg)	30	30	30
Cálcio (mg)	1.400 a 1.600	≤ 2.000	Até 2.000
Ferro (mg)			
Homens	8	8	8
Mulheres	15	15	15
Fósforo (mg)	750	800 a 1.000	Até 800
Niacina (mg)	14 a 16	14 a 16	14 a 16
Potássio (mEq)	50 a 75	50 a 70	50 a 70
Riboflavina (mg)	1,1 a 1,3	1,1 a 1,3	1,1 a 1,3
Selênio (mcg)	55	55	55
Sódio (mg)	≤ 2.300	≤ 2.300	≤ 2.000 a 3.000
Tiamina (mg)	1,1 a 1,2	1,1 a 1,2	1,1 a 1,2
Vitamina A e K	Não suplementar	Não suplementar	Não suplementar
Vitamina B6 (mg)	5,0	10,0	10,0
Vitamina B12 (mcg)	2,4	2,4	2,4
Vitamina C (mg)	75 a 90	75 a 90	75 a 90
Vitamina D (UI)	Individualizado	Individualizado	Individualizado
Vitamina E (UI)	400 a 800	400 a 800	400 a 800
Zinco (mg)			
Homens	10 a 15	10 a 15	10 a 15
Mulheres	8 a 12	8 a 12	8 a 12

Fonte: KDOQI, 2000 e 2020; Fouque D, et al. 2007; Cuppari L, et al. 2013; Riella MC, et al. 2013.

e balanço hídrico corporal. Em geral, recomenda-se uma ingestão inferior a 2.300 mg/dia, que correspondem de 5 a 6 g de sal.[1,5,10]

Pacientes em diálise também podem apresentar deficiências de micronutrientes, sendo comumente observadas as de vitamina C, vitamina B6, ácido fólico, ferro, zinco e selênio.[11] E as recomendações variam de acordo com a fase da doença, método dialítico e sexo, conforme mostra a Tabela 161.1.

Comentários dos autores/hot points

- A intervenção nutricional nos pacientes com doença renal crônica deve se basear em orientações individualizadas, fornecimento de estratégias para melhorar a adesão e sugestão de escolhas alimentares alternativas. A abordagem pela equipe multiprofissional é estratégia válida para melhorar a adesão e compreensão dos pacientes acerca das restrições necessárias, visando adequação dos macro e micronutrientes e manutenção do estado nutricional adequado.

- Restrições excessivas podem levar a menor sobrevida em virtude da deterioração do estado nutricional e da qualidade de vida relacionada à saúde dos pacientes. Além disso, podem resultar em frustração, falta de autonomia e a percepção de que "não resta mais nada para comer".[10]

- Sugerimos que as orientações nutricionais sejam feitas com cautela e que haja adoção de abordagem equilibrada e individualizada, a fim de melhorar a qualidade de vida e satisfação dos pacientes.

- Para os pacientes com DRC em tratamento conservador, recomenda-se adequação na ingestão proteica e nos casos mais avançados, a redução na ingestão desse nutriente pode ser recomendada.

- Para os pacientes com DRC em terapia renal substitutiva, a oferta proteica deve ser maior, considerando as perdas durante a diálise.

Referências bibliográficas

1. Cuppari L, Avesani CM, Kamimura MA. Nutrição na doença renal crônica. Barueri: Manole. 2013.
2. Kalantar-Zadeh K, Fouque D. Nutritional management of chronic kidney disease. N Engl J Med. 2017;377(18):1765-76.
3. Cupisti A, Brunori G, Di Iorio BR, D'Alessandro C, Pasticci F, Cosola C, et al. Nutritional treatment of advanced CKD: twenty consensus statements. J Nephrol. 2018;31(4):457-73.
4. Clinical practice guidelines for nutrition in chronic renal failure. K/DOQI, National Kidney Foundation. Am J Kidney Dis. 2000 Jun;35(6 Suppl 2):S17-S104.
5. Ikizler TA, Burrowes JD, Byham-Gray LD, Campbell KL, Carrero JJ, Chan W, et al. KDOQI Clinical Practice Guideline for Nutrition in CKD: 2020 Update. Am J Kidney Dis. 2020;76:S1-S107.
6. D'Alessandro C, Piccoli GB, Cupisti A. The "phosphorus pyramid": a visual tool for dietary phosphate management in dialysis and CKD patients. BMC Nephrol. 2015;16:9.
7. Watanabe MT, Barretti P, Caramori JCT. Attention to food phosphate and nutrition labeling. J Ren Nutr. 2018;28(4):e29-31.
8. Wang AY-M, Woo J. Early versus late initiation of dialysis and nutrition: does a transition mean a change in dietary protein intake? J Ren Nutr. 2013;23(3):228-32.
9. Riella MC, Martins C. Nutrição e o rim. 2ª ed. Rio de Janeiro: Guanabara Koogan. 2013.
10. Fouque D, Vennegoor M, Wee PT, Wanner C, Basci A, Canaud B, et al. EBPG guideline on nutrition. Nephrol Dial Transplant. 2007;22 Suppl 2:ii45-87.
11. Kalantar-Zadeh K, Tortorici AR, Chen JL, Kamgar M, Lau WL, Moradi H, et al. Dietary restrictions in dialysis patients: is there anything left to eat? Semin Dial. 2015;28(2):159-68.

Capítulo 162

Como a avaliação da água por bioimpedância elétrica pode auxiliar na prescrição da diálise?

• Nayrana Soares do Carmo Reis • Fabiana Lourenço Costa
• Pasqual Barretti • Rogério Oliveira

Em diálise, a principal causa de mortalidade é a cardiovascular, superando as causas infecciosas em cerca de cinco vezes e as mortes causadas por neoplasias em mais de 10 vezes. Infarto agudo do miocárdio, insuficiência cardíaca congestiva, arritmias cardíacas, morte súbita e eventos cerebrovasculares são seus principais representantes.[1] Além dos fatores de risco tradicionais para mortalidade cardiovascular nessa população, destaca-se a desnutrição e hipervolemia.[2]

A desnutrição decorre comumente do catabolismo intrínseco à fase terminal da doença renal (DRCT), restrições alimentares, estado inflamatório, presença de toxinas urêmicas e distúrbios do metabolismo energético e proteico. Adicionalmente, esses pacientes apresentam fluidos corporais alterados devido a excreção inadequada de sódio e líquidos.[3] Dessa maneira, frequentemente apresentam massa celular diminuída e expansão do espaço extracelular.

Sobrecarga líquida – hipervolemia

Desde a década de 1970, as sessões prolongadas de até 8 horas, tem dado lugar a sessões mais curtas (3 a 4 horas). Como consequência, passaram a ocorrer mais episódios hipotensivos e de câimbras devido ao aumento nas taxas de ultrafiltração (UF) e, paralelamente, se deu um aumento do sódio no dialisato, visando mitigar as complicações intradialíticas. Não obstante, o resultado observado consiste em maior sede e ganho interdialítico. Ainda, o regime terapêutico, ao limitar remoções adequadas de fluidos, mantém boa parcela dos pacientes hiper-hidratados. De fato, vários estudos reportam que 20%-30% dos pacientes em diálise tem um estado crônico de hiperidratação.[4]

Mesmo sem uma definição uniforme de normohidratação, vários estudos demonstram piores desfechos em indivíduos caracterizados como hipervolêmicos. Além da hipertensão arterial, a sobrecarga líquida se associa à hipertrofia ventricular esquerda (HVE), rigidez arterial e de maneira independentemente à mortalidade.

Contudo, na prática clínica, a avaliação objetiva do estado de hidratação não é fácil nem precisa. Apenas em condições avançadas de excesso ou depleção de volume é possível observar manifestações clínicas, como hipo ou hipertensão, edema clínico e frequência de pulso.

Com isso, há um crescente interesse pelos ditos métodos objetivos para aferição do estado de hidratação. Dentre esses, são tidos como referência a diluição de isótopos e análise de ativação de nêutrons, que mede diretamente a água corporal total e a extracelular. No entanto, tais métodos exigem tecnologia avançada e elevado custo, o que limita sua utilização rotineira, ficando reservada a ambientes de pesquisa.

Nesse contexto, a BIA tem sido reconhecida como uma técnica não invasiva e simples para determinar o estado de hidratação corporal de maneira indireta. Constitui-se em um método seguro, de alta reprodutibilidade, custo relativamente baixo e portátil.

Outros métodos como raios X de tórax, ultrassonografia de veia cava, ultrassonografia pulmonar e dosagem do peptídeo natriurético cerebral (BNP) também têm sido testados na prática clínica. Entretanto, não acessam os componentes intersticial e intracelular com a mesma objetividade da BIA.

Tipos de BIA e seu uso na diálise

Apesar de não estabelecidos os valores de referência para a população em diálise, os valores obtidos por meio da bioimpedância unifrequencial podem ser comparados com ressalvas àqueles para indivíduos saudáveis.

A bioimpedância multifrequencial parece ser mais precisa na avaliação do estado de hidratação. O índice de hiperidratação (OH), avaliado por esse aparelho, é determinado pela diferença entre a AEC esperada sob condições fisiológicas normais e a AEC mensurada pelo aparelho de BIA. Essa avaliação pode ser importante na detecção de sobrecarga de fluidos e desnutrição em pacientes com DRCT. No entanto, a avaliação da hiper-hidratação é subjetiva, tendo em vista que o estado de hidratação apresenta flutuações, especialmente em pacientes em diálise.[5] Adicionalmente, a avaliação segmentar pela BIA multifrequencial tem sido utilizada para determinar deslocamentos e distribuições de fluidos, inclusive no período intradialítico.[5]

"Peso seco"

Uma das definições mais pioneiras de "peso seco" é o peso abaixo do qual são precipitados sintomas intradialíticos ou hipotensão. A essa definição, segue-se uma abordagem empírica, baseada em método de tentativa e erro. No entanto, esse método é, muitas vezes, impreciso e não leva em consideração alterações no estado nutricional e na massa magra.[3]

Com o intuito de reduzir a imprecisão no alcance do "peso seco" é que as ferramentas de avaliação do estado de hidratação, em especial a BIA, são aplicadas. Alguns aparelhos utilizam populações saudáveis como fonte dos valores de referência e nesse cenário, a normalidade de função renal, albumina, hematócrito, permeabilidade vascular e sódio corporal limita extrapolações para a população em diálise. Outro aspecto a ser mencionado é o grau de incerteza na adoção de pontos de corte a partir dos quais considerar-se-ia um paciente como hiper-hidratado ou hipo-hidratado.

Alterações na composição corporal com o aumento da massa magra e/ou massa gorda podem ocorrer ao longo do tempo e, com isso, deve-se atentar para que o "peso seco" não esteja subestimado. Os pacientes sem o ajuste adequado da UF podem sofrer hipotensões frequentes, o que pode levar à insatisfação e sessões interrompidas, com consequente remoção inadequada dos solutos.[3]

Outra consideração é a distinção que se faz necessária entre excesso de hidratação com o ganho interdialítico (GID). O último pode ser calculado pela diferença entre o peso de entrada da sessão atual e o de saída da sessão anterior. Esse ganho é composto majoritariamente por líquido não removido pelos rins. Já o excesso de hidratação, em analogia ao "peso seco", é algo abstrato e de definição mais complexa. Uma definição básica é a de se tratar de um volume extracelular residual, não removido totalmente pela diálise, de efeitos deletérios em longo prazo.

Avaliação da água corporal por bioimpedância

Dentre os parâmetros fornecidos pelo aparelho, a massa celular corporal, a reactância e o ângulo de fase vêm sendo mais estudados, principalmente nos pacientes com DRCT. A massa celular se apresenta como um marcador mais sensível para estimar a reserva corporal magra nos pacientes com DRCT, enquanto a reactância e o ângulo de fase vem sendo amplamente explorados na avaliação do estado de hidratação. Parâmetros adicionais para se avaliar o estado de hidratação incluem: comprimento do vetor impedância, as relações AEC/ACT, AEC/Peso, AEC/Altura, MEC/MC, plotagem do vetor impedância, OH/ACT, entre outras.[5]

Ângulo de fase

O ângulo de fase (AF) é calculado pelo arco tangente da reactância dividida pela resistência e representado em graus: $AF = \arctan(X_c/R) \times (180/\pi)$. Seu significado biológico não é bem compreendido. No entanto, está significativamente relacionado à integridade celular, a marcadores nutricionais e mortalidade.[6]

Uma avaliação possível do AF se dá por meio de gráficos resistência-reactância (R-Xc) que recebe a denominação de análise vetorial por bioimpedância (BIVA). O padrão mais comum que se observa é que aumentos de massa celular se associam com aumentos do AF. Tal comportamento decorre principalmente do aumento na reactância, que indica maior integridade de membranas celulares. Por sua vez, o decréscimo na massa celular provoca redução da reactância e do AF. De outro modo, o aumento da AEC se associa com redução da resistência e, mais pronunciadamente, da reactância, ocorrendo redução do AF.

Estudo nacional publicado em 2013, que incluiu pacientes tanto em hemodiálise quanto em diálise peritoneal, evidenciou associação de AF < 6º com morbidade cardiovascular.[6]

Em metanálise de Wang e Gu,[7] que incluiu quatro estudos em HD e dois em DP, os autores evidenciaram que o aumento de 1 grau no AF se associou a redução de mortalidade (HR 0,68, IC 95% 0,47-0,88) e eventos cardiovasculares (HR 0,74, IC 95% 0,59-0,92).

Em síntese, o AF sofre influência tanto do estado nutricional quanto do estado de hidratação, o que resulta em associação não só com desfechos estritamente relacionados à volemia, como os cardiovasculares, mas também com infecções e hospitalizações.

Água extracelular

A AEC foi investigada tanto de maneira absoluta como relativa (AEC/Peso, AEC/ACT, AEC/AIC, AEC/Altura). Qualquer que seja a relação utilizada, de maneira ideal, os pontos de corte propostos para discriminar se há sobrecarga líquida deveriam considerar sexo, idade e faixa etária.

Em estudo prospectivo que incluiu 36 pacientes tratados por diálise peritoneal e 109 por hemodiálise, De Araújo Antunes *et al.* identificaram que valores de massa extracelular/massa corporal total (MEC/MCC) maiores que 1,2 e valores de AIC menores que 20L estavam associados a ocorrência de eventos cardiovasculares em dois anos de seguimento.[6]

A OH/AEC foi avaliada por Onofriescu *et al.*[8] quanto a dois pontos de corte (> 15% e > 17,4%) e ambos foram capazes de predizer mortalidade geral (HR 1,87, IC 95% 1,12-3,13 e HR 2,72, IC 95% 1,60-4,63, respectivamente). Entretanto, o ponto de corte > 17,4% obteve melhor desempenho na análise de sobrevida após ajuste de variáveis ecocardiográficas. O OH/AEC também foi avaliado em metanálise de Wang e Gu,[7] e se mostrou como preditor de mortalidade no ponto de corte > 15% (HR 2,7, IC 95% 2,00-3,44).

Em hemodiálise, Kim *et al.*[9] encontraram a relação AEC/AIC como preditora de mortalidade geral (HR 1,12, IC 95% 1,01-1,25) e eventos cardiovasculares (HR 1,09, IC 95% 1,01-1,18), mesmo ajustando para múltiplas comorbidades.

Intervenções utilizando bioimpedância

Até o momento, nenhum estudo publicado teve poder suficiente para predizer mortalidade ou eventos cardiovasculares. Em recente revisão, Tabinor e Davies[10] analisaram oito ensaios clínicos randomizados com um total de 1.443 pacientes. Os estudos contidos nessa revisão apresentaram, em ambas as modalidades de diálise, uma comparação entre a avaliação clínica auxiliada por BIA *vs.* a avaliação clínica *per si*. Apenas um desses estudos reportou benefício em sobrevida.

Os autores ainda analisaram duas metanálises publicadas em 2017, que utilizaram alguns desses estudos primários, mas não evidenciaram benefício sobre a mortalidade. A primeira, sob o título de NICE, teve um *hazard ratio* de 0.69 (IC 95% 0,23-2,08). Já a metanálise de Covic resultou em um *hazard ratio* 0.87 (IC 95% 0,54-1,39). Por fim, metanálise de Wu, Tsai-Kun, *et al.*[11] inclui estudo em DP, porém sem benefício adicional na aquisição de euvolemia nessa modalidade. A Tabela 162.1 sumariza os estudos de intervenção com BIA comparada à clínica.

Tabela 162.1: Estudos de intervenção com BIA comparada à clínica

Autores	Ano	Desenho	N, HD/DP	Parâmetro BIA	Resultados
Lara, 2010	2010	ECR aberto, BIA para ajustar "peso seco" vs. prática de rotina	70, HD	BIA	Pressão se reduziu não significativamente no grupo BIA
Luo *et al.*, 2011	2011	ECR, aberto (3 meses) "peso seco" usando BIA vs. prática usual	160, PD	BCM	Menor hiperidratação e pressão, além de redução no débito urinário do grupo BIA
Hur *et al.*, 2013	2013	ECR, aberto (12 meses) "peso seco" usando BIA vs. prática usual	156, HD	BCM	Massa ventricular esquerda se reduziu no grupo BIA; redução não significativa na pressão e rigidez arterial. Risco aumentado de anuria no grupo intervenção
Ponce *et al.*, 2014	2014	ECR em *cluster*, 23 centros aberto ou cegado para dados da BIA 12 meses	189, HD	BCM (OH index)	Grupo BIA marginalmente menos hiper-hidratado. Ambos os grupos melhoraram do basal
Onofriescu *et al.*, 2014	2014	ECR, aberto (12 meses) "peso seco" usando BIA vs. prática usual	131, HD	BCM	Redução de mortalidade por todas as causas no grupo BIA

Continua...

Tabela 162.1: Estudos de intervenção com BIA comparada à clínica – continuação

Autores	Ano	Desenho	N, HD/DP	Parâmetro BIA	Resultados
UK-Shanghai Bioimpedance Study Tan et al., 2016	2016	Estudo prospectivo aberto cego para desfechos (PROBE). Profissionais orientados a manter estado volêmico (12 meses)	302, DP 148 no Reino Unido (18 anúricos), 159 em Shanghai (75 anúricos)	Plotagem seriada do vetor	Em pacientes não anúricos, o estado de hidratação não se alterou nos grupos de controle. Em pacientes anúricos chineses, o grupo BIA permaneceu estável, os controles tiveram piora do estado de hidratação. Pressão e função renal residual não tiveram diferenças
ABISAD-III Huan-Sheng et al., 2016	2016	ECR, aberto (12 meses)	298, HD	BCM	Hipotensão intradialítica, sobrecarga líquida e menos eventos cardiovasculares no grupo BIA
COMPASS Trial Oh et al., 2018	2018	ECR aberto, medidas seriadas no grupo ativo com OH± 1L (12 meses)	137, DP	BCM (OH index)	Sem diferenças entre os grupos em qualquer medida
Yoon et al., 2019	2019	ECR, aberto, 12 meses; 8 centros	201, DP (não anúricos)	BCM	Não mostrou benefício adicional para atingir a euvolemia e não impactou no declínio da função renal residual. Sem diferenças em variáveis ecocardiográficas ou eventos cardiovasculares

Fonte: Adaptada de Tabinor M and Davies SJ. The use of bioimpedance spectroscopy to guide fluid management in patients receiving dialysis, Current Opinion in Nephrology and Hypertension. 2018;27(6):406-412 e Wu, Tsai-Kun, et al. Bioimpedance Spectroscopy and Fluid Management in Dialysis Patients: From Laboratory to Clinic. 15.S(2021):13-23.

Caso clínico

Para melhor ilustrar a importância da volemia e uso da BIA no paciente dialítico, segue o seguinte exemplo: homem de 45 anos, em programa de hemodiálise, apresentava já com difícil controle de ganho de peso. No mês de julho, fora submetido a cirurgia cardíaca, seguida de internação prolongada e complicações infecciosas associadas.

Discussão e condutas

O caso clínico ilustra um exemplo de paciente em que há dificuldade em controle volêmico. Isso é evidenciado pelos elevados GID e manifestação de descontrole pressórico. Vários fatores estão relacionados ao alto ganho de peso interdialítico (GID), como má adesão à dieta hipossódica e descontrole do diabetes.

A evolução clínica caracteriza-se inicialmente por discreta hiperidratação, revelada por distribuição hídrica levemente alterada com relação aos valores normais, altos GID e hipertensão ao final das sessões. Além disso, o AF moderadamente baixo nos meses de março e junho corroboram essa percepção de hipervolemia.

O estado nutricional prévio consistia de albumina próximo aos valores normais, enquanto a creatinina e a medidas antropométricas não eram sugestivas de perda de massa muscular significativa.

Após a intercorrência cirúrgica e complicação infecciosa, observou-se piora do estado nutricional e

Tabela 162.2: Dados de evolução clínica e laboratorial

	Março	Junho	Setembro	Dezembro
Pressão arterial mmHg (entrada)	180/90	160/90	160/90	140/80
Pressão arterial (saída)	160/90	160/90	180/90	140/70
Ganho de peso interdialítico (%)	4,6%-6,5%	2,0%-6,2%	3,0%-9,2%	3,5%-7,9%
Creatinina (mg/dL)	7,3	9,2	5,6	10,9
Kt/V	1,38	1,47	1,28	1,30
Albumina (g/dL)	3,8	3,0	2,5	3,5
Proteína C-reativa (mg/dL)	0,5	0,5	5,3	0,5

Tabela 162.3: Parâmetros antropométricos e de bioimpedância

	Março	Junho	Setembro	Dezembro
Peso pós-sessão (kg)	65,2	64,7	64,3	65,4
"Peso seco" (kg)	65	64,5	62	65,5
IMC (kg/m^2)	22,3	22,1	22,0	22,4
Resistência (ohm)	525,8	537,2	496,4	648,8
Reactância (ohm)	48	44,5	26,8	58,9
Ângulo de fase (º)	5,2	4,7	3,1	5,2
Massa celular corporal (kg)	23,2	22,1	20,5	20,0
Água intracelular (L/%)	20,0/53,3	19,1/51,8	17,7/45,6	17,9/53,7
Água extracelular (L/%)	17,5/46,7	17,8/48,2	21,1/54,4	15,4/46,2
Água corporal total (L)	37,5	36,9	38	33,3
Volume corporal estimado (L)	38,5	38,3	38,1	38,5
Circunferência muscular do braço (cm)	21,6	–	20,3	–
Avaliação subjetiva global	7	–	4	–

aumento da hipervolemia, o que pode ser identificado pela queda da massa celular corporal (MCC) e piora da relação água intracelular/água extracelular (AIC/AEC), além de aumento da água corporal total (ACT). Nesse cenário, de maneira concomitante, identifica-se inflamação com o aumento de PCR e queda da albumina.

As intervenções efetuadas consistiram na redução do peso seco no período crítico, a fim de se evitar complicações clínicas relativas à hipervolemia, que habitualmente acompanha episódios como o descrito. Além disso, a intervenção nutricional com a introdução de suplemento alimentar hipercalórico e hiperproteico no momento de pós-operatório complicado, com maior demanda metabólica, pode ter contribuído para a recuperação observada.

Comentários dos autores/*hot points*

- A manutenção da normohidratação é um dos principais objetivos no tratamento de pacientes com doença renal terminal (DRT) em tratamento por diálise.
- Com o tempo, podem ocorrer mudanças na composição corporal dos pacientes, mesmo aqueles que já atingiram seu "peso seco", em decorrência da idade, prescrição dialítica, comorbidades associadas, depressão, entre outras causas.
- Dessa maneira, é imprescindível o acompanhamento e avaliação nutricional periódica, a fim ajustar o peso seco e realizar as intervenções necessárias.
- Recomendar e preservar um volume ideal representa um dos pilares no cuidado e manejo de pacientes em diálise.
- Vale ressaltar que a avaliação longitudinal desses pacientes ainda deverá ser utilizada de modo preferencial a fim de se evitar complicações em decorrência da previsão errônea do estado de hidratação.
- Não há até o momento evidências científicas que comprovem a superioridade do uso da bioimpedância quando comparada à avaliação clínica para a prescrição de diálise. Entretanto, o uso da bioimpedância pode auxiliar na avaliação clínica.
- O ângulo de fase reduzido tem-se mostrado o marcador de pior prognóstico e relaciona-se com a água corporal.

Referências bibliográficas

1. USRDS. United States Renal Data System. 2018 USRDS annual data report: Epidemiology of kidney disease in the United States. Chapter 5 : Mortality National Institutes of Health, National Institute of Diabetes and Digestive and Kidney Diseases. Bethesda, MD: [s.n.]. Disponível em: <https://www.usrds.org/2018/download/v2_c05_Mortality_18_usrds.pdf>.
2. Hecking, M. et al. Greater fluid overload and lower interdialytic weight gain are independently associated with mortality in a large international hemodialysis population. Nephrol Dial Transpl. 2018;33: 1832-42.
3. Jaeger QJ, Mehta LR. Assessment of dry weight in hemodialysis: an overview. JASN. 1999;10(2):392-403.
4. Ohashi Y, et al. Dry weight targeting: The art and science of conventional hemodialysis. Seminars in Dialysis. 2018;31(6):551-6.

5. Park JH, Jo YIL, Lee JH. Clinical usefulness of bioimpedance analysis for assessing volume status in patients receiving maintenance dialysis. Korean Journal of Internal Medicine. 2018;33(4):660-9.

6. Antunes AA. et al. Associations between bioelectrical impedance parameters and cardiovascular events in chronic dialysis patients. Intern Urol Nephrol. 2013;45(5):1397-403.

7. Wang Y, Gu Z. Effect of bioimpedance-defined overhydration parameters on mortality and cardiovascular events in patients undergoing dialysis: a systematic review and meta-analysis. J Int Med Res. 2021 Sep;49(9):3000605211031063.

8. Onofriescu M. et al. Overhydration, cardiac function and survival in hemodialysis patients. PLoS ONE. 2015;10: 1-13.

9. Kim EJ. et al. Extracellular fluid/intracellular fluid volume ratio as a novel risk indicator for all-cause mortality and cardiovascular disease in hemodialysis patients. PLoS ONE. 2017;12: 1-14.

10. Tabinor M, Davies SJ. The use of bioimpedance spectroscopy to guide fluid management in patients receiving dialysis. Current opinion in nephrology and hypertension. 2018;27: 406-12.

11. Wu Tsai-Kun, et al. Bioimpedance Spectroscopy and Fluid Management in Dialysis Patients: From Laboratory to Clinic. 15.S (2021): 13-23.

Seção 34

Nutrologia e Pediatria

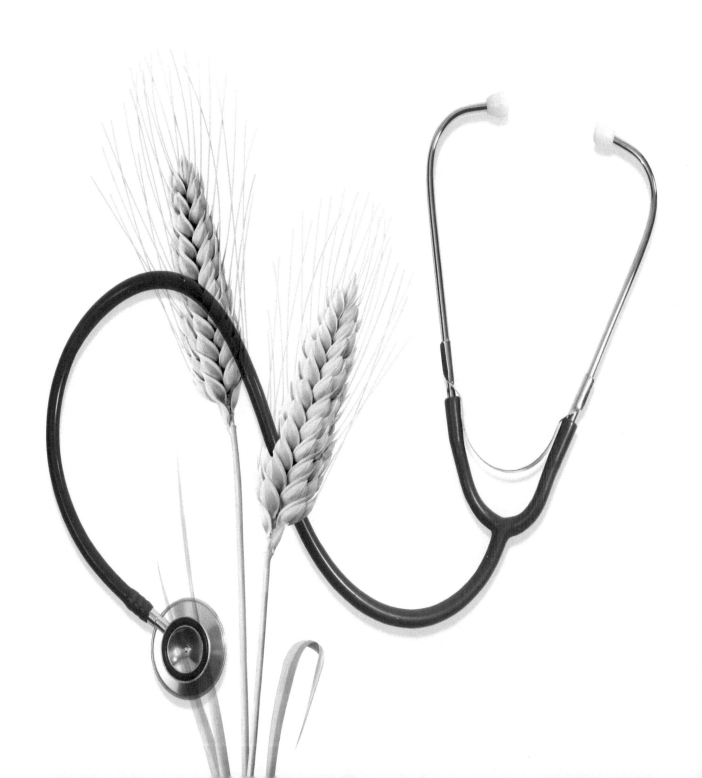

Síntese da Inteligência Didática

Pediatria

Como orientar o lanche da escola

O teor energético do lanche na escola deve suprir de 10% a 15% das necessidades energéticas diárias da criança; lanches com densidade energética acima desses valores podem favorecer a obesidade

O lanche na escola deve ser composto por um líquido, uma fruta, um alimento fonte de carboidrato e um alimento fonte de proteína, com preferência para preparações caseiras e alimentos ricos em fibras, vitaminas, minerais e cálcio

Deve-se evitar o consumo de alimentos fontes de carboidrato simples, gordura saturada, gordura *trans* e sódio, como balas, doces, bolachas recheadas, frituras, embutidos, salgadinhos e refrigerantes

Obesidade infantil e na adolescência

No Brasil, a prevalência de excesso de peso em crianças e adolescentes aumentou substancialmente nas últimas três décadas

Os dados nacionais mais recentes apontam que 14,1% dos indivíduos entre dois e 19 anos de idade estão obesos

As estratégias governamentais adotadas para a redução do excesso de peso na população não têm apresentado resultados desejáveis

Ambiente obesogênico, tratamento inadequado, preconceitos e a valorização da magreza pela sociedade podem contribuir para uma baixa autoestima do indivíduo com excesso de peso, agravando o quadro

Como avaliar a composição corporal na infância e adolescência?

O IMC isolado não é um bom parâmetro para avaliar a composição corporal de crianças e adolescentes, portanto, existem outros métodos que devem ser incorporados na avaliação

As medidas de composição corporal em crianças são desafiadoras, devido às rápidas mudanças relacionadas ao crescimento em altura, peso, massa livre de gordura e massa gorda, mas são fundamentais para o acompanhamento clínico

Existem diferentes métodos de avaliação da composição corporal, mas cabe ao profissional identificar qual se enquadra ao paciente, levando em consideração o custo, disponibilidade de equipamentos e pessoal capacitado

Como tratar a obesidade?

Independentemente da etiologia, o balanço energético positivo é a via final que determina o acúmulo de gordura, causando a obesidade. Assim, a promoção de um balanço energético negativo é a estratégia básica do tratamento

Mudanças no comportamento alimentar, intervenções no estilo de vida familiar e aumento da atividade física são considerados a base para o tratamento

O tratamento farmacológico e a cirurgia bariátrica devem ser considerados a partir da adolescência, ao final da puberdade, para os casos mais graves, que geralmente cursam com comorbidades e que não responderam às medidas de mudança de estilo de vida

Infância e adolescência – como orientar o lanche da escola?

• Carlos Alberto Nogueira-de-Almeida • Ivan Savioli Ferraz
• Ane Cristina Fayão de Almeida • Fábio da Veiga Ued

O lanche e a merenda escolar

No período da infância e da adolescência, a alimentação é determinante no desenvolvimento emocional, intelectual e social, tornando-se essencial o conhecimento dos hábitos e rotinas alimentares.[1] No mundo atual, as crianças estão saindo de casa para as instituições de guarda (como creches e "escolinhas") ou de ensino cada vez mais cedo. Esse fato torna ainda mais relevante o estudo do lanche ou da merenda escolar.

Lanche: elevado teor energético e baixo valor nutricional

Um lanche saudável deve respeitar as características da criança e do adolescente, ponderando-se aspectos biológicos, sociais e psicológicos. Mas deveria, também, respeitar a situação epidemiológica atual. É fato que, no Brasil, vive-se uma epidemia de obesidade, portanto, as refeições intermediárias precisam ser ajustadas a esse aspecto. No caso das classes sociais mais elevadas, a preocupação está relacionada ao preparo do lanche em casa que será levado à escola, e também ao perfil do que é oferecido nas cantinas. Já para as crianças que frequentam creches e escolas públicas, é comum que os cardápios oferecidos nas chamadas "merendas" tenham sido concebidos no passado, em um modelo que privilegiava o combate à subnutrição. Assim, é muito comum que, mesmo nos intervalos da manhã e da tarde, às crianças seja oferecida refeição de elevado teor energético e de baixo valor nutricional.[2]

Estudos recentes, que avaliaram os lanches intermediários de crianças preescolares[3] e também escolares,[4] mostraram que é elevado o consumo de sódio e de açúcar de adição. Alguns estudos têm avaliado os aspectos nutricionais do lanche, tanto em escolas públicas, como privadas, e os resultados apontam para um elevado consumo energético e de carboidratos simples, com predomínio de doces, salgadinhos e refrigerantes, em detrimento de frutas e laticínios,[1] associado ao consumo elevado de gordura saturada e baixa ingestão de vitaminas e minerais.[1-5]

Recomendação de energia

A refeição escolar, de maneira bastante simplista, enquadra-se no contexto do cardápio diário da criança, podendo participar como o "lanche da manhã" ou o "lanche da tarde". Em uma situação normal, as refeições principais, café da manhã, almoço e jantar são feitas em casa e respondem, juntas, por cerca de 75% da energia ingerida em um dia. Sendo assim, ficaria apenas 25% da necessidade calórica para ser oferecida à criança nas três refeições restantes, sendo apenas uma delas, em geral, feita na escola. Desse modo, o teor energético do lanche na escola deve suprir de 10% a 15% das necessidades energéticas diárias da criança, não ultrapassando 20% do valor energético total (VET).[6]

Tomemos como exemplo duas possibilidades de necessidade energética total, 1.500 e 2.000 calorias. Nesses casos, verifica-se que o lanche escolar deveria atender de 150 a 225 calorias, ou 200 a 300 calorias, respectivamente. Talvez esse seja, de fato, o grande desafio: adaptar as possibilidades de oferta de alimentos saudáveis a esses valores.

Em estudo americano,[7] os principais alimentos consumidos por crianças nos lanches da manhã e da tarde foram bolachas e bolos, que representaram 44% de energia, 52% de lipídeos totais e 53% de açúcares adicionados. Outro estudo também observou que a média de consumo de fibras em lanches escolares foi inferior ao recomendado pela OMS.[3]

Do ponto de vista qualitativo, se as refeições principais (café da manhã, almoço e jantar) forem nutricionalmente adequadas, o lanche escolar pode ser escolhido sem a exagerada preocupação com o perfeito equilíbrio. Ainda assim, espera-se que os macronutrientes estejam presentes, sendo desejável a combinação de fontes energéticas e proteicas. Como fonte de energia, os carboidratos presentes, p. ex., nos cereais, pães e frutas, são ótimos candidatos. Proteínas e lipídeos podem ser obtidos no leite e derivados, e oleaginosas.

Valorização da alimentação saudável

Sabe-se que a construção de hábitos e padrões alimentares na infância depende de fatores biológicos, sociais e ambientais.[8] Portanto, um ambiente familiar em que se valorize a alimentação saudável, e essa seja praticada por todos os membros da família, irá impulsionar as crianças a praticarem o mesmo tipo de alimentação.[8] Patrícia *et al.* observaram que o consumo de bebidas açucaradas por familiares adultos encontrava-se associado positivamente com o consumo dessas bebidas pelas crianças.[7]

Segundo a Sociedade Brasileira de Pediatria (SBP).[6] o lanche na escola deve ser composto por um líquido, uma fruta, um tipo de carboidrato e um tipo de proteína. Os alimentos que podem compor esse cardápio estão apresentados na Tabela 163.1. Caso o lanche seja preparado em casa, esse pode ser acondicionado em lancheiras, embrulhado em papel alumínio, e os líquidos armazenados em garrafas térmicas. Na cantina da escola, deve-se dar preferência a lanches naturais (recheados com verduras, legumes e queijos), salgados assados e sucos naturais.

Por outro lado, alimentos ricos em carboidratos simples, gorduras saturadas, gorduras *trans* e sódio não são aconselhados a compor o lanche escolar; exemplos desses alimentos seriam as balas, bolachas recheadas e/ou com gordura trans, bolos com recheios e cremes, bolos industrializados, bombons, milk-shake, salsicha, salgados fritos, refrigerantes, *snacks*, salgadinhos de pacote e sucos artificiais.[6]

Comentários dos autores/*hot points*

- O teor energético do lanche na escola deve suprir de 10% a 15% das necessidades energéticas diárias da criança; lanches com densidade energética acima desses valores podem favorecer a obesidade.
- O lanche na escola deve ser composto por um líquido, uma fruta, um alimento fonte de carboidrato e um alimento fonte de proteína, com preferência para preparações caseiras e alimentos ricos em fibras, vitaminas, minerais e cálcio.
- Deve-se evitar o consumo de alimentos fontes de carboidrato simples, gordura saturada, gordura *trans* e sódio, como balas, doces, bolachas recheadas, frituras, embutidos, salgadinhos e refrigerantes.

Referências bibliográficas

1. Carmo MBd, Toral N, Silva MVd, Slater B. Consumo de doces, refrigerantes e bebidas com adição de açúcar entre adolescentes da rede pública de ensino de Piracicaba, São Paulo. Revista Brasileira de Epidemiologia. 2006;9:121-30.

Tabela 163.1: Opções de alimentos para compor o lanche da escola

Opções de lanche para a escola			
Líquidos	Frutas	Carboidratos	Proteínas
• Água mineral • Água de coco • Suco de fruta natural (laranja, limão, abacaxi, acerola, maracujá, uva, morango, goiaba etc.) • Leite	• Pera • Maçã • Banana • Uva • Morango • Manga • Melancia • Melão • Mamão • Laranja • Abacaxi • Kiwi • Salada de frutas	• Bolos caseiros simples (laranja, cenoura, maçã, fubá) • Biscoitos doces ou salgados sem recheios (biscoito de polvilho, de aveia e mel, de maisena, bolacha de água e sal) • Geleia de frutas • Mel • Pães de farinhas integrais (aveia, grãos, centeio, integral)	• Iogurtes • Queijos • Requeijão • Patês • Atum • Ovo cozido

2. Health CoS. Snacks, sweetened beverages, added sugars, and schools. Pediatrics. 2015;135(3):575-83.

3. Fisberg M, Del'Arco APWT, Previdelli A, Tosatti AM, Nogueira-de Almeida CA. Hábito alimentar nos lanches intermediários de crianças preescolares brasileiras: estudo em amostra nacional representativa. International Journal of Nutrology. 2015;8(3):58-71.

4. Fisberg M, Previdelli AN, Del'Arco APWT, Tosatti A, Nogueira-de-Almeid CA. Hábito alimentar nos lanches intermediários de crianças escolares brasileiras de 7 a 11 anos: estudo em amostra nacional representativa. International Journal of Nutrology. 2017;9(4):225-36.

5. Lopes C, Torres D, Oliveira A, Severo M, Alarcão V, Guiomar S, et al. Inquérito Alimentar Nacional e de Atividade Física IAN-AF 2015-2016: Relatório de resultados. 2017.

6. Weffort V, Mello E, Silva V, Rocha H. Manual do lanche saudável. São Paulo: Sociedade Brasileira de Pediatria. 2011.

7. Jaime PC, Prado RRd, Malta DC. Family influence on the consumption of sugary drinks by children under two years old. Revista de saude publica. 2017;51:13s.

8. Hebestreit A, Börnhorst C, Pala V, Barba G, Eiben G, Veidebaum T, et al. Dietary energy density in young children across Europe. International Journal of Obesity. 2014;38(S2):S124.

Obesidade infantil e na adolescência – qual o cenário atual?

• Carlos Alberto Nogueira-de-Almeida • Ivan Savioli Ferraz
• Luiz Antonio Del Ciampo • Fábio da Veiga Ued

Obesidade infantil: números alarmantes

Atualmente, os números da obesidade são impactantes e sua prevalência aumentou substancialmente nas últimas três décadas, tanto nos países desenvolvidos, como naqueles em desenvolvimento. Estima-se que no mundo a prevalência de excesso de peso entre menores de 5 anos aumentou de 4,8% para 6,1% entre 1990 e 2014, passando de 31 milhões para 41 milhões de crianças afetadas durante esse período.[1]

Os relatórios mais recentes publicados pela Organização das Nações Unidas para Alimentação e Agricultura (FAO) e Organização Pan-americana de Saúde (OPAS) em 2017,[2,3] apontam que na América Latina e no Caribe, 7,2% das crianças menores de 5 anos estão com sobrepeso, o que representa um total de 3,9 milhões de crianças, sendo que 2,5 milhões vivem na América do Sul. No Brasil, estima-se que 7,3% das crianças menores de 5 anos estão acima do peso.

O Brasil enfrenta de maneira evidente um processo de transição nutricional. Ao mesmo tempo em que a desnutrição energético-proteica tem apresentado queda em sua prevalência, o sobrepeso e a obesidade rapidamente se candidatam ao posto de maior problema nutricional do país. Apesar de não existirem dados atualizados, a última Pesquisa de Orçamentos Familiares[4] mostrou que, para as crianças com idades entre 5 e 9 anos, a prevalência de sobrepeso/obesidade saltou, entre 1989 e 2009, de 13,8% entre meninos e 10,4% entre meninas para 51,4% e 43,8%, respectivamente; entre os adolescentes a elevação foi de 20,8% no sexo masculino e 18,1% no sexo feminino para 27,6% e 23,4%, respectivamente. Em uma metanálise de 21 estudos brasileiros realizados entre 2008 e 2014, envolvendo 18.463 crianças e adolescentes com idades entre dois e 19 anos, encontrou-se uma prevalência global de obesidade de 14,1% (o estudo não envolveu indivíduos com sobrepeso); foram observadas prevalências de 16,1% e 14,9% entre indivíduos do sexo masculino e feminino, respectivamente, não havendo diferença significativa entre esses valores.[5]

A presença de comorbidades

Para a criança, a obesidade representa, muitas vezes, o fator desencadeante para uma série de comorbidades que interferem na saúde atual e podem persistir até a vida adulta. Essas comorbidades, que antes se acreditavam presentes apenas nos adultos, já são demonstradas em crianças e adolescentes, aparecendo já na fase de sobrepeso,[6] em todas as classes sociais.[7] Dentre elas destacam-se:[7-11] dislipidemias, resistência insulínica, problemas ortopédicos, hipertensão arterial, esteatose hepática, modificações da geometria cardiovascular, alterações hepáticas, aumento da espessura carotídea, entre outras.

Atualmente tem sido muito discutida a relação entre obesidade e distúrbios emocionais como alienação, ansiedade e depressão, predispondo à distorção da imagem corporal e fortemente associados a baixa qualidade de vida, exclusão social e bullying.[12] Também o surgimento de comportamentos alimentares como anorexia nervosa e bulimia nervosa, associados à obesidade, têm sido verificados entre adolescentes.[13]

Programas para prevenção do excesso de peso

No Brasil, estratégias nacionais para lidar com a obesidade têm sido propostas no âmbito do Sistema Único de Saúde (SUS) e do Sistema de Segurança

Alimentar e Nutricional (SISAN). As propostas do setor da saúde (SUS) priorizaram medidas individualizadas e socioambientais, voltadas para a mudança de práticas alimentares e atividade física; enquanto as propostas do SISAN enfatizam mudanças na maneira como os alimentos são produzidos, supridos e comercializados.[14] Entretanto, estratégias dessa natureza não têm sido eficazes em reduzir as taxas de excesso de peso não só no Brasil como em todo mundo. Dentre as prováveis explicações para a relativa ineficácia de programas governamentais para a prevenção do excesso de peso está a exposição da população a ambientes obesogênicos, caracterizados pela propaganda e oferta de alimentos com alta densidade calórica e baixo valor nutritivo, que superam as iniciativas individuais para o controle e/ou redução do peso corporal. Além disso, preconceitos em relação ao indivíduo obeso ("desleixado, preguiçoso e com pouca força de vontade"), que diminuem a autoestima e são capazes de agravarem o quadro de excesso de peso, ao lado da "cultura da magreza", podem contribuir para a não redução das taxas de sobrepeso e obesidade na população. Ainda, a adoção de tratamentos inadequados e individualizados, que não levam em consideração o meio em que o indivíduo está inserido, também podem contribuir para a não redução das taxas de excesso de peso na população; finalmente, o baixo nível educacional de grande parte da população pode dificultar a mudança que levem a adoção de hábitos de vida mais saudáveis.[14-16]

Comentários dos autores/*hot points*

- No Brasil, a prevalência de excesso de peso em crianças e adolescentes aumentou substancialmente nas últimas três décadas.
- Os dados nacionais mais recentes apontam que 14,1% dos indivíduos entre dois e 19 anos de idade estão obesos.
- As estratégias governamentais adotadas para a redução do excesso de peso na população não têm apresentado resultados desejáveis. Ambiente obesogênico, tratamento inadequado, preconceitos e a valorização da magreza pela sociedade podem contribuir para uma baixa autoestima do indivíduo com excesso de peso, agravando o quadro.

Referências bibliográficas

1. Nishtar S, Gluckman P, Armstrong T. Ending childhood obesity: a time for action. The Lancet.387(10021):825-7.
2. FAO O, OMS W, UNICEF. Panorama de la seguridad Alimentaria y Nutricional en América Latina y el Caribe. Santiago de Chile: FAO. 2017.
3. OMS/OPS. Panorama de la Seguridad Alimentaria y Nutricional en América Latina y el Caribe. Organización de las Naciones Unidas para la Alimentación y la Agricultura. 2016.
4. IBGE. Pesquisa de orçamentos familiares 2008-2009- Análise do consumo alimentar pessoal no Brasil. In: rendimento Cdte, editor. Rio de Janeiro: IBGE. 2011;150.
5. Maria Aiello A, Marques de Mello L, Souza Nunes M, Soares da Silva A, Nunes A. Prevalence of obesity in children and adolescents in Brazil: a meta-analysis of cross-sectional studies. Current pediatric reviews. 2015;11(1):36-42.
6. Ricco RC, Ricco RG, Nogueira-de-Almeida CA, Ramos APP. Comparative study of risk factors among children and adolescents with an anthropometric diagnosis of overweight or obesity. Revista Paulista de Pediatria. 2010;28(4):320-5.
7. Nogueira-de-Almeida CA, Pires LA, Santos RG. Comparação de indicadores de perfis glicêmico e lipídico entre crianças e adolescentes obesos egressos de serviço público ou privado da cidade de Ribeirão Preto (SP). Medicina (Ribeirão Preto). 2016;In press.
8. Nogueira-de-Almeida CA, Garcia J, Caixe SH, Benedeti AC. Ultrasonographic Assessment of the Common Carotid Intima-Media Complex in Normal Weight Children and in Overweight/Obese Children. The FASEB Journal. 2016;30(1 Supplement):1165.3-.3.
9. Nogueira-de-Almeida CA, Caixe SH, Benedeti AC, Garcia J. Echocardiography Evaluation as a Marker of Cardiovascular Risk on Obese Children and Adolescents. The FASEB Journal. 2016;30(1 Supplement):126.1-.1.
10. Nogueira-de-Almeida CA, Benedeti AC, Garcia J, Caixe SH. Correlation Between Ultrasonographic Measures of the Abdominal Adiposity and Indicators of Obesity in Normal and Overweight/Obesity Children. The FASEB Journal. 2016;30(1 Supplement):1165.4-.4.
11. Han JC, Lawlor DA, Kimm SY. Childhood obesity. Lancet. 2010;375(9727):1737-48.
12. Frisco ML, Houle JN, Lippert AM. Weight change and depression among US young women during the transition to adulthood. American journal of epidemiology. 2013;178(1):22-30.
13. Brown CL, Skelton JA, Perrin EM, Skinner AC. Behaviors and motivations for weight loss in children and adolescents. Obesity. 2016;24(2):446-52.
14. Dias PC, Henriques P, Anjos LAd, Burlandy L. Obesidade e políticas públicas: concepções e estratégias adotadas pelo governo brasileiro. Cadernos de Saúde Pública. 2017;33:e00006016.
15. Francisco LV, Diez-Garcia RW. Abordagem terapêutica da obesidade: entre conceitos e preconceitos. DEMETRA: Alimentação, Nutrição & Saúde. 2015;10(3):705-16.
16. Walls HL, Peeters A, Proietto J, McNeil JJ. Public health campaigns and obesity-a critique. BMC public health. 2011;11(1):136.

Capítulo 165

Como avaliar a composição corporal na infância e adolescência?

• Carlos Alberto Nogueira-de-Almeida • Luiz Antonio Del Ciampo
• Ane Cristina Fayão de Almeida • Fábio da Veiga Ued

A obesidade na infância e adolescência é um quadro de elevada prevalência e incidência e que traz riscos relevantes à saúde em todo o ciclo de vida.[1] Seu diagnóstico é relativamente simples, bastando que se comprove o excesso de adiposidade corporal. Para essa finalidade, o índice de massa corporal (IMC), que se obtém pela divisão do peso em quilogramas pela estatura em metros elevada ao quadrado, pode ser usado como indicador populacional com adequadas sensibilidade e especificidade.[1] Resultados de IMC acima do ponto de corte definido para idade e gênero indicam a presença de sobrepeso ou obesidade, uma vez que é elevada a probabilidade de uma criança com IMC alto ser portadora de outro quadro que não obesidade. Por outro lado, quando se avalia uma criança individualmente, é possível que valores elevados de IMC representem excesso da massa muscular ou de água e não de gordura. Dessa maneira, no atendimento ambulatorial, sugere-se que, sempre, algum tipo de avaliação de composição corporal seja realizado, a fim de se comprovar que o excesso de peso verificado seja, de fato, devido à gordura. Para isso, existem métodos com diferentes graus de precisão, complexidade e custos, como dexacitometria, bioimpedanciometria, análise de dobras cutâneas, pesagem hidrostática, hidrometria, aferição de diferentes perímetros e relações entre medidas.

Antropometria

As medidas antropométricas constituem um método não invasivo, simples, de baixo custo e que não requer alto nível de habilidade técnica, bastante utilizado na avaliação do estado nutricional, permitindo identificar indivíduos em risco, monitorar a eficácia de intervenções nutricionais e fornecer informações sobre as reservas de gordura e massa muscular do organismo. Os parâmetros antropométricos mais utilizados para avaliar o estado nutricional são: peso, estatura, circunferências e pregas cutâneas.

Peso

Representa a soma de todos os componentes corporais e pode sofrer modificações rápidas em pouco tempo, refletindo alterações agudas no estado nutricional. Recomenda-se a utilização de indicadores antropométricos relacionados ao peso, como peso/idade (PI) e peso/altura (PA). A relação PI representa o peso para a idade cronológica refletindo a situação integral da criança, porém não diferencia o comprometimento nutricional atual ou agudo dos pregressos ou crônicos. O índice PA relaciona as dimensões de peso e altura, sendo considerado sensível para o diagnóstico de excesso de peso, entretanto necessita de medidas complementares para um diagnóstico mais acurado.[2,3]

Estatura

A estatura é mais bem compreendida quando se utiliza o índice altura/idade (AI) que representa o crescimento linear da criança, considerado bastante sensível para avaliar a qualidade de vida de populações, visto que reflete o efeito cumulativo de situações negativas sobre o crescimento. Alterações na estatura ocorrem em períodos mais prolongados e os déficits nutricionais refletem-se nessa medida.[2,3]

Índice de massa corporal (IMC)

O IMC é uma variável dependente do peso e da estatura, obtida pela divisão do peso (kg) pelo quadrado da estatura (m), sendo considerado como a ferramenta mais utilizada para o diagnóstico do estado nutricional, em todas as idades. Como o IMC varia com a idade e o sexo deve-se utilizar curvas padronizadas como referência.[2,3]

Circunferências

As circunferências corporais correspondem aos denominados perímetros e são compostas pela estrutura óssea, gordura corporal e massa livre de gordura. São consideradas medidas úteis no acompanhamento do crescimento e podem auxiliar no diagnóstico do estado nutricional. Em pediatria as mais utilizadas são a circunferência abdominal (CA), circunferência da cintura (CC), circunferência do quadril (CQ), circunferência do pescoço (CP) e circunferência do braço (CB).

Circunferência abdominal (CA) e circunferência da cintura (CC)

A CA e a CC estão relacionadas ao excesso de gordura abdominal sendo diferenciadas de acordo com o local de aferição. A CC é aferida na menor circunferência entre a última costela e a crista ilíaca, enquanto a CA é medida sobre a cicatriz umbilical.[4]

Razão cintura/quadril (RCQ)

A razão cintura/quadril é determinada pela divisão entre a CC (cm) pela CQ (cm). Em estudos pediátricos vários autores descrevem que esse método não é recomendado para a avaliação nutricional, pois apresenta baixa correlação com o IMC e outros indicadores de obesidade na infância.[4]

Razão cintura/estatura (RCE)

Essa variável é obtida por divisão da CC pela estatura. Pesquisas demonstraram que esse indicador é fortemente associado a fatores de risco cardiovasculares, tanto em adultos quanto em crianças, discriminando risco coronariano melhor do que o IMC, CA e CC isoladas, pois apresenta alta correlação com a gordura visceral e com fatores de risco para doenças cardiovasculares.[4]

Índice de conicidade (IC)

O IC também tem por objetivo verificar a distribuição da gordura e o risco de doenças cardiovasculares baseando-se na ideia de que o corpo se modifica, passando do formato de um cilindro para o de um cone duplo, a partir do momento em que há acúmulo de gordura na região abdominal.[5]

Circunferência do pescoço (CP)

Apresenta as mesmas praticidades da CA e da CC, porém não é influenciada por movimentos respiratórios ou distensão abdominal. A CP, inclusive, pode representar um melhor parâmetro de risco cardiovascular, quando comparado à gordura visceral, pois ela não é a principal fonte das concentrações circulantes de ácidos graxos livres (AGL), sendo o pescoço responsável por maior liberação de AGL, principalmente, em obesos.[4]

Circunferência do braço (CB)

A CB é um indicador que pode ser utilizado sozinho ou associado com a prega cutânea tricipital. É de fácil obtenção e sua utilização torna-se mais importante quando não é possível avaliar peso e estatura.[4]

Área muscular do braço (AMB) e área de gordura do braço (AGB)

As medidas CB e da prega cutânea tricipital (PCT) são essenciais para determinação de dois indicadores muito utilizados em pediatria: AMB e AGB. Essas medidas possibilitam estimar as reservas musculares e de gordura.[4]

Pregas cutâneas (PC) e percentual de gordura (% g)

São variáveis utilizadas para complementar o diagnóstico da obesidade associadas ao peso, CC, CA e IMC, fornecendo informações sobre a quantidade e distribuição de gordura pelo corpo. Trata-se de método não invasivo e bastante sensível para avaliação da gordura corporal visto que a gordura subcutânea constitui de 40% a 60% da gordura total. É realizada com o auxílio de um adipômetro (ou plicômetro), sendo as pregas mais utilizadas na prática pediátrica: tricipital (PTC), subescapular (PSE), suprailíaca (PSI), bicipital (PBC) e panturrilha medial (PPM).[4]

Pesagem hidrostática

Permite definir o volume corporal por meio do cálculo da diferença entre o peso aferido e a medição do corpo submerso, que desloca determinado volume de água. A densidade corporal é determinada pela relação entre o peso no ar e o peso na água, permitindo calcular o percentual de gordura com o auxílio de modelos matemáticos. Apresenta como desvantagens: é um processo demorado, necessidade de imersão do indivíduo em água e treinamento especializado.[5,6]

Hidrometria

Esse método estima com precisão a quantidade de água corporal por meio de isótopos que são administrados por via oral e, posteriormente, quantificados em diferentes fluidos corporais (saliva, sangue e urina). Apresenta alta precisão e acurácia, sendo limitado apenas pelas dificuldades de obtenção de amostras de saliva e de urina.[5,6]

Bioimpedanciometria

Método rápido, não invasivo, simples e de baixo custo que permite a determinação da quantidade de água corporal total e da massa livre de gordura por meio da resistência ao fluxo de correntes elétricas de baixa amplitude e alta frequência que passam pelos diferentes tecidos biológicos. O tecido gorduroso, por ter menos água e eletrólitos, oferece maior resistência à corrente elétrica.[7-9] Pesquisadores sugerem que a composição corporal derivada da bioimpedância e medidas do ângulo de fase são valiosas para avaliar o estado nutricional e o crescimento em crianças.[10]

Absorciometria de raios X de dupla energia (DXA)

Baseia-se na quantidade de radiação absorvida pelo corpo ou segmento corporal, que é variável de acordo com sua composição. A massa corporal é distinguida em três componentes: tecido ósseo, gordura (massa gorda) e tecido livre de minerais e gordura (massa magra). É um método preciso e rápido. Porém, a necessidade de radiação, a grande porcentagem de água no organismo infantil e eventuais erros de interpretação devido a cartilagens podem limitar seu uso em crianças.[7-9]

Comentários dos autores/*hot points*

- O IMC isolado não é um bom parâmetro para avaliar a composição corporal de crianças e adolescentes, portanto, existem outros métodos que devem ser incorporados na avaliação.
- As medidas de composição corporal em crianças são desafiadoras, devido às rápidas mudanças relacionadas ao crescimento em altura, peso, massa livre de gordura e massa gorda, mas são fundamentais para o acompanhamento clínico.
- Existem diferentes métodos de avaliação da composição corporal, mas cabe ao profissional identificar qual se enquadra ao paciente, levando em consideração o custo, disponibilidade de equipamentos e pessoal capacitado.

Referências bibliográficas

1. Chooi YC, Ding C, Magkos F. The epidemiology of obesity. Metabolism. 2019;92:6-10.
2. de Souza EB, de Azevedo Barros Filho A, Saron MLG. Métodos de avaliação da composição corporal em pediatria. Cadernos UniFOA. 2018;13(37):123-36.
3. Pinto E, Oliveira AR, Alencastre H, Lopes C. Avaliação da composição corporal na criança por métodos não invasivos. Arquivos de medicina. 2005;19(1-2):47-54.
4. Kuriyan R. Body composition techniques. The Indian journal of medical research. 2018;148(5):648-58.
5. Toro-Ramos T, Paley C, Pi-Sunyer F, Gallagher D. Body composition during fetal development and infancy through the age of 5 years. European journal of clinical nutrition. 2015;69(12):1279-89.
6. Cieśluk K, Dobroch J, Sawicka-Żukowska M, Krawczuk-Rybak M. Body composition measurements in paediatrics – a review. Part 2. Pediatric Endocrinology Diabetes and Metabolism. 2019;24(4):191-6.
7. Andreoli A, Garaci F, Cafarelli FP, Guglielmi G. Body composition in clinical practice. European Journal of Radiology. 2016;85(8):1461-8.
8. Fosbøl MØ, Zerahn B. Contemporary methods of body composition measurement. Clinical Physiology and Functional Imaging. 2015;35(2):81-97.
9. Lemos T, Gallagher D. Current body composition measurement techniques. Current opinion in endocrinology, diabetes, and obesity. 2017;24(5):310-4.
10. Kyle UG, Earthman CP, Pichard C, Coss-Bu JA. Body composition during growth in children: limitations and perspectives of bioelectrical impedance analysis. Eur J Clin Nutr. 2015;69(12):1298-305.

Como tratar obesidade na infância e adolescência?

- Carlos Alberto Nogueira-de-Almeida • Ivan Savioli Ferraz
- Luiz Antonio Del Ciampo • Ane Cristina Fayão de Almeida

O tratamento da obesidade é um dos maiores desafios da medicina atual, uma vez que ainda não são conhecidos, de maneira clara, todos os mecanismos envolvidos, tornando difícil a abordagem.[1] Do ponto de vista populacional, diversas são as estratégias que têm sido tentadas, com resultados não muito animadores. Do ponto de vista individual, foco básico deste capítulo, Steinbeck et al.,[2] sugerem sete medidas:

1. Abordagem ajustada à etapa do desenvolvimento da criança/adolescente.
2. Mudanças comportamentais de longo prazo:
   - Mudanças na dieta.
   - Aumento na atividade física.
   - Redução de atividades sedentárias.
   - Melhora do padrão de sono.
3. Estratégias de longo prazo para manutenção de um peso saudável.
4. Manejo das complicações associadas à obesidade.
5. Avaliação sobre a possibilidade de farmacoterapia.
6. Dietoterapia intensiva.
7. Cirurgia bariátrica.

De fato, independentemente de seus fatores causais, que podem ser mais ou menos específicos,[2] o balanço energético positivo é a via final que determina o acúmulo de gordura. Sendo assim, pode-se considerar que a promoção de um balanço negativo seja a estratégia básica de tratamento, comum a todas as etiologias. Para que isso seja obtido, o primeiro passo é a definição da necessidade energética basal da criança, que pode ser estimada por tabelas, por equações ou utilizando-se exames mais sofisticados, como bioimpedanciometria ou calorimetria.[2] A seguir, deve-se obter o gasto energético atual, referente às atividades que demandam consumo energético, como o crescimento, o tempo de sono, a ação dinâmico específica dos alimentos e as atividades físicas.[2]

De posse desses dados, é possível definir um valor ideal de consumo alimentar e de atividade física que determine um balanço negativo e, consequentemente, a mobilização das reservas energéticas do tecido adiposo.[2] É fundamental que, sempre, consumo e gasto sejam avaliados ao mesmo tempo. Desse modo, a prescrição dietética e de atividade física será sempre individualizada, considerando a idade da criança, gravidade da obesidade e presença de comorbidades associadas à obesidade.[2] Sabe-se que dietas com restrição de carboidratos ou com carboidratos de baixo índice glicêmico mostraram-se tão eficazes quanto à redução no tamanho de porções em dietas padrão para controle do peso.[3]

Embora a família seja um importante determinante na formação dos hábitos alimentares, não se pode deixar de mencionar que outros fatores, como a escola, a rede social, as condições socioeconômicas e culturais, são potencialmente modificáveis e influenciam no processo de construção dos hábitos alimentares da criança e, consequentemente, do indivíduo adulto.[2]

Estágios do tratamento

O Comitê de Especialistas sobre Avaliação e Tratamento da criança e do adolescente[4] com sobrepeso e obesidade propõe o seguimento dos estágios:

- **Estágio 1:** mudanças na dieta (incentivo ao consumo de 5 porções de frutas e verduras; limitar ingestão de bebidas açucaradas etc.)

associada à limitação de atividade física sedentária (assistir televisão, jogar vídeo game etc.). A manutenção de peso pode ser uma meta possível nos casos em que a criança apresenta obesidade grau 1 sem comorbidades, pois o IMC tende a diminuir com o ganho estatural. Nesse estágio do tratamento, a abordagem da criança e do adolescente pode ser realizada na atenção primária. Se não houver melhora do IMC dentro de 3 a 6 meses, iniciar estágio 2.

- **Estágio 2:** diminuição gradual do consumo calórico e atividade física supervisionada (mínimo 60 minutos ao dia); uma hora ou menos de exposição a telas (tablet, celular etc.). Como no estágio 1, a abordagem do tratamento, poderá ser realizada na atenção primária, porém poderá haver a necessidade do acompanhamento conjunto com um nutricionista. Avançar para estágio 3.

- **Estágio 3:** intervenção multiprofissional. Técnicas cognitivas e comportamentais, aplicadas com monitorização constante e apoio multiprofissional integrado, aos pacientes e familiares, estimulam a perda de peso por meio de modificações na dieta, atividade física e hábitos de vida saudáveis. A prática *mindfulness* é um programa terapêutico validado na redução do estresse, que utiliza a meditação guiada, e sua aplicação tem sido estudada em diversas enfermidades, inclusive no tratamento da obesidade.[5] Nesse estágio o tratamento deve ser multiprofissional, incluindo a atenção primária. Crianças que não obtiveram boa resposta ao estágio 3, considerar avanço para estágios 4.

- **Estágio 4:** nesse estágio a abordagem deve ocorrer em nível terciário e compreende a dietoterapia intensiva, medicamentos e/ou cirurgia bariátrica.

Sono e obesidade

Estudos epidemiológicos apontam uma relação entre sono e a prevalência de excesso de peso. Aumento do índice de massa corporal tem acompanhado o declínio da duração do sono.[6] As alterações nos padrões de sono na infância e adolescência têm sido associadas ao aumento do risco de excesso de peso e obesidade em idades jovens. Sono com duração inferior a 7 horas, com interrupções e horário mais tardio para deitar estão associados a aumento do risco de excesso de peso e obesidade, interferindo não só com peso em si, mas também com a composição corporal. Além disso, há evidências de associação entre duração do sono e diminuição da sensibilidade à insulina.[6] Para uma melhor qualidade do sono, é recomendado 10 a 13 horas por noite para pré-escolares e 8 a 10 horas por noite para adolescentes.[6]

Atividade física

É recomendado que crianças e adolescentes participem de, no mínimo, 60 minutos de atividade física diariamente, individualizada de acordo com a idade, preferências pessoais e condições sociais e familiares e tolerância ao exercício.[7]

Para crianças menores é recomendável brincadeiras ao ar livre, enquanto para crianças mais velhas, atividades físicas estruturadas na escola, como práticas desportivas isoladas ou em grupo. Nesse aspecto, deve-se verificar as condições físicas dos participantes, mediante avaliação médica especializada.[7]

Farmacoterapia

O tratamento medicamentoso deve ser considerado para adolescentes maiores de 16 anos com IMC ≥ 30 kg/m² ou IMC ≥ 27 kg/m² com pelo menos uma comorbidade.[2] Além disso, deve ser associado a outras medidas terapêuticas quantos essas não promoveram resultados satisfatórios.[2]

- **Orlistate:** inibidor da atividade da lipase intestinal, levando a má absorção de gorduras. Aprovado pelo FDA para pacientes com idades superiores a 12 anos. No entanto, sua adesão é baixa a longo prazo, em decorrência de seus efeitos colaterais gastrintestinais.

- **Metformina:** hipoglicemiante oral, não aprovado para tratamento da obesidade. Mas, por apresentar efeitos redutores do apetite, pode ser utilizada para pacientes com mais de 10 anos de idade.

Cirurgia bariátrica

Com relação às indicações de cirurgia bariátrica, Styne *et al.*[8] consideram que ela pode ser considerada para o adolescente, respeitando-se as seguintes condições:

- Já atingiu estadiamentos 4 ou 5 de Tanner e já está próximo da estatura final.

- Apresenta IMC maior que 40 kg/m² ou maior que 35 kg/m² com comorbidades severas que falharam em intervenções não cirúrgicas.
- Se o paciente participou de programas de controle de peso, durante pelo menos 6 meses, com adesão a modificações no estilo de vida.
- Quando houver avaliação psicológica para garantir a maturidade emocional e cognitiva do paciente e familiares.
- Quando o paciente não tiver nenhum transtorno psiquiátrico não tratado.
- Tem uma equipe multidisciplinar para o seguimento pós-operatório de longo prazo.
- É capaz de aderir de maneira consistente aos princípios dietéticos e de atividade física.

Comentários dos autores/*hot points*

- Independentemente da etiologia, o balanço energético positivo é a via final que determina o acúmulo de gordura, causando a obesidade. Assim, a promoção de um balanço energético negativo é a estratégia básica do tratamento.
- Mudanças no comportamento alimentar, intervenções no estilo de vida familiar e aumento da atividade física são considerados a base para o tratamento.
- O tratamento farmacológico e a cirurgia bariátrica devem ser considerados a partir da adolescência, ao final da puberdade, para os casos mais graves, que geralmente cursam com comorbidades e que não responderam às medidas de mudança de estilo de vida.

Referências bibliográficas

1. Nogueira-de-Almeida CA, de Mell ED, de Almeida Ribeiro GAN, de Almeida CCJN, Falcão MC. Classificação da obesidade infantil. Medicina (Ribeirao Preto Online). 2018;51(2):138-52.
2. Steinbeck KS, Lister NB, Gow ML, Baur LA. Treatment of adolescent obesity. Nature Reviews Endocrinology. 2018;14(6):331.
3. Kirk S, Brehm B, Saelens BE, Woo JG, Kissel E, D'Alessio D, et al. Role of carbohydrate modification in weight management among obese children: a randomized clinical trial. The Journal of pediatrics. 2012;161(2):320-7.e1.
4. Anderson KL. A Review of the Prevention and Medical Management of Childhood Obesity. Child and Adolescent Psychiatric Clinics of North America. 2018;27(1):63-76.
5. Razavi N, Ahadi H, Forooshani GS. Comparison between cognitive behavioral therapy and mindfulness in reducing weight and improvement of health in obese and over weighted children. International Journal of Humanities and Cultural Studies (IJHCS) ISSN 2356-5926. 2016;1(1):1972-86.
6. Li L, Zhang S, Huang Y, Chen K. Sleep duration and obesity in children: A systematic review and meta-analysis of prospective cohort studies. Journal of Paediatrics and Child Health. 2017;53(4):378-85.
7. Rajjo T, Mohammed K, Alsawas M, Ahmed AT, Farah W, Asi N, et al. Treatment of pediatric obesity: an umbrella systematic review. The Journal of Clinical Endocrinology & Metabolism. 2017;102(3):763-75.
8. Styne DM, Arslanian SA, Connor EL, Farooqi IS, Murad MH, Silverstein JH, et al. Pediatric obesity—assessment, treatment, and prevention: an Endocrine Society Clinical Practice guideline. The Journal of Clinical Endocrinology & Metabolism. 2017;102(3):709-57.

Seção 35

Anemias

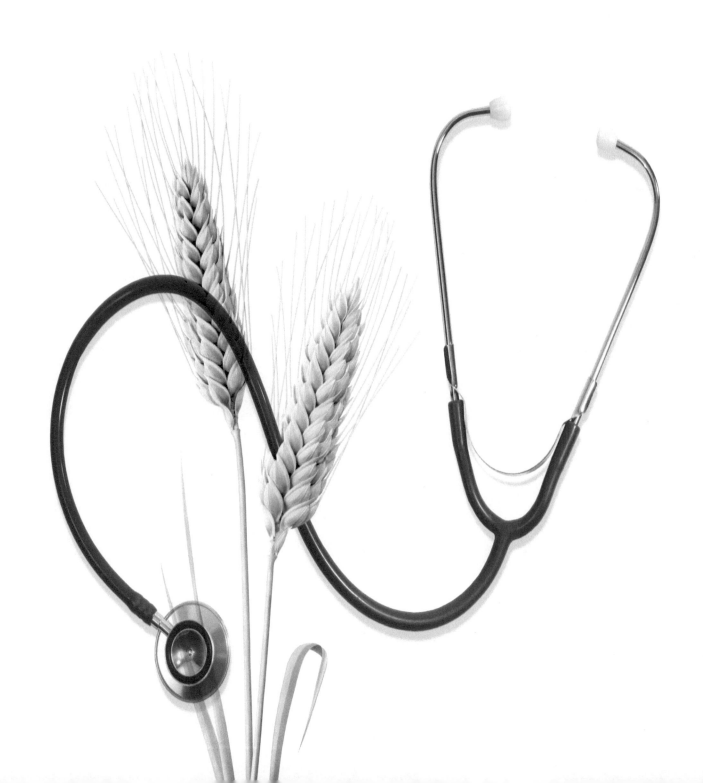

Síntese da Inteligência Didática

Anemia ferropriva e multicarencial

Anemias ferropriva × multicarencial

De modo geral, anemia carencial se desenvolve pela falta de nutrientes essenciais para o processo de divisão celular e síntese de hemoglobina, principalmente ferro, vitamina B12 e folato

A anemia ferropriva ocorre pela falta de ferro e é o tipo de anemia carencial mais comumente observado

Os sinais clínicos e sintomas resultam da redução da massa eritrocitária circulante e consequente hipóxia tecidual

Tratamento

O tratamento da anemia ferropriva baseia-se na reposição de compostos de ferro até normalizar os valores hematimétricos

A escolha da via de administração depende da avaliação de aspectos, como: integridade do trato intestinal, grau de demanda de ferro, tolerância e aderência ao tratamento

Dos compostos de ferro, pode-se prescrever o sulfato ferroso, como também ferripolimaltose, ferro carbonila e ferro glicinato

A via parenteral deve ser utilizada quando não houver contraindicações

Para o tratamento da anemia multicarencial é imprescindível a reposição combinada de ferro, vitamina B12 e ácido fólico nas doses individualmente necessárias

Sinais e sintomas

Associados à redução da massa eritrocitária e hipóxia tecidual	Associados à redução da proliferação de tecidos epiteliais
Palidez cutaneomucosa Fadiga Dispneia Cefaleia Vertigem Síncope Sopro cardíaco (menos frequente) Taquicardia	Glossite atrófica Queilite angular Pele seca Cabelos secos e quebradiços Unhas fracas e quebradiças Coiloníquia (predominantemente da ferrodeficiência) Alopecia de graus variados

Capítulo 167

Anemia ferropriva e multicarencial – quais as diferenças clínicas e laboratoriais?

- Rafael Dezen Gaiolla • Lucas Oliveira Cantadori
- Leandro Lustri Almeida • Lígia Niéro

Anemias carenciais

Anemias carenciais são prevalentes em nosso meio e constituem um dos principais problemas de saúde pública no Brasil e no mundo.[1] Entende-se por anemia carencial aquela que se desenvolve pela falta de nutrientes essenciais ao processo de divisão celular e síntese de hemoglobina (processo denominado eritropoese), ou seja, ferro, vitamina B12 e folato, principalmente. O tipo de anemia carencial mais comumente observado é pela falta de ferro isolada, denominada anemia ferropriva. Quando a anemia é consequência da deficiência de vitamina B12 e/ou folato, configura-se a anemia megaloblástica. Há, entretanto, situações clínicas muito frequentes nas quais múltiplos fatores contribuem para a deficiência combinada desses nutrientes, configurando a chamada anemia multicarencial.

Sinais e sintomas

Os sinais clínicos e sintomas das anemias ferropriva e multicarencial são muito semelhantes e, como regra geral, resultam da redução da massa eritrocitária circulante e consequente hipóxia tecidual (Tabela 167.1). Além disso, a ferrodeficiência, acompanhada ou não de anemia, altera a capacidade oxidativa tecidual envolvendo especialmente mioglobina e enzimas como a desidrogenase, levando à redução da resistência física e comprometimento da eficácia energética do tecido.[2] Algumas manifestações clínicas mais especificamente relacionadas à anemia ferropriva são também explicadas nesse contexto: perversão do apetite, fadiga, dificuldade de concentração, labilidade emocional, menor produtividade nas atividades rotineiras e menor resistência para atividades físicas.[2,3] Redução da capacidade cognitiva é descrita em crianças em fase escolar e adultos, com melhora após reposição adequada dos estoques de ferro. Entretanto, em pessoas acima de 65 anos uma metanálise sugere associação de anemia ferropriva com perda progressiva de capacidade cognitiva e demência.[4] Outros sintomas menos frequentes incluem alterações na termorregulação com menor tolerância ao frio, e associação da ferrodeficiência com síndrome das pernas inquietas e síndrome de Plummer-Vinson.

Tabela 167.1: Sinais e sintomas comuns às anemias ferropriva e multicarencial

Sinais e sintomas
Associados à redução da massa eritrocitária e hipóxia tecidual
Palidez cutâneo-mucosa Fadiga Dispneia Cefaleia Vertigem Síncope Sopro cardíaco (menos frequente) Taquicardia
Associados à redução da proliferação de tecidos epiteliais
Glossite atrófica Queilite angular Pele seca Cabelos secos e quebradiços Unhas fracas e quebradiças Coiloníquia (predominantemente da ferrodeficiência) Alopécia de graus variados

Fonte: Autoria própria.

No contexto da anemia multicarencial, sobrepõe-se os achados específicos da deficiência de vitamina B12 e folato, não encontrados nos quadros de anemia ferropriva pura. A desmielinização neuronal, afetando tanto o sistema nervoso central, como o periférico, é o principal achado fisiopatológico,[5] sendo parestesia (ou sensação de dormência simétrica em membros) e alterações da marcha os sintomas mais frequentemente observados. Outros achados clínicos importantes estão detalhados na Tabela 167.2. Quando presentes na infância, a deficiência de vitamina B12 e folato estão também associadas a retardo no desenvolvimento neuropsicomotor, com alterações muitas vezes irreversíveis.

As manifestações clínicas dependem da interação entre três fatores: a etiologia da anemia, o grau de redução da oxigenação tecidual e, diante disso, a capacidade de adaptação cardiovascular de cada indivíduo diante da velocidade de instalação do quadro. A distinção clínica entre anemia ferropriva e anemia multicarencial nem sempre é fácil e, muitas vezes, impossível à medida que tais diagnósticos não são excludentes entre si. Uma anamnese criteriosa, associada a exame físico detalhado, são geralmente suficientes para identificar as potenciais etiologias para o quadro carencial. Os exames laboratoriais de apoio podem auxiliar na diferenciação diagnóstica e direcionar para abordagem terapêutica mais adequada.

Diagnóstico laboratorial

Anemia ferropriva

Na anemia ferropriva pura, o hemograma exibe um padrão característico de hemácias hipocrômicas e microcíticas, como resultado da síntese reduzida de hemoglobina.[3] O diagnóstico da ferrodeficiência baseia-se na avaliação de alguns marcadores do *status* do ferro no organismo e devem ser analisados preferencialmente em combinação e dentro de contexto clínico apropriado, pois várias condições podem influenciar nos valores desses exames (Tabela 167.3). A ferritina é o exame mais específico (quando não há associação com estado inflamatório) e pode refletir os estoques totais de ferro no organismo, sendo o primeiro exame a se alterar em estágios ini-

Tabela 167.2: Sinais e sintomas clínicos específicos da deficiência de vitamina B12 e folato

Sinais e sintomas
Alterações visuais por atrofia de nervo óptico
Alterações do paladar
Anosmia
Déficit cognitivo
Alterações de humor e labilidade emocional
Degeneração de cordão medular posterior • Parestesias • Perda da propriocepção (alterações posturais, marcha atáxica)
Alterações de sistema nervoso autonômico • Hipotensão postural • Tonturas • Incontinência urinária e fecal • Impotência sexual
Alterações de sistema nervoso periférico • Perda de sensibilidade cutânea • Hiporreflexia • Parestesias • Fraqueza muscular simétrica
Infertilidade
Tromboses venosas e arteriais

Fonte: Autoria própria.

Tabela 167.3: Exames laboratoriais utilizados no diagnóstico da ferrodeficiência

Exame	O que avalia	Como está na ferrodeficiência	Observações
Ferritina	Estoque corporal do ferro	Diminuída	• Aumenta na inflamação • É o teste mais específico
Ferro sérico	Ferro circulante, disponível para os tecidos	Diminuído	• Não deve ser avaliado isoladamente • Sofre variações circadianas • Sofre interferência de outras condições como inflamação, neoplasia, hipoxemia
Transferrina	Transportador de ferro aos tecidos	Aumentada	• Pode ser afetada pela inflamação • Aumenta em situações de aumento da atividade eritropoética (ex. hemólise)
Capacidade total de ligação do ferro (CTLF)	Avidez do transportador pelo ferro	Aumentada	• Reduzida em pacientes mais velhos, na inflamação e desnutrição
Índice de saturação da transferrina	Razão ferro sérico/CTLF	Diminuído	• É fundamental para o diagnóstico • Sofre influência dos níveis de ferro sérico

Fonte: Autoria própria.

ciais da falta de ferro.[6] Valores abaixo de 30 ng/mL têm alta sensibilidade e especificidade para diagnóstico de ferrodeficiência. Entretanto, as inflamações agudas e crônicas, neoplasias e doença renal crônica resultam em aumento dos valores séricos desse marcador, sendo um fator limitador na avaliação da ferrodeficiência. O aspirado de medula óssea com coloração específica para ferro (azul da Prússia-Perls) é ainda hoje considerado o exame padrão-ouro para diagnóstico preciso da ferrodeficiência, à medida que não sofre influência de outros fatores como a inflamação. Porém é invasivo, desconfortável para o paciente e mais caro, não sendo realizado rotineiramente para essa finalidade.

Anemias multicarenciais

Nas anemias multicarenciais o padrão laboratorial pode ser bastante variado e depende do nível de deficiência de cada nutriente. De maneira geral, é importante ressaltar que, durante a eritropoese, a utilização de vitamina B12 e folato acontece na fase inicial para permitir a duplicação e proliferação celulares. A utilização do ferro acontece em um momento posterior (embora de início quase simultâneo), quando da síntese e incorporação de hemoglobina pelos eritroblastos. Isso é importante para a adequada interpretação dos achados laboratoriais pois, nas anemias multicarenciais, a deficiência de vitamina B12 e/ou folato impede a adequada síntese de DNA e, portanto, a duplicação celular. Dessa maneira, o eritroblasto em retardo maturativo não utiliza o ferro corporal estocado para síntese de hemoglobina, levando a quadro de ferritina falsamente normal, quando na verdade, pode haver ferrodeficiência.[7]

Deficiência de vitamina B12

Para o diagnóstico laboratorial da carência de vitamina B12 não existe um exame considerado padrão-ouro. A análise do hemograma geralmente revela anemia macrocítica com volume corpuscular médio > 100 fL e ampla variação no tamanho dos eritroblastos (anisocitose), demonstrada por aumento do RDW (*red cell distribution width*).[8] Leucopenia e plaquetopenia também podem estar presentes em casos de deficiência mais grave. Aumento de marcadores de hemólise como bilirrubina indireta e desidrogenase lática (DHL) podem estar presentes como resultado da hemólise intramedular por hematopoese ineficaz. Apesar de amplamente utilizada, a dosagem sérica de vitamina B12 tem baixas sensibilidade e especificidade à medida que apenas 10%-30% da vitamina B12 circulante está ligada à holotranscobalamina, proteína transportadora responsável pela distribuição tecidual desse nutriente. O restante da vitamina B12 sérica está ligado a outras proteínas, principalmente a haptocorrina, cuja função na distribuição da vitamina é incerta e pode sofrer variações em situações como neoplasias, doença hepática ou mesmo após curto tempo de suplementação oral de vitamina B12.[9] De maneira geral, dosagens séricas < 200 pg/mL (limite = 148 pg/mL) são suspeitas para deficiência. Os chamados testes funcionais podem estar alterados, mesmo quando a dosagem sérica for normal, e sempre que possível devem ser solicitados para auxílio no diagnóstico:[8]

- Homocisteína sérica: pode variar de acordo com sexo, idade e função renal e também estará aumentada na deficiência de folato. Quando ≥ 20 µmol/L e função renal normal, apresenta maior sensibilidade diagnóstica.
- Dosagem sérica de ácido metilmalônico (MMA): mais específico que a homocisteína, mas também pode aumentar na insuficiência renal. Valores > 750 nmol/L geralmente indicam deficiência.
- Holotranscobalamina sérica: reflete a fração plasmática ativa de vitamina B12 e níveis < 25 pg/L geralmente estão associados a deficiência desse nutriente. É mais sensível quando associada a outros testes como, p. ex., a dosagem sérica de vitamina B12.

Deficiência de folato

Com relação à deficiência de folato, os testes disponíveis para diagnóstico são ainda mais restritos. Apesar de amplamente utilizada, a dosagem sérica de folato é um método pouco sensível, à medida que a ingestão de pequenas quantidades de ácido fólico, seja por meio de alimentos fortificados ou suplemento vitamínico, é capaz de corrigir precocemente o valor sérico, ainda que sem a completa reposição do estoque corporal total. Valores séricos baixos podem também estar presentes em situações como gestação, ingestão aguda de álcool, uso de anticonvulsivantes e anorexia. A dosagem sérica de folato deve ser direcionada pela história clínica, apenas em situações em que o risco de deficiência seja alto, a despeito da suplementação dietética: ingestão inadequada (desnutrição, alcoolismo) e má absorção (doença celíaca, doença inflamatória intestinal, cirurgia bariátrica, uso de algumas medicações como metformina e anticonvulsivantes por exemplo). Nesses casos, valores inferiores a 3 ng/mL são compatíveis com deficiência.[10] À semelhança do que foi discutido acima para a vitamina B12, a homocisteína sérica também pode estar aumentada na deficiência de folato e parece ser um biomarcador mais sensível para uso nesse contexto diagnóstico.[8]

Na anemia multicarencial não há, portanto, um padrão definido de achados laboratoriais e o que se observa, na maioria das vezes, são sobreposições de características presentes nas deficiências de ferro, vitamina B12 e folato. Dependendo da causa-base dessas deficiências e do contexto clínico, pode haver predomínio de um padrão laboratorial e, p. ex., um quadro multicarencial se apresentar com anemia hipocrômica e microcítica. Em outras situações, a anemia pode ter padrão normocítica e normocrômica, abrindo um grande horizonte de outros diagnósticos diferenciais, como p. ex. a anemia de inflamação crônica. Nesse sentido, na ausência de biomarcadores mais sensíveis e específicos, os achados do hemograma devem ser sempre cautelosamente analisados dentro do contexto clínico apropriado e à luz dos dados de história clínica e exame físico. Da mesma maneira, os exames refletem, tanto alterações megaloblásticas, como da ferrodeficiência, sem um padrão constante e característico. Em muitas situações, a forte suspeita clínica é suficiente para guiar a abordagem terapêutica, ainda que sem respaldo laboratorial muito característico, sempre com foco prioritário no diagnóstico de causa(s)-base da anemia.

Comentários dos autores/*hot points*

- Nunca tratar a anemia ferropriva ou multicarencial sem ter diagnóstico bem estabelecido. Nem toda anemia é de origem carencial.
- Sempre buscar uma causa para a deficiência de ferro e/ou vitamina B12/ácido fólico. A anemia carencial é **sempre uma consequência** de alguma condição que, na maioria das vezes, pode ser corrigida.
- Muitas vezes a causa-base da anemia carencial requer abordagens urgentes. Por exemplo: neoplasia de trato intestinal.
- A história clínica, exame físico e avaliação dos dados de hemograma são soberanos. Considerar sempre as limitações dos métodos laboratoriais.

Referências bibliográficas

1. Vos T, Abajobir AA, Abate KH, et al. Global, regional, and national incidence, prevalence, and years lived with disability for 328 diseases and injuries for 195 countries, 1990-2016: a systematic analysis for the Global Burden of Disease Study 2016. The Lancet. 2017;390(10100):1211-59.
2. Haas JD, Brownlie IV T. Iron deficiency and reduced work capacity: a critical review of the research to determine a causal relationship. J Nutr. 2001;131(2):676S-90S.
3. Camaschella C. Iron-Deficiency Anemia. N Engl J Med. 2015;372(19):1832-43.
4. Andro M, Le Squere P, Estivin S, Gentric A. Anaemia and cognitive performances in the elderly: a systematic review. Eur J Neurol. 2013;20(9):1234-40.
5. Reynolds E. Vitamin B12, folic acid, and the nervous system. Lancet Neurol. 2006;5(11):949-60.
6. Guyatt GH, Oxman AD, Ali M, et al. Laboratory diagnosis of iron-deficiency anemia: an overview. J Gen Intern Med. 1992;7(2):145-53.
7. Keel SB, Mohandas N. Acquired underproduction anemias. In: American Society of Hematology Self-Assessment Program 2018. 6th Edition.
8. Devalia V, Hamilton MS, Molloy AM, the British Committee for Standards in Haematology. Guidelines for the diagnosis and treatment of cobalamin and folate disorders. Br J Haematol. 2014;166(4):496-513.
9. Stabler SP. Vitamin B 12 Deficiency. N Engl J Med. 2013;368(2):149-60.
10. Feltrin KY. It is never too late to rethink serum folate. Hematol Transfus Cell Ther. 2018;40(4):295-7.

Capítulo 168

Como tratar as anemias ferropriva e multicarencial?

• Rafael Dezen Gaiolla • Lucas Oliveira Cantadori
• Leandro Lustri Almeida • Lígia Niéro

Tratamento da anemia ferropriva

O tratamento da anemia ferropriva baseia-se na reposição de compostos de ferro e pode ser didaticamente dividido em dois momentos: inicialmente a reposição de ferro tem a função de normalizar os valores eritrométricos (para idade e condição clínica); cumprida essa etapa, o tratamento deve ser mantido por tempo suficiente para repor o estoque corporal total de ferro.

A reposição dos compostos de ferro pode ser feita por duas vias: oral ou parenteral (endovenosa). Para o planejamento inicial do tratamento da anemia ferropriva, é fundamental ter em mente os seguintes conceitos:

- A maior parte do ferro disponibilizado na dieta e aquele presente nos suplementos orais está na forma férrica (Fe^{3+}) e necessita ser reduzido para sua forma ferrosa (Fe^{2+}) para ser adequadamente absorvido no intestino.
- A redução do ferro férrico para o ferro ferroso ocorre no ambiente ácido do estômago.
- O ferro ferroso é absorvido no jejuno por dois receptores: um é responsável pela absorção do ferro heme (30% a 40% do ferro heme da dieta) e o outro, transportador metal divalente (*divalent metal transporter 1*, DMT1), absorve o ferro inorgânico (não heme).
- Do enterócito o ferro é liberado, via ferroportina, para o plasma onde se liga à transferrina. A absorção intestinal do ferro é controlada pela hepcidina.

Assim, qualquer condição que interfira com alguma das etapas acima vai comprometer diretamente a absorção e biodisponibilidade do ferro quando suplementado pela via oral. Dessa maneira, a escolha da via de administração depende da avaliação de aspectos, como: integridade do trato intestinal, grau de demanda de ferro (variável segundo a causa de deficiência), bem como da tolerância e aderência ao tratamento.

A via oral é maneira mais conveniente e barata para reposição do ferro. A dose para administração oral é baseada na concentração de ferro elementar de cada composto. De maneira prática, 60 a 120 mg de ferro elementar, duas vezes ao dia é adequada para o tratamento da anemia ferropriva no paciente adulto.[1,2] Alguns autores, entretanto, sugerem que uma dose diária de ferro, em baixas quantidades (40-60 mg de ferro elementar) é suficiente para o tratamento da anemia ferropriva, à medida que a absorção via enterócito é saturável e pode impedir a absorção efetiva de doses subsequentes.[3,4]

Há vários compostos de ferro para administração oral disponíveis no Brasil, sendo o sulfato ferroso o mais comumente utilizado, à medida que é o único disponibilizado na rede pública de saúde. Ferripolimaltose, ferro carbonila e ferro glicinato também são frequentemente prescritos. Todos são igualmente eficazes e o sulfato ferroso, em particular, deve ser ingerido em períodos de jejum, preferencialmente 60 minutos antes de uma refeição. O uso concomitante de vitamina C (500 mg, por via oral) pode aumentar a biodisponibilidade do ferro, principalmente por ser um elemento redutor, mantendo o ferro em sua forma mais solúvel. A adequação da dieta é também parte importante do tratamento da anemia ferropriva: deve-se aumentar o consumo de alimentos que contenham ferro heme (carne vermelha, principalmente), incluir consumo de frutas cítricas às refeições como, p. ex.: limão, acerola, laranja ou kiwi, e evitar o consumo de alimentos que atrapalhem a absorção do ferro próximo às refeições, como os derivados de leite, alimentos ricos em fibras, chá e café.[2] O tempo de tratamento é variável e, como regra geral, a reposição de ferro deverá ser mantida por mais três meses após a normalização dos níveis de hemoglobina para repor os estoques corporais, sanadas a(s) causa(s)-base da deficiência em questão.

Os efeitos adversos mais comumente observados ao uso de compostos orais de ferro são de trato gastrintestinal, como: náusea, vômitos, dor epigástrica e constipação, sendo reportados em até 50% dos pacientes. O uso desses compostos com a alimentação pode minimizar os efeitos indesejáveis, mas diminui em até 40% a eficácia do tratamento.

O tratamento com ferro parenteral é indicado quando: há intolerância aos compostos orais ou o tratamento oral mostra-se ineficaz; quando há desequilíbrio entre oferta e demanda, pois a perda sanguínea excede a capacidade absortiva intestinal; ou quando há qualquer condição gastrintestinal que impeça a correta absorção do ferro (p. ex.: cirurgia bariátrica, doenças inflamatórias intestinais, gastrite atrófica, infecção por *Helicobacter pylori*).[1] No Brasil, há duas formulações disponíveis de ferro para uso parenteral: o sacarato hidróxido férrico, para administração intramuscular ou intravenosa, e a carboximaltose férrica para administração exclusivamente intravenosa (Tabela 168.1). De acordo com o tipo de carboidrato presente no complexo de ligação do ferro, essa molécula será liberada com diferente padrão de cinética, o que poderá influenciar na quantidade de ferro a ser administrada, em cada aplicação. Atualmente, a via intramuscular para reposição de ferro tem sido desencorajada, pois está associada a mais efeitos adversos relacionados à aplicação, como: dor, extravasamento de ferro subcutâneo, abcessos musculares e reações fibrocicatriciais no local da injeção.

O cálculo de dose total necessária para reposição intravenosa pode ser obtido pela fórmula:

Dose de ferro em mg = peso em kg × 2,4 × deficiência de hemoglobina (Hb alvo-Hb do paciente) + 500 mg

A infusão do ferro intravenoso deve ser sempre realizada em ambiente hospitalar ou em unidade de saúde com estrutura adequada para o manejo de eventuais reações adversas. Tais reações são raras e incluem náuseas, vômitos, dor abdominal, cefaleia, dores musculares e rubor facial. Reações anafiláticas são extremamente raras com as formulações atualmente disponíveis. A infusão em velocidade adequada é o principal aspecto para minimizar o risco de eventos adversos.

Tratamento da anemia multicarencial

O tratamento da anemia multicarencial baseia-se na reposição combinada de ferro, vitamina B12 e ácido fólico. As recomendações a respeito da suplementação de ferro seguem as mesmas regras discutidas anteriormente para o tratamento da anemia ferropriva.

A vitamina B12 está disponível sob a forma de cianocobalamina ou hidroxicobalamina. A cianocobalamina é a mais comumente utilizada, em forma oral (comprimidos de 5.000 µg) ou ampolas para injeção intramuscular (1.000 µg ou 5.000 µg). A necessidade diária de vitamina B12 é de 2,4µg para homens adultos, 2,78 µg para mulheres e 4 a 6 µg para gestantes, embora não exista consenso quanto à dose necessária para sua reposição, com diferentes esquemas propostos. De maneira prática, estima-se que aproximadamente 10% da dose aplicada em cada ampola é retida pelo organismo.[5] Em casos

Tabela 168.1: Compostos de ferro para aplicação endovenosa disponíveis no Brasil

Composto	Apresentação	Dose recomendada	Comentários
Sacarato hidróxido férrico	100 mg de Ferro III por ampola de 5 mL	Variável Máximo de duas ampolas/semana Não ultrapassar 200 mg por aplicação	Diluir em 100 a 250 mL de SF 0,9% Infusão 30 a 40 min Baixo custo Ideal para poucas doses
Carboximaltose férrica	500 mg de Ferro III por ampola de 10 mL	1 a 2 ampolas por aplicação	Diluir em 100 a 250 mL de SF 0,9% Infusão em 15 min Custo elevado Comodidade posológica, ideal para reposições de doses altas

Fonte: Autoria própria.

de anemia megaloblástica sem comprometimento neurológico, duas ampolas de 5.000 μg por via intramuscular por semana, durante 3 a 4 semanas, normalmente são suficientes para a correção do quadro. Após a correção da anemia, a manutenção do tratamento com uma ampola a cada 3 meses deve ser considerada em casos nos quais a causa-base da deficiência não pode ser corrigida (p. ex., atrofia de mucosa gástrica, cirurgia bariátrica por *bypass* gástrico). Em casos com manifestações neurológicas, doses maiores são necessárias: sugere-se uma ampola de 5.000 μg, três vezes por semana, por 30 dias, seguido por uma ampola por semana por mais 2 meses e manutenção com doses mensais até máxima recuperação dos sintomas.[6,7]

O tratamento com vitamina B12 oral em altas doses é também efetivo, embora menos utilizado. Aproximadamente 0,5 a 4 μg da vitamina B12 são absorvidos de maneira passiva no intestino, independentemente da integridade do estômago. Alguns estudos randomizados compararam o tratamento oral com diferentes esquemas de reposição intramuscular, demonstrando resultados comparáveis para ambas as vias com relação à melhora clínica e laboratorial.[8-10]

Mais recentemente, formulações sublinguais de vitamina B12 na forma de mecobalamina têm sido estudadas e demonstram eficácia comparável à formulação intramuscular na correção da deficiência. A via sublingual apresenta como vantagens a conveniência, segurança e comodidade posológica, configurando uma boa alternativa para os casos nos quais a administração parenteral se faz necessária, como por exemplo, cirurgias bariátricas por *bypass* gástrico e anemia perniciosa. Entretanto, a suplementação sublingual não foi amplamente estudada em populações específicas como, por exemplo, pacientes com neuropatia grave secundária à deficiência de vitamina B12. O uso, nesse cenário, deve ser avaliado com cautela.[11,12]

Questões como custo, adesão ao tratamento e comodidade posológica devem ser discutidas com o paciente, principalmente em casos com componente disabsortivo, nos quais o tratamento pela via oral deverá ser contínuo.

A reposição vitamina B12 é geralmente bem tolerada, sendo os principais efeitos adversos observados prurido, exantema, epigastralgia e náuseas (no caso de administração oral) e mais raramente erupção acneiforme. Reações anafiláticas são muito raras.[6]

O ácido fólico está disponível somente na forma oral, em comprimidos de 5 mg. A dose recomendada para tratamento da anemia é de 5 mg ao dia, até resolução do quadro e da causa-base da deficiência. Em casos de consumo aumentado cronicamente, como p. ex., nas anemias hemolíticas, recomenda-se dose de 5 mg diária, ou mesmo, três vezes na semana, de maneira contínua.[6]

Comentários dos autores/*hot points*

- Nunca tratar a anemia ferropriva ou multicarencial sem ter diagnóstico bem estabelecido. Nem toda anemia é de origem carencial.
- Sempre buscar uma causa para a deficiência de ferro e/ou vitamina B12/folato. A anemia carencial é **sempre uma consequência** de alguma condição que, na maioria das vezes, pode ser corrigida.
- Na anemia multicarencial, muitas vezes o padrão laboratorial e clínico pode ser mais sugestivo de deficiência de vitamina B12 e essa reposição ser indicada de maneira isolada em um primeiro momento. A reavaliação posterior dos exames de avaliação do perfil de ferro pode ser mais clara para identificar a ferrodeficiência concomitante.
- Na anemia com componente megaloblástico, **nunca iniciar a reposição apenas com ácido fólico**, haja vista a possibilidade de "esgotamento" de reservas de vitamina B12, em condição de dupla carência, com possibilidade de desmielinização aguda e lesões neurológicas potencialmente irreversíveis.
- Na anemia com componente megaloblástico, atentar para a possibilidade de incrementar ou induzir proliferação clonal se a reposição for feita sem exclusão de neoplasia de base.

Referências bibliográficas

1. Camaschella C. Iron-Deficiency Anemia. N Engl J Med. 2015;372(19):1832-43.
2. DeLoughery TG. Iron Deficiency Anemia. Med Clin North Am. 2017;101(2):319-32.
3. Powers JM, Buchanan GR, Adix L, et al. Effect of Low-Dose Ferrous Sulfate vs. Iron Polysaccharide Complex on Hemoglobin Concentration in Young Children with Nutritional Iron-Deficiency Anemia: A Randomized Clinical Trial. JAMA. 2017;317(22):2297-304.
4. Moretti D, Goede JS, Zeder C, et al. Oral iron supplements increase hepcidin and decrease iron absorption from daily

or twice-daily doses in iron-depleted young women. Blood. 2015;126(17):1981-9.

5. Stabler SP. Vitamin B 12 Deficiency. N Engl J Med. 2013;368(2):149-60.

6. Devalia V, Hamilton MS, Molloy AM, the British Committee for Standards in Haematology. Guidelines for the diagnosis and treatment of cobalamin and folate disorders. Br J Haematol. 2014;166(4):496-513.

7. Shipton MJ, Thachil J. Vitamin B12 deficiency- A 21st century perspective. Clin Med. 2015;15(2):145-50.

8. Castelli MC, Friedman K, Sherry J, et al. Comparing the efficacy and tolerability of a new daily oral vitamin B12 formulation and intermittent intramuscular vitamin B12 in normalizing low cobalamin levels: a randomized, open-label, parallel-group study. Clin Ther. 2011;33(3):358-371.e2.

9. Kuzminski AM, Giacco EJD, Allen RH, et al. Effective Treatment of Cobalamin Deficiency With Oral Cobalamin. Blood. 1998;92(4):1191-98.

10. Bolaman Z, Kadikoylu G, Yukselen V, et al. Oral versus intramuscular cobalamin treatment in megaloblastic anemia: a single-center, prospective, randomized, open-label study. Clin Ther. 2003;25(12):3124-34.

11. Bensky MJ, Ayalon-Dangur I, Ayalon-Dangur R, et al. Comparison of sublingual vs. intramuscular administration of vitamin B12 for the treatment of patients with vitamin B12 deficiency. Drug Deliv Transl Res. 2019;9(3):625-30.

12. Del Bo C, Riso P, Gardana C, et al. Effect of two different sublingual dosages of vitamin B 12 on cobalamin nutritional status in vegans and vegetarians with a marginal deficiency: A randomized controlled trial. Clin Nutr. 2019;38(2):575-83.

Seção 36

Dietas Vegetarianas

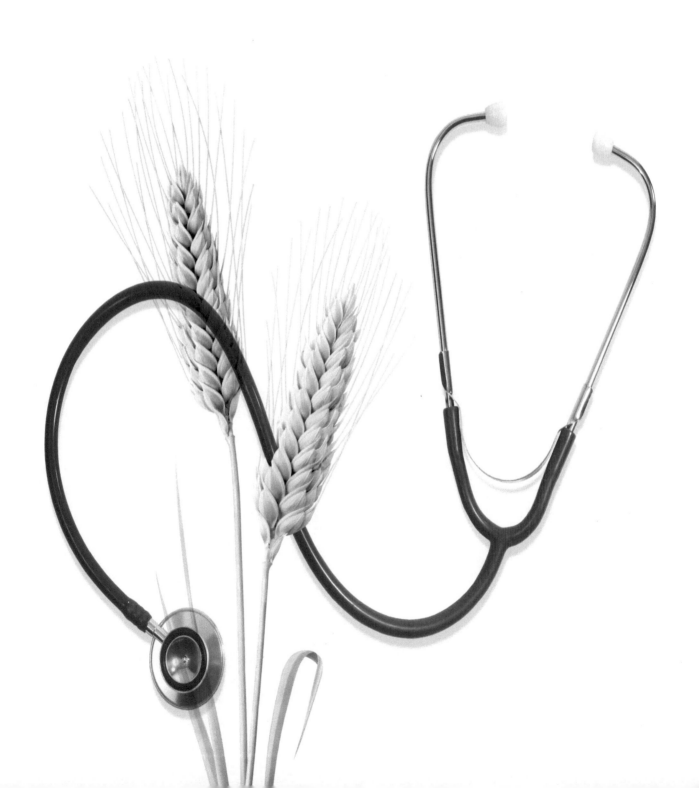

Síntese da Inteligência Didática

Dietas vegetarianas

Tipos de dieta

Ovolactovegetariano, vegano, lactovegetariano, ovovegetariano, semi-vegetariano, flexíveis, peixe-vegetariano, vegetarianos cru

Independentemente do tipo de dieta vegetariana, elas apresentam vantagens e desvantagens nutricionais

Nutrientes

Dentre os micronutrientes com maior deficiência na dieta vegetaria lista-se o ferro, o cálcio, o zinco, a vitamina B12 e o ômega-3

Estratégias nutricionais para melhorar a biodisponibilidade desses nutrientes são fundamentais

Além do incentivo do consumo alimentar de alimentos fontes desses nutrientes ou até mesmo o uso da suplementação nutricional

Proteínas

As principais fontes de proteínas vegetais são as encontradas em sementes, castanhas e leguminosas

O cozimento de leguminosas e grãos, além do processamento de fermentação e de germinação, auxiliam na melhora da digestibilidade e da biodisponibilidade das proteínas presentes nesses alimentos

Se houver necessidade, há a possibilidade da suplementação de aminoácidos essências

Atletas

O consumo energético e o de macronutrientes e micronutrientes adequados são determinantes para a manutenção da composição corporal e rendimento

Geralmente, o indivíduo vegano possui elevado consumo de carboidratos, fibras, micronutrientes e antioxidantes e menor consumo de calorias, proteínas, gorduras, vitamina B12, ômega-3, cálcio e iodo

Estratégias individuais devem ser aplicadas para corrigir as deficiências nutricionais

Capítulo 169

Quais os principais tipos de dietas?

• Loraine Gollino • Paula Schmidt Azevedo

Tipos de dieta vegetariana

A escolha por uma dieta vegetariana pode se dar por razões éticas, ecológicas, econômicas, religiosas ou ainda por escolha de um estilo de vida saudável.[1-3] Independentemente do motivo, a dieta vegetariana possui diferentes tipos, com definições específicas, para cada um, como por exemplo:[2-4]

- **Ovolactovegetariano:** exclui todos os tipos de alimentos de carnes (vermelha, aves e peixes), mas permite o consumo de outras fontes de origem animal (p. ex., ovos, leite, mel).
- **Vegano:** exclui todos e quaisquer produtos de origem animal.
- **Lactovegetariano:** exclui as carnes e ovos, mas permite laticínios, mel etc.
- **Ovovegetariano:** exclui as carnes e laticínios, com exceção dos ovos.
- **Semivegetariano:** forma transitória entre dietas vegetarianas e à base de carne e a quantidade de carne consumida é limitada.
- **Flexíveis:** ocasionalmente consomem carnes vermelhas, porco, peixes, ovos e produtos lácteos.
- **Peixe-vegetariano:** exclui outras carnes, mas consome os peixes.
- **Vegetarianos crus:** dão prioridade (75% a 100%) para o consumo de alimentos não cozidos.

A maioria dos estudos avaliou hábitos ovolactovegetarianos e veganos. As propostas mais restritas, como aquelas que incluem apenas de frutas ou aquelas que contém apenas vegetais crus, muitas vezes podem ser nutricionalmente inadequadas.[5]

Independentemente do motivo da escolha pela dieta vegetariana, existem guias alimentares populacionais em diversos países que reforçam que a alimentação se relaciona diretamente com a saúde. No Brasil, o guia alimentar para população brasileira ressalta 10 passos para alimentação saudável, o qual defende a escolha por alimentos na sua forma *in natura* e reforça a redução do consumo de alimentos ultraprocessados.[6]

No mesmo seguimento, o Guia Alimentar Americano (2015-2020) propõe cinco passos que podem ser aplicados ao estilo de vida saudável, como *seguir um padrão alimentar saudável durante toda a vida, incluindo no consumo a diversidade alimentar de vegetais, frutas, proteínas, laticínios, grãos e óleos; concentrar-se na variedade, densidade dos nutrientes e na quantidade; limitar as calorias dos açúcares adicionados, do consumo de gorduras saturada e trans, além de reduzir a ingestão de sódio; alterar as escolhas para bebidas e alimentos mais saudáveis; e apoiar padrões alimentares saudáveis para todos.*[7]

A principal diferença do estilo de vida vegetariano em comparação ao consumo alimentar padrão está na inclusão de legumes, leguminosas e grãos integrais com a exclusão dos alimentos fonte de origem animal,[7] os quais são recomendados para garantir melhorias dietéticas para a saúde cardiovascular.[8] As dietas vegetarianas têm-se destacado por seus benefícios em serem ricas em potássio, vitaminas hidrossolúveis, antioxidantes, pobre em sódio, pobre em gorduras saturadas.[5] Além das explicações ideológicas e econômicas, ressalta-se que, pela doutrina ambiental, os produtos de origem animal necessitam de maiores recursos naturais em comparação aos vegetais, os quais seriam mais sustentáveis.[3]

Cuidado com deficiências de micronutrientes

Desse modo, para definir a representatividade do padrão alimentar, devem ser avaliados todos os alimentos e bebidas consumidos, os quais podem ser adaptáveis, considerando as preferências individuais e culturais.[7] Entretanto, quando escolhido o padrão alimentar vegetariano, os indivíduos estão suscetíveis à deficiência de certos nutrientes.[3,7] Por exemplo, referente a menor biodisponibilidade de ferro, vitamina B12, ômega-3, zinco, vitamina D e cálcio, esses últimos, no caso de veganas.[5] É relevante considerar, portanto, as necessidades nutricionais sustentadas em um plano alimentar adequado[3,7] ou, até mesmo, quando necessário, a suplementação.[7]

Redução do risco cardiovascular

Estudos reforçam que indivíduos vegetarianos e veganos podem se beneficiar pelo fato desse padrão alimentar apresentar redução de fatores de riscos de doenças crônicas não transmissíveis, diminuição do índice de massa corporal e melhora de parâmetros laboratoriais, como no perfil lipídico e na glicemia de jejum.[3,8] Além do mais, encontram-se dados sugestivos que esses padrões dietéticos protegem contra as doenças cardiovasculares.[9]

Desse modo, a escolha pelo vegetarianismo deve ser considerada também como um padrão alimentar saudável, e[2] desde que sigam as recomendações expostas.

Comentários dos autores/*hot points*

- Dietas vegetarianas apresentam vantagens de serem ricas em potássio, vitaminas hidrossolúveis, antioxidantes, pobre em sódio, pobre em gorduras saturadas.
- As desvantagens são a menor biodisponibilidade de ferro, vitamina B12, ômega-3, zinco, vitamina D e cálcio, esses último no caso de veganas.
- A maioria dos estudos refere-se a dietas ovolactovegetarianas e veganas, que são consideradas padrões alimentares saudáveis, desde que se sigam as recomendações para evitar carências nutricionais.

Referências bibliográficas

1. Leitzmann C. Vegetarian nutrition: past, present, future. Am J Clin Nutr. 2014;100:496S-502S.
2. Pilis W, Stec K, Zych M, Pilis A. Health benefits and risk associated with adopting a vegetarian diet. Rocz Panstw Zakl Hig. 2014;65(1):9-14.
3. Melina V, Craig W, Levin S. Position of the Academy of Nutrition and Dietetics: Vegetarian Diets. J Acad Nutr Diet. 2016;116(12):1970-1980.
4. Phillips F. Vegetarian nutrition. Nutr Bull. 2005;30(2):132-67.
5. Agnoli C, Baroni L, Bertini I, et al. Position paper on vegetarian diets from the working group of the Italian Society of Human Nutrition. Nutr Metab Cardiovasc Dis. 2017;27(12):1037-1052.
6. Brasil. Ministério da Saúde. Secretaria de Atenção à Saúde. Departamento de Atenção Básica. Guia alimentar para a população brasileira/ministério da saúde, secretaria de atenção à saúde, departamento de atenção Básica.- 2. ed., 1. reimpr. - Brasília: ministério da saúde, 2014.
7. DGA: Dietary Guidelines for Americans 2015-2020. Dec 2015. Acesso em ago 2019: https://health.gov/dietaryguidelines/2015/guidelines/
8. Dinu M, Pagliai G, Sofi F. A Heart-Healthy Diet: Recent Insights and Practical Recommendations. Curr Cardiol Rep. 2017;24;19(10):95.
9. Leitzmann C. Vegetarian nutrition: past, present, future. Am J Clin Nutr. 2014;100:496S-502S.
10. Dinu M, Abbate R, Gensini GF, et al. Vegetarian, vegan diets and multiple health outcomes: A systematic review with meta-analysis of observational studies. Crit Rev Food Sci Nutr. 2017;22;57(17):3640-3649.

Capítulo 170

Como ofertar e melhorar a biodisponibilidade de proteínas?

• Loraine Gollino • Paula Schmidt Azevedo

Geralmente, consideram-se como alimentos fonte de proteínas aqueles vinculados aos de origem animal, como carnes brancas e vermelhas,[1] a diferença entre a diversidade alimentar e a biodisponibilidade é que essa depende principalmente das sinergias entre os alimentos.[2] Assim, acreditava-se que as proteínas de origem animal seriam mais completas, em comparação com as proteínas vegetais, devido a diversos fatores metabólicos, seja pelo perfil de aminoácidos ou pela digestibilidade proteica.[3,4]

Digestibilidade e biodisponibilidade dos aminoácidos

Sabe-se que as proteínas são formadas por aminoácidos e que a qualidade da proteína é diretamente influenciada pela digestibilidade e pela biodisponibilidade dos aminoácidos.[3]

Há também boas fontes proteicas de origem vegetal, com concentrações adequadas de aminoácidos,[5] como as encontradas em sementes, castanhas e leguminosas,[1] e com bom percentual de digestibilidade proteica.[3] Nesse sentido, o trigo é composto de 89% de proteínas digeríveis, as castanhas com 90%, a quinoa com 91% e o arroz com 92%,[3] isso se deve às diferentes técnicas implementadas, como os tratamentos térmicos e os processamentos de alimentos, que influenciam na digestibilidade das proteínas.[4] Outro fator que também pode ser considerado é o escore de aminoácidos corrigido pela digestibilidade de proteínas, assim, o principal alimento vegetal que possui melhor escore é a soja ou a proteína isolada da soja.[3]

Além das diferenças digestivas e de escore dos aminoácidos, há também a diversidades por compostos, visto que eles possuem peptídeos bioativos, revelando-se como alimento funcional por proporcionar diversas atividades benéficas para a saúde, como no manejo das doenças crônicas.[6]

Como melhorar a biodisponibilidade dos aminoácidos?

No mais, tendo em vista que a população vegetariana exclui, consideravelmente ou em parte, o consumo de alimentos de origem animal, as proteínas de origem vegetal acabam por prevalecer.[1] Dessa maneira, aumenta-se também o consumo de vegetais e leguminosas fontes de fibras, porém reduz-se para outras vitaminas, principalmente as lipossolúveis.[1] Com isso, para melhorar a digestibilidade e a biodisponibilidade das proteínas, pode-se tratar os alimentos com o cozimento de leguminosas e grãos, além do processamento de germinação.[4]

Outro fator que poderia influenciar na biodisponibilidade dos aminoácidos para melhorar a produção dos peptídeos bioativos é a hidrólise enzimática, por enzimas digestivas e pela fermentação.[6]

Estudo randomizado, *crossover* e controlado avaliou o perfil metabólico pós-prandial das refeições compostas por alimentos veganos e de origem animal no decorrer do dia, desde o desjejum até o período da tarde, assim os autores concluíram que ambas as refeições contêm combinações nutricionais benéficas para a saúde e que o café da manhã vegano fornece boas concentrações de aminoácidos, semelhante ao consumo alimentar de origem animal, mesmo mantendo a distribuição energética padrão dos macronutrientes de 20% de proteína, 50% de carboidratos e 30% de gorduras.[7]

Há um tempo que a população vegetariana era relacionada como as que possuem baixo consumo de proteínas,[8] mas a American Dietetic Association

(ADA) vem reforçando que a variedade alimentar dos indivíduos vegetarianos, sobretudo pela diversidade dos vegetais consumidos ao longo do dia, fornece quantidades suficientes de aminoácidos essenciais.[5] Principalmente pelo fato dessa população ter elevado o consumo alimentar de fonte de proteína vegetal, como os grãos e leguminosas, atingindo, ou até ultrapassando, as recomendações de proteínas, independentemente da fase de vida que o indivíduo se encontra.[4]

Fortificação com aminoácidos essenciais

Por outro lado, a quantidade de aminoácidos essenciais em proteínas de origem vegetal é inferior às de origem animal, principalmente em relação à leucina, metionina e lisina. Assim, Vilet et al. sugerem que esse fato possa ser compensado, p. ex., com fortificação de proteínas vegetais com esses aminoácidos, diversificar as fontes e aumentar a quantidade ingerida.[9] A Tabela 170.1 apresenta alguns exemplos de quantidades do alimento que equivalem a 23 g de proteína isolada do soro de leite, em relação ao conteúdo de 3 g de leucina, que seriam ótimas para síntese de proteínas musculares, no período pós-prandial. Entretanto, os autores destacam que são recomendações teóricas, pois poucos estudos com metodologias adequadas estão publicados.[9]

Durante a escolha dos alimentos ricos em proteínas faz-se necessário considerar também a ingestão energética, que comumente estará aumentada. Dessa maneira, faz necessário reforçar a necessidade de associar atividade física ao hábito alimentar vegetariano.

Comentários dos autores/hot points

- As proteínas de origem vegetal possuem menos aminoácidos essenciais que proteínas de origem animal.
- Fortificar as proteínas vegetais com esses aminoácidos, diversificar as fontes e aumentar a quantidade ingerida.
- A variedade alimentar dos indivíduos vegetarianos, principalmente pela diversidade dos vegetais consumidos ao longo do dia, fornece quantidades suficientes de aminoácidos essenciais.

Referências bibliográficas

1. DGA: Dietary Guidelines for Americans 2015-2020. Dec 2015. Acesso em ago 2019: https://health.gov/dietaryguidelines/2015/guidelines/
2. Nair KM, Augustine LF. Food synergies for improving bioavailability of micronutrients from plant foods. Food Chem. 2018;1;238:180-185.
3. Boye J, Wijesinha-Bettoni R, Burl-ingame B. Protein quality evaluation twenty years after the introduction of the protein digestibility corrected amino acidscore method. Br J Nutr. 2012;108(Suppl 2):S183-211.
4. Agnoli C, Baroni L, Bertini I, et al. Position paper on vegetarian diets from the working group of the Italian Society of Human Nutrition. Nutr Metab Cardiovasc Dis. 2017;27(12):1037-1052.
5. Craig WJ, Mangels AR; American Dietetic Association.Position of the American Dietetic Association: vegetarian diets. J Am Diet Assoc. 2009;109(7):1266-82.
6. Chakrabarti S, Guha S, Majumder K. Food-Derived Bioactive Peptides in Human Health: Challenges and Opportunities. Nutrients. 2018;12;10(11).
7. Draper CF, Tini G, Vassallo I, et al. Vegan and Animal Meal Composition and Timing Influence Glucose and Lipid Related Postprandial Metabolic Profiles. Mol Nutr Food Res. 2019;63(5):e1800568.
8. Janelle KC, Barr SI. Nutrient intakes and eating behavior scores of vegetarian and nonvegetarian women. J Am Diet Assoc. 1995;95(2):180-6, 189, quiz 187-8.
9. Vilet SV, Burd NA,van Loon LJC. The Skeletal Muscle Anabolic Response to Plant- versus. Animal-Based Protein Consumption. J Nut.2015;145:1981-91.

Tabela 170.1: Quantidade de alimentos que teoricamente levam à síntese proteica pós-prandial, equivalente a 23 g de proteína isolada do soro do leite

Fonte	Alimento	(g)
Vegetal	Batata	2.891
	Arroz	500
	Quinoa	302
	Trigo	299
	Amido	264
	Aveia	236
	Ervilha	180
	Feijão preto	167
	Lentilha	150
	Soja	104
Animal	Ovo	5*
	Leite	876
	Bacalhau	211
	Bife	164

*Unidades.

Fonte: Adaptada de Vilet et al.[9]

Capítulo 171

Como ofertar e melhorar a biodisponibilidade de ferro, cálcio, zinco, vitamina B12 e ômega-3?

• Loraine Gollino • Paula Schmidt Azevedo

Há um tempo que os padrões do consumo alimentar dos vegetarianos são estudados e comparados com o perfil nutricional dos onívoros,[1] principalmente pelo fato de que as restrições do consumo alimentar dos padrões dietéticos veganos e vegetarianos levam a exclusão de alimentos de origem animal, podendo induzir a maior risco nutricional.[2] Dentre os micronutrientes com maior deficiência nessa população são o ferro, o cálcio, o zinco, a vitamina B12 e o ômega-3.[1-3]

Ferro

Com relação ao ferro, esse possui função essencial na saúde sanguínea, sendo fundamental no mecanismo de transporte de oxigênio no organismo.[4] Ele tem como principais fontes vegetais os cereais, como pães, as proteínas vegetais texturizadas e as leguminosas, como o feijão.[4]

Considerando que há duas formas absorvíveis de ferro, a maior preocupação é que quando de origem vegetal, caracterizado como ferro não heme, é menos biodisponível e possui menor taxa absortiva, por volta de 2%, comparado aos alimentos de origem animal, ferro heme, que possui maior taxa de absorção, por volta de 25%, além de maior biodisponibilidade.[5] Assim, como estratégia para melhorar a absorção do elemento, têm-se os métodos de técnicas dietéticas, como p. ex. a imersão e germinação em água, que auxilia na redução de fitatos e aumenta a biodisponibilidade do ferro de fonte vegetal.[6] Outro nutriente que contribui para esse aumento é o consumo de alimentos fonte de vitamina C.[4,7] O capítulo sobre anemias carenciais traz mais informações caso seja necessário tratar a deficiência de ferro e não apenas preveni-la.

Cálcio

Quanto ao cálcio, esse possui função essencial na saúde da massa óssea, além de contribuir para a manutenção do sistema nervoso e coagulação sanguínea.[4] Os produtos lácteos, como leite, queijo e iogurte, são considerados as principais fontes do mineral, mas para os indivíduos vegetarianos, que não consomem esses alimentos, outras fontes alimentares poderiam ser utilizadas como frutas secas, sementes, verduras e produtos enriquecidos a base de soja.[4]

O cuidado é que a biodisponibilidade do cálcio de fontes vegetais é menor, comparada aos produtos lácteos, devido aos alimentos a base de plantas possuírem mais fibras e fatores antinutricionais,[8] assim, o uso de leveduras ou a técnica de germinação das leguminosas, são estratégias para reduzir esses fatores e melhorar a biodisponibilidade do mineral.[6] Além disso, se necessário, a suplementação de cálcio é indicada para atingir as recomendações ideais individuais.[8]

Zinco

O zinco possui diversas funções, desde ação enzimática até imunológica.[4] Há grande variedade de fontes vegetais de zinco, como: leguminosas, laticínios, grãos integrais, cereais, nozes e sementes,[4] mas para auxiliar no aumento de sua biodisponibilidade é fundamental o remolho dos grãos em água por um tempo, permitindo sua germinação e diminuindo os fatores antinutricionais que influenciariam negativamente na absorção do mineral.[4,6]

Vitamina B12

Por outro lado, a vitamina B12, além de prevenir a anemia, possui função primordial como coenzima no metabolismo dos macronutrientes.[4] Ela é considerada um dos nutrientes mais difíceis de se ajustar na população vegetariana, pois suas principais fontes são os alimentos de origem animal.[4] Dentre as opções vegetais, são citados os fermentos biológicos e as algas marinhas, além dos produtos fortificados,[4] todavia, com planejamento dietético e grande variedade de alimentos vegetais, seria possível atingir as necessidades nutricionais da vitamina nos indivíduos vegetarianos, que mantém o consumo de laticínios, ovos e alimentos fortificados.[6] Outro fator a se considerar é que a absorção da vitamina B12 é de aproximadamente 40%. As porções de alimentos fortificados oferecem em torno de 2,5 a 3,0 mcg por porção. Se necessário, recomenda-se comprimidos de 25 a 50 mcg/dia para prevenção do desenvolvimento da carência dessa vitamina.[6]

Ômega-3

No mesmo sentido, o ômega-3 pode ser ajustado na dieta vegetariana alcançando boas concentrações quando inserido no planejamento dietético sementes de chia, nozes e linhaça e reduzido de óleo de milho e de girassol por possuírem maiores concentrações de ômega-6.[6]

Pelo exposto, é fundamental aumentar o incentivo do consumo de alimentos fontes dos minerais e evitar os fatores antinutricionais,[6] pois, mesmo que o consumo alimentar de indivíduos não vegetarianos se assemelham aos lactovegetarianos, é essencial cuidar de todos os padrões de dietas.[1] Uma vez que, o planejamento nutricional da população vegetariana e vegana é crucial para evitar as deficiências de minerais, principalmente dos micronutrientes e,[9] caso necessário, a suplementação pode ser utilizada como complemento nos ajustes nutricionais.[10] A Tabela 171.1 mostra as recomendações, fontes, e alguns aspectos a serem considerados sobre o ferro, vitamina B12, cálcio e zinco.

Comentários dos autores/*hot points*

- Ingerir fonte rica em vitamina B12 (alimentos enriquecidos com a vitamina ou suplementos).

Tabela 171.1: Micronutriente e seus aspectos no contexto das dietas vegetarianas

Nutriente	Recomendação diária	Fontes alimentares	Fatores que ↓ biodisponibilidade	O que fazer para otimizar a biodisponibilidade e evitar deficiência
Ferro	Homem: 18 mg Mulher: 36 mg (o dobro dos onívoros)	Soja, semente de abóbora, melaço, lentilha, tofu, feijão, grão-de-bico	Fitatos Cálcio presente no tofu Cafeína e polifenóis Aumento do pH do estômago	Ingerir alimentos ricos em ferro com fontes de vitamina C e A Evitar consumo de alimentos ricos em cálcio e cafeína (chás, cafés, pudins e iogurtes) próximos às principais refeições[6] Consumo de leguminosas e cereais que possuem enzima fitase, que reduz os fitatos e melhora a biodisponibilidade[6]
Vitamina B12 (acima de 15 anos)	2,4 a 4,0 mcg/dia	Alimentos de origem animal (leite e ovos) e cereais fortificados	Aumento do pH do estômago, gastrectomias	Ingerir laticínios e ovos (1 copo de leite e 1 ovo oferece 2/3 das necessidades diárias de B12)[8] Ingerir alimentos fortificados e considerar suplementos vitamínicos Algas, alimentos fermentados e levedura possuem B12, mas não são fontes suficientes desse composto[6,8]
Cálcio	Adulto: 1.000 mg Idoso: 1.200 mg	Laticínios Leites vegetais fortificados, suco de laranja fortificado, queijo de soja Os vegetais como couve e espinafre, embora tenham boa quantidade de cálcio, a biodisponibilidade é muito pequena	Fitatos e oxalatos presentes principalmente no espinafre, beterraba e couve Alto consumo de sal	Ingerir vegetais pobres em oxalato e fitato, soja, tofu, água mineral rica em cálcio, sementes e castanhas. O cozimento dos vegetais pode reduzir os fitatos. Consumo de leite e derivados, para ovolactovegetariano[6,8]
Zinco	Homem: 16,5 mg Mulher: 12 mg	Castanhas, cereais, sementes e leguminosas Laticínios	Fitatos, oxalatos, fibras	Moer, deixar de molho em água, uso de fermento natural Hidroxiácidos presentes nas frutas e ácidos orgânicos presentes em alimentos fermentados[6,8]

- Consumir regularmente alimentos que são boas fontes de cálcio.
- Os vegetarianos devem ser incentivados a aumentar sua ingestão de ferro e zinco, acima da ingestão de referência para onívoros.
- Os vegetarianos devem ser incentivados na variedade alimentar.
- Os vegetarianos podem melhorar consumo de n-3.
- Consumir regularmente boas fontes de ácido alfa-linolênico e limitar a ingestão de fontes de ácido linoleico.
- Os vegetarianos devem usar estratégias para melhorar biodisponibilidade e com isso conseguirem estado nutricional adequado dos nutrientes menos disponíveis.

Referências bibliográficas

1. Janelle KC, Barr SI. Nutrient intakes and eating behavior scores of vegetarian and nonvegetarian women. J Am Diet Assoc. 1995;95(2):180-6, 189, quiz 187-8.
2. Baroni L, Goggi S, Battino M. Planning well balanced vegetarian diets in infants, children, and adolescents: the VegPlate Junior. J Acad Nutr Diet. 2019;119:1067-1074.
3. Rogerson D. Vegan diets: practical advice for athletes and exercisers. J Int Soc Sports Nutr. 2017;13;14:36.
4. Brown DD. Nutritional Considerations for the Vegetarian and Vegan Dancer. J Dance Med Sci. 2018;15;22(1):44-53.
5. Hallberg L, Rossander-Hulthen L. Iron requirements in menstruating women. Am. J. Clin. Nutr. 1991;54:1047-1058.
6. Agnoli C, Baroni L, Bertini I, et al. Position paper on vegetarian diets from the working group of the Italian Society of Human Nutrition. Nutr Metab Cardiovasc Dis. 2017 Dec;27(12):1037-1052.
7. Nair KM, Augustine LF. Food synergies for improving bioavailability of micronutrients from plant foods. Food Chem. 2018 Jan 1;238:180-185.
8. Melina V, Craig W, Levin S. Position of the Academy of Nutrition and Dietetics: Vegetarian Diets. J Acad Nutr Diet. 2016;116(12):1970-1980.
9. Craig WJ, Mangels AR. American Dietetic Association. Position of the American Dietetic Association: Vegetarian diets. J. Am. Diet. Assoc. 2009;109:1266-1282.
10. Craig W.J. Nutrition concerns and health effects of vegetarian diets. Nutr. Clin. Pract. 2010;25:613-620.

Capítulo 172

Vegetarianos atletas – como otimizar a oferta de macro e micronutrientes?

• Loraine Gollino • Paula Schmidt Azevedo

Vegetarianos atletas

A prática do exercício físico, principalmente quando realizada regularmente, é considerada uma das atividades mais importantes para a saúde e para a qualidade de vida.[1] Com relação à qualidade de vida, o vegetarianismo também é considerado uma prática que proporciona diversos benefícios para a saúde, especialmente quando atende a todas as necessidades nutricionais.[2,3] Assim, é possível ter ótimo desempenho aeróbio quando se une o estilo de vida vegetariano, com adequações nutricionais específicas, à prática do exercício físico.[2]

Atletas apresentam necessidades nutricionais específicas, assim o consumo energético, o de macronutrientes e micronutrientes adequados são determinantes para a manutenção da composição corporal e rendimento.[4,5] Para as necessidades calóricas aumentadas devido ao treinamento, a maior dificuldade é em atingir o valor energético essencial, já que as dietas vegetarianas acabam por gerar maior saciedade devido ao elevado consumo de vegetais.[5]

O consumo de energia e proteína

Para o público que contempla os atletas vegetarianos, a maior necessidade de carboidratos é alcançada mais facilmente devido seu padrão alimentar, o qual apresenta maior frequência e volume do consumo desse macronutriente.[2,6]

Em contrapartida, o consumo proteico derivado de fontes vegetais possuem valor biológico menor, além de aminoácidos limitantes, quando comparado às fontes de origem animal,[2] ainda assim, é possível atingir a adequação proteica total quando inserido na alimentação boas fontes vegetais, como leguminosas, nozes e sementes, que apresentam bom aporte de proteína.[7] Com as necessidades proteicas aumentadas no esporte,[8] os atletas devem ter consumo variado de fontes vegetais, o que irá auxiliar para atingir as concentrações requeridas de aminoácidos,[7] nesse mesmo contexto, com maior exigência na quantidade e na qualidade proteica da alimentação no esporte,[9] a suplementação comercial de produtos proteicos encontra-se disponível para suprir as necessidades específicas, principalmente quando relacionada ao desempenho esportivo.[2] Recomendação feita pelo posicionamento Italiano, sugere aumento da oferta proteica em pelo menos 10%, o que seria algo em torno de 1,3 g de proteínas/kg/dia para atletas com predomínio de atividades aeróbicas e 1,8 g de proteínas/kg/dia para atletas de esportes que envolvam força.[10]

No sentido da elevada exigência dos macronutrientes no atleta, geralmente, o consumo alimentar padrão, de lipídios na população vegetariana esportista é baixo, mas dentro das recomendações, principalmente pelo fato de possuírem adequado consumo de frutas mais calóricas, castanhas e sementes.[5]

De uma maneira geral, o indivíduo vegano é definido como aquele que possui elevado consumo de carboidratos, fibras, micronutrientes e antioxidantes e menor consumo de calorias, proteínas, gorduras, vitamina B12, ômega-3, cálcio e iodo, comparado aos onívoros.[5]

Os micronutrientes

Quanto aos micronutrientes, as necessidades nutricionais estão aumentadas devido às adaptações bioquímicas musculares que o exercício físico exige, principalmente de ferro, vitamina D, cálcio e antioxidantes.[4] Assim, quando se pensa no indivíduo esportista vegetariano, além dos micronutrientes citados, deve-se ter um cuidado especial com o zinco, o ômega-3, o iodo e as vitaminas do complexo B, principalmente a B12,[3] já que sua deficiência pode causar anemia, principalmente entre as mulheres, podendo levar à queda do rendimento esportivo.[2,4]

No Brasil, indivíduos vegetarianos apresentam consumo adequado de magnésio, potássio, folato, fitoquímicos e antioxidantes, em contrapartida, reduzido consumo de cálcio, zinco, ferro e vitamina B12.[2] Dessa maneira, é importante identificar as necessidades nutricionais específicas para cada tipo de padrão alimentar vegetariano, principalmente quando o assunto é o esporte.[5] A maioria dos estudos publicados não mostram diferenças entre as concentrações séricas de vegetarianos e onívoros. Portanto, as recomendações são as mesmas do capítulo anterior.[10] Dessa maneira, com um bom planejamento dietético, com ajustes individuais, variação no consumo alimentar e, se for preciso, com suplementação específica é possível atingir as necessidades nutricionais de atletas vegetarianos ou veganos.[3,5]

Comentários dos autores/*hot points*

- É possível ter ótimo desempenho esportivo quando se une o estilo de vida vegetariano, com adequações nutricionais específicas, à prática do exercício físico.
- Realizar ajuste individual no plano alimentar do atleta e, se necessário, complementar a alimentação com suplementos específicos.
- Recomenda-se aumentar a oferta proteica em pelo menos 10%.
- As recomendações de micronutrientes são semelhantes aos dos vegetarianos não atletas.

Referências bibliográficas

1. DGA: Dietary Guidelines for Americans 2015-2020. Dec 2015. Acesso em ago 2019: https://health.gov/dietaryguidelines/2015/guidelines/
2. Ferreira LG, Burini RC, Maia AF. Dietas vegetarianas e desempenho esportivo. Rev. Nutr. Campinas. 2006;19(4):469-477.
3. Melina V, Craig W, Levin S. Position of the Academy of Nutrition and Dietetics: Vegetarian Diets. J Acad Nutr Diet. 2016;116(12):1970-1980.
4. Thomas DT, Erdman KA, Burke LM. Position of the Academy of Nutrition and Dietetics, Dietitians of Canada, and the American College of Sports Medicine: Nutrition and Athletic Performance. J Acad Nutr Diet. 2016;116(3):501-528.
5. Rogerson D. Vegan diets: practical advice for athletes and exercisers. J Int Soc Sports Nutr. 2017;13;14:36.
6. McEvoy CT, Temple N. Woodside JV. Vegetarian diets, low-meat diets and health: a review. 2012;15(12):2287-94.
7. Mariotti F, Gardner CD. Dietary Protein and Amino Acids in Vegetarian Diets-A Review. Nutrients. 2019;4;11(11).
8. Morton RW, Murphy KT, McKellar SR, et al. A systematic review, meta-analysis and meta-regression of the effect of protein supplementation on resistance training-induced gains in muscle mass and strength in healthy adults. Br J Sports Med. 2018;52:376-84.
9. Phillips SM. The impact of protein quality on the promotion of resistance exercise induced changes in muscle mass. Nutr Metab. 2016;13(1).
10. Agnoli C, Baroni L, Bertini I, et al. Position paper on vegetarian diets from the working group of the Italian Society of Human Nutrition. Nutr Metab Cardiovasc Dis. 2017 Dec;27(12):1037-1052.

Seção 37

Aids

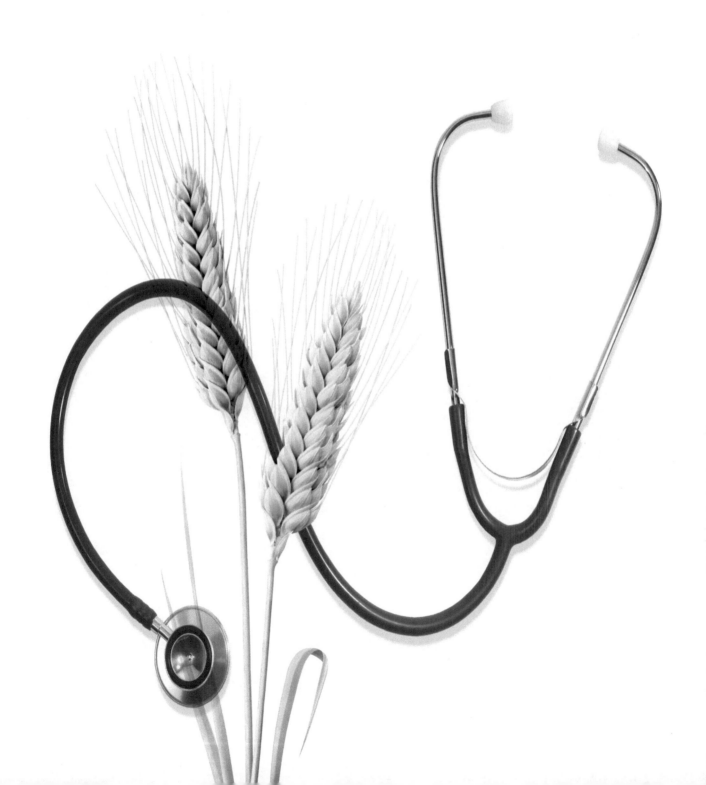

Síntese da Inteligência Didática

Aids

Hábitos alimentares saudáveis	Principais carências nutricionais	Manejo de efeitos adversos de medicamentos	Diagnóstico e manejo da lipodistrofia
Fracionamento alimentar, respeitar as principais refeições (café da manhã, almoço e jantar) e realizar lanches nos intervalos	O novo perfil de pessoas vivendo com HIV demanda investigação clínica abrangente a fim de detectar carências nutricionais	Os efeitos colaterais podem se manifestar, principalmente no início do tratamento, de diferentes modos, de acordo com a terapia de escolha em uso e as características intrapessoais, devendo o indivíduo ser acompanhado e orientado quanto aos possíveis efeitos adversos e maneiras de manejar os mesmos	As lipodistrofias são desordens do tecido adiposo caracterizadas por redistribuição anormal da gordura corporal, com ou sem alterações metabólicas
Consumo adequado de macronutrientes e micronutrientes, visando manutenção e/ou restabelecimento do estado nutricional	A ingestão adequada de micronutrientes é melhor alcançada por meio de uma alimentação equilibrada e balanceada		Atualmente, considera-se que a lipodistrofia tem causa multifatorial e está associada a maior risco cardiovascular, morbidade e mortalidade
Consumo de líquidos, no mínimo, 2,5 L/dia para homens e 2,0 L/dia para mulheres	A recomendação de ingestão diária de micronutrientes não é diferente da população geral	Os principais efeitos adversos são os sintomas gastrointestinais (diarreia, náusea, vômito), anorexia, hepatotoxicidade, alteração da função renal, anemia, neutropenia	As alterações da estética corporal, que podem comprometer a autoestima do paciente e adesão ao tratamento, podem ser corrigidas por meio de cirurgias estéticas reparadoras
Atentar ao consumo adequado de lipídios, prevenindo as dislipidemias e o risco cardiovascular. O consumo de fibras deve ser de 25-30 g/dia	Não há evidências suficientes que suportam a recomendação de multivitamínicos para esse grupo de indivíduos	Particularmente os efeitos adversos gastrointestinais devem receber especial atenção, uma vez que podem levar à alteração de peso e, consequentemente, do estado nutricional desses indivíduos	O diagnóstico é com base nas queixas relatadas pelo paciente e na avaliação feita pela equipe de saúde, não havendo consenso quanto ao método diagnóstico
Incentivar a prática de atividade física		Estratégias e orientação nutricionais são essenciais para o manejo desses sintomas, que devem ser transitórios	
As orientações nutricionais devem ser individualizadas, respeitando-se os hábitos alimentares, estágio da doença, níveis de linfócitos T CD4+, presença ou não de doenças oportunistas e prevenção das doenças crônicas não transmissíveis			

Quais são os hábitos alimentares saudáveis para pessoas vivendo com HIV/aids?

- Milena dos Santos Mantovani • Lívia Bertazzo Sacilotto
- Lenice do Rosário de Souza

A alimentação saudável

O Guia Alimentar da População Brasileira conceitua a alimentação saudável como um direito de todos os cidadãos, devendo abranger desde a garantia do acesso aos alimentos até o consumo alimentar que supra as necessidades biológicas e sociais dos indivíduos, de acordo com as necessidades alimentares especiais. A alimentação saudável deve ser pautada na individualidade, respeitando hábitos e cultura alimentar, deve ser acessível financeiramente, deve ser harmônica respeitando qualidade e quantidade, baseada em produções adequadas e sustentáveis.[1]

A alimentação saudável das pessoas vivendo com HIV/aids (PVHA) é um aspecto muito relevante e deve ser um dos pontos explorados em programas de controle e tratamento. A alimentação adequada favorece nutrientes necessários ao funcionamento do organismo, melhora a tolerância aos antirretrovirais (ARV) e favorece sua absorção, previne efeitos colaterais e alterações metabólicas, auxilia na preservação do sistema imunológico e, consequentemente, gera melhora da qualidade de vida.[2]

Na era pré-TARV observava-se predominância da desnutrição devido aos baixos níveis de linfócitos T CD4+ que caracterizam a fase avançada da doença ou aids, muitas vezes devido ao diagnóstico tardio, o que ainda hoje pode ser observado. A abordagem nutricional deve levar em consideração o nível de células CD4+ (aids ou não) e a fase da doença em que foi realizado o diagnóstico.[2,4-6] Com o advento da terapia antirretroviral, foi observada mudança no perfil nutricional de PVHA, diminuindo o índice de desnutrição e consequentemente aumentando o excesso de peso e a obesidade. Sendo assim, as PVHA possuem características semelhantes às da população geral, sofrendo com doenças crônicas não transmissíveis, levando a aumento do risco cardiovascular.[3] É importante salientar que o estado nutricional de PVHA está diretamente relacionado à adesão ao tratamento específico e ao estado imunológico.

As orientações nutricionais dessa população devem ser pautadas na adequação de macronutrientes (carboidratos, proteínas e lipídios), micronutrientes, fibras, consumo hídrico, segurança e higiene alimentar e valor calórico necessário para suprir as necessidades de cada indivíduo. Deve-se ainda levar em consideração seu estado catabólico, estágio da doença, presença de infecções oportunistas e contagens de células T CD4+, visando manutenção e/ou recuperação da massa muscular e diminuição da gordura corporal.[2,7]

Macronutrientes

Os macronutrientes devem seguir o recomendado para a população geral:

- **Carboidratos:** deve corresponder de 45% a 65% do valor energético total (VET); o consumo de carboidratos complexos deve ser incentivado, visando aumento do consumo de fibras, prevenindo as alterações glicêmicas e lipídicas.[2,4,8]
- **Proteínas:** correspondente a 15% a 20% do VET, deve ser ajustada de acordo com o estágio da doença, presença ou não de doenças oportunistas e níveis de células T CD4+, visando recuperação e/ou manutenção da massa muscular.[2,4,8]
- **Lipídios:** deve constituir de 20% a 35% do VET; o consumo de gorduras saturadas, *trans* e colesterol seguem a recomendação da população geral, cujas orientações devem ser pautadas na prevenção das dislipidemias e/ou tratamento e controle de risco cardiovascular.[2,4,8]

Micronutrientes

Deve-se dar atenção especial para alguns micronutrientes, uma vez que auxiliam na melhora da imunidade e redução da mortalidade, dentre os quais estão zinco, selênio, vitaminas do complexo B, ácido ascórbico e tocoferol. Devem ser seguidas as recomendações dos valores de Ingestão Dietética de Referência (DRI – *dietary reference intakes*).[2,4,8]

A recomendação de ingestão de fibras deve estar entre 25-30 g/dia, e seu tipo deve ser ajustado para cada paciente de acordo com o hábito intestinal (constipação, diarreia). O consumo adequado das fibras auxilia na prevenção das dislipidemias e alterações glicêmicas.[2,4,8]

Hidratação

Consumo hídrico: deve-se incentivar o consumo de no mínimo 2,5 litros de líquidos, incluindo água e outras bebidas por dia para homens e 2,0 litros por dia para mulheres, devendo ser ajustado de acordo com atividades físicas, presença ou não de diarreia e temperatura.[9,10]

Segurança e higiene alimentar

Segurança e higiene alimentar: é de fundamental importância orientação sobre aquisição, armazenamento, higienização, cocção e acondicionamento dos alimentos, prevenindo assim possíveis intoxicações alimentares e episódios de diarreia.[2,4]

Comentários dos autores/*hot points*

- Fracionamento alimentar, respeitar as principais refeições (café da manhã, almoço e jantar) e realizar lanches nos intervalos.
- Consumo adequado de macronutrientes e micronutrientes, visando manutenção e/ou restabelecimento do estado nutricional.
- Consumo de líquidos, no mínimo, 2,5 L/dia para homens e 2,0 L/dia para mulheres.
- Atentar ao consumo adequado de lipídios, prevenindo as dislipidemias e o risco cardiovascular.
- O consumo de fibras deve ser de 25-30 g/dia.
- Incentivar a prática de atividade física.
- As orientações nutricionais devem ser individualizadas, respeitando-se os hábitos alimentares, estágio da doença, níveis de linfócitos T CD4+, presença ou não de doenças oportunistas e prevenção das doenças crônicas não transmissíveis.

Referências bibliográficas

1. [cited 2019 april 20]. Available from: http://bvsms.saude.gov.br/bvs/publicacoes/guia_alimentar_populacao_brasileira_2ed.pdf.
2. [cited 2019 april 11]. Available from: http://www.aids.gov.br/pt-br/pub/2013/protocolo-clinico-e-diretrizes-terapêuticas-para-manejo-da-infeccao-pelo-hIV em-adultos.
3. Calza L, Manfredi R, Farneti B, Chiodo F. Incidence of hyperlipidaemia in a cohort of 212 HIV infected patients receiving a protease inhibitor-based antiretroviral therapy. International Journal of Antimicrobial Agents. 2003;22(1):54-9.
4. [cited 2019 april 11]. Available from: http://bvsms.saude.gov.br/bvs/publicacoes/manual_alimentacao_nutricao.pdf.
5. Cuppari L. Síndrome da Imunodeficiência Adquirida. In: Guias de Medicina Ambulatorial e Hospitalar da EPM-UNIFESP: Nutrição Clínica no Adulto. 3ª edição ed. Barueri-SP: Manole. 2014;355-374.
6. Shevitz AH, Knox TA. Nutrition in the era of highly active antiretroviral therapy. Clinical of Infectious Disease. 2001;32(12):1769-75.
7. American Dietetic Association. Position of the American Dietetic Association: Nutrition Intervention and Human Immunodeficiency Virus Infection. Journal of the American Dietetic Association. 2010;110 (7): 1105-1119.
8. Institute of Medicine. Dietary reference intakes; the essential guide to nutriente requirements. Washington (DC): National Academy Press. 2006.
9. EFSA. European Food Safety Authority. Scientific Opinion on Dietary Reference Values for Water. EFSA Journal. 2010;8(3):1459.
10. Benelam B, Wyness L. Hydration and health: a review. British Nutrition Foundation Nutr Bull. 2010;35: 3-25.

Capítulo 174

Quais as principais carências nutricionais que podem acontecer nas pessoas vivendo com HIV/aids?

• Lívia Bertazzo Sacilotto • Milena dos Santos Mantovani
• Lenice do Rosário de Souza

A terapia específica para a doença afetou substancialmente a epidemiologia do HIV, uma vez que a principal maneira de ação dessa classe de medicamentos é, bloquear a ação de enzimas importantes para a replicação do vírus, melhorando assim, a função imune do indivíduo. Apesar da terapia antirretroviral não curar a doença, é capaz de manter o sistema imunológico em níveis satisfatórios e evitar doenças oportunistas reduzindo assim, a morbimortalidade com melhora da qualidade de vida.[1]

Era TARV: transição da desnutrição para o excesso de peso

A mudança do quadro da epidemia do HIV após a introdução da TARV foi tamanha que autores caracterizam os indivíduos infectados pelo HIV em duas fases: antes e após a Era TARV.[1] Como consequência da diminuição da frequência de doenças oportunistas, ocorreu a transição do estado nutricional, que antes era caracterizado pela intensa perda de peso e desnutrição (ou *wasting syndrome*), em decorrência das frequentes infecções e altas taxas da carga viral, para o ganho excessivo de peso, que os tornou com sobrepeso e até obesos após uso da terapia.[2]

A mudança do perfil nutricional de PVHA após a era TARV afetou diretamente o estilo de vida e hábitos alimentares desses indivíduos, resultando, p. ex., em aumento dos índices de doenças crônicas não transmissíveis.[2] Fatores como estágio da doença (aids ou não aids), adesão ao tratamento, presença de doenças oportunistas, efeitos colaterais à TARV e hábitos de vida são determinantes para o estado nutricional desses indivíduos e norteadores do aconselhamento nutricional.

Deficiência de micronutrientes

A Organização Mundial de Saúde (OMS) define infecções crônicas, tal como HIV/aids, como um fator de risco para o desenvolvimento de deficiência de micronutrientes, uma vez que o quadro de infecção pode aumentar a demanda metabólica de micronutrientes.[3] As deficiências de micronutrientes são mais comumente identificadas em indivíduos em fase avançada da doença, sendo uma consequência da redução da ingestão de nutrientes devido à aids, infecções oportunistas, perdas excessivas em decorrência de quadros de diarreia, má absorção e infecções parasitárias.[4]

A avaliação dos níveis de micronutrientes é de extrema importância nesse grupo de indivíduos, uma vez que podem interferir na transmissão e progressão do vírus e, consequentemente, na morbimortalidade da doença. Em 2006, a OMS publicou uma diretriz[3] específica de fortificação de alimentos com micronutrientes, enfatizando a importância desses nutrientes na prevenção e controle do HIV/aids. Por outro lado, a administração de alguns micronutrientes ainda é controversa, sugerindo benefícios ou relatos de efeitos adversos dependendo do contexto, já que o efeito de uma determinada intervenção com micronutrientes dependerá do estado nutricional, da ingestão na população estudada e da evolução da doença. Além disso, o estado e a ingestão de outros nutrientes podem modificar o efeito da intervenção com micronutrientes.

O termo micronutriente é utilizado para representar vitaminas e minerais essenciais provenientes da dieta que estão diretamente envolvidos com as funções celulares e moleculares. Embora as recomendações de ingestão diária sejam baixas quando comparadas aos macronutrientes, p. ex., a sua deficiência pode impactar negativamente na saúde, podendo coexistir múltiplas deficiências e frequentemente ser resultado de ciclos de desnutrição ou deficiência energético-proteica.[5]

As deficiências de micronutrientes são de grande importância mundial para a saúde pública e socioeconômica, afetando países de diversos níveis de desenvolvimento, contribuindo significativamente para doenças crônicas e impactando em grupos ou populações vulneráveis. Segundo a OMS mais de 2 bilhões de pessoas sofrem de deficiências nutricionais, sendo o aumento do interesse por carências nutricionais justificado pela relação desses com a carga global de doenças.[6] Além das manifestações clínicas clássicas de carências de micronutrientes já bem relatadas e definidas na literatura, há de se considerar os prejuízos fisiológicos não específicos que podem levar à redução da resistência às infecções, distúrbios metabólicos e atrasos no desenvolvimento psicomotor.

As manifestações de carências nutricionais muitas vezes são subclínicas, ou seja, silenciosas e demandam da equipe multidisciplinar investigação de situações que possam levar a essas deficiências de micronutrientes tal como hábitos de vida, religiosos, culturais, doenças ou tratamentos adjacentes que possam interferir na absorção deles. Esse pode ser um modo de investigar e acompanhar os níveis de micronutrientes em populações, focando especialmente nas deficiências mais comuns e em situações vulneráveis que podem afetar a qualidade de vida e gravidade da doença, principalmente as transmissíveis.[3,6]

A deficiência de micronutrientes é apenas um dos modos de desnutrição, não tão visível ou de fácil diagnóstico como as outras e, por isso, é utilizado muitas vezes o termo "fome oculta". Assim como todas as outras maneiras, as carências são consequência da ingestão insuficiente ou ingestão adequada combinada com absorção prejudicada devido à presença de infecção, doença ou inflamação.[7] As principais deficiências referidas na literatura são de ferro, iodo, vitamina A, vitamina C, cálcio e zinco, sendo as três primeiras as de maior ocorrência.[5,7]

Os micronutrientes desempenham papel crítico na manutenção de um sistema imune funcional, sendo essa interação complexa e multifacetada. A relação direta entre estado nutricional e sistema imune é a responsável pela tríade formada pela nutrição, imunidade e infecção, uma vez que um pode afetar o outro de maneira negativa e multifatorial. Na infecção aguda, p. ex., é comum, tanto a redução da ingestão alimentar quanto da absorção e aumento da utilização de nutrientes, levando muitas vezes, à perda de nutrientes e alterações importantes de peso. Deficiências nutricionais podem afetar negativamente a evolução da doença aumentando o risco de morbidade, sendo importante conciliar a avaliação do estado imunológico com a dosagem de micronutrientes buscando equilíbrio entre os três fatores.[8]

O uso de suplementos

Dados recentes revelaram pouca ou nenhuma eficiência em se administrar multivitamínicos na redução de mortes em PVHA, em uso ou não da terapia específica. Suplementos vitamínicos podem ter pouco ou nenhum efeito sob a progressão da doença do HIV, com base na contagem de células TCD4+ ou das cargas virais plasmáticas. Também não há evidência suficiente de que suplementos de vitaminas ou minerais isolados tenham impacto positivo na redução de mortes ou na progressão da doença, o que não significa que a recomendação da ingestão dietética adequada não seja importante ou que a indicação de suplementos não seja necessária. Tais evidências não diminuem a importância da recomendação dietética adequada ou a indicação de suplementos quando diagnosticado a deficiência ou detectado a baixa probabilidade de atingir as recomendações de ingestão diária.[4]

Os benefícios dos multivitamínicos estão associados apenas ao grupo de gestantes e lactentes, principalmente no período pré-natal e 6 semanas após o parto.[9] Apesar das particularidades, as recomendações de micronutrientes para PVHA seguem a ingestão dietética de referência (IDR)[10] para a população geral (Tabela 174.1).

O acompanhamento dos níveis de micronutrientes deve ser realizado periodicamente, principalmente em casos em que há evidência de redução na absorção ou quando identificado baixo consumo de alimentos fonte. Quando necessário a suplementação de micronutrientes deve ser estimulada, porém primariamente deve-se incentivar a mudança alimentar e de estilo de vida antes mesmo de se pensar apenas em uma suplementação pontual.

Tabela 174.1: Valores de ingestão dietética de referência (IDR) de minerais e vitaminas para adultos

Idade (anos)	Vitamina A (mcg/dia) EAR[a]	RDA[b]	UL[c]	Vitamina B12 (mcg/dia) EAR[a]	RDA[b]	UL[c]	Vitamina C (mg/dia) EAR[a]	RDA[b]	UL[c]	Vitamina D (UI/dia) EAR[a]	RDA[b]	UL[c]	Vitamina E (mg/dia) EAR[a]	RDA[b]	UL[c]
Homens															
19 a 30	625	900	3.000	2	2,4	ND	75	90	2.000	400	600	4.000	12	15	1.000
31 a 50	625	900	3.000	2	2,4	ND	75	90	2.000	400	600	4.000	12	15	1.000
51 a 70	625	900	3.000	2	2,4	ND	75	90	2.000	400	600	4.000	12	15	1.000
71 ou mais	625	900	3.000	2	2,4	ND	75	90	2.000	400	800	4.000	12	15	1.000
Mulheres															
19 a 30	500	700	3.000	2	2,4	ND	60	75	2.000	400	600	4.000	12	15	1.000
31 a 50	500	700	3.000	2	2,4	ND	60	75	2.000	400	600	4.000	12	15	1.000
51 a 70	500	700	3.000	2	2,4	ND	60	75	2.000	400	600	4.000	12	15	1.000
71 ou mais	500	700	3.000	2	2,4	ND	60	75	2.000	400	800	4.000	12	15	1.000
Gestantes															
19 a 30	550	770	3.000	2,2	2,6	ND	70	85	2.000	400	600	4.000	12	15	1.000
31 a 50	550	770	3.000	2,2	2,6	ND	70	85	2.000	400	600	4.000	12	15	1.000
Lactantes															
19 a 30	900	1.300	3.000	2,4	2,8	ND	100	120	2.000	400	600	4.000	16	19	1.000
31 a 50	900	1.300	3.000	2,4	2,8	ND	100	120	2.000	400	600	4.000	16	19	1.000

Idade (anos)	Cálcio (mg/dia) EAR[a]	RDA[b]	UL[c]	Ferro (mg/dia) EAR[a]	RDA[b]	UL[c]	Magnésio* (mg/dia) EAR[a]	RDA[b]	UL[c]	Selênio (mg/dia) EAR[a]	RDA[b]	UL[c]	Zinco (mg/dia) EAR[a]	RDA[b]	UL[c]
Homens															
19 a 30	800	1.000	2.500	6	8	45	330	400	350	45	55	400	9.4	11	40
31 a 50	800	1.000	2.500	6	8	45	350	420	350	45	55	400	9.4	11	40
51 a 70	800	1.000	2.000	6	8	45	350	420	350	45	55	400	9.4	11	40
71 ou mais	1.000	1.200	2.000	6	8	45	350	420	350	45	55	400	9.4	11	40
Mulheres															
19 a 30	800	1.000	2.500	8,1	18	45	255	310	350	45	55	400	6.8	8	40
31 a 50	800	1.000	2.500	8,1	18	45	265	320	350	45	55	400	6.8	8	40
51 a 70	1.000	1.200	2.000	5	8	45	265	320	350	45	55	400	6.8	8	40
71 ou mais	1.000	1.200	2.000	5	8	45	265	320	350	45	55	400	6.8	8	40
Gestantes															
19 a 30	800	1.000	2.500	22	27	45	290	350	350	49	60	400	9.5	11	40
31 a 50	800	1.000	2.500	22	27	45	300	360	350	49	60	400	9.5	11	40
Lactantes															
19 a 30	800	1.000	2.500	6.5	9	45	255	310	350	59	70	400	10.4	12	40
31 a 50	800	1.000	2.500	6.5	9	45	265	310	350	59	70	400	10.4	12	40

[a]Necessidade média estimada; [b]Ingestão dietética recomendada; [c]Nível máximo de ingestão tolerável. ND: não determinado; *UL para magnésio somente representa a ingestão de fármacos e não alimentos e água.

Fonte: Institute of Medicine/Food and Nutrition Board, 1998, 2000.

Comentários dos autores/*hot points*

- O novo perfil de PVHA demanda investigação clínica abrangente a fim de detectar carências nutricionais.
- A ingestão adequada de micronutrientes é melhor alcançada por meio de uma alimentação equilibrada e balanceada.
- A recomendação de ingestão diária de micronutrientes não é diferente da população geral.
- Não há evidências suficientes que suportam a recomendação de multivitamínicos para esse grupo de indivíduos.

Referências bibliográficas

1. Crum NF, Riffenburgh RH, Wegner S, Agan BK, Tasker SA, Spooner KM, et al. Comparisons of causes of death and mortality rates among HIV infected persons: analysis of the pre-, early, and late HAART (highly active antiretroviral therapy) eras. JAIDS Journal of Acquired Immune Deficiency Syndromes. 2006;41(2):194-200.
2. Mankal PK, Kotler DP. From wasting to obesity, changes in nutritional concerns in HIV/AIDS. Endocrinology and metabolism clinics of North America. 2014;43(3):647-63.
3. Dary O, Hurrell R. Guidelines on food fortification with micronutrients. Geneva, Switzerland World Health Organization, Food and Agricultural Organization of the United Nations. 2006.
4. Visser ME, Durao S, Sinclair D, Irlam JH, Siegfried N. Micronutrient supplementation in adults with HIV infection. Cochrane Database of Systematic Reviews. 2017(5).
5. Bailey RL, West Jr KP, Black RE. The epidemiology of global micronutrient deficiencies. Annals of Nutrition and Metabolism. 2015;66(Suppl. 2):22-33.
6. Organization WH. The world health report 2000: health systems: improving performance: World Health Organization. 2000.
7. Kennedy G, Nantel G, Shetty P. The scourge of" hidden hunger": global dimensions of micronutrient deficiencies. Food Nutrition and Agriculture. 2003(32):8-16.
8. França T, Ishikawa L, Zorzella-Pezavento S, Chiuso-Minicucci F, da Cunha M, Sartori A. Impact of malnutrition on immunity and infection. Journal of Venomous Animals and Toxins including Tropical Diseases. 2009;15(3):374-90.
9. Siegfried N, Irlam JH, Visser ME, Rollins NN. Micronutrient supplementation in pregnant women with HIV infection. Cochrane Database of Systematic Reviews. 2012(3).
10. Intakes IoMSCotSEoDR. Dietary reference intakes for thiamin, riboflavin, niacin, vitamin B6, folate, vitamin B12, pantothenic acid, biotin, and choline: National Academies Press (US). 1998.

Capítulo 175

Como manejar efeitos adversos dos medicamentos que podem interferir com o estado nutricional?

- Lívia Bertazzo Sacilotto • Milena dos Santos Mantovani
- Lenice do Rosário de Souza

Em 2017, 21,7 milhões (59%) de pessoas vivendo com HIV/aids tinham acesso à terapia antirretroviral no mundo, tendo havido cerca de 13% a mais em comparação a 2015.[1] A fim de elevar o número de pessoas em uso de terapia, os países da América Latina e Caribe traçaram um programa de metas, que foi reconhecido pela UNAIDS em 2014, denominado 90-90-90, nas quais os países devem atingir, até 2020: 90% dos infectados diagnosticados; 90% dos diagnosticados em terapia antirretroviral; e 90% daquelas em terapia com supressão viral. Assim, espera-se que ocorra o controle da epidemia em 2030.[2]

A recente história da ampla utilização da terapia antirretroviral no Brasil, resultou no reconhecido impacto do trabalho do Departamento de Vigilância, Prevenção e Controle das IST, do HIV/aids e das Hepatites Virais, atualmente, denominado Departamento de Doenças de Condições Crônicas e Infecções Sexualmente Transmissíveis, do Ministério da Saúde, pelo qual foi possível observar melhora nos indicadores de morbidade, mortalidade e qualidade de vida dos que realizam tratamento. Por outro lado, contribuiu para o perfil crônico-degenerativo assumido pela doença na atualidade, com o surgimento de várias comorbidades em pessoas que estão, há muito tempo, sob efeitos da toxicidade dos medicamentos, bem como, com o desenvolvimento de variantes virais resistentes ao tratamento.[3]

Os antirretrovirais

Os medicamentos ARV tiveram início após aprovação para uso clínico da zidovudina pela Food and Drug Administration (FDA), em março de 1987. Desde então, o intuito do tratamento é impedir ou diminuir a replicação do HIV no organismo, na tentativa de evitar a imunossupressão e, com isso, diminuir a progressão da doença.[4]

Após a liberação da zidovudina, várias outras drogas da mesma ou de classes diferentes surgiram para o tratamento da infecção pelo HIV/aids.[5] No entanto, o uso de esquemas potentes de antirretrovirais após a descoberta dos inibidores de protease foi o que revolucionou o tratamento de PVHA, a partir de 1996, após a introdução de combinações de pelo menos três drogas de alta potência, que naquela época, foi conhecido como "coquetel", que passou a ser distribuído gratuitamente no Brasil para todos os indivíduos que tinham indicação de terapia.

No entanto, a recomendação atual em todo o mundo, inclusive no Brasil, é o tratamento medicamentoso de todos os pacientes recém-diagnosticados, independentemente das contagens de linfócitos T CD4+, a fim de diminuir a transmissão do HIV que associada à prevenção combinada inclui várias estratégias.

Segundo dados do Ministério da Saúde, mais de 500 mil pessoas recebem regularmente a terapia antirretroviral no Brasil. Após modificações nas recomendações de acordo com as escolhas das drogas com menor toxicidade, maior eficácia e barreira genética, atualmente, existem 14 drogas disponíveis no Brasil, divididas em seis classes, tenofovir, lamivudina, zidovudina, efavirenz, nevirapina, etravirina, atazanavir, darunavir, tipranavir, ritonavir, raltegravir, dolutegravir, maraviroque e enfuvirtida.[6]

Embora ainda não exista cura para a infecção pelo HIV/aids, o resultado do uso adequado com esquemas combinados da terapia antirretroviral é normalmente a supressão quase total da replicação do vírus.[7]

A escolha da terapia inicial tem papel essencial no tratamento, pois dela decorrem implicações potenciais, não somente em curto, mas também em longo prazo. Assim, deve-se considerar variação da durabilidade da atividade antirretroviral, alterações na restauração do sistema imune, dificuldades de adesão ao regime terapêutico, ocorrência de eventos adversos, bem como a possibilidade de aparecimento de resistência às drogas.[6]

Os efeitos colaterais

Sabe-se que a adesão terapêutica completa é difícil, tendo em vista o número de medicamentos e de comprimidos prescritos, mas principalmente por seus efeitos colaterais e interações entre eles e com outros medicamentos, alimentos, álcool e outras drogas. Além disso, os esquemas propostos interferem, diretamente, no cotidiano do paciente, dificultando a completa adesão à prescrição, sendo necessária, muitas vezes, a modificação de seus hábitos de vida.[8]

Efeitos colaterais imediatos ou tardios, leves ou graves, têm sido um dos fatores mais importantes relacionados à não adesão terapêutica. Sintomas imediatos são frequentes e comuns a todas as classes de antirretrovirais e são em decorrência de intolerância gástrica, caracterizada por náuseas, vômitos, dor abdominal e diarreia, porém em geral, são leves e respondem bem ao tratamento com medicamentos sintomáticos, desaparecendo após os primeiros dias ou semanas de terapia.

Sintomas gastrintestinais

A identificação e controle dos efeitos adversos, principalmente gastrintestinais, evitam alterações de peso, p. ex., que podem levar ao estado de má nutrição, tendo impacto negativo na progressão da doença e adesão aos antirretrovirais.[9]

De maneira geral, o manejo de sintomas gastrintestinais, como pirose, inapetência, náusea e/ou vômito devem ser focados no aumento do fracionamento dos alimentos permitindo o consumo de pequenas porções de alimentos por horário, tendo como preferência a presença e consumo do grupo de alimentos constituídos, principalmente, por proteínas e carboidratos. Evitar o uso de temperos também pode ajudar na melhor aceitação dos alimentos, assim como variar a consistência dos mesmos a fim de identificar qual melhor se adequa ao indivíduo naquele momento.[9]

A diarreia é caracterizada pela ocorrência de três ou mais episódios de fezes líquidas ou pastosas ao dia, sendo frequentemente relatada pelos pacientes, principalmente, nas semanas iniciais do tratamento. Apesar de frequente, é importante investigar a etiologia da diarreia para que a causa por microrganismos seja descartada ou então tratada. A hidratação com soro caseiro ou repositores orais deve ser a principal orientação nesse período, assim como evitar alimentos ricos em gorduras e açúcares (frituras, bebidas açucaradas e doces, por exemplo). O consumo de alimentos ricos em fibras, como cereais integrais, legumes e verduras cruas e frutas secas deve ser desencorajado nesse período, podendo ser substituído pelo consumo de vegetais cozidos e frutas sem casca e sem sementes.[9]

A constipação intestinal é multifatorial devendo ser investigados todos os aspectos a ela relacionados, como hidratação, baixo consumo de fibras alimentares e sedentarismo. Em alguns casos a suplementação de módulo de fibras pode ser benéfico ao indivíduo. Por outro lado, o uso de laxantes deve ser desencorajado, uma vez que poderá resultar em redução da absorção intestinal em longo prazo.[9]

Reações adversas estão entre os principais motivos relacionados à troca da terapia antirretroviral inicial, no primeiro ano, pois levam à falta de adesão dos pacientes, dificultando assim a supressão viral e a restauração do sistema imunológico, o que contribui para indução de possíveis resistências do vírus às drogas. No estudo de Camargo et al.[10] do total de pacientes incluídos, 33% relataram fazer uso de outras medicações para tratar diferentes tipos de comorbidades, que também podem levar à apresentação de sintomas, que se somam aos eventos adversos dos antirretrovirais.

O acompanhamento das PVHA após a introdução da terapia deve contar com visitas periódicas aos membros de equipe multidisciplinar, médico, nutricionista, enfermeiro, farmacêutico, psicólogo, terapeuta ocupacional, entre outros, na tentativa de melhor controlar os efeitos adversos e adequar a terapêutica, evitando abandono do tratamento.

Comentários dos autores/*hot points*

- A recomendação atual em todo o mundo, inclusive no Brasil, é o tratamento medicamentoso de todos os pacientes recém-diagnosticados, independentemente de fatores clínico-imunológicos.

- Os efeitos colaterais podem se manifestar, principalmente no início do tratamento, de diferentes modos, de acordo com a terapia de escolha em uso e as características intrapessoais, devendo o indivíduo ser acompanhado e orientado quanto aos possíveis efeitos adversos e maneira de manejar os mesmos.
- Dentre os principais efeitos adversos relatados estão os sintomas gastrintestinais (diarreia, náusea, vômito), anorexia, hepatotoxicidade, alteração da função renal, anemia, neutropenia.
- Particularmente os efeitos adversos gastrintestinais devem receber especial atenção, uma vez que podem levar à alteração de peso e, consequentemente, do estado nutricional desses indivíduos.
- Estratégias e orientação nutricionais são essenciais para o manejo desses sintomas, que devem ser transitórios.

Referências bibliográficas

1. Jürgens R, Csete J, Lim H, Timberlake S, Smith M. Human Rights and the Global Fund to Fight AIDS, Tuberculosis and Malaria: How Does a Large Funder of Basic Health Services Meet the Challenge of Rights-Based Programs? Health and human rights. 2017;19(2):183.
2. Unaids. 90-90-90: Uma meta ambiciosa de tratamento para contribuir para o fim da epidemia da aids. World Health Organization Geneva. 2014.
3. Brasil. Boletim Epidemiológico- Aids e DST. In: Saúde Md, de CN, DST-Aids, editors. Brasília. 2015.
4. Administration UFaD. HIV/AIDS historical time line 1981-1990. Available at perma cc/D7JM-9ZQE Accessed January. 2014;21:2015.
5. Broder S. The development of antiretroviral therapy and its impact on the HIV 1/AIDS pandemic. Antiviral research. 2010;85(1):1-18.
6. RÁPIDA GDC. Protocolo clínico e diretrizes terapêuticas para manejo da infecção pelo HIV em adultos. 2013.
7. Brasil, Saúde Md, Saúde SdVe. Protocolo clínico e diretrizes terapêuticas para manejo da infecção pelo HIV em adultos. MS Brasília. 2013.
8. Rodrigues CS, Guimarães MD, Acurcio FA, Comini CC. Interrupção do acompanhamento clínico ambulatorial de pacientes infectados pelo HIV. Revista de Saúde Pública. 2003;37:183-9.
9. Grupo de Estudos de Nutrição em AIDS, DST/AIDS-GENA. Guia Alimentar para pessoas vivendo com HIV/aids. São Paulo: Secretaria Municipal de Saúde. 2003.
10. Camargo CC, Cavassan NR, Tasca KI, Meneguin S, Miot HA, Souza LR. Depression and coping are associated with failure of adherence to antiretroviral therapy among people living with HIV/AIDS. AIDS research and human retroviruses. 2019;35(11-12):1181-8.

Capítulo 176

Como diagnosticar e manejar a lipodistrofia?

• Milena dos Santos Mantovani • Lívia Bertazzo Sacilotto
• Lenice do Rosário de Souza

O início precoce e aumento do acesso à terapia antirretroviral é um dos objetivos da Organização Mundial de Saúde (OMS) para redução da transmissão por via sexual e da mortalidade de PVHA.[1]

No Brasil, a distribuição dos antirretrovirais (ARV) é gratuita, e atualmente a indicação de tratamento é para todos os indivíduos, logo após o diagnóstico. Grandes avanços têm ocorrido no desenvolvimento desses medicamentos, com maior eficácia, redução do número de comprimidos e associação de drogas em um mesmo comprimido (coformulações), o que facilita a adesão dos pacientes à terapia.[2]

A TARV combinada e potente contribuiu para o perfil crônico-degenerativo assumido pela doença na atualidade, com surgimento de lipodistrofias e várias outras comorbidades em pessoas que estão, há muito tempo, convivendo com efeitos da toxicidade dos medicamentos.[3]

Efeitos colaterais independentemente da intensidade ou tempo de duração podem ocorrer com o uso de qualquer ARV, com sintomas que podem ser precoces ou tardios. O uso crônico da TARV, principalmente com inibidores de protease, pode induzir a manifestações adversas graves, como necrose asséptica das cabeças do fêmur e úmero, osteopenia, osteoporose, resistência à insulina, indução de diabetes *mellitus* e lipodistrofia, com ou sem dislipidemia.[4,5]

Lipodistrofia

Não há consenso na literatura quanto à definição de lipodistrofia em PVHA.[6] São, no entanto, desordens do tecido adiposo caracterizadas por redistribuição anormal da gordura corporal, que pode ocorrer em conjunto com alterações metabólicas. Sua prevalência é estimada entre 30% e 80% dos casos.[2]

A lipodistrofia foi inicialmente descrita como uma combinação de perda de gordura periférica, que ocorre nos membros, a lipoatrofia e, acúmulo de gordura central, a lipohipertrofia. Os sinais da lipodistrofia foram inicialmente descritos após cerca de dois anos da introdução dos inibidores de protease e foram então atribuídos à sua toxicidade. No entanto, na mesma época foi introduzido também a estavudina, um inibidor da transcriptase reversa, que em conjunto com a zidovudina e a didanosina, sabidamente levam a toxicidades mitocondriais celulares, sendo a lipoatrofia uma de suas consequências.[2,7]

Atualmente, considera-se que a lipodistrofia tem causa multifatorial, estando também relacionada a fatores, como ação de proteínas do próprio HIV, liberação de citocinas pró-inflamatórias, hábitos de vida e características genéticas das PVHA.[2]

A lipodistrofia está associada ao maior risco cardiovascular, morbidade e mortalidade, além das alterações da estética corporal, o que pode comprometer a autoestima do paciente[8] A lipodistrofia tem, portanto, impacto na qualidade de vida das PVHA, causando-lhes problemas físicos, psicológicos e sociais, o que pode repercutir na adesão à TARV.[7]

Manifestações clínicas

Os sinais da lipodistrofia aparecem em geral progressivamente, aumentando em gravidade por período de 18 a 24 meses e, em seguida, estabilizando-se durante pelo menos dois anos. Pode acometer homens, mulheres, adolescentes e crianças. Em alguns pacientes, a lipoatrofia precede a lipohipertrofia, mas não há padrão definido. Estima-se que, para a lipodistrofia tornar-se visível é necessária alteração de pelo menos 30% do tecido adiposo, tanto para mais quanto para menos.[7]

As alterações corporais compreendem, então:

- **Lipoatrofia:** redução da gordura em regiões periféricas, como braços, pernas e face, mas também em glúteos (Figuras 176.1 e 176.2).

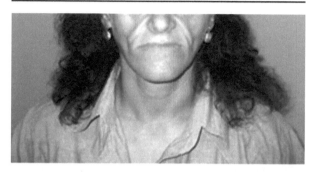

Figura 176.1: Paciente apresentando acentuação dos sulcos nasogenianos como parte do quadro da lipoatrofia facial (Fonte: Acervo pessoal do Serviço de Ambulatórios Especializados (SAE) de Infectologia "Domingos Alves Meira").

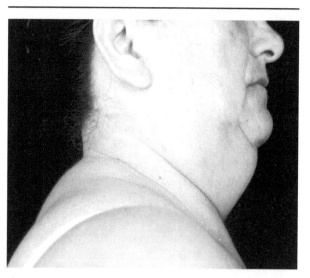

Figura 176.3: Paciente com diagnóstico de lipodistrofia associada ao HIV apresentando acúmulo de gordura em região do pescoço e dorsocervical (Fonte: Acervo pessoal do Serviço de Ambulatórios Especializados (SAE) de Infectologia "Domingos Alves Meira").

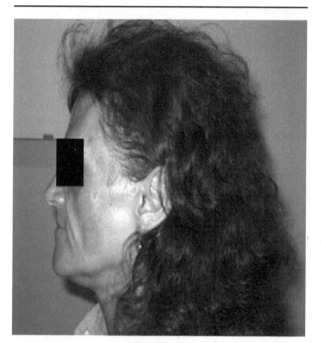

Figura 176.2: Visualização de depressão em região bucal por perda da gordura de Bichat (Fonte: Acervo pessoal do Serviço de Ambulatórios Especializados (SAE) de Infectologia "Domingos Alves Meira").

- **Lipo-hipertrofia:** acúmulo de gordura na região abdominal e região dorsocervical (giba), "ginecomastia" nos homens e aumento de mamas em mulheres. Pode haver também acúmulo de gordura em diversos locais do corpo, incluindo as regiões submentoniana e pubiana, entre outras (Figuras 176.3 e 176.4).

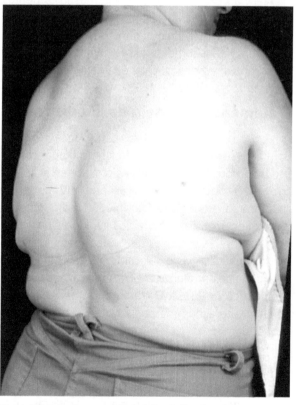

Figura 176.4: Paciente com diagnóstico de lipodistrofia associada ao HIV apresentando acúmulo de gordura em região central do corpo (Fonte: Acervo pessoal do Serviço de Ambulatórios Especializados (SAE) de Infectologia "Domingos Alves Meira").

- **Forma mista:** associação de lipoatrofia e lipo-hipertrofia.

Diagnóstico

O diagnóstico da lipodistrofia associada ao HIV é com base nas queixas relatadas pelo paciente e na avaliação feita pela equipe de saúde. Atualmente, não existe nenhum consenso quanto ao método diagnóstico da lipodistrofia, sendo várias as abordagens metodológicas. A aplicação de questionários, que utilizem o autorrelato em concordância com o avaliador pode ser indicador precoce de mudanças corporais. Após essa avaliação clínica, geralmente a antropometria é associada para facilitar a identificação da alteração de gordura e posterior diagnóstico.

Embora não exista um parâmetro confiável que reflita alterações específicas na distribuição da gordura na Síndrome da Lipodistrofia associada ao HIV, alguns autores têm utilizado a relação cintura/quadril e a circunferência da cintura, pois se correlacionam com a gordura total do abdômen, quando avaliada por tomografia computadorizada, tendo como vantagem não requerer aparelhos sofisticados.[9,10]

Além do exame clínico, há algumas ferramentas que podem ser utilizadas no diagnóstico, dentre elas, a antropometria, a bioimpedância e exames de imagem, como densitometria óssea, tomografia computadorizada e ressonância nuclear magnética.

Tratamento e manejo da lipodistrofia

Várias opções terapêuticas têm sido exploradas com diversos graus de sucesso, como mudanças no estilo de vida, com exercícios físicos e orientação nutricional, redução da exposição aos ARV, podendo modificar o esquema da terapia indicada somente para a lipoatrofia associada aos inibidores da transcriptase reversa análogos de nucleosídeos, como p. ex., a zidovudina, visto que tanto a estavudina quanto a didanosina não se encontram mais no arsenal terapêutico no Brasil. O tratamento medicamentoso para alterações metabólicas também pode ser requerido.

O Brasil, por meio do atual Departamento de Doenças de Condições Crônicas e Infecções Sexualmente Transmissíveis, do Ministério da Saúde, oferece gratuitamente cirurgias reparadoras para PVHA com lipodistrofia, que devem ser realizadas por profissionais devidamente capacitados.[9] O tratamento cirúrgico ou ambulatorial das alterações corporais em decorrência da lipodistrofia foi incluído no Sistema Único de Saúde (SUS), em 2004 e contempla os seguintes procedimentos:

- Preenchimento facial com polimetilmetacrilato – PMMA.
- Lipoaspiração de giba ou região submandibular.
- Lipoaspiração de parede abdominal ou dorso.
- Lipoenxertia de glúteo.
- Preenchimento facial com tecido gorduroso.
- Reconstrução glútea e/ou perianal, com lipoenxertia ou PMMA.
- Redução mamária.
- Tratamento da ginecomastia ou pseudoginecomastia.

São elegíveis para tratamento cirúrgico ou ambulatorial da lipodistrofia, os pacientes com essa alteração em decorrência do uso de antirretrovirais, aqueles em tratamento por pelo menos 12 meses, sem manifestações clínicas e clinicamente estáveis e sem comorbidades, aqueles com contagens de linfócitos T CD4+ acima de 200 células/mm^3 e com carga viral do HIV, preferencialmente, abaixo do limite de detecção, em pelo menos duas medidas consecutivas com intervalo de 6 meses ou mais e ausência de risco cirúrgico.[9]

Como exemplos de desafios em relação ao tratamento cirúrgico da lipodistrofia em PVHA estão obesidade, o que ocorre com certa frequência nos dias atuais, além de imunossupressão grave. As complicações em decorrências das alterações metabólicas e morfológicas vão além de consequências estéticas, uma vez que podem aumentar o risco cardiovascular devido às alterações metabólicas observadas. Considerando que não há tratamento específico e definitivo, recomenda-se a avaliação da troca do esquema terapêutico, incentivo à mudança do estilo de vida, prática de atividade física e acompanhamento nutricional para a melhora da qualidade da alimentação, tratamento farmacológico para as alterações metabólicas, visando redução do risco cardiovascular, e tratamento cirúrgico nos casos mais graves.

Comentários dos autores/*hot points*

- As lipodistrofias são desordens do tecido adiposo caracterizadas por redistribuição anormal da gordura corporal, com ou sem alterações metabólicas.
- Atualmente, considera-se que a lipodistrofia tem causa multifatorial e está associada a maior risco cardiovascular, morbidade e mortalidade.

- As alterações da estética corporal, que podem comprometer a autoestima do paciente e adesão ao tratamento, podem ser corrigidas por meio de cirurgias estéticas reparadoras.
- O diagnóstico é com base nas queixas relatadas pelo paciente e na avaliação feita pela equipe de saúde, não havendo consenso quanto ao método diagnóstico.

Referências bibliográficas

1. Organization WH. Consolidated guidelines on general HIV care and the use of antiretroviral drugs for treating and preventing HIV infection: recommendations for a public health approach. Geneva: World Health Organization. 2013:269.
2. Brasil MdSd. Protocolo Clínico e Diretrizes Terapêuticas para Manejo da Infecção pelo HIV em Adultos/Secretaria de Vigilância em Saúde, p. 412. Brasília: Departamento de Vigilância, Prevenção e Controle das Infecções Sexuais Transmissíveis, do HIV e das Hepatites Viraus-Brasília. 2018.
3. Alencar TMDd, Nemes MIB, Velloso MA. Transformações da" aids aguda" para a" aids crônica": percepção corporal e intervenções cirúrgicas entre pessoas vivendo com HIV e aids. Ciência & Saúde Coletiva. 2008;13(6):1841-9.
4. Behrens GM, Stoll M, Schmidt RE. Lipodystrophy syndrome in HIV infection. Drug Safety. 2000;23(1):57-76.
5. Carr A, Samaras K, Thorisdottir A, Kaufmann GR, Chisholm DJ, Cooper DA. Diagnosis, prediction, and natural course of HIV 1 protease-inhibitor-associated lipodystrophy, hyperlipidaemia, and diabetes mellitus: acohort study. The Lancet. 1999;353(9170):2093-9.
6. Carr A. HIV lipodystrophy: risk factors, pathogenesis, diagnosis and management. Aids. 2003;17:S141-S8.
7. Alves MD, Brites C, Sprinz E. HIV associated lipodystrophy: a review from a Brazilian perspective. Therapeutics and clinical risk management Auckland Vol 10,(July 17, 2014), p 559-566. 2014.
8. Santos CP, Felipe YX, Braga PE, Ramos D, Lima RO, Segurado AC. Self-perception of body changes in persons living with HIV/AIDS: prevalence and associated factors. Aids. 2005;19:S14-S21.
9. Soares FMG, Costa IMC. Lipoatrofia facial associada ao HIV/AIDS: do advento aosconhecimentos atuais. Anais Brasileiros de Dermatologia. 2011;86:843-64.
10. Sacilotto LB, Pereira PCM, Manechini JPV, Papini SJ. Body composition and metabolic syndrome components on lipodystrophy different subtypes associated with HIV. Journal of nutrition and metabolism. 2017;2017.

Índice remissivo

A

Abreviação do jejum, 292
Absorciometria por dupla emissão de raios X (DXA), 77, 91, 588
- análise da imagem, 92
- aquisição da imagem, 91
- artefatos, 92
- equipamento, 91
- indicações, 91
- qualidade do exame, 92

Abstinência do álcool, 499
Acesso a longo prazo, indicações de, 136
Acidente vascular cerebral, 441
Ácido(s)
- bempedoico, 419
- fólico, 386
- graxos
  - ômega-3, 264, 266
  - poli-insaturados, 433
    - doença pulmonar obstrutiva crônica, 541
    - suplementação de, 541

Adolescentes e crianças, tratamento cirúrgico de obesidade em, 370
- Adulto saudável posicionamento ABRAN, 15

Adultos, tratamento cirúrgico de obesidade, 370
Agonistas de receptores de opioides, 313
Água, 57
- alcalina, 64, 65
- características da, 58
- corporal por bioimpedância, 573
- duplamente marcada, 97, 102
- e hidratação, 58
- extracelular, 574
- mineral no Brasil, 61
  - características da 62
- orientações do guia de alimentação para a população brasileira, 60
- por bioimpedância elétrica, 572

Aids, 615, 616
Álcool
- com moderação, 427
- e a saúde, 427
- efeito(s)
  - benéfico do, 427
    - superados pelos malefícios, 428
  - cardioprotetor em baixas doses, 427
- malefícios do uso crônico e abusivo, 427

Alergias, 490
Alimentação
- aprendizado, acesso e hábitos, 16
- e hidratação após a cirurgia, 306
- obesidade e, 341
- saudável preço, 342

Alterações
- endócrinas e imunomoduladoras, 482
- fisiológicas do envelhecimento, 222
- neuro-humorais, 282

Amamentação, 18
Aminoácidos
- de cadeia ramificada, 515
- e compostos proteicos, 263
- e micronutrientes na doença crítica, 329
- no paciente crítico, 329

Anabolizantes, 266
Análise por bioimpedância, 77
- multifrequencial, 88
- unifrequencial, 87

Análogos dos receptores do peptídeo semelhante a glucagon-1, 399
Anamnese alimentar, 244
Anemia(s), 593
- carenciais, 594, 595
- ferropriva, 594, 595, 596

tratamento da, 599
multicarenciais, 597
  tratamento da, 600
Ângulo de fase, 573
Anorexia, 206
  nervosa, 229, 247
    atípica, 231
Antibioticoterapia, 314
Antidepressivos, 266
Antioxidantes, 35, 36, 37
  cautela na prescrição de, 37
  com tabagismo, 40
  dietéticos, 39, 42
  na prevenção do câncer, 39
  sintéticos, 39, 42
    e efeitos colaterais, 44
Antirretrovirais, 623
  efeitos colaterais, 624
  sintomas gastrintestinais, 624
Antropometria, 76
  na infância e adolescência, 586
Apetite, 345
Apoproteína B, 412
Área
  de gordura do braço, 587
  muscular do braço, 587
Arginina, 530
Aspirina, 503
Atividade física, 21
  e suplementação proteica, 220
  em grupo, 364
Atleta
  amador de academia, 29
  corredor, 30
Atopias, 490
Atrofia muscular, 207
Aumento
  da ferritina, 497
  das transaminases, 497
Autonomia, 270
Avaliação
  da adiposidade, 81, 89
  da água por bioimpedância elétrica, 572, 573
  da força muscular, 208
  da massa
    e qualidade muscular, 209
    gorda
      corporal total, 81
      por segmentos corporais, 81
    livre de gordura total, 82

magra apendicular, 82
muscular no renal crônico, 561
da performance, 209
da volemia, 298
do estado nutrológico, 244
do gasto energético, 93
do músculo esquelético, 90
do pH fecal, 53
do risco nutricional, 196, 323
dos pacientes com transtorno alimentar, 243
e terapia nutricional após transplante de medula óssea, 275
muscular, 82
perioperatória voltada para risco nutricional, 286

B

Baixo índice de massa corporal, 196, 197
Balanço hídrico, 58, 69
Balão intragástrico, 375
Banda gástrica ajustável, 375
Barreira máxima estéril, 169
Bebidas alcoólicas, diabetes *mellitus*, 398
Beneficência, 270
Benefícios e efeitos adversos da restrição
  da lactose para indivíduos não deficientes, 55
  do glúten em indivíduos não celíacos, 51
Beta-alanina, 32
Bicarbonato, 32
Biodisponibilidade de proteínas, 607
Bioimpedância, 84
  intervenções utilizando, 574
  uni ou multifrequência, 87
Bioimpedanciometria, 588
Biológicos, 472
Biópsia da mucosa intestinal, 53
Bisfosfonatos, 472
BMD, 453
Bolsas de NP pronta para uso em comparação com as manipuladas, 148
Bulimia nervosa, 230, 231
  objetivos da terapia nutrológica, 249
Busca da literatura, 11

C

Cafeína anidra, 32
Cálcio, 387, 456
  funções, 456
  ingestão dietética ou por meio de suplementos, 462
  metabolismo do, 456, 461

na dieta vegetariana, 609
suplementação de, 462
Calorimetria
direta, 96, 102
indireta, 97, 99, 100
desvantagens, 99
indicações, 99
vantagens, 99
Canabinoides, 266
Câncer, 255, 256
caquexia no, 257
estágios da caquexia do, 258
macro e micronutrientes no, 260
Capacidade aeróbia, 223
Caquexia, 187, 207
no câncer, 257
estágios da, 258
Carboidratos, 150
na diabetes *mellitus*, 396
na doença pulmonar obstrutiva crônica, 540
na injúria renal aguda, 563
no paciente crítico, 327
recomendação para o atleta corredor, 30
suplementação de, 540
Carcinogênese e os antioxidantes, 39
Cardiovascular Health Study (CHS), 217
Cateteres centrais, 170
Circunferência
abdominal, 587
da cintura, 587
do braço, 587
do pescoço, 587
Cirrose hepática, 507
alterações ósseas, 513
avançada associação com desnutrição, 509
classificações da, 508
complicações, 505
fenótipo mais comum, 509
métodos para avaliação nutricional, 510
micronutrientes e vitaminas, 513
períodos de jejum, 512
quantidade de calorias e proteínas, 512
suplementação proteica, 512
tratamento, 508
Cirurgia
bariátrica, 367, 378
avaliação
clínica, 379
clínico-nutrológica, 379
laboratorial, 379

complicações, 384
deficiência de vitamina no contexto da, 384
diarreia e a síndrome de Dumping, 387
dieta, micronutrientes e mudança de estilo de vida, 381
indicações e contraindicações, 378
na infância e adolescência, 590
no contexto da pandemia de COVID-19, 372
pré-operatório e particularidades, 378
metabólica
em adolescentes, 372
em idosos, 372
na diabetes *mellitus*, 404
Citocinas inflamatórias e anti-inflamatórias, 281
Cobre, 387
Comorbidades, 215
Composição corporal, 73, 74
avaliação
de dois ou três compartimentos, 79
multicompartimental, 79
histórico e importância, 75
métodos disponíveis na prática clínica, 75
na infância e adolescência, 586
Compulsão alimentar, 233
Consumo
de água e outras bebidas, 67
de alimentos específicos, 431
de energia e proteína e vegetarianos atletas, 612
de sódio e potássio em pacientes com insuficiência cardíaca, 437
Controle glicêmico, 177
Corticosteroides, 265
Creatina, 32

D

Deficiência(s)
de ácido fólico, 386
de cálcio, restrição da lactose e a, 55
de eletrólitos, 310
de folato, 597
de lactase, 53
de micronutrientes, 606
e pessoas vivendo com HIV/aids, 619
de vitamina, 310
A, 386
B12, 385, 597
D, 464, 467
casos especiais, 468
diagnóstico, 465

doses, 467
    indicações terapêuticas, 467
    populações de risco, 464
E, 386
K, 386
no contexto da cirurgia bariátrica, 384
Denosumabe, 473
Densitometria óssea, 449, 452
  de corpo inteiro, 77, 85
  regiões de interesse para realização do exame, 453
Depleção muscular, 543
Derivação
  biliopancreática, 376
  gástrica em Y de Roux (Fobi-Capella), 376
Desidratação, 58, 71
  classificações da, 71
  mecanismos envolvidos na, 71
Desnutrição, 181, 183
  classificação do grau de gravidade da, 197
  diagnóstico e classificação da gravidade da, 196
  e perda de peso associadas ao pior prognóstico, 206
  energético-proteica, 186
  etimologia da palavra, 183
  número de definições, 183
  situações com diferentes mecanismos fisiopatológicos, 184
Diabetes *mellitus*, 390, 393
  balanço energético, 396
  bebidas alcoólicas, 398
  carboidratos, 396
  cirurgia metabólica, 404
  classificação, 393
  definição, 393
  diagnóstico, 394
  dieta e exercício físico, 402
  em pacientes assintomáticos, 394
  fibras, 397
  gorduras, 397
  metformina, 399
  mudanças do estilo de vida, 396
  proteínas, 397
  sinais e sintomas, 393
  sódio, 398
  terapia medicamentosa, 403
  tipo 2, 389, 490
    e obesidade, 402
    indicação da insulina, 406
    ingestão de frutas e risco, 44
  vitaminas e minerais, 398
Diálise, 572
  peritoneal, 558
Diários alimentares, 247
Diarreia, 313
  associada a dieta enteral, 173
  definição e mecanismos, 173
  na síndrome do intestino curto, 313
  osmótica, 174
    FODMAPs, 174
    método de administração e posicionamento da sonda, 174
    tratamento, 175
  prevenção de, 490
Dieta(s)
  ácidas e alcalinas, 64
  anti-inflamatória, 527
  associada a atividade física regular, 364
  balanceadas, 363
    hiperproteicas, restritas, 347
  de exclusão, 526
  do Mediterrâneo, 348, 526
  específica de carboidratos, 527
  flexíveis, 605
  imunomoduladoras, 529
  isenta de glúten, 527
  lactovegetariana, 605
  ovolactovegetariana, 605
  ovovegetariana, 605
  paleolítica, 527
  peixe-vegetariana, 605
  pobre(s)
    em carboidratos simples, 348
    em fibras, 525
    em resíduos, 525
  poliméricas, 133
  restritiva(s), 238
    em FODMAP, 526
  semivegetariana, 526, 605
  variada, 430
  vegana, 605
  vegetariana(s), 603
    crua, 605
    digestibilidade e biodisponibilidade dos aminoácidos na, 607
    tipos de, 605
Dietary Reference Intakes (DRIs), 104
Diminuição da ingestão alimentar ou na assimilação de nutrientes, 197
Disfunção
  hepática, 507
  múltipla de órgãos (DMO), 333

Dislipidemia(s), 409-411, 490, 497
  alimentação, 415
  avaliação laboratorial, 411
  exame físico, 411
  história clínica, 411
  identificação do risco cardiovascular, 414
  medicações disponíveis, 417
  mudança do estilo de vida, 415
  novos medicamentos, 419
  tratamento, 415
Distorções cognitivas da aparência e do peso, 238
Distúrbios
  alimentares, 23
  de micronutrientes, 310
Diuréticos, 233
Doença(s)
  cardíacas, 20
  cardiovascular(es), 421
    e antioxidantes, 42
  celíaca, 50
    e sensibilidade aos FODMAPs, 50
    investigação por
      biópsia do intestino delgado, 50
      sorologia, 50
      teste genético, 50
  de Crohn, 517, 518, 519
    avaliação nutricional nos pacientes com, 523
    desnutrição, 522
    diagnóstico, 519
    dieta pobre em resíduos e dieta pobre em fibras, 525
    fenótipo mais comum, 522
    sobrepeso e obesidade, 522
    tratamento, 520
  diverticular, 490
  hepáticas, 515
    recomendações de suplementação, 515
  pulmonar obstrutiva crônica, 531, 532, 533
    comorbidades, 534
    desnutrição, 537
    exacerbações, 534
    fenótipo(s)
      mais comum, 537
      metabólicos, 533
    obesidade, 537
    reabilitação física, 545
    sinais e sintomas, 533
    suplementação
      de ácidos graxos poli-insaturados, 541
      de carboidratos, 540
      de proteínas e aminoácidos, 540
      de vitamina D, 541
  renal, 549
    crônica, 550, 553
      conceitos iniciais, 556
      dialítica e não dialítica, 556
      epidemiologia, 556
      especificidades da
        desnutrição no renal crônico, 560
        gordura corporal no renal crônico, 560
      fenótipo mais comum, 560
      manifestações clínicas, 556
      oferta ou restrição de macro e micronutrientes na, 567
      tratamento conservador, 567
Dosagem
  de hidrogênio (H2) no ar expirado, 53
  de lactase, 53
Drunkorexia, 240

E

Educação alimentar, 247
Efeito
  benéfico do álcool, 427
  injúria, 96
  térmico
    da atividade física, 96
    dos alimentos, 95
Eixo intestino-cérebro, 481
Eletrólitos, 61, 277
Energia
  e proteína e vegetarianos atletas, 612
  necessidades no paciente crítico, 326
Enhanced Recovery After Surgery (ERAS), 284
Envelhecimento alterações fisiológicas do, 222
Epidemia de obesidade, 341
Epitélio intestinal, 479
Equação(ões)
  de Ireton-Jones, 105
  de Penn-State, 105
  preditivas, 97
    do gasto energético, 102
Equipe multiprofissional de terapia nutricional (EMTN), 107, 108, 109
  atribuições da, 109
  composição e atribuições dos profissionais da, 111
Escala clínica de fragilidade (CFS), 219
Estado
  nutricional, melhora do, 484
  nutrológico, 244

Estatina, 417, 423, 502
   indicação, 423
   prevenção
      primária, 423
      secundária, 423
Estatura, 586
Esteato-hepatite não alcoólica, 494, 495
   tratamento da, 499
Esteatose hepática, 493, 494
   associação com obesidade, 509
   definição, 495
   perda de peso e exercício físico, 499
   tratamento, 499
      medicamentoso, 502
Esteroides
   anabólicos androgênicos, 543
   na doença pulmonar obstrutiva crônica, 543
Estimuladores de apetite, 265
Estratégias
   frente à seletividade e recusa alimentar, 18
   para construir um hábito saudável de alimentação, 18
Estresse oxidativo, 36, 37
Exame(s)
   físico, 243
   laboratoriais
      e complementares, 243
      relacionados ao metabolismo do cálcio, 457
Exercícios
   excessivo, 233
   físicos, 222

F

Falta de apetite, 18
Fase(s)
   anabólica, 96
   da resposta metabólica ao trauma, 281
   "*Ebb*", 96
   "*Flow*", 96
Fator transformador de crescimento beta, 529
Fenótipo de Fragilidade de Fried, 217
Ferramentas
   de triagem nutricional, 189
   para avaliação do risco nutricional em UTI, 324
Ferritina, 497
Ferro, 386
   na dieta vegetariana, 609
Fibras, 21
   diabetes *mellitus* e, 397
   no paciente crítico, 327

Fibratos, 417
Flavonoides, 430
Flexibilidade e equilíbrio, 225
Força muscular, 208, 224
Fórmula(s)
   de Toronto para pacientes queimados, 105
   enterais, contaminação das, 174
Fortificação com aminoácidos essenciais na dieta vegetariana, 608
Fragilidade
   do idoso, 214, 215, 217
   e piora do prognóstico, 214
   fatores de risco para, 215
   fenotípica *vs.* indexada, 217
Frutas e vegetais, 21

G

Ganho de peso, 199
Gasto energético, 93, 95, 96
   basal, 95
   em repouso, 95
Gastroplastia vertical (em manga ou *sleeve*), 375
Gastrostomia, 267
Genotipagem, 53
GH recombinante, 318
Glutamina
   e câncer, 263
   e doença de Crohn, 530
   na nutrição parenteral, 152
   no paciente
      após o transplante de medula óssea, 277
      crítico, 329
Glúten, 47, 48
   restrição, 49
Goma de mascar, 294
Gorduras
   diabetes *mellitus*, 397
   saturadas, 20

H

Hábitos alimentares, 23
   e de vida
      para as crianças, 17
      para os adultos, 19
      recomendados para se reduzir os riscos de doenças, 17
   evolução dos, 23
   protetores, 430
   saudável(is)
      estratégias, 18

para pessoas vivendo com HIV/aids, 617
Hemodiálise, 558
Hidratação, 58
   recomendação para o atleta corredor, 30
Hidrometria, 588
Higiene das mãos, 169
Hipercalcemia, 459
Hipercalemia, tratamento da, 439
Hipercolesterolemia, 415
Hiperglicemia, 490
   em pacientes hospitalizados, 177
   manejo da, 177
      em pacientes com nutrição parenteral, 178
   tratamento medicamentoso, 177
   uso de fórmulas específicas, 177
Hipertensão portal, 507
Hipertrigliceridemia, 415
Hipertrofia muscular, 29
Hipervolemia, 572
   no perioperatório, 297
Hipocalcemia, 458
Hipocalemia, tratamento da, 439
Hiponatremia associada ao exercício físico, 31
Hipovolemia no perioperatório, 297
Hipoxia tecidual e inflamação, 486
História da nutrologia no Brasil, 3
Hormônios
   câncer e, 265
   doença pulmonar obstrutiva crônica e, 543

I

Idoso(s), 203
   frágil, 225
   IMC em, 205
   tratamento cirúrgico de obesidade, 371
Íleo metabólico, prevenção do, 294
Imunomodulação, 32, 484
Imunonutrição, 263, 289
Inadequação da ingestão alimentar, 267
Incapacidade, 215
Incompatibilidades relacionadas aos eletrólitos na nutrição parenteral, 159
Índice
   da fragilidade (*frail index*), 218
      derivado de AGA, 218
   de conicidade, 587
   de hidratação das bebidas, 67
   de massa corporal
      em idosos, 205

   na infância e adolescência, 586
   FRAX, 450
Infância e adolescência, 581
Infecção(ões)
   e cateter intravenoso em nutrição parenteral, 169
      diagnóstico, 170
      manejo clínico, 171
      prevenção, 169
   por *H. pylori*, 490
   pós-operatórias, 490
Inflamação
   aguda grave, 187
   ou nível de gravidade da doença, 197
Ingestão
   alimentar, inadequação da, 267
   de água, 70
   de frutas e risco de DM-2, 44
   diária adequada de cálcio, 461
Inibidores
   do cotransportador de sódio/glicose, 400
   do PCSK-9, 419
Injúria renal aguda, 550, 551
   macronutriente na, 563
Insuficiência cardíaca sódio em pacientes com, 437
Insulina, formas de apresentação, 407
Insulinização, 407
Intenso catabolismo nos pacientes críticos, 200

J

Jejum
   abreviação do, 292
   desvantagens do, 292
   intermitente, 347, 350
   pré-operatório, 292
Jejunostomia, 267

L

Lactose, 47, 48
   restrição, 52
Lanche e a merenda escolar, 581
Laxantes, 233
Legislação, 109
Leite, 461
Liberação de lipopolissacarídeo, 486
Lipídeos, 151
   na injúria renal aguda, 564
   no paciente crítico, 327
Lipo-hipertrofia, 627

Lipoatrofia, 627
Lipodistrofia, 626
  diagnóstico, 628
  manifestações clínicas, 626
  tratamento e manejo da, 628
Lipoproteína (A), 412
Liraglutida, 355, 503

M

Má nutrição, 186
Macro e micronutrientes no câncer, 260
Macronutriente(s)
  na injúria renal aguda, 563
  necessidades no paciente crítico, 326
  para pessoas vivendo com HIV/aids, 617
Massa
  corporal, 233
  e qualidade muscular, 209
  gorda
    corporal total, 81
    por segmentos corporais, 81
  livre de gordura total, 82
  magra apendicular, 82
  muscular no renal crônico, 561
Medicações *off-label*, 356
Medicamentos para reduzir a secreção gástrica, 314
Medicina baseada em evidências, 7, 8, 9
  e o custo em saúde, 9
  etapas do processo de, 11
  exceções, 10
  objetivos da, 10
  recomendações utilizando, 11
Metabolismo
  do cálcio, 456, 461
  energético, 94
Metformina, 503, 590
  diabetes *mellitus* e, 399
Método(s)
  de composição corporal, 76, 84
  de Fick, 97
  de imagem, 77
  densitométricos, 77
  para aferição da composição corporal, 75
Microbiota intestinal, 477
  e alterações epigenéticas do sistema imune, 482
  e obesidade, 486
  formação, 479
  influência na saúde e na doença, 481
Microestrutura cerebral e perfis do MIH, 482

Microflora, 479
Micronutrientes, 154
  câncer e, 277
  e vegetarianos atletas, 612
  específicos para pacientes críticos, 330
  na injúria renal aguda, 565
  para pacientes críticos, 327
  para pessoas vivendo com HIV/aids, 618
  suplementação de, 262
Mifflin-St Jeor, 104
Minerais, 61
MINUTE *3-Minute Nutrition Screening*, 194
Modulação, 484
Módulos
  de carboidratos, 121
  de fibras, 122
  de lipídios, 121
  de proteínas, 121
Moléculas sinalizadoras, 482
Monitoramento dos eletrólitos, 159
Mudanças
  ecológicas no intestino, 485
  nos hábitos alimentares e estilo de vida, 17

N

Não maleficência, 270
Necessidade(s)
  de carboidratos e proteína, 29
  de energia e macronutrientes no paciente crítico, 326
  diária de água, 59
    em adultos, 59
    em idosos e crianças, 59
  energética na injúria renal aguda, 563
Nutrição
  artificial no final de vida, 269
  enteral, 129, 130
    indicações da, 294
  no final da vida, 269
  parenteral, 139, 140, 308
    administração de eletrólitos na, 157
    domiciliar, 308
    em pacientes com síndrome do intestino curto, 308
    incompatibilidades relacionadas aos eletrólitos na, 159
    indicações da, 295
    individualizada, cálculo de, 146
    manejo da hiperglicemia em pacientes com, 178
    total
      micronutrientes que não podem faltar, 154
      necessidades nutricionais, 145

prescrição, 145
  vitaminas devem ser ofertadas na, 155
  por tubos nasoenterais, gastrostomia ou jejunostomia, 267
  pós-operatória, 294
Nutrologia, 1, 2
  e pediatria, 579
  esportiva, 27, 28
  importância da, 3

O

Obesidade, 20, 339, 340, 490
  atividade física, 361
  controle do diabetes *mellitus* tipo 2, 371
  dificuldades de definir apenas pelo IMC, 205
  e alimentação, 341
  exercício físico, 359
  indicação do tratamento farmacológico, 353
  infantil e na adolescência, 584
  medicamentos disponíveis hoje no Brasil, 353
  microbiota e, 486
  mídias, 342
  mudanças de estilo de vida, 359
  na infância e adolescência
    tratamento, 589
      atividade física, 590
      cirurgia bariátrica, 590
      estágios, 589
      farmacoterapia, 590
  papel da dieta, 347
  tempo e intensidade do exercício físico, 360
  tratamento cirúrgico, 369
    em adolescentes e crianças, 370
    em adultos, 370
    em idosos, 371
Obstipação intestina, 490
Oferta
  calórica, 147
  de carboidratos, 148
  lipídica, 148
  ou restrição de macro e micronutrientes na doença renal crônica, 567
  proteica, 147
Oligoelementos
  na nutrição parenteral, 154
  nos distúrbios de micronutrientes, 311
Ômega-3
  efeitos
    benéficos do, 433
    colaterais, 434
  estudos recentes, 434
  na dieta vegetariana, 610
  na doença de Crohn, 529
  na esteatose hepática, 500
  nas doenças cardiovasculares, 433
  suplementação
    dietética, 433
    farmacológica, 433
Opioides, 313
Organização Mundial da Saúde (FAO/OMS), 103
Orlistate, 354, 590
Ortorexia, 24, 241
  nervosa, 242
Osmolaridade, 133, 174
Osteoporose, 447
  alterações genéticas e ambientais, 447
  classificação, 448
  critério diagnóstico da, 452
  definição, 447
  e vitamina D, 445
  investigação, 448
  tratamento da, 472
Overfeeding, 166
  fatores de risco e prevenção do, 166
  identificação e tratamento, 167
Oxalato, 311

P

Paciente(s)
  após o transplante de medula óssea, 275
  cirúrgico, 279
  crítico(s), 321
    intenso catabolismo nos, 200
    risco nutricional em, 324
Padrões e hábitos alimentares, 430
Parabióticos, 490
Pediatria, 579, 580
Percentual de gordura, 587
Perda
  de água, 70
  de fluidos e eletrólitos, 306
  de massa muscular, 220
  de peso, 29, 199
    não intencional, 196, 197
  sustentável de peso, 363
Perfil do cálcio, 456
Pergunta, 11
Pesagem hidrostática, 587

Peso
  na infância e adolescência, 586
  seco, 573
Pessoas vivendo com HIV/aids
  alimentação saudável, 617
  antirretrovirais, 623
  deficiência de micronutrientes, 619
  hidratação, 618
  macronutrientes, 617
  manejo dos efeitos adversos dos medicamentos, 623
  micronutrientes, 618
  segurança e higiene alimentar, 618
  transição da desnutrição para o excesso de peso, 619
  uso de suplementos, 620
pH
  da água, 64
  fecal, 53
Pica, 231
PICS (síndrome de catabolismo e inflamação persistente), 333
  diagnóstico da, 334
  implicações nutricionais da, 334
  intervenções em longo prazo, 335
  terapia nutricional no paciente inflamado, 335
Posicionamento da sonda, 135
Potássio em pacientes com insuficiência cardíaca, 437, 438
Pré-diabetes, 391
  rastreio do, 391
  tratamento do, 391
Prebióticos, 489, 500
Pregas cutâneas, 587
Preocupações com peso e forma corporal, 233
Preparo da pele, 169
Prevenção
  de diarreia, 490
  do íleo metabólico, 294
Probióticos, 489
  câncer e, 264
  esteatose hepática e, 500
  paciente após o transplante de medula óssea e, 277
Procedimentos
  disabsortivos, 376
  endoscópicos, complicações dos, 136
  mistos, 376
  restritivos, 375
Procinéticos, 294
Progestinas, 265
Programas para prevenção do excesso de peso, 584
Proteínas
  diabetes *mellitus* e, 397
  e aminoácidos
    doença pulmonar obstrutiva crônica e, 540
    suplementação de, 540
  e paciente crítico, 327
  na injúria renal aguda, 564
  recomendação para o atleta corredor, 30
Protocolo ERAS, 284
Psicoterapia, 251

Q

Qualidade
  da evidência, 8
  metodológica e da evidência, 12
Quelantes de sais biliares, 314

R

Radicais livres, 36
Rastreio do pré-diabetes, 391
Razão
  cintura/estatura, 587
  cintura/quadril, 587
Reabilitação nutricional, 289
Recomendação
  de energia da refeição escolar, 581
  para o atleta corredor, 30
Recuperação nutricional, 200
Redistribuição da água corporal, 200
Redução
  das porções dos alimentos, 364
  de massa muscular livre de gordura, 196, 197
  do risco cardiovascular, 606
Reganho de peso, 363
Regulação neuro-humoral da fome à saciedade, 344
Reposição hormonal para sarcopenia, 212
Repouso no leito, 200
Resistência à insulina, 282, 487
Resposta metabólica ao trauma, 281
Ressonância nuclear magnética, 77
Restrição
  alimentar, 233
  calórica, 347
  da lactose
    e a deficiência de cálcio, 55
    para indivíduos não deficientes, 55
  de macro e micronutrientes na injúria renal aguda, 563
  do glúten em indivíduos não celíacos, 51
Risco(s)
  e benefícios da ingestão de outras bebidas que não a água, 67

nutricional em pacientes críticos, 324
Romosozumabe, 474

S

Saciedade, 344, 345
Sal, 21
SARC-F, 194
Sarcopenia, 187, 208
   farmacoterapia, 212
   manejo da, 209
   reposição hormonal para, 212
   triagem para, 208
Segurança e higiene alimentar para pessoas vivendo com HIV/aids, 618
Selênio no paciente crítico, 330
Seletividade e recusa alimentar, 18
Sensibilidade aos FODMAPs, 50
Sibutramina, 353
Simbióticos, 489
Síndrome(s)
   da alimentação noturna, 231
   de realimentação, 163
      prevenção e tratamento, 163
      quadro clínico, 163
   do cólon irritável, 490
   do intestino curto, 301, 303
      abordagens cirúrgicas e transplante, 318
      causas, 304
         diarreia na, 313
      classificação da, 303
      fatores tróficos intestinais, 317
      tratamento, 313
         cirúrgico, 317
         medicamentoso, 317
   metabólica, 490
Sistema
   digestório e endócrino, 345
   nervoso central, 345
Sobrecarga líquida, 572
Sódio
   com diabetes *mellitus*, 398
   em pacientes com insuficiência cardíaca, 437
Solução de carboidratos na abreviação do jejum, 292
Sondas de alimentação complicações relacionadas às, 136
Sono e obesidade, 590
Study of osteoporotic fractures (SOF), 218
Substratos energéticos não nitrogenados, 150
Substratos nitrogenados disponíveis, 152

Suplementação
   de ácidos graxos poli-insaturados, 541
   de cálcio, 462
   de carboidratos, 540
   de micronutrientes, 262
   de proteínas e aminoácidos, 540
   de vitamina D, 467, 541
   opções de, 117
   proteica ou de aminoácidos, 220
Suplementos nutricionais, 32, 115, 116
   contendo bicarbonato, 126
   corrigir deficiências e melhora da performance, 32
   de alta concentração calórica, 126
   de cálcio, 461
   definição, 125
   e pessoas vivendo com HIV/aids, 620
   efeitos adversos, 125
   melhora da inflamação, 33
   na consistência líquida, 126
   orais, 117, 123
      evidência para o uso de, 117
      idosos, 123
      oncologia, 123
      para perdas graves e moderadas de peso, 123
   que contêm creatina, 125
   que contêm sacarose, 126
   ricos em
      cafeína, 126
      minerais, 126
      proteínas e aminoácidos, 125
      substâncias imunomoduladoras, 126
   vitamínicos e antioxidantes previnem
      câncer, 39
      doença cardiovascular, 42

T

T-score, 453
Tecido linfoide associado ao intestino, 479
Técnica asséptica, 169
Terapia
   nutricional
      complicações da, 161, 162
      enteral
         contraindicações para, 132
         indicações para, 131
         quando iniciar a, 142
         suplementar (TNPS), 141
      prescrição não atende às necessidades energéticas, 199

nutrológica, 247
  parenteral, indicações de, 141
renal substitutiva, 568
  início de, 557
Teste(s)
  de tolerância à lactose, 53
  psicométricos, 244
Tiamina no paciente crítico, 330
Tiazolidinedionas, 502
Tilburg frailty indicator (TFI), 219
Tomografia computadorizada, 77, 85
Transaminases, 497
Transplante de medula óssea, 272
  indicações do, 272
  recomendação de calorias e proteínas, 275
  triagem, avaliação e terapia nutricional, 272
Transtorno(s)
  alimentares, 227 228
    diagnóstico diferencial, 244
    fatores
      precipitantes, 237
      predisponentes, 235
    indicações para tratamento hospitalar, 246
    intervenção farmacológica, 259
    manejo
      nutrológico, 246
      psicoterápico e farmacológico, 251
    objetivos da terapia nutrológica, 246
    restritivo/evitativo, 231
    segundo o DSM-5, 229
    terapêutica nutricional, 258
    terapia farmacológica, 251
  da compulsão alimentar, 230, 231
    terapia nutrológica, 249
  da purgação, 231
  de ruminação, 231
Tratamento de condições edematosas, 199
Treino multimodal para idosos, 223
Triagem nutricional objetivo da, 189

U

Ultrassom, 89
Ultrassonografia, 77, 85
  como método de avaliação da composição corporal, 89
Unidade de terapia intensiva, 322

Uso indevido
  de diuréticos, 233
  de laxantes, 233

V

Valorização da alimentação saudável, 582
Variações do peso no paciente hospitalizado, 199
Vegetarianos, atletas, 612
Vias de alimentação
  enteral, vantagens e desvantagens das, 135
  indicações das, 306
Vigorexia, 24, 239
  critérios para identificação da, 240
Vitamina(s), 35
  A, 386
  B1, 385
  B12, 385
    na dieta vegetariana, 609
  C no paciente crítico, 331
  D, 464
    doença pulmonar obstrutiva crônica, 541
    dosagem, 465
    e cirurgia bariátrica, 386
    e doença de Crohn, 528
    esquemas terapêuticos e, 470
    frequência de suplementação, 470
    no paciente crítico, 331
    osteoporose e, 445
    suplementação de, 467, 541
    toxicidade, 468
  E
    e cirurgia bariátrica, 386
    e esteato-hepatite não alcoólica, 502
  K, 386
  que devem ser ofertadas na nutrição parenteral, 155
Volemia, 298
  no período perioperatório, 297
Vômitos autoinduzidos, 233

Z

Z-score, 453
Zinco
  complicações da cirurgia bariátrica e, 387
  na dieta vegetariana, 609
  paciente após o transplante de medula óssea, 277